Histologie, Zytologie und
Mikroanatomie des Menschen

Taschenlehrbuch der gesamten Anatomie

Band 3

Georg Thieme Verlag Stuttgart · New York

Histologie, Zytologie und Mikroanatomie des Menschen

Helmut Leonhardt

8., überarbeitete und erweiterte Auflage

251 Abbildungen in 514 Einzeldarstellungen
13 Tabellen

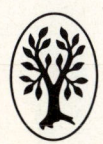

Georg Thieme Verlag Stuttgart · New York 1990

Prof. Dr. med. H. Leonhardt
Anatomisches Institut der Universität Kiel

CIP-Titelaufnahme der Deutschen Bibliothek

Taschenlehrbuch der gesamten Anatomie. – Stuttgart ; New York :
Thieme. Teilw. mit Erscheinungsort Stuttgart
Bd. 3. Leonhardt, Helmut: Histologie, Zytologie und Mikroanatomie des Menschen.
– 8., überarb. u. erw. Aufl. – 1990
Leonhardt, Helmut:
Histologie, Zytologie und Mikroanatomie des Menschen / Helmut Leonhardt.
– 8., überarb. u. erw. Aufl. – Stuttgart ; New York : Thieme, 1990
(Taschenlehrbuch der gesamten Anatomie ; Bd. 3)

Wichtiger Hinweis: Medizin als Wissenschaft ist ständig im Fluß. Forschung und klinische Erfahrung erweitern unsere Kenntnisse, insbesondere was Behandlung und medikamentöse Therapie anbelangt. Soweit in diesem Werk eine Dosierung oder eine Applikation erwähnt wird, darf der Leser zwar darauf vertrauen, daß Autoren, Herausgeber und Verlag größte Mühe darauf verwandt haben, daß diese Angabe genau dem **Wissensstand bei Fertigstellung des Werkes** entspricht. **Dennoch ist jeder Benutzer aufgefordert,** die Beipackzettel der verwendeten Präparate zu prüfen, um in eigener Verantwortung festzustellen, ob die dort gegebene Empfehlung für Dosierungen oder die Beachtung von Kontraindikationen gegenüber der Angabe in diesem Buch abweicht. Das gilt besonders bei selten verwendeten oder neu auf den Markt gebrachten Präparaten und bei denjenigen, die vom Bundesgesundheitsamt (BGA) in ihrer Anwendbarkeit eingeschränkt worden sind. Benutzer außerhalb der Bundesrepublik Deutschland müssen sich nach den Vorschriften der für sie zuständigen Behörde richten.

1. Auflage 1967	1. japanische Auflage 1973
2. Auflage 1969	1. italienische Auflage 1975
3. Auflage 1971	2. japanische Auflage 1975
4. Auflage 1974	1. spanische Auflage 1975
5. Auflage 1977	1. englische Auflage 1977
6. Auflage 1981	2. spanische Auflage 1984
7. Auflage 1985	1. griechische Auflage 1988

Geschützte Warennamen (Warenzeichen) werden *nicht* besonders kenntlich gemacht. Aus dem Fehlen eines solchen Hinweises kann also nicht geschlossen werden, daß es sich um einen freien Warennamen handele.

© 1967, 1990 Georg Thieme Verlag, Rüdigerstraße 14, D-7000 Stuttgart 30
Printed in Germany
Satz: Druckhaus Götz KG, D-7140 Ludwigsburg (Linotype System 5 [202])
Druck: Clausen & Bosse, D-2262 Leck

ISBN 3-13-371508-9

3 4 5 6

Vorwort zur 8. Auflage

Die 8. Auflage des Histologie-Taschenbuches erforderte wieder mehrfache Änderungen in Anpassung an den Stand der Kenntnisse. Sie betreffen hauptsächlich die Zytologie sowie die Kapitel über Nervengewebe, endokrine Organe und Immunsystem, in geringerem Umfang auch andere Kapitel. Zahlreiche sehr hilfreiche Hinweise erhielt ich von den Kieler Kollegen; ich danke namentlich (in alphabetischer Reihenfolge) den Damen und Herren: Dr. C. Buchholz, Priv.-Doz. Dr. E. Buse, Priv.-Doz. Dr. B. von Gaudecker, Prof. Dr. B. Krisch, Prof. Dr. R. Lüllmann-Rauch, Priv.-Doz. Dr. R. Mentlein, Prof. Dr. F.-W. Pehlemann, Dr. M. Schünke, Prof. Dr. J. Sievers und Prof. Dr. B. Tillmann. Auch auswärtigen Kollegen habe ich für viele sehr hilfreiche Zuschriften zu danken, so besonders den Herren Prof. Dr. B. Christ (Bochum), Prof. Dr. D. Drenckhahn (Marburg), Prof. Dr. H.-G. Hartwig (Düsseldorf), Prof. Dr. T. Heinzeller (München), Prof. Dr. Holstein (Hamburg), Prof. Dr. U. Welsch (München) und Prof. Dr. K. Zilles (Köln). Für Anregungen aus dem Kreis der Studierenden habe ich gleichfalls zu danken. Frau Prof. Dr. B. Krisch half dankenswerterweise bei den Fahnenkorrekturen. Ganz besonders schulde ich Herrn Dr. h. c. G. Hauff und den Mitarbeitern des Georg Thieme Verlages Dank für ihre weit entgegenkommende geduldige Hilfe.

Als hervorragende Ergänzung der im Umfang begrenzten Abbildungen dieses Histologie-Taschenbuches erweisen sich die mehr als 500 farbigen Abbildungen in W. Kühnel: Taschenatlas der Zytologie und mikroskopischen Anatomie, 7. Aufl. Thieme, Stuttgart 1989; das gilt besonders auch für histochemische Farbreaktionen, auf die im Text des Histologie-Taschenbuches verwiesen wird.

Kiel, Januar 1990   Helmut Leonhardt

Aus dem Vorwort zur 1. Auflage

Die Kürze eines Kurzlehrbuches entsteht hauptsächlich durch Verzichte; es wurden die Entwicklung von Problemen und ausführliche Begründungen bei der Darstellung nicht berücksichtigt. Der Interessierte findet beides in den großen Lehrbüchern der Histologie und Zytologie (s. Literatur am Schluß des Büchleins!). Der Stoff wird ferner dadurch komprimiert, daß aus der speziellen Histologie der Organe so viel wie möglich im allgemeinen histologischen Teil zur Sprache kommt; Nervengewebe und Nervensystem werden z. B. zusammenhängend beschrieben. Wichtig für das Verständnis der Stoffeinteilung ist die Einleitung! Licht- und elektronenmikroskopische Ergebnisse werden in entscheidenden Kapiteln parallel aufgezeichnet. Soweit möglich wird von der Erfahrung des unbewaffneten Auges ausgegangen, um schrittweise in die stärkeren Vergrößerungsbereiche vorzudringen. Das Büchlein schrieb ich aus den gemeinsam mit Studenten in Vorlesungen und Kursen gewonnenen Erfahrungen für Medizinstudenten und meinen Sohn Matthias.

Kiel, im Juni 1967   Helmut Leonhardt

Inhaltsverzeichnis

Einleitung

Das Taschenbuch soll nach Art eines Lehrbuches den Stoff schrittweise vermitteln. Er ist so gegliedert, daß von Beobachtung und Methode ausgegangen wird und die einzelnen Schritte den Gang einer Untersuchung markieren, über den man sich anhand des Inhaltsverzeichnisses orientieren sollte.

Inhalt

I. Zytologie. Von Anfang an sollte Klarheit über die Vergrößerungsbereiche der mikroskopischen Verfahren bestehen, jeder Befund muß seinen richtigen Platz in den Größenordnungen der Strukturen finden. Zur Erleichterung werden im Zweifelsfalle lichtmikroskopische Befunde mit **L,** elektronenmikroskopische Befunde (bis 100mal stärker als lichtmikroskopische vergrößert) mit **E** bezeichnet. Als Maßstab im Präparat selbst kann ein Erythrozyt dienen (Durchmesser im fixierten Zustand 7,7 μm), auch Zellkerne (im allgemeinen 4–10 μm) lassen etwa die Vergrößerung erkennen. Zuerst werden die in der Lichtmikroskopie und in der Elektronenmikroskopie angewandten Methoden (Fixierung, Färbung, histochemische Methoden) und die damit verbundenen Veränderungen an der lebenden Zelle besprochen. Nach einem Blick auf die Lebensäußerungen der Zelle in der Gewebekultur werden die Strukturen der im Dauerpräparat abgetöteten Zelle im licht- und elektronenmikroskopischen Bereich aufeinander bezogen. Dann ist über die Strukturen im Zusammenhang mit Lebensäußerungen der Zelle in beiden Betrachtungsweisen zu berichten.

II. Allgemeine Histologie und Mikroanatomie. Gewebe und Organe werden, soweit möglich, im Zusammenhang besprochen. Mit den Epithelien werden die Bauprinzipien der Drüsen beschrieben, auf die Besprechung von Bindegewebe, Knorpel- und Knochengewebe folgt die des Blutes, der Blutbildung, der lymphatischen Organe sowie der Abwehrsysteme. An das Muskelgewebe schließt sich die Besprechung von Herz und Kreislauforganen an, das Nervengewebe führt zur Beschreibung der speziellen Histologie des Nervensystems und der Sinnesorgane einschließlich der Haut. Hierauf folgen als 2. Korrelationssystem nach dem Nervensystem die endokrinen Drüsen und schließlich die spezielle Histologie und mikroskopische Anatomie der Atmungs-, Verdauungs-, Harn- und Geschlechtsorgane. Den Abbildungen liegt, wenn nichts anderes bemerkt wird, eine der gebräuchlichen Übersichtsfärbungen zugrunde.

Repetition: Den Absätzen des Textes sind Schlagwörter vorangestellt, die man bei der Wiederholung des Stoffes nach Art von Fragen zu beantworten versucht. Anregungen und Hinweise für eigene Unterstreichungen bei der Lektüre ergeben sich aus den *kursiv* gedruckten Stichwörtern.

Die Bemerkungen zur Physiologie und Biochemie sind in jedem Fall unvollständig und für den Anfänger gedacht, dem sie mit der Histologie eine vorläufige funktionelle Vorstellung vermitteln sollen; es wird auf die Lehrbücher der Physiologie und Biochemie verwiesen.

I. Zytologie

Untersuchungsmethoden

In den biologischen Wissenschaften herrscht das Bestreben, die vielfältigen Lebensäußerungen auf eine begrenzte Anzahl von Gesetzen oder Regeln zurückzuführen. Das bedeutet in der Morphologie u. a. Suche nach *Bauprinzipien* und *Bausteinen*. Es ist weitgehend eine Frage der technischen Hilfsmittel, wie weit diese erkannt werden.

Dem *unbewaffneten Auge* dienen zur Unterscheidung von Bauelementen die Gestalt (Knötchen, Faser, Bläschen usw.), Farbe, Oberflächenbeschaffenheit, die Beurteilung der Schnittfläche. Auf diesem Weg läßt sich bereits feststellen, daß Organe aus ungleichen Teilen aufgebaut sind, die in anderer Zusammensetzung in verschiedenen Organen wiederkehren. Eine erste Gewebelehre dieser Art schuf Aristoteles um 350 v. Chr. (Homoiomerienlehre).

Die Grenze des Versuches, Bauelemente zu erkennen, liegt im optischen Auflösungsvermögen des menschlichen Auges. Das *Mikroskop,* das man seit dem Anfang des 17. Jahrhunderts baut, führt weiter, die hundertfach stärkere Vergrößerung zeigt neue Strukturen. Die Vorstellungen über den Aufbau biologischer Objekte gingen zunächst auf die lichtmikroskopischen Untersuchungen der letzten hundert Jahre zurück, die mit der Entdeckung der Zelle den Schlüssel zum Verständnis des Aufbaus lebendiger Organismen lieferten.

Da seit mehr als 30 Jahren mit der Entwicklung der *Elektronenmikroskopie* neue, bisher nicht gesehene oder in ihrem tatsächlichen Aufbau nicht erkannte Strukturen sichtbar werden, erfuhren die Vorstellungen vom Aufbau biologischer Objekte zahlreiche Erweiterungen und Korrekturen.

Da die Gewebelehre den praktischen Bedürfnissen des künftigen Arztes Rechnung tragen soll, kann aber auf die lichtmikroskopische Strukturanalyse nicht verzichtet werden. Im übrigen kann ein umfassendes Bild vom Aufbau biologischer Strukturen auch nur erhalten, wer die Ergebnisse der Untersuchungen in allen Bereichen der Vergrößerung zueinander in Beziehung setzt: Lupenvergrößerung, lichtmikroskopische und elektronenmikroskopische Vergrößerung.

Zum Verständnis histologischer Präparate ist ein kleiner Einblick in die mikroskopische und histologische Technik unerläßlich. Die nächsten Seiten geben deshalb einen kurzen Überblick über Vorgänge und Probleme bei der Herstellung und Untersuchung histologischer Präparate.

Maße

1 mm = 1 000 µm (Mikrometer)
1 mm = 1 000 000 nm (Nanometer)
(1 mm = 10 000 000 Å [Ångström-Einheiten])

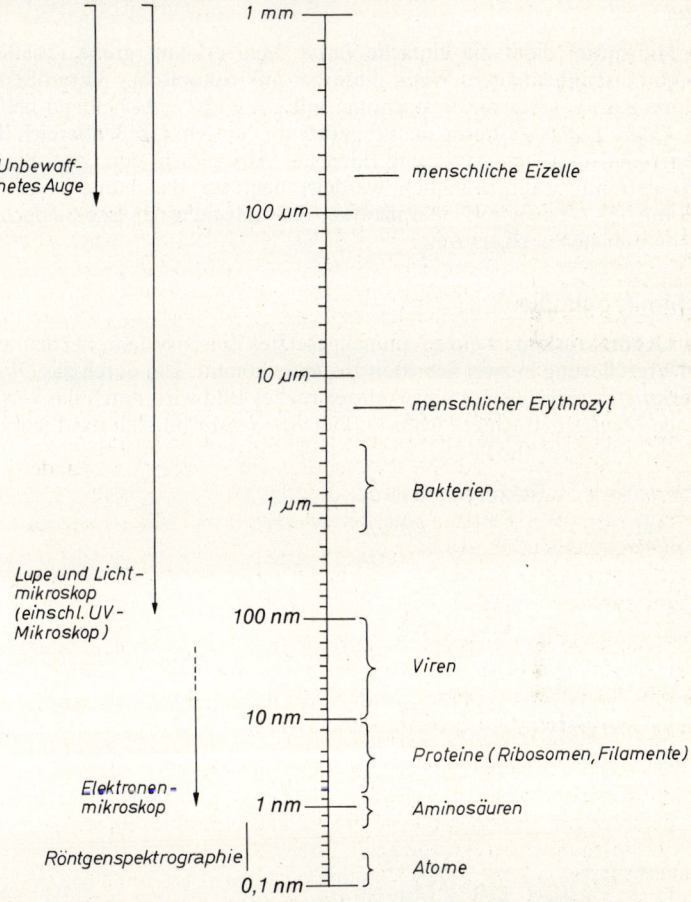

Maßstab mikroskopischer und submikroskopischer Größen (nach *Bessis*)

Um die Verhältnisse einer Vergrößerungsstufe in eine andere zu übersetzen, werden hauptsächlich zwei Beziehungen gebraucht:

1 nm (oder 10 Å) (elektronenmikroskopische Stufe) = $\frac{1}{1000}$ µm
1 µm (lichtmikroskopische Stufe) = $\frac{1}{1000}$ mm

Grenze des Auflösungsvermögens:

Unbewaffnetes Auge	etwa 0,08 mm
Lichtmikroskop	etwa 0,3 μm
Elektronenmikroskop	etwa 0,3 nm (= 3 Å)

Lupe

Als Hilfsmittel dient die einfache *Lupe*. Man erkennt grobe räumliche Strukturzusammenhänge. Wenn diese bei mikroskopischer Vergrößerung verlorengehen, kann die Betrachtung mit der Lupe entscheidend helfen. *Binokulare Lupen* gestatten die Präparation in diesem Größenbereich. Die Grenze der optischen Auflösung (kleinster Abstand, in dem zwei Punkte noch getrennt wahrgenommen werden) liegt für das bloße Auge bei *0,08 mm*. Es werden z. B. Darmzotten, Zentralvenen der Leberläppchen, Magengrübchen noch erkannt.

Lichtmikroskopie

Das **Lichtmikroskop** ist ein zusammengesetztes Linsensystem, bei dem eine Endvergrößerung in zwei Schritten zustande kommt. Ein durch das *Objektiv* erzeugtes vergrößertes umgekehrtes reelles Bild wird durch das vergrößernde *Okular* betrachtet (Abb. 1). Der *Kondensor* bündelt das Licht und

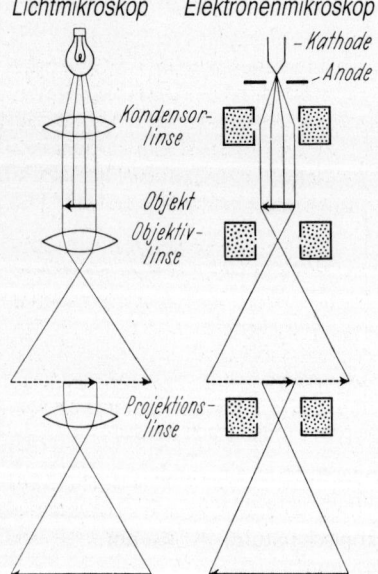

Abb. 1   Strahlengang im Licht- und Elektronenmikroskop (nach *Ham*).

leitet es durch das Präparat (Gesichtsfeldausleuchtung!) zum Objektiv. Die Grenze der optischen Auflösung liegt beim lichtmikroskopischen (UV-Mikroskop) Bild *über 0,1 μm.* Die Scharfeinstellung betrifft nie das ganze Präparat, sondern nur eine Ebene in ihm (Fokus), die durch Heben und Senken des Objektivs verlagert wird. Durchfallendes Licht kann besonders präpariert werden, wodurch spezielle diagnostische Möglichkeiten entstehen:

Bei der *Dunkelfeldmikroskopie* wird das Objekt streifend beleuchtet und damit zur sekundären Lichtquelle. Man sieht die Strukturen helleuchtend auf dunklem Hintergrund.

Fluoreszenzmikroskopie. Im *Ultraviolettlicht,* das eine Quecksilberlampe aussendet (und dem der sichtbare Lichtanteil durch Filter entzogen wird), leuchten manche Zellbestandteile, Stoffwechselprodukte der Zelle u. a. auf (das kurzwellige Licht regt die Emission von Licht einer längeren Wellenlänge an). Von dieser *Eigenfluoreszenz* unterscheidet man die *Sekundärfluoreszenz,* bei der Zellbestandteile durch fluoreszierende Farbstoffe, *Fluorochrome,* angefärbt werden.

Ultraviolettspektrometrie (Caspersson). Das UV-Spektrum hat eine gewisse Breite, enthält also verschiedene Wellenlängen. Chemische Stoffe können ohne Anfärbung durch charakteristische Absorptionsmaxima im UV-Bereich nachgewiesen und bei Verwendung einer *Quarzoptik* (Glasoptik absorbiert UV-Licht) sichtbar gemacht werden, so z. B. Nukleinsäuren in der Chromosomenforschung.

Polarisationsmikroskopie. Polarisiertes, nur in einer Ebene schwingendes Licht wird von submikroskopisch gerichteten Strukturen in zwei zueinander senkrecht schwingende Anteile zerlegt, die Strukturen zeigen *Anisotropie (Doppelbrechung)* im Unterschied zu submikroskopisch ungerichteten Strukturen, die sich *isotrop (einfachbrechend)* verhalten. Anisotrope Strukturen leuchten in der Diagonalen zwischen zwei gekreuzten Polars auf.

In der *Phasenkontrastmikroskopie* (Zernike) wird die durch unterschiedliche Brechungskoeffizienten verschiedener Strukturen entstehende Verzögerung des Lichts mit Hilfe eines Eingriffs in den Strahlengang sichtbar gemacht (Phasendifferenz wird zur Amplitudendifferenz, die als Helligkeitsänderung wahrgenommen wird). Die Kontraste im ungefärbten Objekt werden hierdurch verstärkt (besonders geeignet für unfixiertes Gewebe, Gewebekultur). Im *Interferenzmikroskop* kann die Phasenverschiebung gemessen werden.

Lebendpräparat. Bei dünnen Objekten, wie z. B. dem Mesenterium (Gekröse) kleiner Tiere, bei Blutausstrichen u. a., kann durchfallendes Licht verwandt werden. Bei dickeren Objekten benötigt man zur Untersuchung der Oberfläche auffallendes Licht.

Dauerpräparat. Während bei der Lebenduntersuchung nur die Lichtbeschaffenheit verändert werden kann, kommt es bei der Untersuchung im Dauerpräparat auch zu einer Veränderung des Objektes durch Fixierung und Färbung.

Fixierung. Biologische Objekte zerfallen rasch, wenn sie von den Lebensvoraussetzungen abgeschnitten werden. *Autolyse* nennt man den Abbau durch Enzyme, die im Gewebe schon vorhanden sind. Die Geschwindigkeit des Zerfalls hängt ab vom Enzymreichtum der Organe und von der Temperatur. Bei der *Fäulnis* wirken auch Bakterien gewebsabbauend mit. Will man das biologische Objekt dauerhaft machen, so muß man der Autolyse und der Fäulnis durch Fixierung entgegenwirken. (Immersionsfixierung: Einlegen des Präparates in die Fixierungslösung; Perfusionsfixierung: Durchspülen auf dem Gefäßweg mit der Lösung.) Bei Nachfärbung entsteht ein Absorptionsbild (Amplitudenbild).

Bei der Fixierung wird Gewebe mit Hilfe organischer oder anorganischer Mittel abgetötet, die Proteine werden irreversibel ausgefällt. Es wird eine *Momentaufnahme* aus einem biologischen Vorgang gewonnen, der selbst noch dunkel bleibt. Nur der Augenblick der Fixierung kommt also nachfolgend zur Untersuchung. Diese „Momentaufnahme" ist jedoch *verzerrt;* will man sie richtig lesen, so muß man sie (etwa durch Vergleich mit den Befunden aus anderen Verfahren) „entzerren".

Die *Faktoren der Verzerrung* liegen sowohl im Gewebe als auch im Fixierungsmittel. *Wasserverschiebungen* gehen mit *Entmischungen* einher. Chemische Reaktionen, häufig Oxidationen, entstehen zwischen Fixierungsmittel und Proteinen. Die praktisch wichtige Fixierung mit *Formaldehyd* oder *Glutardialdehyd* führt zur einer *Vernetzung* der Proteine untereinander, indem das Fixierungsmittel Methylenbrücken zwischen Proteinmolekülen bildet. Die Proteinmoleküle werden aus dem Sol- in einen Gelzustand überführt und bilden ein Raumgefüge. Ähnlich vernetzend wirkt *Osmiumsäure* auf ungesättigte Lipide. Die bei der Fixierung freiwerdenden oder übrigbleibenden freien chemischen Gruppen sind die Grundlage für eine spätere „Färbung" des Gewebes, indem sie mit dem Farbstoff reagieren. – Daneben spielt *Salzbildung* bei der Fixierung eine Rolle. Die Fixierungsmittel greifen in den elektrischen Ladungszustand der Proteinstrukturen ein, wodurch kleine distinkte Teile zu größeren Konglomeraten zusammenfließen *(Koazervatbildung)*. Es werden bei der Fixierung auch Stoffe herausgelöst (z. B. Fette durch Alkohol), durch physikalische Kräfte Substanzpartikel innerhalb einer Zelle verschoben; der Zellkern kann insgesamt verlagert werden *(Substanzflucht, Kernflucht)*. Abb. 2 zeigt das Ergebnis verschiedener Fixierungen an derselben Zellart.

Das Gewebe wird durch die Fixierung nicht nur vor Zerfall bewahrt, sondern auch soweit gehärtet, daß es schneidbar wird. *Einbettung* des Gewebes in Paraffin oder Kunststoffe verbessert die Schneidbarkeit

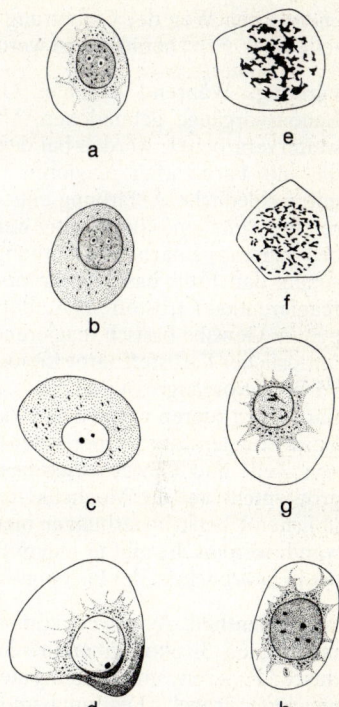

Abb. 2 a–h   Einfluß der Fixierung auf das lichtmikroskopische Bild. Spermatogonien des Salamanders. Fixierungen: a) wäßrig gesättigte Sublimatlösung, b) Kaliumbichromat-Osmiumsäure, c) 4% Essigsäure (periphere Wirkung), d) absoluter Alkohol (periphere Wirkung), e) Kaliumbichromat-Essigsäure (Tiefenwirkung), f) Kaliumbichromat-Essigsäure (periphere Wirkung), g) 10% Formalin, h) wäßrig gesättigte Pikrinsäurelösung (nach *Tellyeszniczky*). Vergr. etwa 800fach.

wesentlich, das Präparat muß dazu durch Überführen in Zwischenlösungen der Lösbarkeit des Einbettungsmittels angepaßt werden. Von dem durch Einbettung entstandenen „Block" fertigt man mit Hilfe eines Mikrotoms dünne (einige Mikrometer dicke) Schnitte an, die auf Objektträger aufgeklebt und gefärbt und anschließend durch Deckglas eingeschlossen werden können.

Mit **Kältetechniken** können Gewebsveränderungen vermieden werden, die beim *Lebendpräparat* durch Autolyse, beim *Dauerpräparat* durch die histochemische Bearbeitung entstehen. In der *Kryotechnik* wird ein lebensfrisch entnommenes Gewebsstück schlagartig auf eine Temperatur unter −150°C eingefroren und dann in einem Kryostat (Mikrotom in einer Kühlkammer) unter Sicht in Schnitte zerlegt. Gewebsinhalte, die bei einer chemischen Fixierung leiden würden (z. B. Enzyme), können so in situ vor der Schädigung bewahrt werden. Mit Hilfe eines *Gefriermikrotoms* können aus *fixiertem Gewebe* Schnitte bei etwa −70°C angefertigt werden – Schnitte, die den chemischen Weg der Einbettung wegen der Gefahr, daß Gewebsbestandteile (z. B. Fett) herausgelöst werden, nicht durchlaufen sollen.

Färbung. Während lebendes Gewebe Farbstoffe nur durch einen an Lebensvorgänge gebundenen Ablauf in kleinen Mengen aufnimmt und weiterverarbeitet, werden bei der Denaturierung chemische Gruppen frei, die mit Farbstoffen reagieren. Fixiertes Gewebe wird färbbar. Durch unterschiedliche Anfärbung entstehen Kontraste im Gewebe, die Strukturen hervorheben. Gleichzeitig werden chemische Eigenschaften des Gewebes sichtbar gemacht; die Färbung stellt ein physikalisch-chemisches Experiment dar. Freie basische Gruppen des Gewebes haben Affinität zu sauer reagierenden Farbstoffen (Azidophilie der Struktur), während saure Gruppen im Gewebe basisch reagierende Farbstoffe festhalten (Basophilie). Ein fettlöslicher Farbstoff färbt Lipide an. Eine Anzahl solcher überschaubarer Färbungsvorgänge ist bekannt. Außerdem gibt es empirisch gefundene Färbungen, deren chemische Grundlagen nicht völlig geklärt wurden. Die Bemerkungen zum färberischen Verhalten und histologischen Nachweis von Zell- und Gewebsstrukturen in diesem Taschenbuch beziehen sich größtenteils auf die Möglichkeiten, die das histologische Präparat in den üblichen Übersichtsfärbungen bietet, wie sie in histologischen Kursen angewandt werden. Es gibt in jedem Falle spezielle Färbungen und Nachweise, die in Lehrbüchern der histologischen Technik nachzulesen sind.

Äquivalentbild. Wie weit stimmt das lichtmikroskopische Bild mit der intravitalen Struktur überein? Sind Fixations-Färbungs-Bilder Kunstprodukte? Fixierung und Färbung stellen ein Experiment dar. Bei unverändert gleicher „Frage" (Fixierung und Färbung) „antwortet" die unverändert gleiche Struktur immer gleich (= lichtmikroskopisches Bild). Verändert

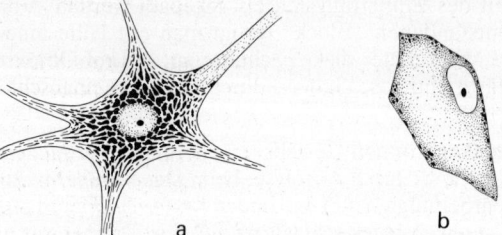

a   b

Abb. 3 a, b   Beispiel für die praktische Bedeutung des Äquivalentbildes. a) Intakte Nervenzelle mit Nissl-Schollen (= Äquivalent eines granulierten endoplasmatischen Reticulum). b) Nervenzelle, deren Axon (Zellfortsatz) durchschnitten wurde, zeigt Schwellung sowie Abnahme der basophilen Nissl-Schollen (= Äquivalent für die Auflösung des granulierten endoplasmatischen Reticulum). Vergr. etwa 180fach.

sich einer der Faktoren, so kann sich das Bild ändern. Das lichtmikroskopische Bild zeigt also wenigstens ein *Äquivalentbild* (Nissl) der wirklichen Verhältnisse. Ein verändertes Bild läßt bei gleich bleibender Fixierung und Färbung auf eine Änderung im lebenden Gewebe schließen; es ist also über das „Äquivalentbild" des Lichtmikroskops eine Aussage über Strukturen möglich, die selbst nicht bekannt sind. *Kunstprodukt* sollte nur ein Gebilde genannt werden, das keine Beziehung zur Lebendstruktur hat. Abb. 3 gibt ein Beispiel für die praktische Bedeutung des Äquivalentbildes.

Histochemie

In der Histochemie werden chemische, vom Reagenzglasversuch bekannte Nachweise auf das Gewebe übertragen. Man kann z. B. im Gewebe Eisen mit der Berliner-Blau-Reaktion, Hämoglobin mit der Benzidinprobe nachweisen. Durch besondere Verfahren wird die chemische Reaktion auf einen Ort in der Zelle oder im Gewebe bezogen *(Zytochemie, Histotopochemie)*. Hilfsverfahren hierbei ist die *Gefriertrocknung*. Die Substanzen bleiben bei raschem Einfrieren und anschließender Trocknung im Hochvakuum unter Umgehung der flüssigen Phase am Orte liegen. Ähnlich verhalten sie sich auch bei *Schnittveraschung* (Spodogramm). Radioaktive Stoffe werden im Gewebe durch Überschichtung mit einem strahlenempfindlichen Film nachgewiesen, in dem durch Strahlenwirkung Silberkörnchen entstehen, deren Lage am nachträglich gefärbten Schnitt bestimmt wird *(Autoradiographie)*.

Beim Nachweis von *kohlenhydratreichen Makromolekülen,* Zuckerverbindungen, ist das *Schiffsche Reagens,* die farblose fuchsinschweflige Säure (Leukofuchsin) ein wichtiges und häufig verwendetes Hilfsmittel. Sie bildet mit freien Aldehydgruppen einen roten Farbstoff. Mit ihrer Hilfe wird die *PAS-*(Perjodsäure-Schiff-)*Reaktion* (S. 123) durchgeführt (s. auch *Feulgensche Nuklealreaktion* zum Nachweis von Nukleinsäuren, S. 70). Zucker-Eiweiß-Verbindungen (Glykoproteine, Proteoglykane) mit Sulfat- und Carboxlgruppen können mit *Alzianblau* bei niedrigem pH nachgewiesen werden.

Fette werden in der Regel (nach fetterhaltender Fixierung) durch Farbstoffe nachgewiesen, die sich in den Fetten lösen, *Scharlachrot* oder *Sudanschwarz,* und diese entsprechend anfärben.

Der histochemische Nachweis von *Proteinen* zielt darauf ab, entweder einzelne reaktionsbereite und charakteristische chemische Gruppen durch ein Reagenz nachzuweisen, das zu einer Anfärbung (Niederschlag) führt, z. B. Tyrosin durch Quecksilbernitrat *(Millonsche Reaktion),* oder häufiger durch eine Zwischenreaktion das Proteinmolekül für eine Reaktion „zugänglich" zu machen und dann diese durchzuführen, z. B. Oxidation mit *Ninhydrin* und Nachweis der dabei entstehenden Aldehydgruppe mit dem Schiffschen Reagenz. Weitergehende Einblicke vermittelt die Immunhistochemie.

Ein wichtiges Gebiet der Histochemie sind allgemein die Nachweise von *Enzymaktivitäten.* Enzyme sind katalytisch wirksame Proteine, die Stoffwechselvorgänge beeinflussen. Zellorganellen, die bestimmte Enzyme bevorzugt bilden (z. B. Lysosomen, die reich an sauren Phosphatasen sind), können durch den Nachweis dieses *Leitenzyms (Markerenzyms)* identifiziert werden. Dem geeignet fixierten Gewebe wird ein Stoff angeboten, den das erwartete Enzym umsetzt. Das Produkt der Umsetzung kann mikroskopisch sichtbar sein oder durch weitere Reaktionen sichtbar gemacht werden.

Biogene Amine (Katecholamine [Dopamin, Noradrenalin, Adrenalin] und *Serotonin*) können am fixierten und gefriergetrockneten Schnitt mit Hilfe von möglichst trockenem Formaldehyddampf fluoreszenzmikroskopisch nachgewiesen werden *(formolinduzierte Fluoreszenz);* das Verfahren hat für die Erforschung des Nervensystems große Bedeutung erlangt.

In der **Immunhistochemie,** die in den letzten 15 Jahren zu einer der erfolgreichsten Methoden in der Medizin geworden ist, werden immunbiologische Erkenntnisse zur Identifizierung und zur histologischen und zytologischen Lokalisation bestimmter Proteine oder anderer antigen wirkender Stoffe (S. 170) verwandt. Grundlage der immunhistochemischen Anfärbung ist die Antigen-Antikörper-Reaktion: Der Körper bildet gegen körperfremde Proteine (= Antigene) Abwehrstoffe (= Antikörper), die als Immunglobuline im Blutserum enthalten sind.

Die am häufigsten angewandten immunhistochemischen Verfahren sind die Peroxidase-anti-Peroxidase-(PAP-)Methode und die Immunfluoreszenzmethode.

Die *PAP-Methode* umfaßt drei Schritte:

1. Mit dem Protein, das es nachzuweisen gilt (z. B. aus menschlichem Gewebe), wird ein Tier (z. B. Kaninchen) „geimpft" (immunisiert), das hierauf einen entsprechenden Antikörper bildet. Aus dem Blutserum (des Kaninchens) kann der Antikörper gegen das Protein aus menschlichem Gewebe gewonnen und im histologischen Schnitt über dieses geschichtet werden; die entstehende Antigen-Antikörper-Verbindung ist zunächst unsichtbar, weil ungefärbt.

2. Eine andere Spezies (z. B. Ziege) wird mit Immunglobulin (Ig) vom Kaninchen geimpft, die hierauf einen gegen das Kaninchen-Ig gerichteten Antikörper bildet. Dieser bindet mit einer seiner Valenzen an das Kaninchen-Ig, das seinerseits das (menschliche) Antigen besetzt. Der Komplex ist noch immer unsichtbar.

3. Um ihn sichtbar zu machen, wird mit einem potentiellen Farbstoff, z. B. Meerrettichperoxidase, die Spezies, die den 1. Antikörper lieferte (Kaninchen), geimpft. Dabei wird ein gegen Peroxidase gerichteter Antikörper gebildet, der Peroxidase bindet und mit dieser aber zugleich – da er auch zu

der Spezies (Kaninchen) gehört, gegen die der 2. Antikörper (Ziege) gebildet wurde – an noch freie Valenzen des 2. Antikörpers bindet, der den ursprünglichen Antigen-Antikörper-Komplex besetzt. Damit ist das Enzym Peroxidase an diesen gebunden. Die Peroxidase bildet aus Diaminobenzidin und H_2O_2 als Substrat ein licht- und elektronenmikroskopisch sichtbares Reaktionsprodukt (vgl. Abb. 173). Diese Peroxidase-anti-Peroxidase-(PAP-)Methode wird zur Zeit bevorzugt angewandt.

Die *Immunfluoreszenzmethode* umfaßt zwei Schritte:

1. Mit dem Protein, das es nachzuweisen gilt (z. B. aus menschlichem Gewebe), wird ein Tier (z. B. Kaninchen) „geimpft" (immunisiert), das hierauf einen entsprechenden Antikörper bildet. Aus dem Blutserum (des Kaninchens) kann der Antikörper gegen das Protein aus menschlichem Gewebe gewonnen und im histologischen Schnitt über dieses geschichtet werden; die entstehende Antigen-Antikörper-Verbindung ist zunächst unsichtbar, weil ungefärbt.

2. Eine andere Spezies (z. B. Ziege) wird mit Immunglobulin (Ig) vom Kaninchen geimpft, die hierauf einen gegen das Kaninchen-Ig gerichteten Antikörper bildet. Dieser bindet, nachdem er zuvor an einen Fluoreszenzfarbstoff angekoppelt wurde, an das Kaninchen-Ig, das seinerseits das (menschliche) Antigen besetzt. Der Komplex ist fluoreszenzmikroskopisch sichtbar.

Je nach Art des angekoppelten Stoffes ist eine *fluoreszenzmikroskopische, lichtmikroskopisch-färberische* oder *elektronenmikroskopische* Lokalisation möglich. Der Nachweis ist bei sorgfältiger Technik hochspezifisch und den meisten anderen histochemischen Methoden überlegen. Die Methode wird erfolgreich angewandt zur Identifizierung von Zellen, die z. B. Proteohormone oder Serumalbumine herstellen, zur Lokalisation von Enzymen, zum Nachweis kontraktiler Proteine (Aktomyosin) in Zellen und bei zahlreichen weiteren Problemen.

Elektronenmikroskopie

Elektronenmikroskop *(Transmissionselektronenmikroskop,* **TEM).** Kurzwellige Elektronenstrahlen werden durch magnetische oder elektrostatische Felder, die als „Linsen" wirken, abgelenkt, so daß ein dem Lichtmikroskop vergleichbarer Strahlengang entsteht (vgl. Abb. 1). Kondensor, Objektiv und Okular (Projektiv) lassen sich bei beiden Mikroskopen vergleichen. Die geringe Durchdringungsfähigkeit der Elektronenstrahlen zwingt dazu, den Strahlengang im Hochvakuum verlaufen zu lassen. Das Objekt (Präparat) muß in der Regel unter 0,1 μm dünn sein *(Ultradünnschnitte* 0,03–0,1 μm), wenn es durchstrahlt werden soll. Das Auflösungsvermögen des Elektronenmikroskops reicht an 0,3–0,5 nm heran und bringt maximal eine 1,5millionenfache Vergrößerung. Das erste industriell gefertigte Elektronenmikroskop entstand 1938 unter B. v. Borries und E. Ruska.

Vergrößerungsbereich. Das Elektronenmikroskop schließt die Beobachtungslücke zwischen dem lichtmikroskopischen Bild, das keine unmittelbare Beziehung zur molekularen Struktur hat, und der Molekularstruktur, die von der Chemie her erschlossen wird. Muskelfasern, Chromosomen, kollagene Fasern sind Polymerisationsprodukte, deren einzelne Makromoleküle elektronenmikroskopisch sichtbar werden. Diese Strukturen unterhalb des lichtmikroskopischen Bereichs nennt man auch *submikroskopische* Strukturen oder *Ultrastrukturen.*

Fixierung. Die Technik bedingt, daß bei der routinemäßigen Durchstrahlungselektronenmikroskopie in der Regel nur fixiertes Material verwendet werden kann. Die Fixierung eines Gewebes entstellt die wirklichen Verhältnisse. Je stärker die Vergrößerung, um so stärker fällt die fixationsbedingte Veränderung ins Gewicht. Die Elektronenmikroskopie mußte deshalb nach einer Verfeinerung der Fixationsmethoden trachten, mit dem Ziel, die Lebendstrukturen möglichst wenig zu verändern (zumeist Durchspülungsfixierung des lebenden Organs mit *Glutardialdehyd,* Fixierung durch wäßriges *Osmiumtetroxid).* Da das Fixationsproblem weitgehend gelöst wurde, gibt das Elektronenmikroskop nicht nur ein stärker vergrößertes und besser aufgelöstes, sondern auch ein den Lebendstrukturen näherstehendes Bild von Zellen und Geweben als das Lichtmikroskop. Die in der Elektronenmikroskopie angewandten, die Strukturen vorzüglich erhaltenden Fixierungen lassen sich aber für die Lichtmikroskopie nur begrenzt anwenden, da die starke Vernetzung der Strukturbausteine (Proteine, Lipide) nur noch geringe chemische Reaktionen, d. h. Farbstoffbindungen ermöglichen. Doch werden *Semidünnschnitte* (0,5–2 µm dick) von Gewebsblöcken für die Elektronenmikroskopie lichtmikroskopisch zur Orientierung verwandt.

Färbung. Es wird substanzdichte Struktur in Schwarz-Weiß-Abbildung dargestellt. Einlagerung von Metallsalzen in das Gewebe verstärkt die Kontraste *(„Kontrastierung");* Farbdiagnosen sind ausgeschlossen. So läßt sich beispielsweise Eisen als Ferritinmolekül nachweisen, mit Bariumchlorid kann man freie Sulfatgruppen (Heparin in den Mastzellen, Chondroitinsulfat) sichtbar machen, zahlreiche Enzyme (z. B. ATPase, alkalische Phosphatase, Cytochromoxidase u. a.) können durch Kopplungsreaktionen dargestellt werden, deren Endprodukte Schwermetalle enthalten.

Die *elektronenmikroskopische Immunzytochemie,* die durch Kopplung von elektronenmikroskopisch sichtbaren Substanzen an die Antigen-Antikörper-Verbindungen möglich ist, hat sehr große Bedeutung erlangt. Auch hier kann die PAP-Methode angewandt werden; noch eindeutiger ist das Ergebnis, wenn der 2. Antikörper anstatt an PAP an Gold gekoppelt wird (Abb. 4).

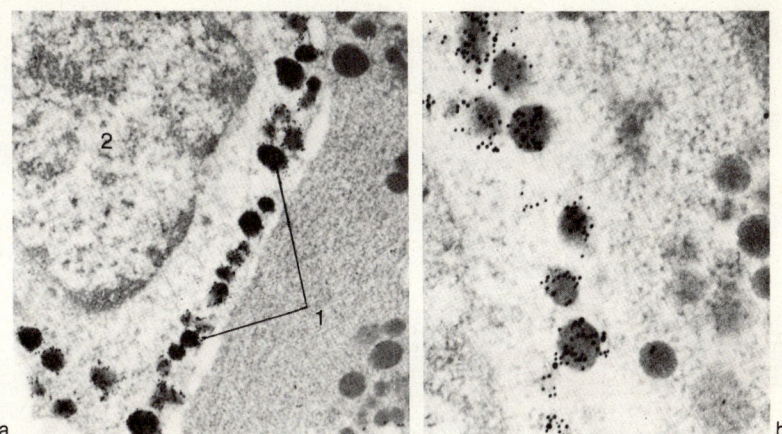

a   b

Abb. 4a, b Beispiel für die immunzytochemische Darstellung eines Hormons (Pro-opiomelanocortinderivat in einer Zelle der Adenohypophyse). **E:** Anstatt an PAP ist der 2. Antikörper an Gold gekoppelt. a) Übersicht. Die mit Gold markierten Sekretgra-nula liegen in der Peripherie der Zelle (1 = Sekretgranula, 2 = Zellkern). b) Markierte Sekretgranula bei stärkerer Vergrößerung. Die Granula der Nachbarzel-len sind frei von Markierung. Vergr. a) 19400fach, b) 45140fach (Präparat und Aufnahme: Prof. Dr. Brigitte *Krisch,* Kiel).

Das **Hochspannungselektronenmikroskop,** bei dem mit Spannungen bis zu 3 000 000 V gearbeitet wird (hohe kinetische Energie der Elektronen), erlaubt es, Präparate bis zu etwa 5 μm Dicke zu durchdringen und räumliche Beziehungen von Strukturen zu untersuchen.

In der **analytischen Elektronenmikroskopie** ist eine Substanzanalyse im Präparat möglich.

Elektronenrastermikroskop (Scanning-Elektronenmikroskopie, **SEM**). Das Elektro-nenrasterverfahren ist eine elektronenmikroskopische *„Auflicht"*-Methode, bei der ein Elektronenstrahl die mit Metall beschichtete Oberfläche des Präparates abtastet. Das stark auflösende Verfahren hat erhebliche Bedeutung gewonnen, es gibt ein räumliches Bild von Oberflächenstrukturen bei großer Tiefenschärfe (Beispiel: Abb. 28).

Gefrierbruchmethode. Mit der Gefrierbruchmethode wird das Ziel verfolgt, Struktu-ren von Zellen und Geweben möglichst *lebensnah,* d. h. *ohne Fixierung* zu stabilisie-ren und sichtbar zu machen. Das frisch entnommene Gewebe wird dabei rasch, in weniger als 1 Sekunde, unter Umgehung von Eiskristallbildung auf etwa −150 °C gefroren. Mit Hilfe eines Mikrotoms wird das Gewebe dann im Hochvakuum „aufgebrochen" und „gefriergetrocknet". Von der Bruchfläche wird durch Platin-Kohle-Bedampfung (Schrägbedampfung) ein Abdruck hergestellt, der im Elektro-nenmikroskop untersucht werden kann. Da beim Aufbrechen des Gewebes hauptsächlich *Membranen* von Zellen und Zellorganellen freigelegt und aufgebrochen werden, eignet sich die Methode besonders für deren Untersuchung (Beispiel: Abb. 21). Bei der *Gefrierätzung* läßt man an der Bruchfläche vor der Bedampfung Eis sublimieren, die Oberfläche wird hierdurch verstärkt konturiert.

Zelle

Die kleinste, noch selbständig lebensfähige morphologische Baueinheit ist die Zelle, sie tritt auch als selbständiger Organismus bei den Einzellern auf. Bei den Mehrzellern, Metazoen, bildet sie große Verbände und ist Elementarorganismus oder Baustein im Rahmen der übergeordneten Struktur.

Den Ausdruck „Zelle" findet man zuerst bei Robert Hooke, der 1667 im Flaschenkorken „cells", „little boxes" beschrieb. Ursprünglich meint das Wort also Strukturen, die einen Hohlraum umschließen. Im Lauf der Zeit wandelt sich der Begriff derart, daß der Inhalt an Bedeutung gewinnt.

Im Jahr 1838 schreibt der Botaniker Schleiden in „Beiträge zur Phytogenesis", daß „jede nur etwas höher ausgebildete Pflanze ... ein Aggregat von völlig individualisierten, in sich abgeschlossenen Einzelwesen, eben den Zellen" sei, und 1839 nennt der Anatom Schwann in einer Arbeit „Über die Übereinstimmung in der Struktur und im Wachstum der Tiere und Pflanzen" die Zelle den gemeinsamen Elementarorganismus der Pflanzen und Tiere. In der tierischen Zelle tritt die umhüllende Struktur (lichtmikroskopische Untersuchungen!) in den Hintergrund. Der von Robert Brown 1831 entdeckte Zellkern wird zum „positiven Merkmal der Zelle".

Schließlich definiert Max Schulze 1861 die Zelle als *„ein mit den Eigenschaften des Lebens begabtes Klümpchen von Protoplasma, in welchem ein Kern liegt"*. „Protoplasma" bezeichnet das „zuerst Geschaffene", aus dem die übrigen Teile der Zelle wie auch folgende Zellen hervorgehen. Die in der zweiten Hälfte des letzten Jahrhunderts entstehende *Zellenlehre* war außerordentlich fruchtbar. 1855 formulierte Virchow den Grundsatz *„omnis cellula e cellula"*; die Vorstellung von der Urzeugung mußte endgültig aufgegeben werden. Um 1875 entdeckten Strasburger, Bütschli und Flemming die Teilung des Zellkernes; der erste Schritt zum Verständnis der erbgleichen Zellteilung war damit getan. Morphologie, Physiologie und Pathologie wandten ihre Aufmerksamkeit der Zelle zu.

Die **Zelle** enthält außer dem Zellkern noch zahlreiche kleinere Gebilde, die Zellorganellen. Diese Teilchen können nur innerhalb einer Zelle oder durch Vermittlung einer Zelle am Bau größerer biologischer Strukturen teilhaben. Sie werden in der Zelle zu einem mit den *Eigenschaften des Lebens* begabten Organismus zusammengefaßt. *Die Zelle ist vermehrungsfähig* (damit entwicklungsfähig durch Mutationen), *reizbar* (zeigt Reizaufnahme und Reizbeantwortung), *muß ihre Struktur gemäß dem 2. Hauptsatz der Thermodynamik (Entropiesatz) mit Hilfe eines Stoffwechsels aufrechterhalten.* Die physikalisch-chemischen Vorgänge sind in der Zelle wie im Gesamtorganismus so geordnet, daß sie der Erhaltung dieser Eigenschaften dienen. Durch den Stoffwechsel steht die Zelle in größerem Stoffaustauschzusammenhang. Sie stellt ein „offenes System", ein „Fließgleichgewicht" dar. Die Zelle enthält das Prinzip des sich selbst steuernden Rückkopplungskreises.

Die Zelle schlechthin gibt es nicht. Sie tritt immer in einer bestimmten Gestalt, Differenzierung, Determination auf. Keine Zelle zeigt alle überhaupt möglichen Differenzierungen gleichzeitig. Doch haben nahezu alle Zellen die Zellorganellen gemeinsam.

Lupenuntersuchung. Mit unbewaffnetem Auge oder mit der Lupe lassen sich nur wenige Zellen des menschlichen Körpers erkennen. So erreicht die menschliche Eizelle einen Durchmesser von etwa 0,15 mm und damit die Grenze der unmittelbaren Sichtbarkeit. (Die Eier der Vögel z. B. sind durch Dottermassen und Eihüllen riesenhaft vergrößerte Einzelzellen.) Die Größe menschlicher Zellen schwankt zwischen ca. 5 µm und 20 µm je nach Gewebsart. Einige Nervenzellen, Riesenzellen im Knochenmark u. a. messen 80 µm und mehr. Die Axone (Fortsätze von Nervenzellen, S. 237) können mehr als 50 cm Länge erreichen. Zur Untersuchung der Zelle ist das Lichtmikroskop oder das Elektronenmikroskop nötig.

Lichtmikroskopische Untersuchung der Zelle

Lebendbeobachtung

Biopsie. Am intakten Körper kann man lebende Zellen mit dem Mikroskop nur in wenigen Ausnahmefällen beobachten, so, wenn bei einer Entzündung der durchsichtigen Augenbinde- und Hornhaut Blutgefäße in diese einwachsen. Im übrigen ist der Zellverband an der äußeren Körperoberfläche so dicht, daß Einzelzellen in situ nur äußerst schwer unterschieden werden. Zwar lösen sich von den Oberflächen des Körpers Zellen und kleine Zellverbände regelmäßig ab, um durch neue ersetzt zu werden (Zellmauserung), doch leben diese nicht mehr. Gewebsteile dagegen, die man nach Durchtrennung der Körperoberfläche (mit Hilfe eines Messers, einer Kanüle) aus dem Körperinnern entnimmt, *Biopsie,* enthalten überlebende Zellen. Sie werden für diagnostische Zwecke fixiert und gefärbt untersucht, lassen sich aber auch lebend erhalten. Mit der Methode der *Gewebezüchtung* können Zellverbände über Tage und Monate weiter gezüchtet und im lebenden Zustand beobachtet werden.

Gewebezüchtung. Das kleine, etwa 1 mm Kantenlänge messende Gewebsstückchen (relativ große stoffwechselaktive Oberfläche!) wird steril in eine Kammer gebracht, in der sich eine feste Unterlage (z. B. Fibrin) befindet, auf der die Zellen haften und sich bewegen können. Eine Nährflüssigkeit, die über Unterlage und Gewebe geschichtet wird, muß alle wichtigen Nährstoffe, Vitamine, Hormone enthalten (Abb. 5a). Sie nimmt auch die Abbaustoffe der Zellen auf und wird regelmäßig (laufend oder nach etwa 2 Tagen) gewechselt. Auch für Gasaustausch muß gesorgt werden. Am

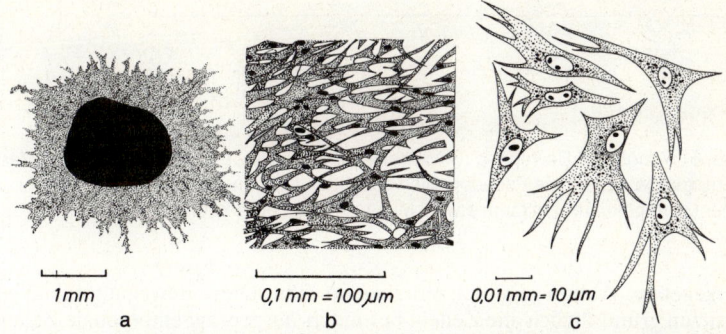

1 mm   0,1 mm = 100 μm   0,01 mm = 10 μm

a   b   c

Abb. 5a–c   Gewebekultur von embryonalem Bindegewebe in drei Vergrößerungs-
stufen. a) Ursprüngliches Explantat schwarz; heller Randschleier = Zellen, die
innerhalb von 48 Stunden ausgewachsen sind. b, c) Zellverband des Randschleiers
in schwacher und starker Vergrößerung. Beachten Sie die Maßstäbe!

Rand einer solchen Kultur sind isolierte Einzelzellen in ihren Lebensäußerungen zu beobachten und experimentellen Eingriffen zugänglich (Abb.
5b).

Das Beispiel der Abb. 5c zeigt embryonale Bindegewebszellen, Mesenchym. Sie sind etwa 40 μm lang, spindelförmig oder verzweigt, zwischen
ihren Fortsätzen bestehen Lücken. Die Zellen sind farblos. Im Phasenkon-
trastmikroskop sieht man den kugelförmigen, stärker lichtbrechenden Zellkern. Granula und stäbchenförmige Bildungen können an der lebenden
Zelle nur schwer identifiziert, intrazelluläre Fibrillen in den Zellen entsprechender Gewebe aber nachgewiesen werden.

Lebenserscheinungen in der Gewebekultur. Die meisten Lebensäußerungen der tierischen Zelle verlaufen so langsam, daß die dabei auftretenden
Formänderungen bei bloßer Betrachtung nicht wahrgenommen werden.

In *Zeitrafferfilmaufnahmen* oder in Zeichnungen von etwa Zehnsekunden-
intervallen kann man aber folgende mit Bewegung verbundene Lebensäußerungen der Zellen feststellen.

Bewegungen. *Intrazelluläre Bewegungen* laufen als Protoplasmaströmun-
gen ab, sie führen zu einer Verschiebung von Granula und Bläschen. (Bei
Pflanzenzellen ist die Protoplasmaströmung deutlicher als bei tierischen
Zellen.) Stäbchenförmige 1–2 μm lange Mitochondrien (S. 24 u. 45ff)
zeigen schlängelnde Eigenbewegungen.

Ortsbewegungen der Zelle, amöboide Zellbewegungen, sind mit der Ausbildung von Pseudopodien (Ausbuchtungen der Zellmembran) verbunden,
der Zellinhalt gleitet in diese hinein, die ursprüngliche Bodenhaftung wird

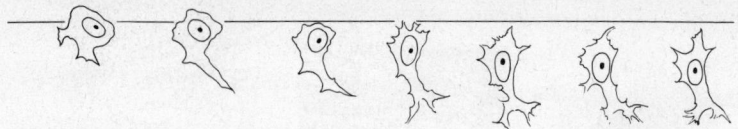

Abb. 6   Amöboide Bewegung (Bindegewebszelle): Die Zelle überwandert eine Markierungslinie, indem sie Pseudopodien ausbildet. (Zeichnungen nach Filmaufnahme einer Gewebekultur. Zeitraum etwa 1 Minute.) Vergr. etwa 800fach.

aufgegeben. Abb. 6 zeigt den Vorgang im Film. Diese Bewegungsfähigkeit besitzen grundsätzlich alle Zellen, besonders ausgeprägt embryonale Zellen sowie einige Zellen der ausdifferenzierten Gewebe (Granulozyten und Monozyten des Blutes, Histiozyten des Bindegewebes). Unter besonderen Umständen, z. B. bei der Mitose (Zellteilung) oder bei starker Phagozytose (Stoffaufnahme), werden auch „fixe" Zellen wieder amöboid beweglich. Einzelheiten vgl. S. 30 u. 54: Zellbewegungen und Membranflußvorgänge.

Kinozilienbewegung. In der Gewebekultur von zilientragenden Zellen, z. B. von der Schleimhaut des Atemtraktes, entsteht durch den koordinierten Schlag der Zilien eine Strömung. Umgekehrt können sich einzelne Einzeller (Ziliaten) und niedrige mehrzellige Tiere durch Geißeln fortbewegen. Bei den Wirbeltieren zeigen diese Art der Ortsbewegung nur die Samenzellen. Einzelheiten vgl. S. 50: Kinetosom und Kinozilie.

Stoffaufnahme und **-abgabe** erscheinen lichtmikroskopisch vorwiegend als Phagozytose, auch als Pinozytose bzw. als Sekretabgabe. Einzelheiten vgl. S. 55 ff: Endozytose, Exozytose.

Als *Phagozytose* bezeichnet man die Aufnahme fester Partikelchen (Tusche, Mikroben). Die Zelle umfließt den Fremdkörper, umschließt ihn mit Pseudopodien und bildet eine Zellmembrantasche, die, dann abgeschnürt, als *Vakuole, Phagosom,* im Zellinnern liegt. Der Fremdkörper kann in der Zelle gespeichert oder enzymatisch abgebaut werden. Abb. 7 zeigt Bilder aus einem Phagozytosefilm. Gelöste Stoffe werden gelegentlich durch *Pinozytose* nach Art der Phagozytose lichtmikroskopisch sichtbar

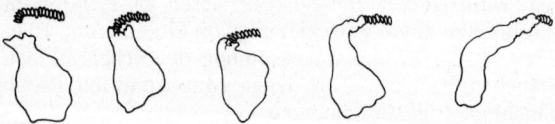

Abb. 7   Phagozytose: Eine weiße Blutzelle (neutrophiler Granulozyt, Zellkern nicht sichtbar) phagozytiert eine Streptokokkenkette. (Zeichnungen nach Filmaufnahme einer Gewebekultur. Zeitraum etwa 1 Minute.) Vergr. etwa 800fach.

aufgenommen, z. B. bei Amöben. Bei Zellen höherer Tiere geschieht die Flüssigkeitsaufnahme regelmäßig lichtmikroskopisch nicht sichtbar durch *Mikropinozytose* (S. 56).

Sekretabgabe. In der Gewebekultur von Drüsenzellen entstehen im Innern der Zellen kleine Körnchen, die an einem Ende der Zelle zu größeren tropfenartigen Bildungen zusammenlaufen können und schließlich von der Zelle ausgestoßen werden. Einzelheiten vgl. S. 58: Sekretion.

Zellteilung. An vielen Stellen der Zellkultur lösen sich einzelne Zellen vorübergehend aus dem Zellverband, runden sich ab und lassen im Phasenkontrast deutlich Kernstrukturen erkennen. Es kommt zur Durchschnürung erst des Kernmaterials, dann der Zelle (Mitose, Abb. 8 u. 37). Die Tochterzellen gliedern sich wieder in den Zellverband ein. Einzelheiten vgl. S. 63 ff: mitotische Zellteilung.

Genomdiagnostik. Die Gewebezüchtung wird heute in wachsendem Umfang zur *Genomdiagnostik* verwandt (Genom S. 77). Man untersucht Lymphozyten, Knochenmarkszellen, Fibroblasten, Amnionzellen u. a. Die Mitosen der sich in der Gewebekultur teilenden Zellen, die im geeigneten Augenblick (Arretierung der Mitosen durch Colchicin) fixiert und gefärbt werden, ermöglichen es, Defekte im Genom zu erkennen.

Die Beobachtung dieser Lebenserscheinungen in der Gewebekultur gibt einen vorläufigen Einblick in das Verhalten von Zellen. Nach licht- und elektronenmikroskopischer Untersuchung der Zellstrukturen im Dauerpräparat sollen die Vorgänge analysiert werden.

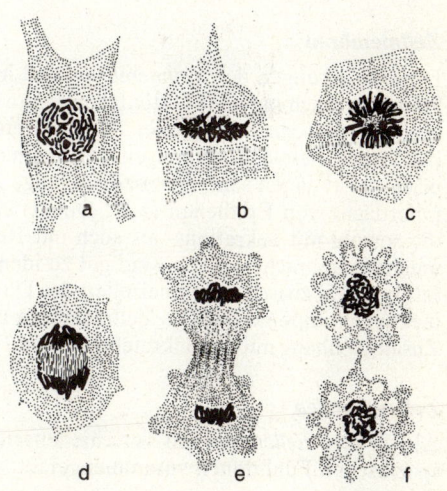

Abb. 8a–f Mitosebilder, Fibroblastenkultur, in der Reihenfolge der Mitosephasen geordnet.
a) Prophase, b) Metaphase (Äquatorialplatte von der Seite gesehen), c) Metaphase (Äquatorialplatte von oben gesehen), d) Anaphase (Diaster), e) frühe Telophase, f) späte Telophase (die Zellen streben mittels Pseudopodien auseinander). Vergr. etwa 800fach.

Dauerpräparat

Jede Zelle besitzt *Zelleib* und *Zellkern*. Beide sind für Leben und Funktion der Zelle unerläßlich, sie bilden eine Funktionseinheit. Kernfreies Zellplasma oder zellfreie Kerne kommen im menschlichen Körper nicht vor, ausgenommen Erythrozyten, die ihren Zellkern während der Differenzierung ausstoßen, und Thrombozyten, kurzlebige Zellabschnürungen von Knochenmarksriesenzellen. Kern und Zellplasma stehen in einem Größenverhältnis, das bei verschiedenen Zellarten etwas variiert, z. B. ist es bei der Eizelle zugunsten des Zelleibes, bei den embryonalen Zellen zugunsten des Kernes verschoben (Kern-Plasma-Relation). Aus didaktischen Gründen werden Zelleib und Kern zunächst getrennt untersucht.

Cytoplasma (Zelleib)

Cytoplasma, Zelleib, ist der Teil der Zelle, der nicht vom Kern eingenommen wird, er bestimmt ihre Gestalt. Eine äußere Begrenzung, *Zellmembran*, ist ausnahmsweise zu sehen (Äquivalentbild!). Zum Cytoplasma gehören *Zellorganellen;* sie liegen in einem noch unzureichend definierten *Hyaloplasma (Matrix)*, das außerdem noch ein *Zytoskelett* sowie *Zelleinschlüsse* (Ausgangs- und Endprodukte des Stoffwechsels, Pigmente u. a.) enthält. Das *Hyaloplasma* erscheint je nach Fixierung dieses Grundplasmas substanzarm granulär, fädig oder netzartig. Die im Hyaloplasma festgehaltene Wassermenge macht beim Erwachsenen etwa 60% der Gesamtwassermenge aus, die etwa 70% des Körpervolumens einnimmt. Sie ist zusammen mit dem extrazellulären Gewebswasser und der Blutflüssigkeit für den Ablauf von Lebensprozessen wichtig.

Zellmembran

Differenzierungen der *Zellmembran* sind im Äquivalentbild zu erkennen. So machen sich parallele zottenförmige Vorstülpungen, die einzeln nicht zu sehen sind, wenn sie in großer Zahl auftreten, als „Bürstensaum" bemerkbar. Auch basale Einfaltungen der Zellmembran können lichtmikroskopisch zu erkennen sein. *Stereozilien*, lange Zytoplasmaausläufer der freien Oberfläche von Epithelien (z. B. Ductus epididymidis, Ductus deferens), die sowohl mit Sekretions- als auch mit Resorptionsvorgängen in Zusammenhang gebracht werden, sind gut zu identifizieren. *Interzellularkontakte* (z. B. apikal zwischen Epithelzellen des Darmes) können als Membranverdickungen imponieren. Die Zellmembran tritt lichtmikroskopisch auch im Zusammenhang mit der Sekretabgabe von *Drüsenzellen* in Erscheinung.

Zellorganellen

Als *Zellorganellen* werden verschiedenartige Bestandteile der Zelle mit spezifischen Funktionen zusammengefaßt: *Ergastoplasma, Golgi-Apparat,*

Lysosomen, Peroxisomen, Mitochondrien. Die meisten Zellorganellen kann man durch Zentrifugieren innerhalb der Zelle sedimentieren. Erhält man die Zelle anschließend weiterhin am Leben, so nimmt sie ihre frühere Gestalt wieder an und zeigt normale Funktionen. Diese Zellorganellen können durch Färbungen selektiv dargestellt werden (vgl. Abb. 9a–d). Weitere, aus Zytomembranen aufgebaute Zellorganellen zeigt das *elektronenmikroskopische Bild,* das auch Aufschluß über den funktionellen Aufbau aller Zellorganellen gibt (S. 39ff).

Ergastoplasma. Eine starke umschriebene oder generalisierte Basophilie des Hyaloplasmas tritt als Ergastoplasma bei Zellen auf, die Proteine produzieren (Abb. 9a). Sie wird hervorgerufen durch Ribosomen – Zellorganellen, an denen Proteine entstehen.

Der **Golgi-Apparat** (Netz- oder Binnenapparat) hat verschiedene Gestalt und Lage. Mit Hilfe von Osmiumtetroxid kann man in der Zelle bläschen-, netz- oder sichelförmige Strukturen schwärzen (= *osmiophiles Externum*). Sie umschließen einen ungefärbten Bezirk (= *osmiophobes Internum*) (Abb. 9c). Der Golgi-Apparat ist besonders stark in Drüsenzellen (und Nervenzellen) entwickelt. In ihm werden von der Zelle produzierte Stoffe (z. B. Sekrete) gesammelt, nachträglich verändert, transportiert.

Lysosomen sind 0,25–0,50 μm große Körperchen, die mit der histochemischen Darstellung ihres Leitenzyms (saure Phosphatase) sichtbar werden. Sie bilden ein intrazelluläres „Verdauungssystem" und können bei dieser Funktion, als *Phagolysosomen* (auch als Lipofuszingranula, „Abnutzungspigment"), stark vergrößert und in Übersichtsfärbungen sichtbar werden.

Als **Peroxisomen** bezeichnet man etwa 0,5 μm große Granula, die enzymhistochemisch in zahlreichen Zellen sichtbar zu machen sind. Sie enthalten Oxidasen und Katalase und nehmen u. a. am Fettstoffwechsel teil.

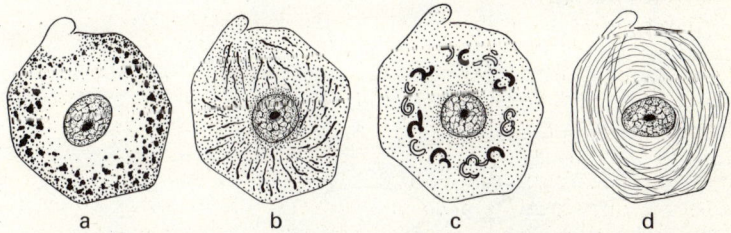

a   b   c   d

Abb. 9a–d   Beispiel für die elektive Darstellung von Zellstrukturen (Organellen). Beispiel: sensible Nervenzelle. a) Ergastoplasma (basischer Farbstoff), b) Mitochondrien (Eisenhämatoxylin), c) Golgi-Apparat (Osmierung), d) Fibrillen (Neurofibrillen, Versilberung). Polygonale Gestalt der runden Zelle durch fixierungsbedingte Schrumpfung! Vergr. etwa 500fach.

Mitochondrien sind 2–6 µm lange fadenförmige Gebilde, sie kommen in wechselnder Menge (wenige bis über tausend) in allen Zellen vor, reife Erythrozyten ausgenommen (Abb. 9b). Mitochondrien sind die Haupterzeuger von Adenosintriphosphat, ATP, der wichtigsten Energiequelle der Zelle. Bei sehr stoffwechselaktiven Zellen können sie bis zu einem Viertel des Zelleibes ausfüllen.

Zellskelett

Das Zellskelett, *Zytoskelett,* das lichtmikroskopisch aus *intrazellulären Fibrillen* besteht (zusammengesetzt aus elektronenmikroskopisch nachweisbaren Mikrotubuli, Mikrofilamenten, Intermediärfilamenten, S. 47ff) stabilisiert die Zellform, wirkt bei Bewegungen der Zelle wie auch bei intrazellulären Bewegungen, u. a. bei der Mitose. Intrazelluläre Fibrillen (die auf **E** Mikrotubuli und Filamente zurückgehen) sind Bestandteile von *Kinozilien, Zentriolen, Kinetosomen* und *Geißeln,* die in diesem Zusammenhang gleichfalls zu besprechen sind.

Intrazelluläre Fibrillen kommen als *Tonofibrillen* in Epithelzellen, als *Gliafibrillen* in Gliazellen, als *Neurofibrillen* in Nervenzellen vor (Abb. 9d). *Myofibrillen* kennzeichnen das (quergestreifte) Muskelgewebe. Die Fibrillen verhalten sich im lichtmikroskopischen Präparat, immunhistochemisch nachweisbar, färberisch und strukturell gewebsspezifisch und werden deshalb bei den Geweben besprochen.

Das **Zentriol** tritt in tierischen Zellen bei der Zellteilung (Mitose, S. 63ff) in Erscheinung, ist in der Arbeitszelle aber färberisch schwer nachzuweisen (Eisenhämatoxylin!) und liegt dann meist in Kernnähe. Es besteht aus einem oder zwei *(Diplosom!)* ca. 0,2 µm großen Körnchen (Abb. 10). Das Zentriol und das Cytoplasma seiner unmittelbaren Umgebung bilden das **Zentrosom.** Eine radiäre Ausrichtung von Fäserchen des Cytoplasma wird *Astrosphäre* genannt. Das Zentrosom baut während der Zellteilung unter Einbezug von Cytoplasma ein Fasergerüst auf (Spindelfasern), das in

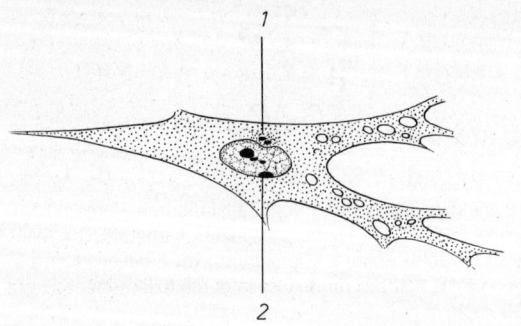

Abb. 10   1 = Zentriol (hier Diplosom), 2 = Sexchromatin in einer Bindegewebszelle. Vergr. etwa 800fach.

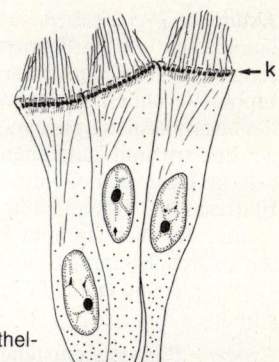

Abb. 11 Kinozilien mit Kinetosomen (k), Flimmerepithelzellen. Vergr. etwa 800fach.

Zusammenhang mit der Chromosomenbewegung steht; im Hinblick darauf
heißt das Zentrosom auch *Kinetozentrum.*

Das **Kinetosom** wird lichtmikroskopisch als kleines, etwa 0,2 µm großes
Basalkörnchen an der Wurzel von *Kinozilien* (Flimmerhaaren) bei Über-
sichtsfärbungen sichtbar und gilt als Motor der Kinozilie (Abb. 11). Seine
Verwandtschaft mit dem Zentriol zeigt sich im Elektronenmikroskop.

Eine einzelne **Kinozilie** ist grundsätzlich Bestandteil jeder Zelle. Bei der
geweblichen Differenzierung wird die einzelne Kinozilie häufig nicht entwickelt, in anderen Fällen entsteht – gewebsspezifisch – ein dichter Kinozi-
lienbesatz auf der Zelloberfläche (z. B. im Atmungssystem oder im Ei-
leiter).

Zelleinschlüsse

Ausgangs- und Endprodukte des Stoffwechsels. *Lipide.* Neutralfette und
Lipoide werden nicht nur im Fettgewebe, sondern u. a. auch in Zellen
einiger endokriner Drüsen, bei Überangebot in Darm- und Leberepithelien, bei degenerativen Vorgängen in allen Zellen abgelagert. (Färbung mit
Scharlachrot, Sudan III, s. Fettgewebe, S. 131.) *Glykogen,* eine hochmolekulare Speicherform der Glucose, tritt besonders reichlich in Leber- und
Muskelzellen auf (Färbung mit der PAS-Reaktion). Die Glykogenschollen
zeigen bei vorangegangener Alkoholfixierung Substanzflucht. *Protein*speicherung ist selten, kommt in der Leber, im retikulären Bindegewebe, in den
Zwischenzellen des Hodens vor.

Dotter. Nahrungsstoffe in größter Menge werden in dotterreichen Eiern angehäuft.

Pigmente sind am ungefärbten Präparat durch ihre Eigenfarbe zu erkennen.

Endogene Pigmente. Melanin, dunkelbraun bis schwarz, entsteht in Melanoblasten und im Pigmentepithel der Retina und kommt in Melanophoren, Epithelien und Haaren vor. *Lipofuszin,* eine gelbbraune Eiweiß-Lipoid-Verbindung stammt als Restkörper aus dem intrazellulären „Verdauungssystem" (Lysosomen, S. 43), wird als Abnutzungspigment bezeichnet und tritt mit zunehmendem Alter in vielen Organen, besonders reichlich in Herz und Gehirn auf. *Hämosiderin* und *Ferritin* sind aus dem Blutfarbstoff Hämoglobin entstandene (hämatogene) eisenhaltige Pigmente, die nach starkem Blutzerfall besonders reichlich auftreten (Nachweis durch Eisenreaktionen, z. B. Berliner-Blau-Reaktion). *Hämatoidin, Porphyrine* und *Gallenfarbstoffe* sind eisenfreie Abbauprodukte des Hämoglobins.

Exogene Pigmente entstehen außerhalb des Körpers; Kohlepartikel, Farbstoffe u. a. werden lokal oder, wenn sie in den Kreislauf geraten an anderen Stellen, in Makrophagen (s. MPS, S. 169) festgehalten und erscheinen in Form von Körnchen, *Phagosomen,* in den Zellen.

Auch **kristalline Zelleinschlüsse,** die in wenigen Zellarten (z. B. als Eiweißkristalle in den Zwischenzellen des Hodens) vorkommen, werden hierher gerechnet.

Metaplasma und **Paraplasma** sind zwei Begriffe aus der älteren Lichtmikroskopie. Als *metaplasmatische Bildungen* bezeichnete man fibrilläre Strukturen, die für die Leistungen bestimmter Zelltypen konstant charakteristisch sind (z. B. Myofibrillen). *Paraplasmatische Zelleinschlüsse* sind inkonstante, häufig granuläre Zellbestandteile, Stoffwechselprodukte (Ausgangs- und Endprodukte), Speicherstoffe, phagozytiertes Material, Sekrete, z. T. Pigmente.

Nucleoplasma (Karyoplasma; Nucleus, Zellkern)

Jede Zelle mit Ausnahme der reifen roten Blutkörperchen höherer Wirbeltiere besitzt einen Zellkern. Seine Gestalt ändert sich, je nachdem, ob die Zelle sich in Zellteilung befindet (= *Teilungskern* = Nukleokinese [Karyokinese] während der Mitose) oder als Arbeitszelle im Zellverband wirkt = *Interphasenkern* (= Kern zwischen zwei Teilungsphasen). Während der Kern in Karyokinese Chromosomen, die fadenförmigen Träger der Erbsubstanz, erkennen läßt, bleiben diese beim Interphasenkern der Wirbeltierzellen weitgehend unsichtbar. Zunächst soll dieser untersucht werden.

Der **Interphasenkern** wird von einer stark basophilen *Kernmembran* (Äquivalentbild!) umgeben. (Vgl. zum folgenden die Abb. 10!). Er ist rund, oval, spindelförmig oder gelappt und paßt sich den Formänderungen der Zelle an.

Stark basophile Körner und Brocken, *Heterochromatin,* entstehen bei der Fixierung aus Chromosomenteilen. (Zum Begriff *Chromatin* vgl. S. 73.) Die Chromosomen sind beim Menschen im Arbeitskern individuell nicht erkennbar, zwei ausgenommen, die sich morphologisch eindeutig bemerkbar machen, das Chromosom, das einen Nucleolus bildet, und das als Sexchromatin erscheinende Chromosom.

Ein *Nucleolus,* Kernkörperchen, kommt in allen Zellkernen vor. Es ist annähernd rund, bei den einzelnen Zellarten verschieden groß und mit basischen Farbstoffen unterschiedlich stark, manchmal nur gering färbbar. Mit dem Methylgrün-Pyronin-Farbgemisch stellen sich die Chromatinsubstanz grün, der Nucleolus rot dar (vgl. auch Feulgensche Nuklealreaktion, S. 70). Der Nucleolus wird an speziellen Chromosomen gebildet, die einen Nukleolusorganisator besitzen. Bei Vermehrung des Chromosomensatzes (Polyploidie) nehmen auch die Nukleolen an Zahl zu. Nebennukleolen entstehen bei mehrfachen Nukleolusorganisatoren (weiteres S. 73 f).

Als *Sexchromatin (Barr-Körper)* bildet eines der beiden geschlechtsbestimmenden X-Chromosomen beim weiblichen Geschlecht in zahlreichen Zellen ein der Kernmembran innen anliegendes besonders auffälliges Chromatinkörperchen (Abb. 10); in Granulozyten erscheint es als trommelschlegelförmiger Anhang des segmentierten Kernes (Drumstick) (Abb. 12, Weiteres S. 74).

Mehrkernige Zellen kommen bei vielen Zellarten gelegentlich (Eizellen), bei einigen häufig (Übergangsepithel), bei anderen regelmäßig (Osteoklasten) vor (Weiteres S. 81 f).

Kerngröße. Bei erhöhter Zellaktivität entsteht eine *funktionelle Kernschwellung* (durch vermehrte Bildung von Ribonukleinsäuren, S. 70, und Zunahme des Hydratationswassers verursacht). Mit Hilfe von Kerngrößenmessungen läßt sich die Beteiligung bestimmter Zellen an Funktionsvorgängen nachweisen. Eine Kernvergrößerung, bei der die Kerne zueinander im Größenverhältnis 1 : 2 : 4 : 8 stehen, geht auf eine Vermehrung des Chromosomensatzes, *Polyploidie,* zurück, die ebenfalls Ausdruck erhöhter Funktion sein kann (Weiteres, S. 81).

Die Strukturen Chromatin-Nucleolus-Ergastoplasma bilden gemeinsam den Proteinsyntheseapparat (S. 83).

Die **Chromosomen** *höherer Wirbeltiere werden nur in der Mitose deutlich und individuell sichtbar und deshalb in diesem Zusammenhang besprochen* (vgl. Abb. 8, S. 63).

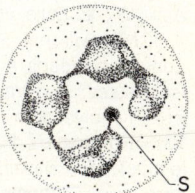

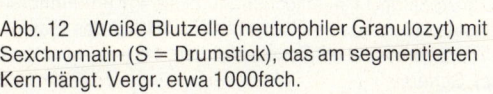

Abb. 12   Weiße Blutzelle (neutrophiler Granulozyt) mit Sexchromatin (S = Drumstick), das am segmentierten Kern hängt. Vergr. etwa 1000fach.

Elektronenmikroskopische Untersuchung der Zelle

Die hundertfach stärkere Vergrößerung und die bessere Fixierung machen Strukturen sichtbar, deren Zusammenhang mit dem lichtmikroskopischen Bild nicht ohne weiteres klar ist. Im folgenden wird das elektronenmikroskopische Bild der Zelle zunächst ohne Rücksicht auf lichtmikroskopische Strukturen entsprechend den in ihm zutagetretenden Zusammenhängen aufgezeichnet (Abb. 13 u. 14). Der Vergleich mit lichtmikroskopischen Befunden folgt.

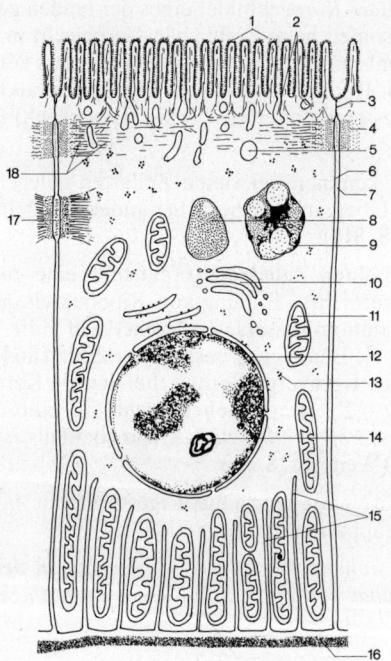

Abb. 13   **E:** Zelle, vorwiegend resorbierend (Typ: Tubulusepithel Hauptstück Niere). 1 = Mikrovilli mit Surface coat (filamentöse Glykoproteine), 2 = Vesiculae, 3 = Zonula occludens, 4 = Zonula adhaerens mit inserierenden Filamenten des terminalen Netzes, 5 = Vakuole, 6 = Plasmalemm, 7 = Interzellularspalt, 8 = Lysosom, 9 = Phagolysosom, 10 = Golgi-Apparat, 11 = Mitochondrium, 12 = Kernmembran, 13 = Polysomen, 14 = Nucleolus, 15 = basales Labyrinth (Einfaltung des Plasmalemms), 16 = Basallamina, 17 = Desmosom mit Tonofilamenten, 18 = Terminal web (terminales filamentöses Netz). Schema.

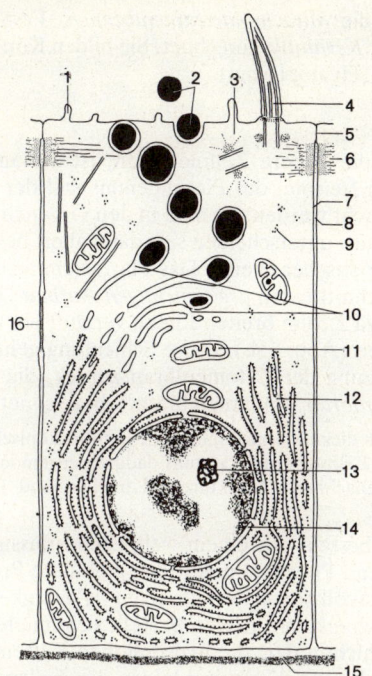

Abb. 14 **E:** Zelle, vorwiegend sezernierend (Typ: exkretorisches Pankreasepithel).
1 = Mikrovilli, 2 = Sekretausschleusung, 3 = Zentriol, 4 = Kinozilie, 5 = Zonula
occludens, 6 = Zonula adhaerens, 7 = Plasmalemm, 8 = Interzellularspalt, 9 =
Polysomen, 10 = Golgi-Apparat mit Sekretvorstufen, 11 = Mitochondrium, 12 =
granuliertes endoplasmatisches Reticulum, 13 = Nucleolus, 14 = Zellkernmembran,
15 = Basallamina, 16 = Gap junction. Schema.

Cytoplasma (Zelleib)

Zahlreiche Funktionen der Zelle spielen sich an oder in *Membranen* ab.
Membranen sind bei der Energieumwandlung, beim Zellstoffwechsel, bei
allen Stoffaufnahme- und -abgabevorgängen, bei der Reizaufnahme und
Erregungsleitung u. a. beteiligt (vgl. Lehrbücher der Physiologie und Biochemie!). Kern- und Zelloberfläche und eine große Zahl von Zellorganellen werden von Zellmembranen, *Zytomembranen,* gebildet.

Zu den Zytomembranen werden die äußere Zellmembran, das *Plasmalemm,* sowie die Membransysteme im Innern der Zelle, das *endoplasmatische Reticulum (ER),* der *Golgi-Apparat,* die Membranen der *Lysosomen*

und *Peroxisomen,* die *Mitochondrienmembranen, Vesikelmembranen* und die Membranen der *Kernhülle* gerechnet. Sie bilden Kompartimente, eingebettet in die Matrix (Hyaloplasma).

Zellmembran

Das *Plasmalemm,* die äußere Zellmembran, ist die am besten bekannte Zytomembran. Am Beispiel des Plasmalemms soll der Aufbau der Zytomembranen untersucht werden; sie sind in den Organellen zwar grundsätzlich gleichartig gebaut, unterscheiden sich dann aber, besonders im Enzymbesatz, in charakteristischer Weise. Das Plasmalemm zeigt im elektronenmikroskopischen Schnitt einen *dreischichtigen Aufbau.* Zwischen zwei substanzdichten, je etwa 2,5 nm breiten Linien verläuft ein hellerer, etwa 3 nm breiter Mittelstreifen (Abb. 15b). Diese Schichtung geht auf die biochemische Zusammensetzung der Zytomembran zurück, die – vereinfachend – auch als *Einheitsmembran,* „unit membrane", bezeichnet wird.

Das weniger als 10 nm dicke Plasmalemm ist lichtmikroskopisch nicht zu sehen. Die lichtmikroskopische „Zellmembran" kommt dadurch zustande, daß zusammen mit dem Plasmalemm benachbarte Strukturen (Lamellen und Granula) fixiert und gefärbt werden.

Die *Zytomembran* besteht aus einem weitgehend flüssigen bimolekularen Lipidfilm (vorwiegend Phospholipide), den globuläre Proteine mosaikartig vollständig oder unvollständig durchsetzen (Flüssigkeit-Mosaik-Modell) (Abb. 15c). Der *bimolekulare Lipidfilm* stellt sich im elektronenmikroskopischen Bild dreischichtig dar; die hydrophoben Ketten der beiden Molekülllagen sind einander zugekehrt und bilden den hellen Mittelstreifen, die hydrophilen Pole der beiden Moleküllagen sind nach außen zur Membranoberfläche gerichtet – in der äußeren Moleküllage zur Zelloberfläche, in der inneren Lage zum Zellinneren hin, wobei sie die dunklen Linien bilden. Der flüssige Zustand des Lipidfilmes bildet die Grundlage von *Membranflußmechanismen,* die bei Ein- und Umbauvorgängen an Zytomembranen wirksam werden.

Membranflußmechanismen. Auf dieser Beschaffenheit beruht die Eigenschaft der Zytomembranen zu „lateraler Diffusion". Zytomembranausschnitte können leicht in Flächen von Zytomembranen eingebaut werden, aus Zytomembranen können Teile austreten (abgeschnürt werden); die vergrößerte oder verkleinerte Membranfläche bleibt durch Seitenverschiebung geschlossen. Die Membranen und Membransysteme – Plasmalemm, ER, Golgi-Apparat, die Membranen der Lysosomen und Peroxisomen – gehen mittels dieses *Membranflußmechanismus* in geordneter, auf die Funktion der Zellorganellen ausgerichteter Weise ineinander über. In geringerem Umfang sind auch die Membranen der Kernhülle und die äußere Mitochondrienmembran miteinbezogen. Vermittelnde Strukturen beim Transport von Membranen sind Vesikel mannigfacher Größe und Form.

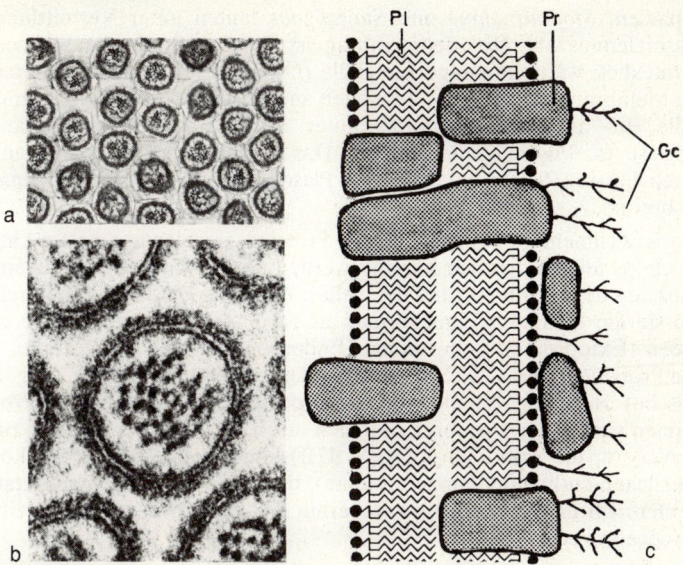

Abb. 15a–c *Zytomembran (Lipoproteinmembran)*. Beispiel: Plasmalemm der Mikrovilli von Darmepithelzellen (Duodenum, Ratte) quergeschnitten. Jeder Mikrovillus ist von einer Zytomembran, dem Plasmalemm, begrenzt. a) Bei 38000facher Vergrößerung erscheint das Plasmalemm als einfacher Strich. b) Bei 200 000facher Vergrößerung ist das Plasmalemm dreischichtig; zwei durch Osmiumsäure geschwärzte dunkle Schichten schließen eine helle Schicht ein, die äußere dunkle Schicht ist von einer fusseligen Struktur, der Glycocalyx, bedeckt. Im Inneren des Mikrovillus Aktinfilamente quergeschnitten (Präparat: Prof. Dr. D. *Drenckhahn,* Marburg). c) Schematischer Querschnitt durch eine Zytomembran (Plasmalemm). Pl = Phospholipidmoleküle, Pr = Proteinmolekül, Gc = Glycocalyx (filamentöse Glykoproteine und Glykolipide auf der Außenfläche des Plasmalemms). **Die meisten elektronenmikroskopischen Abbildungen und Schemata dieses Buches sind nur so weit vergrößert, daß die Zytomembranen als einfacher Strich, entsprechend der Abb. 15a erscheinen** (ausgenommen u. a. die Abbildungen von Zellkontakten, S. 36, sowie von Markscheiden, S. 252).

Das **Plasmalemm,** die Zytomembran an der Zelloberfläche, hüllt jede Zelle vollständig ein. Eine Membrankontinuität zwischen ausdifferenzierten Zellen besteht nicht, wenige Fälle ausgenommen (z. B. Synzytiotrophoblast der Placenta, quergestreifte Muskelfaser). Doch sind zwischen den Plasmalemmata benachbarter Zellen häufig Zellkontakte ausgebildet, unter ihnen Gap junctions, die einen begrenzten Stoffaustausch zwischen benachbarten Zellen ermöglichen (S. 36). Das Plasmalemm kann sich *Gestaltänderungen* anpassen. *Stoffaufnahme* und *Stoffabgabe* laufen unter Vermittlung des Plasmalemms ab. Die Zellmembran ist für den Stoffaustausch selektiv permeabel; während einige Moleküle (O_2, H_2O, CO_2) ohne weiteres frei die Membran durchqueren, benötigen andere hierzu Transportsysteme, im Falle des aktiven Transportes unter Mithilfe von membranständiger ATPase (s. Physiologielehrbuch!). Das Plasmalemm ist zum Transport durch *Vesikel* (S. 56) befähigt. Am Plasmalemm können sich *Erregungen* ausbreiten.

In die Zellmembran sind globuläre Proteine eingelagert, die im Gefrierbruch als feine Körnchen sichtbar werden. Sie bestimmen weitgehend die Funktion der Membran (und der Zelle). Als integrierte Proteine durchqueren sie die gesamte Zellmembran, als periphere Proteine sind sie dieser außen (Ektoproteine) oder innen (Endoproteine) eingelagert (Abb. 15c). Die Proteine (meist Glykoproteine) sind entweder Enzyme oder (organspezifische) Rezeptorproteine oder Transportproteine. Integrierte Proteine können sich in der Membran bewegen und z. B. zu Proteinkappen zusammenlagern, die vom Zytoskelett (S. 47ff) kontrolliert werden. Sie können Kanälchen enthalten (Tunnelproteine), durch die z. B. Ionen ausgetauscht werden. Im Plasmalemm sind weiterhin Kohlenhydrate als zellspezifische Glycocalyx verankert.

Membranrezeptoren. Über Rezeptoren (Rezeptorproteine) nehmen Zellen an Regulationsvorgängen teil, indem sie, durch Botenstoffe (Messenger) veranlaßt, ihre Funktionen den Erfordernissen anpassen. Neben *intrazellulären Rezeptoren,* die die Membrangängigkeit des Botenstoffes voraussetzen (Steroidhormone können die Lipide der Zellmembran direkt durchqueren), spielen besonders Membranrezeptoren eine große und für den Gesamtorganismus entscheidende Rolle. Botenstoffe können Hormone, Neurotransmitter, mitoseauslösende Stoffe, Antigene u. a. sein (Neurotransmitterrezeptoren, S. 260; Hormonrezeptoren, S. 364).

Der *Botenstoff* (Hormon) wird als „erster Bote" *(First messenger)* an das Rezeptormolekül an der Außenseite der Zellmembran gebunden. Hierdurch wird unter Zwischenschaltung eines Überträgerproteins ein aktivierendes Signal an das *Effektorenzym* an der Innenseite der Zellmembran (z. B. Adenylatcyclase) ausgelöst, das die Bildung des „zweiten Boten" *(Second messenger)* katalysiert (z. B. zyklisches Adenosinmonophosphat [cAMP], Inosittriphosphat u. a.), der eine zelluläre Reaktion einleitet.

Rezeptorenselbstregulierung. Der an den Rezeptor bindende spezifische Botenstoff, der Ligand, steuert die Anzahl entsprechender Rezeptoren der Zielzelle – meistens führt ein hohes Angebot eines Botenstoffes zur Verminderung der Rezeptorenzahl, ein niedriges erhöht diese.

Die **Glycocalyx** (Abb. 16) überzieht als dünne Schicht von Polysaccharidseitenketten der Glykoproteine und Glykolipide des Plasmalemms dessen äußere Oberfläche *(cell coat)*. Häufig ragt die Glycocalyx mit feinsten, 2,5–5nm dicken, senkrecht aus dem Plasmalemm kommendem Filamenten

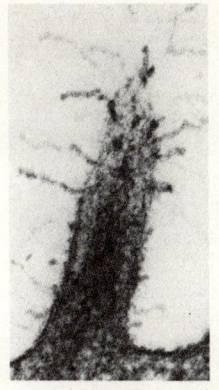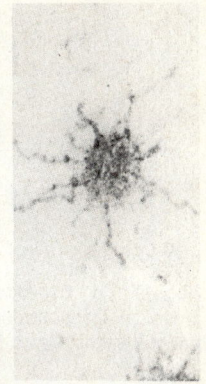

Abb. 16   **E:** Mikrovillus mit Glycocalyx, Adenohypophyse in Gewebekultur, links längs-, rechts quergeschnitten. Vergr. 93360fach (Präparat: Prof. Dr. Brigitte *Krisch,* Kiel).

in den Extrazellularraum. Sie wird von der Zelle produziert und fortlaufend nachgebildet. Der chemische Bau der Glycocalyx ist genetisch festgelegt und art- und zellspezifisch: Die *Spezifität der Zelle* wird von der Glycocalyx repräsentiert. Durch sie „erkennen" gleichartige Zellen einander und bilden, z. B. in der Embryonalentwicklung, Zellverbände. Sie macht die Zelle, z. B. bei Organtransplantationen, zum *Antigen* (S. 170) für den Empfänger. Eine Änderung des chemischen Baus der Glycocalyx bei genetisch entgleisten, z. B. bösartig wachsenden, Zellen macht diese für den Körper zu „fremden" Zellen, die von der körpereigenen Abwehr bekämpft werden. Die Glycocalyx der Erythrozyten ist Träger der *Blutgruppeneigenschaften.* Bei Darmepithelien sind in ihr Verdauungsenzyme ausgebildet, sie ist *Resorptionsvermittler.* Mit der Glycocalyx entstehen Basallamina und „Kittsubstanzen", z. B. zwischen Hemidesmosomen (S. 38). Bei starker Ausprägung kann die Glycocalyx lichtmikroskopisch mit der PAS-Reaktion sichtbar gemacht werden.

Differenzierungen des Plasmalemms. Das Plasmalemm kann die Zelle als glatte Haut überziehen oder durch Ausstülpungen und Einfaltungen die Zelloberfläche vergrößern. Das Plasmalemm ist dabei keine statische Außenhaut, sondern unterliegt ständig Umbauvorgängen.

Mikrovilli (Abb. 17) sind fingerförmige, etwa 100 nm dicke, verschieden lange, dicht oder locker angeordnete Ausstülpungen. Bei stark resorbierenden Zellen (Epithelien des Darmtraktes, des Hauptstückes der Nierentubuli) bilden die Mikrovilli ein dicht gestelltes, überall gleich hohes Zottenfeld. Die Mikrovilli enthalten organspezifische Enzyme sowie als Achsenskelett Aktinfilamente. Aus rasterelektronenmikroskopischen Untersuchungen weiß man, daß viele im Transmissionselektronenmikroskop als Mikrovilli erscheinende Ausstülpungen Faltenform besitzen, also *Mikropli-*

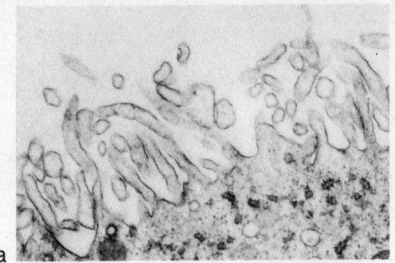 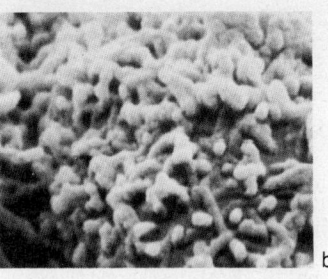

a   b

Abb. 17a, b **E:** Mikrovilli, apikale Oberfläche einer Epithelzelle des Plexus choroideus. a) Transmissionselektronenmikroskop, Vergr. 24000fach. b) Rasterelektronenmikroskop, Vergr. in der Projektion 9000fach.

cae sind. Auch die *Stereozilien* sind lange, gegen ihre Spitze zunehmend gewundene und verflochtene Mikrovilli.

L: Der *Kutikularsaum, Bürstensaum,* (resorbierende Darmepithelien, Nierentubulusepithelien u. a.) ist ein Äquivalent von Mikrovilli.

Einstülpungen des basalen Plasmalemms („basales Labyrinth") führen ebenfalls zur Oberflächenvergrößerung. Sie kommen bei Zellen mit starkem Flüssigkeitsdurchgang vor (Epithelien der Plexus choroidei, des Hauptstückes der Nieren).

Membranvesikulation wird die Ausbildung bläschenförmiger Einstülpungen des Plasmalemms genannt, aus ihnen werden Bläschen, *Caveolae intracellulares,* abgeschnürt (Abb. 18). Caveolae intracellulares sind allseits von Plasmalemm umgeben; der Durchmesser der Bläschen liegt zwischen 36 und 50 nm und mehr. Mit Hilfe der Bläschen gelangen einige Flüssigkeiten und gelöste Stoffe (Makromoleküle) ins Innere der Zelle (s. Zytosen, S. 55ff).

Kontaktinhibition. Von der Zelloberfläche werden, wie Untersuchungen in Gewebekulturen zeigen, fortwährend Moleküle aus der Glycocalyx in die Interzellularflüssigkeit abgegeben – „Signale", mit deren Hilfe sich gleichartig determinierte Zellen „erkennen" und durch Ausbildung von *Zellkontakten* verbinden. Die Zellkontakte entstehen (z. B. im embryonalen Gewebe) durch Versammlung, Aggregation, von globulären, im Lipidfilm des Plasmalemms „schwimmenden", Proteinmolekülen. Die Zellkontakte können einen interzellulären Stoffaustausch (Gap junction!) vermitteln, der zur „elektrischen Kopplung" und damit zur Koordination von Zelleistungen führt. Die derart koordinierten (embryonalen) Zellen verlieren ihre amöboide Beweglichkeit durch *Kontaktinhibition.* Sie schicken sich an, einen Gewebsverband zu bilden. Die Kontaktinhibition ist zudem mit einer Einschränkung des Zellwachstums und der Zellteilungen verbunden.

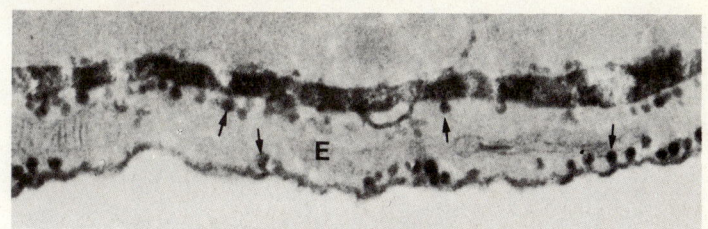

Abb. 18   **E:** Darstellung der Membranvesikulation in Endothelzellen (E) einer Venole durch Meerrettichperoxidase (elektronenmikroskopisch durch Schwärzung sichtbar gemacht). Die Peroxidase, in das Gefäßlumen verbracht (unten), füllt die Caveolae intracellulares (Pfeile), deren offene Verbindung mit der Zelloberfläche dadurch nachgewiesen wird. Peroxidase, die durch die Interzellularspalten in den perivaskulären Raum gelangt ist, füllt auch die abluminalen Caveolae (Präparat nicht kontrastiert, deshalb strukturarm). Vergr. 28 500fach (Präparat: Prof. Dr. D. *Drenckhahn,* Marburg).

Die *Zellen bösartiger Geschwülste* besitzen eine demgegenüber stark veränderte Glycocalyx, sie sind nicht zur Kontaktinhibition befähigt, teilen sich ungehemmt und wandern infiltrierend in die Umgebung ein.

Zellkontakte *(Junktionen)* zwischen benachbarten Zellen werden (bei Vertebraten) auf dreierlei Weisen ausgebildet (Abb. 19a–c), als *Zonula occludens (Tight junction),* als *Nexus (Gap junction)* und als *Desmosom (Macula adhaerens).* Die drei Kontakttypen haben unterschiedliche Funktionen hinsichtlich der benachbarten Zellen wie auch des Interzellularspaltes. Die beiden Kontakttypen *Zonula occludens* und *Desmosom* können punktförmig als *Punctum,* fleckförmig als *Macula,* streifenförmig als *Fascia* oder gürtelförmig als *Zonula* ausgebildet sein (über die Verankerung des Zellskeletts in ihnen: S. 38).

Bei der **Zonula occludens** *(Tight junction),* dem „Verschlußkontakt" (occludens), verschmilzt die äußere Schicht des Plasmalemms der einen Zelle leistenförmig mit der äußeren Schicht des Plasmalemms der benachbarten Zelle („äußere Verbundmembran"). Der *Interzellularspalt* ist an der Stelle der Tight junction *verschlossen* (nicht durchgängig z. B. für Lanthanum), doch hängt die Effektivität des Verschlusses von der Anzahl der Leisten ab. Die Tight junction kommt am häufigsten gürtelförmig als *Zonula occludens* nahe der freien Oberfläche zwischen kubischen oder hochprismatischen Epithelzellen vor (z. B. Darmepithel) (Abb. 19a, 20a, 21a). Durch den Verschluß des Interzellularraumes gegenüber dem anderen Milieu an der Zelloberfläche kann im Interzellularraum ein osmotischer Gradient aufgebaut werden (Beispiel: Gallenblasenepithel im Zusammenhang mit der Eindickung der Galle). Auch der streifenförmige Verschlußkontakt, *Fascia*

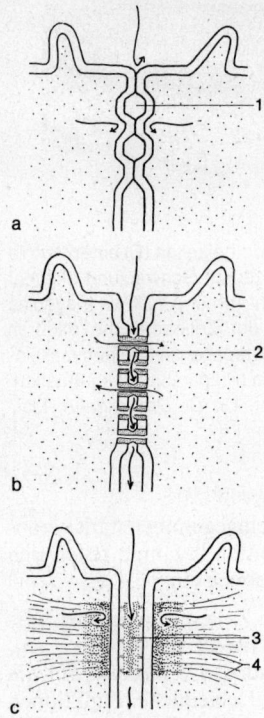

a

b

c

Abb. 19a–c   Zellkontakte. Die Plasmalemmata sind dreischichtig abgebildet (vgl. Abb. 15).
a) *Zonula (Macula) occludens (Tight junction).* 1 = Der Interzellularspalt ist durch Membranverschmelzung der benachbarten Plasmalemmata verschlossen (vertikaler Pfeil), die benachbarten Zellen kommunizieren nicht (horizontale Pfeile).
b) *Nexus (Gap junction).* 2 = Der ca. 3 nm weite Interzellularspalt ist durchgängig (vertikale Pfeile), die benachbarten Zellen kommunizieren über „Tunnelproteine" ihrer Plasmalemmata miteinander (horizontale Pfeile).
c) *Macula adhaerens,* tonofilamentassoziiert (Typ-I-Desmosom). 3 = Der Interzellularspalt enthält „Kittsubstanz" und ist durchgängig (vertikale Pfeile); die benachbarten Zellen kommunizieren nicht (horizontale Pfeile). 4 = Filamente sind in der zytoplasmatischen Seite der Macula adhaerens verankert. Schema.

occludens, und – seltener – der punktförmige Verschluß, *Macula occludens,* kommen vor.

Eine weitere Funktion der *Zonula occludens* besteht darin, daß durch sie bei polar differenzierten Epithelzellen zwei *Membrandomänen* des Plasmalemms, das apikale und das basolaterale Plasmalemm, gegeneinander abgegrenzt werden. Beide Membrandomänen unterscheiden sich nicht nur strukturell, sondern auch durch den Gehalt an spezifischen Membranproteinen voneinander (vgl. Nierenepithelien, S. 475: im apikalen Plasmalemm sind u.a. Peptidasen und Phosphatasen verankert, im basolateralen Plasmalemm die Natrium-Kalium-ATPase – hier verankert durch Spektrinfilamente des Membranzytoskeletts). Die Zonula occludens ist mithin eine Einrichtung, die zur Zellpolarität beiträgt.

Der **Nexus** *(Gap junction),* der „offene Kontakt", stellt eine Verbindung zwischen benachbarten Zellen her (kommunizierender Kontakt). Die Gap junction besteht aus einer plattenförmigen, unterschiedlich weit ausgebreiteten, scharf begrenzten Apposition der benachbarten Plasmalemmata, in deren Bereich der Interzellularspalt bis auf etwa 3 nm verschmälert, für

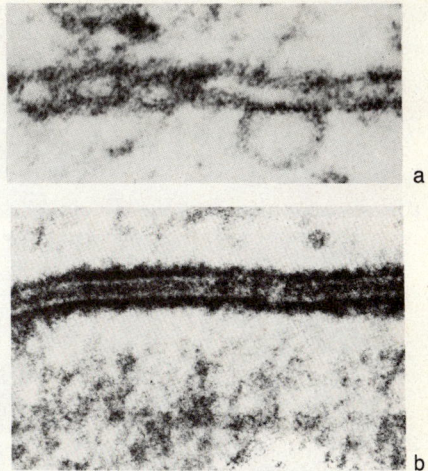

a

b

Abb. 20a–c **E:** Zellkontakte. a) *Zonula occludens
(Tight junction),* links im Bild die beiden benachbarten Plasmalemmata an drei Stellen „punktförmig"
(in Wirklichkeit leistenförmig, vgl. Abb. 21a) verschmolzen, Tanyzyten, Ratte.
b) *Nexus (Gap junction)* zwischen Makrogliafortsät-
zen, Ratte. c) *Macula adhaerens (Desmosom),*
mehrschichtiges Plattenepithel der Haut, Ratte.
Vergr. a) 184500fach, b) 211200fach,
c) 160000fach (Präparate und Aufnahmen: Prof. Dr.
Brigitte *Krisch,* Kiel).

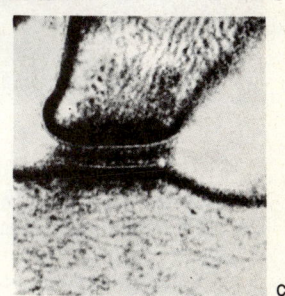

c

Lanthanum z. B. aber noch durchgängig ist. Die benachbarten Plasmalemmata tragen im Bereich der Gap junction zahlreiche regelmäßig angeordnete, dicht gestellte Tunnelproteine (Durchmesser 7–10 nm) – den Interzellularspalt punktuell verschließende und beide Zelloberflächen verbindende
Kontakte. Diese enthalten im Innern ein etwa 1,5 nm weites Kanälchen, das
das Zytosol der benachbarten Zellen verbindet und für einen Stofftransport
(Moleküle bis etwa zum Molekulargewicht 1000) durchlässig ist, nachweisbar z. B. durch Farbstoffe (Abb. 19b, 21b). Gap junctions dienen dem
Stofftransport von Zelle zu Zelle sowie der Übertragung *elektrischer Signale*
(elektrische Kopplung). Durch Gap junctions werden die Aktivitäten
benachbarter Zellen koordiniert, Zellen zu größeren Funktionseinheiten,
Zellverbänden, zusammengeschlossen (Beispiele: glatte Muskelzellen,
Herzmuskelzellen, Osteozyten, embryonale Gewebe). Gap junctions können in Millisekunden gebildet werden.

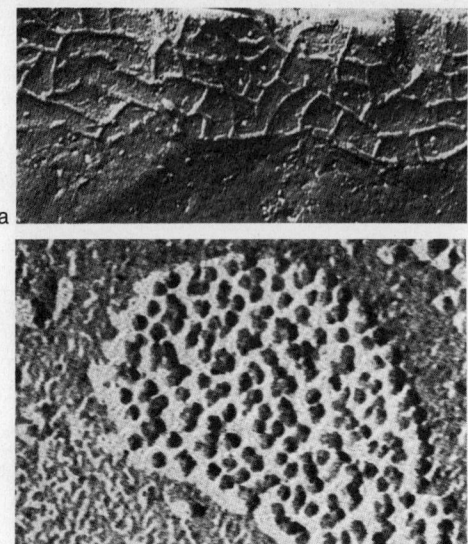

Abb. 21 a, b   Zellkontakte, Gefrierbruchätzungen. a) *Zonula occludens (Tight junction)*, netzartige Verbindungen der Membranverschmelzungen. Darmepithel, Ratte. b) *Nexus (Gap junction)*, Platte mit körnigen Proteinmolekülen („Tunnelproteine"). Herzmuskel, Ratte. Man blickt auf die nach außen gerichtete Seite der inneren Lamelle des bilamellären Plasmalemms (PF-Seite). Vergr. a) 72000fach, b) 281600fach (Präparate: Prof. Dr. Dr. U. *Welsch*, München).

Desmosom, Haftplatte, wird eine Kontaktzone zwischen zwei benachbarten Zellen genannt, über die die Zellen aneinander haften und in der gleichzeitig vom Zellinnern her Elemente des Zytoskeletts (S. 47ff) anheften – Tonofilamente oder Aktinfilamente. Als *Macula adhaerens* bezeichnet man das *tonofilament*assoziierte Desmosom (Typ-I-Desmosom) mit einer Ausdehnung von etwa 0,3–0,5 μm. *Punctum adhaerens* kann man das *aktinfilament*assoziierte Desmosom (Typ-II-Desmosom) nennen. Als *Zonula adhaerens, Gürteldesmosom*, dagegen umgibt die Haftstruktur die Zelle bandartig, sie steht zu Aktinfilamenten des terminalen Netzes in Beziehung. Ein Desmosom besteht aus zwei *Halbdesmosomen*, von denen jedes einer der beiden benachbarten Zellen angehört.

Beim *tonofilamentassoziierten Fleckdesmosom* (Typ-I-Desmosom) ist der sonst meist 20 nm weite Interzellularspalt im Desmosomenbereich 25–35(–45) nm weit. Eine schmale *Zytoplasmaverdichtung* legt sich dem Plasmalemm des Halbdesmosoms innen an. Aus dem Zellinnern ziehen *Filamentbündel* (Tonofilamente) in die Verdichtungszone des Halbdesmosoms; sie scheinen in dieser verankert zu sein. Der Interzellularspalt enthält eine „Kittsubstanz" (Glykoproteine), die bei Plattenepithelien besonders stark ausgeprägt ist (Abb. 19c, 20c). Desmosomen können *lichtmikroskopisch* als knötchenförmige Verdickungen sichtbar werden (Beispiel: Stratum spinosum der Epidermis). Das *aktinfilamentassoziierte Punktdesmosom* (Typ-II-Desmosom) weist dagegen keine auffällige interzelluläre Kittsubstanz auf.

Das *Gürteldesmosom* tritt als *Zonula adhaerens* bei einschichtigen Epithelien oder als *Fascia adhaerens* im Glanzstreifen des Herzmuskels auf.

Die *Zonula adhaerens,* die bei kubischen oder hochprismatischen Epithelzellen regelmäßig basalwärts auf die Zonula occludens folgt, aber auch ohne diese vorkommt, ist gleichfalls durch Anlagerung einer mäßig dichten Masse feiner Aktinfilamente an die Innenseite der benachbarten Plasmalemmata gekennzeichnet. In die Zonula adhaerens strahlen auch *Filamente* aus dem „terminalen Netz" ein. Die Verdichtung bildet ein durchgehendes Band, das *lichtmikroskopisch* als „Schlußleistennetz" erscheint. Der Interzellularspalt ist im Bereich der Zonula adhaerens 15–20 nm weit und erscheint leer. Die äußere Oberfläche der Plasmalemmata im Bereich der Zonula adhaerens besitzt keine besonderen Bildungen. Die Zonula adhaerens gilt, wie das Desmosom, als *Verankerungsstruktur intrazellulärer Filamente* und als Stelle *interzellulärer Adhäsion,* als Haftstruktur (Abb. 19c).

Hemidesmosomen kommen an benachbarten seitlichen Plasmalemmata nie einseitig vor, sie entstehen hier immer als Desmosomenhälften-Paar. Das basale, an die Basallamina grenzende Plasmalemm einer (Epithel-)Zelle bildet dagegen häufig Hemidesmosomen aus.

Als **Haftkomplex** *(Junctional complex)* bezeichnet man das – häufig bei hochprismatischen Epithelzellen anzutreffende – gemeinsame Auftreten von *Zonula occludens, Zonula adhaerens* und *Macula adhaerens.*

L: Das lichtmikroskopische „*Schußleistennetz"* der hochprismatischen Epithelien geht auf die Zonula occludens und Zonula adhaerens, die „*Stacheln"* mehrschichtiger Plattenepithelien gehen auf Desmosomen zurück.

Chemische Synapsen sind ähnlich wie Desmosomen gebaut, doch dienen sie hauptsächlich der Übertragung chemischer Transmitter (S. 254).

Weitere Formen von Zellkontakten (z. B. *septierte Junktionen*) findet man hauptsächlich bei Invertebraten.

Als *indirekte Zellverbindungen* werden, im Unterschied zu den vorstehend aufgeführten direkten Verbindungen, auch solche bezeichnet, bei denen eine starke Verzahnung von Zellausläufern unter Beteiligung der Glycocalyx eine mechanische Verbindung bewirkt.

Zellorganellen

Endoplasmatisches Reticulum. Das endoplasmatische Reticulum, **ER,** kommt in allen Zellen mit Ausnahme der roten Blutkörperchen vor. Es ist ein Labyrinth von Gängen, Spalten und Röhrchen im Innern der Zelle, aus doppelten planparallelen oder röhrenförmigen Zytomembranen aufgebaut, die einen Spaltraum begrenzen. Doppelmembran und Spalt sind zusammen wenigstens 36 nm dick. Die Doppelmembranen stehen miteinander derart in Verbindung, daß ihre Spalten kommunizieren, es besteht aber in der Regel keine Verbindung des Spaltes mit dem außerhalb der Doppelmembran gelegenen Zellraum. Die Doppelmembranen trennen also zwei Phasen, die *Matrix* des Zelleibes und das in den Spalten des ER gelegene, hypothetische *Retikulumplasma*. Das ER ist keine starre Bildung, sondern in ständigem Umbau begriffen. Die Gänge können stellenweise zu *Zisternen* erweitert sein. Aus dem ER werden *Vesikel* abgeschnürt, die man häufig in seiner Umgebung findet. Das ER unterteilt das Zellinnere (Kompartimentierung), ermöglicht intrazellulären Stofftransport (Kanalisierung), schafft große Oberflächen für enzymatische Reaktionen (Stoffwechsel), dient weiteren Membranen zum Ursprung (Membrandepot).

Mikrosomen nennt man bläschenförmige Fragmente des ER, die bei der Zentrifugierung von Zellhomogenaten im Zusammenhang mit biochemischen Untersuchungen künstlich entstehen.

Als **glattes (agranuläres) ER** wird das Membranlabyrinth in der oben beschriebenen Form bezeichnet (Abb. 22b). Es besteht hauptsächlich aus Röhren, die stark gewunden sein können. *Zisternen* werden seltener ausgebildet. Strukturell gleichartiges ungranuliertes ER kann unterschiedliche Aufgaben erfüllen. In einigen endokrinen Organen ist es an der Synthese von Steroidhormonen, in der Leber u. a. am Lipidstoffwechsel beteiligt. Im quergestreiften Skelettmuskelgewebe (hier *sarkoplasmatisches Reticulum* genannt) dient es als Calciumspeicher.

Das **rauhe (granuläre) ER** kennzeichnet proteinbildende Zellen. Den Doppelmembranen liegen außen dicht gereiht *Ribosomen* an. Granuläres und agranuläres ER können ineinander übergehen.

Die **Ribosomen,** 12–15 nm große Granula, schätzungsweise über eine Million pro Zelle, bestehen aus Ribonukleinsäure- und Proteinmolekülen. Ihre Bausteine werden im Nucleus am Nukleolusorganisator eines Chromosoms (oder mehrerer Chromosomen) des Interphasenzellkerns gesammelt (s. Chromosomen, S. 67), verlassen den Kern und liegen dann in Form zweier Untereinheiten mit unterschiedlichen Sedimentationskoeffizienten (S), der größeren 60-S- und der kleineren 40-S-Untereinheit, im Cytoplasma in Erwartung des Proteinbildungsauftrages (s. Proteinbildung, S. 83). Zur Produktion von exportablem Protein (z. B. Drüsensekret) sind sie in der Form von *granulärem ER* angeordnet, zur Bildung von Proteinen für den zellinternen Betrieb (Enzyme, Strukturproteine) sind sie als *Polysomen (Polyribosomen)* in unterschiedlich langen Ketten oder Rosetten aneinandergereiht. Zu Beginn der Proteinbildung schließen sich die beiden Untereinheiten jeweils zum funktionstüchtigen Ribosom zusammen (S. 85).

L: In der Basophilie des lichtmikroskopischen Ergastoplasmas machen sich die Phosphorsäuren der RNS der Ribosomen bemerkbar, das ER selbst ist nicht angefärbt; lichtmikroskopisch kann also im Einzelfall nicht ausgemacht werden, ob das Ergastoplasma durch frei in der Matrix liegende Ribosomen oder durch ein granuliertes ER hervorgerufen wird. Ungranuliertes ER geht lichtmikroskopisch in den granulären oder fädigen neutrophilen Strukturen des Hyaloplasmas auf.

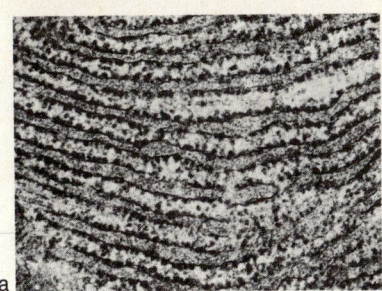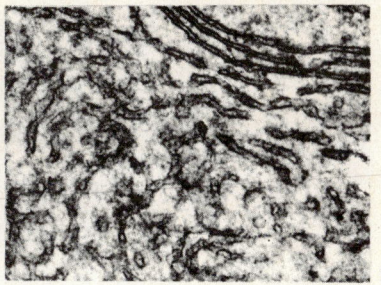

a   b

Abb. 22a, b   Endoplasmatisches Reticulum. **E:** a) *Granuliertes* endoplasmatisches
Reticulum (= Ergastoplasma), dazwischen einige Polysomen (Plasmazelle).
b) *Glattes* endoplasmatisches Reticulum (Neurogliazelle). Vergr. 30000fach.

Der **Golgi-Apparat** setzt sich häufig aus mehreren *Golgi-Feldern, Diktyosomen,* zusammen, die bei polar gegliederten Zellen (z. B. Epithelzellen) meist supranukleär liegen. Jedes Feld besteht aus scheiben- oder schüsselförmigen, 0,3–1,5 μm großen glattwandigen Säckchen (Zisternen). Die Zisternen, die nicht miteinander kommunizieren, liegen in Stapeln zu fünf bis zehn dicht gepackt aufeinander. Sie sind insgesamt leicht gebogen (konvexe und konkave Seite des Golgi-Feldes). Am Rande des Golgi-Feldes sind die Zisternen häufig bläschenförmig aufgetrieben (Abb. 23).

Das *Golgi-Feld, Diktyosom* (Abb. 23), ist polar organisiert; die konvexe (äußere) Seite ist die *Aufnahme-(Wachstums-)*Seite (*cis*-Seite), die konkave (innere) Seite die *Abgabe-(Reifungs-)*Seite (*trans*-Seite). Zur Aufnahmeseite wandern andauernd aus dem (granulierten) ER, das in unmittelbarer Nachbarschaft des Golgi-Feldes ribosomenfrei ist, kleine Vesikel, die sich zu Zisternen zusammenschließen. Sie bilden den Membrannachschub des Golgi-Feldes. *Sacculi* sind die flachen Zisternen des Diktyosoms, die übereinandergestapelt den eigentlichen Golgi-Apparat bilden. *Vesiculae* (glattwandige Bläschen) und *Coated vesicles* (Stachelsaumbläschen) (ca. 50 nm groß) gelten als Transportvesikel vom ER zur cis-Seite des Golgi-Apparates, von Zisterne zu Zisterne in Richtung von cis nach trans und von der trans-Seite zu Prosekretgranula, Lysosomenvorstufen u. a. Die Stachelsaumbläschen mit einem Überzug aus kurzen radiär gestellten Filamenten können nach „rezeptorvermittelter Endozytose" (S. 57) zum Golgi-Apparat treten. *Golgi-Vakuolen* sind größere, ovale oder vielgestaltige Bläschen, in denen sich dünnflüssige Stoffe aus dem Golgi-Apparat sammeln (so bei Pflanzenzellen): In tierischen Zellen, bei denen meist eingedickte Proteine in Prosekretgranula über Transportvesikel abgeschoben werden (Kondensationsvakuolen spielen bei beiden eine Rolle), sind Golgi-Vakuolen seltener. Aus der Abgabeseite lösen sich *Transportvesikel,* die (mit dem Produkt

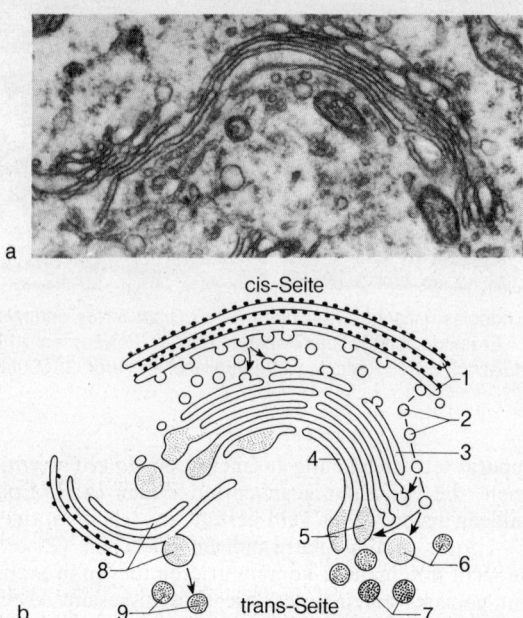

Abb. 23a, b   *Golgi-Apparat.* a) Die Zisternen sind stellenweise erweitert, Transportvesikel und Kondensationsvakuolen sind ausgebildet (Zelle aus dem Corpus
pineale). Vergr. 30 000fach. b) Reifungsvorgänge im Golgi-Apparat. 1 = granuliertes
endoplasmatisches Reticulum, 2 = Transportvesikel, 3 = Golgi-Zisternen der cis-
Seite, 4 = Golgi-Zisternen der trans-Seite, 5 = Reifung von Kondensationsvakuolen,
6 = abgelöste Kondensationsvakuolen, 7 = Sekretgranula, 8 = GERL, 9 = Lysosomen. Schema.

des Golgi-Feldes) zum Plasmalemm gelangen und deren Membran in das
Plasmalemm eingebaut wird (s. Exozytose). Das Golgi-Feld steht in einem
dynamischen Gleichgewicht zwischen Aufnahme und Abgabe von Vakuo-
lenmembranen, die im Durchgang durch das Golgi-Feld spezifische Änderungen (z. B. ihrer Kohlenhydratkomponenten) erfahren.

Die *Funktion des Golgi-Apparates* ist in Drüsenzellen am besten untersucht. Vorstufen von Proteinsekreten wandern aus dem granulierten ER in
Vesikeln zum Golgi-Feld, werden hier kondensiert, nach „Reifung" in
Transportvesikel verpackt und aus der Zelle ausgeschleust. Bei Glykopro-
teinsekreten wird im Golgi-Feld die Kohlenhydratkomponente produziert
und an das Protein gekoppelt. In Bindegewebszellen „reifen" die Grundsubstanzen und die Vorstufen der Kollagenfibrillen im Golgi-Feld. Weitere

Funktionen des Golgi-Apparates sind die andauernde Ergänzung der Glycocalyx und die Produktion von Lysosomen.

Die Reifungsvorgänge der Sekrete können offenbar auf verschiedenen Wegen durch den Golgi-Apparat stattfinden. Man nimmt an, daß Transportvesikel aus dem granulierten ER entweder auf der cis-Seite sich zu neuen Zisternen vereinigen, die schrittweise zur trans-Seite wandern – die Golgi-Zisternen sind nach dieser Auffassung in ständiger Wanderung von der cis- zur trans-Seite begriffen. Oder die Transportvesikel verschmelzen am Rande von relativ stabilen Zisternen mit diesen oder gleich mit Kondensationsvakuolen des Golgi-Apparates auf der trans-Seite. Schließlich wird auch die Auffassung vertreten, daß Transportvesikel mit Kondensationsvakuolen verschmelzen, die nicht vom Golgi-Apparat selbst herstammen, sondern von einem dem Golgi-Apparat assoziierten endoplasmatischen Reticulum (GERL), aus dem auch Lysosomen hervorgehen (Abb. 23). Als GERL („Golgi associated endoplasmatic reticulum from which lysosomes form", Novikoff) bezeichnen manche den funktionellen und häufig stellenweise auch strukturellen Zusammenhang von Golgi-Apparat, ER und Lysosomen.

Die **Lysosomen,** erst seit 1955 als eigenständige Zellorganellen erkannt (De Duve), haben in den letzten Jahren große Bedeutung erlangt. Lysosomen sind 0,25–0,50 µm große membranumschlossene Körperchen, die mit zahlreichen *hydrolytischen Enzymen* (sauren Hydrolasen; z. B. saure Phosphatase, Ribonuclease, α-Aminopeptidase, Esterasen, Kathepsin u. a.) angefüllt sind und in denen ein pH um 4 herrscht, das die Enzyme aktiviert. Diese werden, wie alle Proteine, an Ribosomen synthetisiert, über das ER zum Golgi-Apparat transportiert und dort in Membransäckchen zu Lysosomen verpackt. Form und Inhalt der Lysosomen variieren stark je nach Funktionszustand. Sie können rund oder oval sein und einen gleichmäßig dichten Inhalt besitzen. Andere Lysosomen sind unregelmäßig gestaltet und mit inhomogenem Inhalt versehen. Große Lysosomen mit hellem Inhalt und Lysosomen mit kristallinen Einschlüssen (z. B. in eosinophilen Granulozyten) kommen vor. Die Diagnose ist deshalb allein aus dem elektronenmikroskopischen Bild nicht sicher zu stellen. Sicherer ist der zytochemische Nachweis einer der sauren Hydrolasen (saure Phosphatase) (Abb. 24).

Die *Lysosomen* verkörpern das *intrazelluläre „Verdauungssystem".* Sie sind in den physiologischen Zellorganellenumschlag eingeschaltet, indem sie überalterte Zellorganellen ihrer eigenen Zellen, die in *autophagische* Vakuolen eingeschlossen sind, abbauen. Lysosomen wirken z. B. bei der Rückbildung der Brustdrüse nach dem Abstillen und bei der in der (fetalen) Organogenese vorprogrammierten Zellauflösung. In den Epithelzellen der Schilddrüse bauen Lysosomen das aus den Follikeln aufgenommene Thyreoglobulin ab und setzen dadurch das Hormon frei. Lysosomen wirken auch *heterophagisch,* indem sie von der eigenen Zelle zuvor phagozytiertes fremdes Material abbauen; die Granula der neutrophilen Granulozyten z. B. und anderer phagozytierender Zellen sind großenteils Lysosomen

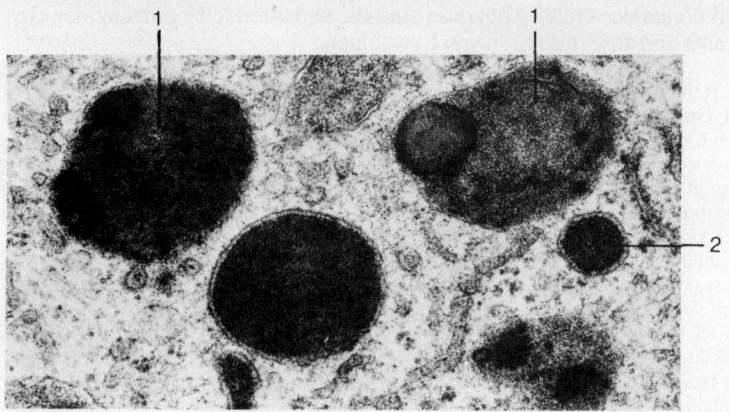

Abb. 24 **E:** Lysosomen. 1, 2 = Sekundärlysosomen. Vergr. 40 800fach (Präparat: Prof. Dr. R. *Lüllmann-Rauch*, Kiel).

(Phagozytose, S. 45 u. 56). Man unterscheidet folgende Funktions- und Restzustände von Lysosomen.

Primärlysosomen enthalten Enzyme, die noch nicht mit dem Abbau von Material befaßt gewesen sind; sie besitzen eine regelmäßige Gestalt und meist eine gleichmäßig dichte Matrix.

Sekundärlysosomen sind auf vielfältige Weise in den Abbau von endogenem oder exogenem Material eingeschaltet und deshalb vielgestaltig. Sie entstehen bei Autophagie und Heterophagie.

Bei der *Autophagie* wird endogenes Material (Bestandteil von Zellorganellen) in eine Vakuole eingeschlossen. Durch Verschmelzung dieser *autophagischen Vakuole* mit dem Lysosom entsteht das *Zytolysosom (Autolysosom)*. Soweit das Material nicht enzymatisch vollständig abgebaut werden kann, verbleibt ein *Restkörper (Residualkörper)* und schließlich ein *Telolysosom*. Zu den Restkörpern zählen z. B. die *Lipofuszingranula* („Abnutzungspigmente"). Lipofuszin hat eine unregelmäßige Oberfläche und weist im Innern meist unterschiedlich große runde Aufhellungen in einer dunklen Matrix auf, es kann auch lichtmikroskopisch-färberisch nachgewiesen werden. Auch lamelläre konzentrische, an Myelin erinnernde Restkörper treten auf.

Bei der *Heterophagie* wird exogenes Material durch *Phagozytose* (S. 20) von der Zelle aufgenommen und ist im *Phagosom* zunächst noch von einer Membran, einer Abschnürung des Plasmalemms, umgeben *(heterophagi-*

sche Vakuole). Phagosom und Lysosom fusionieren anschließend, es entsteht ein *Phagolysosom (Heterolysosom),* in dem es entweder zum Abbau des fremden Materials (z. B. Bakterien) kommt oder das als *Restkörper* und schließlich als *Telolysosom* zurückbleibt. Dessen Gestalt variiert stark je nach Material. Granuläre Reste in hellen Vakuolen und dichte, auch lamelläre Restkörper (Reste von Phospholipiden) kommen vor. Die Heterophagie spielt in der Pathologie eine große Rolle.

Erblich bedingte Defekte im Enzymbestand der Lysosomen führen zur intrazellulären Anhäufung des entsprechenden Substrates, das in so großen Mengen die Zelle ausfüllen kann, daß die übrigen Zellfunktionen Not leiden. Derartige „Speicherkrankheiten" – *Lipidosen, Mukopolysaccharidosen, Glykogenosen* – sind meist unter Autorennamen bekannt und betreffen den Ausfall eines bestimmten Enzyms und die Anhäufung des korrespondierenden Substrates (Gaucher: Glykocerebroside, Krabbe: Galactocerebroside, Niemann-Pick: Sphingomyelin, Tay-Sachs: Ganglioside, u. a.). Bestimmte *Pharmaka* können gleichfalls die Abbaufunktion der Lysosomen so blockieren, daß ähnliche Krankheitsbilder – auch hinsichtlich des zytologischen Befundes – entstehen.

Die *Lysosomenmembran* schützt in nichtgeschädigten Zellen die Zellmatrix vor unkontrollierter Wirkung der Hydrolasen. Wird diese geschädigt (Verletzung, Röntgenstrahlen, UV-Bestrahlung, mechanisch durch Gichtkristalle u. a.), so kommt es zur Auflösung, Lysis, der Zelle („Lysosom"). Größere Mengen freier Hydrolasen führen zur *Gewebsautolyse* (z. B. Durchbruch eines Abszesses, Gewebszerfall nach Eintritt des Todes).

Peroxisomen *(Microbodies)* heißen kleine elliptische oder runde Bläschen mit einem Durchmesser von etwa 0,5 µm, umschlossen von einer einfachen Membran und mit einem feingranulären, speziesabhängig teilweise auch kristallinen Inhalt, u. a. aus Oxidasen und Katalase – Enzyme, die Wasserstoffsuperoxid bilden und zu Wasser spalten können. Peroxisomen sind am Glucose- und Lipidstoffwechsel, am Harnsäureabbau sowie (in Kooperation mit Mitochondrien) an der Zellatmung beteiligt. Die Bläschen werden vom glatten ER abgeschnürt. Peroxisomen kommen in allen Zellen, bevorzugt in Nieren- und Leberepithelzellen vor.

Die **Mitochondrien,** die *Energieproduzenten* der Zelle, können in dieser verstreut oder an Stellen bevorzugten Energiebedarfs versammelt sein (zellspezifische Lage der Mitochondrien, vgl. z. B. Skelettmuskelgewebe). Die Größe der Mitochondrien ist sehr variabel, sie sind durchschnittlich 0,2 µm dick und 2–6 µm lang; Riesenformen kommen vor. Dem Mitochondrienbau liegt eine doppelte Zytomembran zugrunde. Die *Außenmembran* schließt das Mitochondrium gegen das umgebende Cytoplasma ab, die *Innenmembran* ist oberflächenvergrößert durch Ausfaltungen, die ins Innere vorspringen und insgesamt mit der Innenmembran den *Innenkörper* ausmachen. In den meisten Fällen sind die Ausfaltungen kulissenartig leistenförmig und stehen quer zur Längsachse: *Crista-Typ.* Weniger häufig kommen fingerförmige Ausstülpungen in der Längsachse, *Tubulustyp,* und andere Formen (Prismen, Sacculi) vor. Der Innenkörper wird von der Außenmembran vollständig eingeschlossen. Zwischen der Außenmembran und dem Innenkörper bleibt ein Spalt, der *äußere Stoffwechselraum,* er reicht in das Innere der Cristae hinein. Der Innenkörper umschließt die Mitochondrienmatrix, den *inneren Stoffwechselraum.* In der Mitochondrienmatrix kommen ferner dichte runde, 30–50 nm große *Matrixgranula* vor, die reich an Ca^{2+} und an anderen Ionen sind und bei der Regulation des inneren Milieus mitwirken (Abb. 25 u. 26).

Die Mitochondrien liefern die für energiefordernde Vorgänge (z. B. Proteinsynthese) nötige Energie mit Hilfe der Enzyme des Zitronensäurezyklus und der Atmungskette, indem sie die Produkte des intermediären Stoffwechsels in der Endstrecke des Stoffwechsels bei Sauerstoffaufnahme zu CO_2 und H_2O abbauen. Die freigesetzte Energie geht durch oxidative Phosphorylierung in *energiereiche Bindungen,* Energiespeicher, ein (Adenosintriphosphat, ATP); die Enzyme der ATP-Synthese liegen ebenfalls in den Mitochondrien (Einzelheiten s. Lehrbuch der Biochemie!).

Die Anordnung der Enzyme, besonders der membranständigen, folgt einer Ordnung; Mitochondrien werden auch als „geordnete Multienzymsysteme" bezeichnet.

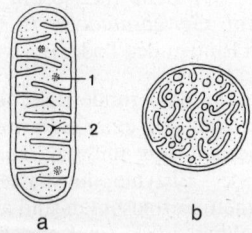

Abb. 25 a, b   **E:** Mitochondrien. a) Crista-Typ längs, 1 = Matrixgranulum, 2 = mitochondriale DNS. b) Tubulustyp quer. Schema.

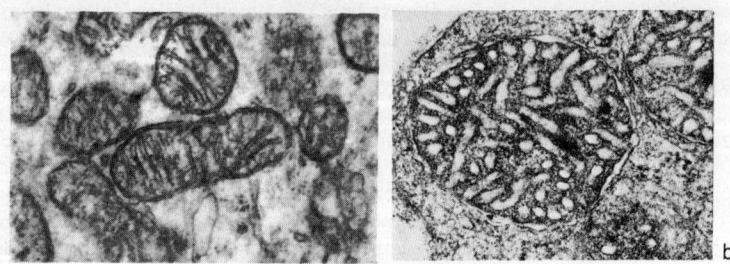

Abb. 26 a, b   **E:** Mitochondrien. a) Crista-Typ, Gliazelle, Kaninchen. Vergr. 36 000fach. b) Tubulustyp, Zelle der Nebennierenrinde, Ratte. Zona reticularis. Vergr. 31 500fach. (Präparate Prof. Dr. D. *Drenckhahn,* Marburg).

Die *Außenmembran* trägt relativ wenige Enzyme, auch der *„äußere Stoffwechselraum"* ist relativ enzymarm. Dem *Innenkörper* sind verhaftet u. a. die Enzyme der Atmungskette und das Elementarpartikel, ein Proteinkomplex, der Sitz der mitochondrialen ATP-Bildung.

Die Enzyme des Zitronensäurezyklus, der Protein- und Lipidsynthese sind in der Mitochondrien*matrix* angesiedelt. Einer Zunahme der Energiebildung entspricht eine Vermehrung der Mitochondrien und ihrer Cristae. Die enzymatischen Umsetzungen finden, soweit die Enzyme im Innenkörper oder in der Matrix sitzen, *im* Mitochondrium statt, die betroffenen Stoffe durchqueren hierzu beide Mitochondrienmembranen, wobei die Außenmembran weitgehend unspezifisch, die Innenmembran spezifisch permeabel ist.

Histologisch kann das Ausmaß der Energiegewinnung an Menge, Größe und Kristabildung der *Mitochondrien* ermessen werden. Bei starker Aktivierung sind eine Verdichtung der Mitochondrienmatrix und eine Erweiterung des äußeren Stoffwechselraumes zu beobachten.

L: Die *Mitochondrien* des lichtmikroskopischen Präparates entsprechen den elektronenmikroskopischen. Bei paralleler Anordnung verursachen sie z. B. in Epithelien von Nierentubuli eine *Basalstreifung.* Degenerierte Mitochondrien können lichtmikroskopisch als *Vakuolen* erscheinen. Bei den meisten Übersichtsfärbungen werden die Mitochondrien nicht direkt sichtbar, indirekt machen sich aber große Mitochondrienansammlungen durch relative *Azidophilie des Cytoplasmas* bemerkbar.

Mitochondrien besitzen eigenes *Genmaterial* (DNS und RNS, S. 70). Die DNS der Mitochondrien ist ringförmig und gelegentlich als verzweigte filamentöse Bildung sichtbar. Die RNS liegt in Form von etwa 12 nm großen Ribonukleoproteingranula in der Matrix. Mitochondrien können Proteine bilden, wobei sie in gewissem Umfang auch vom Genmaterial des Zellkerns abhängen, sie können sich (laufend oder im zeitlichen Zusammenhang mit Mitosen) durch Teilung senkrecht zur Längsachse vermehren, sind aber, im Gegensatz zu anderen aus Zytomembranen aufgebauten Zellorganellen, *mitosestabil.* Mitochondrien können dieser Eigenschaften wegen als verhältnismäßig selbständige Gebilde (semiautonome Organellen) angesehen werden (phylogenetische Entstehung vermutlich aus Endosymbionten). Vergleichbare Verhältnisse zeigen die *Plastiden* pflanzlicher Zellen. Aufgequollene, blasig veränderte Mitochondrien in tierischen Zellen sind Degenerationsformen.

Zellskelett

Als **Zellskelett,** *Zytoskelett* (Abb. 27) werden die intrazellulären Systeme der (durch unterschiedliche Filamentkaliber charakterisierten) *Mikrotubuli* (25 nm), *Aktinfilamente (Mikrofilamente, 7 nm), Intermediärfilamente* (10 nm), *Spektrinfilamente (5 nm)* und der *Lamine (10 nm)* zusammengefaßt. Die Elemente des Zytoskeletts haben gemeinsam die Eigenschaft, aus

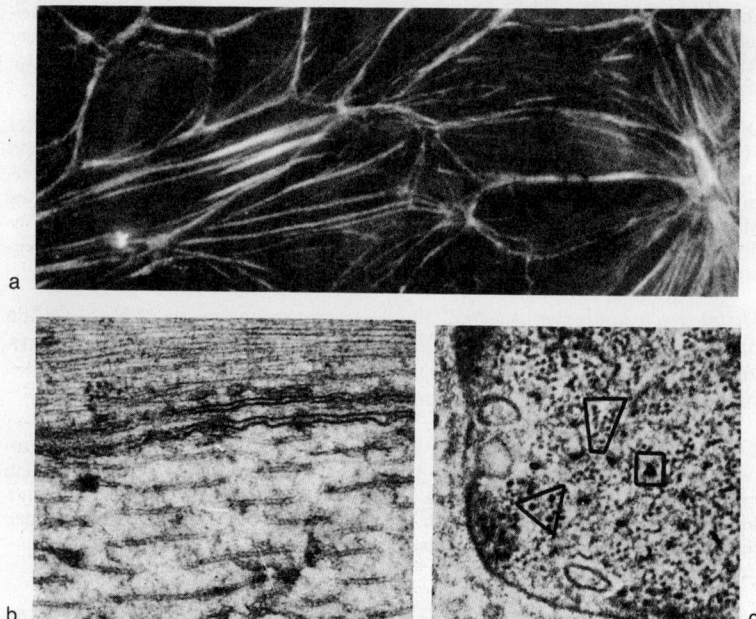

a

b

c

Abb. 27a–c Zytoskelett. **L:** a) Aktinfilamentsystem (immunfluoreszenzmikroskopische Darstellung) in einem Häutchenpräparat des Gefäßendothels der menschlichen A. femoralis. Aktinfilamente sind entlang der Zellgrenzen und in gestreckten Filamentbündeln (Streßfasern) konzentriert. Streßfasern (die auch Myosin und andere Muskelproteine enthalten) sind kontraktil. Sie dienen der Zellstabilisierung und werden im Endothel durch den Blutstrom (Scherspannung) induziert. Vergr. 700fach (Präparat: Prof. Dr. D. *Drenckhahn,* Dr. T. *Gress,* Marburg). **E:** b) Obere Hälfte *Filamente* (Fasergliafortsatz, intermediäre Filamente), untere Hälfte *Mikrotubuli* (Nervenzellfortsatz), längs geschnitten. (Die Fortsätze verlaufen parallel und werden in der oberen Bildhälfte durch einen schmalen zwischengelagerten Gliafortsatz getrennt – beiderseits von diesem ein 20 nm breiter Interzellularspalt!) Vergr. 30 000fach. c) Filamente, Federmuskel vom Huhn, quergeschnitten. Im Rechteck *Myosinfilament,* im Dreieck *intermediäre (10 nm) Filamente,* im Trapez *Aktinfilamente.* Vergr. 91 000fach (Präparat: Prof. Dr. D. *Drenckhahn,* Marburg).

Proteinuntereinheiten durch Aneinanderlagerung zu entstehen (Selbstassoziation). Sie können immunhistochemisch identifiziert werden. Die Elemente des Zytoskeletts üben statische und dynamische Funktionen aus (Gestaltsbewahrung und -änderung, Bewegungen der Zelle und intrazelluläre Transportbewegungen u. a.).

Mikrotubuli können überall in der Zelle vorkommen. Sie treten hauptsächlich in zweierlei Anordnung auf, entweder mit der Tendenz zur radiären Ausrichtung auf ein um die Zentriolen liegendes Mikrotubulusorganisationszentrum oder mit der Tendenz einer parallelen Anordnung (z. B. in Zilien, Geißeln von Spermatozoen). Mikrotubuli sind unverzweigte, gestreckte, unterschiedlich lange Röhrchen mit einem mittleren Außendurchmesser von 25 nm und einer lichten Weite von etwa 14 nm. Ihre Wand ist aus 13 längsgerichteten, etwa 5 nm dicken *Tubulinprotofilamenten* zusammengesetzt, die rasch aus ihren Untereinheiten auf- und in diese abgebaut werden können; Mikrotubuli sind (meist) labile Strukturen. Sie sind polar gegliedert, der Anbau findet rasch am einen, langsam (oder nicht) am anderen Ende statt. Ihre *Polarität* steht offenbar im Zusammenhang mit ihrer Fähigkeit, eine gerichtete Bewegung von Zellorganellen zu ermöglichen. Zur *Polymerisation* treten Tubulindimeren zusammen; erforderlich sind Energie und Magnesiumionen. Calcium, das über ein regulatives Protein Calmodulin wirkt, führt zur *Depolymerisation. Mikrotubulusassoziierte Proteine* (MAPs) beschleunigen und stabilisieren die Polymerisation und verknüpfen mit Intermediär- und Aktinfilamenten. Bei Transportvorgängen (z. B. Chromosomentransport in der Mitose) sind Mikrotubuli wahrscheinlich überwiegend passiv als Leitstruktur für den Transporteur *Kinesin* beteiligt, der eine mikrotubulusaktivierte ATPase besitzt und, vergleichbar dem Myosin (S. 205), Querbrücken bildet.

In Zellkulturen wurde eine *Verlängerung* von Mikrotubuli um 7,2 μm/Min. und eine *Verkürzung* um 17,3 μm/Min. gemessen.

Durch Kälte, durch erhöhten hydrostatischen Druck und durch mehrere Toxine, wie z. B. Colchicin, Vincristin oder Vinblastin werden Mikrotubuli zerstört (die Polymerisation der Mikrotubuli aus ihren Proteinuntereinheiten wird durch die Besetzung der Bindungsstellen der Tubulinmonomeren behindert). Als Folge davon werden u. a. die Mitose in der Metaphase arretiert, die amöboide Beweglichkeit und das Phagozytosevermögen weißer Blutzellen beeinträchtigt und bei einigen Drüsen die Abgabe von Sekret verhindert. Ferner bestehen Anhaltspunkte für ein Zusammenwirken der Mikrotubuli und des Aktin-Myosin-Systems bei der Mitose, dem intrazellulären Organellentransport sowie der Endo- und Exozytose. Wechselwirkungen zwischen Mikrotubulusproteinen, Aktin und Myosin in vitro wurden beschrieben.

Im **Zentriol,** einer konstanten Struktur, sind *Tubuli* in *stabiler* und typischer Weise angeordnet. Neun parallel ausgerichtete Einheiten von je drei modifizierten, teilweise miteinander verbundenen Mikrotubuli bilden einen Zylinder von ca. 150 nm Durchmesser und 500 nm Länge. Die Tubuli sind in eine röhrenförmige dichte Masse eingebettet (Abb. 31 u. 32). Bei der Ausbildung eines *Diplosoms* (in der G_1-Phase der Interphase, s. Mitose) entsteht das zweite Zentriol in einem Abstand von etwa 100 nm senkrecht auf dem ersten. Ein Zentriol kann an der Zelloberfläche die Ausbildung einer *Kinozilie* induzieren und wird dann zum *Kinetosom.*

Kinetosom und **Kinozilie.** Das *Kinetosom* (Basalkörperchen) der Kinozilie gleicht dem Zentriol (Zentrosom). Das Kinetosom steht senkrecht zur Zelloberfläche unmittelbar unter dem Plasmalemm. Dem Kinetosom liegt ein Kranz kugelförmiger Massen, Satelliten, außen an. Die inneren beiden Tubuli einer jeden der neun Tubuluseinheiten des Kinetosoms setzen sich in den Tubuluszylinder der *Kinozilie* fort. Hinzu kommt aus der Zilienbasis am apikalen Ende des Kinetosoms ein weiteres, zentral im Tubuluszylinder angeordnetes Paar Tubuli. Der Tubuluszylinder der Kinozilie besteht demnach aus neun parallelen, ringförmig gestellten, miteinander verbundenen Doppeltubuli (je ein A+B-Tubulus) und einem zentralen Tubuluspaar, mit dem die Doppeltubuli durch Speichenproteine Kontakt halten – aus einer „9×2+2-Struktur". Die stabilen Tubuli liegen in einer mikrovillusähnlichen, ca. 0,25 µm breiten und 7–10 µm langen Ausstülpung des Plasmalemms. Das zentrale Tubuluspaar gleicht den übrigen zytoplasmatischen Tubuli weitgehend, in den neun Doppeltubuli sind dagegen die Tubuli modifiziert und verschmolzen. Von jedem Paar der neun peripheren Tubuli entsendet ein Tubulus – stets einseitig ausgerichtete – „Armfortsätze", bestehend aus dem Protein *Dynein* und ATPase, in Richtung zu einem benachbarten Tubuluspaar aus (Abb. 28–32).

Die *Kinozilienbewegung* besteht in einem raschen Schlag und einer langsamen Rückholbewegung. Die Achse der Bewegung wird durch die Ebene bestimmt, in der die beiden zentralen Tubuli liegen. Die Schlagrichtung ist organspezifisch und genetisch festgelegt. Die kinozilienreichen Epithelzellen eines Organes schlagen gleichsinnig (vgl. die parallele Anordnung der zentralen Tubuli in Abb. 30), die Bewegung ist koordiniert und läuft in Wellen, *metachron*, über große Zellareale. Die Schlagfrequenz beträgt (bei Kinozilien der Rattentrachea) etwa 20/s; der Kinozilienschlag erzeugt einen gerichteten Flüssigkeitsstrom auf der Oberfläche des kinozilientragenden Epithelzellverbandes.

Der *Kinozilienschlag* erfolgt durch Gleiten der benachbarten A+B-Doppeltubuli abwechselnd je einer Zilienhälfte, ähnlich dem zwischen Aktin-

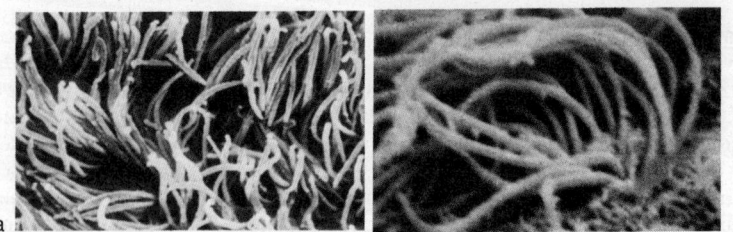

a   b

Abb. 28a, b Kinozilien. Rasterelektronenmikroskopische Aufnahmen. Ependym, Kaninchen. Vergr. a) 2250fach, b) 4950fach.

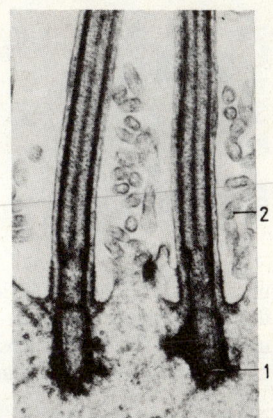

Abb. 29   **E:** Kinozilien, längsgeschnitten.
Ependym, Kaninchen, 1 = Zilienwurzel, 2 = Mikrovilli. Vergr. 30000fach.

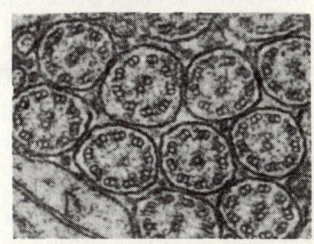

Abb. 30   **E:** Kinozilien („9×2+2-Struktur"),
quergeschnitten. Ependym, Kaninchen. Vergr.
60000fach.

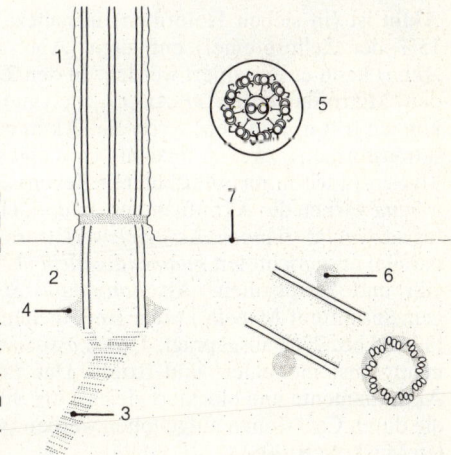

Abb. 31   **E:** Vergleich zwischen
Kinozilie (links oben) und Zentriol
(rechts unten), jeweils längs- und
quergeschnitten. 1 = Kinozilie,
2 = Kinetosom (Kinozilienwurzel),
3 = „Wurzelfaser", 4 = „Basal-
fuß", 5 = Kinozilie, quergeschnitten, 6 = Satellit des längsgeschnit-
tenen Zentriols, 7 = Plasmalemm
(5 aus D. *Drenckhahn:* Verh. dtsch.
Ges. Pathol. 72 [1988]). Schema.

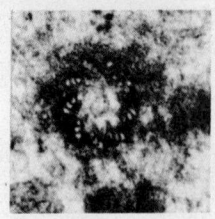

Abb. 32   **E:** Zentriol, quergeschnitten, unten und Mitte rechts je ein Satellit angeschnitten. Vergr. 50 000fach.

und Myosinfilamenten. Hierfür sprechen u. a. die starke ATPase-Aktivität der Dyneinarme, die sich (unter Hydrolyse von ATP) zyklisch verformen und durch Haften und Lösen der Verbindungen mit dem anderen Tubulus das Tubulusgleiten verursachen.

Als *Kartagener-Syndrom* bezeichnet man Krankheitserscheinungen bei Ausfall dieser Funktion (M. Kartagener, geb. 1897, Internist in Zürich). Die *Zilienunbeweglichkeit* wird verursacht durch Defekt oder Mangel der Dyneinarme. Die Symptomentrias umfaßt *chronische Sinusitis, Bronchiektasen* und einen *Situs inversus* (da der gerichtete Zilienschlag embryonaler Zellen offenbar für die embryonale Darmdrehung verantwortlich ist); beim Mann kommt *Infertilität* hinzu.

In den Zilien von Sinneszellen fehlt häufig das zentrale Tubuluspaar. Es kann aber auch in Zilien anderer Zellen durch wahrscheinlich degenerative Vorgänge verlorengehen oder nicht entwickelt werden.

Flagellae (Geißeln) unterscheiden sich von Zilien in der Länge und in der Art der Bewegung, strukturell gleichen sie den Zilien. Die strenge Ordnung der Strukturen ist in den Kinozilien des gesamten Tierreiches gleichartig ausgebildet.

Aktin ist (in sieben Isoformen) in nahezu allen eukaryonten Zellen (bis 15% der Zellproteine!) enthalten (Abb. 33). Als globuläres Aktin *(G-Aktin)* kann es extrahiert werden. In den Zellen polymerisiert es häufig zu den Mikrofilamenten *(F-Aktin)*. Polymerisation und Depolymerisation können (oft in Minuten) wechseln. Aktin erfüllt (in verschiedenen Organisationsformen) zwei Aufgaben, es stabilisiert die Zelle und bildet mit Myosin (auch in nichtmuskulären Zellen) ein kontraktiles System. *Stabilisierend* wirken die Aktinfilamente hauptsächlich subplasmalemmal als dichtes *terminales (filamentöses) Netzwerk* (terminales Netz) sowie in Form von parallel ausgerichteten *Filamentbündeln* als Achsenskelett z. B. von Mikrovilli und Stereozilien. Als *kontraktile Streßfasern* sind Aktinfilamente gemeinsam mit Myosin in den Endothelien mechanisch belasteter Blutgefäße (Abb. 27a) ausgeprägt. Durch *assoziierte Proteine* wird das Aktinfilamentgerüst modelliert und fixiert. Das Protein Tropomyosin stabilisiert Aktinfilamente und blockiert gleichzeitig Bindungsstellen, z. B. für Myosin, die durch Ca^{2+}-Ionen aufgehoben werden (s. Kontraktion des quergestreiften Muskels, S. 208).

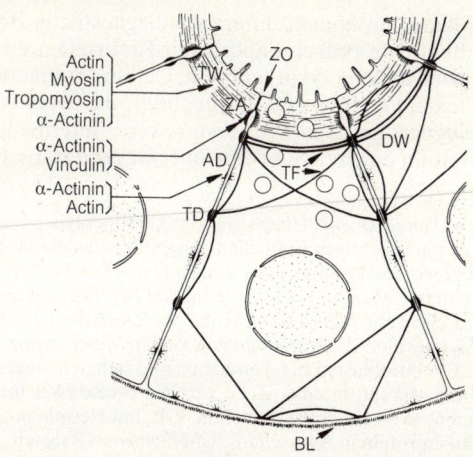

Abb. 33 Organisation des Zytoskeletts einer exokrinen Drüsenzelle, Schema. Aktinfilamente (dünne Linien) setzen das terminale Netz (TW) zusammen; sie sind seitlich mit der Zonula adhaerens (ZA) sowie mit den aktinassoziierten Desmosomen (AD) verbunden. Tonofilamente (dickere Linien, TF) bilden das desmosomale Netz (DW), das den tonofilamentassoziierten Desmosomen (TD) angelagert ist. Das terminale Netz wird außer aus Aktin noch aus Myosin, Tropomyosin (das die Aktinfilamente stabilisiert) und α-Aktinin (das Z-Streifen-Protein der Skelettmuskulatur) zusammengesetzt. In die Zonula adhaerens strahlt noch (das mit Aktinfilamenten verbundene Protein) Vinkulin, in das aktinassoziierte Desmosom α-Aktinin ein. ZO = Zonula occludens, BL = Basallamina (aus Drenckhahn, D., H. G. Mannherz: Europ. J. Cell Biol. 30 [1983] 167–176, gering verändert).

Myosin ist, wenn auch in geringerer Menge als Aktin, in variablen Molekülgrößen (kleiner als in Muskelzellen) in nichtmuskulären Zellen enthalten. Die gleichzeitige Anwesenheit von Aktin und Myosin (z. B. in Thrombozyten, Makrophagen, Drüsenzellen, Zellen bösartiger Geschwülste u. a.) ermöglicht Bewegungen nichtmuskulärer Zellen (amöboide Bewegungen, Mikrovillusbewegungen u. a.) und intrazelluläre Bewegungen (z. B. Vesikeltransport, Sekretausschleusung durch Exozytose).

Intermediärfilamente mit einem Kaliber von 8–10 nm („intermediär" zwischen den Kalibern von Mikrofilamenten und Mikrotubuli) kommen in fünf (bisher bekannten) Unterklassen in den meisten Zellen (etwa 10% der Zellproteine) vor. Sie sind, im Unterschied zu den Mikrofilamenten und den Mikrotubuli, in gewissen Grenzen zellartspezifisch; die meisten Zellen erwachsener Individuen enthalten nur eine Art von Intermediärfilamenten. Diese können immunhistochemisch identifiziert werden. Der Identifikation von Intermediärfilamenten kommt differentialdiagnostische Bedeutung zu (z. B. Unterscheidung von präkeratinpositiven Krebszellen und vimentinpositiven Bindegewebszellen). Man unterscheidet an Intermediärfilament-Proteinen die *Zytokeratine* (etwa 20 Polypeptide), das *Desmin, Vimentin, Gliafilamentprotein* und die *Neurofilamentproteine.* Intermediärfilamente üben als Zytoskelett im engeren Sinn eine überwiegend statische Funktion aus.

Zytokeratine sind als *Tonofilamente* (Bausteine: Präkeratinpolypeptide) in Epithelzellen, besonders in mehrschichtigen Epithelien, ausgebildet, wo sie als Filamentbündel in die Haftkomplexe des Plasmalemms einstrahlen. *Desminfilamente* treten in glatter und quergestreifter Muskulatur auf, sie binden Myofibrillen aneinander, im quergestreiften Muskelgewebe bilden sie in Höhe des Z-Streifens ein Netzwerk zur Stabilisierung der Myofibrillen. *Vimentinfilamente* sind in Mesenchymabkömmlingen (z. B. Fibroblasten, Chondroblasten u. a.) enthalten und stehen in enger Verbindung mit der Kernmembran. (Wenn in einer Zelle ausnahmsweise zwei Intermediärfilamentarten vorkommen, so ist die zweite Vimentin, z. B. mit Desmin in Gefäßmuskelzellen, mit Gliafilamentprotein in Astrozyten). *Gliafilamente* (Baustein: saures fibrilläres Gliaprotein, *G*lial *f*ibrillary *a*cidic *p*rotein, *GFAP,* Abb. 124a) kennzeichnen Astrozyten. *Neurofilamente* sind in regelmäßigen Abständen in Perikaryon, Dendriten und Axon von Nervenzellen verteilt, parallel ausgerichtet zur Längsachse der Zelle.

Das **Spektrinfilamentsystem** (5 nm) ist hauptsächlich *Membranzytoskelett;* es stabilisiert das Plasmalemm der meisten Zellen (besonders gut untersucht bei Erythrozyten), wobei kurze Aktinfilamente die Spektrinmoleküle (Tetramere) unter dem Plasmalemm zu einem zweidimensionalen Maschenwerk verbinden, das durch weitere Proteine im Plasmalemm verankert ist. Das Spektrinfilamentsystem kann die „laterale Diffusion" des Plasmalemms (S. 30) begrenzen.

Das **Laminsystem** (10 nm) ist ein *Stabilisator des Zellkerns;* es bildet ein dichtes Proteinsystem, die „Kernlamina", die der inneren Kernmembran innen anhaftet und die Kernform bewahren hilft.

Als **Mikrotrabekelgitter** bezeichnet man ein neuerdings mit dem Hochspannungselektronenmikroskop darstellbares Raumgittermaschenwerk, dessen Trabekel einen Durchmesser von etwa 15 nm aufweisen. Das Maschenwerk verbindet unterschiedliche zytoplasmatische Strukturen (Mikrotubuli, Filamente, Ribosomen) und setzt am Plasmalemm und an der Kernmembran an. Es ist verformbar und im Spannungszustand veränderlich und soll u. a. eine Rolle spielen bei der gestaltlichen Anpassung der Zellen an ihren jeweiligen Wassergehalt. In ihm sind offenbar (auch) Tubulin und Proteine des Aktin-Myosin-Systems enthalten.

Amöboide Zellbewegung kennzeichnet die zahlreichen einzelnen, nicht in einen fixen Gewebsverband eingegliederten Zellen. Amöboide Zellbewegung wird bei embryonalen Zellen aller Gewebe beobachtet, im postfetalen Leben ist sie normalerweise eine Eigenschaft weniger Zellarten, z. B. der Wanderzellen im Bindegewebe und der weißen Blutzellen. Doch können unter besonderen Bedingungen, bei Regenerationsvorgängen, bei entzündlichen Veränderungen sehr viel mehr Zellarten ortsbeweglich werden. An der amöboiden Zellbewegung ist sowohl das Plasmalemm als auch das Zytoskelett beteiligt. In einer aktinreichen gelartigen kortikalen Zone des Cytoplasmas *(terminales Netz)* wandelt sich lokal das Gel in ein Sol, eine Kontraktion am Gegenpol der Zelle bewegt das gelöste Cytoplasma unter Pseudopodienbildung vorwärts.

Intrazelluläre Bewegungen. Die Beteiligung von *Filamenten* und *Mikrotubuli* beim intrazellulären Transport von Membranen und membranumschlossenen Zellorganellen sowie von anderen korpuskulären Zellbestandteilen gilt als weitgehend gesichert. Die Mikrotubuli wirken dabei als richtungsweisende Gleitschienen, bewegende Elemente sind *Kinesin* (S. 49) sowie *Aktin* und *Myosin.* Im netzartigen Verband können die Kontraktionen der Filamente auch Massenbewegungen erzeugen. Eine Sonderform der intrazellulären Bewegung ist der Axonstrom im Cytoplasma der langen Axone von Nervenzellen. In den folgenden Darstellungen von Zellbewegungen und Membranflußvorgängen wird die Beteiligung von Filamenten und Tubuli nicht immer besonders bemerkt.

Endozytose und Exozytose

Das Plasmalemm verfügt als Grenzmembran zwischen dem extra- und intrazellulären Raum u. a. über selektive Permeabilitäten und aktive Transportmechanismen für Ionen sowie nieder- und hochmolekulare Stoffe – Mechanismen, die ohne erkennbare Strukturveränderungen ablaufen und mit Methoden der Physiologie nachgewiesen werden (s. Physiologielehrbuch!). Andere Transportmechanismen dagegen, die dem Transport von Partikeln, Sekreten u. a. dienen, verlaufen als *Membranflußvorgänge,* als *Endozytose* und *Exozytose* sowie als *Transzytose,* einer Kombination beider (Abb. 34). Auch bei diesen Vorgängen ist das Zytoskelett mindestens in Form des kortikalen Aktingerüstes beteiligt.

Die Geschwindigkeit, mit der Stoffe in die Zelle aufgenommen werden, ist groß. Basische lipophile Fluorochrome benötigen ½–1 Sekunde, das wasserlösliche Ferricit 2–10 Sekunden, Goldsoltteilchen, die durch Pinozytose eintreten, ca. 1 Minute.

Rezirkulation von Zytomembranen. Eine *Verringerung* des Plasmalemms entsteht bei Endozytose durch Abschnürung von Vesikeln, die in das Zellinnere wandern und deren Membranen z. B. auch in das ER eingegliedert werden. Aus dem ER gelangen Membranabschnitte als Vesikel wieder zur Aufnahmeseite des Golgi-Apparates, von der Abgabeseite wandern erneut Vesikel zum Plasmalemm. Das Plasmalemm wird *vergrößert* durch Vesikel, die von der Abgabeseite des Golgi-Apparates zum Plasmalemm wandern und nach dem Modus der Exozytose in das Plasmalemm eingebaut werden. Damit verbunden ist eine Erneuerung der Glycocalyx; die Vesikel bringen aus dem Golgi-Apparat zugleich die zur Ausbildung der Glycocalyx benötigten Polysaccharide. *Der Golgi-Apparat steht in einem Fließgleichge-*

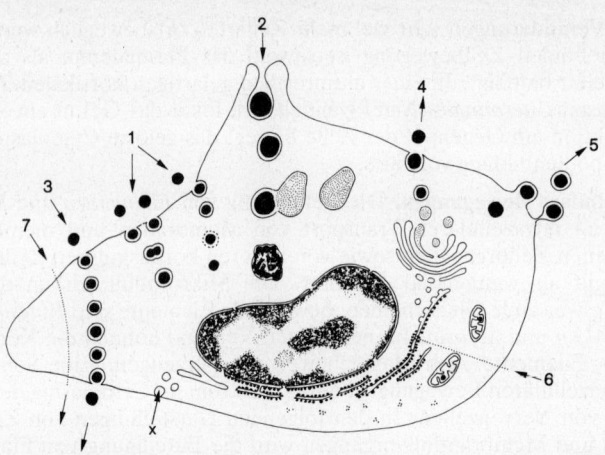

Abb. 34   I. Stofftransport durch Vesikel, Zytosen. a) In die Zelle hinein, **Endozyto-sen:** *Mikropinozytose* (1): Verschiedenes Schicksal der aufgenommenen Stoffe – links: Vesikel und Inhalt verschmelzen zu Vakuolen, rechts: Auflösung der Vesikel-membran, der Stoff tritt ins Zellinnere. Im Schema unten bei × Endozytose ohne nachweisbare Stoffaufnahme als Ausdruck der Hereinnahme von Membranmaterial, das zuvor bei Exozytosen in das Plasmalemm eingebaut wurde. Nur elektronenmi-kroskopisch sichtbar. *Phagozytose* (2): Die Vakuole mit dem phagozytierten Stoff verschmilzt mit einem Lysosom. Darunter: Phagolysosom, beginnender Abbau des Phagosoms. Reste können gespeichert oder in Vakuolen ausgeschieden werden, im Schema nicht dargestellt. Auch lichtmikroskopisch sichtbar. b) Durch die Zelle hindurch: *Transzytose (Zytopempsis)* (3): Die durch Mikropinozytose aufgenomme-nen Stoffe verlassen an anderer Stelle im umgekehrten Vorgang die Zelle wieder. Meist nur elektronenmikroskopisch sichtbar. c) Aus der Zelle heraus, **Exozytosen,** *Extrusion: Krinozytose (merokrine Extrusion)* (4): Ausschleusung ohne Membranab-scheidung, hier: Sekret, das im granulierten ER gebildet und im Golgi-Apparat gespeichert wurde. Verhalten der Membranen umgekehrt wie bei Mikropinozytose. Auch lichtmikroskopisch sichtbar. *Apokrine Extrusion* (5): Ausschleusung mit Zyto-plasmaabscheidung. Auch lichtmikroskopisch sichtbar. II. Stofftransport durch *Per-meation:* in die Zelle hinein (6), hier: Bausteine zur Sekretproduktion im granulierten ER, durch die Zelle hindurch (7), unsichtbar. Schema.

wicht aus zu- und abwandernden Membranen Mikrovilli und Mikroplicae bilden *Reservefalten* bei der Vergrößerung und Verkleinerung des Plasma-lemms. Es läßt sich nachweisen, daß Membranabschnitte auf diese Weise *rezirkulieren.* Mit der Endozytose und Exozytose sind häufig spezifische Transportleistungen verbunden.

Bei der **Endozytose** wird *aus* dem Plasmalemm eine Vesikel *in* das Zellinnere eingesenkt und abgeschnürt; mit dieser wird *extrazelluläre* Substanz in die Zelle *eingeschleust.* Endozytosevorgänge laufen bei *Phagozytose* und *Pinozytose* ab.

Phagozytose und *Pinozytose (Mikropinozytose)* sind formal grundsätzlich gleichartige Vorgänge, sie unterscheiden sich aber in der Größe der aufgenommenen Partikel; die Phagozytose (Partikel größer als etwa 0,5 μm) ist lichtmikroskopisch, die Pinozytose (Mikropinozytose) nur elektronenmikroskopisch sichtbar.

Die *Phagozytose* spielt bei Abwehrvorgängen eine große Rolle, sie wird bevorzugt von *Makrophagen* und *Granulozyten* durchgeführt. Die Phagozytose großer Teilchen wird von der Zelle häufig durch Aussenden von Pseudopodien eingeleitet (S. 19). Das bei der Phagozytose (Heterophagie) gebildete *Phagosom* fusioniert mit einem Lysosom und erleidet als *Phagolysosom* die auf S. 43f geschilderten weiteren Veränderungen. Werden phagozytierte und für die Zelle „unverdauliche" Stoffe lange Zeit unverändert in der Zelle aufbewahrt, so nennt man das Speicherung (z. B. Tuschespeicherung bei Tätowierung).

Die *Pinozytose* wird dagegen vielmehr im Rahmen physiologischer Vorgänge außerhalb der Abwehr angetroffen, z. B. bei Rückresorptionsleistungen von Epithelzellen der Nierentubuli oder bei der Rezirkulation der Membranen von Synapsenbläschen (s. Synapse).

Die *rezeptorvermittelte Endozytose* beruht darauf, daß die Zelle membranständige Rezeptoren für bestimmte Stoffe besitzt, diese selektiv bindet und endozytotisch aufnimmt. Die Rezeptoren können anschließend abgebaut werden oder wieder zur Zellmembran zurückkehren (auch exozytotisch ausgeschleust werden). Die rezeptorvermittelte Endozytose ist besonders effektiv, sie spielt in zahlreichen Systemen, z. B. im Immunsystem und in endokrinen Systemen eine wichtige Rolle bei der Informationsvermittlung. Derartige Endozytosen, z. B. von Lipoproteinpartikeln können zum Bild der „Stachelsaumbläschen", *Rezeptosomen* (Vesikel umgeben von einem niedrigen filamentösen Saum, *coated vesicles*) führen, wobei die Rezeptoren eng an ein subplasmalemmales Clathringitter assoziiert sein können.

Bei der **Exozytose** wird *in* das Plasmalemm eine Vesikel *aus* dem Zellinnern eingefügt und eröffnet; dabei wird *intrazelluläre* Substanz aus der Zelle ausgeschleust. Mittels *Exozytose* geben zahlreiche Zellarten die von ihnen gebildeten Produkte ab; durch Exozytose werden z. B. in Synapsen die Überträgersubstanzen an den Endigungen von Nervenzellfortsätzen freigesetzt. Bei Drüsen bildet die Exozytose den häufigsten speziellen Ausscheidungsmodus (merokrine Extrusion).

Als **Extrusion** bezeichnet man häufig die Exozytose von Stoffen aus der Zelle, gleichgültig, ob es sich dabei um eigens zur Ausscheidung synthetisierte Stoffe *(Sekrete),* um Ausstoßung von Abbauprodukten (auch *Exkre-*

tion genannt) oder um den Austritt von Stoffen handelt, die nur (wie bei der *Transzytose*) die Zelle durchqueren.

Bei der **Transzytose** *(Zytopempsis)* wird extrazelluläre Substanz durch *Endozytose* in die Zelle eingeschleust, in der Vesikel durch die Zelle transportiert *(Vesikeltransport)* und an anderer Stelle durch *Exozytose* aus der Zelle wieder ausgeschleust. Die *Transzytose* wird als physiologischer Vorgang in Gefäßendothelien, in den Epithelzellen der serösen Häute, in den Darmepithelien und an anderen Stellen beobachtet.

Bei Zellen, die gleichmäßig von Stoffen durchquert werden, entsteht ein Gleichgewicht zwischen Aufnahme und Abgabe, so daß in der Regel keine Speicherung zustande kommt. Doch kann das Gleichgewicht gestört werden. (Eine Fütterung von Ratten mit Sahne über mehrere Tage führt zu Fettspeicherung im Darmepithel.)

Die **Sekretion** ist mit einer *Exozytose*leistung verbunden. *Sekretion heißt die Bildung und Abgabe zellspezifischer, eigens zur Ausscheidung synthetisierter Stoffe* (E. Lindner). Man unterscheidet dabei zwischen der *Bildung* des Sekretes und der *Abgabe* des Sekretes, der Extrusion.

Die *Sekretion,* früher allein den Drüsen zugeschrieben, ist eine *Leistung zahlreicher Zellen.* So sezernieren z. B. Bindegewebszellen die Bindegewebsgrundsubstanz und das Tropokollagen, den Baustein der Kollagenfasern, Mastzellen sezernieren (beim Menschen) Histamin, Plasmazellen Immunglobuline. Der Begriff *Sekretion* muß in dieser Definition entsprechend weit gefaßt werden.

Sekretbildung. Die *Proteinkomponente* eines Sekretes entsteht als exportables Protein auf dem S. 83f geschilderten Weg. Die Proteinmoleküle gelangen durch die Membran des ER in dessen Spaltsystem, das hierdurch erweitert wird. Die *Sekretvorstufen* können dann in *Transportvesikeln* zur Aufnahmeseite des Golgi-Feldes gebracht werden. In diesem finden weitere chemische Umwandlungen („Reifung", Verdichtung) statt. Sekretgefüllte Vesikel wandern anschließend von der Abgabeseite des Golgi-Feldes gegen die Zelloberfläche hin. Der Golgi-Apparat kann gleichzeitig als Einrichtung der Zelle zum Schutz vor ihren eigenen Sekreten verstanden werden; durch deren Absonderung in das Lamellensystem des Golgi-Apparates wird eine Störung des Chemismus der Zellmatrix verhindert (Abb. 35, vgl. Abb. 23). Proteinfreie Sekretkomponenten entstehen entweder im ungranulierten ER oder direkt im Golgi-Apparat. Bei *Drüsenzellen,* die zusammengesetzte Sekrete produzieren, werden die Proteinkomponente und die Lipid- bzw. Kohlenhydratkomponente im Golgi-Apparat verbunden.

Die *Exozytose,* hier oft als *Extrusion* bezeichnet, kann im Falle der Sekretabgabe bei Drüsen auf dreierlei Weise erfolgen, als *merokrine* (ekkrine), *apokrine* und *holokrine* Extrusion (s. Drüsen, S. 103).

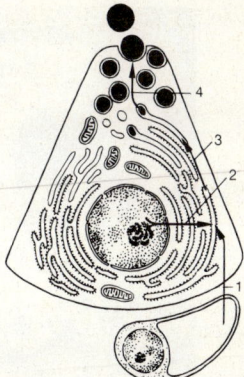

Abb. 35 **E:** Sekretbildung und merokrine Sekretextrusion. 1 = Grundstoffe aus der Kapillare, 2 = mRNS aus dem Zellkern, 3 = Wanderung des Sekrets aus dem granulierten ER zum Golgi-Apparat, 4 = merokrine Extrusion. Schema.

Zelleinschlüsse

Matrix *(Zytosol).* Die geformten Zytoplasmaeinschlüsse, wie Zellorganellen, Ribosomen, Lipid- und Glykogeneinlagerungen, sowie Zytoskelettbestandteile, wie Mikrotubuli und Mikrofilamente, scheinen, gemäß dem gewöhnlichen elektronenmikroskopischen Bild, in einer unstrukturierten flüssigen Matrix (Zytosol) zu schwimmen, die die gelösten Moleküle des Zellstoffwechsels, die Ionen und das Zellwasser enthält. Die Hochspannungs-Elektronenmikroskopie zeigt aber, daß höchst wahrscheinlich alle geformten Zytoplasmabestandteile in dem sehr dynamischen ultrafeinen Netzwerk, dem Mikrotrabekelgitter (S. 54) aus Filamenten aufgehängt sind.

Glykogen, die hochpolymere Form der Glucose, wird bei geeigneter Präparation in Form von 15–30 nm großen, sehr dichten, häufig unregelmäßig begrenzten Partikeln sichtbar. Diese liegen in einigen Zellen einzeln (β-Partikel) in der Matrix, in anderen Zellen (Leber!) bilden sie größere rosettenförmige Aggregate (α-Partikel).

Lipide, die (z. B. als Energiereserve) normalerweise häufig in Zellen vorkommen, erscheinen bei Behandlung mit OsO_4 als meist dunkle, rundliche Tröpfchen unterschiedlicher Größe in der Matrix. Der Grad der Schwärzung hängt sowohl von der chemischen Zusammensetzung des Fettes als auch von der Fixierung ab.

Nucleoplasma (Karyoplasma; Nucleus, Zellkern)

Kernhülle *(Nucleolemma, Kernmembran).* Die Kernmembran besteht, wie das ER, aus einer *doppelten Zytomembran.* Die Innenmembran umhüllt den Kerninhalt, sie wird innen durch eine Anlagerung von *Lamin* (S. 54) stabilisiert, die Position des Kernes insgesamt durch *Vimentinfilamente* gesichert. Zwischen ihr und der Außenmembran liegt der *perinukleäre Spaltraum.* Die *Außenmembran* ist von Ribosomen besetzt. Nicht selten

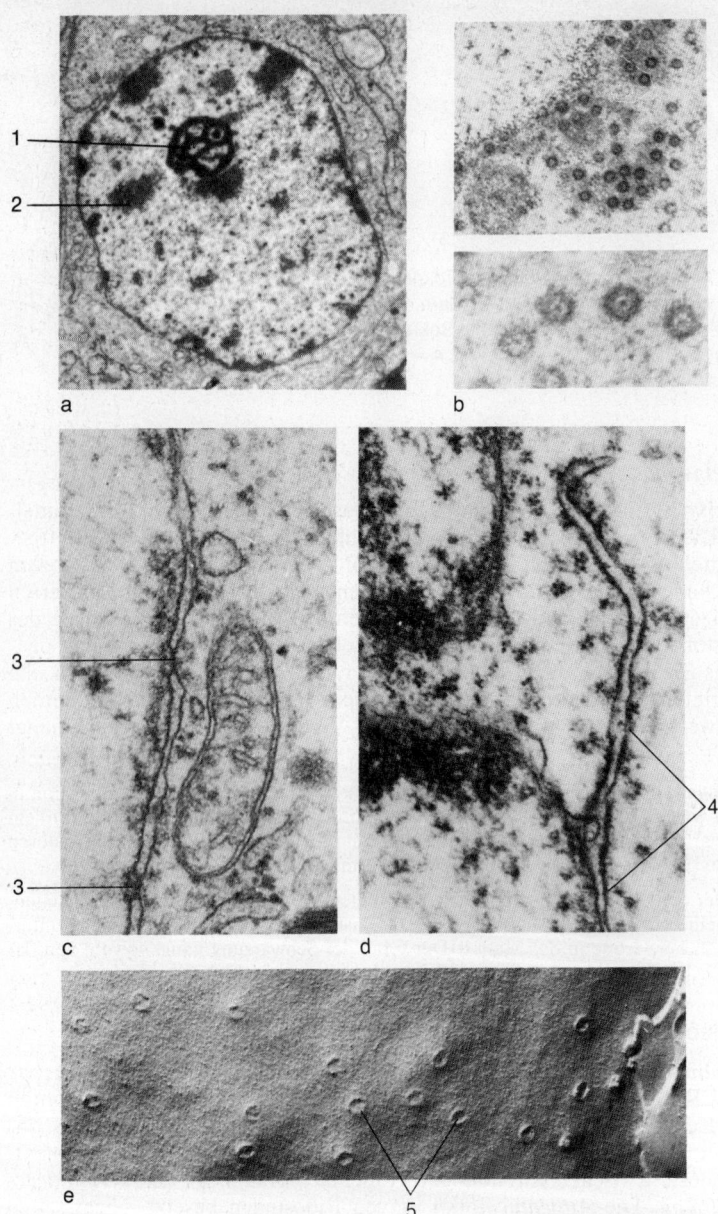

a

b

c

d

e

1

2

3

3

4

5

zweigen Membranen des ER von der Außenmembran ab; der perinukleäre Spalt kommuniziert hier mit dem Spaltensystem des ER, man kann deshalb das ER auch als ein Duplikaturenlabyrinth der Außenmembran des Kerns auffassen.

An Stellen, an denen die äußere und die innere Kernmembran verschmelzen, entstehen 50–70 nm große (runde oder oktagonale) *Poren,* die durch ein sehr dünnes „Diaphragma" unvollständig verschlossen werden. In ihm liegt ein zentrales Granulum, das filamentös mit randständigen Granula verbunden ist (Abb. 36 b). Die Kernporen vermitteln einen (kontrollierten) Stofftransport zwischen Nucleoplasma und Cytoplasma. Außen- und Innenmembran sind an der Porengrenze miteinander verbunden, der perinukleäre Spalt ist verschlossen. Die Poren können bis etwa 20% der Kernoberfläche ausmachen (Abb. 36).

Die Kernhülle umschließt die elektronenmikroskopisch im Interphasenkern nicht oder nur schwer identifizierbaren *Chromosomen* mit dem *Nucleolus* sowie die *Enzymsysteme* und chemische Bausteine für die Synthesen, die an den Chromosomen bei der Vorbereitung zur Mitose und bei der Proteinbildung ablaufen.

Der **Nucleolus** tritt (auch in der Mehrzahl) nur im Interphasenkern auf. Innerhalb der Kernmembran zeigt nur der dichte Nucleolus deutlichere Struktur. Er wird aus zahlreichen elektronendichten Granula zusammengesetzt, die den Ribosomen ähnlich sind. In einigen Zellkernen ist der Nucleolus netz- oder ringförmig (Abb. 36).

Elektronenmikroskopische Definition des lichtmikroskopischen Zellbildes

Der *Vergleich* zwischen elektronenmikroskopischem und lichtmikroskopischem Zellbild macht den *Äquivalentcharakter des lichtmikroskopischen Bildes* deutlich.

Abb. 36 a–e **E:** Zellkern. Gliazelle, Kaninchen. a) Übersicht. 1 = Nucleolus, 2 = Heterochromatin. b) Kernmembran tangential geschnitten; oben: dichte Lagerung der Kernporen, unten: in den Kernporen ein punktförmiges „Diaphragma" sichtbar. Kultivierte Nervenzelle (Präparat: Prof. Dr. Brigitte *Krisch,* Kiel). c) Kernmembran (= Doppelmembran). 3 = Kernporen. d) Kernmembran (= Doppelmembran). 4 = Verbindung der äußeren Kernmembranen mit der Membran des granulierten endoplasmatischen Reticulum. e) Kernmembran, Gefrierbruchpräparat. Schilddrüsenepithel, Meerschweinchen. 5 = Kernporen. Man blickt auf die nach außen gerichtete Seite der inneren Lamelle der bilamellären inneren Kernmembran (Präparat: Prof. Dr. Dr. U. *Welsch,* München). Vergr. a) 12 000fach, b) oben 5060fach, unten 17 000fach, d) etwa 36 000fach, e)18 000fach

Cytoplasma. *Zellgrenzen.* Die lichtmikroskopische „Zellmembran" kommt dadurch zustande, daß zusammen mit dem Plasmalemm benachbarte Strukturen (Lamellen und Granula) fixiert und gefärbt werden. Das lichtmikroskopische *„Schlußleistennetz"* der hochprismatischen Epithelien geht auf die Zonula occludens und Zonula adhaerens, die *„Stacheln"* mehrschichtiger Plattenpithelien gehen auf Desmosomen zurück.

Der *Kutikularsaum, Bürstensaum* (resorbierende Darmepithelien, Nierentubulusepithelien u. a.) ist ein Äquivalent von Mikrovilli.

Phagozytosebläschen und Membranvesikulation sind Bildungen verschiedener Größenordnung, Phagozytosevakuolen sind lichtmikroskopisch sichtbar, die Membranvesikulation hat kein lichtmikroskopisches Äquivalent.

Ergastoplasma. In der Basophilie des lichtmikroskopischen Ergastoplasmas machen sich die Phosphorsäuren der RNS der Ribosomen bemerkbar, das ER selbst ist nicht angefärbt; lichtmikroskopisch kann also im Einzelfall nicht ausgemacht werden, ob das Ergastoplasma durch frei in der Matrix liegende Ribosomen oder durch ein granuliertes ER hervorgerufen wird. Ungranuliertes ER geht lichtmikroskopisch in den granulären oder fädigen neutrophilen Strukturen des Hyaloplasmas auf.

Der *Golgi-Apparat* wird lichtmikroskopisch dann sichtbar, wenn in einigen Sacculi Substanzen (Vorsekret u. a.) auftreten, die eine spezifische Anfärbung erlauben. Die polare Gliederung des Golgi-Feldes ist verbunden mit einer biochemischen Polarität, die sich L in der verstärkten Osmiophilie der cis-Seite (= „osmiophiles Externum") gegenüber einer geringeren der trans-Seite (= „osmiophobes Internum") bemerkbar macht.

Die *Mitochondrien* des lichtmikroskopischen Präparates entsprechen den elektronenmikroskopischen. Bei paralleler Anordnung verursachen sie z. B. in Epithelien von Nierentubuli eine L *„Basalstreifung"*. Degenerierte Mitochondrien können lichtmikroskopisch als *Vakuolen* erscheinen. Bei den meisten Übersichtsfärbungen werden die Mitochondrien nicht direkt sichtbar, indirekt machen sich aber große Mitochondrienansammlungen durch relative *Azidophilie des Cytoplasmas* bemerkbar.

Zytosomen, Lysosomen zählen lichtmikroskopisch zu den undefinierbaren *Granula,* soweit kein histochemischer Nachweis angewandt wird. *Zentriol, Kinetosom und Kinozilie* entsprechen einander bei beiden Methoden. Die lichtmikroskopischen *intrazellulären Fibrillen* entstehen bei den einzelnen Zellarten verschieden. Die *Tonofibrillen* der Epithelzelle bestehen aus Konglomeraten von Filamenten. In den *Neurofibrillen* sind Filamente und Mikrotubuli fixiert und gefärbt. Auch den *Gliafasern* liegen Filamente zugrunde, in den Fortsätzen und Gliamembranen bildet das Cytoplasma insgesamt die Faser (vgl. Nervengewebe!). (Myofibrillen: S. 204).

Karyoplasma. Die besondere Dicke und Basophilie der lichtmikroskopischen *Kernmembran* erklärt sich aus der beidseitigen Anlagerung von basophilen Substanzen (innen Chromatin, außen Ribosomen) an die Zyto-membranduplikatur. Der lichtmikroskopische *Nucleolus* entspricht dem elektronenmikroskopischen.

Vgl. auch Anhang zur Terminologie.

Mitotische Zellteilung

Durch mitotische Zellteilungen (kurz: *Mitosen*) entsteht aus der befruchteten Eizelle der Organismus, seine Gewebe wachsen und regenerieren durch Mitose. Die Zelle innerhalb des Arbeitsverbandes eines Gewebes befindet sich in der Regel (Ausnahme: Nervenzelle, Muskelzelle und einige andere Zellarten) zwischen zwei Mitosen; aus der vorhergehenden entstand sie, die folgende beendet ihre „individuelle" Existenz. Da die Zellen aufeinanderfolgender Zellgenerationen auseinander hervorgehen und grundsätzlich gleichartig sind, werden sie identifiziert. Man unterscheidet Mitosen und Interphasen zwischen Mitosen und betrachtet diese Vorgänge als zyklische Abläufe im Leben der Zellen. Die Interphasenzelle ist die Arbeitszelle. Die wichtigsten Vorgänge der Mitose spielen sich an den Chromosomen ab, die im Interphasenkern bisher nur teilweise sichtbar waren, in der Mitose aber erscheinen.

Der **Mitoseindex** gibt die Anzahl der Mitosen auf 1000 Zellen an. Ein hoher Mitoseindex charakterisiert wachsendes oder stark regenerierendes Gewebe.

Lebendbeobachtung. In der Gewebekultur sind Zellen, die in eine Mitose eintreten, meist daran zu erkennen, daß sie sich abrunden, also aus dem Arbeitszellverband des Gewebes heraustreten (vgl. die Beobachtung in der Gewebekultur, Abb. 8). Der Kern wandert in die Mitte der Zelle. Die Veränderungen am Kern, das Erscheinen von Chromosomen und deren charakteristische Anordnung sind im Phasenkontrastverfahren deutlich zu sehen. Kurz vor der endgültigen Durchschnürung und Teilung der Zelle zeigen die in Bildung begriffenen Tochterzellen starke Pseudopodienbildung. Nach Durchtrennung des Zelleibes streben die Tochterzellen rasch auseinander und ordnen sich wieder durch Aussenden von Fortsätzen in den Arbeitszellverband ein. Der Vorgang dauert bei Warmblüterzellen in der Gewebekultur bei 38 °C 40–120 Minuten.

Dauerpräparat. Aufschluß über den Ablauf der Mitose gibt das lichtmikroskopische Dauerpräparat. In der Praxis werden dazu häufig durch Colchicin arretierte Mitosen der Gewebekultur verwandt. Aus elektronenmikroskopischen Untersuchungen wurden bestätigende Befunde bekannt, die im folgenden gemeinsam mit den lichtmikroskopischen besprochen werden. Man teilt die Vorgänge bei der Mitose schematisch in fünf Phasen ein (Abb. 37).

Formaler Ablauf der Mitose. Mitosephasen. 1. In der **Prophase** endet die Interphase, die Arbeitszelle wird zur abgerundeten Teilungszelle. Im Innern des Kerns tritt eine stark basophile knäuelförmige Struktur auf, das *Spirem*. Die Kernmembran verschwindet. Die Chromosomen erscheinen. Nucleolus und Golgi-Apparat sind nicht mehr nachweisbar, die Mitochon-

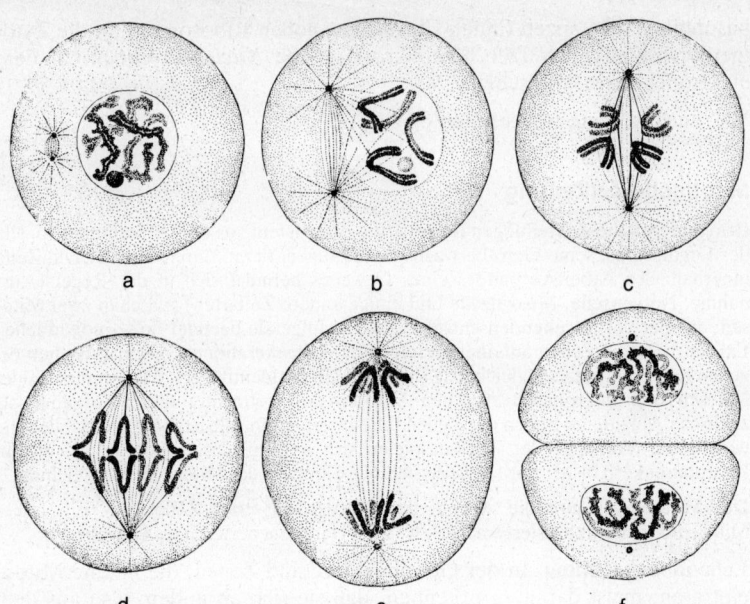

a   b   c

d   e   f

Abb. 37 a–f   Schema der Zellteilung. a) *Prophase:* Ausbildung der Chromosomen im Kern, Ausbildung der Zentralspindel zwischen den Tochterzentralkörpern und der Polstrahlungen. b) *Prometaphase:* Streckung der Zentralspindel, Bildung von Zugfasern und Bewegung der Chromosomen zur Einordnung in den Äquator der Spindel. c) *Metaphase:* die längsgeteilten Chromosomen im Äquator der Spindel. d, e) *Anaphase:* Auseinanderrücken der Tochterchromosomen nach den Spindelpolen zu. f) *Telophase:* Umwandlung der Chromosomen in ein Kerngerüst, Ausbildung einer Kernmembran, Rückbildung der Polstrahlungen, Durchschnürung des Zytoplasmakörpers (aus *Kühn,* A.: Allgemeine Zoologie, 18. Aufl. Thieme, Stuttgart 1972).

drien bleiben aber erhalten. Die beiden *Zentriolen* rücken auseinander und wandern gegen die Zellpole, während um jedes eine radiäre Faserung aus Mikrotubuli, die *Astrosphäre,* entsteht. (Das Zentriol mit dem umgebenden Material ist der Initiationsort für die Polymerisation der Mikrotubuli aus ihren Untereinheiten.) Schon jetzt kann jedes Zentriol von seinem künftigen Partner (Diplosom) in der prospektiven Tochterzelle begleitet sein. Eine erste Spindel, die *Zentralspindel,* geht jetzt *(Prometaphase)* von den beiden Zentriolen aus, sie erstreckt sich im längsten Durchmesser der Zelle.

2. In der **Metaphase** werden die *Chromosomen* als kleine hakenförmige Gebilde individuell deutlich unterscheidbar dadurch, daß sie sich verkürzen

und verdicken (etwa 10000fache Kondensierung). Sie besitzen einen Längsspalt, der jedes Chromosom in zwei *Chromatiden* trennt, und bewegen sich zunächst noch ungeordnet auf die Äquatorialebene der Zelle zu, die senkrecht zur Zentralspindel steht. Schließlich liegen sie hier so, daß ihre Biegung, die „primäre Einschnürung", zur Mittelachse gerichtet ist. Vom Pol her sieht die Mitose jetzt sternförmig aus: *Monaster.* Nun entsteht eine zweite Spindel, die *Metaphasenspindel,* die von den primären Einschnürungen der Chromosomen gegen beide Zentriolen zu reicht und mantelförmig die Zentralspindel umgibt. Die Fasern (Mikrotubuli) dieser Metaphasenspindel gehen von den *Kinetochoren,* flachen Scheiben am Zentromer (primäre Einschnürung) der Chromatiden, aus und wachsen in Richtung zu den Polen. (Auch Mikrofilamente und Intermediärfilamente sind beteiligt – unklar ist noch, auf welche Weise.) Der Spalt in den Chromosomen, der die beiden *Chromatiden* (= Halb- oder Tochterchromosomen) trennt, wird deutlicher.

3. In der **Anaphase** wandern die Chromatiden (Chromosomenhälften) auseinander, es entstehen zwei „Sterne": *Diaster.* Die jeweils homologen Chromatiden streben mit dem Kinetochor voraus den beiden Zentriolen zu, die Kerne der Tochterzellen erhalten dadurch den gleichen Chromosomensatz (erbgleiche Teilung). Die Trennung und Wanderung der Chromatiden erfolgt durch Depolymerisation der am Kinetochor ansetzenden Mikrotubuli der Metaphasenspindel.

4. In der **Telophase** versammeln sich die Chromatiden, nun die Chromosomen der Tochterzellen, in der Nähe des zugehörigen Zentriols, werden wieder länger *(Dispirem)* und schließlich unsichtbar. Zwei neue Interphasenkerne entstehen, die Kernmembran bildet sich aus, der Nucleolus erscheint wieder in den Tochterzellen.

5. In der **Rekonstruktionsphase** gliedern sich die beiden Tochterzellen in den Arbeitsverband ein und nehmen die für die betreffende Zellart typische Gestalt an.

Nukleokinese *(Karyokinese)* nennt man die Bewegung der Chromosomen in der Mitose. Sie besteht im *1. Transport in die Äquatorialebene (Metakinese), 2. Transport zu den Polen (Diakinese).*

Bedeutung des Kinetochors für die Nukleokinese. Die Zentralspindel kann bei vielen tierischen Zellen fehlen, bei den Blütenpflanzen fehlen die Zentriolen, dennoch kommt es unter der Wirkung der aus dem Kinetochor hervorgehenden Metaphasenspindel zur Nukleokinese. Für die Bedeutung des Kinetochors in der Nukleokinese sprechen noch folgende Beobachtungen.

Nach UV-Bestrahlung des Kinetochors unterbleiben die Einordnungsbewegungen der Chromosomen bei der Bildung der Äquatorialplatte. Zerbrechen Chromosomen, so wandert nur das Bruchstück zum Pol, das ein Kinetochor enthält. Bei pathologischen Mitosen können kinetochorhaltige Chromosomenbruchstücke eigene kleine Spindeln bilden (= multipolare Mitosen). Bei der Bewegung der Chromosomen in der Anaphase wandert das Kinetochor polwärts voraus, die Chromosomenspindelfasern zeigen hierbei keine Verdickung im Sinne einer Kontraktion, sondern werden schrittweise abgebaut.

Die **Zytokinese,** die Durchtrennung des Zelleibes, folgt in der Regel auf die Nukleokinese. (Unterbleibt die Zytokinese, so entstehen mehrkernige Zellen.) Die Durchschnürung des Zelleibes beginnt in der Metaphase mit einer Schnürfurche, verursacht durch Kontraktion eines Ringes kontraktiler Filamente aus Myosin, Tropomyosin und Aktin, die sich zuvor in der Prophase der Mitose aufgelöst haben. Der Zentralspindel wird dabei eine nicht näher geklärte steuernde Wirkung zugeschrieben. Immer steht die Teilungsebene senkrecht zur Achse der Zentralspindel. In der Ana- und Telophase tritt an der Stelle der endgültigen Durchschnürung ein *Zwischenkörper* auf, der allerdings bei tierischen Mitosen im Unterschied zu pflanzlichen gering entwickelt ist. Dieser *Phragmoplast,* eine Zytoplasmabrücke, enthält die Reste der Zentralspindel.

In der Regel führt die Zytokinese zu einer Teilung in gleich große Tochterzellen: *äquale Teilung.* Ausnahmsweise (z. B. bei Reifeteilungen von Geschlechtszellen) entstehen verschieden große Tochterzellen: *inäquale Teilung.*

Zeitdauer der Mitosephasen. In den histologischen Präparaten, aus denen dieser Mitoseablauf rekonstruiert wird, sind die einzelnen Phasen verschieden häufig vertreten, d. h. sie dauern unterschiedlich lang. Bei einer Mitose von ca. 60 Minuten Dauer braucht die Anaphase ca. 3 Minuten, während Pro- und Metaphase vorher wie auch Telo- und Rekonstruktionsphase danach jeweils zusammen ca. eine halbe Stunde benötigen.

Voraussetzungen der Mitose. Wann kommt es zur Mitose, welche Bedingungen, welche Voraussetzungen sind bekannt? Die Teilungsfähigkeit hängt nur zum Teil vom *Differenzierungsgrad* der Gewebe ab. Höchstdifferenzierte Gewebe wie das Nerven- und Skelettmuskelgewebe bilden allerdings kaum Mitosen. Häufig besteht ein *Tagesrhythmus* (vgl. zirkadiane Schwankungen, S. 87), die Mitosen fallen in die Zeit der funktionellen Ruhe des Organs. Hochdifferenzierte Zellen, die sich nicht mehr mitotisch teilen können (z. B. Herzmuskelzellen), beantworten eine funktionelle Mehrbelastung häufig durch Polyploide (Endomitose, S. 81).

Die *tageszeitliche (zirkadiane) Abhängigkeit* von Mitosen hat eine zirkadiane Empfindlichkeit von Geweben gegen mitosebeeinflussende Eingriffe, z. B. gegen Röntgenstrahlen, zur Folge – ein Umstand, der bisher noch kaum praktische Beachtung gefunden hat.

Bei Überlegungen zur Frage der die Zellvermehrung stimulierenden oder inhibierenden natürlichen *Faktoren* ist zunächst mit der gewebs- und zellspezifischen Determination zu rechnen (kaum Zellersatz im Nervengewebe, hohe Zellmauserung im Blut). Unter den Faktoren, die (unter dem Vorbehalt der Determination) Mitosen auslösen, sind Hormone (Somatotropin, Prolactin) und Wachstumsfaktoren. Noch weniger weiß man über natürliche Faktoren, die die Zellvermehrung hemmen (Somatostatin, interzelluläre Einflüsse).

Die Teilungsfähigkeit kann manchmal auch erst durch Provokation bemerkbar werden, so erhöht sich nach Resektion eines Teiles der Leber bei Ratten die Mitoserate in der Restleber erheblich. Zellzerfallsstoffe *(„Wundhormone")* sollen zu vermehrten Mitosen führen. Eine Änderung der Relation von Kernoberfläche–Zelleib bzw. Kernvolumen–Zellvolumen bzw. Kernvolumen–Zelloberfläche wirkt mitoseauslösend.

Eine Mitose setzt voraus, daß die DNS im Zellkern seit der letzten Mitose verdoppelt worden ist (S. 71) und genügend Nährstoffe und Sauerstoff vorhanden sind. Der Übergang Interphase–Prophase erfordert am meisten Energie. Temperatur und pH spielen ebenfalls eine Rolle, Wärme beschleunigt den Mitoseablauf.

Differentielle Zellteilung. Von den beiden Tochterzellen einer Mitose differenziert sich häufig nur eine weiter, während die andere in geringer differenziertem Zustand verharrt *(differentielle Zellteilung).* Die weniger differenzierte Zelle tritt später erneut in eine differentielle Zellteilung ein. Auf diese Weise wird die *Matrix* für eine ständige Regeneration erhalten (Beispiele: Epidermis, Blutstammzellen; *nicht* dagegen: Nervenzellen, Herzmuskelzellen).

Chromosomen

Eine Analyse der Phasen und Faktoren der Mitose schließt den Chromosomenbau ein, die Chromosomen erleiden während des gesamten Mitosezyklus wichtige Veränderungen. Im Arbeitskern der Interphase, der die Proteinsynthese steuert, wird bereits durch Verdopplung der Chromosomenmasse *(Autoreduplikation, identische Reduplikation)* die künftige Teilung vorbereitet, die Chromosomen weisen beim Eintritt in die Prophase als Zeichen der Verdopplung (zwei Chromatiden) einen Längsspalt auf. In der Prophase werden die Chromosomen aus einer Funktionsform in eine Transportform umgewandelt, die Verkürzung der Chromosomen und ihre Verdickung geschieht durch zunehmende Spiralisation, deren Maximum in der Anaphase liegt. In der Telophase laufen die Vorgänge umgekehrt ab, die Chromosomen werden durch Entspiralisierung in die Funktionsform zurückverwandelt und erfahren in der folgenden Interphase erneut eine Autoreduplikation. Die Veränderungen erklären sich aus den Vorstellungen über den Bau der Chromosomen.

Bau des Chromosoms

Mikroskopischer Aufbau. L: Man unterscheidet beim einzelnen Chromosom, deutlich in der späten Prophase oder in der Metaphase der Mitose, zwei Chromosomenarme, verbunden durch die primäre Einschnürung (Zentromer), die von einer *Matrix* aus Proteinen umhüllt werden (Abb. 38). In den *Chromosomenarmen* sind (im frühen Metaphasenchromosom) zwei spiralig aufgewundene *Chromatiden* zu sehen. In dieser Anordnung

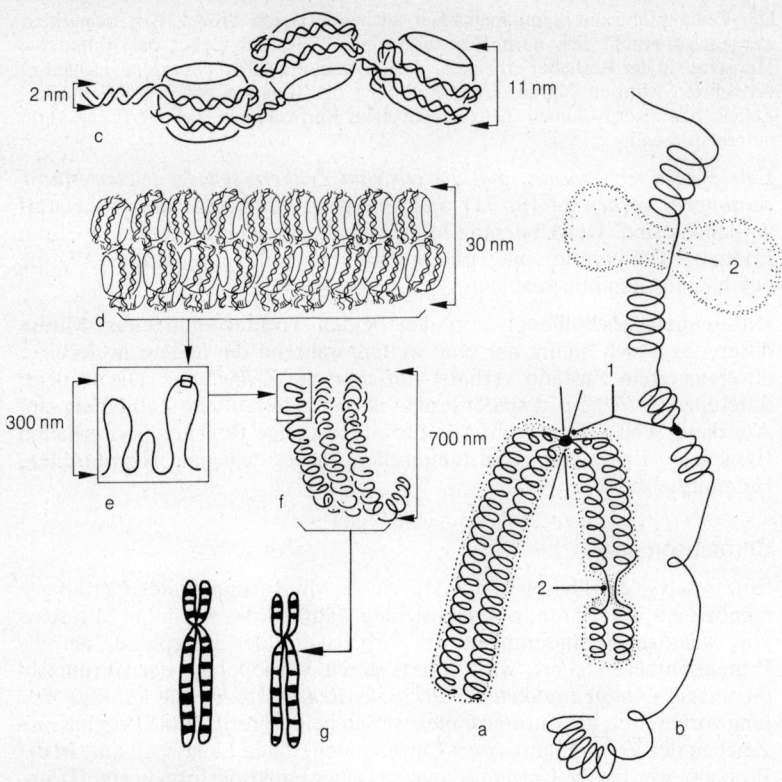

Abb. 38 a–g Chromosomenbau. a) Transportform eines Chromosoms, frühe Metaphase der Mitose. Das reduplizierte Chromosom (2 Chromatiden) ist stark spiralisiert, verkürzt und lichtmikroskopisch sichtbar. 1 = Kinetochor, 2 = Nukleolusorganisator, b) Funktionsform im Interphasenkern. Das noch nicht wieder reduplizierte Chromosom (1 Chromatide) ist streckenweise entspiralisiert (aktiviert), der Nucleolus am Nukleolusorganisator gebildet. Nur die spiralisiert gebliebenen Teile sind als färberisch darstellbares Chromatin im Interphasenkern sichtbar (Schema: Prof. Dr. F.-W. *Pehlemann,* Kiel). c–f) Feinstruktur bei verschiedenen Vergrößerungen: c) Die bloße DNS-Doppelhelix (Durchmesser 2 nm) ist in regelmäßigen Abständen um Histonkomplexe (Oktamere) gewunden und bildet mit ihnen die Nukleosomen (Perlenkettenform der Chromatinfibrille, Durchmesser 11 nm). d) Diese Chromatinfibrille ist in sich gewunden und durch weitere Histone (H_1-Histon) fixiert und bildet so die nächst dickere Chromatinfaser (Durchmesser 30 nm). e) Diese Faser ist erneut aufgefaltet zu einer 300-nm-Faser, die ihrerseits weiter aufgewunden, den ca. 700 nm dicken Chromatidschenkel (f) eines bis auf das Centromer (1) in zwei Chromatiden längsgespaltenen Metaphasenchromosoms (g) bildet (nach *Alberts* u.

zeigt sich bereits schon der Spalt der folgenden Chromosomenteilung; sie trennt die beiden Chromatiden voneinander. **E:** Elektronenmikroskopisch findet man (im Interphasenkern darstellbar) eine *Chromatinfibrille* mit einem Durchmesser von 11 nm, in der eine etwa 2 nm dicke *Subfibrille* nachweisbar ist. Die Subfibrille ist die in ihrem chemischen Aufbau wohlbekannte *Desoxyribonukleinsäure-(DNS-)Doppelhelix* (Abb. 38). Jede Chromatide besteht aus einer einzigen, kompliziert gefalteten und aufgewundenen DNS-Doppelhelix. Die Doppelhelix eines einzigen menschlichen Zellkerns würde gestreckt etwa zwei Meter lang sein, im Zellkern ist sie aber auf etwa 40 μm^3 verpackt. Die „Verpackung" wird durch mehrere *Histone* (niedrigmolekulare basische Proteine) besorgt. Die DNS-Doppelhelix ist in regelmäßigen Abständen um Histonkomplexe (Oktamere) gewunden und bildet mit ihnen *Nukleosomen* (Perlenkettenform der Chromatinfibrille). Die Chromatinfibrille besteht demnach aus nukleosomalen Abschnitten, in denen sie in regelmäßigen Abständen ein Nukleosom bildet, und aus gestreckten internukleosomalen Abschnitten (Perlenkette).

Im lichtmikroskopisch sichtbaren *Metaphasenchromosom* ist diese Chromatinfibrille, in sich gewunden und durch weitere Histone (H_1-Histon) fixiert, zur *Chromatinfaser* verdickt (Durchmesser 30 nm) (Abb. 38). Diese Chromatinfaser ist erneut aufgefaltet zu einer *300-nm-Faser,* die ihrerseits, weiter aufgewunden, den ca. 700 nm dicken *Chromatidenschenkel* eines bis auf das Zentromer in zwei Chromatiden längsgespaltenen Metaphasenchromosoms bildet.

Bei den Windungen höherer Ordnung in stoffwechselinaktiven Chromosomen (z. B. Metaphasenchromosom) entstehen durch Zusammenlagerungen gleichartig kondensierter Abschnitte *Querbanden (Chromomeren),* die – wie die Chromosomengestalt insgesamt – für die einzelnen Chromosomen charakteristisch und auf verschiedene Weisen färberisch hervorhebbar sind (Abb. 38).

Im *Interphasenchromosom* des stoffwechselaktiven Arbeitskerns (zwischen zwei Mitosen) ist die im Metaphasenchromosom generalisierte Kondensation des Chromatins auf weite Strecken aufgehoben und deshalb, anders als im Metaphasenchromosom, weitgehend lichtmikroskopisch unsichtbar. Verbleibende Kondensationen treten als *Heterochromatin* in Erscheinung.

Mitarb.) g) Querbanden (Chromomeren). Bei den Windungen höherer Ordnung in stoffwechselinaktiven Chromosomen entstehen durch Zusammenlagerung Querbanden (Chromomeren), die – wie die Chromosomengestalt insgesamt – für die einzelnen Chromosomen charakteristisch und auf verschiedene Weise färberisch hervorhebbar sind. In g) sind die Autosomen 4 und 5 eines menschlichen Chromosomensatzes mit dem nach Giemsa-Färbung sichtbaren Bandenmuster abgebildet (aus *Hadorn,* E., R. *Wehner:* Allgemeine Zoologie, 20. Aufl. Thieme, Stuttgart 1978).

Chemischer Aufbau. Beim Aufbau der Chromosomen spielen *Nukleinsäuren* eine entscheidende Rolle. Die Bausteine der Nukleinsäuren, die Nukleotide, bestehen aus drei Komponenten: *Phosphorsäure, Zucker (Pentose), Base (Purine und Pyrimidine).* An einer Kette, durch Pentose und Phosphorsäurenmoleküle im Wechsel gebildet, hängen die Basen als Seitenglieder der Pentose. Je nach der Art der Pentose und der Basen kann man zwei Arten von Nukleinsäuren unterscheiden.

– Die **Desoxyribonukleinsäure, DNS,** enthält die Desoxyribose und die Basen Adenin, Cytosin, Guanin und Thymin,

Die DNS ist als Träger der genetischen Information wichtigster Bestandteil des Chromosoms.

– Die **Ribonukleinsäure, RNS,** besteht aus Ribose und den Basen Adenin, Cytosin, Guanin und Uracil.

Die RNS ist selbst nicht Bestandteil des Chromosoms; sie wird aber an der DNS gebildet und wirkt im Interphasenkern als Überträger der genetischen Information von der DNS auf die Funktionsstrukturen der Zelle *(s. Proteinsynthese, S. 83).*

Ribose bzw. Desoxyribose und Base bilden zusammen die *Nukleoside,* die Adenosin, Guanosin, Cytosin, Thymidin und Uridin genannt werden. Mit Phosphatresten bilden sie die *Nukleotide.* Die Beobachtung, daß in der DNS Thymin und Adenin sowie Cytosin und Guanin jeweils in gleicher Menge vorkommen, veranlaßte Watson und Crick zum Entwurf eines Strukturmodells der DNS. Diesem Strukturmodell liegt die Vorstellung der *spezifischen Basenpaarung Thymin-Adenin* und *Cytosin-Guanin* zugrunde, d. h. daß sich jeweils nur diese beiden Basen aneinander lagern können. Sie sind durch Wasserstoffbrücken verbunden. *Die Basenpaarung kommt zwischen zwei Polynukleotidketten zustande und führt zu einer rechtsgewundenen Doppelhelix.* Die beiden Polynukleotidketten sind auf Grund der spezifischen Basenpaarung komplementär, d. h., die eine stellt das „Negativ" der anderen dar. Dadurch, daß Zehntausende von Nukleotiden in wechselnder Folge aneinandergereiht sind, wird mit nur vier Basen eine große Variabilität im Bau der Polynukleotidstränge erreicht. Die DNS eines menschlichen Chromosoms mittlerer Größe ist etwa 10^8 (100 Millionen) Nukleotidpaare lang.

Feulgensche Nuklealreaktion. DNS und RNS kann man auf Grund ihrer chemischen Unterschiede lichtmikroskopisch mit Hilfe der Feulgenschen Nuklealreaktion unterscheiden. Durch saure Hydrolyse wird die Bindung zwischen den Purinbasen und dem Zucker gelöst. Die aus der Desoxyribose freigesetzten Aldehydgruppen bilden mit dem Schiff-Reagens ein unlösliches rotes Reaktionsprodukt. Der Nucleolus ist dagegen Feulgen-negativ.

Eine Unterscheidung der DNS von der RNS ist ferner mit Hilfe des Fluoreszenzfarbstoffes Acridinorange möglich. DNS leuchtet grün, RNS orange bis rötlich auf (starke Rotfärbung z. B. auch der RNS-reichen Krebszellen!).

Replikation *(Autoreduplikation)*. Voraussetzung der Mitose ist die Verdopplung der DNS in den Chromosomen. Sie findet in der *Interphase* statt, d. h. in der Phase des Zellzyklus, die zwischen zwei Mitosen *M* liegt und die den Arbeitskern charakterisiert. Man unterscheidet innerhalb der Interphase mindestens drei Abschnitte. Auf die Mitose folgt die postmitotische (zugleich präsynthetische), bei den verschiedenen Zellarten unterschiedlich lange *Wachstumsphase G_1,* in der die Zelle zelleigene Proteine bildet und die S-Phase vorbereitet. Anschließend tritt sie in die, häufig etwa 7 Stunden dauernde, *S-Phase* (Synthesephase) ein, in der das genetische Material verdoppelt wird *(Autoreduplikation,* in jedem Chromosom entsteht eine zweite Chromatide). Anschließend folgt die prämitotische *G_2-Phase,* die zwangsweise zur *Mitose M* führt (G = Gap). Als *G_0-Phase* wird von den einen Autoren eine postmitotische, der G_1-Phase obligat vorausgehende Phase bezeichnet, die (noch) keine Vorbereitungen für eine folgende Mitose erkennen läßt. Andere Autoren bezeichnen als G_0-Phase eine sehr lange, der G_1-Phase vorangehende Periode, die nur auf besonderen Reiz hin in die G_1-Phase einmündet. Der Zeitraum bis zum Eintritt in die nächste S-Phase kann hierdurch sehr unterschiedlich lang, Stunden oder Monate, sein. *Postmitotische Zellen* haben die Fähigkeit zur Mitose verloren (z. B. die meisten Nervenzellen) (Abb. 39).

In der *Synthesephase* werden die beiden Polynukleotide, die die DNS-Doppelspirale zusammensetzen, voneinander getrennt. An die hierdurch freiwerdenden Basen beider Ketten lagern sich entsprechend der spezifischen Basenpaarung (Thymin zu Adenin und Cytosin zu Guanin) neue Nukleotide an, die enzymatisch zu einer Kette verbunden werden (Abb. 40).

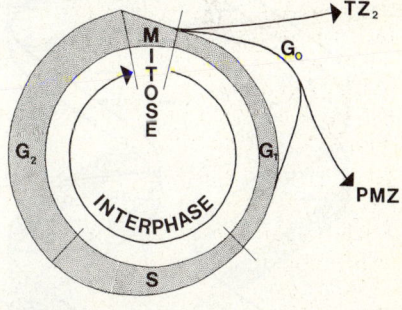

Abb. 39   Schema der Phasen des Zellzyklus. G_1 = postmitotische Phase, S = Phase der DNS-Synthese, G_2 = prämitotische Phase, TZ_2 = 2. Tochterzelle aus der Mitose, G_0 = Phase, die nur durch speziellen Reiz in die Vorbereitung einer S-Phase einmündet, PMZ = „postmitotische Zelle", Verlust der Teilungsfähigkeit. G = „Gap". Die Breite des grau getönten Ringes symbolisiert den jeweiligen DNS-Gehalt; Verbreiterung in der S-Phase. Die je nach Zellart unterschiedliche Dauer der einzelnen Phasen bleibt unberücksichtigt.

Die neuen Nukleotide entstehen dadurch, daß direkt am Desoxyribosephosphat die Basen synthetisiert werden; jede ursprüngliche Polynukleotidkette bildet mit einer neu hinzugekommenen wieder eine Doppelspirale (*semikonservative Replikation* = Synthese der *neuen* Polynukleotidketten an den *alten* Ketten). Den Reduplikationsvorgang der DNS kann man mit einem Reißverschluß vergleichen, der geöffnet wird, während sich gleichzeitig an jede Hälfte eine neue Hälfte anlagert, so daß schließlich zwei Reißverschlüsse resultieren. DNS kann also nur gebildet werden, wenn schon ein Polynukleotid vorhanden ist, an das Nukleotide angelagert werden können; es wird „Starter-DNS" genannt und entscheidet in Art einer

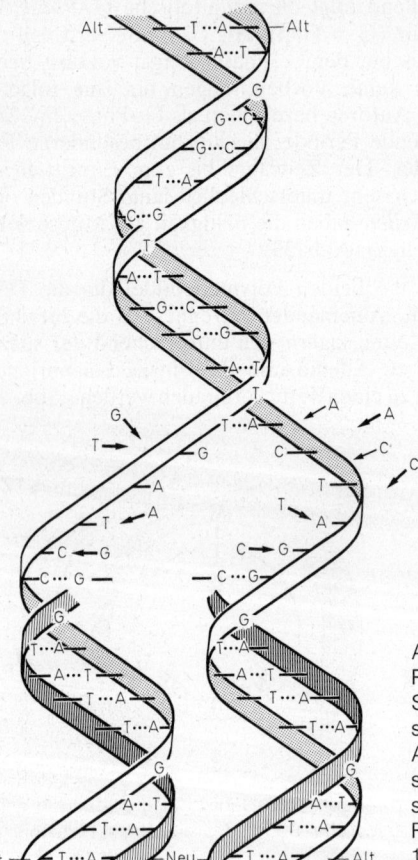

Abb. 40   Doppelhelix der DNS und Replikation. Alte Stränge hell, neue Stränge dunkel; Zucker-Phosphorsäure-Kette als Band dargestellt. A = Adenin, T = Thymin, C = Cytosin, G = Guanin, freie Nukleotidbausteine mit Pfeilen (aus *Hadorn*, E., R. *Wehner*: Allgemeine Zoologie, 19. Aufl. Thieme, Stuttgart 1974).

Matrize über die Reihenfolge, in der die Nukleotide aufgereiht werden (Basensequenz).

Replikation = an der DNS wird DNS gebildet.

Spiralisierung und Entspiralisierung. Eine Trennung der beiden Ketten der Doppelspirale zur Replikation setzt eine Entspiralisierung voraus, wie sie im Interphasenkern vorliegt. Zum Transport der Chromosomen in der Mitose werden diese dann durch Spiralisation auf kleinen Raum verpackt. Da die Replikation in der Interphase stattgefunden hat, wird in der Prophase schon der Längsspalt sichtbar.

Untersuchung der Zellkinetik mit Tritium. Wenn man durch intravenöse Injektion den Zellkernen zur Autoreduplikation ein Nukleosid anbietet, bei dem ein bestimmtes Wasserstoffatom durch ein radioaktives Wasserstoffisotop, ^{3}H (Tritium), ersetzt wurde, so wird das in die DNS eingebaute Nukleosid (man verwendet Thymidin) den Zellkern markieren. Auf diese Weise lassen sich autoradiographisch alle proliferierenden Zellen erkennen und in ihrem weiteren Schicksal (Proliferation, Differenzierung, Wanderung) verfolgen *(^{3}H-Thymidin-Index)*.

Chromatin. Alle Bestandteile des Zellkerns, die chromosomaler Natur sind (DNS und Histone), werden mit dem Begriff *Chromatin* zusammengefaßt. Im *Interphasenkern* sind allerdings nur jene Teile des Chromatins stark basophil anfärbbar, die auf *Heterochromatin* beruhen, während die *Euchromatin*anteile (entgegen dem Wortsinn chromatin = anfärbbar) nicht angefärbt werden.

Euchromatin nennt man den aktiven, der mRNS-Bildung geöffneten, entspiralisierten Teil eines Chromosoms; er enthält vorwiegend die großen Nukleotidsequenzen zur Bildung von mRNS (s. Proteinsynthese!).

Heterochromatin heißen dagegen jene Stellen stärkerer Kondensation des DNS-Stranges, die auch nach der Mitose in der Interphase kondensiert bleiben. Heterochromatin enthält vorwiegend zahlreiche, periodisch wiederholte („repetitive") kleine Nukleotidsequenzen zur Bildung von rRNS und tRNS und neigt dazu, die lichtmikroskopisch anfärbbaren *„Chromozentren,"* das *„Heterochromatinmuster"* des Interphasenkerns, zu bilden.

Das **Kinetochor** liegt im *Zentromer,* in der *primären Einschnürung* des Chromosoms. Sie unterteilt dieses in zwei Arme, deren Länge für jedes einzelne Chromosom charakteristisch ist. Vom Kinetochor aus ziehen die Mikrotubuli (Fasern) der *Metaphasenspindel* in der Mitose.

Der **Nucleolus** entsteht an einer *sekundären Einschnürung* des Chromosoms mit (repetitiven) Gensequenzen für rRNS, am *Nukleolusorganisator.* Über diesen bleibt ein kleines Chromosomenstück als Satellit mit dem übrigen Chromosom verbunden. Die rRNS, die am Nukleolusorganisator in großer Menge gesammelt wird, wandert in Form der 60-S- und 40-S-Untereinheiten durch die Kernmembran (s. Proteinbildung, S. 83). Der Nucleolus ist eine riesenhafte Funktionsstruktur des Interphasenkernes.

Beim Menschen sind fünf Chromosomenpaare mit einem Nukleolusorganisator ausgestattet. Der Zellkern kann damit vermehrten Anforderungen durch Nukleolenvergrößerung oder -vermehrung entsprechen. Größe und Anzahl der Nukleolen ermöglichen ein Urteil über den Umfang der Zelltätigkeit (Proteinsynthese). Nach Mutationen, die zum Verlust der Nukleolenbildungsorte führen, erlischt das Leben der betreffenden Zelle.

Mitose, Differenzierung und Lebensdauer der Zellen. Hohe Differenzierung unterdrückt nach älteren Vorstellungen die Mitosebereitschaft; Nervenzellen, Skelettmuskelfasern z. B. teilen sich im allgemeinen nicht mehr. Die bisher postulierte Allgemeingültigkeit des Gegensatzes von Differenzierung und Mitosebereitschaft muß neuerdings erheblich eingeschränkt werden auf Grund von Untersuchungen des ^{3}H-Thymidin-Index differenzierter Gewebe. Der ^{3}H-Thymidin-Index eines Gewebes gibt die Zahl der in DNS-Synthesephase befindlichen Zellkerne an, er ist wesentlich feiner als der nach dem morphologischen Aspekt gefundene Mitoseindex und liegt etwa 50fach höher. Untersuchungen des ^{3}H-Thymidin-Index zeigen, daß mit der Höhe der Zelldifferenzierung die Möglichkeit zur Zellteilung keineswegs verlorengehen muß, nachgewiesen z. B. an folgenden fetalen Zellen: Mastzellen, Melanozyten, Zellen der Pankreasinseln und der Adenohypophyse. Die Differenzierungen und Produkte dieser Zellen müssen vor der Mitose nicht abgebaut werden, sie können die Mitose überdauern. Die durchschnittliche Lebensdauer der Zellen ist verschieden groß. So lebt die Epithelzelle von Harnblase 66,5 Tage, Trachea 47,6, Epidermis 19,2, Dünndarm 1,4 Tage. Untersuchungen an Gewebekulturen machen es wahrscheinlich, daß Zellstämme nur eine begrenzte, genetisch festgelegte Anzahl von mitotischen Verdopplungen ihrer Zellzahl durchführen können.

Gene, Chromosomensatz und Genom

Als **Chromosomensatz n** wird der *haploide* Satz von Chromosomen bezeichnet *(n = haploid)*. Die somatischen Zellen des Menschen sind in der Regel diploid. *Diploide* Zellkerne besitzen zwei einander entsprechende Chromosomensätze *(2n = diploid), polyploide* Zellkerne sind aus mehrfachen Chromosomensätzen zusammengesetzt (z. B. *4n = tetraploid*).

Ein diploider Chromosomensatz (2n) wird im Laufe der Reifeteilungen der Geschlechtszellen reduziert zu einem haploiden (n) Satz (s. Meiose!). Mit der Befruchtung einer Eizelle vereinigen sich zwei haploide Sätze (n + n) zu einem diploiden (2n), der in allen weiteren Mitosen (Reifeteilungen von Geschlechtszellen ausgenommen) grundsätzlich als diploider Satz weitergegeben wird.

Der *Chromosomensatz* ist artspezifisch *zahlenkonstant,* d. h., die Tochterzellen enthalten soviel Chromosomen wie die Zelle, aus der sie hervorgegangen sind. Die *Chromosomen* besitzen eine artspezifische *Chromosomen-*

individualität, d. h., es treten in den Mitosen immer wieder dieselben Chromosomenformen auf.

Die *Chromosomen* lassen sich unterscheiden nach 1. der *Gesamtlänge,* 2. der *Länge der Chromosomenarme* beiderseits der primären Einschnürung (= Lage des Kinetochors in der Mitte, subterminal, nahezu terminal: metazentrische, submetazentrische, akrozentrische Chromosomen) sowie 3. nach der *Lage sekundärer Einschnürungen,* die zur Ausbildung endständiger Satelliten führen. Anhand dieser Merkmale werden die Chromosomen in Gruppen eingeteilt und mit abnehmender Größe von 1–22 durchnumeriert (Denver-Klassifikation, Abb. 41).

Eine noch zuverlässigere Identifikation des einzelnen Chromosoms erlauben *Chromosomenbänder* (Querbanden), die mit verschiedenen Methoden darstellbar sind, von denen jede eine andere Ursache der Bänderung hervorhebt (Unterschiede in der Packungsdichte der Chromosomenfibrille, gehäufte Wiederholungen der Basenpaare Cytosin-Guanin oder Adenin-Thymin, repetitive DNS, u. a.).

Der *diploide Chromosomensatz,* der beim Menschen aus 46 Chromosomen besteht, enthält bei beiden Geschlechtern 22 einander in Größe und Form entsprechende homologe Chromosomen (= *Autosomen*). In zwei weiteren Chromosomen unterscheiden sich die Geschlechter voneinander (= *Heterosomen,* Geschlechtschromosomen, *Gonosomen*). Das *weibliche* Geschlecht besitzt zwei gleichartige große Geschlechtschromosomen (XX), das *männliche* Geschlecht ein großes und ein kleines Geschlechtschromosom (XY).

Sexchromatin. Von den beiden X-Chromosomen der weiblichen Zelle ist im Interphasenkern nur eines aktiviert (entspiralisiert), das andere liegt kon-

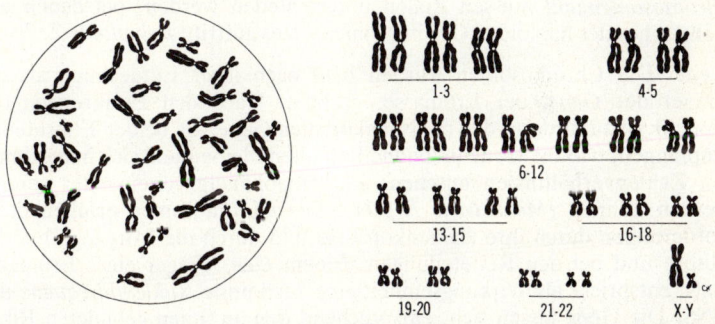

Abb. 41   Chromosomensatz einer normalen menschlichen Zelle. a) Die Chromosomen werden dargestellt, indem man Mitosen in der Gewebekultur durch Colchicin in der Metaphase blockiert. b) Anordnung der Chromosomen im Karyogramm, geordnet und klassifiziert nach dem Denver-System (aus *Langman,* J.: Medizinische Embryologie, 4. Aufl. Thieme, Stuttgart 1976).

densiert als Heterochromatin vor, es bildet einen auffallenden, ½–1 µm großen Heterochromatinbrocken, *Sexchromatin* oder *Barr-Körper,* der der Kernmembran innen anliegt und bei Granulozyten einen trommelschlegelförmigen Anhang des Kernes bildet (Abb. 10 u. 12). In der Praxis werden im fixierten Präparat 200–400 Zellen ausgewertet. Die Häufigkeit von Zellkernen mit sichtbaren Barr-Körperchen liegt zwischen 20 und 40%. Die Diagnose des Sexchromatins erlaubt also, im Zweifelsfall aus Körperzellen das genetische Geschlecht zu bestimmen. Hierzu eignen sich Zellen des Mundschleimhautabstriches, des Blutausstriches, der Haarwurzelscheide und des Haarfollikels (forensisch wichtig!) besonders gut.

Die *Anzahl* der Sexchromatinkörperchen kann infolge numerischer Chromosomenmutation, bei der mehr als zwei X-Chromosomen auftreten, vermehrt sein. Auch in diesen Fällen ist (in der diploiden Zelle) nur ein Geschlechtschromosom aktiviert, die übrigen X-Chromosomen erscheinen heterochromatisch als Sexchromatinkörperchen. Die tatsächliche Anzahl von X-Chromosomen beträgt also: Anzahl der Sexchromatinkörperchen + 1. Fehlt das Sexchromatin, so liegt entweder die Heterochromosomenkombination XY (männliches Geschlecht) oder XO (Turner-Syndrom, S. 78) vor.

Das *Y-Chromosom* kann mit speziellen Methoden, fluoreszenzmikroskopisch oder als teilkondensiertes Chromosom („F-Körper"), gleichfalls nachgewiesen werden.

Zahlenkonstanz. Während in den Geschlechtszellen und den Zellen der ersten Entwicklungsstadien des Embryos die Zahlenkonstanz der Chromosomen streng aufrechterhalten wird, kann sie in der weiteren Entwicklung bei einzelnen Körperzellen verlorengehen, so daß bei der Auszählung von Chromosomen eine Streuung auftritt. Von diesen Zellen mit *aberrierender Chromosomenzahl* müssen Zellen unterschieden werden, bei denen ein Mehrfaches des haploiden Chromosomensatzes auftritt: *polyploide Zellen.*

Gene. Die Chromosomen wurden bald nach ihrer Entdeckung als die Träger der *Gene,* der Erbmasse, erkannt. Nach den Erfahrungen der Genetik ist zu fordern, daß die Nachkommen Gene von beiden Elternteilen empfangen, daß die Gene individuell erhalten bleiben und sich in bestimmten Zahlenverhältnissen mischen, aber unabhängig voneinander vererbt werden können *(Mendelsche Regeln).* Die Chromosomen erfüllen diese Forderungen durch ihre Zahlenkonstanz und durch die Vorgänge bei der Mitose und bei den Reifeteilungen. Einem *Gen,* Träger eines Erbmerkmals, entspricht als Wirkungseinheit eine bestimmte *Nukleotidsequenz* der DNS. Die Gene lassen sich, entsprechend den an ihnen gebildeten Ribonukleinsäuren (vgl. hierzu Proteinbildung, S. 83), in drei Typen einteilen.

Der *1. Gentyp* kodiert mRNS für die Bildung von *Proteinen.* Die Nukleotidsequenzen dieser „Strukturgene", die meist nur *einfach* vertreten sind, betreffen oft viele hundert Nukleotidpaare und benötigen entsprechend zahlreiche Tripletts (S. 86) zur Proteinbildung. Der Hauptträger dieser großen (langen) Gene ist das *Euchromatin.*

Der *2. Gentyp* kodiert *tRNS*. Die kurzen Nukleotidsequenzen dieser Gene betreffen jeweils ein Triplett. Die Gene dieses Typs sind in mehrfach wiederholten Kopien vertreten als *repetitive* Sequenzen. Der Hauptträger der repetitiven Gene ist das *Heterochromatin*.

Der *3. Gentyp* kodiert *rRNS*. Die kurzen Nukleotidsequenzen wirken ohne Triplettbildung, sind gleichfalls *repetitiv* angeordnet und im *Heterochromatin* enthalten.

Die *repetitiven Gene,* die einen großen Teil des Genoms der Eukaryonten ausmachen und in wenigen bis Hunderttausenden von Kopien im Heterochromatin liegen, werden aber nur z. T. in tRNS und rRNS transkribiert; sie sollen die Möglichkeit zur quantitativen Vermehrung der Transkription geben, ihre weitere Bedeutung ist nicht hinreichend bekannt. *Heterochromatische Orte* mit repetitiven Sequenzen sind im Chromosom unterschiedlich verteilt, u. a. begrenzen sie die primäre Einschnürung und den Nukleolusorganisator.

Genom nennt man den gesamten Genbestand, d. h. die gesamte DNS, einer Zelle. Diese Begriffsbestimmung schließt zwar, streng genommen, auch die mitochondriale DNS ein. Im folgenden wird aber – wie üblich – unter Genom allein der *Genbestand des Zellkernes* verstanden. Bei diploiden Zellen besteht das Genom aus zwei Chromosomensätzen.

Mutationen sind „sprunghaft" und meist spontan (ohne erkennbaren Grund) auftretende Veränderungen im Erbgefüge, das in der Regel unverändert von Generation zu Generation weitergegeben wird. Mutationen machen sich (abhängig vom Erbgang, s. Lehrbuch der Genetik) in Änderungen des Erscheinungsbildes (Phänotyp) oder in Änderungen der Reaktionsnorm des Betroffenen bemerkbar und haben beim Menschen häufig Krankheitswert (Mißbildung, Stoffwechselstörung). Mutationen kommen in Körperzellen *(somatische Mutation)* oder in Keimzellen *(gametische Mutation)* vor. Die *Mutationen in Keimzellen* beanspruchen großes praktisches ärztliches Interesse, sie werden auf die Nachkommen übertragen. *Somatische Mutationen* sind eher theoretisch interessant im Zusammenhang mit Hypothesen über die Alterung der Zellen und des Organismus sowie über die Bildung von Tumoren. Mutationen können als *numerische Chromosomenmutation, strukturelle Chromosomenmutation* und *Genmutation* sowie als *Genommutation* auftreten.

Numerische und *strukturelle Chromosomenmutationen* können in *Genomanalysen* (Untersuchung der Anzahl und der Struktur der Chromosomen an Metaphasen einer Gewebekultur) meist direkt unter dem Mikroskop erkannt werden (*Bedeutung genetischer Beratungen!* Etwa 0,5% aller Neugeborenen sind mit einer Chromosomenmutation belastet, die in den Keimzellen eines Elternteils neu entstanden ist). *Genmutationen* spielen sich dagegen im molekularen Bereich ab. Numerische und strukturelle Chromosomenmutationen sind irreversibel, Genmutationen können irreversibel sein.

Als *Genommutation* bezeichnet man die Vermehrung des Chromosomensatzes insgesamt, die *Polyploidisierung.* Sie spielt beim Menschen keine, aber z. B. in der Pflanzenzüchtung eine große Rolle.

Numerische Chromosomenmutationen (Chromosomenfehlverteilungen, Chromosomenaberrationen) führen zu Änderungen in der *Zahl* der Chromosomen des Genoms. Numerische Chromosomenmutationen entstehen, wenn sich bei *Keimzellen* in der Meiose (S. 79) zwei gepaarte Chromosomen fehlerhaft nicht trennen (non-disjunction) und dadurch – anstatt auf beide Tochterzellen verteilt zu werden – in dieselbe Tochterzelle geraten; diese besitzt nun ein Chromosom zuviel, während in der anderen Tochterzelle ein Chromosom fehlt. Nach Befruchtung entsteht im einen Fall eine *Trisomie* des betreffenden Chromosoms, im anderen Fall eine *Monosomie*. Die Fehlverteilung kann Autosomen und Geschlechtschromosomen treffen. Keime mit *Trisomie* eines Autosoms *(= 2n + 1)* sind häufig lebensfähig, zeigen aber charakteristische Störungen. Keime mit *Monosomie* eines Autosoms *(= 2n – 1)* gehen in der Regel zugrunde.

So findet man beim *Down-Syndrom* (Mongolismus) im Chromosomenpaar 21 (Denver-Klassifikation) ein drittes Chromosom *(= Trisomie 21)*. *Trisomie 13* und *18 geht mit einem Patau-* bzw. *Edwards-Syndrom* einher. Beim *Klinefelter-Syndrom* (eunuchoider Habitus beim Mann, angeborene Sterilität) besteht die *Heterosomenkombination XXY*, in diesem Fall tritt ein Sexchromatin im Interphasenkern auf. Bei 0,5–1‰ der Frauen findet man kein Sexchromatin, im Chromosomensatz ist nur ein X-Chromosom vorhanden (XO), es besteht ein *Turner-Syndrom* (Kleinwüchsigkeit, geringe Entwicklung der sekundären Geschlechtsmerkmale u. a.). (Bei mehreren X-Chromosomen ist die Anzahl der Sexchromatine gleich der Zahl der X-Chromosomen minus 1, s. S. 76). Vgl. Lehrbücher der Genetik und der inneren Medizin!

Bei etwa einem Viertel aller Spontanaborte werden Chromosomenaberrationen beobachtet, doch ist deren Zahl wahrscheinlich noch größer, da zahlreiche Frühaborte unbemerkt ablaufen.

Chromosomenfehlverteilungen kommen auch bei Mitosen von *Körperzellen* vor *(somatische Mutation)*. Sie können belanglos sein oder, wenn sehr früh in der Entwicklung enstanden, zu einem *„Mosaikorganismus"* führen.

Strukturelle Chromosomenmutationen, bei denen die *Struktur* von Chromosomen, lichtmikroskopisch erkennbar, verändert wird, können bei *Chromosomenbrüchen* vorkommen: Stücke von Chromosomen fallen aus *(Deletion)*, werden verdoppelt durch ungleichen Austausch zwischen Chromosomen *(Duplikation)*, werden zwischen nicht homologen Chromosomen ausgetauscht *(Translokation)* oder innerhalb eines Chromosoms umgedreht *(Inversion)*.

Genmutationen sind im molekularen Bereich punktuelle Änderungen an der DNS-Doppelspirale. Es können *Nukleotidpaare ausgetauscht* werden, die Anzahl der Nukleotidpaare kann *vermehrt* oder *vermindert* sein. Damit wird die Information der DNS verändert.

Wenn eine Genläsion nur einen Strang der DNS-Doppelspirale betrifft, kann ein *Repair-Mechanismus* wirksam werden. Die Anregung zur enzymatischen Reparatur des Genschadens geht vom Komplementärstrang aus. Enzyme öffnen die DNS-Doppelspirale, eliminieren die defekte Stelle, reparieren und verschließen sie. Derartige Reparaturvorgänge laufen wahrscheinlich in großer Zahl ab, sie können durch Umweltfaktoren (Quecksilberverbindungen, karzinogene Kohlenwasserstoffe, Pestizide u. a.) gestört werden.

Die *Ursachen der Mutationen* sind nur zum kleinen Teil bekannt. Strahlenschäden und Schäden aus Zivilisationsgiften (Kaffee, Tabak, Pharmaka) stehen an erster Stelle. Auch zahlreiche Chemikalien rufen unterhalb der Toxizitätsgrenze Erbschäden hervor: Chemikalien, die zur Behandlung von Tumoren, Autoimmunkrankheiten, zur Herstellung von Insektiziden, Textil- und Druckfarbstoffen u. a. verwandt werden oder die als Zwischenprodukt bei zahlreichen industriellen Fertigungen auftreten.

Die *Mutationsrate* gibt die relative Häufigkeit von Genmutationen an.

Meiose (Reduktionsteilung)

Während der Vorbereitung der männlichen und weiblichen Geschlechtszellen für die Befruchtung wird der diploide Chromosomensatz auf die Hälfte reduziert (haploider Satz). Der Vorgang heißt *Meiose* und umfaßt *zwei Zellteilungsschritte,* die *1. und 2. Reifeteilung.* „Reif" ist die Geschlechtszelle mit haploidem Chromosomensatz! Bei der Verschmelzung der Kerne der Geschlechtszellen in der Befruchtung entsteht wieder ein diploider Satz.

Formaler Ablauf der Meiose. In der Prophase der 1. Reifeteilung lagern sich die homologen Chromosomen paarweise zusammen, dabei werden zwischen väterlichem und mütterlichem Chromosom homologe Stücke ausgetauscht. Da währenddessen in jedem einzelnen Chromosom schon der Teilungsspalt sichtbar wird, liegen je vier Teile (Chromatiden) beinander; sie werden anschließend in zwei Teilungsschritten auf vier Tochterzellen verteilt. Danach enthält jede der vier Tochterzellen einen haploiden Satz. Im einzelnen geschieht folgendes (vgl. Abb. 42).

1. Reifeteilung. *Prophase:* Die für die genetischen Vorbereitungen zur Befruchtung wichtige Prophase der 1. Reifeteilung (RT I) ist wesentlich *länger* als die Prophase einer Mitose (bei der Samenzellreifung benötigt sie etwa 24 Tage, bei der Eizellreifung kann sie sich, dank einer eingeschalteten Ruhephase [Diktyotän], über Jahrzehnte erstrecken) und umfaßt folgende Vorgänge und Stadien. Bei noch erhaltener Kernmembran treten die Chromosomen der diploiden Geschlechtszelle, die vorher eine DNS-Reduplikation erfahren haben, zunächst als feine Fäden in diploider Zahl in Erscheinung *(Leptotän).* Sie lagern sich paarweise der Länge nach eng aneinander *(Chromosomenpaarung, Konjugation),* und zwar so, daß je zwei nach Größe und Struktur zusammengehörige, homologe (väterliche und mütterliche) Chromosomen genau nebeneinander liegen (Zygotän). Da aber jedes von zwei gepaarten Chromosomen infolge der früher abgelaufenen DNS-Reduplikation aus zwei Chromatiden (Spalthälften) besteht, weist jedes der Chromosomenpaare *(Bivalente)* insgesamt vier (zwei väterliche und zwei mütterliche) Chromatiden auf; diese Vierergruppen *(Tetraden)* treten bei zunehmender Verkürzung und Verdickung der Chromosomen deutlicher in Erscheinung *(Pachytän). Wenn nun im folgenden Diplotän* die gepaarten

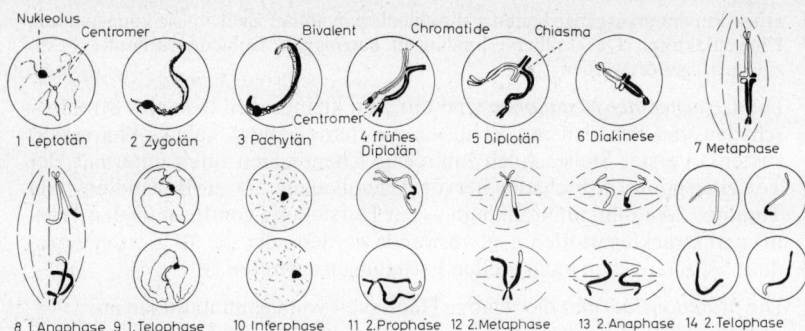

Abb. 42   Reifeteilungen (Meiose) eines Chromosoms (aus *Kalmus,* H.: Genetik, 3. Aufl. Thieme, Stuttgart 1976).

Chromosomen sich zu trennen beginnen, wird an Überkreuzungen und Verklebungen *(Chiasmata)* deutlich, daß während der vorangegangenen Stadien innerhalb der Tetraden zwischen homologen (väterlichen und mütterlichen) Chromatiden ein Austausch homologer Stücke, ein Chromosomenumbau, stattgefunden hat (zytologisches *Crossing over*). In der *Diakinese* verschwindet die Kernmembran. In den Tetraden lösen sich die Konjugationspartner allmählich vollständig voneinander. Damit ist die Verdopplung der Chromatiden und die Paarung der Chromosomen abgeschlossen.

Metaphase: Nun ordnen sich die Chromosomenpaare, ähnlich wie bei der Mitose, in die Äquatorialplatte ein.

Anaphase: In der Anaphase wandern dann die umgebauten Chromosomen mit jeweils beiden Chromatiden *(Dyade)* einer Tetrade, noch verbunden durch das ungeteilte Kinetochor, unter Vermittlung einer Spindel an entgegengesetzte Pole.

Telophase: Die *Anzahl* der Chromosomen in jeder der beiden Tochterzellen beträgt jetzt nur die Hälfte der Chromosomen der Mutterzelle (die Chromosomenzahl wird aus jeweils einem der homologen Chromosomen zusammengesetzt), wobei in jedem Chromosom die beiden Chromatiden noch durch das Kinetochor verbunden sind, d. h., die Längsspaltung der Chromosomen ist noch nicht zu Ende geführt. Die *DNS-Menge* jeder Tochterzelle entspricht dagegen der einer diploiden Zelle nach der Teilung (Mitose) in der G_1-Phase.

Geschlechtschromosomen: Die Paarung und Trennung der Geschlechtschromosomen in der 1. meiotischen Prophase entspricht bei der Eizelle (XX) dem Vorgang bei den übrigen homologen Chromosomen. Bei der Samenzelle (XY) wird die Paarung durch eine kleine homologe Region in beiden Chromosomen erreicht, so daß bei der Trennung entweder ein X- oder ein Y-Chromosom in eine Tochterzelle eingeht.

2. Reifeteilung. Nach einer kurzen Pause, in der die DNS nicht mehr verdoppelt wird, die mithin keine wirkliche Interphase ist, läuft eine weitere Kern- und Zellteilung ab. In dieser 2. Reifeteilung (RT II) wird die bis dahin aufgeschobene *Spaltung der Kinetochoren* nachgeholt, d. h., in der Anaphase der RT II werden, wie bei einer gewöhnlichen Mitose, einzelne Chromatiden des entstandenen haploiden Satzes auf die Tochterzellen verteilt. Das bedeutet, zur Halbierung der Chromosomenzahl (RT I) kommt die Halbierung der DNS-Menge (RT II).

Reife Geschlechtszelle *(Gamete)*. Aus den beiden Teilungsschritten der Meiose gehen also insgesamt vier Tochterzellen hervor. *In deren Kernen ist sowohl die Zahl der Chromosomen als auch der DNS-Bestand auf die Hälfte reduziert,* sie sind *haploid.* Ferner sind die Chromosomen des reifen Gameten aufgrund der Vorgänge in der Prophase von RT I *umgebaut* und durch zufällige Verteilung bei RT I und RT II *neu kombiniert.* Eine DNS-Reduplikation erfolgt erst wieder im Zusammenhang mit der Befruchtung. Nach Eindringen des Spermatozoons in die Eizelle (Imprägnation) verdoppeln männlicher und weiblicher Vorkern (= haploider Kern) ihre DNS. Danach ordnen sich alle Chromosomen in die Äquatorialplatte der ersten Mitose der befruchteten Eizelle ein.

Störungen von Mitose und Meiose. Kenntnisse über Störungen der Mitose und Meiose sind für Pathologie und Therapie (Krebsbehandlung!) wichtig. Eine Schädigung trifft meist alle Teile und Phasen der Mitose. Röntgenstrahlen, Hormone (Adrenalin, Cortison), alkylierende Stoffe (Lost) können zu einer Verzögerung des Mitosebeginns führen. Die frühe Prophase ist besonders strahlenempfindlich. Es entstehen Verklebungen der Chromosomen mit nachfolgenden Zerreißungen in der Anaphase. Auch Urethan u. a. Pharmaka schädigen die Chromosomen in der Mitose. Colchicin wirkt als „Spindelgift" auf Kinetochor und Mikrotubuli der Metaphasenspindel und führt zu einer Blockierung der Metaphase (Behinderung der Tubulinpolymerisation). Durch Mitosegifte werden alle mitoseaktiven Gewebe am Wachstum gehindert, das Krebsgewebe wie auch das blutbildende Knochenmark und regenerierendes Gewebe. Betreffen die Störungen die Meiose der Geschlechtszellen, so muß bei einer Befruchtung mit den Folgen der gametischen Mutation gerechnet werden.

Polyploidie, Endomitose, Amitose

Polyploidie. Von der funktionellen Kernschwellung unterscheidet man eine Kernvergrößerung, die auf eine Vermehrung der DNS zurückgeht. Der Kern enthält ein Vielfaches des haploiden Chromosomensatzes: Polyploidie. Polyploidie kommt in mehreren Organen vor und ist mit einer Funktionssteigerung verbunden. In der erwachsenen Rattenleber können ca. 40% der Kerne polyploid sein. Megakaryozyten des Knochenmarks sind immer polyploid.

Polyploidie kann durch *Endomitose* entstehen, sie kann aber auch auf eine *Störung des Spindelapparates* während einer Mitose zurückgehen, die zwar noch eine Teilung der Chromosomen, aber nicht des Zellkernes erlaubt. Polyploide Zellen können sich amitotisch teilen, d. h., der polyploide Kern kann in zwei Kerne mit geringerer Chromosomenzahl zerfallen. Unklar ist, ob jeder Amitose eine Polyploidisierung vorausgegangen sein muß.

Bei der **Endomitose** teilen sich im Anschluß an eine DNS-Reduplikation die Chromosomen, ohne daß die Kernmembran aufgelöst oder ein Spindelapparat ausgebildet wird. Die Chromosomen spiralisieren sich dabei so weit, daß sie mikroskopisch sichtbar werden. Nach Ablauf der Endomitose ist der Zellkern tetraploid. Bei der *Kryptoendomitose (Endoreduplikation)* bleiben die Chromosomen bei Reduplikation und Trennung der Chromatiden innerhalb der nicht aufgelösten Kernmembran entspiralisiert, die Chromosomenverdopplung bleibt unsichtbar. Bei einer folgenden, mit erneuter Reduplikation verbundenen Mitose entstehen tetraploide Tochterzellen. Die Vorgänge führen zur *inneren Polyploidisierung* des Zellkerns (im Unterschied zur Polyploidisierung durch Kernverschmelzung). Dabei werden die Funktionsstrukturen der Zelle nicht beeinträchtigt. Endomitosen treten bevorzugt bei funktioneller Mehrbelastung hochdifferenzierter Zellen auf.

Amitose. Eine direkte Durchschnürung des Kerns, ohne daß Chromosomen und Spindel in Erscheinung treten, wird im Unterschied zur Mitose *Amitose* genannt. Die Stelle der Kerndurchschnürung wird von einem Ring aus Filamenten und Mikrotubuli umgeben. Die Filamente enthalten Aktin und Myosin. Der Vorgang wird hauptsächlich aus „Reihen-Präparaten" (Kernfiguren, die Zwischenstadien zeigen) erschlossen. Die Amitose muß unterschieden werden von Kerneinschnürungen, die nicht zu einer Teilung führen (z. B. Kernsegmentierung bei Granulozyten und pathologische Kernfragmentation!). Die Frage, in welcher Weise bei der Amitose die Chromosomen verteilt werden, ist nicht geklärt. Man rechnet einerseits mit einer zufälligen Verteilung der Chromosomen (inäquale Amitose). Eine Teilung der Nukleolen und eine Verteilung der beiden Tochternukleolen an die Pole des eingeschnürten Kerns lassen andererseits auf eine Genomsonderung bei der Amitose schließen (äquale Amitose) (Abb. 43). Es gibt auch Beobachtungen, die dafür sprechen, daß bei der Amitose ein polyploider Kern in einen diploiden zerlegt wird; diese Art Amitose wäre ein Antagonismus zur Endomitose. An die Kernteilung kann sich die Zellteilung anschließen.

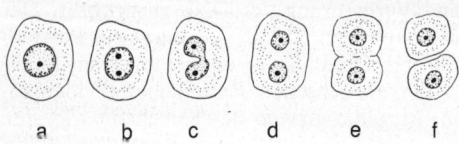

a   b   c   d   e   f

Abb. 43 a–g   Amitose. a–d) amitotische Teilung des Zellkerns, e, f) anschließende Zellteilung. Schema.
g) **E:** Amitose einer Zelle der Nebennierenrinde, Frosch. Vergr. 3600fach (Präparat: Prof. Dr. F.-W. *Pehlemann*, Kiel).

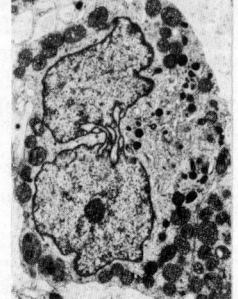

g

Mehrkernige Zellen können durch *Kernteilung ohne Zellteilung,* durch *Zerfall eines polyploiden Zellkernes* in zwei oder mehrere Kerne oder durch *Zellverschmelzungen* entstehen.

Plasmodium nennt man eine vielkernige Zytoplasmamasse, die durch (mitotische oder amitotische) *Kernteilungen ohne nachfolgende Zellteilungen* zustande kommt (*Beispiel:* Osteoklast).

Syncytium wird eine vielkernige Zytoplasmamasse genannt, die durch *Zellverschmelzung,* d. h. durch den Schwund von Zellgrenzen ursprünglich getrennter Zellen, entsteht (*Beispiel:* Synzytiotrophoblast der Placenta, Skelettmuskelfaser).

Proteinsynthese

Die genetischen Informationen des Kerns, die in der Mitose von Zelle zu Zelle weitergegeben werden, bestimmen in der Interphase (Zeitraum zwischen zwei Mitosen) deren Aufbau und Funktion. Die Erbsubstanz hat demnach drei Aufgaben: 1. Speicherung der genetischen Information, 2. Übertragung der Information auf die Funktionsstrukturen der Zelle, d. h. Proteinbildung, 3. identische Reduplikation der genetischen Information (Mitose).

Proteinbildung: Die Proteine können entweder als *Funktionsproteine* (Enzyme) und *Strukturproteine* dem *zelleigenen Bedarf* dienen oder als *exportable Proteine* (Drüsensekrete, Vorstufen von Bindegewebsfibrillen u. a.) von der Zelle *abgegeben* werden. Funktionsproteine (Enzyme) beeinflussen im Sinne des genetischen Auftrages den Stoffwechsel der Zelle, Strukturproteine werden (z. B. bei Zellwachstum) in Zellstrukturen eingebaut oder zum Ersatz von Zellstrukturen herangezogen, exportable Proteine werden (meist über den Golgi-Apparat) ausgeschieden. *Die Proteinsynthese verläuft in jedem Fall gleichartig.* Im einzelnen spielt sich folgendes ab (vgl. hierzu Abb. 44).

Genetischer Code. Die DNS der Chromosomen enthält alle Informationen für Entstehung und Funktion des Körpers. Sie sind als Gene verschlüsselt festgelegt durch die wechselnde Anordnung der Basen in der DNS, durch die *Basensequenz* (S. 70), die als genetischer Code gilt.

Bildung der m-Ribonukleinsäure. Nach dem Prinzip der Basenpaarung wird RNS durch das Enzym *RNS-Polymerase* an der Oberfläche einer der beiden DNS-Stränge gebildet. Der Vorgang ähnelt dem der Autoreduplikation der DNS (S. 71), doch tritt bei der RNS an die Stelle des Thymin das Uracil. Diese RNS besitzt jetzt in ihrer Basensequenz ein „Negativ" der DNS, sie bildet eine *Matrize.*

Dabei werden zunächst – entsprechend der unterschiedlichen Länge der Gene verschieden große – *prä-mRNS-Moleküle* synthetisiert. An das eine Ende jedes Moleküls wird dann eine Nukleotidsequenz (Cap) angekoppelt, die die spätere

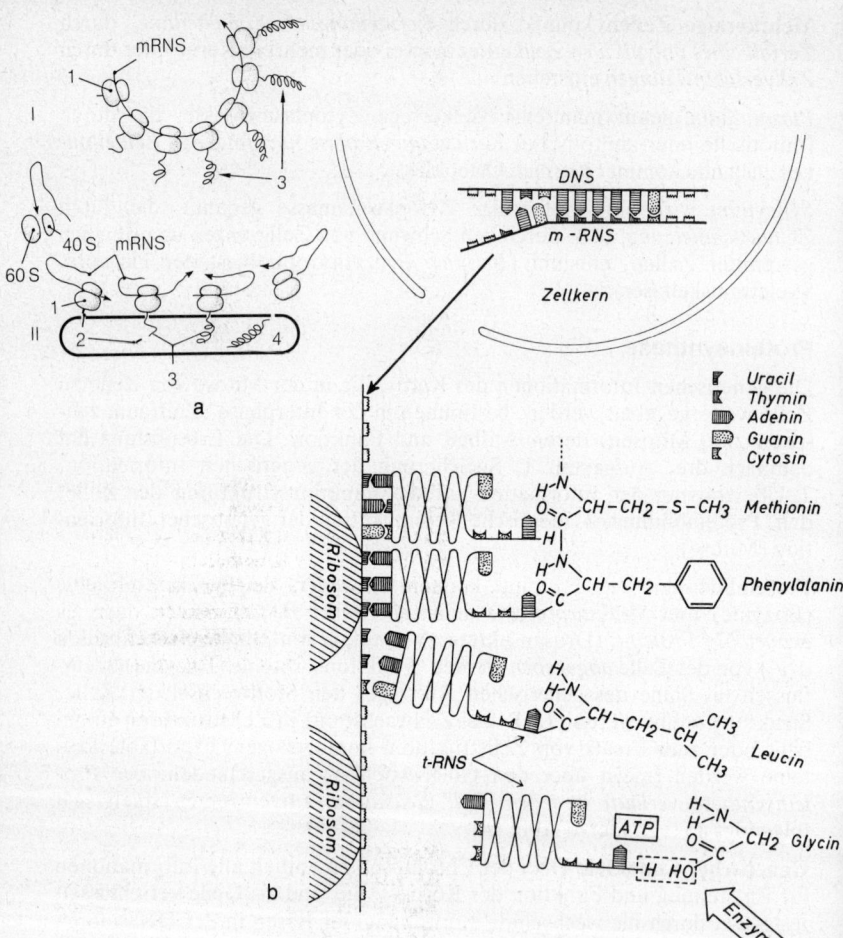

Abb. 44a, b   Proteinsynthese. a) I = Bildung von Polyribosomen aus Ribosomen-
untereinheiten in Gegenwart von mRNS; mit fortschreitender Ablesung wächst die
Peptidkette, die schließlich in das Zytosol abgegeben wird (Bildung von Strukturproteinen), II = fortschreitende Bildung einer Peptidkette im granulierten ER, gezeigt am
Beispiel eines einzigen Ribosoms. 1 = Ribosom (80-S), zusammengesetzt unter
dem Einfluß der mRNS aus den beiden Untereinheiten mit 40-S und 60-S,
2 = Signalpeptid, vermittelt den Eintritt der Peptidkette in die ER-Zisterne,
3 = wachsende Peptidkette, 4 = fertige Peptidkette. Schema. b) Informationsüber-
tragung und Proteinsynthese. Schema (aus *Nultsch,* W.: Allgemeine Botanik, 4. Aufl.
Thieme, Stuttgart 1971).

Fixierung der mRNS an das Ribosom ermöglicht, während an das andere Ende ein Schwanz von Adenylresten (Poly-A-Schwanz) angehängt wird; beide stabilisieren die mRNS gegen Nucleasen. Anschließend treten *Snurps* (*S*mall *n*uclear *r*ibonucleoproteins) in Aktion: in einem „Splicing" wird die prä-mRNS „zusammengeschnitten"; nur die Anteile, die eine „übersetzbare" Information enthalten, die *Exons,* werden belassen, die übrigen Anteile, die *Introns,* werden dagegen entfernt. Das jetzt korrigierte, reife mRNS-Molekül wird noch im Zellkern an ein Protein gebunden und tritt dann als *Ribonukleoprotein*-teilchen in das Cytoplasma ein.

In der Prägung der RNS – *Transkription* – beruht die unmittelbare Wirkung des Gens, der weitere Ablauf ist mittelbare Genwirkung – *Translation* der Botschaft. Diese am Chromosom gebildete RNS wandert durch die Poren der Kernmembran ins Cytoplasma und bringt die Geninformation zur Produktionsstätte des Proteins, sie heißt deshalb *Messenger-(Boten-)RNS (= mRNS).* Sie legt sich Ribosomen an. Die mRNS-Fäden sind 1,5 nm dick, können aber 100 oder mehrere hundert nm lang werden.

Transkription = an der DNS wird mRNS gebildet.

Bildung der r-Ribonukleinsäure. Die Ribosomen bestehen hauptsächlich aus einer nicht spezifischen, im Unterschied zur mRNS stabilen *Ribosomen-RNS (= rRNS).* Sie wird im Nucleolus gesammelt, wandert in Form zweier Untereinheiten mit unterschiedlichen Sedimentationskoeffizienten (S), der größeren 60-S- und der kleineren 40-S-Untereinheit, ebenfalls durch die Kernmembran und siedelt sich bei Proteinbildung in Ribosomenform frei in der Matrix oder an den Außenflächen des ER an (vgl. Abb. 44a).

Ribosomen, Polyribosomen. Die kleine und die große Untereinheit, die jedes Ribosom zusammensetzen, enthalten (ein bzw. drei Moleküle) Ribonukleinsäure, eingebaut in Proteinmoleküle. An Ribosomen spielt sich Proteinsynthese ab. Die beiden Untereinheiten vereinigen sich erst mit Eintritt in die Proteinproduktion zum funktionstüchtigen Ribosom. Gleichzeitig nehmen die dimeren Ribosomen die Ordnung von *Polysomen (Polyribosomen)* an, indem sich 5–10 und mehr Ribosomen jeweils an einem 1,5 nm dicken Faden von Ribonukleinsäure (mRNS) wie die Perlen einer Kette aufreihen. Als Polysomen legen sich die Ribosomen entweder dem ER außen an, wodurch dieses zum granulierten ER wird (Produktion von exportablen Proteinen, z. B. Drüsensekret), oder sie bleiben, unabhängig vom ER, häufig in Ketten- oder Rosettenform, in der Matrix liegen (Produktion von Enzymen oder Strukturproteinen für den Zellgebrauch) (Abb. 44a).

Bildung der t-Ribonukleinsäure. Nahe am Nucleolusorganisator entsteht noch ein weiterer Typ von RNS, die *Transfer-RNS (= tRNS).* Sie wandert ebenfalls ins Cytoplasma. Ihr fällt die Aufgabe zu, die durch Enzyme aktivierten Aminosäuren spezifisch zu binden und auf die an den Ribosomen festgehaltene mRNS zu übertragen. Die Bezeichnung Transfer-RNS trägt dieser Aufgabe Rechnung.

Die der Zellkernmembran innen und außen angelagerten Granula sind teils Ribosomen, teils können sie auch als massierte t- und mRNS aufgefaßt werden, deren Einzelmoleküle unsichtbar bleiben.

Proteinbildung am Ribosom. An der Oberfläche der Ribosomen schließen sich die von der tRNS herbeigeholten benachbarten Aminosäuren zu Proteinmolekülen zusammen *(Adapterhypothese)*. Die Reihenfolge, in der die Aminosäuren dabei aufgereiht werden, die Sequenz der Aminosäuren, folgt der „Botschaft" (Matrix, Negativ), die auf dem Weg der mRNS von der DNS kommt. Den etwa 20 Aminosäuren, die es in verschiedener spezifischer Weise zusammenzusetzen gilt, stehen die vier Basen Cytosin, Adenin, Guanin, Thymin bzw. Uracil als Zeichen einer genetischen Zeichensprache gegenüber. Eine paarweise Kombination der Basen würde höchstens 16 Möglichkeiten ergeben, also nicht alle Aminosäuren gesondert benachrichtigen können. Tatsächlich liegen Dreiergruppen *(Tripletts)* von Basen vor. Mit Hilfe der hierdurch möglichen Kombinationen können alle Aminosäuren einzeln bezeichnet werden. Man rechnet sogar damit, daß zu jeder Aminosäure 2–3 Typen von tRNS gehören, insgesamt also etwa 60 verschiedene tRNS vorkommen. Die Ribosomen binden die mRNS und sind damit der Ort, an dem die Botschaft „abgelesen" wird *(Translation)*. Es sind dabei gleichzeitig mehrere Ribosomen am Werk (Polyribosomenbildung). Am Ende der „Botschaft" ist die Polypeptidkette gefertigt, die mRNS wird von den Ribosomen gelöst, diese stehen zu erneuter Verwendung bereit (lange Lebensdauer der Ribosomen). Die Proteine, die an jenen Ribosomen gebildet werden, die dem ER anliegen (granuliertes ER), gelangen als exportable Proteine in die Spalträume, Zisternen, des ER.

Translation = an der mRNS werden Proteine gebildet.

„Interpunktionszeichen" für Anfang und Ende eines genetischen Codes bzw. einer Polypeptidkette sind spezielle Code-Tripletts, die selbst zu keiner Aminosäure in Beziehung treten.

Genaktivierung. Offensichtlich werden nicht in allen Zellen alle Gene gleichzeitig verwirklicht. Woher „weiß" die DNS, was im besonderen Fall produziert werden muß? Hierüber macht man sich folgende, hauptsächlich an Bakterien gewonnene Vorstellungen (vgl. Lehrbuch der Biochemie!). Bei der Bildung der mRNS für die Protein-(Enzym)-Synthese spielen drei Arten von Genen zusammen, *Strukturgene, Operatorgene* und *Regulatorgene*. Mehrere benachbarte Strukturgene werden von einem Operatorgen „angeführt", Strukturgene und Operatorgene bilden zusammen ein *Operon*. Die Bildung der mRNS beginnt am Operatorgen; dieses wird über ein Regulatorgen gesteuert, das an ganz anderer Stelle des Chromosoms liegen kann. Das Regulatorgen veranlaßt (über mRNS) im Cytoplasma die Bildung von *DNS-bindenden Proteinen* (wahrscheinlich sog. Nicht-Histon-Proteine des Zellkerns), die in den Zellkern eintreten und das Operon „an"- oder „abschalten". Bei der Aktivierung der Produktion von DNS-bindenden Proteinen spielen *Hormone* eine entscheidende Rolle.

Proteinsynthese lichtmikroskopisch. Bei intensiver Eiweißbildung treten die beteiligten Strukturen lichtmikroskopisch stark hervor. Ein *großer Nucleolus* und starke *Basophilie* des Cytoplasmas (Ergastoplasmas) sind für diese Zellen typisch (Drüsenzellen, Nervenzellen, Plasmazellen). Oft ist auch der *Golgi-Apparat vergrößert,* er dient bei manchen Zellarten (Drüsenzellen) der Aufnahme des gebildeten Proteins. Manchmal wird der Weg der Ribonukleinsäuren aus dem Kern ins Cytoplasma durch eine lokale Basophilie oder durch eine Kette von basophilen Granula sichtbar *("Kernsekretion").* Der aktive Zellkern ist rund und „aufgebläht" (funktionelle Kernschwellung). Die „Chromatinarmut" eines Zellkerns läßt vermuten, daß die Chromosomen weitgehend entspiralisiert und aktiviert sind.

Viren. In diesem Zusammenhang ist die Wirkung der Viren auf die embryonale oder wachsende Zelle interessant. Für den Menschen pathogene Viren enthalten DNS. Sie wirken als Krankheitserreger, indem sie ihre DNS in Zellen einbringen, damit deren zelleigene Abläufe fehlleiten und die Zellen veranlassen, nach dem Virusbauplan zu arbeiten. Viren sind also Gene ohne zelluläre Organisation und als Zellschmarotzer nur mit Hilfe des fremden Zellstoffwechsels vermehrungsfähig.

Tumorviren. Eine *RNS*-abhängige DNS-Polymerase wurde in RNS-haltigen *Tumorviren* nachgewiesen. Das Enzym verwendet RNS-Moleküle als Matrize zur Synthese von DNS, die in das Wirtszellgenom übertragen wird.

Bakterien besitzen dagegen Cytoplasma und DNS, sie sind soweit Zellen und z. B. teilungsfähig, doch fehlt die Kernmembran (= Organisationsform der *Prokaryonten).* Viren, die auf Bakterien schmarotzen, sind *Bakteriophagen.*

Antibiotika greifen in die molekularbiologischen Vorgänge der Bakterien auf unterschiedliche Weise ein. Sie können die Präzision der „Übersetzung" einer Nukleotidsequenz in eine Aminosäuresequenz stören oder durch Beeinflussung der Ribosomen die Proteinsynthese mindern (z. B. Streptomycin), die freie RNS-Polymerase (z. B. Rifamycin) oder die DNS blockieren (z. B. Actinomycin) oder die Ablesung der mRNS verhindern (z. B. Chloramphenicol). Tetracycline sollen die Polypeptidbindung der an tRNS gebundenen Aminosäuren beeinträchtigen. Einige Antibiotika können auch die Proteinsynthese in Mitochondrien hemmen.

Chronobiologie

Biologische Vorgänge verlaufen häufig periodisch (Beispiele: Winterschlaf, Fortpflanzungszyklus, Schlaf-Wach-Rhythmus). Dem Rhythmus liegt eine endogene Periodizität („physiologische Uhr") zugrunde, die nicht vollständig mit den Perioden des Jahres-, Monats- oder Tagesrhythmus übereinstimmt. Durch einen Zeitgeber, z. B. durch den Wechsel von Licht und Dunkelheit innerhalb 24 Stunden, wird diese endogene Periodizität mit den Rhythmen der Umwelt synchronisiert; kürzere und längere Rhythmen können sich überlagern. Beim Menschen steht die Tagesperiodik, **Zirka-**

dianperiodik (von „circa diem" = etwa einen Tag) im Vordergrund, viele Organe zeigen Schwankungen der Funktion im Tagesrhythmus.

Zirkadiane Schwankungen machen sich u. a. bemerkbar in erheblichen Unterschieden der *mitotischen Aktivität* einzelner Organe (z. B. steigt die Mitoserate der Epidermis des Menschen zwischen 0 Uhr und 4 Uhr stark an), im unterschiedlichen *RNS-Gehalt* von Zellen (z. B. sinkt der RNS-Gehalt der Rattenleber im März von einem Höhepunkt um 8 Uhr auf einen Tiefpunkt um 24 Uhr), in Schwankungen der *Hormonausschüttung* (z. B. fällt der Serumcortisolwert beim Mann von einem Höhepunkt um 6 Uhr auf den tiefsten Wert um 24 Uhr), in Unterschieden der *Enzymaktivitäten* und – im Zusammenhang damit – in Schwankungen der *Arzneimittelempfindlichkeit* (z. B. beträgt die Absterberate von Ratten bei einer Dosis von 190 mg/kg Körpergewicht Phenobartital 100%, wenn die Dosis um 14 Uhr gegeben, 0% wenn sie zwischen 23 Uhr und 2 Uhr verabreicht wird – *zirkadiane Pharmakodynamik!*), sowie in zahlreichen anderen Lebensäußerungen. Eine *Verschiebung des Zeitgebers* (z. B. durch Flugreise in Ost- oder Westrichtung) erfordert anschließend eine mehrtägige Einregulierung der zirkadianen Rhythmen („Würde ein Staatsmann, der nach einem Blitzflug um den halben Erdball erschöpft aus dem Überschallflugzeug steigt, überhaupt in der Verfassung sein, sofort delikate Verhandlungen zu führen?" fragt A. Toynbee). Die *Regulatoren* dieser Zirkadianperiodik im menschlichen Körper sind im einzelnen noch wenig bekannt; sicher ist, daß Afferenzen aus der Retina zum Hypothalamus, Kerne des Hypothalamus, die Epiphyse und/oder die Nebennierenrinde beteiligt sind.

Diese für die Medizin wichtigen, aber noch unzureichend erschlossenen Vorgänge machen sich auch in der Zytologie und Histologie bemerkbar. Für wissenschaftliche zytologische Untersuchungen ergibt sich hieraus die Forderung, daß Ergebnisse auch in eine Beziehung zur Zirkadianperiodik gebracht werden müssen.

Auf- und abbauende Vorgänge

Wachstum. Körper- und Organwachstum nennt man die Neubildung und Vergrößerung der Körperteile durch *Zellvermehrung*, durch *Zellvergrößerung* oder durch *Vermehrung der Interzellularsubstanzen*, soweit diese durch normale Zelleistungen hervorgebracht werden. Organvergrößerungen durch Einlagerung von Wasser (Ödem) u. a. oder durch krankhafte Zellausscheidungen zählen nicht hierzu.

Regeneration *(physiologische Regeneration)*, d. h. der physiologische Ersatz von Zellen, die – offenbar genetisch gesteuert – nach organspezifisch bestimmter Zeit zugrunde gehen (s. Apoptose), findet in den meisten Organen (nicht im Gehirn, Skelett- und Herzmuskel und Knorpel) in Form der *Zellmauserung* laufend statt. Die nachwachsenden Zellen ersetzen die vorhergegangenen.

Die **Reparation** (*reparative* oder *akzidentelle Regeneration*) wird von der physiologischen Regeneration unterschieden; Reparation ist ein (funktionell allerdings häufig unzureichender) Ersatz von Gewebe, das infolge schädigender Einflüsse (schwere Hypoxie, extreme Temperatureinflüsse, Toxine u. a.) abgestorben (s. Nekrose!) oder verlorengegangen ist. In vielen Fällen wird dabei spezifisches Gewebe durch Bindegewebe ersetzt (Beispiel: Ersatz von verletztem Muskelgewebe durch eine bindegewebige Narbe).

Als **Hypertrophie** wird eine Organvergrößerung bezeichnet, die (hauptsächlich) durch Vergrößerung der einzelnen Zellen entsteht. Anlaß hierfür kann eine vermehrte funktionelle Belastung (Beispiele: Wachstum des graviden Uterus, Aktivitätshypertrophie von Skelett- und Herzmuskel) sein.

Hyperplasie bezeichnet im Sprachgebrauch der Pathologen eine Form der Hypertrophie, die nur durch Zellvermehrung entsteht. Auch sie wird durch *funktionelle Mehrbelastung* ausgelöst. (Beispiel: Vermehrung der Erythrozyten bei vermindertem Sauerstoffdruck der Atemluft.) Bei der Vergrößerung eines Organs sind häufig Zellvergrößerung und Zellvermehrung beteiligt. Beide gehen einher mit einer Vergrößerung des Stoffwechsels.

Metaplasie wird die Umwandlung eines definierten Gewebes in ein (verwandtes) anderes definiertes Gewebe genannt. Hierbei bildet sich ein ausdifferenziertes Gewebe auf eine primitivere histogenetische Stufe zurück, um dann erneut in anderer Richtung zu differenzieren (Beispiel: Bindegewebe kann nach wiederholten mechanischen Insulten verknöchern).

Heterotopie bezeichnet das (entwicklungsgeschichtlich bedingte) Auftreten eines Gewebes an atypischer Stelle (Beispiel: Magenschleimhautinseln im Oesophagus).

Der **Zelltod** kann nach einer heute verbreiteten Vorstellung hauptsächlich auf zwei Wegen eintreten, auf dem der *Apoptose* und auf dem Weg der *Nekrose*.

Als **Apoptose** bezeichnet man, im Unterschied zur Nekrose, einen „natürlichen", nicht durch äußere Schäden verursachten Zelluntergang. Apoptosen sind die Zelluntergänge bei der Zellmauserung, bei der Organgestaltung in der Embryonalentwicklung, bei Anpassungen an veränderte hormonelle Steuerungen u. a. Der Zelltod durch Apoptose betrifft häufig nur einzelne Zellen inmitten einer sonst nicht berührten Zellpopulation. Die Zelle wird dabei kondensiert, die Zellmembranen und die von ihnen gebildeten Zellorganellen (Mitochondrien!) bleiben zunächst intakt, Enzyme treten nicht aus der Zelle. Die Chromatinsubstanz legt sich in kompakten Brocken der Kernmembran innen an. Schließlich zerfällt der Kern in große Granula. An der Oberfläche der aus dem Zellverband gelösten Zelle bilden sich blasenförmige pulsierende Protuberanzen. Sie lösen sich von der Zelle als „apoptotische Körper" und werden von Makrophagen und anderen Zellen phagozytiert. Entzündliche Veränderungen fehlen vollständig. Die Vorgänge laufen im Zeitraum von Minuten bis wenigen Stunden ab. Es gibt Gründe für die Annahme, daß das Programm für diese Vorgänge im genetischen Apparat der Zellen festgelegt ist, die Induktoren der Vorgänge sind kaum bekannt (Hormone, Lymphozyten kommen in Frage). Kurze Zeit danach fällt der Restkörper der Zelle der „sekundären Nekrose" anheim.

Atrophie ist eine Gewebsreduktion (Organverkleinerung), die auf Verringerung der Zellzahl, häufig auch der Zellgröße beruht und mit einer Stoffwechselreduktion verbunden ist (vgl. Apoptose).

Hypoplasie bezeichnet die primäre Unterentwicklung eines Organs.

Aplasie heißt sein vollständiger Mangel.

Nekrose nennt man den Untergang eines Gewebskomplexes infolge schädigender Einflüsse (schwere Hypoxie, extreme Temperaturen, Toxine, u. a.). Sie wird in der Regel von den Zeichen einer lokalen Entzündung begleitet (Granulozyten und Makrophagen!). Sie kann Anlaß zu Reparationsvorgängen sein, die damit eingeleitet werden, daß phagozytierende Abräumzellen das nekrotische Material beseitigen und dadurch die Voraussetzung für eine reparative Regeneration schaffen. Bei der Zellnekrose treten Enzyme aus der Zelle und gelangen ins Blut. Soweit es sich um organspezifische Enzyme handelt, kann durch Blutuntersuchung (Serumenzymdiagnostik) eine Organschädigung erkannt werden (wichtig z. B. bei Lebererkrankungen, Herzinfarkt!). Mitunter geht der Zellnekrose die Plasmalemmdurchlässigkeit für Enzyme voraus.

Zeichen der Zellnekrose. Die mikroskopischen Zeichen des Zelltodes interessieren nicht nur in der Pathologie, sondern auch in der Diagnostik der normalen Zytologie und Histologie. Sie treten bald nach dem Eintritt des Todes eines Gesamtorganismus auf. Der Zeitpunkt, in dem die Zeichen des Zelltodes sichtbar werden, hängt ab von der Menge eiweißspaltender Enzyme, die in der Zelle (Lysosomen!) vorhanden sind und mit dem Tod zur Autolyse (Auflösung der Eiweißstrukturen) führen, sowie von der Temperatur, die das Tempo dieser **Autolyse** mitbestimmt.

L: Die lichtmikroskopischen Zeichen des Zelltodes treten eine bis mehrere Stunden post mortem auf.

Der *Zelleib ist geschwollen*. Mit dem Abbau der Makromoleküle steigt der osmotische Druck in der Zelle und führt zur Wasseraufnahme. Die Organe, aus denen die mikroskopischen Präparate in den Histologiekursen stammen, werden oft erst Stunden (vor allem bei menschlichen Organen) post mortem entnommen; sie zeigen deshalb häufig postmortale Zellschwellung.

Der *Zellkern* verändert sich auf verschiedene Weise, die Veränderungen treten häufig in folgender Reihenfolge auf. 1. Die Chromosomen zerfallen und die DNS-Bruchstücke sintern zu einem stark färbbaren Brocken zusammen: *Kernpyknose*. 2. Kernmembran und Chromosomen zerfallen und werden in kleinen Bröckchen über die Zelle verteilt: *Karyorhexis*. 3. Kernmembran und Chromosomen zerfallen in feinste Teile und werden durch Wassereinstrom über die Zelle verteilt: *Karyolyse*.

E: Elektronenmikroskopisch findet man in einzelnen Geweben (Gehirn!) schon ab ca. 5 Minuten nach Unterbrechung der Atmung die ersten Zeichen des Zellunterganges. Sie bestehen in einer Auflockerung der Zytomembranen und aller Strukturen, die aus ihnen aufgebaut sind. Die Veränderung macht sich besonders früh und deutlich an den Mitochondrien als vakuoläre Auftreibung und Membranzerfall bemerkbar.

Die *histologische Technik* muß, will sie diese Zeichen des Zelltodes vermeiden, die Organe im Lebendzustand fixieren. Das geschieht am besten dadurch, daß über die Blutgefäße fixiert wird (Perfusionsfixierung). Die Notwendigkeit lebensfrischer Fixierung und die damit verbundene Durchspülungstechnik bedingen es, daß menschliche Gewebe häufig nicht in gut erhaltenem Zustand histologisch untersucht werden können.

II. Allgemeine Histologie und Mikroanatomie

Gewebe

Der **Begriff** *Gewebe* stammt aus einer Zeit vor Entdeckung der Zelle, als man die Elementarbestandteile in faserigen Anteilen der Organe suchte. Heute könnte als Gewebe in diesem Sinne nur das Bindegewebe bezeichnet werden, da in ihm allein faserförmige zwischenzellige Bestandteile gut ausgebildet sind. Nach Entdeckung der Zelle übertrug man den mit der Faservorstellung behafteten Bausteingedanken auf die Zellverbände, die heute, zusammen mit den faserigen Strukturen des Bindegewebes, als Gewebe verstanden werden.

Gewebe sind *„Verbände gleichartig differenzierter Zellen und ihrer Abkömmlinge (Interzellularsubstanzen)"* (Bargmann).

Einteilung. Man unterscheidet herkömmlicherweise *vier Gewebsarten,* von denen jede aber wieder unterschiedliche Differenzierungen aufweist und deshalb weiter unterteilt werden kann. In jeder der vier Gewebsarten ist wenigstens eine der Eigenschaften, die grundsätzlich alle Zellen besitzen, besonders stark entwickelt.

Das *Epithelgewebe,* ein Verband eng aneinander liegender Zellen, der die äußeren und inneren Oberflächen des Körpers bildet, bietet diesem einerseits Schutz *(Protektion),* setzt den Körper andererseits aber auch in Verbindung mit der Umwelt durch Stoffausscheidung *(Sekretion, Exkretion),* durch Stoffaufnahme *(Absorption)* sowie stellenweise durch Vermittlung von *Sinnesempfindungen.*

Als *Muskelgewebe* werden die Zellverbände zusammengefaßt, in denen die *Kontraktilität* durch Ausbildung von Systemen kontraktiler Filamente hervorragend entwickelt ist.

Das *Nervengewebe* zeichnet sich durch besonders hoch entwickelte Differenzierungen für *Reizaufnahme, Erregungsleitung* und *-verarbeitung* aus.

Das *Binde- und Stützgewebe* dient *mechanischen* Aufgaben. Aus den Abkömmlingen des Binde- und Stützgewebes sind der passive Bewegungsapparat (Skelett und Bandapparat), die Organkapseln und alle Strukturen aufgebaut, die Organe und Leitungsbahnen (Gefäße und Nerven) verbinden. Zum Bindegewebe im weiteren Sinn werden häufig auch die *Blut-* und *Abwehrzellen* des Körpers gerechnet, sie halten sich in großer Zahl auch in den Strukturen des Bindegewebes auf.

Eine Einteilung der Gewebe nach ihrer entwicklungsgeschichtlichen Entstehung im Sinne der alten Keimblattlehre ist nicht befriedigend möglich; die sog. Keimblätter haben topographische, keine histogenetische Bedeutung. Allein das Nervengewebe läßt sich entwicklungsgeschichtlich auf ein einziges Keimblatt zurückführen, es entstammt dem Neuralrohr, der Neuralleiste und den Sinnesplakoden, also dem Ektoderm.

Induktion und **Determination.** Mit der Gewebsbildung ist eine *Determination,* eine unumkehrbare Festlegung des Entwicklungsweges, verbunden. Während die befruchtete Eizelle die gesamte genetische Information verwirklicht, die ersten Blastomeren sie verwirklichen könnten, wenn sie sich isoliert weiter entwickeln würden, realisieren geweblich differenzierte Zellen nur einen Teil der genetischen Information.

Die Einengung der prospektiven Potenz der befruchteten Eizelle zur tatsächlichen prospektiven Bedeutung der Zellen späterer Entwicklungsstadien geschieht durch Induktionsvorgänge, die als Kettenreaktionen ablaufen, so daß primäre, sekundäre, tertiäre usw. Induktoren unterschieden werden. Die Phänomenologie dieser Vorgänge ist lange bekannt, sie geht hauptsächlich auf die Transplantationsexperimente von Roux (1888), Spemann (1918), Spemann u. Mangold (1924) sowie auf die Gewebezuchtversuche von Holtfreter (1933–1939) zurück.

Es gibt der Ursache nach noch erst teilweise bekannte Beziehungen zwischen den Geweben, die zu gewebscharakteristischer Differenzierung führen. Das gewebliche Determinationsniveau wird in der Individualentwicklung sehr früh, im Anschluß an den sog. dreiblättrigen Keim erreicht. Man kann den Eintritt der Determination mit Hilfe des klassischen Austauschversuchs von Spemann nachweisen: Schon *determiniertes* Gewebe verhält sich nach Überpflanzung im Wirtsorganismus *herkunftsgerecht,* d. h., es differenziert entsprechend seiner Determination, und nicht ortsgerecht, d. h., es läßt sich vom Wirtsorganismus nicht mehr determinieren. Noch *nicht determiniertes* Gewebe dagegen verhält sich nach Austausch im Wirtsorganismus *ortsgerecht,* es wird von ihm noch determiniert (Untersuchungen an Amphibien).

Holtfreter zeigte, daß Induktoren auf zweierlei Weise wirken: *materialbestimmend* (Beispiel: das Ektoderm des frühen Keimes bildet Nervenzellen) und *formbestimmend* (die Nervenzellen werden zum Nervensystem). Formbestimmend für die Entwicklung des Nervensystems ist eine mesodermale Unterlage. Die determinierte Medullarplatte entwickelt sich ohne unterlagerndes Mesoderm (Bindegewebe) zwar zu Nervengewebe, aber nicht zum Nervensystem. Im geschlossenen Mesenchymmantel entsteht ein Rohr, auf Muskulatur entwickelt sich die Neuralanlage so, daß das Lumen exzentrisch liegt. Induktion durch Chorda dorsalis, wie sie tatsächlich beim Embryo stattfindet, führt zu dem normalen spaltförmigen Lumen (s. Embryologielehrbuch). Eine hervorragende Rolle spielen bei den formbestimmenden Induktionen die Interaktionen zwischen Epithel und Mesenchym (die Ausbildung einer epithelialen Struktur, z. B. einer Drüse, unterbleibt, wenn dem Epithel das zugehörige Mesenchym entzogen wird), wobei die mesenchymale (bindegewebige) Komponente örtliche Unterschiede aufweist.

Während diese Phänomene also lange bekannt sind, wurden über das Wesen der Induktion und der hieraus resultierenden Determination erst in jüngster Zeit einige Kenntnisse gewonnen.

Die **Induktionen** werden hauptsächlich durch diffusible Substanzen, Induktionsstoffe *(Wachstumsfaktoren)*, vermittelt, die in schrittweiser Abhängigkeit im Laufe der Differenzierung in Geweben entstehen und auf andere Gewebe wirken, d. h., mit der morphologischen Determination (und Differenzierung) ist auch eine biochemische Determination (und Differenzierung) verbunden. (Zusätzlich spielen in der frühembryonalen Entwicklung kommunizierende Interzellularkontakte, Gap junctions, zwischen den Zellen einzelner Zellgruppen eine Rolle.) Ein diffusibler Wachstumsfaktor, dessen Vorkommen und Struktur geklärt werden konnten, ist der Nerve growth factor (NGF), er wird unter Testosteroneinfluß von vielen Geweben gebildet und stimuliert das Auswachsen von Axonen aus Sympathikusnervenzellen und aus Nervenzellen der Spinalganglienanlagen in einer bestimmten Entwicklungsphase und ist zugleich ein notwendiges trophisches Substrat für cholinerge Neurone im Zentralnervensystem. Weitere Polypeptide und Proteine, deren Wirkung als Wachstumsfaktoren nachgewiesen werden konnte, sind der Epidermal growth factor (EGF), dessen Wirkung durch Insulin verstärkt wird, der Platelet-derived growth factor (PDGF), der Fibroblast-derived growth factor (FDGF) sowie einige insulinähnliche Wachstumsfaktoren. Wenig weiß man über Faktoren, die inhibierend auf das Wachstum wirken. Noch hypothetische Mitoseinhibitoren werden als *Chalone* bezeichnet.

Die durch die Induktion verursachte **Determination,** bei der nur noch ein Teil der genetischen Information abgerufen werden kann, ein anderer Teil aber irreversibel blockiert ist, spielt sich im Zellkern am *Genom* ab. Hier werden von Regulatorgenen – so stellt man sich vor – Proteine kodiert, die ganze Geneinheiten blockieren, indem sie diesen als Repressoren aufsitzen. Offenbar ist diese Bindung aber unterschiedlich fest, so daß sich auch stellenweise spezifische Effektoren mit einem Repressormolekül verbinden, seine Bindung an eine bestimmte Geneinheit lösen und diese aktivieren können. Durch solche Reprimierungs- und Aktivierungsvorgänge sollen spezifische Genmuster entstehen, die eine spezifische Differenzierung zur Folge haben. Vorgänge dieser Art sollen die Grundlage dafür sein, daß es innerhalb einer Gewebsart noch zu weitergehenden Differenzierungen kommen kann, z. B. im Bindegewebe zu Knorpel und Knochen. Diese sind also ihrer Entstehung nach enger miteinander verwandt als mit den übrigen Geweben. In der *Gewebereinkultur,* die mit einer Entdifferenzierung verbunden sein kann, entdifferenzieren sie wieder bis zum Niveau von Bindegewebszellen. Epithelien behalten dagegen in der Gewebekultur ihre typische enge lückenlose Lagerung bei. Insofern charakterisiert eine Art „Basisdetermination" Bindegewebe und Epithelien. Herzmuskelgewebe von Hühnerembryonen kann in Langzeitkulturen ebenfalls bis zum Bindegewebszellniveau entdifferenzieren, Nervengewebe kann Epithelverbände bilden. Organspezifische Merkmale werden in der Gewebekultur (Reinzellkultur) nur einige Tage aufrechterhalten, danach kann Entdifferenzierung eintreten. Anwesenheit von Mesenchym in der Kultur kann den Vorgang hintanhalten, Redifferenzierung ist möglich. Die hierbei wirksamen Faktoren sind z. T. bekannt.

Aus diesem ergibt sich, daß die Unterteilung der Gewebe in vier Hauptgewebsarten nur eine relativ grobe Klassifizierung ist, die im einzelnen differenzierter gesehen werden muß.

Epithelgewebe

Innerhalb der Epithelgewebe unterscheidet man mit Rücksicht auf die im Vordergrund stehenden Leistungen:

- *oberflächenbildende Epithelien,*
- *Drüsenepithelien,*
- *Sinnesepithelien.*

Die Unterscheidung von oberflächenbildenden und sezernierenden Epithelien stellt keinen generellen Unterschied heraus. Oberflächenbildende Epithelien können sezernieren und sezernierende Epithelien (Drüsenepithelien) sind gleichzeitig Oberflächenschutz. Sie hebt nur ein funktionelles Hauptmerkmal hervor. Spezielle Differenzierungen des die äußere Oberfläche bildenden Epithels der Haut sind die *Hautanhangsgebilde* (Haare, Haarmuskeln, Nägel und Hautdrüsen).

Die hochspezialisierten Sinnesepithelien werden bei den Sinnesorganen besprochen.

Oberflächenbildende Epithelien

Die einzelne Epithelzelle ist mit *unbewaffnetem Auge* oder mit der *Lupe* nicht zu erkennen, doch lassen sich Epithelien häufig *indirekt* mit bloßem Auge beurteilen. Mehrschichtige Epithelien erscheinen grauweiß und heller als niedrigschichtige oder einschichtige Epithelien, die eine rötliche Körperoberfläche bilden, da hier die Blutkapillaren der Oberfläche näher liegen. Während z.B. die Luftröhre und der größte Teil des Kehlkopfes wegen ihrer zweireihigen Zylinderepithelauskleidung rötlich aussehen, erscheinen die von einem mehrschichtigen Plattenepithel überkleideten Stimmfalten weißlich. Die um den äußeren Muttermund im vielschichtigen Plattenepithel der Portio vaginalis uteri auftretende Ausfaltung von einschichtigem Zylinderepithel aus der Cervix uteri ist hellrot und scharf begrenzt. Im Bereich des Lippenrotes ist das mehrschichtige Plattenepithel durch hohe Bindegewebspapillen stellenweise stark verdünnt. Eine fleckige weißliche Trübung, *Leukoplakie*, zeigt in einem sonst nicht verhornenden Epithel (z.B. der Mundhöhle) Hornbildung an und erregt den Verdacht einer beginnenden Karzinombildung. Die makroskopische Beurteilung des Epithels spielt in der Klinik eine wichtige Rolle.

Gestalt und Schichtenbildung der Epithelien entsprechen deren Aufgabe. Epithelzellen sind meist *polar differenziert*. Die Epithelzellverbände werden nach der *Form der Zellen* sowie nach der *Schichten-* oder *Reihenbildung* der Zellen im Zellverband eingeteilt (Klassifizierung der Epithelien: Abb. 45a–g).

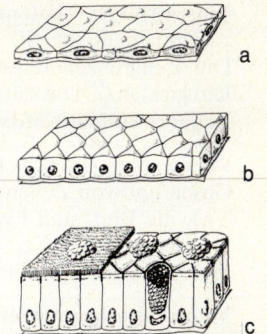

Abb. 45a–g Klassifizierung der Epithelien nach Zellhöhe und Schichtenbildung. Schema. a) Plattenepithel, b) iso-prismatisches (kubisches) Epithel, c) hochprismatisches (Zylinder-)Epithel (hier: Darmepithel mit vier schleimbildenden Becherzellen, davon eine angeschnitten und halb entleert), d) zweireihiges hochprismatisches Epithel („Reihigkeit" = alle Epithelien sitzen der Basalmembran auf, nicht alle erreichen die freie Oberfläche) (hier: kinozilientragendes respiratorisches Epithel mit fünf Becherzellen), e) mehrschichtiges Plattenepithel („Schichtenbildung" = die höheren Schichten haben keine Beziehung mehr zur Basalmembran). Das Übergangsepithel (nur harnableitende Wege) ist eine Sonderform des mehrschichtigen Epithels, f) Übergangsepithel bei entleerter, g) bei gefüllter Harnblase. Die Epithelien sitzen auf einer Basalmembran. Schema.

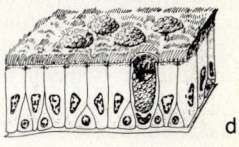

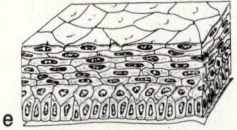

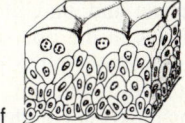

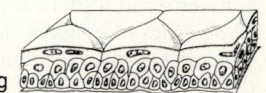

Zur Terminologie: Ein *mehrschichtiges Epithel* wird nach der *Gestalt der obersten Zellschicht* benannt und z. B. als mehrschichtiges plattes, isoprismatisches (kubisches) oder hochprismatisches (Zylinder-)Epithel bezeichnet.

Die *Interzellularspalten* zwischen den dicht gestellten Epithelien lassen sich nach Injektionen von Eisensalzen in den Körper eines Versuchstieres durch Berliner-Blau-Reaktion darstellen. Da selbst vielschichtige hohe Epithelien mit seltenen Ausnahmen nie Blutgefäße führen, wird angenommen, daß in den Spalten Stofftransport abläuft. Die Epithelzellen berühren einander mit Zellkontakten. In den Interzellularlücken kann die Glycocalyx eine „Kittsubstanz" aus Glykoproteinen bilden.

Basalmembran, *Membrana basalis.* Zwischen Epithel und Bindegewebe liegt als äußerste Grenze des Bindegewebes eine Basalmembran von 0,5–1,5 µm Dicke. Sie wird aus einer nur elektronenmikroskopisch sichtbaren Basallamina, *Lamina densa,* an deren Bildung die Epithelien teilhaben, die durch eine helle Zone, *Lamina lucida,* von dieser getrennt sind, sowie aus Bindegewebsgrundsubstanz und Retikulinfasern, der *Lamina fibroreticularis,* zusammengesetzt.

Einschichtiges Plattenepithel ist aus niedrigen, breit ausgedehnten Zellen zusammengesetzt. Sie haben eine polygonale oder gezackte Begrenzung: Die Zellgrenzen lassen sich durch Silbernitrat schwärzen (reduzierende Kittsubstanz). Die dünnen Plattenepithelzellen sind an der Stelle, die den Zellkern enthält, verdickt (Abb. 45a).

Vorkommen: Einschichtiges Plattenepithel begünstigt den Durchtritt von Gasen und von Zellen, es kleidet die Lungenalveolen (kleine Alveolarzellen), die Blut- und Lymphgefäße und die Herzinnenräume (Endothelzellen) aus und wird an zahlreichen anderen Stellen (z. B. als Mesothel in serösen Höhlen, S. 396) gefunden.

Mehrschichtiges unverhorntes Plattenepithel regeneriert aus Mitosen in basalen Schichten. Die Zellen wandern, während sie differenzieren, zur Oberfläche, wo sie nach organspezifisch unterschiedlichen Zeiten abgestoßen werden. Hierdurch entsteht eine für die einzelnen Organe typische Schichtenbildung. Die basalen Zellen sind hochprismatisch, die Zellen der mittleren Schicht polygonal mit stachelförmigen Desmosomen, beide Schichten bilden zusammen das *Stratum germinativum.* Gegen die Oberfläche hin werden die Zellen zu niedrigen Plattenepithelzellen, sie bilden das *Stratum superficiale.* Die Zellkerne sind, im Unterschied zum mehrschichtigen verhornten Plattenepithel, bis in die obersten Schichten gut erhalten (Abb. 45e). *Vorstufen der Verhornung* treten nicht selten auch in mehrschichtigen unverhornten Plattenepithelien auf. **E:** Zellen der oberen Epithelschichten können Keratohyalinkörner enthalten. Stellenweise kann in „unverhornten" mehrschichtigen Plattenepithelien, z. B. in der Schleimhaut des harten Gaumens, im Vaginalepithel, Verhornung auftreten. Zwischen unverhorntem und verhorntem mehrschichtigem Plattenepithel gibt es fließende Übergänge.

Eine *Permeabilitätsbarriere* ist in zahlreichen mehrschichtigen (unverhornten und verhornten) Plattenepithelien in Form einer *interzellulären Lipidschicht* in den oberen Epithellagen ausgebildet. **E:** In den Epithelzellen der Stachelzellschicht werden 0,1–0,5 µm große Granula gebildet, die ein lamelliertes Material aus polaren Lipiden und Enzyme enthalten. Der Inhalt der *lamellierten Granula* wird von den Zellen ausgeschieden, er breitet sich, in höhere Schichten aufsteigend, im Interzellularraum aus. Die Lipide bilden eine Barriere, die verhindert, daß Körperflüssigkeit über den Interzellularraum verlorengeht.

Vorkommen: Mehrschichtiges unverhorntes Plattenepithel ist das Epithel von Schleimhäuten, bei denen zwar die Gefahr der Austrocknung nicht besteht, die aber mechanisch beansprucht werden; es kleidet Mundhöhle, Speiseröhre, Anus, Vagina u. a. aus.

Mehrschichtiges verhorntes Plattenepithel kommt in ausgeprägter Form nur in der äußeren Haut vor und wird dort besprochen (S. 343 ff).

Übergangsepithel. Das nur in den *ableitenden Harnwegen* vorkommende Übergangsepithel, *Urothel*, paßt sich den wechselnden Dehnungsverhältnissen von Harnblase und Harnleiter rasch an, indem es aus einem hohen vielschichtigen Epithel in ein niedriges, wenigschichtiges übergeht.

Das Übergangsepithel (Abb. 45f u. g) besteht aus mindestens drei Lagen von Zellen, die von basal nach apikal an Größe und Differenzierung zunehmen, wobei die Zellkerne polyploid werden.

L: Die basalen, der Basalmembran aufsitzenden Zellen sind klein und diploid. Aus ihnen gehen intermediäre, größere Zellen mit tetraploidem Zellkern hervor. Durch Teilung und/oder Verschmelzung entstehen aus den intermediären Zellen die sehr großen oberflächlichen Deckzellen, die mit einem polyploiden (oktaploiden) Zellkern, häufig auch mit zwei Zellkernen, ausgestattet sind. Jede Deckzelle breitet sich über eine Fläche mit einem Durchmesser bis zu 100 µm aus und bedeckt mehrere intermediäre Zellen. An ihrer apikalen, lumenwärts gerichteten Oberfläche bilden die Deckzellen eine verdickte Zellmembran aus, die stark anfärbbar ist („Crusta").

Autoradiographische Untersuchungen ergaben, daß die Umwandlung von basalen Zellen in Deckzellen etwa 11 Wochen beansprucht und daß die Deckzellen eine Lebensspanne von etwa 200 Tagen haben.

E: Die Deckzellen sind durch sehr effektive Tight junctions verbunden (u. a. Schutz des Gewebes vor Wasserverlust). Ihr apikales Plasmalemm wird von einer extrem asymmetrischen Zytomembran gebildet, deren lumenwärtige Schicht (die äußere dunkle Linie der „Einheitsmembran") 12 nm mißt (im Unterschied zur 2,5 nm dicken, dem Cytoplasma zugewandten inneren Schicht). Unter dem apikalen Plasmalemm sind dicke und dünne Platten von Filamentbündeln ausgebildet, die das Plasmalemm unterschiedlich stabilisieren. Bei kontrahierter Harnblase (Entdehnung des Epithels) wird das Plasmalemm durch Einfaltungen zwischen den dicken Platten verringert. Hierbei werden auch flache Vesikel, gleichfalls mit verdickten Membranen ausgestattet, unter die oberflächliche Zellmembran verlagert. Die dadurch entstehende Mehrschichtigkeit der Membranverdickung ergibt, zusammen mit den Filamentplatten, lichtmikroskopisch das Bild der „Crusta". Bei Dehnung der Harnblase werden die Plasmalemmanteile wieder zur Epitheloberfläche angehoben. Geschädigte und als Vesikel abgeschnürte Membranabschnitte werden in Lysosomen abgebaut und durch neue Membranen ersetzt. Telolysosomen sind, neben Filamenten und Golgi-Apparat, die auffälligsten Zellorganellen der Deckzellen. Neue Membranen werden im Golgi-Apparat gebildet. Die *Lamina propria*, die auf die dünne Basalmembran folgt, besitzt reichlich elastische Fasernetze und bildet dünne Falten, die tief in das Epithel eindringen können.

Primatische Epithelien. Während Plattenepithelien vorwiegend Schutzeinrichtungen und Stoffwechselschranken sind, erfüllen prismatische Epithelien noch weitere Aufgaben: *Resorption, Sekretion, Erzeugung von Ober-flächenbewegungen.* Der hierzu erforderliche größere Gehalt an Zellorga-nellen bedingt die höhere Gestalt der prismatischen Epithelien. Der äuße-ren Gestalt nach kann man *isoprismatische* (kubische) und *hochprismatische* (Zylinder-)Epithelien unterschieden.

Resorbierendes prismatisches Epithel. Prismatische Epithelien, die der Resorption dienen, sind einschichtig, das begünstigt den Stoffdurchgang. Ihre Oberfläche wird durch 1–2 μm hohe Mikrovilli vergrößert, die lichtmi-kroskopisch als „Bürstensaum" erscheinen. Sie enthalten viele Mitochon-drien, der Stofftransport fordert Energie. Die Zellen sind apikal häufig durch Zonulae occludentes verbunden, die Interzellularspalten verschlos-sen (Abb. 45b, c).

Vorkommen: Isoprismatische resorbierende Epithelien kommen in Nieren-tubuli, hochprismatische im Magen-Darm-Trakt vor.

Oberflächenbewegung erzeugendes prismatisches Epithel („Flimmerepi-thel"). Flimmerepithelzellen sind hochprismatisch und tragen eine große Zahl gleich hoher, dicht gestellter Kinozilien („9×2+2-Strukturen"), die in Kinetosomen verankert sind.

Lebendbeobachtung. Die Kinozilienbewegung kann an der überlebenden Schleimhaut des Rachendaches vom Frosch (eingelegt in 0,6%ige NaCl-Lösung) studiert werden. Durch koordinierte, wellenartige, gerichtete Bewegung (*Metachronie*) verteilen die Kinozilien Schleim auf der Epithel-oberfläche oder erzeugen einen Flüssigkeitsstrom. Die Koordination bleibt auch bei isolierten Schleimhäuten erhalten, ist also nicht nervös gesteuert. Die Zilienbewegung hat zwei Phasen, den Schlag und die Rückholbewe-gung. Den raschen Schlag nimmt das Auge nicht wahr, dagegen wird die langsamere Rückholbewegung gesehen. Sie kann fälschlich für den Schlag gehalten werden, wobei der Eindruck entsteht, daß die umgebende Flüssig-keit gegen den Schlag bewegt wird.

Flimmerepithelien sind in der Regel *zweireihig,* die basale Zellreihe stellt die Ersatzzellen (Regenration) (Abb. 45d u. 46).

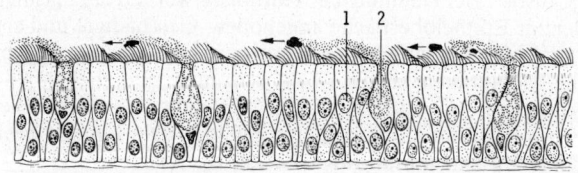

Abb. 46   Zweireihiges prismatisches sog. „Flimmerepithel" (Pars respiratoria der Nasenschleimhaut). 1 = kinozilientragende Zelle, 2 = schleimbildende Becherzelle. Vergr. etwa 350fach.

Vorkommen: Die Epithelien der Atemwege, der Ductuli efferentes des Nebenhodens, der Tube und des Uterus, das Ependym (Gehirnventrikelauskleidung) tragen Kinozilien (s. dort!). *Differentialdiagnose:* Von den Flimmerepithelien müssen die *Stereozilien* tragenden hochprismatischen Epithelien von Ductus epididymidis und Ductus deferens (Samenwege) unterschieden werden.

Mehrschichtiges prismatisches Epithel ist selten, es kommt im Fornix conjunctivae, Nasenvorhof und auf der Oberseite des Kehldeckels vor und entspricht der stärkeren mechanischen Beanspruchung an diesen Stellen.

Exokrine Drüsenepithelien

Man unterscheidet grundsätzlich *exokrine* und *endokrine* Drüsen.

Exokrine Drüsen besitzen einen Ausführungsgang, über den ihr *Sekret* auf innere oder äußere Körperoberflächen gelangt. Exokrine Drüsen sind die Schweiß-, Duft- und Talgdrüsen der äußeren Haut, die Tränendrüse, die Drüsen des Magen-Darm-Traktes, Atemtraktes und Genitaltraktes.

Endokrine Drüsen besitzen keinen Ausführungsgang; ihr *Inkret* (Hormon) gelangt aus den großen Hormondrüsen über den Blutkreislauf in den ganzen Körper.

Endokrine Drüsenepithelien s. endokrine Organe S. 362 ff.

Die Epithelien **exokriner Drüsen** sind polar differenziert. Basal nehmen sie die aus den Blutkapillaren durch Vermittlung der zwischenzelligen Flüssigkeit des Bindegewebes herangetragenen Grundstoffe (Aminosäuren, Zukker) auf, an ihrer freien Oberfläche gelangt das Sekret in den Ausführungsgang, der Stofftransport verläuft gerichtet (Abb. 47 u. 48).

Drüsenepithelien und Bauprinzipien der Drüsen

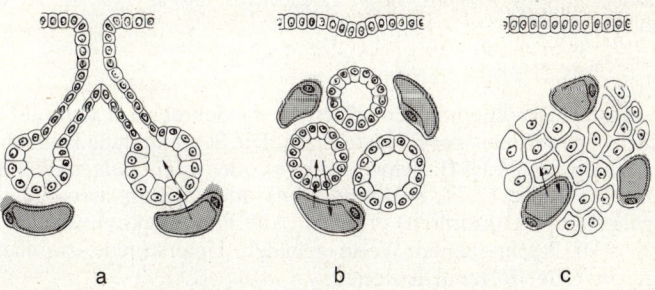

Abb. 47a–c   Einteilung der Drüsen. Schema. a) Exokine Drüse, b) endokrine Drüse mit Follikelbildung, c) endokrine Drüse ohne Follikelbildung.

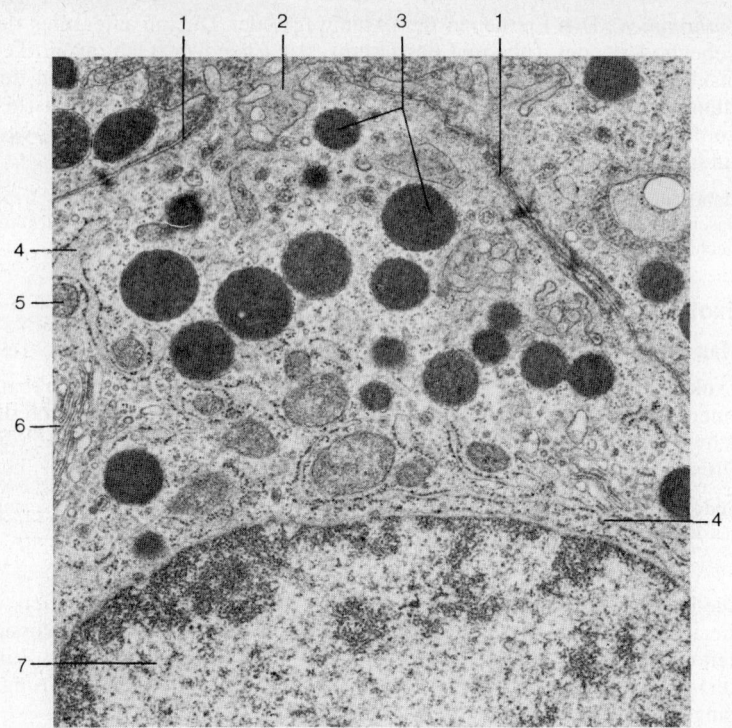

Abb. 48 **E:** Sekretbildung und -ausscheidung. Apikaler Abschnitt einer menschlichen exokrinen Pankreaszelle, Neugeborenes. 1 = Interzellularspalt, 2 = Drüsenlumen mit Sekret, 3 = Sekretgranula, 4 = granuliertes ER, 5 = Mitochondrium, 6 = Golgi-Apparat, 7 = Zellkern. Vergr. 23 000fach (Präparat: Prof. Dr. K. *Gorgas,* Heidelberg).

Die meisten Drüsenepithelien schleusen ihr Sekret nach dem auf S. 55f beschriebenen Modus der Exozytose aus. Die Sekretbildung kann überwiegend *kontinuierlich* (z. B. Schweißdrüsen) oder *diskontinuierlich* aufgrund besonderer Reize (z. B. Speicheldrüsen) oder periodischer biologischer Vorgänge (z. B. Duftdrüsen) erfolgen. Alle Proteinsekrete werden in der auf S. 83ff beschriebenen Weise gebildet. Unterschiede zwischen den Drüsen betreffen folgende Kriterien:

1. Lage zum Oberflächenepithel und Transportweg, 2. Gestalt der Drüsenendstücke, 3. Menge und Ausschleusungsart des Sekrets, 4. chemische Beschaffenheit des Sekrets.

Lage zum Oberflächenepithel und Transportweg

Embryologie: Die meisten Drüsen entstehen während der Fetalentwicklung dadurch, daß aus dem Epithel der äußeren Körperoberfläche oder der inneren Oberflächen ein epithelialer Sproß in das unterlagernde Bindegewebe vordringt und sich dort aufzweigt. Die meisten Drüsen lassen sich als aus dem Oberflächenepithel in die Tiefe verlagerte, auf engstem Raum zusammengedrängte sezernierende „Oberflächen" verstehen *(= exoepitheliale Drüsen)*. Im Oberflächenepithel verbleibende sezernierende Epithelzellen bilden dagegen *endoepitheliales Drüsenepithel*. Es tritt hauptsächlich, gemeinsam mit Flimmerzellen, in Form der *Thekazellen* auf.

Sezernierende prismatische Epithelzellen (Thekazellen). *Hochprismatische* sezernierende Epithelzellen sind in überwiegender Mehrheit *schleimerzeugende Becherzellen (Thekazellen),* so genannt wegen der kelchähnlichen Form, die der Zelleib um den zentralen Schleimpfropf herum bildet (Abb. 45c, d u. 46). **L:** Die Becherzelle fällt durch das helle und wabenförmige Aussehen ihres schleimigen Inhalts schon bei der Übersicht auf. In Kernnähe kommen *Prämuzingranula* vor; sie werden nach der Oberfläche zu in *Muzin* umgewandelt, das durch Schleimfärbungen (Muzikarmin, PAS-Reaktion) gefärbt wird. Die Thekazellen gehen aus den basalen Zellen des zweireihigen Flimmerepithels und aus jungen, in den Krypten der Darmschleimhaut liegenden Zylinderepithelien hervor. **E:** Bei der Schleimextrusion wird das apikale Plasmalemm zerrissen.

Vorkommen: Im Verband der Zylinderepithelzellen des Darmes und der Flimmerepithelzellen des Atemweges.

Isoprismatische sezernierende Zellen treten nur im größeren Verband von Drüsen auf.

Exoepitheliale Drüsen werden gewöhnlich mit dem Ausdruck Drüsen gemeint. Es sind *organartig* durch Bindegewebe zusammengefaßte, sezernierende Epithelzellen. Der Drüsenkörper kann mikroskopisch klein oder viele Zentimeter groß sein. Die Mündung des Ausführungsganges gibt die Stelle an, von der die Drüse aus dem Oberflächenepithel ausgewachsen ist. Die starke Vermehrung des sezernierenden Epithels unter der Oberfläche geht einher mit einer entsprechenden Aufteilung und Differenzierung des Ausführungsgangsystems (Differenzierung des *Ausführungsgangsystems* s. bei den Organen).

Gestalt der Drüsenendstücke

Nach der *Gestalt der Drüsenendstücke* (= des sezernierenden Drüsenanteils) unterscheidet man **azinöse** (beerenförmige), **alveoläre** (säckchenförmige) und **tubulöse** (röhrchenförmige) Endstücke; „gemischte Drüsen" besitzen tubulöse sowie azinöse oder alveoläre Anteile (tubuloazinöse oder tubuloalveoläre Endstücke). **Verzweigt** ist die Drüse, wenn mehrere sezernierende Endstücke in einen Ausführungsgang münden, **zusammengesetzt** ist sie, wenn sich der Ausführungsgang aufteilt (Abb. 49).

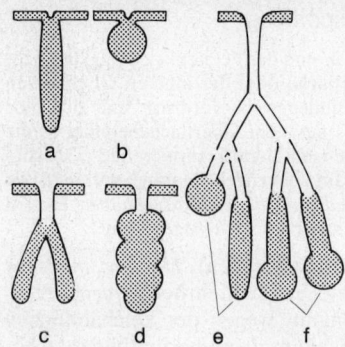

Abb. 49a–f Einteilung der exokrinen Drüsen nach der Form der sezernierenden Anteile: a) einfach tubulös, b) einfach azinös (alveolär), c) verzweigt tubulös, d) verzweigt azinös (alveolär), e) zusammengesetzt (= mit verzweigtem Ausführungsgang) gemischt tubulös und azinös (auch tubuloazinös), f) zusammengesetzt tubuloazinös(-alveolär). Schema.

Menge und Ausschleusungsart des Sekrets

Je nach der Ausschleusungsart *(Extrusion)* des Sekrets unterscheidet man lichtmikroskopisch drei Drüsenarten, *merokrine, apokrine* und *holokrine* Drüsen (Abb. 50).

Merokrine *Drüsen* kommen am häufigsten vor. **L:** Kleinste Prosekret- und Sekretgranula wandern im Golgi-Feld vom perinukleären zum marginalen (apikalen) Teil der Zelle und werden hier ausgeschieden, ohne daß das Drüsenepithel eine Volumenänderung erkennen läßt. Merokrine Zellen sind dauernd sekretionsbereit. **E:** Die *merokrine Extrusion (Krinozytose,* auch als *ekkrine* Extrusion bezeichnet) erfolgt ohne Membranausscheidung

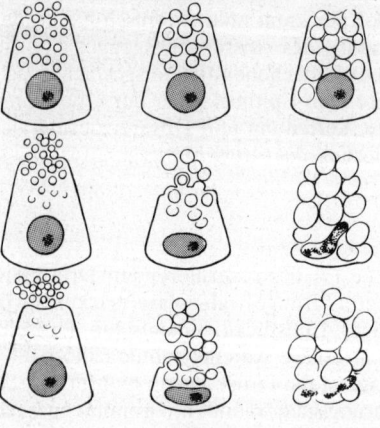

Abb. 50a–c Lichtmikroskopische Sekretions-(Extrusions-)Typen. a) Merokrine Sekretion: Die Zelle erleidet keinen sichtbaren Substanzverlust bei Sekretabgabe. b) Apokrine Sekretion. c) Holokrine Sekretion: Die Zelle geht mit der Sekretbildung zugrunde, ihre Reste mischen sich unter das Sekret. Die Schritte der Sekretbildung folgen aufeinander in jeder Reihe von oben nach unten. Schema.

auf dem Weg der *Exozytose* (S. 55ff). Die noch von einer Membran des Golgi-Apparates umschlossenen Bläschen lagern sich an die Innenfläche des Plasmalemms. An der Berührungsstelle der Membranen wird die den Stoff umhüllende Membran in das Plasmalemm eingebaut. Ein reizbedingter Anstieg von intrazellulären Ca^{2+}-Ionen führt zur Verschmelzung beider Membranen; eine Öffnung in den extrazellulären Raum zur Ausschleusung des Stoffes wird geschaffen. Sekrete, die durch Krinozytose ausgeschieden worden sind, besitzen keine Membranumhüllung mehr.

Eine Abart dieser Extrusionsform stellt die Zerreißung des apikalen Plasmalemms bei der Ausscheidung größerer Sekretmengen dar, so z.B. bei den schleimbildenden Becherzellen.

Vorkommen: die meisten exokrinen Drüsen (Drüsen des Atem-, Verdauungs- und Genitaltraktes, Tränendrüse).

Apokrine *Drüsen.* **L:** Große Sekrettropfen sammeln sich in reichlicher Menge im apikalen Zellbereich, der gegen das Drüsenlumen vorgebuchtet wird. Mit ihrer Ausschleusung nimmt die Zelle an Volumen ab und nach wiederholter Sekretabgabe ist sie erheblich niedriger als zuvor. Es entsteht der Eindruck, daß Teile des Zelleibes selbst mit abgestoßen werden. Eine Drüse dieses Typs hat verschieden hohe Epithelien und wechselnde Mengen Sekret in den weiten (alveolären) sezernierenden Endstücken. Apokrine Drüsen sind durch die *alveoläre* Gestalt ihrer Endstücke zur „Vorratshaltung" von Sekret befähigt. Der Ausdruck „apokrin" stammt aus der Lichtmikroskopie und meint, daß mit der Sekretabgabe, der apokrinen Extrusion, gleichzeitig *Cytoplasma abgeschnürt* wird oder das „Sekret" insgesamt aus abgeschnürtem Cytoplasma besteht, wobei die hohe Drüsenzelle niedriger wird.

E: In einigen Fällen konnte die apokrine Extrusion im Sinne dieser Definition gesichert werden (z.B. bei Milchdrüse), in anderen Fällen (z.B. bei den „apokrinen" Schweißdrüsen) wurde **E** eine Sekretextrusion durch Exozytose, also eine merokrine Extrusion, gefunden. Die lichtmikroskopisch feststellbare starke Verringerung der Zellhöhe „apokriner" Zellen nach Sekretausschleusung geht teils auf die Volumenabnahme nach Abgabe einer großen Sekretmenge zurück, teils mag sie auch durch die – nach der Sekretausschleusung abnehmende – Kontraktion der Myoepithelzellen bedingt sein, die das Drüsenendstück umfassen.

Unabhängig von dieser Problematik wird der Ausdruck „apokrin" im Zusammenhang mit Sekretion zur lichtmikroskopischen Charakterisierung einer Drüse aber allgemein weiter verwendet.

Vorkommen: Glandulae ceruminosae (äußerer Gehörgang), Glandulae ciliares (Augenlid), große Glandulae sudoriferae (Duftdrüsen in Achselhöhle, Mons pubis, Labium majus des weiblichen Genitale und perianal), Milchdrüse.

Holokrine *Drüsen.* **L:** Hierbei geht die ganze Zelle zugrunde und wird mit dem Sekret abgestoßen (wichtigstes Beispiel: Talgdrüsen). Holokrine Drüsen besitzen als einzige exokrine Drüsen ein *mehrschichtiges* Epithel. Bei der Bildung des *Sebum,* des Talges, treten im Innern der Epithelien Fetttröpfchen auf, die aber in den histologischen Präparaten meist herausgelöst sind und Löcher hinterlassen. Die Zellen gelangen dabei ins Zentrum der Drüse und gegen die Epitheloberfläche zu, während ihr Kern pyknotisch wird und das Cytoplasma zerfällt. Aus den äußeren, der Basalmembran anliegenden Zellen des mehrschichtigen Epithels entstehen durch Mitose neue Epithelzellen. Die periphere Zellage entspricht dem Stratum germinativum des mehrschichtigen Plattenepithels, in das die mehrschichtige Talgdrüse am Ausführungsgang übergeht (vgl. Abb. 169). **E:** Lamellen des ER und des Golgi-Apparates verschwinden, Kernpyknose und -zerfall treten ein.

Vorkommen: Glandulae sebaceae (Talgdrüsen) als Haarbalgdrüsen sowie ohne Beziehung zu Haaren auf der Schleimhautseite der Lippen und in der Wangenschleimhaut, in Augenlid, Nasenflügel, Labium minus pudendi, am Anus und vereinzelt im Praeputium penis.

Chemische Beschaffenheit des Sekrets

Die Drüsen können grundsätzlich nach der chemischen Beschaffenheit ihres Sekrets unterschieden werden. Diese zweifellos wichtigste Art der Diagnose gelingt aber in vielen Fällen färberisch nicht befriedigend. Sie wird ergänzt durch die Diagnose typischer Kern- und Zellstrukturen und durch Beachtung des Drüsenlumens und des Ausführungsganges. Im einzelnen handelt es sich um folgende Unterscheidungen.

Schleimhautdrüsen: seröses *Drüsenendstück.* Die Zellen produzieren ein proteinreiches, Enzyme enthaltendes, dünnflüssiges Sekret. Sie zeigen dementsprechend nicht selten (basale) Basophilie (Ergastoplasma!). In manchen Fällen tritt apikal im Golgi-Feld eine Sekretvorstufe – *Zymogen* – in granulärer Form auf.

Seröse Drüsenzellen sind hoch, die runden Zellkerne liegen zentral. Bei der Glandula sublingualis und Glandula submandibularis und vereinzelt bei Drüsen des Atemweges liegen seröse Zellen als eine Art Spüleinrichtung in halbmondförmigen Kappen *(Gianuzzische* oder *Ebnersche Halbmonde)* den Enden muköser Drüsentubuli auf (Abb. 51).

Vorkommen: Rein seröse Drüsen sind die Glandula parotidea, das Pankreas, die Spüldrüsen des Geruchs- und Geschmacksorgans, die Tränendrüse. Seröse Anteile besitzen die gemischten Speicheldrüsen (s. dort), in geringem Maße auch die Glandulae buccales, lingualis anterior, labiales, nasales.

Schleimhautdrüsen: muköses *Drüsenendstück.* Die Zellen produzieren einen sauren, zähflüssigen Schleim, *Muzin,* ein Gemisch von Mukoproteinen und Glykoproteinen, das der Gleitfähigkeit dient (Transportschleim).

Abb. 51   Seröses und muköses Endstück im
Quer- und Längsschnitt. Seröses Endstück (links
unten): Zellen hoch, Kerne rund und mittelständig,
Drüsenlumen klein, interzelluläre Sekretkapillaren
möglich; kann mukösen Endstücken aufsitzen (Eb-
nerscher Halbmond, rechts). Muköses Endstück
(links oben): Zellen weniger hoch, Kerne flach,
liegen basal, Drüsenlumenweit. Schema.

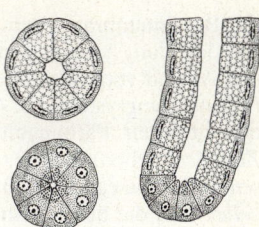

Der Schleim verhält sich färberisch basophil. Da er aber meist herausgelöst ist, sehen die Drüsen bei Übersichtsfärbungen hell und wabig aus. Der Schleim kann mit Muzikarmin (rot) oder mit der PAS-Reaktion (rotviolett) gefärbt werden.

Muköse Drüsenzellen sind nicht immer so hoch wie seröse, die häufig platten Zellkerne liegen basal, das Lumen ist weit, meist kann man Zellgrenzen erkennen.

Vorkommen: Fast rein muköse Drüsen sind die kleinen Glandulae linguales posteriores und Glandulae palatinae. Muköse Anteile haben die bei den serösen Drüsen aufgeführten gemischten Drüsen.

„Mukoide" *Drüsen* sind den mukösen Drüsen zuzurechnen. Sie erzeugen neutrale Muzine (Glykoproteine), die ebenso wie die sauren Muzine der „mukösen" Drüsen PAS-positiv sind. Deutliche Basophilie und positive Muzikarminfärbung zeigen allerdings nur die sauren Muzine.

Vorkommen: im Verdauungstrakt als Glandulae oesophageae, cardiacae, pyloricae, duodenales, im Genitaltrakt als Glandulae bulbourethrales, vestibulares.

Weitere Unterscheidungen, *die in Beziehung zum Zellchemismus stehen,* sind *starke Basophilie,* hervorgerufen durch stark entwickeltes Ergastoplasma (z. B. Hauptzellen der Magendrüsen) oder relative *Azidophilie* (z. B. Belegzellen der Magendrüsen).

Hautdrüsen: Die Drüsen der äußeren Haut, die *Schweiß-, Duft-* und *Talgdrüsen,* werden hauptsächlich nach der Gestalt ihrer Drüsenendstücke und nach der Art der Sekretausschleusung unterschieden; die üblichen Übersichtsfärbungen geben über die chemische Beschaffenheit ihres Sekretes wenig Auskunft.

Myoepithelien

Myoepithelzellen, kontraktile Zellen in Drüsen, sind *Ektodermabkömmlinge* und deshalb in Drüsen zu finden, die vom Ektoderm abstammen – in den Duft- und Schweißdrüsen der Haut, in der Milchdrüse, Tränendrüse und in den Speicheldrüsen der Mundhöhle, nicht aber z. B. im Pankreas, einem Entodermabkömmling. **L:** Myoepithelien liegen – epithelwärts von der Basalmembran – den Drüsenzellen und/oder den Zellen von Abschnitten des Gangsystems unmittelbar an. Die Myoepithelzellen der *Speicheldrüsen* sind verzweigt *(Korbzellen)*, sie sitzen den Schaltstücken des Ausführungsgangsystems (S. 426) und den sezernierenden Endstücken auf. Bei den üblichen Färbungen sind allenfalls die Zellkerne der kontraktilen Zellen zu sehen. Den sezernierenden Anteilen der *Duft-* und *Schweißdrüsen* liegen dagegen außen mehrere spindelförmige Myoepithelzellen *(Stabzellen)* an, die bei Eisenhämatoxylin-Färbung im Querschnitt als schwarze Punkte oder Kommata, in Tangentialschnitten (besonders in Duftdrüsen) als parallele oder divergierende Streifung zu sehen sind (Abb. 169). Myoepithelzellen werden *adrenerg* innverviert. Sie verhindern den Sekretrückstau und fördern, wie der Sekretdruck und die Organbewegung, den Sekrettransport. **E:** Myoepithelien sind wie glatte Muskelzellen strukturiert, sie besitzen Aktin- und Myosinfilamente und können deshalb auch zum glatten Muskelgewebe gerechnet werden. Die Myoepithelzellen sind mit den Drüsenzellen und untereinander durch Desmosomen verbunden.

Epithelien als Parenchym innerer Organe

Als *Parenchym* bezeichnet man den spezifisch wirkenden Anteil der Organe im Unterschied zu dem unspezifischen, der Organversorgung dienenden bindegewebigen *Stroma*. In einer großen Anzahl von Organen besteht das Parenchym aus Epithelien. Auch diese Epithelien sind entweder Drüsen, z. B. in der Leber, oder resorbierende Zellverbände, z. B. in der Niere. Sie werden bei den einzelnen Organen besprochen.

Binde- und Stützgewebe

Das Bindegewebe ergießt sich als *Mesenchym (griechisch = mesengchéein zwischen-hineingießen; embryonales Bindegewebe)* in der frühen Embryonalentwicklung zwischen die drei Keimblätter. Es hat teil am Aufbau aller Organe, indem es Stroma, Kapseln und weitere Strukturen bildet. Mit ihm gelangen Gefäße und Nerven in die Organe. Es dient dem Stoffwechsel, dem Wasserhaushalt, der Abwehr. Aus dem Bindegewebe entstehen die Stützgewebe Knorpel und Knochen.

Während Epithelien, Muskel- und Nervengewebe hauptsächlich aus zelligen Strukturen bestehen, gibt es im Binde- und Stützgewebe Zellen und zwischenzellige Substanzen. Beide haben am Aufbau von Binde- und Stützgewebsstrukturen in qualitativ und quantitativ unterschiedlicher Weise anteil.

Mesenchym

Embryologie: Das embryonale Bindegewebe (Mesenchym) des Rumpfes entstammt größtenteils der ventromedialen Urwirbellamelle des Mesoderms *(Sklerotom)* sowie zum geringen Teil der Neuralleiste. Das Bindegewebe der Haut des Rückens geht aus dem *Dermatom* hervor (Abb. 52). In der ventrolateralen Rumpfwand und den Extremitäten entstammt es der Somatopleura. Im Kopf entsteht Bindegewebe großenteils aus dem ungegliederten Material der Neuralleiste *(Mesektoderm)*. Mesenchym wandert in alle Organanlagen.

Das *Mesenchym* zeigt bereits das Typische des bindegewebigen Zellverbandes: Die Zellen berühren einander nur durch Ausläufer, so daß zwischenzellige Lücken und Räume entstehen (Maschenwerk, Abb. 53). Im Mesenchym enthalten die Lücken eine Gewebsflüssigkeit, die dem Stofftransport dient, Kollagenfibrillen sind lichtmikroskopisch noch nicht zu erkennen.

Die **Mesenchymzellen** senden Fortsätze aus, sind teilungsbereit (Mitosen!), amöboid beweglich, basophil. E: Sie enthalten gruppenweise angeordnete Ribosomen, das ER fehlt; die Proteinproduktion dient dem Wachstum der Zelle. Die Zellen sind durch Zellkontakte, häufig *Gap junctions*, miteinander verbunden.

Mesenchymabkömmlinge sind hauptsächlich die *Zellen der Binde- und Stützgewebe* sowie *glatte Muskelzellen* (im Kopf-Hals-Bereich auch *quergestreiftes Muskelgewebe*). Die Herkunft von Blutzellen aus dem Mesenchym ist umstritten.

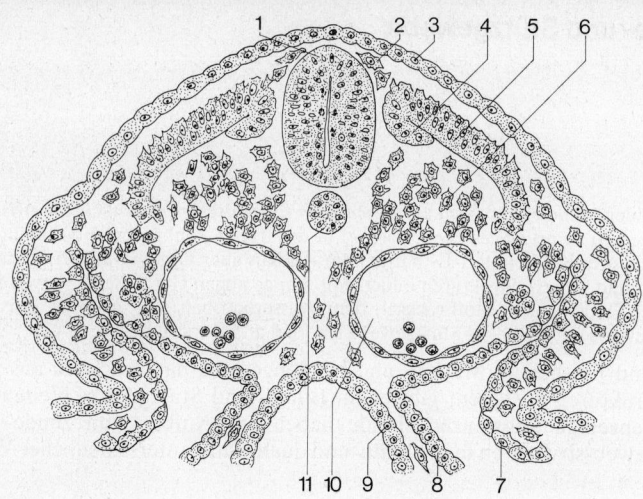

Abb. 52   Dreiblättriger Keim (Hühnchen, 3. Bebrütungstag). 1 = Neuralrohr, 2 = Neuralleiste, 3 = Ektoderm, 4 = Somit: Myotom, 5 = Somit: Dermatom, 6 = Somit: Sklerotom, in Mesenchym aufgelöst, 7 = Mesoderm: Somatopleura, 8 = Mesoderm: Splanchnopleura, 9 = Entoderm, 10 = Aorta, 11 = Chorda dorsalis. Vergr. etwa 100fach, halbschematisch (nach Präparat: Prof. Dr. B. *Christ,* Bochum).

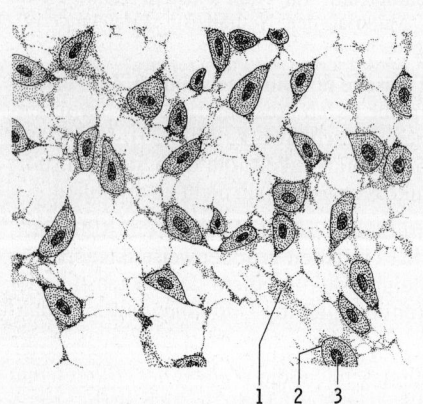

Abb. 53   Mesenchymverband. 1 = Cytoplasma. Große Zellkerne (2) mit großem Nucleolus (3), kleine Zelleiber, Zellgrenzen lichtmikroskopisch nicht sichtbar. Basophilie! Die zwischenzelligen Lücken sind mit Flüssigkeit gefüllt. Vergr. etwa 400fach.

Bindegewebe

Bindegewebszellen. Im Raum, den das Bindegewebe einnimmt, liegen einerseits die *fixen Bindegewebszellen,* die *Fibroblasten (Fibrozyten);* sie produzieren die zwischenzelligen Substanzen (Extrazellulärmatrix: Grundsubstanz und Bindegewebsfasern). Andererseits findet man hier *freie Zellen,* die aus den Blutgefäßen ausgetreten sind und größtenteils den Abwehrsystemen angehören. Im folgenden ist von den *fixen Bindegewebszellen* die Rede.

Zwischenzellige Substanzen. Die unterschiedliche Ausbildung der zwischenzelligen Substanzen macht den Bindegewebsraum einerseits zur *Transitstrecke* für den Stofftransport zwischen Blutgefäßen und Organparenchymen *(Grundsubstanz!),* andererseits zum *Bindegewebe (Bindegewebsfasern!).*

Baubestandteile des Bindegewebes

Bindegewebszellen

Die zwischenzelligen Substanzen – Grundsubstanzen und Fasern – werden von *Fibroblasten (Fibrozyten)* gebildet. Es sind die „Bindegewebszellen" im eigentlichen Sinn, von ihnen stammen auch die knorpel- und knochenbildenden Zellen ab.

Der **Fibrozyt** ist die in ihrer Aktivität reduzierte, aber keinesfalls inaktive Bindegewebszelle, die man in ausdifferenzierten Bindegeweben als Fibrozytenverband *(fixe Bindegewebszellen)* findet. Die hochaktive, Fasern und Grundsubstanzen bildende Bindegewebszelle heißt **Fibroblast;** er tritt im wachsenden Bindegewebe auf. Die Bezeichnungen Fibrozyt und Fibroblast werden häufig auch synonym angewandt.

L: Fibrozyten und Fibroblasten sind meist fortsatzreiche, flächenhaft ausgebreitete, im Schnitt deshalb dünne Zellen, die 30 µm und länger werden können (Abb. 54, vgl. Abb. 10). Bei den üblichen Übersichtsfärbungen treten meist nur die länglichen, mit feinkörnigem Chromatin gleichmäßig angefüllten Kerne deutlich hervor, das Cytoplasma bleibt häufig ungefärbt. Fibrozyten und Fibroblasten zeigen eine geringe Phagozytosebereitschaft.

E: Der *Fibrozyt* besitzt (als wenig aktiver Fibroblast) außer Mitochondrien und einem geringen Golgi-Apparat nur wenig granuliertes ER und erweckt deshalb den Eindruck einer ruhenden Zelle. Der hochaktive *Fibroblast* dagegen zeichnet sich durch ein ausgeprägtes granuliertes ER aus, das sich in die Enden der dünnen langen Zellfortsätze erstreckt und mit der Faser- und Grundsubstanzsynthese in Zusammenhang steht. Zahlreiche Mitochondrien, ein Golgi-Apparat, Zentrosomen sind vorhanden.

Experimentell erzeugte Spannungen in einer Gewebekultur veranlassen die in Kultur genommenen Fibroblasten, sich mit ihrer Längsachse in diesen auszurichten; die

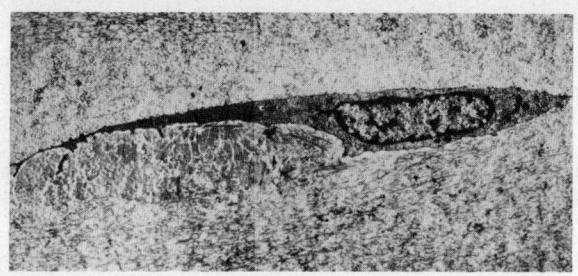

Abb. 54   **E:** Fibrozyt im straffen, geflechtartigen Bindegewebe. Vergr. 3500fach.

Spannungslinien werden zudem verstärkt von Zellen besiedelt. Sie beeinflussen auch die Ausrichtung der Kollagenfibrillen, die extrazellulär an der Längsseite der Fibroblasten aus ihren Baueinheiten, den Tropokollagenmolekülen aggregieren.

Fibroblasten (sowie glatte Muskelzellen der Gefäße mit elastischen Membranen) bilden zudem die *elastischen Fasernetze* (S. 120).

Fibroblasten bilden auch die *Grundsubstanzen* des Bindegewebes (S. 121 ff). Sie und ihre Vorstufen können im ER und Golgi-Apparat der Fibroblasten nachgewiesen werden.

Als **Myofibroblasten** bezeichnet man Bindegewebszellen, die eine Zwischenstellung zwischen Fibroblasten und glatten Muskelzellen einnehmen. Die Myofibroblasten sind, wie Fibroblasten in der Zellkultur, durch myofibrillenähnliche Bündel von Aktin- und Myosinfilamenten („Streßfasern") ausgezeichnet und nehmen kontraktile Eigenschaften an; in diesem Zustand können sie auch, wie glatte Muskelzellen, eine Basallamina ausbilden und Kontakt mit Elastinfasern aufnehmen.

Vorkommen: Myofibroblasten kommen in der Tunica albuginea des Hodens, als peritubuläre Zellen der Hodenkanälchen, als Perizyten der prä- und postkapillären Strecke der Blutgefäße, als Zellen der Theca externa der Ovarialfollikel, in der Kapsel und in den Trabekeln der Milz und an zahlreichen anderen Stellen vor. Die Zellen sind vielerorts, wie glatte Muskelzellen, adrenerg innerviert. Im Myometrium (Uterusmuskulatur) wird ihre Ausbildung hormonell stimuliert.

In der *Pathologie* spielen Myofibroblasten eine große Rolle. Im Granulationsgewebe von Wunden führen sie durch Kontraktion zum Verschluß der Wunde und durch Kollagenbildung gleichzeitig zur Stabilisierung dieses Verschlusses. Krankheitswert gewinnt ihre Fähigkeit zur Kontraktion z. B. bei der Leberzirrhose und bei der Dupuytrenschen Kontraktur, einer Erkrankung der Palmaraponeurose.

Freie Zellen des Bindegewebes. Manche Autoren rechnen zu den Bindegewebszellen auch die „freien Zellen" im Bindegewebe. Es sind die auf dem Blutweg in das Bindegewebe eingewanderten Zellen des unspezifischen und des spezifischen

Abwehrsystems, die *Granulozyten, Monozyten (Histiozyten)* und *Lymphozyten* und deren Abkömmlinge, sie werden deshalb im Zusammenhang mit den Blutzellen und Zellen der Abwehr untersucht (S. 168). Als nicht aus dem Blut stammende freie Zellen sind hiervon die Mastzellen und die Pigmentzellen des Bindegewebes auszunehmen.

Mastzellen, deren Aufgaben auch im Zusammenhang mit den spezifischen Abwehrfunktionen der „freien Zellen des Bindegewebes" gesehen werden (S. 173), spielen offenbar wegen des Heparin- und Histamingehaltes ihrer Granula auch im faserigen Bindegewebe eine erhebliche, wenngleich noch wenig geklärte Rolle.

Pigmentzellen (Melanozyten) kommen beim Menschen nur im Zusammenhang mit der äußeren Haut und im Bindegewebe der Iris vor und werden dort besprochen (S. 346). In seltenen Fällen treten Melanozyten an wenigen Stellen der basalen weichen Hirnhaut auf.

Interzellularsubstanz (Extrazellularmatrix)

Die verschiedenen Erscheinungsformen des Bindegewebes – *Mesenchym, retikuläres Bindegewebe, kollagenfaseriges* (lockeres und straffes) *Bindegewebe, elastisches Bindegewebe, Fettgewebe, gallertiges* und *spinozelluläres Bindegewebe* u. a. – beruhen auf Unterschieden in den fibrillären und nichtfibrillären Bestandteilen der Interzellularsubstanz. Diese, auch Extrazellularmatrix genannt, besteht strukturell aus zwei Anteilen, aus *Bindegewebsfasern* und aus *Grundsubstanz.* Die Bindegewebsfasern werden aus den Strukturproteinen *Kollagen* und *Elastin* aufgebaut, die Grundsubstanz besteht aus *Proteoglykanen* sowie aus den Glykoproteinen *Fibronektin* und *Laminin.*

Bindegewebsfasern

Kollagen und Elastin sind als lichtmikroskopisch sichtbare fibrilläre Interzellularsubstanzen vertreten in Kollagenfasern, Retikulinfasern und elastischen Fasernetzen.

Kollagenfasern sind um etwa 5% dehnbar und dank ihrer leicht gewellten Anordnung im Bindegewebe um ca. 3% zu verlängern. Die Wellung wird durch den molekularen Bau der Fasern erzeugt. Kollagenfasern sind Bestandteil von Sehnen, Muskelbinden (Faszien), liegen in der Lederhaut, in Organkapseln, im gefäßführenden Bindegewebe, in Knorpel und Knochen. Kollagene Fasern sehen silberweiß glänzend aus. Beim Kochen wird Kollagen zu flüssiger Gelatine denaturiert (Tischlerleim, griechisch kolla = Leim).

Die Kollagenfaser hält einem Zug von ca. 6 kg/mm^2 Querschnitt stand. Erheblich stärkerer Zug führt zu irreversibler Dehnung um 10% und mehr (Zerreißung, „Fließen"). Bei kreuzweiser oder spiraliger Anordnung mit wechselndem Drehsinn der Kollagenfasern *(Scherengitteranordnung)* passen sich Organkapseln und Faszien in Art eines Strumpfes durch Änderung der Winkel des Maschengitters der wechselnden Gestalt ihres Inhaltes an. Grobe Scherengitterstrukturen, die aus Kollagenfaserbündeln bestehen, können mit bloßem Auge präpariert werden.

Die Kollagenfasern stellen sich auf einen typischen mittleren Spannungszustand ein. Werden sie *längere Zeit* entlastet (entspannt), so verkürzen sie sich, bei *andauernder* Dehnung werden sie länger, bis die ursprüngliche Spannung wieder erreicht ist *(Selbstspannung des Bindegewebes,* Beispiel: Überdehnung einer Gelenkkapsel bei übertriebenem Extensionsverband, Schrumpfung bei Ruhigstellen). Wechselnd verstärkte Zugspannung führt zur Verdickung *(Aktivitätshypertrophie).*

L: Im überlebensfrischen (nativen) *Zupfpräparat,* das man mit Hilfe von zwei Präpariernadeln aus lockerem Bindegewebe (z. B. Perimysium externum) anfertigt, sind die Kollagenfasern in Form von „Haarlocken" parallel längsgestreift (Fibrillenbündel) zu sehen (Abb. 55). Bei Zusatz verdünnter Säuren quellen sie auf (Auflösung der Bündelstruktur, das Kollagen bleibt intakt) und entziehen sich dadurch weiter der Beobachtung. (Ringförmige Einschnürungen der gequollenen Faser gehen auf Begleitstrukturen zurück). Schwache Kalilauge löst Kollagenfasern auf, durch bakterielle Kollagenase werden sie verdaut. Pikrinsäure löst die Kittsubstanz aus den *Kollagenfasern;* sie zerfallen in *Kollagenfibrillen.*

Polarisationsmikroskopisch erweisen sich Kollagenfasern als *anisotrop,* sie sind positiv einachsig doppelbrechend (leuchten in der Diagonale zwischen gekreuzten Polars auf), was in der Tripelhelixstruktur des Kollagens begründet ist.

Färbung: Kollagene Fasern erscheinen im H. E.-Präparat und im v. Gieson-Präparat rot, im Azan-Präparat blau. Bei Versilberung werden sie (im Unterschied zu den durch Versilberung geschwärzten argyrophilen Retikulinfasern) braun.

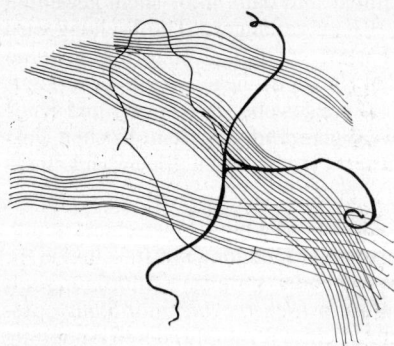

Abb. 55   Bindegewebsfasern im ungefärbten Zupfpräparat. Kollagenfasern in gewellten Bündeln, elastische Fasern in deutlich hervortretenden Netzen angeordnet. Vergr. etwa 200fach.

Retikulinfasern (argyrophile Fasern, *Gitterfasern*) kommen im retikulären Bindegewebe (S. 129), aber auch *außerhalb des retikulären Bindegewebes* im lockeren Bindegewebe vor. Sie bilden in Leber, Niere, Muskel *(Endomysium),* Nerven *(Endoneurium)* und anderen Stellen die letzten, feinsten Bindegewebsausläufer an der Grenze zum Parenchym. In filzartiger Verflechtung haben sie Anteil am Aufbau lichtmikroskopisch sichtbarer *Basalmembranen.*

L: Retikulinfasern bilden feine gitterartige Strukturen. Die einzelnen Fäserchen ziehen über die Oberfläche mehrerer Zellen hinweg (Färbung s. Tab. 13, S. 528).

Versilberung. Retikulinfasern lassen sich durch Versilberung schwärzen und gestochen scharf hervorheben, sie werden deshalb *argyrophile* Fasern genannt (griechisch argyros = Silber; der lateinische Ausdruck argentum sollte für die Bezeichnung reduzierender Gewebsorte als argentaffin vorbehalten bleiben). Die Darstellung ist nicht spezifisch, erlaubt aber eine Unterscheidung von Kollagenfasern (bei Versilberung braun).

E: Die submikroskopische Analyse ergibt, daß die Silberpartikelchen an der Oberfläche der Fasern abgelagert werden. Die Anwesenheit besonders großer Mengen des Glykoproteins *Fibronektin* ist wahrscheinlich der Grund für das PAS-positive Verhalten der Retikulinfasern. Diese „Kittsubstanz" stabilisiert, gemeinsam mit Proteoglykanen, das Fasergitter und vernetzt es zu einem Raumgitter.

Kollagen, das fibrilläre Protein, aus dem **Kollagenfasern** bestehen, ist das im Körper am meisten verbreitete Protein; es repräsentiert etwa 25% aller Proteine (6% des Körpergewichts!). Kollagenfasern können einen Durchmesser von 1–20 µm haben, abhängig von der Anzahl der Kollagenfibrillen (Durchmesser 30–200 nm), die sich zur Faser zusammenschließen. Jede *Kollagenfibrille* wird aus den Baueinheiten des Kollagens, aus *Tropokollagenmolekülen* zusammengesetzt, und jedes Tropokollagenmolekül seinerseits besteht aus drei eng umeinander gewundenen *(Tripelhelix) Polypeptidketten* (α-Ketten). Das aus den spiralig verbundenen Polypeptidketten aggregierte Tropokollagenmolekül hat eine Länge von 290 nm und einen Durchmesser von 1,5 nm. An beiden Enden sind die Polypeptidketten nicht mehr spiralisiert.

Die *Tropokollagenmoleküle* bauen die Kollagenfibrille durch parallele Zusammenlagerung auf. Sie sind durch elektrostatische Kräfte sowie durch quervernetzende kovalente Bindungen miteinander verknüpft, was der Kollagenfibrille die hohe Zugfestigkeit verleiht. Die Querstreifung der Kollagenfibrille wird durch die überlappende Anordnung der – gleichgerichteten – Tropokollagenmoleküle bei der Aggregation hervorgerufen. Die Tropokollagenmoleküle sind so angeordnet, daß lückenhafte und überlappende Regionen in abgestufter Form abwechseln (25% Versetzung). Die lückenhaften Regionen enthalten die nicht spiralisierten Kettenenden des Tropokollagens (Telopeptide) und binden mehr des Kontrastmittels (Uranylacetat), das zur elektronenmikroskopischen Darstellung angewandt wird, als die überlappenden, sie sind deshalb dunkler als diese angefärbt, woraus sich die Querstreifung der Kollagenfibrillen ergibt (Abb. 56).

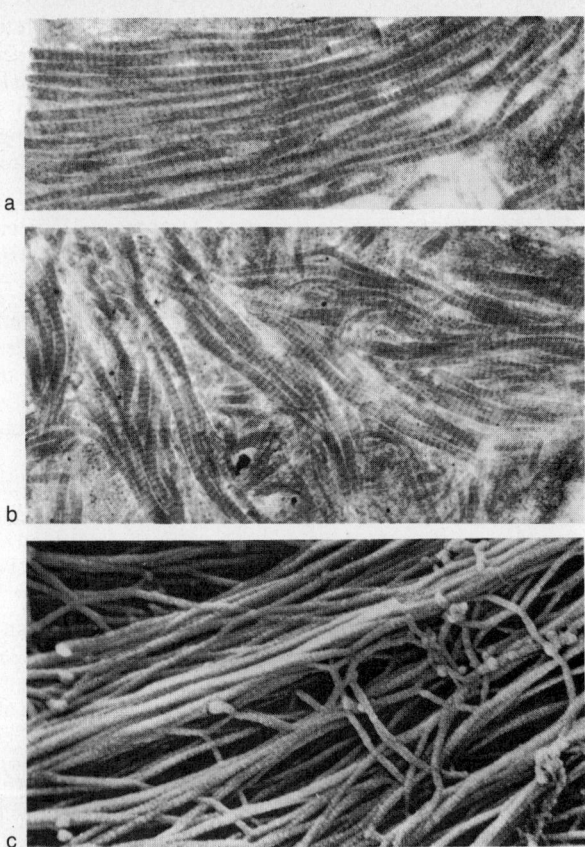

Abb. 56a–c **E:** Kollagenfibrillen. a) Faserreiches Bindegewebe in parallelgerichtetem Verband. b) Faserreiches Bindegewebe in geflechtartigem Verband. Vergr. 36000fach. c Tangentialfaserschicht Schultergelenkpfanne. Rasterelektronenmikroskopisches Bild nach Behandlung mit Hyaluronidase. Vergr. 16000fach (Präparat: Prof. Dr. B. *Tillmann*, Kiel).

Kollagen wird hauptsächlich aus den Aminosäuren *Glycin* (33,5%), *Prolin* (12%) und *Hydroxyprolin* (10%) zusammengesetzt. Als einziges Protein enthält es Hydroxyprolin in größerer Menge (kleine Mengen kommen u. a. auch im Elastin vor). Eine weitere, für Kollagen kennzeichnende Aminosäure ist *Hydroxylysin*. Der Zusammenschluß der drei Polypeptidketten bestimmt den *Kollagentyp*, die (etwa 11) Kollagentypen unterscheiden sich geringfügig in der molekularen Zusammensetzung ihrer Polypeptitketten. Die vier häufigsten von ihnen seien hier angeführt. Das Typ-I-Kollagen (90% des gesamten Kollagens) ist aus zwei verschiedenen Peptidketten (α1, α2) zusammengesetzt (so auch das Typ-IV-Kollagen, wie sich jetzt erwiesen hat), die meisten übrigen Kollagene bestehen aus identischen Peptidketten in der für das betreffende Kollagen charakteristischen molekularen Zusammensetzung (Tab. 1).

Retikulinfasern bestehen aus Kollagen Typ III mit assoziierten Glykoproteinen (Fibronektin) und Proteoglykanen und sind wie Kollagenfasern anisotrop, im Nativpräparat quellen sie aber, im Unterschied zu Kollagenfasern des lockeren und straffen kollagenen Bindegewebes, nicht nennenswert auf. In vielen Organen bleiben sie in dieser Form als Fasern, die sich versilbern lassen (Argyrophilie) erhalten. An anderen Stellen werden sie zu dickeren, nicht mehr argyrophilen Kollagenfasern umgebaut. In diesem Zusammenhang werden argyrophile Fasern auch als *präkolla-*

Tabelle 1   **Kollagentypen** (Nomenklatur, Tropokollagenketten, Vorkommen), Auswahl.

Kolla-gentyp	Tropokollagen-ketten	Typische Merkmale	Produzenten	Mikroskopischer Aspekt und Vorkommen
I	$[\alpha1(I)]_2[\alpha2(I)]$	Hybrid aus Peptidketten zweier Klassen, geringer Kohlenhydratgehalt	Fibroblasten, Osteoblasten	dicke, dicht gepackte, gut färbbare *Kollagenfasern,* in: Haut, Sehnen, Faszien, Sclera, Faserknorpel, Knochen u. a.
II	$[\alpha1(II)]_3$	hoher Gehalt an glykosyliertem Hydroxylysin	Fibroblasten, Chondroblasten	dünne, locker netzförmig angeordnete, oft „maskierte" *Kollagenfasern,* in: hyalinem u. elastischem Knorpel, Glaskörper (Auge)
III	$[\alpha1(III)]_3$	Cysteinreste am Karboxylende der Ketten	Fibroblasten, Myofibroblasten (Myozyten)	dünne, locker netzförmig angeordnete argyrophile *Retikulinfasern,* in: lockerem Bindegewebe, Haut, Gefäßwänden, Stroma innerer Organe
IV	$[\alpha1(IV)]_2[\alpha2(IV)]$	Cystein, kovalent gebunden an Glykoproteine, nicht zu Fibrillen aggregierend	Epithel, Endothel u. a.	amorphe, filamentöse Membranen, *Basallaminae,* in: Basalmembranen

gene Fasern bezeichnet. Im übrigen kommen Retikulinfasern in geringer Menge immer auch in kollagenfaserreichen Geweben vor.

Die **Kollagensynthese** läuft in Fibroblasten in mehreren Schritten ab, an deren Ende die Exozytose des noch löslichen *Prokollagens* (eines Makromoleküls in Tripelhelixform) steht. Extrazellulär wird das Prokollagen in unlösliches Kollagen *(Tropokollagen)* umgewandelt, das zur Aggregation, d. h. zur Bildung von *Kollagenfibrillen,* befähigt ist.

Im *Ergastoplasma* werden als *Prokollagen* die Polypeptid-α-Ketten synthetisiert. Nach Hydroxylierung der Aminosäuren Prolin und Lysin werden im *Golgi-Apparat* (je nach Kollagentyp zu unterschiedlichen Anteilen) die Kohlenhydrate (Galactose und Glykosylgalactose) angehängt – Kohlenhydrate, die später in der Kollagenfibrille mit der PAS-Reaktion nachgewiesen werden. Jede α-Kette ist an beiden Enden mit einer Überlänge versehen (13 nm länger als das Tropokollagenmolekül) – Überlängen, die offenbar die Zusammenlagerung und Ausrichtung der α-Ketten zur Tripelhelix vermitteln und diese als Prokollagenmolekül löslich halten. Die Überlängen werden erst im Extrazellularraum durch eine Protease (Prokollagenpeptidase) abgespalten, womit die Umwandlung des Prokollagenmoleküls zum unlöslichen und zur Aggregation befähigten Kollagenmolekül *(Tropokollagen)* vollzogen ist. Im Anschluß an die Aggregation findet noch eine Quervernetzung der Moleküle statt. Die Abspaltung der Überlängen unterbleibt aber beim Typ-IV-Kollagen, das deshalb nicht zu Fibrillen aggregiert, sondern das molekulare Netzwerk der Basallamina bildet.

Unterschiede im Kollagentyp sind eine der Ursachen für Unterschiede im mechanischen Verhalten der verschiedenen Bindegewebsarten (Tab. 1). Die andere Ursache liegt in den nichtfibrillären Grundsubstanzen.

Elastische Fasern bilden in der Regel netzförmige Strukturen. Sie liegen als Begleitstrukturen der Kollagenfasern im interstitiellen Bindegewebe und in Organkapseln, in großen Mengen in der Lunge; in der Wand herznaher Arterien bilden sie gefensterte Membranen. Nahezu rein elastische Strukturen sind selten und beim Menschen nur im *Lig. flavum* (zwischen den Bögen benachbarter Wirbel) zu finden, sie sehen gelb aus.

Elastische Fasernetze sind reversibel stark dehnbar (etwa wie Gummi) und können durch einen Zug von ca. 20 kg/cm^2 Querschnitt bis auf 150% verlängert werden.

L: Im *Zupfpräparat* treten elastische Fasernetze wegen ihrer starken Lichtbrechung scharf konturiert hervor. Sie quellen bei Zugabe schwacher Säuren nicht, sind also nach Quellung der kollagenen Fasern um so deutlicher sichtbar (Abb. 55). In saurer Pepsin- und in Trypsinlösung werden sie weniger leicht als Kollagenfasern verdaut. Elastische Fasernetze sind unlöslich in Säuren und Alkalien. Bei Sputumuntersuchungen (ausgehustetes Lungengewebe) können sie durch Behandlung des Sputums mit Kalilauge identifiziert werden.

Die elastischen Netze zeigen *Kaliberunterschiede.* Der Faserquerschnitt variiert von Bruchteilen eines Mikron bis zu mehreren μm. Sie erscheinen homogen und lassen keinen Aufbau aus kleineren Einheiten erkennen. In ungedehntem Zustand zeigen sie keine Doppelbrechung, bei Dehnung entsteht jedoch eine zunehmende Doppelbrechung (Ausrichtung der Makromoleküle).

Färbung: Im H. E.- und Azan-Präparat sind die dickeren elastischen Netze schwach rot, im v. Gieson-Präparat gelblich gefärbt. Orcein (braun) und Resorcinfuchsin (schwarzblau) stellen elastische Fasern elektiver dar.

E: Elastische Fasernetze erscheinen im Innern weitgehend homogen (amorphe Komponente), in einer schmalen Randzone dagegen regelmäßig fibrillär strukturiert (fibrilläre Komponente). Die elastischen Fasernetze entstehen aus ca. 10 nm dicken Mikrofibrillen, die unter Einbau von Elastingranula zunehmend zu dickeren Elastinsträngen und diese zum homogenen Faserkern vernetzen. Beide Komponenten werden von Fibroblasten (und von glatten Muskelzellen elastikahaltiger Blutgefäße) gebildet.

Elastin, das Skleroprotein der elastischen Fasern, ähnelt in der Aminosäurenzusammensetzung dem Kollagen (Reichtum an Prolin und Glycin). Kennzeichnend für Elastin ist der Gehalt an Desmosin und Isodesmosin.

Grundsubstanzen

Die nichtfibrillären, in der Regel lichtmikroskopisch amorphen zwischenzelligen Substanzen werden Grundsubstanzen, an manchen Stellen auch Kittsubstanzen genannt. Sie sind Bestandteil aller Binde- und Stützgewebe und bestehen in der Hauptsache aus *interstitieller Flüssigkeit,* aus *Proteoglykanen* (der Polysaccharidanteil überwiegt gegenüber dem Proteinanteil) und aus den *Glykoproteinen Fibronektin* und *Laminin* (der Proteinanteil überwiegt).

Die **interstitielle Flüssigkeit** enthält Plasmaproteine, Elektrolyte, Hormone und andere Stoffe. Niedrigmolekulare Substanzen (einfache Zucker, Aminosäuren, Peptide) werden in interstitieller Flüssigkeit transportiert. Über sie gelangen Nährstoffe aus dem Blut zu den Zellen und Abbauprodukte aus den Zellen ins Blut. Die Lymphe entspringt aus der interstitiellen Flüssigkeit, ist aber nicht mit ihr identisch.

Proteoglykane verleihen der interstitiellen Flüssigkeit visköse bis feste Eigenschaften. Sie machen Bindegewebsstrukturen *plastisch verformbar* (Bindegewebsgrundsubstanz, Nabelschnur) oder *elastisch formkonstant* (Knorpel, Cornea des Auges, Herzklappen, Aorta), im Auge ermöglichen sie die *Durchsichtigkeit* von Glaskörper und Cornea. Sie binden extrazelluläres Wasser und beeinflussen die Konsistenz der Gewebe.

Proteoglykane, die einen großen Anteil der nichtfibrillären Grundsubstanzen verkörpern, sind große Molekülaggregate. Sie bestehen aus einem sehr langen zentralen Hyaluronsäurekern, an den (über kleine Verbindungsproteine) wie die Borsten einer Flaschenbürste, seitlich abstehend, lange fadenförmige Kernproteine angeheftet sind, die ihrerseits wieder einer Vielzahl von Glykosaminoglykanen (zusammengesetzt aus mehrfach wiederholten Disaccharideinheiten) zur Anheftung dienen.

Die wichtigsten Glykosaminoglykane (GAG, Mukopolysaccharide) der Extrazellularmatrix sind: *Hyaluronsäure, Chondroitinsulfat, Dermatansulfat, Keratansulfat* und *Heparansulfat.* Sie unterscheiden sich in Molekulargewicht, Kettenlänge und in ihren Disaccharideinheiten und sind im Bindegewebe verschiedener Organe unterschiedlich vertreten; auf sie gehen hauptsächlich die organspezifischen physikalischen Unterschiede im Bindegewebe zurück. Auch ändert sich der Anteil der in Proteoglykanen enthaltenen Glykosaminoglykane mit dem Alter; während z. B. im Knorpel des Neugeborenen kaum Keratansulfat vorkommt, machen Keratansulfat und Chondroitinsulfat je etwa 50% der Glykosaminoglykane des senilen Knorpels aus. Die zahlreichen Proteoglykane haben insgesamt eine hohe Umsatzrate.

Hyaluronsäure ist Hauptbestandteil des Glaskörpers und der Synovialflüssigkeit. Es ist ein sehr langes Molekül mit hohem Molekulargewicht, das ausgestreckt bis zu 2,5 µm lang sein kann. Eine der wichtigsten Eigenschaften ist die große Viskosität in wäßrigen Lösungen, sie ist weitgehend verantwortlich für die Konsistenz der Grundsubstanz.

Die Proteoglykaneinheiten sind über Verbindungsproteine an die langen Polysaccharidketten der Hyaluronsäure (bis zu 3000 nicht sulfatierte Disaccharideinheiten – Glucuronsäure, N-Acetylglucosamin) gebunden.

Chondroitinsulfat ist das hervorstechendste Glykosaminoglykan in den Proteoglykanen von Knorpel, Knochen und der Wand großer Blutgefäße, kommt aber auch in anderen Geweben vor. *Dermatansulfat* findet man reichlich in der Haut, auch in den Lungen, Sehnen und an anderen Stellen. *Keratansulfat* wird in der Cornea, im Knorpel, im Nucleus pulposus gefunden. *Heparansulfat* erscheint in der Leber, der Aortenwand, den Lungen sowie an anderen Stellen.

L: Die Zellen und Fasern des Bindegewebes sind im frischen, unfixierten Präparat von einer durchscheinenden Matrix umgeben, die die physikalischen Eigenschaften eines dünnen Gels oder einer viskösen Flüssigkeit hat – Eigenschaften, die für Proteoglykane charakteristisch sind (die Injektion einer wäßrigen Flüssigkeit in das Unterhautbindegewebe setzt kurze Zeit eine Schwellung, ehe die Flüssigkeit sich in der viskösen Matrix verteilt hat). Diesen interzellulären Raum zwischen den Zellen und Fasern füllen die sehr ausgedehnten („Flaschenbürsten"!) Proteoglykanmoleküle aus. Im fixierten lichtmikroskopischen Präparat erscheint bei den üblichen Färbungen dieser Interzellularraum aber leer: Die Proteoglykanaggregate können bei den üblichen wäßrigen Fixierungsmitteln entweder herausgelöst werden, oder es fallen wenigstens ihre Glykosaminoglykanseitenketten zusammen, und die Moleküle erreichen nicht die lichtmikroskopisch-strukturell sichtbare Größe; lichtmikroskopisch ergibt sich eine „amorphe Grundsubstanz" mit spezifisch färberischem Verhalten.

Färbung: Proteoglykane sind (wegen ihres Gehaltes an Glykosaminoglykanen) *basophil.* Bei hoher negativer Ladungsdichte (sulfatierte Proteoglykane) erzeugen sie *Metachromasie,* d. h., sie erscheinen bei Anfärbung mit basischem Thiazinfarbstoff in anderer Farbe als der Farbstoff (bei Färbung mit Toluidinblau z. B. rot; Beispiel: Knorpelgrundsubstanz). Gleiches gilt für das in den Granula der Gewebsmastzellen enthaltene Heparin. *Proteoglykane sind größtenteils PAS-negativ.*

Hyaluronidase. Das Enzym Hyaluronidase dient dem Abbau hochpolymerer Hyaluronsäure, die ein Bestandteil des Proteoglykankomplexes ist, aber auch frei vorkommt. Unter der Einwirkung von Hyaluronidase werden die Grundsubstanzen des zwischenzelligen Raumes vermehrt durchgängig *(Spreading effect).* Therapeutisch kann man Hyaluronidase zur Verbesserung einer subkutanen Infusion verwenden. Spermatozoenköpfe enthalten Hyaluronidase; sie dringen mit ihrer Hilfe durch die Zona pellucida zur Eizelle vor. In der histologischen Technik lassen sich Bindegewebsfasern aus Knorpel mit Hilfe von Hyaluronidase isolieren (Abb. 56c).

Glykoproteine sind im Organismus weit verbreitet. Sie kommen als *Bausteine biologischer Membranen* (u. a. Blutgruppeneigenschaften der Erythrozytenmembran), als (sezernierte) *Enzyme* und als *Hormone* vor (s. Adenohypophyse, S. 376). Die *schleimigen Sekrete* der Drüsen von Verdauungs-, Bronchial- und Genitaltrakt sind großenteils Glykoproteine. Glykoproteine der Grundsubstanzen sind *Fibronektin* und *Laminin.*

Fibronektin, ein Glykoprotein aus zwei Polypeptidketten zusammengesetzt, vermittelt an vielen Stellen Bindungen im Gewebe (lateinisch nectere = binden) und ist weit verbreitet. Im Bindegewebe bindet es an Kollagen, vermittelt die Adhäsion zuwischen Zellen und die von Zellen und ihren Nachbarstrukturen sowie die Adhäsion von Zellen auf künstlichen Unterlagen (Gewebezüchtung). Fibronektin ist eine Komponente der Bindegewebsmatrix und der Basallamina von Epithelien. Es wird von diesen, aber noch von vielen anderen Zellen synthetisiert, u. a. von Fibroblasten, Myoblasten, Chondrozyten, Schwann-Zellen, Astrogliazellen, Endothelien. Das Glykoprotein kommt als *Plasmafibronektin* auch im Blut vor.

Laminin, gleichfalls ein Glykoprotein aus zwei Polypeptidketten, wird von Epithelien gebildet und ist hauptsächlich auf die Basallamina von Epithelien beschränkt, es vermittelt als Bestandteil der Lamina rara externa die Anheftung von Epithelien am Kollagen Typ IV der Lamina densa.

Färbung: Glykoproteine sind PAS-positiv.

PAS-Reaktion (Periodic *a*cid *S*chiff reaction, Perjodsäure-Schiff-Reaktion): Bei der PAS-Reaktion geben die durch Oxidation mit Hilfe von Perjod-

säure entstehenden freien Aldehydgruppen von Zucker mit dem Schiffschen Reagens (farblose fuchsinschweflige Säure) eine Rotfärbung. Damit
lassen sich Glykoproteine, aber auch Glykogen und Glykolipide, *nicht*
dagegen einige Proteoglykane nachweisen.

Bildung der Grundsubstanzen. Die Grundsubstanzen werden von *Fibrobla-*
sten erzeugt; sie entstehen im Zusammenhang mit dem glykolytischen
Stoffwechsel der Bindegewebszellen in deren Golgi-Apparat. In Geweben
mit geringer Sauerstoffversorgung (*bradytrophe* Gewebe: Cornea, Knorpel;
Mangel an Kapillaren!) treten vermehrt Grundsubstanzen auf.

Man nimmt an, daß sich Fibroblasten auf die Produktion bestimmter
Grundsubstanzen spezialisieren können, ihre Bildung wird *hormonell*
gesteuert: Desoxycorticosteron vergrößert ihre Produktion, Cortison (s.
Nebenniere!) vermindert sie durch Hemmung der Fibroblastenentwick-
lung. Die Glykoproteine, die dem Plasmalemm von Epithelien, Gliamembranen, glatten Muskelzellen anliegen (s. auch *Glycocalyx* und *Basalla-*
mina!), werden dagegen von diesen Zellen vorwiegend selbst gebildet!
Auch Myoblasten sind in der Lage, selbst Basallamina zu bilden. Grundsubstanzen beeinflussen *Aggregation* und *Ausrichtung* der in den Bindegewebsfasern verbauten Fibrillen.

L: Die **Basalmembran (Glashaut)** ist das Produkt einer extrazellulären
Kondensation von Glykoproteinen, Mukopolysacchariden und Proteinen
unterhalb der basalen Oberfläche zumeist von Epithelien. Sie bestehen aus
einer elektronenmikroskopisch sichtbaren *Basallamina,* an die sich als
lichtmikroskopische Schicht die *Lamina fibroreticularis* anschließt, eine
netzförmige Schicht, die aus verdichteter Grundsubstanz und dünnen unregelmäßigen Bündelchen von Kollagenfibrillen, den Retikulinfasern, zusammengesetzt ist. Diese Schicht kann auch so schwach entwickelt sein, daß
lichtmikroskopisch eine Basalmembran zu fehlen scheint. Die Basalmembran des Trachealepithels enthält in dieser Schicht elastische Fasernetze.
Die Basalmembran (Glashaut) ist *PAS-positiv.* Basalmembranen haben
vorwiegend *mechanische* Aufgaben.

E: Die *Basallamina* liegt, außer im Verbund der Basalmembran, als selbständige, 50–100 nm dicke Platte, *Lamina densa,* der dem Bindegewebe
zugewandten Oberfläche von Epithelien, Endothelien, Muskel- und Nervenfasern, der Oberfläche des ZNS u. a. an, von diesen durch die *Lamina*
rara (lucida) externa getrennt. Die Basallamina besteht aus *Typ IV Kollagen*
(S. 119; Abb. 57), das nicht in Fibrillen aggregiert, aber mit anderen
nichtkollagenen Glykoproteinen (vor allem dem Laminin) Verbindungen
eingeht und dabei eine sehr feinfädige, fast amorphe Struktur bildet. Man
unterscheidet an der selbständigen, nicht von einer Lamina fibroreticularis
begleiteten Basallamina die zumeist allein nur darstellbare dichte mittlere
Zone, *Lamina densa,* und zwei helle, diese begrenzende Zonen, *Lamina*

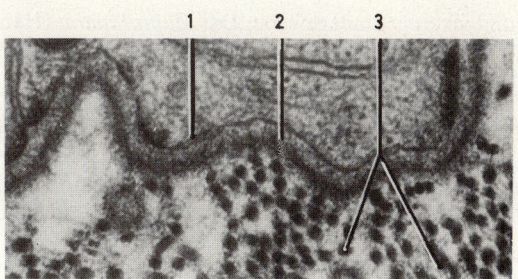

Abb. 57 **E:** Basallamina. 1 = Plasmalemm einer Epithelzelle. 2 = Basallamina (Lamina densa) der Epithelzelle, 3 = Fasern der Lamina fibroreticularis des Bindegewebes. Vergr. 54000fach.

rara (lucida) externa und *Lamina rara (lucida) interna,* die im Verbund der lichtmikroskopischen Basalmembran von der Lamina fibroreticularis eingenommen oder verdeckt wird. Mit geeigneter Methodik lassen auch diese eine Strukturierung erkennen. Die Basallamina wirkt *mechanisch* als Bindemittel zwischen Parenchym und Stroma, sichert die Kapillarwand bei Dehnung, hilft bei der Verankerung von Retikulinfasern an Parenchym und Gefäßwand, sie wirkt *selektiv* durch ihren Einfluß auf die Stoffverteilung.

Zur Terminologie: Der Ausdruck *Basalmembran,* der aus der Lichtmikroskopie stammt und sowohl Basallamina als auch Lamina fibroreticularis einschließt, wird häufig auch für die Bezeichnung der **E** Basallamina verwandt. Um Schwierigkeiten der Terminologie zu vermeiden, wird für die **E** *Basalmembran* der Ausdruck *Basallamina* verwandt. Von der Basallamina muß die nur bei stärkster elektronenmikroskopischer Auflösusng sichtbare Glycocalyx (S. 32) unterschieden werden.

Formen des Bindegewebes

Kollagenfaserige Bindegewebe sind durch die Textur ihrer in der Grundsubstanz liegenden Fasern charakterisiert. Nach Menge und Anordnung der Fasern lassen sich zwei Bindegewebstypen unterscheiden, *lockeres* und *straffes,* faserreiches Bindegewebe, dieses in *geflechtartigem* oder in *parallelfaserigem* Verband. Zwischenformen kommen häufig vor.

Lockeres Bindegewebe

Lockeres Bindegewebe begleitet als *interstitielles* Bindegewebe Nerven und Gefäße in die Organe hinein und verbindet als *Stroma* die spezifischen Gewebsanteile der Organe, das Parenchym. Das lockere Bindegewebe dient als Wasserspeicher und Verschiebeschicht. Es hat große Bedeutung für Abwehr und Regenerationsvorgänge; die Zellen der Abwehr liegen großenteils im lockeren Bindegewebe. Das *Zupfpräparat* (Häutchenpräparat) erlaubt die optische, mechanische und chemische Untersuchung der Fasern (Verhalten gegen Säure, Zug usw.). **L:** Im Dauerpräparat findet man in den weiten zwischenzelligen Räumen Strähnen von leicht gewellten Kollagenfasern locker angeordnet im Verband mit spärlichen elastischen Netzen. In *membranöser* Form kommt lockeres Bindegewebe bei den serösen Häuten der Körperhöhlen, in *areolärer* Form im großen Netz (Omentum majus) vor.

Straffes Bindegewebe

In den straffen, faserreichen Bindegeweben treten die freien Zellen in den Hintergrund. Im Hinblick auf den Verbau der Fasern lassen sich geflechtartige und parallelfaserige Typen von straffen Bindegeweben hervorheben.

Straffes geflechtartiges Bindegewebe. In der Grundsubstanz verlaufen die Kollagenfasern in *Bündeln,* die ein *filzartiges Geflecht* bilden. Innerhalb der Bündel liegen die Kollagenfasern parallel und leicht gewellt. Das Cytoplasma der wenig aktiven, d. h. nicht Fasern produzierenden, aber den Stoffwechsel der Grundsubstanzen regelnden *Fibrozyten* ist nicht basophil, man sieht lediglich die stäbchenförmigen Kerne; sie liegen mit der Längsachse im Verlauf der Fasern. Je dichter die Fasern gepackt sind, um so geringer ist der Anteil der Grundsubstanz am Bindegewebe (Abb. 58).

Vorkommen: Lederhaut (Stratum reticulare des Corium; Leder ist das durch Gerben fixierte Corium tierischer Häute), harte Augenhaut (Sclera), harte Hirnhaut (Dura mater), Organkapseln, Cornea.

Straffes parallelfaseriges Bindegewebe. Unter dem Einfluß von Zugkräften (Kraftübertragung vom Muskel auf Skeletteile) werden die Kollagenstruk-

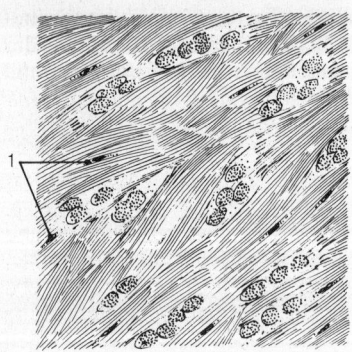

Abb. 58   Geflechtartiges straffes Bindegewebe aus der Lederhaut. 1 = Zellkerne. Vergr. etwa 300fach.

turen in den *Sehnen* und *Aponeurosen* (= flächenhafte Sehnen) einer makroskopisch sichtbaren Ausrichtung unterworfen.

Sehne

In der Übersicht ist die Unterteilung der parallelen Kollagenfaserbündel durch Bindegewebssepten zu erkennen (Abb. 59a). Die ganze Sehne wird vom *Peritendineum externum,* einem flächenhaften geflechtartigen Bindegewebe umgeben, dem außen lockeres Bindegewebe als *Paratendineum* anliegt. Das *Peritendineum internum* führt Nerven zu den Sehnenspindeln (s. dort!) und Blutgefäße. Es unterteilt die Sehne in Sekundärbündel. Faserärmere Septen umscheiden Primärbündel. Jedes von diesen besteht aus Kollagenfaserbündeln, zwischen denen die Fibrozyten (hier auch Sehnenzellen oder Flügelzellen genannt) liegen; der Querschnitt zeigt ihre dreieckige oder flügelförmige Gestalt, sie passen sich den benachbarten Fasern an. Im Längsschnitt erkennt man die reihenweise Anordnungen der Fibrozyten, von denen meist nur die Kerne angefärbt werden (Abb. 59b).

Der *Sehnenansatz (Ursprung)* an Diaphysen des Skeletts und an Epi- und Apophysen ist unterschiedlich. An der durch desmale Ossifikation entstandenen Diaphyse strahlen die Kollagenfaserbündel der Sehne über das Periost in die Corticalis ein *(periostal-diaphysäre Ansatzzone)*. An den knorpelig präformierten *Epi-* und *Apophysen* liegen am Sehnen-Knochen-Übergang Knorpelzellen im Sehnengewebe, die Grundsubstanz ist hier

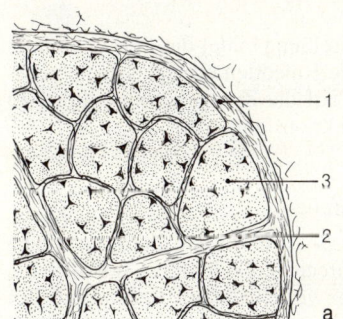 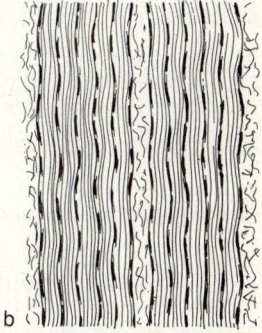

Abb. 59 a, b   a) Sehne quergeschnitten. 1 = Peritendineum externum umgibt die Sehne, ihm liegt außen lockeres Bindegewebe, Paratendineum, auf. 2 = Peritendineum internum führt Nerven und Gefäße und unterteilt die Sehne in Sekundärbündel, die aus Primärbündeln (= 3; kleinste Bindegewebssepten!) bestehen. Deren Querschnitte zeigen quergeschnittene Sehnenzellen („Flügelzellen", schwarze Dreiecke), dazwischen Kollagenfasern. b) Sehne längsgeschnitten, zwei Primärbündel. Vergr. etwa 300fach.

verkalkt *(chondral-apophysäre Ansatzzone)*. Sehnenansatzzonen haben mechanische Funktionen und sind zugleich Wachstumszonen von Sehnen und Knochen (Muskelursprung der Sehne, S. 213).

Sehnenscheiden *(Vaginae synoviales)* und **Schleimbeutel** *(Bursae synoviales)*. Zwischen Sehne und umgebendem lockeren Bindegewebe liegt ein von zwei Bindegewebsblättern begrenzter Verschiebespalt, der das Gleiten der Sehne im Bindegewebe ermöglicht. Der Spalt ist mit einem niedrigen, aus Bindegewebe hervorgegangenen endothelartigen Zellverband ausgekleidet. Wo die Sehne über Gelenke oder unter Bändern verläuft und eine Führung nötig wird, treten beiderseits des Spalts straffe, scherengitteratig angeordnete Kollagenfaserzüge auf, sie bilden die *Sehnenscheide*. Die beiden Blättter der Sehnenscheide können voneinander getrennt sein, dann umgibt der Spalt die Sehne vollständig; sie können auch in Art einer Umschlagfalte oder Duplikatur, *Mesotendineum,* in der Längsrichtung der Sehne zusammenhängen und einen Stofftransportweg zwischen Sehne und umgebendem Bindegewebe herstellen.

Schleimbeutel entstehen an solchen Stellen, an denen Sehnen in stark wechselndem Winkel an Knochen ansetzen oder starke Scherbewegungen der Sehne oder der äußeren Haut gegen Knochen besondere Verschiebeschichten erfordern.

L: Sehnenscheide und Schleimbeutel besitzen eine derbe Außenschicht *(Lamina fibrosa)* und eine lockere Innenschicht (*Lamina synovialis),* die eine geringe Menge mukopolysaccharidhaltiger Synovialflüssigkeit absondert, wodurch die Wände der Schleimbeutel und Sehnenscheiden gegeneinander gleitfähig werden.

Sehnen sind *regenerationsfähig*. Nach Zerreißung bildet das Peritendineum neue Kollagenfasern, die sich zwischen die Rißenden einfügen. Eine nachträgliche Einstellung der Faserspannung auf die Zugverhältnisse führt zu einer Verkürzung der Sehne, die damit funktionsfähig wird.

Retikulumzellen und retikuläres Bindegewebe

Das weit verbreitete *retikuläre Bindegewebe* ist in diesem Zusammenhang mit den Bindegewebsformationen zu besprechen. Gleichzeitig soll auch die Stellung seiner Zellen in der Gruppe der verschiedenen *Retikulumzellen* beachtet werden, die zugleich auch die akzessorischen Zellen des Immunsystems einschließt.

Retikulumzellen. Ausgehend vom Aufbau der lymphatischen Organe unterscheidet man vier Retikulumzelltypen, *histiozytäre, fibroblastische, dendritische* und *interdigitierende* Retikulumzellen.

Während die *histiozytären* und *fibroblastischen* Retikulumzellen in allen Arealen lymphatischer Organe sowie, weit verbreitet, im Bindegewebe anderer Organe vorkommen, haben die *dendritischen* und *interdigitierenden* Zellen spezielle Aufgaben nur im Immunsystem, sie üben hier eine „Wegweiserfunktion" für B- bzw. T-Lymphozyten aus und sind den B- bzw. T-Regionen als akzessorische Zellen des Immunsystems zugeordnet, zu denen auch Langerhans-Zellen, Monozyten und Makrophagen gehören.

Die *epithelialen Retikulumzellen* des Thymus sind eine Zellart besonderer Genese; sie kommen nur im Thymus vor und werden dort besprochen (S. 184ff).

Das **retikuläre Bindegewebe,** das fibroblastische Retikulumzellen bilden, steht in formaler Hinsicht dem Mesenchym nahe, beide bilden einen Zellschwamm. Durch die Ausbildung von *Retikulinfasern* (versilberbaren Kollagenfasern), die den netzartigen Zellverband aussteifen, erweist sich das retikuläre Bindegewebe, im Gegensatz zum faserlosen Mesenchym, als *differenziert* (Abb. 60).

Vorkommen: Das retikuläre Bindegewebe bildet das Grundgerüst der *lymphatischen Organe* (besonders ausgeprägt in Milz und Lymphknoten). Während Retikulinfasern auch sonst im lockeren Bindegewebe und in Eingeweideorganen vorkommen (z. B. in Leber, Niere, Nebenniere, Endo-

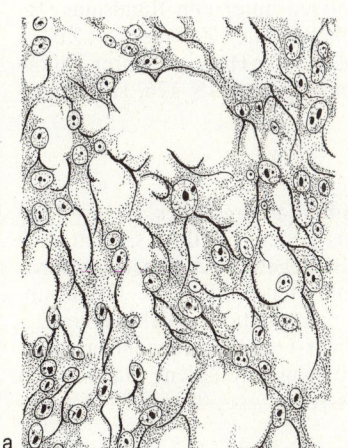
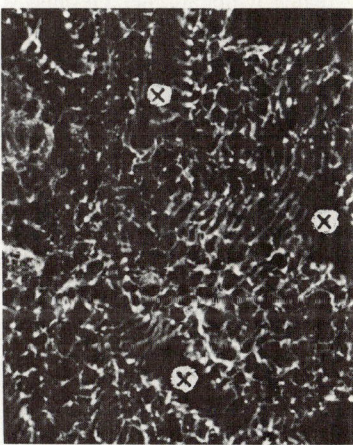

Abb. 60a, b   Retikuläres Bindegewebe. a) Der Zellverband gleicht dem des Mesenchyms, der Zellschwamm wird von anliegenden Retikulinfäserchen (in der Abbildung schwarz) ausgesteift, Zellgrenzen lichtmikroskopisch nicht sichtbar. b) Immunhistochemische Darstellung des Retikulinfasergerüstes der menschlichen Milz durch Antikörper gegen das Glykoprotein Fibronektin. × = Milzsinus, umgeben von Retikulinfasern (Querschnitte und Tangentialschnitte). Vergr. a) etwa 300fach, b) 280fach (Präparat: Prof. Dr. D. *Drenckhahn,* Dr. J. *Wagner,* Marburg).

neurium, Schleimhaut des Magen-Darm-Traktes), ohne daß von einem eigenständigen retikulären Bindegewebe gesprochen werden kann, werden sie im Bindegewebe der lymphatischen Organe von den faserbildenden Zellen (fibroblastische Retikulumzellen) weitgehend umhüllt. Diese nur elektronenmikroskopisch sichtbare innige Verbindung zwischen Fasern und Zellen rechtfertigt es, das Bindegewebe der lymphatischen Organe als *retikuläres Bindegewebe* besonders hervorzuheben.

Die *fibroblastischen Retikulumzellen* des retikulären Bindegewebes sind faserbildende Zellen. **L:** Sie besitzen einen großen, ovalen Zellkern – größer als die Zellkerne der meisten „freien Zellen" im retikulären Bindegewebe – mit großem Nucleolus. Der Zelleib sendet sternförmige Fortsätze aus. Über diese stehen die Retikulumzellen miteinander in Verbindung, indem sie ein Raumgitter bilden. Den Retikulumzellen und ihren Fortsätzen legen sich *Retikulinfasern* eng an. Die *Maschenräume* des retikulären Bindegewebes sind angefüllt mit „freien Zellen" – je nach Organ vorwiegend mit Lymphozyten und anderen *Zellen der Abwehr* (lymphatische Organe, retikuläre Bindegewebsareale in Haut und Schleimhäuten) oder mit *Blutzellen* und ihren Vorläufern (Knochenmark). Das retikuläre Bindegewebe bildet mit den „freien Zellen" eine Funktionsgemeinschaft.

Die *histiozytären* (phagozytierenden) *Retikulumzellen* kommen in allen Arealen lymphatischer Gewebe vor, sie bilden unter den Randsinus von Lymphknoten z. B. eine einschichtige „submarginale" Zellage. Die Zellen sind Monozytenabkömmlinge und hinsichtlich ihrer Herkunft, ihrer Zellorganellen und ihrer Funktion den Gewebsmakrophagen (S. 176, 178) gleichzusetzen.

Gallertiges Bindegewebe

Gallertiges Bindegewebe ist ein im *Nabelstrang* auftretendes, ungewöhnliches lockeres Bindegewebe. Es besteht aus Zellen, die ihrer Gestalt nach dem Mesenchym nahestehen. Gallertiges Bindegewebe zeichnet sich durch seine schleimig-gallertige, feine Kollagenfäserchen führende Grundsubstanz (Whartonsche Sulze, hauptsächlich nichtsulfatierte Glykosaminoglykane) aus. Der typische Wasserreichtum des Gewebes entsteht erst post partum artifiziell durch die mit der Abnabelung verbundene Stauung und den Wegfall des Drucks aus dem Fruchtwasser.

Spinozelluläres Bindegewebe

Das **spinozelluläre („zellige") Bindegewebe,** eine Sonderform, die nur im *Ovar* und in der *Uterusschleimhaut* vorkommt, steht dem Mesenchym nicht nur formal am nächsten, es besitzt auch noch besonders ausgeprägte mesenchymale (embryonale) Potenzen. Die spindelförmigen Zellen liegen dicht gepackt, im Ovar in fischzugähnlichem Muster. Der spärliche zwischenzellige Raum enthält geringe Mengen von Grundsubstanz und nur wenige Retikulinfäserchen. Die Zellen des spinozellulären Bindegewebes der *Uterusschleimhaut* nehmen an den zyklischen Schleimhautveränderungen teil, in der Proliferationsphase (S. 513) vermehren sie sich stark. Bei Eintritt einer Schwangerschaft bilden sie die Decidua. Aus den Zellen im *Ovar* gehen u. a. die hormonproduzierenden Thekazellen hervor (s. Thekaorgan).

Fettgewebe

Das Fettgewebe entsteht auf dem Boden des Mesenchyms aus Anlagen, die dem retikulären Bindegewebe gleichen, es kann als eine besondere Speicherform des retikulären Bindegewebes aufgefaßt werden. Das Fettgewebe hat *mechanische Aufgaben,* dient als *Kaloriendepot* und dem *Wärmeschutz.* Das Fett wird in den Fettzellen entweder direkt aus Kohlenhydraten gebildet oder durch Mikropinozytose aus dem Blut aufgenommen.

Färbung: Fett wird am Gefrierschnitt mit den Farbstoffen Sudan III (hellrot) oder Scharlachrot dargestellt. Bei der üblichen Einbettung fixierten Gewebes über Alkohol und Behandlung des Schnittes mit Xylol werden Fette herausgelöst; an ihrer Stelle findet man Löcher (Vakuolen) in den Zellen. Man unterscheidet weißes und braunes Fettgewebe, das aber beim Menschen offenbar nur bei Neugeborenen und in den ersten Lebensmonaten eine Rolle spielt.

Weißes Fettgewebe. Die Fettzellen sind ca. 100 µm dick und können mit der *Lupe* gesehen werden, sie geben dem frisch entnommenen Fettgewebe ein körniges Aussehen. Traubenförmig hängen die einzelnen, durch Bindegewebe umschlossenen Fettgewebsläppchen an kleineren Blutgefäßen. Weißes Fettgewebe ist *univakuolär,* jede Fettzelle enthält *einen* großen Fetttropfen.

Während der *Fettgewebsbildung* treten zunächst kleine Fettkügelchen in den Zellen auf – die Fettzelle ist zunächst plurivakuolär – die dann zu größeren Tropfen zusammenfließen und schließlich als ein großer Fetttropfen univakuolär die Zellen, *Lipozyten,* erfüllen. **L:** Cytoplasma und Kern werden als dünne umhüllende Membran an den Rand gedrängt *(Siegelringform)* (Abb. 61). Die Kernmembran kann durch ein Fetttröpfchen eingedellt werden (*Lochkern* nach Herauslösen des Fettes). Argyrophile Fasern bilden ein gespanntes Gitterwerk um die Fettzelle. Jede Zelle hat Beziehungen zu einer Kapillare, mehrere Fettzellen werden steppkissenartig von Bindegewebszügeln zusammengehalten (Kissenpolsterung). **E:** Zahlreiche Mitochondrien und starke Membranvesikulation werden beobachtet (Aufnahme von Fettbestandteilen?). Eine Basalmembran kann Gruppen von Fettzellen umgeben.

Baufett. In Form von abgegrenzten Mesenchyminseln sind Bezirke späterer Fettaufnahme als *Primitivorgane* im Fetus bereits morphologisch erkenn-

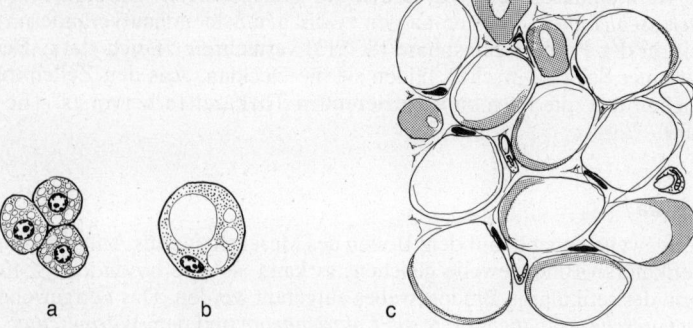

Abb. 61 a–c   Fettgewebe: a) multivakuolär, b) Übergangsform zu c, c) univakuoläres Fettgewebe; das zentral die Zelle ausfüllende Fett ist durch Fixierungs- und Einbettungsmittel herausgelöst, Schrägschnitte durch den Zytoplasmasaum zeigen ihn stellenweise verbreitert, die exzentrischen Zellkerne (schwarze Striche) ergeben Siegelringformen. Vergr. etwa 180fach.

bar. Hier entsteht Baufett, das zur Erhaltung einer Organlage, als Polstermaterial (Handteller, Fußsohle, Gesäß, Orbitalfett, Wangenfettpfropf) für die Gesamtfunktion des Körpers wichtig ist. Es wird erst in fortgeschrittenem Hungerzustand eingeschmolzen und der Kalorienbildung zugeführt. Als Gewebsersatz tritt das Fettgewebe nach Rückbildung des Thymus und des blutbildenden Knochenmarks an deren Stelle, auch atrophische Muskeln können formgetreu durch Fettgewebe imitiert werden („lipomatöse Atrophie").

Speicherfett. Mit einem Brennwert von ca. 2 kJ ist Fett gegenüber ca. 1 kJ bei Kohlenhydrat oder Protein ein vorteilhafter Kalorienspeicher. Das lockere Bindegewebe in der Umgebung der Blutgefäße im Unterhautbindegewebe, im großen Netz und unter dem Bauchfell des Dickdarms nimmt bei Überangebot Fett auf: *Speicherfett!* Bei Abbau im Hungerzustand werden die Zellen vorübergehend wieder plurivakuolär, schließlich gallertig *(seröse Fettzellen)*. Sie überleben aber und können erneut Fett speichern. Neueren Vorstellungen zufolge soll die Anzahl der bereits in früher Kindheit erworbenen (ausgebildeten) Fettzellen zeitlebens als potentieller Fettspeicher erhalten bleiben. Nach Untersuchungen an Ratten können noch bis zum Eintritt der Geschlechtsreife Fettzellen neu gebildet werden. Das Fett unterliegt einem andauernden Umbau. Die alten „Speicher" werden laufend entleert und durch neu aufgenommenes oder gebildetes Fett wieder aufgefüllt (Membranvesikulation und reicher Mitochondriengehalt!). Die

1 kJ = 4,1868 kcal

Einlagerung von Fettgewebe und seine Verteilung auf Körperregionen werden hormonell (Adrenalin, Noradrenalin, Insulin, Glucagon) gesteuert und zeigen geschlechtsabhängige Unterschiede. Die Fettmobilisierung (Lipolyse) aus weißem Fettgewebe wird ebenfalls *hormonell* ausgelöst (Glucagon, Adrenalin, Noradrenalin führen zur intrazellulären Freisetzung von zyklischem AMP, das die Lipase aktiviert).

Braunes Fettgewebe wird an seiner charakteristischen, durch reiche Vaskularisation und zahlreiche Mitochondrien mit hohem Cytochromgehalt hervorgerufenen Eigenfarbe erkannt. Es kommt beim Neugeborenen in mehreren Körperregionen vor und ist in den ersten postnatalen Monaten ein wichtiges Depot der *Wärmebildung,* beim Erwachsenen wird es kaum noch, bei Nagetieren aber regelmäßig beobachtet.

Braunes Fettgewebe wird durch paravasale Sympathikusfasern innerviert, die aber offenbar nicht mit denen identisch sind, die Gefäße innervieren. Die Fettmobilisierung wird *nervös* ausgelöst.

L: Die kleinen Fettzellen messen ca. 30 μm und sind *plurivakuolär,* in jeder Fettzelle liegen *mehrere* kleine Fetttröpfchen.

Die *Vorläufer von Fettzellen* unterscheiden sich von Fibroblasten u. a. durch den Besitz einer α-Naphthylacetatesterase, sie zeichnen sich zudem durch Glykogenspeicherung aus.

Elastisches Band

Während die bisher genannten Bindegewebsformen größtenteils von kollagenen Fasern zusammengesetzt werden, treten in den seltenen elastischen Bändern die Netze fast allein auf. Der Netzverband ist aber in einer Richtung verzogen, so daß sehr spitze Winkel entstehen. Ein elastisches Band kommt beim Menschen als Lig. flavum, bei vielen Tieren als Lig. nuchae vor. Die elastische Fasernetze werden von Kollagenfasern und Retikulinfasern umsponnen.

Stützgewebe

Knorpel und Knochen sind Stützgewebe. Sie enthalten kollagene Fasern und besitzen damit die Zugfestigkeit von Bindegewebsstrukturen. Durch besondere Ausbildung der Grundsubstanz beim Knorpel und durch Einlagerungen von Kalksalzen beim Knochen wird ihre Druckfestigkeit erhöht.

Knorpelgewebe

Knorpelgewebe kommt im Skelett und in den Luftwegen vor. Am weitesten verbreitet ist der hyaline Knorpel. Der elastische Knorpel unterscheidet sich von ihm durch den Besitz elastischer Fasern, der Faserknorpel durch seine Massen an Kollagenfasern.

Knorpelbildung. Knorpel geht direkt aus Mesenchym hervor, die Knorpelbildungsstellen sind schon bei schwacher Vergrößerung durch dichte Lagerung der Mesenchymzellen zu erkennen *(Vorknorpel)*. Sie scheiden in die zwischenzelligen Spalten Knorpelgrundsubstanz, Glykosaminoglykane (Hyaluronsäure) und Proteoglykane ab und sind damit *Chondroblasten* mit intensiv färbbarem Ergastoplasma und umfangreichem Golgi-Apparat. In der Knorpelgrundsubstanz entstehen Kollagenfasern aus dem Tropokollagen der Chondroblasten. Bei Zunahme der Grundsubstanz rücken die Zellen sekundär auseinander. Erneute Zellteilung mit nachfolgender Vermehrung der Interzellularmatrix laufen ab. Dieses vom Innern des Knorpels nach allen Seiten sich ausbreitende *interstitielle (intussuszeptionelle)* Wachstum eignet sich besonders dazu, der anfänglich raschen Größenzunahme des Keimes ein entsprechendes Skelettwachstum anzupassen. Aber auch aus dem den Knorpel umgebenden Mesenchym gehen Chrondroblasten hervor: *appositionelles* Wachstum. Wenn das Wachstum zum Stillstand kommt, liegen die aus den letzten Teilungen hervorgegangenen Zellen, *Chrondrozyten,* noch in Gruppen beieinander und bilden *Knorpelterritorien, Chondrone,* die durch *interterritoriale* Substanzen getrennt sind.

Allgemeiner Aufbau. L: In der homogenen Grundsubstanz des *frischen,* unfixierten Schnittes fallen die Wandungen der *Knorpelzellhöhlen,* Grundsubstanzhöhlen *(Lakunen),* in denen die Knorpelzellen liegen, durch stärkere Lichtbrechung auf; sie werden *Knorpelkapseln* genannt. Die Übersicht im *Dauerpräparat* läßt die Gliederung in *Chondrone* erkennen; mehrere Knorpelzellen werden von einem stark basophilen *Knorpelhof* (sulfatierte Glykosaminoglykane) umgeben und zum Chondron, Territorium, zusammengefaßt. Die interterritoriale Substanz ist weniger basophil als die Grundsubstanz in den Chondronen. Im ausdifferenzierten Knorpel fehlen die Blutgefäße, die Zellen haben keine Fortsatzberührung mit anderen Zellen mehr. Der Stofftransport durchquert weite Strecken von Knorpelgrundsubstanz. Die einzelne Knorpelzelle, *Chrondrozyt,* ist rund oder oval. Die starke Basophilie der angrenzenden Grundsubstanz verstärkt den Eindruck der „Knorpelkapsel" (Abb. 62), zwischen Knorpelzelle und „Kapsel" liegen häufig Schrumpfräume. Dem gefäß- und nervenlosen Knorpel wird ein Stoffwechsel zugeschrieben, der z. T. anaerob abläuft, der Stoffumsatz erreicht dabei aber den vaskularisierter Gewebe. Zugrundegehende Zellen sind eine Zeitlang noch schattenhaft zu sehen und werden „verdämmernde Zellen" genannt.

Die **Chondrozyten** zeichnen sich **E** durch ein ausgeprägtes Ergastoplasma und einen umfangreichen Golgi-Apparat aus. Sie sind hochaktiv in der Protein- und Kohlenhydratsynthese, enthalten reichlich Glykogen und häufig auch Fetttropfen. Die Synthese des Chondroitinsulfats wird hormonell gesteuert – beschleunigt durch Somatomedin, Thyroxin und Testosteron, verzögert durch Cortison, Hydrocortison und Östradiol. Unregelmäßige Mikrovilli kennzeichnen weiterhin die Stoffwechsellage.

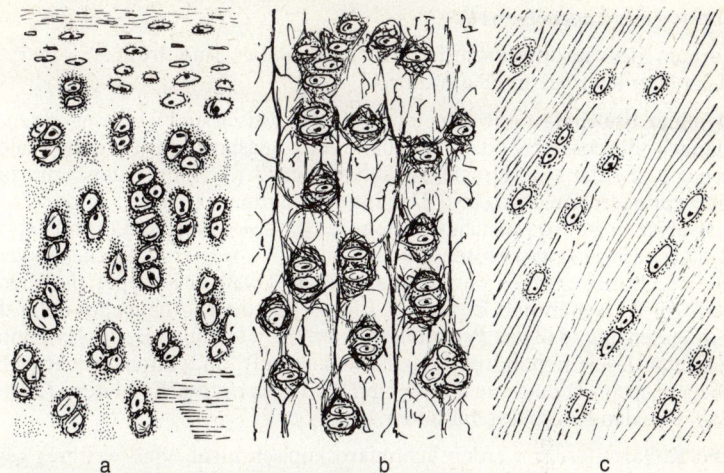

a   b   c

Abb. 62a–c   Knorpelgewebe. a) *Hyaliner Knorpel* (Rippenknorpel, Mensch). Knorpelzellen durch basophilen Knorpelhof zu Chondronen (Territorien) zusammengefaßt, dazwischen interterritoriale Substanz. Rechts unten Asbestfaserung. b) *Elastischer Knorpel* (Ohrknorpel, Mensch). Färbung der elastischen Fasern durch Orcein. c) *Faserknorpel* (Zwischenwirbelscheibe). Zwischen den Chondronen Bündel nicht maskierter kollagener Fasern. Vergr. etwa 180fach.

Perichondrium. Das den Knorpel unscharf begrenzende Bindegewebe, das Perichondrium, enthält langgestreckte Zellen und Kollagenfasern und ist ein Teil der allgemeinen Bindegewebshaut, die alle Teile des Skeletts überzieht. Die unmittelbar an den Knorpel grenzende Schicht ist zellreicher, *Stratum cellulare,* als die weiter entfernte Schicht, *Stratum fibrosum.* Das Stratum cellulare geht allmählich ins Knorpelgewebe über, Bindegewebsfasern des Knorpels strahlen ins Perichondrium ein, weshalb es schwer vom Knorpel entfernt werden kann. Unter dem Perichondrium fehlt die Gliederung des Knorpels in Chondrone.

Die *Regenerationsfähigkeit* des Knorpels ist gering, doch kann vom Perichondrium und vom subchondralen Knochengewebe aus neuer Knorpel gebildet werden. Nach Zerstörung von Knorpel kommt es meist zur Bildung faserknorpelähnlicher bindegewebiger Narben.

Der **fetale Knorpel** ist Vorläufer des sekundär ossifizierenden Skeletts. Er steht dem hyalinen Knorpel nah und ist durch den Besitz von Blutgefäßen ausgezeichnet. Die Form der Knorpelzellen gleicht noch der von Mesenchymzellen, die Knorpelzellen sind gleichmäßig und dicht über den Knorpel verteilt, Territorienbildung fehlt.

Formen des Knorpelgewebes

Formen des ausdifferenzierten Knorpelgewebes sind hyaliner Knorpel, elastischer Knorpel und Faserknorpel.

Hyaliner Knorpel ist gut schneidbar, druckelastisch und wird wegen seiner bläulich durchscheinenden Beschaffenheit glasartig (griechisch hyalos) genannt. Er hat eine Druckfestigkeit von ca. 1,5 kg/mm² Querschnitt und eine geringere Zugfestigkeit. Die Interzellularmatrix enthält in der Trockensubstanz zu etwa gleichen Teilen (je ca. 42%) Kollagenfasern (Typ-II-Kollagen, S. 119) und Proteoglykane und ca. 7% wasserunlösliches Eiweiß. Die Mineralien machen weniger als 10% aus. Hyaliner Knorpel, der zudem 60–70% Wasser enthält, besitzt die Eigenschaft der *Elastizität* nur unter der Voraussetzung, daß das *Perichondrium* erhalten bleibt (z. B. bei Nasenoperationen das Perichondrium der Nasenknorpel), andernfalls bricht er bei Biegebeanspruchung – ausgenommen der *Gelenkknorpel,* bei dem *Tangentialfasern* den Knorpel stabilisieren.

Die Kollagenfasern werden lichtmikroskopisch nicht ohne weiteres gesehen, da sie sich färberisch und optisch wie die Grundsubstanz verhalten (gleicher Brechungsindex), sie sind „maskiert" (Abb. 62a). Die maskierten Fibrillen haben einen funktionsabhängigen (trajektoriellen) Verlauf. Im Gelenkknorpel können, nahe dem Gelenkspalt, oberflächenparallele, „tangential" ausgerichtete, einander kreuzende Bündel kollagener Fasern sichtbar werden *(Tangentialfaserschicht).*

Die Kollagenfasern können im Knorpel auf vielerlei Weise nachgewiesen werden: 1. *polarisationsmikroskopisch,* 2. bei *Verdauung* des Knorpelschnittes durch Trypsinlösung bleiben sie übrig und werden sichtbar, 3. im *elektronenmikroskopischen* Bild zeigen sie (im Gelenkknorpel) die charakteristische Querstreifung, 4. mit Hilfe von *Hyaluronidase* werden sie aus der Grundsubstanz befreit.

Vorkommen: Gelenkknorpel, Ansatz der Rippen am Brustbein, Wachstumsfugen, Knorpel des Atemweges (der Nase, der Luftröhre, der großen Bronchien, Schildknorpel, Ringknorpel und der größte Teil der Stellknorpel des Kehlkopfes).

Alterung. Die Stoffwechsellage des hyalinen Knorpels wird im Alter bei Wasserabnahme und Rückgang des Chondroitinsulfats ungünstiger. Zellen gehen zugrunde, in zentralen Bezirken kommt es stellenweise zur Demaskierung von Fasern *(Asbestfaserung)* und zur Höhlenbildung. Fleckige Kalkeinlagerungen treten auf.

Knorpeltransplantation. Der hyaline Knorpel eignet sich, wie die Hornhaut des Auges, als gefäßfreies Gewebe zur Transplantation.

Der **elastische Knorpel** enthält zusätzlich zu den Strukturen des hyalinen Knorpels elastische Fasernetze *(Netzknorpel),* die um die Chondrone laufen, die interterritoriale Substanz durchqueren und ins Perichondrium einstrahlen. Sie werden mit Elastikafärbungen dargestellt, sie sind nicht maskiert (Abb. 62b). Elastischer Knorpel zeigt keine Asbestfaserung, keine Kalkeinlagerung und verknöchert auch nicht. Er hat wegen der elastischen Fasern ein gelbliches Aussehen. Die Chondrone des elastischen Knorpels sind kleiner und zellärmer als die des hyalinen Knorpels.

Vorkommen: Ohrmuschel und äußerer Gehörgang, Tuba auditiva, in Epiglottis, Processus vocalis des Arytänoidknorpels, Cartilago corniculata und Cartilago cuneiformis des Kehlkopfes sowie in kleinsten Bronchialknorpeln.

Im **Faserknorpel** *(Bindegewebsknorpel)* werden die Kollagenfasermassen von der spärlich entwickelten Knorpelgrundsubstanz nicht mehr maskiert; das Verhältnis Proteoglykane zu Kollagen ist erheblich zugunsten des letzteren verschoben. Die weit auseinander gedrängten zellarmen Chondrone sind zwischen Faserbündel eingezwängt und nur von einem dünnen Saum von Knorpelgrundsubstanz umgeben (Abb. 62c).

Vorkommen: Zwischenwirbelscheiben, Symphysis pubica, stellenweise auch in Disci und Menisci der Gelenke. In den Zwischenwirbelscheiben geht der Faserknorpel allmählich in das Gewebe des zentral gelegenen Nucleus pulposus über.

Diagnose der drei ausdifferenzierten Knorpelarten: Die runde oder ovale Gestalt der Knorpelzelle, ihre territoriale Anordnung, manchmal nur in zwei benachbarten Zellen angedeutet, sowie eine die Zelle umgebende basophile Zone (Knorpelzellkapsel) ermöglichen die Diagnose auch in schwierigen Fällen, z. B. bei Faserknorpel, der im übrigen dem straffen Bindegewebe gleichen kann.

Chordagewebe

Während bei Knorpel und Knochen die Festigkeit der Skeletteile durch zwischenzellige Substanzen entsteht, wird sie in der Chorda dorsalis, dem embryonalen primitiven Achsenorgan, durch *Zellturgor* erreicht. Die peripheren Zellen der Chorda dorsalis wachsen zentralwärts und vergrößern sich durch Flüssigkeitsaufnahme. **E:** Sie liegen dabei wie Epithelien dicht aneinander und besitzen Desmosomen. Eine derbe Kollagenfaserhülle, der elastische Netze anliegen, umhüllt sie straff. Nach Ausbildung der knöchernen Wirbelsäule bleiben Reste der Chorda dorsalis in den Zwischenwirbelräumen liegen. Die Zellen verlieren ihren Turgor, während gleichzeitig eine *zwischenzellige Flüssigkeit* zunimmt. Schließlich liegen sie plattgedrückt membranartig in dieser. Es ist fraglich, ob sich aus ihnen das wasserreiche Gewebe des Nucleus pulposus der Zwischenwirbelscheibe herleitet.

Knochengewebe

Der ausdifferenzierte Knochen ist, gemeinsam mit dem Zahnbein, nach dem Zahnschmelz die härteste Substanz des Körpers. Er hat eine Druckfestigkeit von ca. $15 \, kg/mm^2$ und eine Zugfestigkeit von ca. $10 \, kg/mm^2$ Querschnitt. Bei plötzlicher erheblicher Biegungsbeanspruchung splittert er, paßt sich jedoch veränderten statischen Bedingungen durch Umbau leicht an. Das *Periost* (Knochenhaut), Teil des allgemeinen Bindegewebsstrumpfes des Skeletts, überzieht den Knochen, setzt sich in die Faserschicht der Gelenkkapsel fort und verbindet ihn gelenkig mit anderen Skeletteilen und mit den Organen der Umgebung.

Physikalische Härte und biologische Plastizität zeichnen den Knochen aus. Sie beruhen einerseits auf der Einlagerung von Kalksalzen in die fibrillenführende Grundsubstanz, andererseits auf der starken Vaskularisierung, die einen intensiven Stoffaustausch ermöglicht. Die organischen und anorganischen Bestandteile durchdringen einander innig und können erst im mikroskopischen Bereich voneinander unterschieden werden.

Knochen als Stoffwechseldepot. Im Skelett sind 99% des Calciums und 75% des Phosphates des ganzen Körpers enthalten. Der Knochen ist dadurch ein wichtiges *Stoffwechseldepot,* in das *Parathormon* und *Calcitonin* steuernd eingreifen. Der Kalkgehalt des Knochens hängt ab von seiner mechanischen Beanspruchung. Im Gipsverband, in dem der Knochen nicht belastet wird, kommt es, besonders bei Jugendlichen, bereits nach einer Woche zur Abnahme von Kalksalzen hauptsächlich der Spongiosa. Schwerelosigkeit führt nach Untersuchungen an Astronauten zu Kalziumverlusten des Skeletts von schätzungsweise 1–2% im Monat (erhöhte Frakturgefahr!). Die Erholung des Skeletts benötigt dagegen wesentlich mehr Zeit.

Wie groß die *Zeiträume* sind, in denen die im folgenden zu besprechende Knochenentwicklung abläuft, soll das folgende Beispiel (nach Starck) zeigen:

Erstes Auftreten der Knochenkerne in:

Humerus	Diaphyse	18 mm Keimeslänge,
	proximale Epiphyse	1. Jahr,
	distale Epiphyse	1. Jahr.

Schluß der Epiphysenfugen:

Humerus	proximale Epiphysenfuge	20.–22. Jahr,
	distale Epiphysenfuge	16.–17. Jahr.

Geflechtknochen

Das Skelett ist in andauerndem Umbau begriffen, das Knochengewebe kann deshalb nicht statisch betrachtet werden. Die Struktur des ausdifferenzierten menschlichen Knochens, des *Lamellenknochens,* entsteht viel später, *sekundär;* zuerst, *primär,* wird ein *Geflechtknochen* gebildet. Zum Geflechtknochen führen zwei Wege aus dem Mesenchym, die direkte, *desmale,* und die indirekte, *chondrale,* Ossifikation.

Zur Terminologie: Der Knochen entsteht entweder direkt *(direkte Ossifikation)* unmittelbar aus Mesenchym *(desmale Ossifikation – Bindegewebsknochen, Deckknochen).* Oder er entsteht indirekt *(indirekte Ossifikation)* unter Vermittlung eines zuvor gebildeten Knorpelmodells *(chondrale Ossifikation)* entweder *an* diesem Model *(perichondrale Ossifikation)* oder *in* diesem *(enchondrale Ossifikation)*.

Auf beiden Wegen (direkt-desmal und indirekt-chondral) entsteht *zuerst (primäre Ossifikation)* „unreifer" Knochen als *Geflechtknochen.* Dieser wird *dann (sekundäre Ossifikation)* in beiden Fällen ersetzt durch „reifen" Knochen (Ersatzknochen), der Lamellenknochen ist.

Desmale Ossifikation. Die *Vorgänge bei der desmalen Ossifikation* können aus histologischen Präparaten verschiedener Entwicklungsstufen rekonstruiert werden, es geschieht folgendes: Die Ossifikation nimmt von *Ossifikationspunkten* ihren Anfang und schreitet zentrifugal weiter. Mesenchymzellen differenzieren zu *Osteoblasten,* kubischen oder zylindrischen Zellen, die viel Ergastoplasma und granuläre Vorstufen der Grundsubstanz enthalten.

Knochengrundsubstanz. Die Osteoblasten scheiden zuerst das *Osteoid* (Glykoproteine und Proteoglykane) aus, die Grundsubstanz des Knochens, und produzieren dann *Kollagen* Typ I das im Osteoid zu Kollagenfibrillen aggregiert. Nach Bildung von Grundsubstanz und Kollagen kommt es zur Anreicherung von Ca^{2+}-Ionen. Damit verbunden ist eine lokale Anreicherung von organischem Phosphat, eine Ausfällung von Calciumphosphat und eine Umlagerung des Calciumphosphats in die Form von *Hydroxylapatitkristallen.* Die nadelförmigen Kristalle sind entlang der Kollagenfibrillen angeordnet, mit denen sie die Härte des Knochens erzeugen; die molekulare Struktur der Fasern teilt sich der Hartsubstanz mit, indem die Querstreifung der Kollagenfasern die Anlagerung der Kristalle bestimmt (chemische Bestandteile des ausdifferenzierten Knochens, S. 149f).

Die *Osteoblasten* behalten den für das Mesenchym charakteristischen *netzartigen Zellverband* bei. Im Laufe der Knochenbildung mauern sie sich ein, so daß der Knochen schließlich von einem ausgedehnten Kanälchensystem durchzogen wird, in dem die Zellfortsätze einander berühren. Die Zellfortsätze sind durch Gap junctions miteinander verbunden, so daß ein intrazellulärer Austausch von Ionen und kleinen Molekülen (Transportwege bis zu etwa 15 Zellen weit) möglich ist. Einen weiteren Transportraum bildet der perizelluläre Spalt zwischen Zelloberfläche und Wand der Knochenhöhle. Die Blutgefäße im Gebiet der primären Ossifikation bleiben erhalten, die Osteoblastenfortsätze reichen bis an ihre Wand heran. Die eingemauerten Knochenzellen verlieren das Ergastoplasma, nicht aber Mitochondrien und Enzyme. Sie werden jetzt Osteozyten genannt. Die so entstandenen Knochenbälkchen schließen sich durch Auswachsen in der Fläche zu größeren Knochenteilen zusammen. Das zwischen ihnen stehenbleibende gefäßführende Mesenchym bildet das *primäre Knochenmark.* Es differenziert später im *blutbildenden sekundären Knochenmark* zu retikulärem Bindegewebe.

Geflechtknochen. Der *primär* so entstandene Knochen stellt nach Anordnung der Blutgefäße und Verlauf der Kollagenfaserbündel ein durch organische und anorganische Substanzen verhärtetes, erstarrtes faserreiches Bindegewebe dar und wird *Geflechtknochen* genannt. Höhere funktionelle Beanspruchung (zunehmendes Körpergewicht) führt später *sekundär* zu einem Umbau in *Lamellenknochen* (S. 145ff).

Färbung: Osteoid und verkalkte Grundsubstanz werden sowohl bei H. E.-als auch bei Azan-Färbung unterschiedlich angefärbt. Die Zonen geringerer Kalkeinlagerungen sind basophil, der ausdifferenzierte Knochen ist dagegen azidophil, der wachsende Knochen oft fleckig.

Knochenumbau im Geflechtknochen. In Anpassung an den wachsenden Organismus wird der neugebildete Knochen alsbald laufend umgestaltet; er wächst durch Abbau an der einen, Anbau an einer anderen Stelle.

Knochenabbau: Aus den Blutgefäßen treten zur Phagozytose befähigte Monozyten (S. 176) aus, die sich in 30–100 μm große, vielkernige Zellen, die *Osteoklasten* umwandeln. Sie bauen den Knochen enzymatisch ab. Osteoklasten sind amöboid beweglich und stark basophil (Ribosomengehalt). Die von Osteoklasten gebildeten Arrosionen heißen *Howshipsche Lakunen.* Die Wirkung der Osteoklasten ist erheblich, was 100 Osteoblasten aufbauen, zerstört ein Osteoklast. **E:** Der enzymatisch (lysosomale Enzyme) aufgelöste Knochen wird durch Pinozytose aufgenommen. Gegen den Knochen zu tragen die Osteoklasten einen Bürstensaum (Mikrovilli, Zeichen starker Resorptionstätigkeit).

Knochenaufbau: Aus dem Mesenchym (Knochenstammzellen) der Umgebung entstehen neue Osteoblasten, die sich dem Knochen anlagern, neuen Knochen bilden und zu Osteozyten werden: *appositionelles Wachstum.* Abbau- und Aufbauzonen können durch die Verteilung von Osteoklasten und Osteoblasten schon bei schwacher Vergrößerung unterschieden werden; sie liegen sich häufig gegenüber (Abb. 63).

Chondrale Ossifikation. Bei der chondralen Ossifikation entsteht zuerst aus dem Mesenchym ein Knorpelmodell des späteren Knochens; an seine Stelle tritt später Knochen. Die Verknöcherung nimmt von *Ossifikationspunkten* ihren Ausgang und beginnt beim Embryo von 18 mm Scheitel-Fersen-Länge (Verknöcherung der Diaphysen von Humerus, Femur, Radius und Tibia). Die Ossifikationspunkte können zur Altersbestimmung dienen, sie lassen sich röntgenologisch nachweisen. Am Sägeschnitt durch das Skelett heben sie sich makroskopisch durch ihre rotgelbe Farbe vom bläulichen Knorpel ab. Durch Aufhellung fixierter Feten in Wintergrünöl oder Methylbenzoat wird die Knochenbildung im Totalpräparat als dunkler Schatten makroskopisch sichtbar. Die Ossifikation verläuft dabei meistens in zwei Schritten: 1. perichondrale Ossifikation, 2. endochondrale Ossifikation. Das sei am Beispiel der Verknöcherung eines Fingergliedes gezeigt.

Perichondrale Ossifikation der Diaphyse. Bei den Röhrenknochen beginnt die Ossifikation mit der Bildung einer Knochenmanschette, die den knorpe-

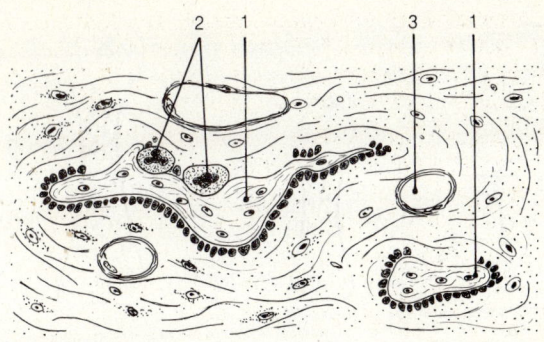

Abb. 63   Desmale Ossifikation. Zwei Knochenbälkchen (1) von Osteoblasten umgeben, 2 = zwei Osteoklasten. Umgebung: Mesenchym mit Blutgefäßen (3)
(= primäres Knochenmark). Vergr. etwa 150fach.

ligen Schaft *(Diaphyse)* umgibt und dessen mechanische Aufgaben übernimmt, ehe er abgebaut wird (Abb. 64a, b). Diese *perichondrale Knochenmanschette* entsteht als *desmaler* Knochen unmittelbar aus dem Bindegewebe, dem Perichondrium. Die Osteoblasten der Manschette werden zu
Osteozyten, indem sie sich einmauern, das umgebende Bindegewebe wird
zum *Periost.* Die Knochenmanschette wächst in die Länge und nimmt dabei
die knorpelige *Epiphyse* (das kugelförmige Ende, das dem Schaft aufsitzt)
mit. Am Übergang zur Epiphyse verbreitert sich die Knochenmanschette
schalenförmig, in der Schale ruht die Epiphyse. Hierbei wird die Versorgung des Knorpels beeinträchtigt. Die Chondrozyten hypertrophieren
zunächst *(Blasenknorpel, Säulenknorpel)* und resorbieren Knorpelgrundsubstanz (Vergrößerung der Knorpelhöhlen). **E:** Die Knorpelzellen des
Blasenknorpels sind reich an Mitochondrien, Ergastoplasma, Golgi-Apparat, Glykogen und an alkalischer Phosphatase. Danach gehen sie wahrscheinlich zugrunde, was zur mangelhaften Versorgung der restlichen
Grundsubstanz und zur Ausfällung von Kalksalzen führen soll. Schließlich
wächst aus dem Periost der Knochenmanschette ein Blutgefäß ins Innere
des blasenförmigen Knorpels ein (Stelle des späteren *Foramen nutricium*).
Damit beginnt der zweite Schritt.

Enchondrale Ossifikation der Diaphyse. Die enchondrale Ossifikation
beginnt als *Vaskularisation* des Knorpels. Aus Monozyten des Blutes gehen
Chondroklasten hervor, die in Aussehen und Tätigkeit völlig den Osteoklasten gleichen. Sie bauen den Knorpel ab und eröffnen dabei zwei oder drei
der hintereinander liegenden Höhlen des Blasenknorpels. In die aufgebro-
chenen *Lakunen* wachsen Gefäßsprosse und Mesenchym ein. Als *Osteoblasten* kleiden die Mesenchymzellen (Knochenstammzellen) die Wand jeder

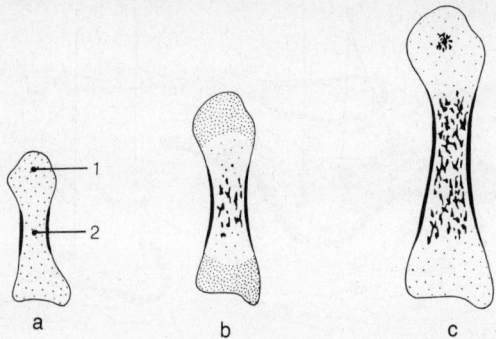

Abb. 64 a, b   Chondrale Ossifikation, Übersicht: a) perichondrale Ossifikation der Diaphyse, b) enchondrale Ossifikation der Diaphyse, c) enchondrale Ossifikation auch der Epiphyse. Mittelhandknochen, 1 = Epiphyse, 2 = Diaphyse. Lupe.

Höhle tapetenartig aus. Sie nehmen dabei kubische oder zylindrische Form an wie die Osteoblasten der primären Ossifikation und produzieren wie diese Osteoid und kollagene Fibrillen, wobei sie sich einmauern. Unter Verkleinerung der Höhle entsteht Knochen. Da er von mehreren Seiten an die Reste der verkalkten Knorpelgrundsubstanz angebaut wird, enthalten die Knochenbälkchen noch Knorpelreste. Die Bälkchen verwachsen mit der perichondralen Knochenmanschette. Die enchondrale Ossifikation schreitet nach beiden Enden der Diaphyse weiter, so daß schließlich eine quer zur Längsachse des Schaftes, der Diaphyse, stehende Knorpel-Knochen-Grenze zustande kommt, in der weiterhin sekundäre Ossifikation so lange abläuft, bis die endgültige Länge des Knochens erreicht wird. Auch in diesem Stadium der Ossifikation liegen die blasig vergrößerten Knorpelzellen in Reihen hintereinander (Säulenknorpel). Die Kalkeinlagerungen in der Knorpelsubstanz zwischen den Säulen haben Spießgestalt. *Osteoklasten* wirken beim alsbald einsetzenden Umbau des neugebildeten Knochens mit (vgl. Abb. 65 u. 66).

Primäre Markhöhle. Den Raum zwischen den Knochenbälkchen füllt zunächst Mesenchym aus. Solange hier keine Blutbildung stattfindet, wird er *primäre Markhöhle* genannt. Wenn im 5. Fetalmonat im Mesenchym Blutbildung beginnt, heißt der Raum *sekundäre Markhöhle.*

Zonen der enchondralen Ossifikation. **L:** Die geschilderten Ossifikationsvorgänge sind in geeigneten histologischen Präparaten leicht aufzufinden. Da es sich um Vorgänge handelt, die in zeitlicher und örtlicher Abfolge den Knorpel ergreifen, zeigt gewöhnlich jedes Präparat verschiedene *Stadien der Ossifikation,* die sich an der *Knorpel-Knochen-Grenze* als Zonen zuneh-

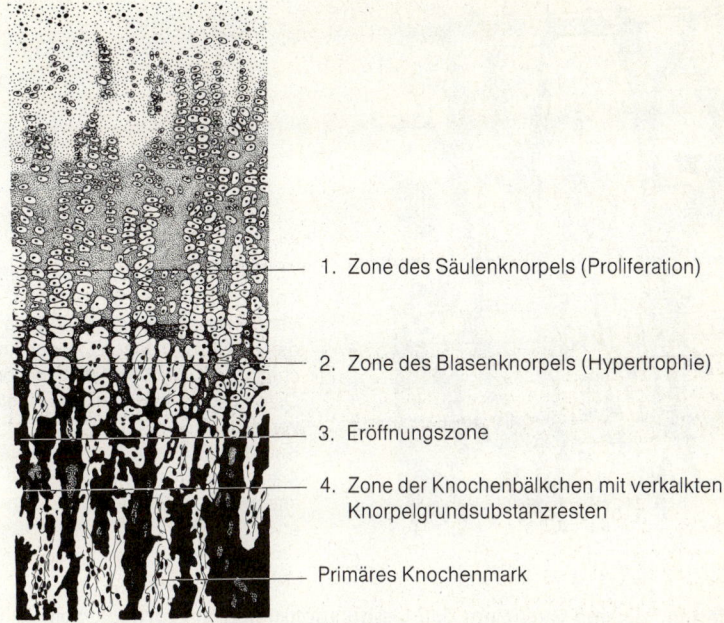

1. Zone des Säulenknorpels (Proliferation)

2. Zone des Blasenknorpels (Hypertrophie)

3. Eröffnungszone

4. Zone der Knochenbälkchen mit verkalkten Knorpelgrundsubstanzresten

Primäres Knochenmark

Abb. 65   Enchondrale Ossifikation: Knorpel-Knochen-Grenze, Zonen der Knorpelumwandlung und der Bildung von Knochenbälkchen. Vergr. etwa 80fach.

mender Knorpelveränderungen und beginnender Knochenbildung bemerkbar machen. Man unterscheidet, vom Knorpel zum Knochen fortschreitend, folgende, in Abb. 65 angegebene Zonen.

1. In der Zone des *Säulenknorpels* findet *Knorpelzellproliferation* statt: *Proliferationszone.*
2. In der Zone des *Blasenknorpels hypertrophieren* die Knorpelzellen, Grundsubstanz wird resorbiert: *Resorptionszone.*
3. Die *Eröffnungszone* entsteht durch *Knorpelabbau* und *Kapillarisierung,* die Knorpelhöhlen werden eröffnet: *Beginn der Ossifikationszone.*
4. Die Zone der *Knochenbälkchen* und der *verkalkten Knorpelgrundsubstanz* ist die *Knochenanbauzone: Ossifikationszone.*

Enchondrale Ossifikation der Epiphyse. Zu einem späteren Zeitpunkt dringt auch in das verdickte, meist kugelförmige Ende des Knochens, in die Epiphyse, ein Blutgefäß ein, bildet einen zentralen Ossifikationspunkt und führt zu fortschreitender Verknöcherung der Epiphyse (Abb. 64). Die Veränderungen des Knorpels entsprechen den beim Säulenknorpel geschil-

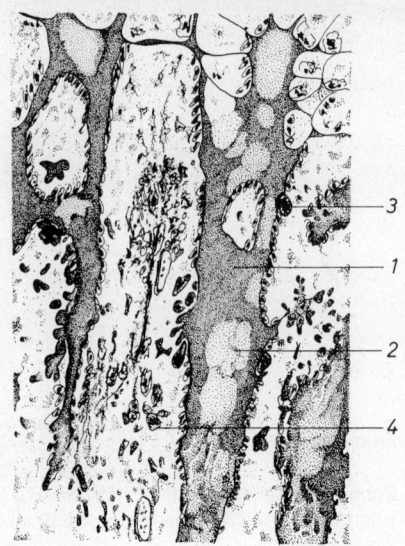

Ab. 66   Enchondrale Ossifikation: Zone 4 der Abb. 65 bei stärkerer Vergrößerung. Knochenbälkchen des neu entstandenen Geflechtknochens. 1 = Knochenbälkchen, von Osteoblasten umgeben, 2 = Reste verkalkter Knorpelgrundsubstanz im Knochenbälkchen, 3 = Osteoklast, 4 = Mesenchym (primäres Knochenmark) mit Blutgefäßen. Vergr. etwa 200fach.

derten, sie sind radiär um den Ossifikationspunkt angeordnet. Schließlich bleiben vom Knorpel nur noch ein Knorpelüberzug der Epiphyse (Gelenkknorpel) und die Knorpelzone gegen die Diaphyse (Wachstums- oder Epiphysenfuge) übrig. Unter den langen Röhrenknochen hat bei der Geburt die distale Epiphyse des Femur als einzige einen Knochenkern (= *Reifezeichen!*).

Auch der sekundär entstandene Knochen ist zunächst *Geflechtknochen* und wird später in lamellären Knochen umgebaut.

Knochenwachstum bei Röhrenknochen. In der *Wachstumsfuge* (Epiphysenfuge) findet bei anhaltendem *Längenwachstum* Neubildung von Knorpel und gleichzeitig Abbau dieses Knorpels und sekundäre Ossifikation von der Diaphysenseite her statt. Das Längenwachstum wird beendet, wenn weitere Knorpelbildung unterbleibt und die Ossifikation den Knorpelrest aufbraucht. Das spielt sich vom 16. Lebensjahr (Verschwinden der distalen Epiphysenfugen des Femur, der proximalen Epiphysenfuge von Humerus, Tibia und Fibula) bis zum 21.–23. Jahr ab und kann ebenfalls zur röntgenologischen Altersbestimmung herangezogen werden. Bei Zerstörung einer Wachstumsfuge (Abriß des Humeruskopfes bei Geburtshilfe!) unterbleibt das Längenwachstum an dieser Stelle. *Dickenwachstum* kommt durch Apposition zustande; aus einer inneren, *Kambiumschicht* genannten Lage des Periostes, die über die Zeit des Knochenwachstums erhalten bleibt, gehen neue Osteoblasten hervor. Gleichzeitig treten im Markraum Osteoklasten auf, die Wand des knöchernen Rohres wird weitergestellt.

Periost und **Endost.** Das *Periost* (Knochenhaut) umgibt den Knochen. Die innere, zellreiche Schicht führt Nerven und Blutgefäße, beim wachsenden und regenerierenden Knochen entstehen hier Osteoblasten *(Kambiumschicht)*. Die äußere Faserschicht besteht aus straff angeordneten Kollagenfaserbündeln, die gemeinsam mit den Fasern inserierender Sehnen radiär pinselförmig in den Knochen einstrahlen: *Sharpeysche Fasern.* Das *Endost* bedeckt die innere, zum Markraum gerichtete Oberfläche des Knochens und dringt auch in Kanälchen der perforierenden Volkmannschen Gefäße (S. 148) ein. Es besteht aus einer einschichtigen Lage niederer Zellen, besitzt keine Kollagenfasern; aus ihm können Osteoblasten hervorgehen.

Hormone und Vitamine. Die Ossifikationsvorgänge stehen unter dem Einfluß von Hormonen und Vitaminen. *Hormone:* Wachstumsfördernd wirken das Somatotropin (über die Somatomedine der Leber) des Hypophysenvorderlappens (Wachstumshormon; bei Tumor dieser Zellen Riesenwuchs, bei Mangel in der Jugend hypophysärer Zwergwuchs) und das Schilddrüsenhormon Thyroxin. Hormone der Nebennierenrinde und der Geschlechtsorgane hemmen das Wachstum. (Früherer Beginn der Geschlechtsreife der Frau bei kleinerem Körperbau! Kastration in der Kindheit verursacht eunuchoiden Riesenwuchs.) Das Parathyrin (Parathormon) der Epithelkörperchen aktiviert die Osteoklasten, führt zur Knochenresorption und zum Anstieg des Calciumspiegels im Blut, den das Hormon reguliert. Das Calcitonin aus den parafollikulären Zellen der Schilddrüse dagegen stimuliert die Osteoblastentätigkeit. *Vitamine:* Vitamin A koordiniert Osteoblasten- und Osteoklastentätigkeit beim Knochenumbau. Vitamin C ist für die Bildung des Kollagens (Wasserstoffdonator für Prolin- und Lysinhydroxylase) durch Bindegewebszellen unerläßlich. Mangelhafte Kollagenhydroxylierung führt zu Skorbut, u. a. charakterisiert durch Zahnfleischbluten und Zahnausfall. Vitamin D fördert die Resorption von Calcium aus dem Darm, Verkalkung und Abbau des Knorpels, Verkalkung des Osteoids und das Einsprossen von Blutgefäßen in den Knorpel. Bei Mangelernährung entstehen entsprechende Ausfallserscheinungen, bei Eiweißmangel eine zusätzliche Behinderung der Kollagen-, Glykoprotein- und Proteoglykansynthese.

Färbung: Osteoid und verkalkte Grundsubstanz werden unterschiedlich angefärbt. Die Zonen geringerer Kalkeinlagerungen sind basophil, der ausdifferenzierte Knochen ist dagegen azidophil, der wachsende Knochen oft fleckig.

Lamellenknochen

Bildung des Lamellenknochens. Der Geflechtknochen, der bei desmaler wie chondraler Ossifikation zuerst entsteht, wird im Laufe der ersten Lebensjahre durch den stabileren Lamellenknochen abgelöst.

Die Bildung des lamellären Knochens geht mit weiterer *Vaskularisation* einher. Osteoklasten in der Nachbarschaft von Blutgefäßen bohren umfangreiche Kanäle. Die Hohlzylinder werden durch Osteoblasten mit konzentrischen Knochenlamellen ausgekleidet, die Hohlräume bis auf das zentrale Gefäß eingeengt. Mit der Vermehrung der Lamellensysteme verschwindet allmählich der Geflechtknochen durch Abbau.

Bau des Lamellenknochens. Der *Sägeschnitt* durch einen Knochen bringt eine äußere *Substantia compacta (corticalis)* und eine innere *Substantia spongiosa* zur Ansicht. Hierin äußert sich die „Leichtbauweise" des Skeletts, d. h. *mit einem Minimum an Material wird ein Maximum (Optimum) an Festigkeit erreicht.* Der Knochen ist funktionell angepaßt durch die *Menge der Knochensubstanz* (sichtbar als Dichte im Röntgenbild) sowie durch die *Ausrichtung der Spongiosabälkchen.* Diese werden unter dem Einfluß von *Biegebeanspruchung* (z. B. proximales Femurende) oder von *Druckbeanspruchung* (z. B. Wirbelkörper) ausgerichtet. Die Biegebeanspruchung führt auf der einen Seite zu *Zugspannungen* und damit zur Ausbildung von Zugbündeln der Spongiosabälkchen, auf der anderen Seite zu *Druckspannungen* und zur Ausbildung von Spongiosadruckbündeln (Abb. 67).

L: Der Bau des ausgebildeten Lamellenknochens ist am deutlichsten in der Substantia compacta eines Röhrenknochens ausgeprägt. Zwei Methoden der lichtmikroskopischen Untersuchung sind üblich, sie ergänzen einander. 1. Zur Darstellung der *organischen Strukturen* durch Färbung am histologischen Schnitt muß der Knochen vor dem Einbetten *entkalkt* und damit schneidbar gemacht werden. 2. Die *anorganischen Substanzen* bleiben in einem *mazerierten,* der „organischen" Bestandteile beraubten, Knochen allein übrig. In einem dünn *geschliffenen* trockenen Sägeschnitt wird bei

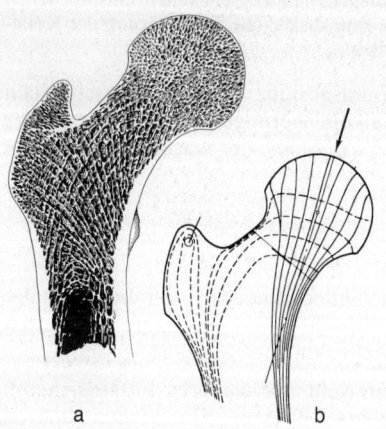

a   b

Abb. 67 a, b   Makroskopischer Sägeschnitt: Kortikalis- und Spongiosastruktur des Oberschenkelhalses und -kopfes. a) Die Spongiosabälkchen liegen in den Hauptspannungslinien, die sich im Schaft röhrenförmig sammeln (dicke Compacta der Diaphyse). b) Hauptspannungslinien, Zugbündel gestrichelte, Druckbündel durchgezogene Linien (aus *Pauwels,* F.: Atlas der Biomechanik der gesunden und kranken Hüfte. Springer, Berlin 1973).

Eindecken in Einschlußmittel Luft in die Knochenzellhöhlen eingeschlossen. Das durchfallende Licht des Mikroskops wird an der Grenze von Einschlußmittel und eingeschlossener Luft totalreflektiert, die Zellhöhlen und ihre Ausläufer zeichnen sich schwarz und scharf begrenzt ab. Dieses „Negativbild" stimmt in allen Einzelheiten mit dem durch Färbung am Schnitt zu erzielenden „Positivbild" der Osteozyten überein.

Die Ergebnisse beider Methoden am Längs- und Querschnitt führen zu folgendem Bild vom Aufbau des Lamellenknochens.

Am *Querschnitt* wird die Verteilung der *Lamellensysteme,* auch *Osteone* oder *Haverssche Systeme* genannt, in der Substantia compacta sichtbar. Etwa 4–20 konzentrische Lamellen setzen ein Osteon zusammen. Das einzelne Osteon ist zentimeterlang, gleicht etwa einem runden Stab und enthält im Zentrum ein 20–300 μm weites Kanälchen mit Blutgefäßen, *Haverssche Gefäße*. Die Lücken zwischen den Osteonen werden durch *Schaltlamellen,* den Resten älterer Osteone, ausgefüllt. Man vergleicht diese schotterartige Anordnung von Lamellenbruchstücken mit Gesteinen, in denen Gesteinsbrocken zu größeren Einheiten verbacken sind *(Breccienbau)*. Einige jüngere Osteone sind gegen die ältere Umgebung durch eine besonders deutliche homogene *Kittlinie* abgegrenzt (Abb. 68). Außen wird

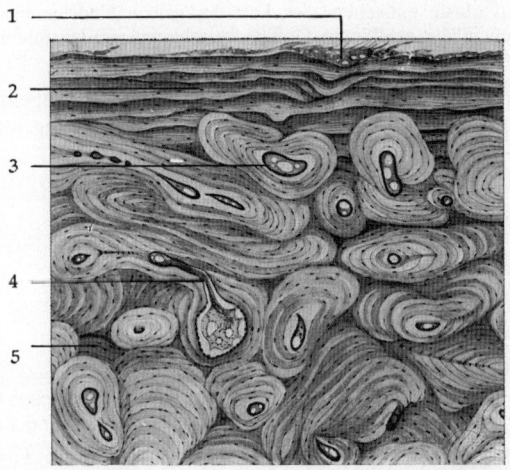

Abb. 68   Querschnitt durch die Compacta der Fibula des Menschen, Übersicht. 1 = Periost, 2 = äußere Generallamelle, 3 = Haverssches System, durch Kittlinie von umgebenden Schaltlamellen abgegrenzt, 4 = perforierendes (Volkmannsches) Gefäß, 5 = Schaltlamellen. Vergr. etwa 50fach (aus *Rauber/Kopsch:* Lehrbuch und Atlas der Anatomie des Menschen, Bd. I. Thieme, Stuttgart 1968).

der Diaphysenzylinder von der *äußeren Generallamelle* überzogen, innen der Markraum von der *inneren Generallamelle* umfaßt.

Osteon. *Osteozyten.* Bei starker Vergrößerung werden innerhalb der das Osteon aufbauenden Lamellen Osteozyten sichtbar (Abb. 69). Die Osteozyten einer Lamelle stehen untereinander durch zirkuläre Fortsätze in Berührung, mit der äußeren und inneren Nachbarlamelle verbinden sie radiäre Ausläufer. Über Kittlinien hinweg ziehen nur vereinzelte Fortsätze. Die flachen Osteozyten richten ihre Flächen gegen das zentrale Gefäß, im Osteonquerschnitt erscheinen sie deshalb strichförmig dünn. Die Zellen der innersten Lamellen reichen mit Fortsätzen an die Wand des Haversschen Gefäßes heran.

Blutgefäße. Die Haversschen Gefäße, Kapillaren und postkapilläre Venen, gelegentlich auch eine kleine Arterie, bestimmen den Verlauf der Osteone, sie sind in der Längsachse der Diaphyse ausgerichtet. Untereinander sowie mit den Gefäßen des Periosts einerseits und des Markraumes andererseits werden sie durch radiär angeordnete, die Osteone perforierende Gefäße *(perforierende Volkmannsche Gefäße)* verbunden (Abb. 70). Mit den Haversschen Gefäßen können auch marklose Nervenfasern verlaufen. Der Stofftransport erfolgt wahrscheinlich entlang der Osteozytenfortsätze.

Die Vaskularisation spielt bei der Knochenentwicklung, beim ausdifferenzierten Knochen und in der Pathologie eine wichtige Rolle. Aus Knochenwunden können erhebliche Blutverluste entstehen, das Fett des gelben Knochenmarks kann bei Knochenbrüchen in die eröffneten Gefäße verschleppt werden und zu Embolien führen.

Lamellen. In den 5–10 µm dicken Lamellen sind Kollagenfaserbündel gegenläufig spiralig angeordnet; Verlaufssinn und Steigungswinkel wech-

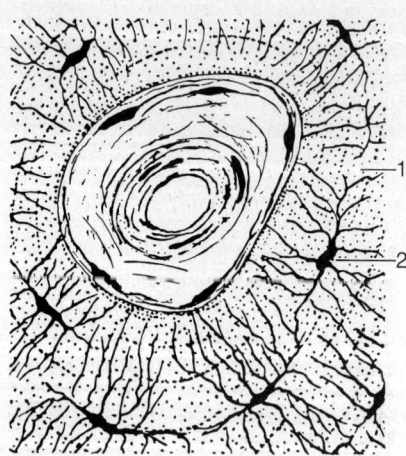

Abb. 69   Haverssches System bei starker Vergrößerung. Zentral Haverssches Gefäß mit perivaskulärem Bindegewebe, 1 = zirkuläre Lamellen, 2 = Osteozyten, schwarz gefärbt. Das Osteon wächst noch, der perivaskuläre Bindegewebsraum ist noch nicht völlig von Lamellen ausgefüllt. Vergr. etwa 400fach.

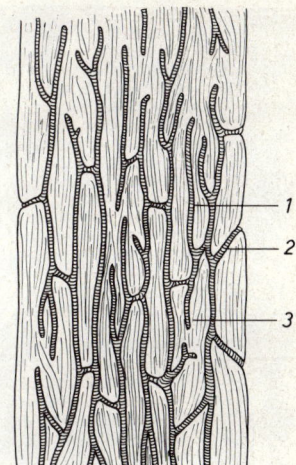

Abb. 70   Längsschnitt durch die Compacta der Diaphyse eines Röhrenknochens. 1 = Haverssches Gefäß, 2 = perforierendes (Volkmannsches) Gefäß (Verbindung der Gefäße des Periosts mit denen des Knochenmarks), 3 = Lamellen. (Gefäßinjektion, Zellen nicht gefärbt.) Vergr. etwa 10fach (Lupe).

seln von Lamelle zu Lamelle. Durch Fokussieren (Heben und Senken der optischen Ebene des Mikroskops mit Hilfe der Mikrometerschraube) kann man sich am *Querschnitt* hiervon überzeugen; die punkt- oder strichförmigen Fibrillenanschnitte wandern entsprechend dem Faserverlauf. Bei polarisationsoptischer Untersuchung leuchten flach verlaufende Fibrillen auf, steil verlaufende bleiben dunkel (Abb. 71). Im *Längsschnitt* sind bei geringem Wechsel im Steigungswinkel die Lamellengrenzen nicht deutlich zu sehen; alle Fasern werden unter annähernd gleichem Winkel geschnitten. Im *Schrägschnitt* aber, in dem die Fasern wechselweise längs und quer getroffen werden, treten die Lamellengrenzen besonders deutlich hervor. Die Fibrillen innerhalb einer Lamelle verlaufen nicht völlig parallel, sondern stellen in sich noch einmal sehr spitzwinklig kreuzende Gitter mit insgesamt schraubenförmigem Verlauf dar. Aus den Fasersystemen benachbarter Lamellen scheren Fasern aus und festigen hierdurch den Zusammenhang zwischen den Lamellen. Die Fibrillen verlaufen in den Lamellen gestreckt und nicht, wie im Bindegewebe, gewellt. Diese „Vorspannung" ermöglicht bei Druckbelastung eine geringe Verkürzung des Knochens, ohne daß es zur Wellenbildung der Fasern kommt. Durch den unterschiedlichen Fibrillenverlauf entstehen bei Druck- und Zugbelastung Flächenpressungen, die eine hohe Festigkeit erzeugen (Vergleich mit der Anordnung der Platten in Sperrholz) und eine größere mechanische Beanspruchung bei zunehmendem Körpergewicht ermöglichen.

Chemische Bestandteile. Der ausdifferenzierte Knochen enthält in der Trockensubstanz etwa 35% organische (vorwiegend Kollagen) und 65% anorganische Bestandteile. Die anorganischen Salze bestehen zu 85% aus Calciumphosphat, 10% aus

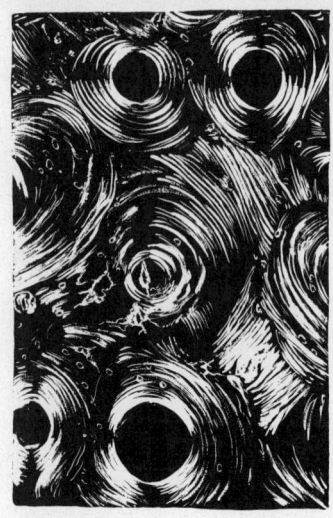

Abb. 71   Knochen im polarisierten Licht. Flache Wicklungen kollagener Fasern leuchten in der Diagonale zwischen zwei gekreuzten Polars auf. Vergr. etwa 180fach.

Calciumkarbonat, 1,5% Magnesiumphosphat, 0,3% Calciumfluorid, 0,2% Calciumchlorid, etwa 2% Alkalisalzen u. a. Die Salze bilden Hydroxylapatitkristalle.

Prinzipiell gleich wie der Knochen sind *Zahnbein* (Dentin) und *Zahnschmelz* chemisch zusammengesetzt. Sie unterscheiden sich aber erheblich in den Mengenverhältnissen von Wasser, organischer und anorganischer Substanz. Die vorstehenden und folgenden Zahlenangaben schwanken u. a. mit dem Lebensalter (Tab. 2).

Knochenumbau im Lamellenknochen. Die schon mit der Knochenentwicklung einsetzenden Umbauvorgänge können in wechselndem Umfang während des ganzen Lebens anhalten (autoradiographische Untersuchungen). In der Folge von veränderten statischen Verhältnissen (durch Schuhmode, nach Knochenbrüchen) werden innerhalb der Substantia compacta alte Lamellensysteme resorbiert und durch neue, anders angeordnete ersetzt.

Tabelle 2   Zusammensetzung der Hartsubstanzen.

	Anorganische Substanzen	Organische Substanzen	Wasser
Knochen (4 Jahre)	48%	25%	27%
Knochen (Erwachsener)	62%	25%	13%
Dentin	69,3%	17,5%	13,2%
Schmelz	96%	1,7%	2,3%

Reste älterer Systeme bilden Schaltlamellen. Ein im Umbau befindlicher Knochen zeigt ein buntes Bild von Hohlzylindern, in denen Osteoblasten und Osteoklasten arbeiten. Der Umbau geschieht stellenweise in kleinen, im Schnitt 100–1000 μm^2 messenden Arealen. Die Umbaurate ist in der Spongiosa etwa dreimal so groß wie in der Compacta. Bei veränderter Belastung entsteht eine federnde Verschiebung der Kollagenfibrillen im Lamellenknochen, die für die Osteozyten ein Anreiz zur Tätigkeit sein soll. (Piezoelektrische Kräfte sollen zwischen mechanischer Belastung und Zelltätigkeit vermitteln.) Im *Wachstumsalter* überwiegt der Anbau, nach dem 50. Lebensjahr allmählich der Abbau. Im *Alter* kommt es gleichzeitig mit der Einschränkung der Skelettbeanspruchung zu einer Abnahme der Spongiosastrukturen, der Knochen wird insgesamt dünner. Dabei spielen altersbedingte hormonelle Umstellungen eine Rolle.

Die zeitlich begrenzte Gabe einer geeigneten Substanz (z. B. des fluoreszierenden Medikamentes Tetracyclin), die in die – während dieses Zeitraumes neu gebildete – Knochengrundsubstanz inkorporiert wird, markiert einen perivaskulären Bereich der inneren Lamelle der Haversschen Systeme. Die anschließende Wanderung der markierten Lamelle zur Peripherie der Systeme in einem bestimmten Zeitraum zeigt an, daß perivaskulär in den Haversschen Systemen in dieser Zeit neue Knochensubstanz gebildet wurde.

Regeneration. Nach Knochenbrüchen und Verlust von Knochenteilen entsteht aus dem Bindegewebe der Knochenhaut, aus dem Periost, *Callus,* neuer Knochen im Überschuß. Die Regeneration durchläuft das Stadium des Geflechtknochens und führt später zum Lamellenknochen. Bei äußerster Annäherung der Frakturenden mit Hilfe von beiderseits verschraubten Schienen kann die Kallusbildung unterdrückt und eine primäre Heilung erreicht werden. Die *biologische Plastizität* des Knochens erlaubt es, ihn künstlich durch Bandagen zu verformen. (Schädelverformungen in früherer Zeit bei Indianern und Ägyptern, Fußverformungen durch modisches Schuhwerk.)

Knochentransplantation. Knochen wird in frischem und konserviertem Zustand zur Transplantation verwendet. Bei *Autotransplantation* frischen Knochens wächst der Knochen am Implantationsort ein und induziert neues Knochenwachstum, der *konservierte heterologe* Knochen dagegen dient lediglich als Gerüst für auswachsendes Gewebe des Wirtsorganismus.

Vergleich Knochen-Knorpel-Gewebe. Der histologische Vergleich von Knorpelgewebe und Knochengewebe gibt ein anschauliches Bild von dem unterschiedlichen biologischen Verhalten beider Stützgewebe. Der gefäßreiche Knochen, dessen Zellen ein dichtes Stofftransportnetz bilden, regeneriert gut und paßt sich durch Umbau veränderten statischen Bedingungen an. Der gefäßfreie Knorpel, dessen Zellen isoliert voneinander und weitab von den Stoffwechselquellen liegen, regeneriert weniger gut und zeigt nur geringe biologische Anpassungsfähigkeit.

Gelenke (Articulationes)

Die Knochen artikulieren im Skelett kontinuierlich durch Synarthrosen oder diskontinuierlich durch Diarthrosen miteinander.

In **Synarthrosen,** den „unechten Gelenken", sind die Skelettelemente entweder bindegewebig oder knorpelig miteinander verbunden. Die bindegewebige Verbindung, *Articulatio fibrosa* (Bandhafte), kann als *Syndesmose* (Beispiel: Lig. tibiofibulare), als *Sutur* (Beispiel: Schädelnähte) oder als *Gomphosis* (Beispiel: Zahnhalteapparat) ausgebildet sein. In der knorpeligen Verbindung, *Articulatio cartilaginea,* kann als *Synchondrose* hyaliner Knorpel (Beispiel: Synchondrosis xiphosternalis) oder als *Symphyse* Faserknorpel (Beispiel: Zwischenwirbelscheibe) die Skelettelemente verbinden. Bei den Zwischenwirbelscheiben umfassen die spiralig gegenläufig einander überkreuzenden lamellären Kollagenfasern (Fischgrätmuster im Schnitt!) den an Proteoglykanen reichen *Nucleus pulposus.* Im Bindegewebe der Symphysis pubica tritt mit den Jahren ein mit Synovia gefüllter Spalt auf, ein *Halbgelenk (Hemiarthrose)* entsteht. Synarthrosen sind Wachstumszonen (Schädelnähte, Epiphysenfugen u. a.). Nach Abschluß des Wachstums kann Verknöcherung eintreten, die zur *Synostose* führt.

Die **Diarthrosen,** *Articulationes synoviales,* sind „echte Gelenke" – Knorpel- oder Knochenverbindungen, die einen Gelenkspalt aufweisen. Sie besitzen knorpelbedeckte Gelenkflächen und eine Gelenkhöhle, die von der Gelenkkapsel eingeschlossen ist. In manchen Gelenken sind Zwischenscheiben *(Disci, Menisci),* Gelenkklippen oder intraartikuläre Bänder und Sehnen ausgebildet.

Der an seiner Oberfläche glatte *Gelenkknorpel* besteht zumeist aus hyalinem Knorpel (Abb. 72), nur in wenigen Gelenken (Kiefergelenk, Sternoklavikulargelenk) ganz oder teilweise aus Faserknorpel. Der hyaline Gelenkknorpel erfüllt die Aufgabe als „Stoßdämpfer" durch seinen Aufbau aus der an Wasser, Proteoglykanen und Glykoproteinen reichen *Grundsubstanz* und aus *Kollagenfasern.* Der Gelenkknorpel, 1–3 (–7) mm dick, zeigt bei Lupenvergrößerung Chondronanordnung. Mit geeigneten optischen Methoden kann man eine bogenförmige Anordnung der Kollagenfasern nachweisen, die, zusammen mit der Verteilung der Grundsubstanz, eine Unterteilung des Gelenkknorpels in Zonen erlaubt, in die basale, dem Knochen anliegende *verkalkte Knorpelzone,* in der die Kollagenfasern entspringen, in die *Radiärzone* mit senkrecht zur Oberfläche aufsteigenden Fasern, in die *Übergangszone,* in der die Fasern in einen tangentialen Verlauf einbiegen, und in die *Zone der Tangentialfasern.* Die Ausrichtung der Knorpelzellen folgt dem Verlauf der Fasern. Die Tangentialfasern wirken einer Abscherung der elastisch verformbaren Knorpelgrundsubstanz entgegen. Der Gelenkknorpel besitzt kein Perichondrium.

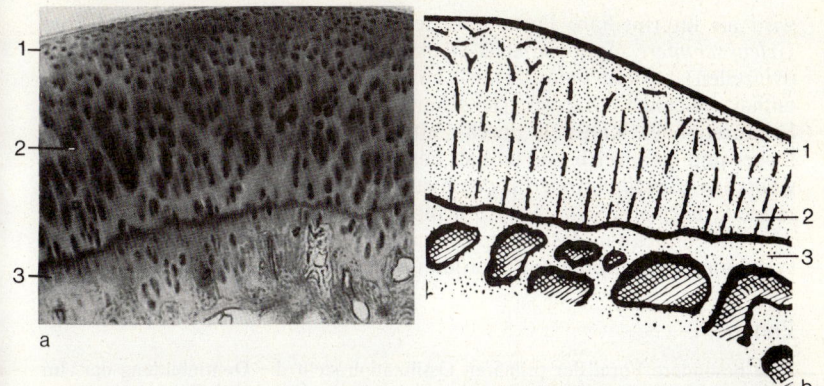

Abb. 72a, b   Gelenkknorpel. a) Chondrone im Kopfknorpel eines Interphalangeal-gelenkes des Menschen (nach *Bargmann*). Vergr. etwa 30fach. b) Spaltlinien eines Gelenkknorpels (nach *Benninghoff*). 1 = Tangentialzone, 2 = Radiärzone, 3 = Verkalkungszone.

Gelenkzwischenscheiben unterteilen ein Gelenk vollständig (*Disci articulares*, Kiefergelenk) oder unvollständig (*Menisci*, Kniegelenk). Sie bestehen, wie auch die *Gelenklippen* (Schulter-, Hüftgelenkspfanne), aus Faserknorpel, teilweise aus straffem Bindegewebe, und sind an ihrer Zirkumferenz mit der Gelenkkapsel verwachsen.

Die rundliche Zellen ähneln Knorpelzellen, die Kollagenfasern sind aber, anders als beim hyalinen Knorpel, nicht maskiert. Die Gelenkzwischenscheiben gleichen Inkongruenzen aus und führen zu einer gleichmäßigen Druckverteilung. *Intraartikuläre Bänder* (Knie-, Hüftgelenk) sind aus straffem Bindegewebe und von der Synovialmembran überkleidet.

Die **Gelenkkapsel** ist eine Fortsetzung des Periosts, sie besitzt ein äußeres straffes kollagenfaseriges *Stratum fibrosum* und ein inneres lockergebautes *Stratum synoviale*, die Gelenkinnenhaut. Beide Schichten der Gelenkkapsel enthalten freie Nervenendigungen (Schmerzrezeptoren), das Stratum fibrosum enthält auch Vater-Pacini-Körperchen. Das Stratum fibrosum wird häufig durch Bänder verstärkt. Das Stratum synoviale schickt Zotten und Falten (*Villi* und *Plicae synoviales*) in den kapillären Spalt des Gelenkes hinein. Die an den Gelenkspalt grenzende Oberfläche des Stratum synoviale wird durch die synoviale Intima – endothelähnliche, aus Bindegewebe hervorgegangene Zellen – abgeschlossen, die lückenhaft aneinandergrenzen und weder Zellkontakte noch eine Basalmembran aufweisen.

Man unterscheidet unter ihnen drei Zelltypen, die alle *Hyaluronsäure* produzieren sollen. Die *Typ-A*-Zellen gleichen Makrophagen und werden diesen zugerechnet. Die *Typ-B*-Zellen sind, wie sezernierende Fibroblasten, durch reichliches Ergastoplasma ausgezeichnet. Der dritte Zelltyp wird als intermediäre Form zwischen A und B aufgefaßt. Die visköse *Gelenkschmiere (Synovia,* teils Dialysat des Blutes, teils Sekret der Synoviazellen) besteht hauptsächlich aus Hyaluronsäure und Proteinen und enthält reichlich Glucose, sie schmiert das Gelenk und vermittelt die Ernährung des Knorpels durch Diffusion. Eine subintimale Schicht ist locker und gefäßreich und enthält Fettzellen und einzelne straffe Bindegewebszüge. *Erhaltungsreiz* für den hyalinen Gelenkknorpel sind intermittierende Druck- und Schubbeanspruchung. Erhöhte Beanspruchung in Grenzen hat Verdickung des Knorpels durch Vermehrung der Grundsubstanz, verminderte Beanspruchung Verdünnung zur Folge.

Zahnbein

Eine besondere Form der primären Ossifikation stellt die Dentinbildung dar. Im Unterschied zur Bildung der Deckknochen mauern sich aber die *Odontoblasten* (Zahnbeinbildner) nicht ein, sondern verlängern lediglich ihre radiär gestellten Fortsätze, die als *Tomessche Fasern* im Dentin liegen (S. 420f).

Blut, blutbildende Organe und freie Zellen des Bindegewebes (Abwehrsysteme)

Die Zellen des Blutes und die freien Zellen des Bindegewebes (Abwehrzellen) sind weitgehend identische Zellen, sie werden deshalb, zusammen mit ihren Bildungsstätten, den blutzellbildenden Organen (Knochenmark und lymphatische Organe), gemeinsam besprochen.

Blut (Sanguis)

Die vielseitigen Aufgaben des Blutes lassen sich schlagwortartig folgendermaßen zusammenfassen: 1. Antransport von Nährstoffen und O_2, Abtransport von Stoffwechselschlacken und CO_2, 2. Konstanz des inneren Milieus der Gewebe (Homöostase), 3. Wärmetransport und -regulation, 4. Abwehr.

Die Funktionen finden ihr morphologisches Korrelat in den roten und weißen Blutkörperchen (Gastransport und Abwehr), im Blutplasma (Stofftransport von Zwischen- und Endprodukten des Stoffwechsels, von Hormonen, Enzymen u. a.), in der Organisation der Blutgefäße (Stoffaustausch, Wärmeregulation).

Das Blut, eine konzentrierte Aufschwemmung von Blutzellen und Blutplättchen im Blutplasma, führt Zellen, die zu ganz verschiedenen Funktionssystemen gehören. Die verschiedenartigen Blutkörperchen haben lediglich Transportmedium und Transportweg (Blutplasma und Blutbahn) gemeinsam. Man kann das *Blut* als *„Gewebe"* ansehen, dessen *„zwischenzellige Substanz"* das *Blutplasma* ist.

Das *Blutplasma* macht ca. 56% des Blutvolumens aus. Es besteht zu über 90% aus Wasser, das Gesamteiweiß beträgt 7–8%. Die Plasmaproteine sind zu 60% Albumine (u. a. als Transportproteine, hauptsächlich für den kolloidosmotischen Druck von etwa 25 mmHg verantwortlich), hinzu kommen α-, β- und γ-Globuline (γ-Globuline als Antikörper des Blutes) sowie Fibrinogen, die Vorstufe des Fibrins bei der Blutgerinnung.

Frisch entnommenes Blut *gerinnt* nach 5–7 Minuten. Aus dem Fibrinogen des Blutplasmas entsteht ein Gitter von Fibrinfäden, die sich verkürzen und den Blutkuchen bilden, als bernsteinfarbene Flüssigkeit setzt sich das *Blutserum* darüber ab *(Serum + Fibrin = Plasma)*. Blutgerinnung s. Lehrbuch der Physiologie! Der Blutkuchen enthält die Blutzellen.

Die *roten Blutzellen* dienen dem Gastransport, rechnen also zum Atmungssystem im weiteren Sinne. Ihre *Aufgaben* verrichten sie nur *innerhalb der Blutgefäße*, die roten Blutzellen des strömenden Blutes sind andauernd am Gastransport beteiligt. Die Anzahl der roten Blutzellen in einem mm^3 Blut gibt unmittelbar Einblick in das Ausmaß ihrer Beteiligung am Gastransport. Junge rote Blutzellen wachsen nachgeburtlich im roten Knochenmark heran, überalterte zerfallen im Blut oder werden von den Zellen des MPS (S. 168) hauptsächlich in der Milz abgebaut.

Die *weißen Blutzellen* dienen der Abwehr von Krankheitserregern und körperfremden Stoffen sowie der Überwachung genetischer Entgleisungen (z. B. Tumorentstehung), gehören also zu einem System, das die Identität des Körpers im weitesten Sinn aufrechterhält. Diese *Aufgaben* verrichten sie größtenteils *außerhalb der Blutgefäße im Bindegewebe.* Hier tauchen sie, z. T. unter anderem Namen, als freie Zellen des Bindegewebes auf. Die meisten weißen Blutzellen des strömenden Blutes sind also lediglich *auf dem Weg* von ihren Bildungs- zu ihren Wirkungsstätten, sie zirkulieren „auf Abruf". Die weitaus größte Anzahl der weißen „Blutzellen" hält sich im Bindegewebe auf. Die Anzahl der verschiedenen Arten weißer Blutzellen in einem mm^3 Blut gibt deshalb nur mittelbar Einblick in das Ausmaß ihrer Tätigkeit. Junge weiße Blutzellen wachsen in den lymphatischen Organen und im Knochenmark heran, überalterte werden von Makrophagen in mehreren Organen (Milz, Leber, Knochenmark) abgebaut.

Die *Blutplättchen* schließlich dienen der *Blutzirkulation* selbst, indem sie bei Verletzungen von Blutgefäßen diese abdichten helfen. Hierfür stehen sie im strömenden Blut jederzeit bereit. Blutplättchen entstehen im Knochenmark, sie werden wahrscheinlich in der Milz abgebaut.

Färbung des Blutausstriches: Die zumeist angewandte „*panoptische Färbung* nach Pappenheim" kombiniert die May-Grünwald-Färbung (Methylenblau-Eosin) und die Giemsa-Färbung (Azur, Methylenblau und Eosin). Die Färbung stellt in leuchtenden Farben die Kerne und die basophilen Granula violett, die eosinophilen Granula rot, die neutrophilen Granula rosa und die Thrombozyten blaßblau dar, wobei sieben Farbkomponenten auftreten. Erythrozyten erscheinen intensiv rot, das Cytoplasma von Lymphozyten in blauen Tönen.

Rote Blutzellen (Erythrozyten)

Der **menschliche Erythrozyt** hat im fixierten Präparat einen Durchmesser von 7,7 µm (Abb. 73). Er ist am Rand bis 2,5 µm, im Zentrum etwa 1 µm dick und nach dem Verlust des Zellkernes bikonkav gestaltet. Die *Glycocalyx des Plasmalemms der Erythrozyten bestimmt die Blutgruppe* (wirkt als Blutgruppenantigen im AB0-System, s. Lehrbuch der Physiologie!). Im lichtmikroskopischen Präparat sind Erythrozyten homogen. Ihr Inhalt besteht zu über 90% der Trockensubstanz aus Hämoglobin, dem roten, eisenhaltigen Blutfarbstoff. Das Hämoglobin verleiht den ungefärbten Erythrozyten eine gelbgrüne, dem But insgesamt die rote Farbe, wobei oxygeniertes Hämoglobin ein hellrotes und desoxygeniertes Hämoglobin ein dunkles, violettrotes Aussehen erzeugt. (Über Hämoglobintypen beim Feten und beim Erwachsenen s. Lehrbuch der Biochemie!) Ausgereifte

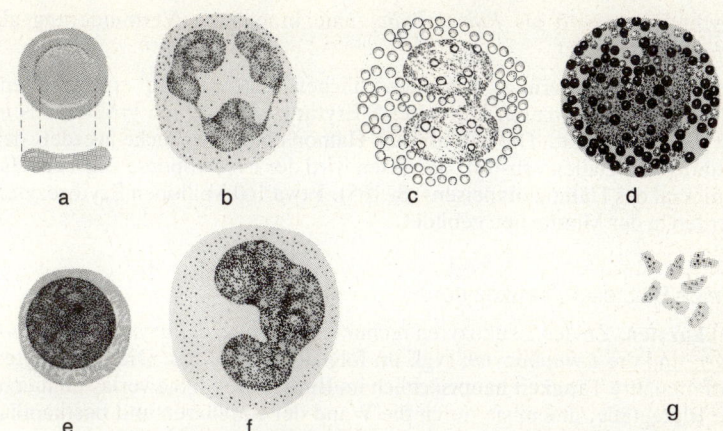

Abb. 73 a–g   Blutzellen. a) Erythrozyt. *Granulozyten:* b) neutrophiler, c) eosinophiler, d) basophiler Granulozyt, e) Lymphozyt, f) Monozyt, g) Thrombozyten (aus *Faller, A.*: Der Körper des Menschen, 7. Aufl. Thieme, Stuttgart 1976).

Erythrozyten sind azidophil und besitzen keine Zellorganellen mehr. Unter den Erythrozyten enthalten ca. 8‰ netzförmig angeordnete, mit Brillantkresylblau färbbare Granula *(Substantia granulofilamentosa).* Diese *Retikulozyten* (nicht zu verwechseln mit den Retikulumzellen des retikulären Bindegewebes!) sind nicht ganz ausgereifte Erythrozyten, ihre Granula bestehen aus Polyribosomenresten (s. Erythropoese, S. 165). Eine erhebliche Erhöhung der Retikulozytenzahl zeigt einen Ausstoß unreifer Zellen an (Notfallsituation, Blutverlust, Regeneration). Die lichtmikroskopische Beobachtung der Erythrozyten in Kapillaren im Lebenden zeigt eine starke Verformbarkeit der Erythrozyten; sie können Napfformen bilden und sich nach Art von Geldrollen reversibel aneinanderlegen. Ungleich gestaltete und übergroße Erythrozyten sind im nachgeburtlichen Leben krankhaft, kommen in der Fetalzeit aber regelmäßig vor. In *hyper*tonischer Lösung (Eintrocknen einer physiologischen Kochsalzlösung auf dem Objektträger!) schrumpfen Erythrozyten und bilden „Stechapfelformen"; in *hypo*tonischer Lösung platzen sie (Hämolyse), das ursprünglich deckfarbene Blut wirkt lackfarben.

Zahlenverhältnisse. Ein mm^3 Blut enthält 4,5–5,4 Millionen Erythrozyten, bei der Frau etwas weniger als beim Mann. Die Erythrozytenzahl hängt vom Sauerstoffbedarf des Körpers und vom Sauerstoffangebot ab. Erheblich vermehrte körperliche Arbeit, längerer Aufenthalt im Gebirge führen zur Vergrößerung der Erythrozytenzahl. Eine krankhafte Vermehrung der

Erythrozyten wird als *Polyglobulie,* eine krankhafte Verminderung als *Anämie* bezeichnet.

Erythrozytenmauserung. Die menschlichen Erythrozyten erreichen ein Alter von 3–4 Monaten. Überalterte Erythrozyten werden größtenteils in der Milz abgebaut. Die eisenfreien Hämoglobinbruchstücke werden der Bildung von Gallenfarbstoff, das Eisen wird der Erythropoese zugeführt (s. Schicksal des Hämoglobineisens, S. 165). Etwa 160 Millionen Erythrozyten werden in der Minute neu gebildet.

Weiße Blutzellen (Leukozyten)

Leukozyten. Zu den Leukozyten rechnet man die *Granulozyten,* die *Monozyten* und die *Lymphozyten* (vgl. im folgenden Abb. 73). Die Leukozyten entfalten ihre Tätigkeit hauptsächlich im Bindegewebe. Sie verlassen hierzu die Blutgefäße, indem sie durch die Wand der Kapillaren und postkapillaren Venen treten *(Leukozytendiapedese).*

Granulozyten

Die *Granulozyten* sind im fixierten Präparat rund, ihr Kern ist fadenförmig eingeschnürt (= *segmentkernige* Granulozyten). Bei *unreifen Jugendformen* fehlen diese Einschnürungen (= *stabkernige* Granulozyten). Auch Übersegmentation kommt krankhaft vor. Entsprechend der unterschiedlichen Größe und Färbbarkeit der Granula unterscheidet man *neutrophile, eosinophile* und *basophile Granulozyten.* Granulozyten haben einen Durchmesser von 8–14 µm; die basophilen sind die kleinsten, die eosinophilen die größten von ihnen. Granulozyten sind *amöboid beweglich,* sie wandern ins Bindegewebe (s. freie Zellen des Bindegewebes, S. 178). Granulozyten haben eine Gesamtlebenszeit von 2–8 Tagen, die Verweildauer im Blut beträgt dagegen Stunden.

Die *neutrophilen* und die *eosinophilen Granulozyten* geben immer, die *Monozyten* häufig eine *positive Peroxidasereaktion;* bei Lymphozyten fällt diese immer negativ aus. *Peroxidasereaktion:* Bei Anwesenheit von Peroxidasen reagiert H_2O_2 mit Benzidin zu dem instabilen Benzidinblau.

Neutrophile Granulozyten. Die winzigen Granula sind bei Übersichtsfärbungen von Blutausstrichen nach Pappenheim rosa getönt, der Kern besteht aus 3–4 Segmenten. Man unterscheidet *azurophile Granula* (Durchmesser etwa 0,4 µm, etwa 20% der Granula) mit lysosomalen Enzymen und Peroxidase und *spezifische Granula* (Durchmesser unter 0,3 µm), die keine lysosomalen Enzyme, aber alkalische Phosphatase und Phagocytine (Proteine mit antibakterieller Aktivität) enthalten. Neutrophile Granulozyten *phagozytieren heftig* (vgl. Mikrophagen, S. 168). Zahlreiche neutrophile Granulozyten haften innen an der Gefäßwand an. Die Gesamtlebenszeit der Zellen beträgt etwa 8 Tage, ihre Verweildauer im Blut etwa 9 Stunden.

Eosinophile Granulozyten. Die stark azidophilen oder *eosinophilen* (nach dem sauren Farbstoff Eosin so genannten) Granula haben einen Durchmesser bis zu 1 µm, sind also verhältnismäßig groß und können keinesfalls mit den Granula der neutrophilen Granulozyten verwechselt werden. **E:** Die eosinophilen Granula sind oval, mit Kristalloiden gefüllt und von einer Membran umgeben. Mit Hilfe von fluoreszierenden *Antigen-Antikörper-Verbindungen* läßt sich nachweisen, daß die eosinophilen Granulozyten solche Verbindungen aufnehmen und abbauen. Die Granula sind Lysosomen, sie enthalten saure Phosphatase, Ribonuclease und Kathepsin. Eosinophile Granulozyten sollen ferner Histamin binden und inaktivieren können und insoweit Antagonisten der basophilen Granulozyten sein. Eosinophile Granulozyten haben eine Gesamtlebenszeit von 8–12 Tagen und eine Verweildauer im Blut von 4(–12) Stunden.

Die **basophilen Granulozyten** enthalten ebenfalls auffallend große Granula in dichter Packung. Einige der Granula erscheinen häufig vakuolenartig leer, ihr Inhalt ist herausgelöst. Die Granula enthalten beim Menschen hauptsächlich das gefäßerweiternde *Histamin* sowie *Heparin,* das der Blutgerinnung entgegenwirkt und (als Glykosaminoglykan) für die Basophilie oder Metachromasie (s. Mastzellen, S. 181) verantwortlich ist.

Die Zellen besitzen membranständige Rezeptoren für das Immunglobulin E (IgE), dessen Anwesenheit (z. B. bei Allergie) eine heftige Ausschüttung von Histamin erzeugt (Gefäßwirkung, Juckreiz). Die Zellen phagozytieren kaum. Die basophilen Granulozyten gleichen den *Gewebsmastzellen*, beide sollen aber unterschiedlicher Herkunft sein. Ihre Verweildauer im Blut beträgt weniger als 6 Stunden.

Monozyten

Der *Monozyt* („*mono*nukleärer Phagozyt") hat einen Durchmesser von 15–20 µm, ist im fixierten Präparat rund oder oval, das Cytoplasma ist schwach basophil; es enthält feinste, rosettenförmig angeordnete Granula. Der Zellkern ist groß, nierenförmig, manchmal gelappt und liegt oft etwas exzentrisch. Die Zellen sind amöboid beweglich und *phagozytieren* (vgl. *Makrophagen,* S. 169). Monozyten sind keine „Endzellen", sie können in andere Zellen des *mononukleären Phagozytensystems* (*MPS*, S. 169) transformiert werden. Die Gesamtlebenszeit der Monozyten beträgt Monate, vielleicht Jahre, ihre Verweildauer im Blut 16–23 Stunden.

Lymphozyten

Die *Lymphozyten des strömenden Blutes* sind in der Regel *kleine Lymphozyten* (Durchmesser 6–8 µm) mit einem runden, sehr chromatinreichen Zellkern; der schmale, häufig kaum sichtbare Zytoplasmasaum ist ebenfalls basophil. Die amöboide Beweglichkeit der Lymphozyten ist gering, sie phagozytieren nicht und haben kaum Lysosomen. Lymphozyten sind keine

„Endzellen", sie können weiter transformiert werden. Hinter diesem ein-förmigen Bild der kleinen Lymphozyten verbergen sich *unterschiedliche Zellen des Immunsystems* (immunologisch noch nicht kompetente Lympho-zyten aus dem Knochenmark, immunologisch kompetente T- und, weniger zahlreich, B-Lymphozyten u. a. – alle annähernd von gleichem Aussehen).

Zahlenverhältnisse

In einem mm^3 Blut findet man 4000–8000 Leukozyten. Etwa 38% aller Leukozyten reifen ständig in den Bildungsstätten heran, ca. 57% halten sich außerhalb der Blutgefäße am Ort ihres Wirkens oder Abbaues auf (intersti-tielles Bindegewebe, Milz, Leber, Lunge, Darm) und ca. 5% sind auf dem Weg dorthin, d. h. im strömenden Blut.

Differentialblutbild. Die drei Zellarten stehen in einem relativ konstanten Zahlenverhältnis zueinander; im Differentialblutbild, bei dem auch die Granulozytenarten differenziert ausgezählt werden, gelten beim Erwachse-nen folgende Zahlen für normal.

Granulozyten:	neutrophile	55 – 68%
	eosinophile	2,5– 3%
	basophile	0,5– %
	stabkernige	2 – 3%
Monozyten:		4 – 5%
Lymphozyten:		36 – 20%

Linksverschiebung: Beim Auszählen der Blutkörperchen anhand einer Strichliste werden üblicherweise in einer linken Spalte die stabkernigen Granulozyten ausge-zählt, ihre prozentuale Vermehrung führt zu einer „Linksverschiebung" der Werte in der Strichliste.

Auch Werte, die über diese Zahlen hinausgehen, können noch normal sein. Änderungen der Zusammensetzung dieses *weißen Blutbildes* können nur im Zusammenhang mit Klinik und Pathologie sinnvoll dargestellt werden; ein paar Daten sollen den Rahmen der Variabilität andeuten. Eine *Vermeh-rung der Gesamtzahl* der Leukozyten *(Leukozytose)* über 12 000/mm^3 ist sicher krankhaft (Mehrbedarf bei Entzündung oder geschwulstartige Ver-mehrung), eine Verminderung *(Leukopenie, Agranulozytose)* unter 2000/mm^3 ist ebenfalls sicher pathologisch (Schädigung der Bildungsstätten). Eine *Vermehrung der eosinophilen* Granulozyten über 6% zeigt eine bestimmte immunbiologische Reaktionslage an. Der *Anstieg der Lympho-zyten* auf über 6000/mm^3 übersteigt beim Erwachsenen krankhaft die Norm (s. Immunbiologie, S. 177).

Beim *Neugeborenen* findet man in den ersten 24 Stunden immer hohe Granulozytenzahlen, am 3. Tag erfolgt ein „Granulozytensturz" gleichzeitig mit dem Abbau der Erythrozyten von 6,3 Millionen (Neugeborenes) auf die Normzahl, die etwa am Ende des 1. Lebensjahres erreicht wird. Ferner besteht in den ersten Lebenstagen eine „Linksverschiebung". Noch während der frühen Kindheit ist die Zahl der Lymphozyten (etwa 60%) höher als die der Granulozyten, die Zahl der Leukozyten insgesamt (etwa 15 000/mm³) höher als die beim Erwachsenen. Die Durchschnittswerte des Erwachsenen stellen sich etwa im 15. Lebensjahr ein.

Blutplättchen (Thrombozyten)

Thrombozyten sind 1–3 μm große, in unfixiertem Zustand runde, im fixierten Präparat polygonale oder ovale, leicht zerstörbare Gebilde – 250 000–300 000/mm³ Blut. Bei einer Verminderung der Thrombozytenzahl unter etwa 60 000/mm³ („kritische Thrombozytenzahl") muß mit Blutungen gerechnet werden (Abb. 73). **L:** Man unterscheidet ein helleres *Hyalomer* von einem zentralen dunkleren *Granulomer*. **E:** Das *Hyalomer* enthält als Zytoskelett subplasmalemmal einen Ring von 10–15 Mikrotubuli und kontraktile Filamente sowie Vakuolen und entsendet kleine Zellausläufer. Das Plasmalemm trägt eine Glycocalyx. Im *Granulomer* liegen membranumschlossene Granula (teils Lysosomen, teils angefüllt mit dem lokal vasokonstriktorischen Serotonin u. a.), Mitochondrien und Ribosomen.

Thrombozyten entstehen durch *Abspaltung* aus dem Cytoplasma der *Megakaryozyten* des Knochenmarks, es sind Zellfragmente ohne Zellkern, sie werden aber von einem Plasmalemm umgeben (S. 166). Die Verweildauer der Thrombozyten im Blut beträgt etwa 7 Tage.

Die Thrombozyten dienen der *Blutgerinnung*. Bei ihrem Zerfall geben sie *Thrombokinase* frei, in der Umgebung des Granulomers entstehen erste Fibrinfäden, die zum Thrombus führen. Thrombozyten sollen, wiewohl ohne Zellkern, zur Synthese des kontraktilen Plättchenproteins befähigt sein. Sie transportieren ferner das lokal vasokonstriktorisch wirksame *Serotonin*.

Blutbildende Organe

Pränatale und postnatale Blutbildung

Pränatale Blutbildung. Man unterscheidet folgende Perioden der pränatalen (embryonalen und fetalen) Blutbildung (Abb. 74):

1. *Megaloblastische Periode.* Die erste Blutbildung findet extraembryonal im Mesenchym des Dottersacks und des Bauchstiels etwa 2 Wochen nach der Befruchtung statt. Aus zunächst soliden Blutinseln gehen Gefäßanlagen *(Angioblasten)* und Blutstammzellen *(Hämozytoblasten)* hervor. Ende der dritten Woche nehmen die Blutgefäße des Keimes Verbindung mit den extraembryonalen Gefäßen auf und führen Blut. Die noch kernhaltigen großen Erythrozyten (Durchmesser 15–18 μm) heißen *Megaloblasten;* Granulozyten und Lymphozyten fehlen. Die megaloblastische Periode dauert bis Ende des 3. Fetalmonats.

2. *Hepatolienale Periode.* Ende des 2. Fetalmonats beginnt Blutbildung im mesenchymalen Gewebe von Leber und Milz, in geringem Maße auch der

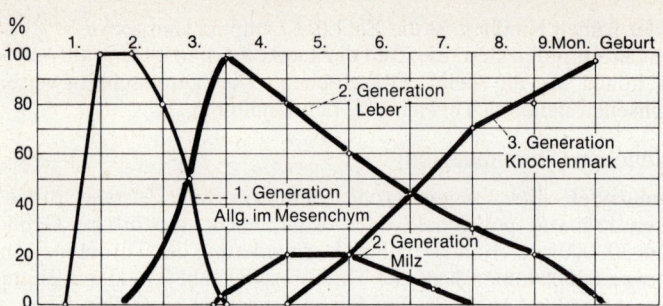

Abb. 74   Erythropoese beim menschlichen Embryo (nach *Knoll*).

Lymphknoten. Die Erythrozyten erreichen normale Größe, verlieren den Kern, unreife Formen *(Retikulozyten)* werden spärlicher, Megakaryozyten und Granulozyten treten auf. Die hepatolienale Periode klingt ab dem 5. Monat bis zum Ende der Schwangerschaft aus.

3. *Medulläre Periode.* Im 5. Fetalmonat setzt Blutbildung in den endgültigen Blutbildungsstätten, dem Knochenmark aller Knochen ein. Die zunächst noch unreifen Granulozyten sind im 6. Monat weitgehend ausdifferenziert, Monozyten entstehen.

Lymphozyten werden im 4. Monat zuerst in der Leber, dann im Knochenmark gebildet, aus ihnen wandern sie teils in den Thymus ein und besiedeln von hier aus (als T-Lymphozyten, S. 170) die lymphatischen Organe, in denen sie sich weiter vermehren, teils gelangen sie aus dem Knochenmark (als künftige B-Lymphozyten, S. 171) direkt in die peripheren lymphatischen Organe. Auch nachgeburtlich wandern Lymphozyten aus dem Knochenmark in die lymphatischen Organe ein.

Postnatale Blutbildung. Postnatal entstehen Blutzellen nur noch im *roten Knochenmark,* ausgenommen Lymphozyten, die sich auch in den *lymphatischen Organen* (Thymus, Lymphknoten und Milz) vermehren. Die *lymphatischen Gewebe und Organe* und die Lymphopoese erreichen um das 6. Lebensjahr eine Größe, die der des Erwachsenen gleicht. Ein weiterer Wachstumsanstieg führt fast zur Verdoppelung ihrer Größe zwischen dem 10. und 12. Lebensjahr. Darauf folgt ein Rückgang bis zum endgültigen Ausmaß, das mit dem 20. Lebensjahr erreicht wird. Im Alter erfolgt weitere Rückbildung.

Knochenmark (Medulla ossium)

Die *Gesamtmasse* des Knochenmarks wiegt beim Erwachsenen im Mittel 2600 g, etwa 4,6 % des Körpergewichtes. Die Hälfte davon ist beim Erwachsenen rotes, die andere

Hälfte gelbes Knochenmark (Fettmark), doch enthält auch das rote Knochenmark 35% (Wirbelkörper) bis 75% (Rippen) Fettzellen. Das Knochenmark übertrifft mit Ausnahme von Blut, Muskulatur und Skelett alle Organe an Masse, es enthält bis zu 10% des gesamten Blutes.

Das *blutbildende Knochenmark ist rotes Knochenmark* (Abb. 75), die Zellen der Blutbildung liegen in den Maschen des retikulären Bindegewebes (fibroblastische Retikulumzellen), das auch histiozytäre Retikulumzellen enthält (S. 130).

Die blutbildenden Zellen wurden insgesamt auf etwa 400 g berechnet, davon 180 g Zellen der Erythropoese, 180 g Zellen der Leukopoese und 40 g Zellen der Thrombopoese u. a. (Im Vergleich mit den Zahlenrelationen der reifen Zellen im Blut werden die lange Lebensdauer der Erythrozyten und die große Leukozytenreserve des Knochenmarks deutlich; seine Granulozytenreserve beträgt etwa das Zehnfache der im Blut kreisenden Granulozyten.) Während das Knochenmark des Neugeborenen kein Fettgewebe enthält, beginnt im Wachstumsalter die Fetteinlagerung in Retikulumzellen des Diaphysenmarks. Mit Abschluß des Längenwachstums hat sich die Blutbildung aus den Diaphysen der Röhrenknochen zurückgezogen und bleibt auf das Mark der Epiphysen und der kurzen und platten Knochen (Brustbein, Rippen, Beckenknochen, Wirbel u. a.) beschränkt. In den Diaphysen speichern Zellen des Knochenmarks Fett (= *gelbes Knochenmark,* Fettmark).

Im postfetalen Leben kann bei chronischen Blutverlusten oder bei Schädigung der Blutbildungsstätten die Blutbildung in den Diaphysen, in Leber und Milz und an anderen Stellen wieder einsetzen. Bei auszehrenden Krankheiten wird das Fett des gelben Knochenmarks aufgebraucht und Wasser eingelagert (= *weißes Knochenmark,* Gallertmark).

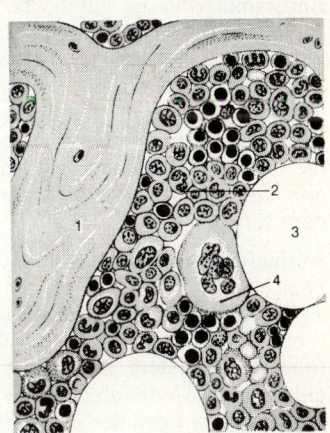

Abb. 75   Schnitt durch rotes Knochenmark. 1 = Knochenbälkchen, 2 = Zellen der Erythro- und Granulopoese, 3 = Fettzelle, 4 = Megakaryozyt. Vergr. etwa 300fach.

Blutgefäße des Knochenmarks. Die Blutversorgung geschieht durch die Knochenwand hindurch (Vasa nutricia). Das Knochenmark enthält weite *Sinus* mit fenestrierten Endothelien. Den Endothelzellen angelagerte histiozytäre Retikulumzellen, die lichtmikroskopisch nicht von den Endothelien zu unterscheiden sind, lassen die Sinusendothelzellen als phagozytierende „Uferzellen" erscheinen. Die Blutgefäße des Knochenmarks stehen nicht in offener Verbindung mit den Maschen des retikulären Bindegewebes. Das Knochenmark besitzt keine Lymphgefäße.

Im blutbildenden Gewebe zwischen den Sinus liegen Zellen der *Erythropoese* in Inseln nahe einem Sinus. Mit zunehmender Reifung des Normoblasten werden Zytoplasmapol und Kernpol der Zelle erkennbar. Der Zytoplasmapol tritt als *Retikulozyt* durch eine Öffnung des Endothels, trennt sich vom Kernpol und reift intravasal zum Normozyten. Der Kernpol stößt den inzwischen pyknotisch gewordenen Zellkern aus (s. Erythropoese) und wird phagozytiert; den Erythroblastennestern sind immer *Makrophagen* beigegeben. *Megakaryozyten* liegen dicht an den Zellen der Sinuswand und geben durch intrazelluläre Öffnungen der Endothelzellen einzelne oder mehrere, noch zusammenhängende *Thrombozyten* in das Gefäßlumen, die dort vollends zerfallen. Auch *Granulozyten* entstehen in Inseln etwas entfernter von den Sinus, auf die sie zuwandern. *Lymphozyten* liegen in Ballen um kleine Arterien.

Eine *Agranulozytose* (krankhafte Verminderung der Granulozyten) und eine *perniziöse Anämie* (Erythrozytenmangelkrankheit mit vergrößerten Erythrozyten) sind Folgen von Mitose- und Reifestörungen und gehen nicht *auf die Wirkung einer Knochenmarks-Blut-Schranke zurück, wie früher angenommen wurde. Das Auftreten von Jugendformen* der Granulo- und Erythropoese in der Notfallsituation (große Blutung, Infektion) wird mit *verfrühter Ausschwemmung* der Zellen aus dem Knochenmark, z. T. auch mit dem Auftreten extramedullärer Blutbildungsherde (Leber, Milz) erklärt. Auch die Knochenmarklymphozyten treten ins Blut der sinusoiden Blutgefäße ein.

Blutstammzelle. Es gilt heute als sicher, daß alle Blutzellen aus einer gemeinsamen pluripotenten Stammzelle, dem *Hämozytoblasten,* hervorgehen. Der Hämozytoblast ist zwar funktionell, nicht aber morphologisch eindeutig charakterisiert, er ähnelt am ehesten einem mittelgroßen Lymphozyten und besitzt häufig zwei Nucleoli. Die Hämozytoblasten treten bereits in der frühen Keimentwicklung auf, sie werden auf dem Blutweg in die späteren Blutbildungsstätten getragen. Noch im erwachsenen Organismus kommen Hämozytoblasten nicht allein im roten Knochenmark, sondern vereinzelt auch im Blut vor.

Vorläuferzelle. Aus der Mitose eines Hämozytoblasten (Stammzelle) gehen zwei im weiteren Verhalten unterschiedliche Zellen hervor *(differentielle Zellteilung).* Die eine Zelle verharrt im Zustand des pluripotenten Hämozytoblasten mit der Fähigkeit, erneut in eine differentielle Zellteilung einzutreten. Die andere Zelle wird zur *Vorläuferzelle.* Diese ist irreversibel unipotent; die Vorläuferzelle steht am Anfang einer Entwicklungsreihe, der *Erythropoese* oder der *Granulopoese* und *Monozytopoese (Myelopoese),* der *Lymphopoese* oder der *Thrombozytopoese.* Die Faktoren, die dabei die Weichen stellen, sind unbekannt. Die Vorläuferzellen aller Entwicklungsreihen sind morphologisch gleichartige, basophile Zellen, die sich als Vorläuferzellen zunächst nicht wieder teilen, sondern die sich unter dem Einfluß von Wirkstoffen, *Poetinen,* in die speziellen, nun unterscheidbaren, *Blasten* umwandeln. Die weitere Entwicklung führt über mehrere, für jede Entwicklungsreihe charakteristische Teilungsschritte von den Blasten über Zwischenstufen zu ausgereiften Blutzellen. Mit der Ausreifung der Blutzellen verschwindet die Basophilie (das Ergastoplasma) weitgehend, die zellspezifischen Organellen (Lysosomen) und Proteine (Hämoglobin) treten in Erscheinung.

Erythropoese. Aus dem *Hämozytoblasten* entsteht über die Vorläuferzelle der ebenfalls stark basophile *Proerythroblast,* hierauf folgt der *Erythroblast (Makroblast).* Erythroblasten liegen gruppenweise um Retikulumzellen herum, die als „Ammenzellen" wirken. Sie vermitteln den Erythroblasten das zur Hämoglobinbildung benötigte Eisen. Mit der Ausbildung von Hämoglobin wird der Erythroblast zum azidophilen *Normoblasten.* Dieser stößt – mit dem Durchtritt durch die Sinuswand – den inzwischen pyknotisch gewordenen Zellkern aus und wird zum *Retikulozyten;* die Zelle enthält noch netzförmig angeordnete Reste von RNS (Substantia granulofilamentosa). Etwa 8‰ der Erythrozyten verlassen schon als Retikulozyten das Knochenmark. Der reife *Erythrozyt (= Normozyt)* schließlich enthält auch keine RNS mehr.

Die *Entwicklung* vom Proerythroblasten bis zum Retikulozyten dauert 4–5 Tage und umfaßt 4 Teilungsschritte; aus einem Proerythroblasten gehen 16 Erythrozyten hervor, von denen aber 10–15% zugrunde gehen („ineffektive Erythropoese"). Die Ausreifung vom Retikulozyten zum Erythrozyten benötigt 1–3 Tage.

Schicksal des Hämoglobineisens. Überalterte Erythrozyten werden hauptsächlich in der Milz abgebaut. Sie können wegen ihrer zunehmend kugelförmigen Gestalt und rigiden Beschaffenheit nicht mehr aus dem retikulären Milzgewebe durch das Sieb der Sinussporen in das Sinusblut eintreten und werden von Milzphagozyten abgebaut (Mechanismus, der auch zur „Kugelzellanämie" führt, bei der die mißgestalteten, aber sonst funktionstüchtigen Erythrozyten in der Milz zurückgehalten werden und die durch Milzentfernung zu steuern ist). Dabei wird das Hämoglobineisen freigesetzt und vorübergehend in den Retikulumzellen als *Hämosiderin* gespeichert (Nachweis mit der Berliner-Blau-Reaktion); bei starkem Blutzerfall kommt es zu einer erheblichen, makroskopisch durch Braunfärbung sichtbaren Eisenspeicherung, *Hämosiderose.* E: Aus dem Hämosiderin wird *Ferritin* freigesetzt, ein oktaederförmiger Molekülverband, der sechs Eisenkörper von je etwa 1,5 nm Durchmesser besitzt und elektronenmikroskopisch verfolgt werden kann (enthält 23% Eisen!). Das Eisen wandert aus der Milz auf dem Blutweg, jeweils zwei Fe^{3+}-Ionen an ein Proteinmolekül Transferrin gebunden, ins Knochenmark und wird von den histiozytären Retikulumzellen des Knochenmarkes aufgenommen. Diese geben das Eisen an die anliegenden Erythroblasten ab, die es sich durch Mikropinozytose einverleiben und in Hämoglobin einbauen, um es ihrerseits wieder an nachfolgende Zellgenerationen zu verlieren.

Eine Verminderung der Sauerstoffspannung regt einen renalen Faktor an, der mit einem Plasmaglobulin das aktive Hormon *Erythropoetin* bildet, das die Erythropoese stimuliert.

Granulopoese. Aus dem Hämozytoblasten entwickelt sich über die Vorläuferzelle der *Myeloblast* und aus diesem der *Promyelozyt,* eine große, basophile Zelle, die noch „unspezifische" Granula besitzt. Aus dem Promyelozyten („Pool der Promyelozyten") geht nach weiteren Zellteilungen der *Myelozyt* hervor. Dieser verliert die Basophilie, es treten „spezifische" *neutrophile* oder *eosinophile* oder *basophile Granula* auf. Die Entwicklung der drei Granulozytenarten wird in dem folgenden, nicht mehr teilungsfähigen *Metamyelozyten* erkennbar, der einen länglichen Zellkern aufweist.

Die *Entwicklung* vom Promyelozyten zum (neutrophilen) Myelozyten dauert 4–7 Tage, die weitere Ausreifung weitere 4–6 Tage. Aus einem Promyelozyten entstehen in 2 × 2 Teilungsschritten 16 Granulozyten.

Über den (noch unreifen) nichtsegmentierten *stabkernigen Granulozyten* entsteht schließlich der (reife) *segmentkernige Granulozyt.* (Kriterium der Reife: fadenförmige, extrem dünne Kerneinschnürungen mit meist 3–4 Segmenten; Hypersegmentation ist krankhaft.)

Monozytopoese. Monozyten sollen nach enzymhistochemischen Untersuchungen von Promyelozyten des Knochenmarks abstammen. Die Entwicklung des Monozyten ist mit der Ausschleusung aus dem Knochenmark aber nicht beendet, Monozyten können in verschiedene Zellen des MPS, in Osteoklasten (und wahrscheinlich auch in Mastzellen) transformiert werden.

Die **Lymphopoese** spielt sich nur zum kleinen Teil im Knochenmark ab. Das Knochenmark enthält die aus Hämozytoblasten entstandenen *Stammzellen der Lymphozyten,* die morphologisch zu den „kleinen Lymphozyten" gehören, die Vorläufer der T- und B-Lymphozyten – zwei Lymphozytenarten, die sich im Rahmen des spezifischen Abwehrsystems (S. 170) aus den Abkömmlingen der Lymphozytenstammzellen entwickeln, nachdem diese das Knochenmark verlassen und auf dem Blutweg in lymphatische Organe eingewandert sind. Die weitere „Lymphopoese" der T- und B-Lymphozyten ist Ausdruck der spezifischen Abwehrvorgänge.

Thrombopoese. Thrombozyten werden aus *Megakaryozyten* (Knochenmarksriesenzellen) abgeschnürt. Diese gehen aus *Megakaryoblasten* hervor, die über eine *Vorläuferzelle* aus *Hämozytoblasten* (nach anderer Auffassung aus Monozyten) entstehen. *Megakaryozyten* haben einen großen gelappten, hochpolyploiden Kern, Gruppen von Zentriolen und einen

Durchmesser von über 50 µm, sind also schon bei der Übersichtsvergrößerung zu sehen. Der in Gefäßnähe liegende Megakaryozyt wird zunächst in
4–6 größere *Fragmente* unterteilt, die sich dann in weitere Fragmente,
insgesamt bis zu 8000 Thrombozyten aufteilen. Fragmente von Megakaryozyten werden dabei in Knochenmarksinus abgegeben, sie können auf dem
Blutweg auch in andere Organe, bevorzugt in die Lungen, fortgetragen
werden und sich dort weiter aufteilen (das Blut der Lungenvenen ist reicher
an Thrombozytenals das der Lungenarterien). Der Megakaryozyt enthält
nicht selten Granulozyten, die offenbar (in Einfaltungen des Plasmalemms)
in den Megakaryozyten verlagert werden und diesen wieder verlassen, ohne
abgebaut zu werden. Im Cytoplasma des Megakaryozyten treten Granula
auf, die in randständige pseudopodienartige Ausläufer gelangen; schließlich
werden Thrombozyten abgeschnürt. Nach wiederholter Thrombozytenbil-
dung geht der Megakaryozyt zugrunde. **E:** In den Randbezirken des
Megakaryozyten fließen tiefe Einfaltungen des Plasmalemms (in die experimentell von der Oberfläche her Meerettichperoxidase eindringen kann) zu
trennenden Wänden und Spalten zusammen, so daß die entstehenden
Thrombozyten von einer Membran mit der Enzymausstattung des Plasma-

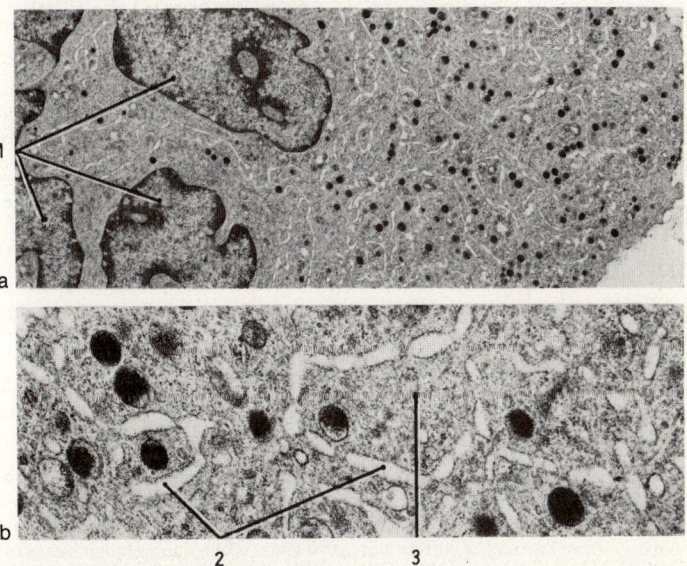

Abb. 76a, b **E:** Megakaryozyt. Thrombozyten entstehen durch Spaltenbildung im
Cytoplasma des Megakaryozyten. a) 1 = Zellkern, b) 2 = Spalten, 3 = Thrombozyt,
in Entstehung begriffen. Vergr. a) 4500fach, b) 18300fach (Präparat und Aufnahme:
Frau H. *Zuther-Witzsch,* Berlin).

lemms umgeben werden. Mitochondrien, Bläschen und Granula verbleiben in den Thrombozyten (Abb. 76).

Abwehrsysteme des Organismus

Der Organismus bewahrt seine biologische Identität durch Abwehrmechanismen, die sich sowohl gegen fremde, von außen eindringende Stoffe (z. B. Krankheitserreger) als auch gegen fremd empfundene genetische Entgleisungen (Zellmutanten) von Zellen des eigenen Körpers richten. Man unterscheidet das in seinen Mechanismen relativ einfache (phylogenetisch ältere) unspezifische Abwehrsystem und das höchst komplizierte (jüngere) spezifische Abwehrsystem. Jeweils sind zelluläre und humorale Mechanismen beteiligt, wobei hier nur die zellulären Grundlagen besprochen werden. Das **unspezifische Abwehrsystem** bilden die (neutrophilen und eosinophilen) *Granulozyten* sowie die *Monozyten* und *Gewebsmakrophagen* (Histiozyten). Das **spezifische Abwehrsystem** wird als **Immunsystem** bezeichnet und zellulär von *Lymphozyten* repräsentiert, wobei die Monozyten und Makrophagen zugleich auch am Immunsystem beteiligt sind; als *akzessorische Zellen* des spezifischen Abwehrsystems sind sie für dessen Funktion unerläßlich und übernehmen durch Interaktion mit Lymphozyten und deren Produkten spezifische Effektorfunktionen.

Hier soll zunächst der systematische Zusammenhang der in beiden Systemen wirkenden Zellen besprochen werden.

Ihre *Abwehrtätigkeit* üben die weißen Zellen des Butes (Granulozyten, Monozyten und Lymphozyten) teils im lockeren interstitiellen Bindegewebe aller Organe, teils im retikulären Bindegewebe besonders der lymphatischen Organe aus.

Die Zellen kommen deshalb als „freie Zellen des Bindegewebes" (S. 178ff) sowie bei der Besprechung der einzelnen lymphatischen Organe, auch mit Blick auf die histologische Diagnostik, ein zweites Mal zur Sprache.

Zellen des unspezifischen Abwehrsystems

Die Zellen des unspezifischen Abwehrsystems, die *Granulozyten* als „Mikrophagen" und die *Monozyten* und *Gewebsmakrophagen* als „Makrophagen", machen eingedrungene Krankheitserreger (Fremdkörper) durch Phagozytose und intrazellulären enzymatischen Abbau unschädlich.

Die Bezeichnungen „Mikrophagen" und „Makrophagen" gehen auf die Beschreibung durch Metschnikoff (1882) zurück, wonach die Mikrophagen Partikel von kolloidaler Größenordnung bis zur Größe von Kokken aufnehmen, Makrophagen aber auch größere Partikel, Zelltrümmer, auch ganze Zellen aufnehmen können. Als Mikrophagen im Sinne dieser Einteilung gelten bis heute die relativ uniformen Granulozyten, als Makrophagen dagegen werden die vielgestaltigen Monozytenabkömmlinge zusammengefaßt, die zudem durch ihre Rollen als Zellen des mononukleären Phagozytensystems, *MPS,* im Immunsystem ein besonderes Gewicht erhalten.

Die phagozytierende Eigenschaft einer bestimmten Gruppe von Zellen in vielen Organen wurde früh erkannt und führte zunächst zur Zusammenfassung dieser Zellen unter der Bezeichnung *retikuloendotheliales System, RES.* Die Bezeichnung wurde später unter Einbeziehung der Histiozyten erweitert zum *retikulohistiozytären System, RHS.* Beide Bezeichnungen werden noch angewandt. Die heutige Bezeichnung *MPS* trägt der Erkenntnis Rechnung, daß alle diese phagozytierenden Zellen Abkömmlinge von Monozyten sind.

Neutrophile Granulozyten („polymorphkernige Leukozyten") sind (als Mikrophagen) ortsbeweglich, sie sammeln sich in den ersten (maximal 4–6) Stunden einer entzündlichen Reaktion im Entzündungsherd an, phagozytieren den Erreger der Entzündung und bauen ihn intrazellulär enzymatisch ab. Zugleich scheiden sie proteolytische Enzyme aus, die zur Erweichung des entzündlichen Infiltrates führen (Abszeßbildung). Gruppen zugrundegehender Granulozyten bilden „Eiterkörperchen". *Eosinophile Granulozyten* kommen u. a. als Phagozyten bei spezifischen Abwehrvorgängen vor, bei denen in größerer Menge Antigen-Antikörper-Komplexe anfallen.

Makrophagen treten in unterschiedlicher Form als mobile oder als (vorübergehend) sessile, ortsgebundene Zellen auf. Sie stammen nach heutiger Vorstellung alle von *Monozyten* ab. Makrophagen kommen regelmäßig überall im Gewebe als Monozyten oder „Gewebsmakrophagen" („Steady-state-Makrophagen") vor. Als „Exsudatmakrophagen" wandern sie dagegen in Entzündungsherde, zusammen mit Granulozyten, ein. „Steady-state-Makrophagen" bilden in serösen Höhlen die *Pleura- und Peritonealmakrophagen,* in den Lungenalveolen die *Alveolarmakrophagen.* Als sessile Makrophagen gelten auch die *Kupfferschen Sternzellen* der Leber, die *histiozytären Retikulumzellen* in Milz, Lymphknoten und Knochenmark (auch in der Position von „Uferzellen"). Zu den von Monozyten abstammenden Makrophagen gehören zudem die *Osteoklasten* und die *Mesogliazellen.* Makrophagen phagozytieren in den Körper eingedrungene Stoffe in großer Menge und bauen diese z. T. in *Phagolysosomen* enzymatisch ab (wobei in manchen Fällen eine Aktivierung durch T-Lymphoyzten erforderlich ist), z. T. verweilen Stoffe, ohne abgebaut zu werden, in den Zellen.
L: Die Makrophagen treten z. B. durch phagozytierte Rußteilchen (Lymphknoten der Lunge) oder experimentell durch phagozytierte Farbstoffe (z. B. Trypanblau) hervor.

Als **mononukleäres Phagozytensystem** *(Mononuclear phagocyte system), MPS,* werden die Zellen heute, nachdem ihre große Bedeutung für die Funktionsabläufe im spezifischen Abwehrsystem weitgehend bekannt sind, zusammenfassend bezeichnet. Die zum MPS gerechneten Zellen erfüllen drei Kriterien: 1. Abstammung von Vorläuferzellen im Knochenmark (Monozyten oder Monozytenvorläuferzellen), 2. charakteristische Zellmorphologie (Zellorganellen phagozytierender Zellen), 3. hohes, durch Immunglobuline und Komponenten des Serum-Komplement-Systems vermitteltes Phagozytosevermögen. Zum MPS *assoziierte Zellformen* treten als

akzessorische Zellen des spezifischen Abwehrsystems auf und erfüllen dann
selbst unmittelbar keine Phagozytoseaufgaben.

Zellen des spezifischen Abwehrsystems

Das *spezifische Abwehrsystem, Immunsystem,* wirkt im Gegensatz zum
unspezifischen Abwehrsystem auf sehr differenzierte Weise. Es versetzt
den Organismus in die Lage, körpereigene von körperfremden Substanzen,
Antigenen, zu unterscheiden und gegen diese spezifische Abwehrstoffe,
Antikörper, und Abwehrzellen, *Effektorzellen,* zu bilden. In den Körper
eingedrungene Antigene (Krankheitserreger, Fremdeiweiß) und vom Körper gebildete Antikörper reagieren miteinander. Diese *Antigen-Antikörper-
Reaktion* ist chemischer Natur. Sie ist spezifisch, jedes Antigen erzeugt
einen ihm eigenen (antigenhomologen) Antikörper, der lange Zeit, mitunter jahrzehntelang, im Körper wieder gebildet werden kann. Er verleiht
dem Körper *Immunität* gegen das betreffende Antigen.

Die *Zellen* des spezifischen Abwehrsystems sind die immunologisch kompetenten *B-* und *T-Lymphozyten.* Die histologischen Voraussetzungen dieses
Immunsystems werden um die Zeit des 3.–5. Fetalmonats ausgebildet. Die
zur Funktion notwendige Interaktion der Zellen des Immunsystems wird
gemeinsam mit *„akzessorischen Zellen",* den *Makrophagen* und Zellen, die
mit den Makrophagen in Beziehung stehen, den *dendritischen Retikulumzellen* und den *interdigitierenden Retikulumzellen,* in lymphatischen Organen organisiert. Auch die *Langerhans-Zellen* in der Epidermis (S. 177) und
die M-Zellen in der Darmschleimhaut (S. 190) üben diese akzessorische
Funktion aus.

Den B- und T-Lymphozyten ist *gemeinsam,* daß sie an ihrer Zelloberfläche
Rezeptorproteine tragen, mit denen sie Antigene hochspezifisch erkennen
und binden können. Sie *unterscheiden* sich in der Art ihrer *Immunantwort:*

In den B- und T-Lymphozyten wird eine *Zweigleisigkeit des Immunsystems*
durch humorale und zelluläre Immunantwort erkennbar. Die *B-Lymphozyten* sind die Vorläufer der Zellen, die Antikörper sezernieren *humorale
Immunantwort).* Die *T-Lymphozyten* wirken in ihren Subpopulationen auf
zweierlei Weise in der *zellulären Immunantwort:* als *Regulatorzellen* („Hel-
ferzellen" und „Suppressorzellen") oder als *zytotoxische Zellen,* wobei sie
fremde Zellen (z. B. Transplantatzellen), Tumorzellen oder virusinfizierte
Zellen in direktem Kontakt zerstören. Darüber hinaus werden von T-
Lymphozyten *(T-Lymphokin-Zellen)* Mediatormoleküle, *Lymphokine,*
produziert, die auf andere T-Lymphozyten und auf die Zellen des unspezifischen Abwehrsystems einwirken und diese in ihrer Funktion beeinflussen
(Lymphoblasteninduktion, Hemmung oder Aktivierung von Makrophagen,
chemotaktische Anlockung von eosinophilen oder basophilen Granulozyten, Schädigung bestimmter nichtlymphozytärer Zellen).

Eine *dritte Lymphozytenart* im Abwehrsystem, bisher noch wenig erforscht, sind die „*natürlichen Killerzellen*" *(NK-Zellen)*, die „unspezifische" zytotoxische Reaktionen hervorrufen, durch die einige Formen von Tumorzellen zerstört werden, wobei die NK-Zellen ohne Thymusreifung „Erkennungs"-Mechanismen anwenden, die sich von denen der B- und T-Zellen unterscheiden. Zu den NK-Zellen rechnet man auch solche Lymphozyten, die eine *antikörperabhängige zelluläre Zytotoxizität* ausüben, d. h. die speziell antikörpermarkierte Zielzellen zerstören.

Die **B-Lymphozyten** (*B*one-marrow-Lymphozyten; ursprünglich nach der *B*ursa Fabricii der Vögel so bezeichnet) entstehen aus der hämatopoetischen *Stammzelle* des Knochenmarks, werden dort zu *reifen B-Lymphozyten* geprägt, proliferieren und besiedeln als immunkompetente Zellen die *B-Regionen* der lymphatischen Organe und Gewebe. Die Zellen besitzen spezifische membranständige Antigenrezeptoren. Voraussetzung der Aktivierung der B-Zellen ist eine Interaktion mit T-Helferzellen oder die Bindung von löslichen Wachstums- und Differenzierungsfaktoren aus T-Lymphozyten. Ohne diese „Hilfen" werden B-Zellen durch Bindung von Antigen inaktiviert.

Plasmazellbildung. Bei *Primärkontakt* kann die Aktivierung auf zwei Wegen die B-Zell-Differenzierung einleiten, sie kann 1. *direkt zur Ausbildung von Immunoblasten und anschließend zur Plasmazellbildung* führen, oder 2. *indirekt im Rahmen eines Lymphfollikels* (S. 182) über *Zentroblasten* und *Zentrozyten* in die Ausbildung von *Gedächtniszellen* einmünden, aus denen dann (nach erneutem Antigenkontakt) *Plasmazellen* hervorgehen. Plasmazellen bilden humorale Antikörper und scheiden sie aus (Tab. 3).

1. *Direkte Ausbildung von Plasmazellen über Immunoblasten.* Beim Primärkontakt führt die Aktivierung zunächst zur Umwandlung der reifen B-Zelle in den *B-Immunoblasten,* eine große runde basophile Zelle. Die Aktivierung durch den Primärkontakt führt dann zur *klonalen Zellproliferation* (Zellvermehrung des Immunoblasten), wobei identische Tochterzellen entstehen, die fähig sind, gegen dasselbe ursprüngliche Antigen zu wirken. Deren Differenzierung zu *Plasmazellen* schließt sich an. Bei der direkten Plasmazellbildung kann der Beginn der Antikörperausschüttung Tage dauern.

2. *Indirekte Ausbildung von Plasmazellen über* **Gedächtniszellen** *im Lymphfollikel.* Beim Primärkontakt werden im Lymphfollikel zunächst die reifen B-Zellen in große basophile *Zentroblasten* transformiert. Aus diesen gehen anschließend durch Proliferation kleine helle *Zentrozyten* hervor (Ausbildung des Keimzentrums, S. 182). Sie wandern aus dem Keimzentrum aus und werden zu *Gedächtniszellen* (Memory cells), indem sie Rezeptoren für das betreffende Antigen bilden. Bei erneutem Kontakt reagieren sie dann (auch noch nach Jahren), mit demselben Antigen *(Sekundärkontakt)* rasch durch Differenzierung in *Plasmazellen.* Die Proliferationsvorgänge werden durch ein Produkt der *T-Helferzellen,* den B-Wachstumsfaktor stimuliert.

Tabelle 3 **Zweigleisigkeit des Immunsystems** (nach Müller-Hermelink, Würzburg)

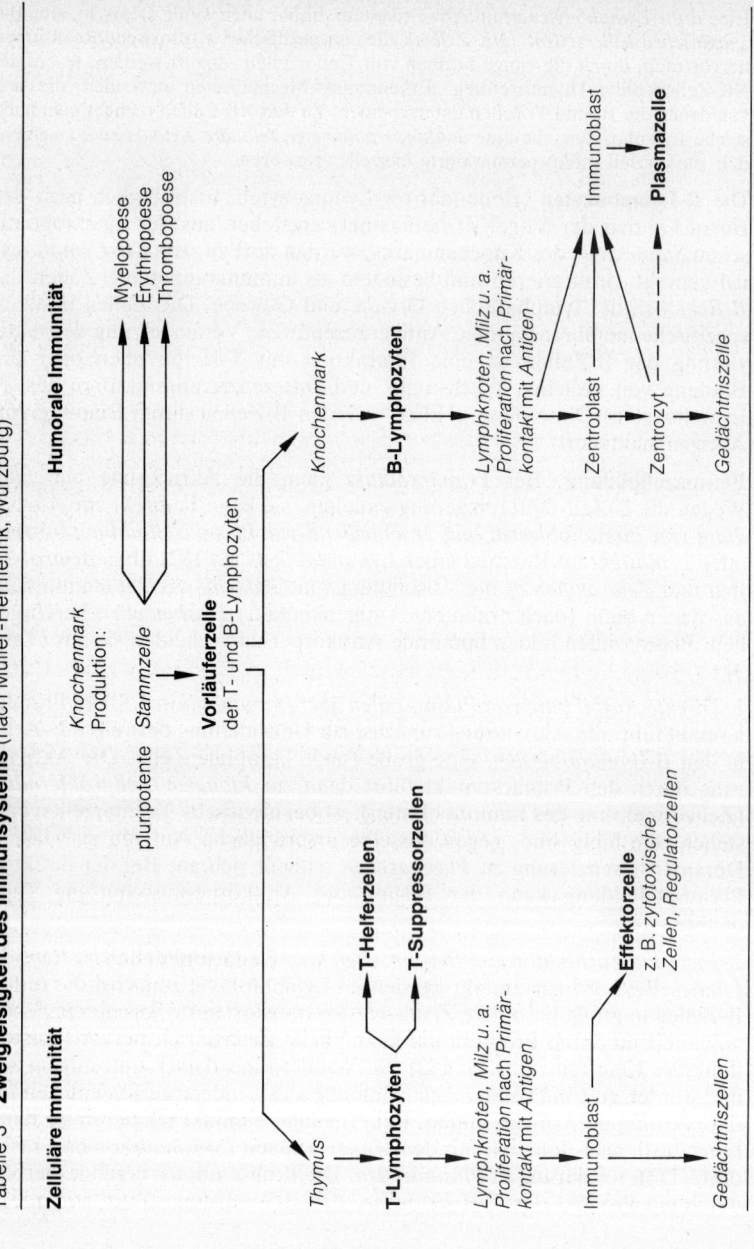

Bei der indirekten Ausbildung von Plasmazellen über Gedächtniszellen kann die Antikörperausschüttung bei Sekundärkontakt mit dem Antigen nach Minuten erfolgen.

In Billionen von Lymphozyten des menschlichen Körpers sind Millionen verschiedener Klone vertreten.

Plasmazellen sind die Endzellen der B-Lymphozyten-Reihe. Sie besitzen ein auffallend stark entwickeltes Ergastoplasma mit prall gefüllten oder entleerten Zisternen (humorale Immunantwort!) und einen Zellkern mit „Radspeichenstruktur" (S. 180). Ihre Produkte sind die Antikörper.

Die *Antikörper,* die zunächst noch als Rezeptoren für die entsprechenden Antigene membranständig sind, gehören zu den fünf *Hauptgruppen der Immunglobuline;* es handelt sich um mono- oder polymere Formen eines Y-förmigen Proteinmoleküls mit Armen aus zwei schweren (γ, α, μ, δ, ε) und zwei leichten Ketten. Die *Immunglobuline (Ig)* werden dementsprechend mit *IgG* (75% der Serum-Ig, plazentagängig), *IgA* (in Sekreten abgegeben), *IgM* (darunter Isohämagglutinine des ABO-Blutgruppensystems), *IgD* (Bedeutung unklar) und *IgE* (vermittelt Histamin- und Heparinfreisetzung aus Mastzellen; Anaphylaxie) bezeichnet. Für die spezifische Reaktionsweise der Immunglobuline verantwortlich sind „variable Stellen" des Moleküls, jeweils die endständigen Gruppen der (parallel gerichteten) schweren und leichten Kette (s. Lehrbuch der Immunologie!). Die Antigene binden an die Enden der paarigen divergierenden Arme des Y-förmigen Moleküls. Das Ende des unpaaren (nur aus den schweren Ketten bestehenden) Fußes trägt die Bindungsstelle für die Anheftung an die Zellmembran der Plasmazelle (aber auch an die von Lymphozyten, Makrophagen, Mastzellen u. a.).

Mastzellen (S. 180f) (und *basophile Granulozyten*) besitzen an ihrer Oberfläche IgE-Rezeptoren, die das – gleichfalls von Plasmazellen erzeugte – IgE binden. Der dabei entstehende Antigen-Antikörper-Komplex löst die Bildung und Freisetzung biologisch aktiver Substanzen, darunter Histamin und Heparin, aus.

Histamin ist stark gefäßerweiternd und fördert die Leukozytenemigration aus Kapillaren. Auch allergische Reaktionen werden auf diese Weise in Gang gesetzt; bei ihnen tritt vermehrt IgE auf.

T-Lymphozyten (*T*hymus-Lymphozyten) entstehen, wie die B-Lymphozyten, aus *Stammzellen* des Knochenmarks. Die T-Vorläuferzellen gelangen zunächst als *Thymozyten* in die Thymusrinde, wo sie zu *Regulatorzellen (T-Helferzellen, T-Suppressorzellen)* oder zu *Effektorzellen (zytotoxischen T-Zellen)* heranreifen. Im Thymusmark findet man reife T-Helfer-Lymphozyten und T-Suppressor-Lymphozyten. Als reife immunkompetente T-Lymphozyten wandern sie dann auf dem Blut- und Lymphweg in die *T-Region* der peripheren (sekundären) lymphatischen Organe. Aus diesen treten sie über den Lymphweg erneut in den Blutstrom und rezirkulieren. In den Lymphknoten bestehen etwa 8% der Lymphozyten, in der Milz etwa 40%, in der Lymphe des Ductus thoracicus aber etwa 90% der Lymphozyten aus T-Lymphozyten (Werte bei der Maus); T-Lymphozyten stehen im ganzen

Körper jederzeit bereit, der Körper besitzt ein großes T-Lymphozyten-Reservoir.

In der *Thymusrinde* findet eine Auslese der T-Lymphozyten statt, die die *T-Lymphozyten-Toleranz* gegenüber dem eigenen Körper besitzen. Jeder Körper entwickelt zwei Klassen von spezifischen, nur ihm eigenen Membranproteinen – *Membranproteine des Hauptgewebeverträglichkeitskomplexes* (*Major histocompatibility complex, MHC,* s. Lehrbuch der Immunologie). Mit diesen Molekülen weisen sich die Zellen als körpereigen aus – mit den *MHC-Klasse-I-Proteinen* alle Zellen und mit den *MHC-Klasse-II-Proteinen* zusätzlich jene Zellen, die als akzessorische Zellen des Immunsystems (z. B. Makrophagen) fremde Antikörper „präsentieren". T-Lymphozyten entwickeln *Rezeptoren* zur Erkennung dieser körpereigenen MHC-Proteine, die *zytotoxischen T-Lymphozyten* zur Erkennung der MHC-Klasse-I-Proteine und die *T-Helfer-Lymphozyten* zusätzliche zur Erkennung der MHC-Klasse-II-Proteine. Die Rezeptoren entstehen in eher zufälliger Variabilität, so daß eine Selektion notwendig wird. Diese findet im Thymus statt. Täglich werden im Thymus Milliarden neugebildeter junger T-Lymphozyten mit dem körpereigenen MHC-Protein konfrontiert und nur jene, die das körpereigene Protein „erkennen" (die also eigene, autologe, und fremde MHC-Antigene unterscheiden können), werden in das Blut entlassen, die übrigen „bleiben hängen" und werden im Thymus vernichtet. Zusätzlich entwickeln sich *spezifische Antigenrezeptoren,* die wie bei den B-Lymphozyten aus einem konstanten und einem variablen Molekülteil bestehen. Die T-Lymphozyten-Abkömmlinge sind als Regulator-T-Zellen oder als zytotoxische T-Zellen die *Träger der zellulären Immunantwort.* Die in das Blut entlassenen *zytotoxischen T-Lymphozyten* greifen künftig nur Zellen mit einem fremden MHC-Protein sowie Zellen mit einem (z. B. durch Virusinfektion) „verfremdeten" eigenen Protein an und verschonen Zellen, die sich durch das nicht verfremdete körpereigene MHC-Protein ausweisen. Die in das Blut entlassenen *T-Helferlymphozyten* erkennen mit Hilfe ihres MHC-Klasse-II-Rezeptors ein von akzessorischen Zellen präsentiertes fremdes Antigen als „fremd" und aktivieren dann Abwehrzellen, z. B. B-Lymphozyten, zur Abwehr.

Bei *Fehlleistungen* in dem Sinn, daß T-Lymphozyten irrtümlich körpereigene Zellen nicht erkennen – sei es, daß deren MHC-Protein „verfremdet" oder der Lymphozytenrezeptor „unpassend" ist (durch Thymusinsuffizienz?) – entstehen selbstzerstörerisch Autoimmunkrankheiten: Allergien, rheumatoide Arthritis, multiple Sklerose u. a.

Die **T-Helferzellen** stimulieren B-Lymphozyten zur Proliferation und zur Differenzierung in Antikörper sezernierende Zellen. Die B-Zell-Antwort auf die meisten Antigene hängt von dieser T-Zell-Hilfe ab. Zwei Wege der T-Zell-Hilfe sind möglich. Der eine Weg besteht in der *direkten Interaktion* zwischen T-Helferzelle und B-Zelle. Offenbar erkennt die T-Zelle bestimmte Determinanten von antigenen Molekülen, die an die B-Zelle gebunden sind. Der andere Weg der T-Zell-Hilfe beruht in der Produktion von löslichen, nichtspezifischen *Helferfaktoren,* den *Lymphokinen.* Darunter sind Stoffe, die die B-Zell-Proliferation als Antwort auf eine antigene Stimulation steuern, und Stoffe, die die B-Zell-Differenzierung regulieren.

Die *Aktivierung der T-Helferzelle* ihrerseits hängt davon ab, daß sie das Antigen und zugleich den Hauptgewebeverträglichkeitskomplex an der das „Antigen präsentierenden Zelle" „erkennt". Die Voraussetzung hierfür ist bei den *akzessorischen Zellen* (s. unten!) gegeben. Ob und in welchem Ausmaß auch B-Lymphozyten diese Voraussetzung erfüllen, ist wenig bekannt. Die Wirkung der „Antigen präsentierenden Zelle" wird durch chemische Signale vermittelt, die in den Zellzyklus der T-Zelle hineinwirken.

T-Suppressorzellen können eine überhöhte oder unangemessene Immunantwort unterdrücken. Zur Aktivierung dieser Zellen bedarf es aber des Einflusses weiterer Zellen. Die suppressive Wirkung der Suppressorzellen ist sowohl auf B-Zellen als auch auf T-Helferzellen und zytotoxische T-Zellen gerichtet.

Die **zytotoxischen T-Zellen** sind die Effektorzellen der *zellulären Immunantwort.* Sie können Zellen auflösen, die für sie spezifische Antigene, z. B. Tumorantigene oder virusspezifische Antigene, besitzen. Die Zielzellen werden in mehreren Schritten in direktem Kontakt *(zelluläre Immunantwort)* aufgelöst, die zytotoxische T-Zelle wird hierbei selbst nicht zerstört. Die Vermehrung und Differenzierung der zytotoxischen Zellen wird gefördert durch einen löslichen Faktor, den bestimmte T-Helferzellen produzieren.

Beim *Primärkontakt* wird die T-Zelle zunächst zum *T-Immunoblasten* aktiviert. **Gedächtniszellen** entstehen auch bei der *Proliferation* des T-Immunoblasten, die – vergleichbar den Abläufen bei den B-Zell-Aktivierung – langfristig das auslösende Antigen wiedererkennen und bei erneutem Antigenkontakt reagieren (allerdings mit größerer Verzögerung als B-Zell-Gedächtniszellen).

Eine weitere, von T-Lymphozyten stimulierte Abwehr besteht darin, daß sie Makrophagen, die bestimmte Arten von Bakterien phagozytiert haben, dazu aktivieren können, diese Bakterien aufzulösen.

Weitere Effektormechanismen des Immunsystems sind bekannt, zu ihrem Verständnis sind aber zusätzliche Voraussetzungen biochemischer, genetischer und anderer Art erforderlich, die über den Rahmen einer anatomischen Darstellung hinausgehen. Sie sind in den Lehrbüchern der Immunologie dargestellt.

Akzessorische Zellen des Immunsystems

Die B- und T-Lymphozyten kooperieren mit *akzessorischen Zellen,* die für den Ablauf der immunogenen Information („afferenter Schenkel des Immunsystems") wie für den der Immunantwort („efferenter Schenkel des

Immunsystems") notwendig sind. Die akzessorischen Zellen können in zwei Gruppen, in phagozytierende und nichtphagozytierende Zellen eingeteilt werden. Die *phagozytierenden akzessorischen Zellen,* die *Makrophagen* (*Gewebsmakrophagen, Kupffer-Zellen* der Leber, *Alveolarmakrophagen* der Lunge) sind *Monozyten* oder Monozytenabkömmlinge. Die Herkunft der *nichtphagozytierenden* akzessorischen Zellen (*Langerhans-Zellen* der Epidermis, *interdigitierende* und *dendritische Zellen* lymphatischer Organe) von Monozyten wird angenommen.

Monozyten (*„mono*nukleäre Phago*zyten"*) sind an der Entwicklung und Ausbildung der humoralen und der zellvermittelten Immunantwort als akzessorische Zellen wesentlich beteiligt. Antigenes Material, das in den Körper gelangt, wird allgemein zuerst *phagozytiert.* **Makrophagen** können dabei an ihrer *Oberfläche das Antigen* dem T-Lymphozyten in hoher Dichte unmittelbar präsentieren und ihn auf diese Weise zu einer Immunantwort stimulieren, die intensiver ist als bei direkter Einwirkung des Antigens in geringerer Dichte. In anderen Fällen wird das Antigen vom Makrophagen aber zuerst *internalisiert* und proteolytisch abgebaut, ehe seine Teile erneut zur Oberfläche gelangen und den T-Lymphozyten aktivieren. Doch kann auch der T-Lymphozyt den Makrophagen zur *Effektorzelle* aktivieren; in vielen Fällen ist der Makrophage nur unter dem Einfluß des T-Lymphozyten zum vollständigen Abbau des internalisierten Antigens befähigt. Es kann mithin, so nimmt man an, ein Zyklus Antigen → Makrophage → T-Lymphozyt → Makrophage → Antigen zustande kommen, in dessen Ablauf das Antigen wirkungsvoll ausgeschaltet wird. Der Makrophage wirkt hierbei in doppelter Funktion, als *Abräumzelle,* die schließlich zum Abbau des Antigens führt, und als *Aktivator* der T-Lymphozyten. Makrophagen können in diesem Zusammenhang zahlreiche Sekrete bilden und abgeben, Enzyme (Lysozym, neutrale Proteasen, saure Hydrolasen), Komplementkomponenten, Enzyminhibitoren, Fibronektin u. a. (s. Lehrbuch der Biochemie).

Die **dendritischen Retikulumzellen** (vgl. Retikulumzellen, S. 128) kommen beim Menschen nur in Keimzentren, Primärfollikeln und in der Follikelaußenzone vor. Die Zelle bildet zahlreiche verzweigte Ausläufer, die weite Bereiche des Keimzentrums netzförmig durchflechten. Dendritische Retikulumzellen sind, im Unterschied zu den übrigen Retikulumzellarten, durch Desmosomen verbunden. *Dendritische Retikulumzellen* kennzeichnen die *B-Region* lymphatischer Gewebe.

Die **interdigitierenden Retikulumzellen** findet man in der Parakortikalzone des Lymphknotens. Die Zellen enthalten reichlich membranständige ATPase, besitzen einen oft bizarren Zellkern und verzweigte Interdigitationen des Plasmalemms; sie erwecken den Eindruck sekretorischer Tätigkeit. *Interdigitierende Retikulumzellen* kommen in der *T-Region* lymphatischer Gewebe im Verband der fibroblastischen Retikulumzellen vor; zu ihnen zählen auch die *M-Zellen* im Darm (S. 190).

Die **Langerhans-Zellen** der Epidermis sind verzweigte Zellen, deren Fortsätze sich zwischen die Epithelzellen der Epidermis erstrecken. Sie haben Ähnlichkeit mit den interdigitierenden Retikulumzellen, besitzen ein helles Cytoplasma und einen gelappten Zellkern. Als einzige Zellen der Epidermis entwickeln sie spezifische (IgG-)*Rezeptoren,* und sie geben eine positive ATPase-Reaktion.

Immunisierung und Immunität

Erworbene (spezifische) Immunität. Bildet der Organismus bei der Auseinandersetzung mit einem Erreger (Infektion) die Antikörper selbst, so ist das *aktive Immunisierung;* sie kann auch dadurch erreicht werden, daß man dem Organismus abgeschwächte Antigene einverleibt *(aktive Schutzimpfung).* Die aktiv erworbene Immunität kann jahrelang anhalten. Von *passiver Immunisierung* und *passiver Schutzimpfung* spricht man dann, wenn dem Organismus nicht Antigene, sondern „fertige", durch aktive Immunisierung eines anderen Organismus gewonnene Antikörper zugeführt werden. Die *passive* Immunisierung mit *humoralen* Antikörpern hält nur wenige Wochen an, da diese vom Wirtsorganismus abgebaut werden. Das *Neugeborene* steht bis zur Funktionstüchtigkeit des eigenen Immunsystems kurze Zeit noch unter dem Schutz der von der Mutter vermittelten, also passiven Immunität. Mütterliches IgG ist plazentagängig, mütterliches IgA, anfänglich mit der Milch ausgeschieden, wird vom Darm des Neugeborenen aufgenommen.

Angeborene Immunität drückt sich darin aus, daß bei der Geburt bereits eine **Resistenz** gegen bestimmte Erreger besteht; der Mensch erkrankt ebensowenig an Hundestaupe wie an Rinderpest, das Meerschweinchen weder an Typhus noch an Poliomyelitis. Die angeborene Immunität ist weitgehend unspezifisch, ihre wahrscheinlich vielfältigen Ursachen sind wenig bekannt.

Immuntoleranz ist das Unvermögen des Organismus, auf Antigene mit der Bildung von Antikörpern zu antworten. Immuntoleranz besitzt der gesunde Organismus gegenüber den *eigenen,* nicht entarteten Proteinen. Immuntoleranz gegenüber *fremden* Proteinen kann experimentell dadurch erzeugt werden, daß dem Feten in der pränatalen Entwicklung vor Ausbildung des Immunsystems Fremdproteine implantiert werden; der Fetus „lernt", diese als „eigene" zu tolerieren. Eine *unspezifische Unterdrückung der Immunreaktion* kann nach Ausbildung des Immunsystems durch Behandlung mit *Immunsuppressiva* erreicht werden.

Immunsuppression, d. h. die Eindämmung der Immunreaktion, läßt sich u. a. durch *chemische Mittel* (Zytostatika) und durch *Röntgenstrahlen* erreichen, auch *Cortison,* ein Nebennierenrindenhormon, wirkt immunsuppressiv; der *Entzug von Lymphozyten* (Drainage des Ductus thoracicus) führt zum Rückgang der zellulären Immunität.

Antilymphozytenserum. Da Lymphozyten in einem fremden Organismus ihrerseits als Antigen wirken, kann gegen sie ein Antikörper gebildet werden. Diese Möglichkeit wird zur Eindämmung der Antikörperbildung *(Immunsuppression),* z. B. des

Empfängerorganismus bei Organtransplantationen, auf folgende Weise genutzt. Man entnimmt Lymphozyten des Empfängers (Drainage des Ductus thoracicus), injiziert sie einem Tier (Pferd) und erzeugt in diesem einen gegen die Lymphozyten gerichteten Antikörper. Das Pferdeserum wirkt nun, in die Blutgefäße des Empfängers injiziert, als *Antilymphozytenserum* gegen dessen Lymphozyten und unterdrückt die *zelluläre* Immunreaktion. Die humorale Immunreaktion wird dagegen nicht wesentlich beeinträchtigt.

Eine Anzahl von *Metallen* und *Kunststoffen* wirkt in der Regel nicht als Antigen. Sie können deshalb beim Organersatz und in der Zahnprothetik verwendet werden. Zahlreiche andere Stoffe (Arzneimittel, Chemikalien) können durch Bindung an körpereigene Strukturproteine, die sie dadurch für den Körper „verfremden", zum Antigen werden. Man nennt solche Stoffe *Haptene;* Haptene sind Antigene, die zwar Antikörper binden können, aber nicht ohne Mithilfe von Proteinen Antikörperbildung induzieren. Sie erzeugen häufig eine Allergie und spielen als Allergene in der *Immunpathologie* eine Rolle.

Immunologie und Immunpathologie. Die geschilderten Zusammenhänge im spezifischen Abwehrsystem sind die Grundlagen für weitreichende Vorgänge, die in der *Immunologie* und *Immunpathologie* erforscht und dargestellt werden. Diese befassen sich u. a. mit den Entgleisungen immunbiologischer Abläufe in *Allergie* und *Anaphylaxie,* mit dem Problem der *spezifischen Immuntoleranz* und der *Desensibilisierung, mit Autoimmun-(Autoaggressions-)Krankheiten,* bei denen sich das Immunsystem gegen den eigenen Körper wendet, mit Fragen der *Transplantation* und Transplantatabstoßung, mit den immunbiologischen Wirkungen, die auch das Transplantat auf den Wirtsorganismus ausübt („*Graft-versus-host*"-Reaktion) sowie mit den immunbiologischen Aspekten des *Alterns* und der *Krebsbekämpfung.* Diese Fragen gehen über den Rahmen der normalen Histologie hinaus.

Freie Zellen des Bindegewebes

Die weißen Blutzellen (Granulozyten, Monozyten und Lymphozyten) als Zellen des unspezifischen und des spezifischen Abwehrsystems verrichten ihre Abwehrtätigkeit bevorzugt im retikulären und im lockeren interstitiellen Bindegewebe. Nach ihrem Übertritt aus dem Blut der Kapillaren und Venulen ins Bindegewebe wechsle ein Teil der weißen Blutzellen, funktionell und milieubedingt, Gestalt und Struktur (Beispiel: Der Monozyt wird zum Histiozyten, dieser zum Makrophagen). Die „freien Zellen des Bindegewebes" werden deshalb häufig mit *eigenem* Namen belegt, obwohl ihre *Identität mit den verschiedenen Arten der weißen Blutzellen* erwiesen ist. Da sich die weitaus größere Zahl der weißen Blutzellen tatsächlich nicht im strömenden Blut, sondern im Bindegewebe aufhält, könnte man die weißen Blutzellen des strömenden Blutes auch als veränderte Formen der freien Zellen des Bindegewebes ansehen.

Monozyten *(Blutmakrophagen)* werden im Bindegewebe als ortsständige **Histiozyten** *(Gewebsmakrophagen)* oder als amöboid bewegliche „Wanderzellen" funktionstüchtig. Sie kommen vereinzelt oder in Ansammlungen vor. Man kann sie experimentell durch subkutane Injektion von Tusche oder Trypanblau sichtbar machen; sie beladen sich mit Farbstoffkörnchen. Histiozyten haben eine wechselnde, 15–20 μm große Gestalt, sie sind rundlich, spindelförmig oder mit Fortsätzen versehen, ihr Kern ist relativ klein, oval und stark färbbar, das meist hell-basophile Cytoplasma enthält Granula und Vakuolen (Lysosomen, Phagosomen) sowie große Mengen von Mitochondrien (Abb. 77). Hierdurch werden sie von Fibrozyten (fixe Bindegewebszellen, S. 113) unterschieden. In der Nähe von Blutgefäßen werden sie auch *Adventitialzellen* genannt. Sie können in besonderen Fällen zu „Fremdkörperriesenzellen" verschmelzen.

Lymphozyten und ihre Abkömmlinge tragen zur Mannigfaltigkeit der freien Zellen des Bindegewebes erheblich bei, sie kommen zum weitaus größten Teil als kleine Lymphozyten vor; T-Lymphozyten und B-Lymphozyten und ihre Entwicklungsformen sind dabei nicht ohne weiteres zu unterscheiden.

Identifizierung von B- und T-Lymphozyten: Die beiden Lymphozytenarten unterscheiden sich am deutlichsten hinsichtlich ihrer Oberflächenbeschaffenheit *(Rezeptoren);* sie ermöglicht eine Trennung beider Zellarten. Die menschlichen *T-Lymphozyten* besitzen einen Rezeptor für Schafserythrozyten, der zu einer spontanen *„Rosettenbildung"* mit diesen führt (Umlagerung des T-Lymphozyten durch Schafserythrozyten). Bei *B-Lymphozyten* dagegen können auf der Zelloberfläche *Immunglobuline* nachgewiesen werden. Lymphozyten ohne Oberflächenrezeptoren werden nicht beobachtet.

Deutlicher treten die **Plasmazellen** hervor, so genannt wegen ihres stark basophilen, ergastroplasmareichen Cytoplasmas. Die *Plasmazellen,* 10–15 μ groß, werden meist in kleinen Gruppen eng aneinandergedrängt gefunden. **L:** Sie unterscheiden sich in der Größe und im Reifegrad und haben eine Lebensdauer von 10–30 Tagen. Der polygonale und runde Zelleib ist sehr stark basophil, an einer umschriebenen Stelle in Kernnähe aufgehellt. **E:** Die Aufhellung wird durch Mitochondrien und Golgi-Apparat verursacht, während das granulierte ER die übrige Zelle vollständig ausfüllt. – Der exzentrisch gelegene, runde Zellkern hat „Radspeichenstruktur", d. h., der Kernmembran liegen innen radiär gestellte Heterochromatinbrocken an (Abb. 78).

Neutrophile Granulozyten sind im Bindegewebe aufgrund ihres segmentierten Kernes leicht zu erkennen. Sie treten am Beginn entzündlicher Veränderungen meist in Form größerer Ansammlungen auf.

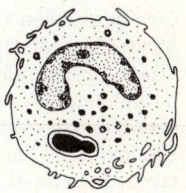

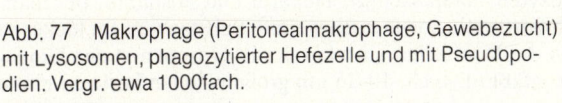

Abb. 77   Makrophage (Peritonealmakrophage, Gewebezucht) mit Lysosomen, phagozytierter Hefezelle und mit Pseudodien. Vergr. etwa 1000fach.

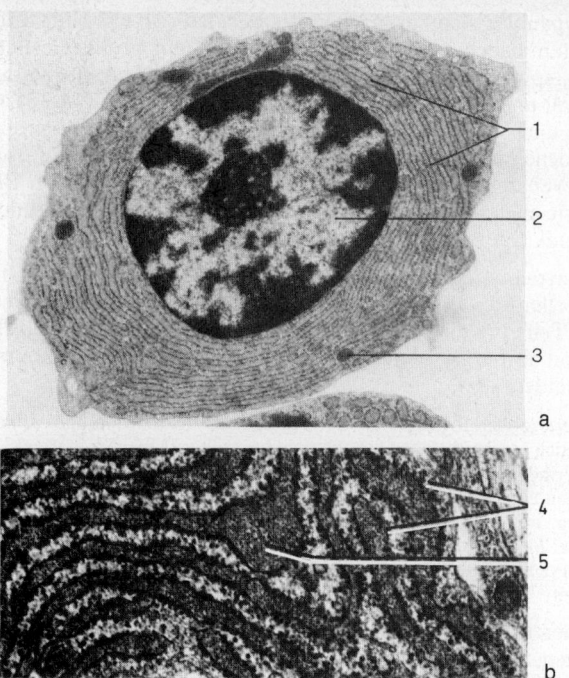

Abb. 78a, b **E:** Plasmazelle. a) 1 = Ergastoplasma (granuliertes endoplasmatisches Reticulum, lichtmikroskopisch starke Basophilie!), 2 = Zellkern mit „Radspeichenstruktur", 3 = Mitochondrien. b) Ausschnitt aus einer Plasmazelle. 4 = Ribosomen und Membranen des granulierten ER, 5 = stark erweiterte Zisterne, gefüllt mit Immunglobulinen. Vergr. a) 5100fach, b) 18000fach (Aufnahmen: a) Prof. Dr. E. *Lindner,* Regensburg, b) Frau H. *Zuther-Witzsch,* Berlin).

Eosinophile Granulozyten verändern im Bindegewebe ihr Aussehen nur insofern, als sie Pseudopodien aussenden und vielgestaltig werden. An Orten, an denen Antigen-Antikörper-Reaktionen abgelaufen sind, treten sie gehäuft auf.

Den **basophilen Granulozyten** des Blutes entsprechen im Bindegewebe die **Mastzellen,** die ihrer *Herkunft* nach allerdings *nicht* mit den basophilen Granulozyten identisch sein sollen. Die Mastzellen enthalten, wie die basophilen Granulozyten, hauptsächlich Heparin und Histamin, bei manchen Tierarten auch Serotonin sowie noch weitere Substanzen. Im lockeren Bindegewebe liegen die Mastzellen einzeln oder in Gruppen in der Umgebung kleinerer Blutgefäße. Die ca. 10–15 µm großen Zellen besitzen einen

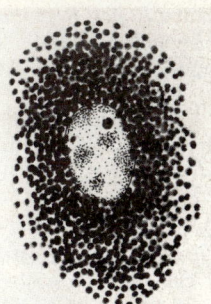

Abb. 79   Mastzelle; Färbung der Mastzellengranula.
Vergr. etwa 1000fach.

relativ kleinen Kern und einen runden Zelleib (Abb. 79). Die Granula der
Mastzellen geben eine auf ihren *Heparin*gehalt zurückgehende, stark *meta-chromatische Reaktion,* d. h., die Granula erscheinen nach Färbung mit
einem blauen, basischen Thiazinfarbstoff (z. B. Toluidinblau) intensiv rot.

Lymphatische Organe

Die lymphatischen Organe – *Thymus, Mandeln, Lymphfollikel der Schleimhäute,
Lymphknoten* und *Milz* – sind als Produzenten von Lymphozyten wichtige Organe
des spezifischen Abwehrsystems, des *Immunsystems* (S. 170ff). Dabei spielt der
Thymus eine unersetzliche Schrittmacherrolle, indem die T-Lymphozyten in der
Thymusrinde reifen, ehe sie in die lymphatischen Organe auswandern.

Bauelemente lymphatischer Organe

B- und T-Lymphozyten. Die *lymphatischen Organe* enthalten sowohl (kno-chenmarkgeprägte) *B-(B*one-marrow-, Knochenmark-)*Lymphozyten* als
auch *T-(T*hymus-)*Lymphozyten* – ausgenommen der *Thymus,* der im
eigentlichen Thymusgewebe *nur T-Lymphozyten* besitzt. (Mit dem Gefäß-bindegewebe können auch B-Lymphozyten in den Thymus eindringen.)
Lymphozyten siedeln sich hauptsächlich im retikulären Bindegewebe lym-phatischer Organe an, treten aber auch uberall im lockeren interstitiellen
Bindegewebe auf (s. freie Zellen, S. 178ff). Dabei bilden die Lymphozyten
im lymphatischen Gewebe bevorzugt kugelförmige Kolonien, *Lymphfolli-kel,* sowie *Stränge.*

B- und T-Region. Die lymphatischen Gewebe werden lokal unterschiedlich
von den B- und T-Lymphozyten besiedelt. Im *Lymphfollikel* (Primär- und
Sekundärfollikel) sind vor allem *B-Lymphozyten* angesiedelt *(B-Region),*
doch enthalten die Keimzentren der Sekundärfollikel auch bis zu 20% der
Zellen T-Lymphozyten als T-Helferzellen. Die *T-Lymphozyten* dagegen
besiedeln einen für die einzelnen lymphatischen Organe spezifischen
Bereich im lymphatischen Gewebe *(T-Region).*

In den *B-Zell-Regionen* verhalten sich die Lymphozyten und Lymphozyten-ansammlungen unterschiedlich, je nachdem, ob ein Antigenkontakt stattgefunden oder nicht stattgefunden hat.

Im *Primärfollikel* liegen die Lymphozyten bei fehlendem Antigenkontakt (z. B. beim Neugeborenen) als gleichartig differenzierte kleine Lymphozyten gleichmäßig im ganzen Lymphfollikel verteilt, er ist gleichmäßig „dunkel".

Der *Sekundärfollikel* (Abb. 80) ist durch ein *Keimzentrum (Reaktionszentrum)* charakterisiert; es entsteht nach Antigenkontakt als vorübergehende Bildung und entwickelt sich in Phasen. Keimzentren sind offenbar Orte der Vermehrung von Klonen spezifisch reagierender B-Lymphozyten nach antigener Stimulation. Hier entstehen Gedächtniszellen und Vorläufer von Plasmazellen. T-Helferzellen und follikuläre dendritische Retikulumzellen, die Antigene an ihrer Oberfläche den Zellen des Keimzentrums präsentieren, spielen dabei eine wichtige Rolle.

Das *Keimzentrum* ist in zwei ineinander übergehende Zonen gegliedert, in eine basale dunklere und eine apikale hellere Zone. Ein dunkler Lympho-

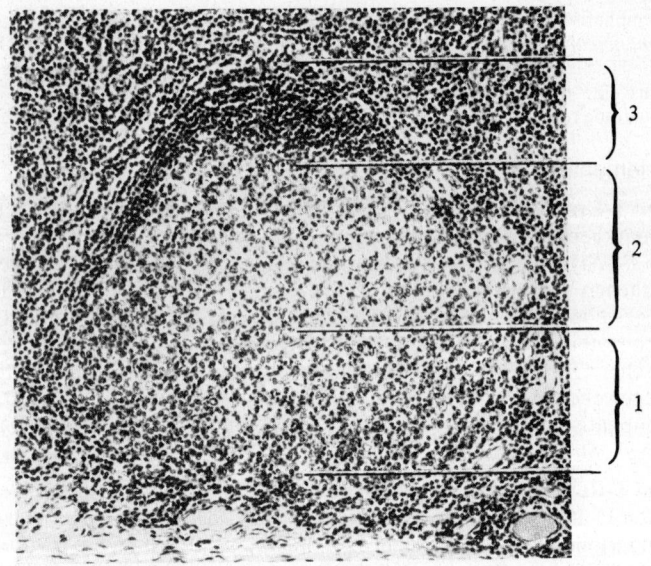

Abb. 80   Sekundärfollikel (B-Region) aus der Tonsilla palatina. 1 = dunkle Zone (Zentroblastenzone), 2 = helle Zone (Zentrozytenzone), 3 = Lymphozytenwall. Färbung: H. E. Vergr. 140fach.

zytenwall umgibt das Keimzentrum. Er sitzt dem Follikel der Tonsille mützenförmig auf, umgibt den Follikel des Lymphknotens exzentrisch und den der Milz in breiter konzentrischer Lagerung. Die Anfärbung der dunkleren Zone wird hauptsächlich durch eine Ansammlung von dicht gepackten Lymphoblasten, großen und mittelgroßen Lymphozyten sowie von Makrophagen gebildet, die Lymphozytenreste phagozytieren. In der helleren Zone überwiegen locker gepackte Lymphozyten, zwischen denen die dendritischen Retikulumzellen deutlicher als in der dunkleren Zone hervortreten.

Die *Kieler Nomenklatur* bezeichnet die in der dunkleren Zone des Keimzentrums liegenden Zellen als „Zentroblasten", die in der helleren Zone als „Zentrozyten".

Entwicklung des Keimzentrums. Drei bis vier Tage nach dem Antigenkontakt wird im Zentrum des Follikels eine Ansammlung großer basophiler Zellen, der *Zentroblasten,* sichtbar – transformierte B-Lymphozyten. Etwa sieben Tage nach dem Antigenkontakt erscheinen *Zentrozyten,* helle Zellen, etwas größer als nichtaktivierte Lymphozyten; sie entstehen aus Zentroblastenteilungen und liegen in einem nur elektronenmikroskopisch sichtbaren Netzwerk von *follikulären dendritischen Retikulumzellen* mit auffallend blassem Zellkern und großem Nucleolus. Mit der Zeit verschwinden die basophilen Zentroblasten. Keimzentren können Wochen und Monate, auch Jahre bestehen und dann wahrscheinlich völlig verschwinden, so daß wieder ein Primärfollikel zurückbleibt.

Besondere, nicht genau bekannte Umstände können zu einer „progressiven Transformation" mit Vergrößerung des Keimzentrums führen – das Vorstadium einer pathologischen Veränderung. Nach Behandlungen mit Corticosteroiden werden regressive Veränderungen an Keimzentren beobachtet, wobei allein dendritische Retikulumzellen zurückbleiben können.

Retikulumzellen: S. 128.

Die **Lymphgefäße** (S. 232) führen aus den Interstitien, aus dem Bindegewebsbereich der Organe und Gewebe (ausgenommen das Hirngewebe), einen Teil der Gewebsflüssigkeit, die mit dem Stofftransport aus den Blutgefäßen ins Bindegewebe gelangt, in das venöse Blut zurück. *Lymphknoten* sind als biologische Filter in den Verlauf von Lymphgefäßen eingeschaltet, sie empfangen und entsenden Lymphgefäße. Die *Milz* liegt in vergleichbarer Weise im Blutkreislauf. Die *Mandeln* und die *lymphatischen Gewebe der Schleimhäute* sind Ursprungsort für Lymphgefäße, sie entsenden Lymphgefäße, empfangen aber keine.

Lymphozytenrezirkulation. Die Lymphozytenmenge, die über den Ductus thoracicus, den größten Lymphstamm, innerhalb von 24 Stunden ins Blut gelangt, beträgt das 2–4(–20)fache der Blutlymphozytenmenge; die Lymphozyten verweilen also weniger als einen Tag im Blut. Lymphozyten, hauptsächlich T-Lymphozyten, treten aus den postkapillären epitheloiden Venolen lymphatischer Organe zwischen den Endothelzellen hindurch aus dem Blut ins retikuläre Bindegewebe ein, um später erneut auf dem Lymphweg ins Blut zu gelangen (= *Lymphozytenrezirkulation*). Im interstitiellen Bindegewebe und im retikulären Gewebe lymphatischer Organe halten sich etwa 98% aller Lymphozyten auf, nur etwa 2% sind „unterwegs" im strömenden Blut.

Epitheloide Venolen – postkapilläre Venen, deren Endothelzellen die Gestalt kubischer Epithelzellen annehmen – sind der Ort, an dem *Lymphozyten rezirkulieren.* Die Endothelzellen sind um so höher, je mehr Lymphozyten durch die Venolenwand treten. Die Endothelien bilden Rezeptoren aus, die von T-Lymphozyten erkannt werden und über Ausmaß und Ort der Lymphozytenrückkehr entscheiden; Lymphknotenlymphozyten kehren in Lymphknoten zurück, Lymphozyten aus der Darmschleimhaut treten wieder in diese ein. Epitheloide Venolen sind für die Lymphknoten, die Tonsillen und die lymphatischen Gewebe des Darmes charakteristische Bildungen.

Die einzelnen lymphatischen Organe zeigen folgende Besonderheiten.

Thymus

Der Thymus (Bries) nimmt innerhalb der lymphatischen Organe eine übergeordnete Stellung beim Aufbau des *Immunsystems* ein. Das paarig angelegte Organ hinter dem Sternum ist in der Kindheit besonders stark ausgebildet. Das Wachstumshormon Somatotropin fördert die Thymusentwicklung. Mit der Pubertät nimmt der Thymus bis auf Reste ab, ohne normalerweise aber ganz zu verschwinden. Mit fortschreitender Involution speichert das gefäßbegleitende retikuläre Bindegewebe des Thymus Fett („lipomatöse Atrophie").

Embryologie: Das „retikuläre" Grundgewebe des Thymus geht aus dem *entodermalen* Epithel der 3. Schlundtasche hervor. Diese epithelialen Retikulumzellen sind also anderer Herkunft und Struktur als das übrige gefäßbegleitende mesenchymale retikuläre Bindegewebe. Auf die entodermale Herkunft geht die stellenweise epitheliale Lagerung der Zellen des Grundgewebes zurück. Bereits beim 6 cm langen Keim sind die Lymphozyten stark vermehrt, sie drängen die Epithelzellen auseinander, die sekundär retikuläre Gestalt annehmen. In der 12.–16. Woche wird die Thymusentwicklung abgeschlossen.

Kindlicher Thymus. Die Lupenvergrößerung zeigt strangartig gegliedertes Gewebe, das von einer Bindegewebskapsel bedeckt wird, die sich in kurze Bindegewebssepten fortsetzt. Die Gewebsstränge sind in eine kerndichtere *Rinde* und eine hellere *Markzone* gegliedert (Abb. 81). Die strauchartig verzweigten Stränge rufen im Schnitt das Bild von Läppchen hervor. Größere *Blutgefäße* ziehen, begleitet von Bindegewebe, in den Interlobularsepten von außen bis zur Rinden-Mark-Grenze, wo sie sich weiter aufteilen und in das Mark vordringen.

Rinde. **L:** Das Grundgewebe besteht aus den epithelialen Retikulumzellen, die keine Fasern bilden. Gegen die Oberfläche und Läppchengrenze ist es epithelartig angeordnet. Die Maschen des Gewebes werden dicht gefüllt von nur kleinen Lymphozyten (T-Lymphozyten). In der unmittelbar unter der Kapsel gelegenen Randzone vermehren sich die in den Thymus einge-

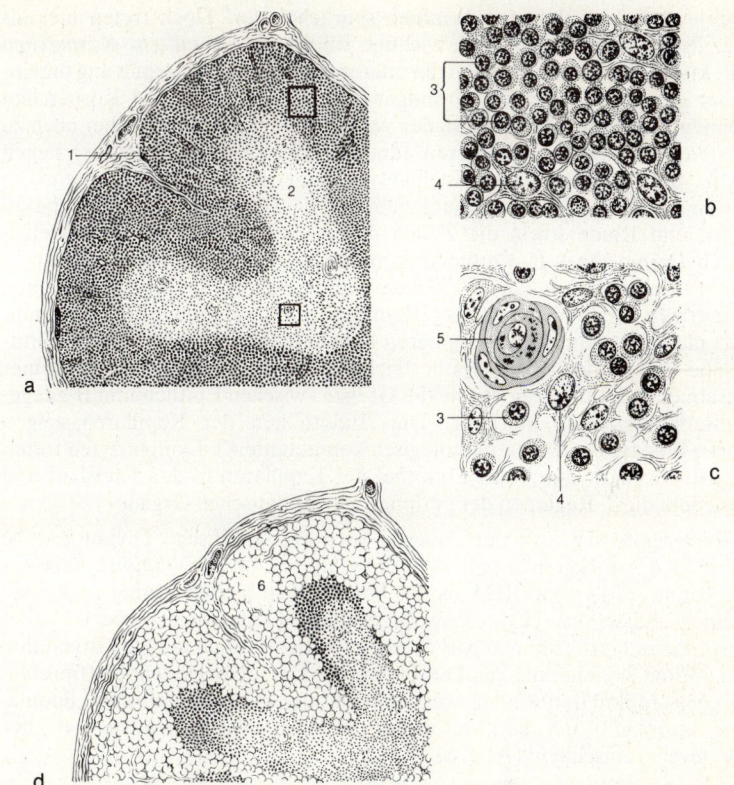

Abb. 81a–d   Thymus. a) Kindlicher Thymus, Übersicht. 1 = Thymusrinde, 2 = Thymusmark. b) Ausschnitt aus a): Thymusrinde. 3 = Lymphozyten, 4 = Zelle des Grundgewebes. c) Ausschnitt aus a): Thymusmark. 5 = Hassallsches Körperchen. d) Thymus des Erwachsenen. 6 = Fettgewebe. Vergr. a, d) 15fach (Lupe), b, c) etwa 600fach.

wanderten Lymphozyten (autoradiographische Untersuchungen). Die Population der kleinen Lymphozyten der Thymusrinde erneuert sich alle drei bis vier Tage, Thymuslymphozyten gelangen andauernd, mit zunehmendem Alter aber in geringerer Menge, ins Blut. Eine große Anzahl von Lymphozyten geht bereits in der Thymusrinde während der Ausbildung der allgemeinen Lymphozytentoleranz (S. 174) zugrunde.

Mark. **L:** In einer äußeren Zone des Marks legen sich die Zellen des Grundgewebes zu einem dichten Netzverband, stellenweise epithelähnlich aneinander. Lymphozyten kommen spärlicher vor. Doch treten hier als spezifische, auch diagnostisch wichtige Bildungen *Hassallsche Körperchen* auf, kugelige Gebilde aus wenigen oder vielen zwiebelschalenförmig umeinander gelegten Zellen des Grundgewebes. Die Hassallschen Körperchen können rasch auftreten und wieder verschwinden, sie können aber auch zu Zysten heranwachsen, in deren Innerem Zelltrümmer (Detritus) liegen (Abb. 81). Ihre Bedeutung ist nicht bekannt, sie entstehen vermehrt im Zusammenhang mit Abwehraufgaben. **E:** Die Zellen des Grundgewebes in Mark und Rinde sowie die Zellen der Hassallschen Körperchen stehen durch *Desmosomen* in Verbindung miteinander und enthalten Tonofibrillen. Einzelne Zellen zeigen Zeichen von Sekretion. Sie prodizieren einen humoralen Thymusfaktor, das „Thymushormon" *Thymopoetin.* Es stimuliert die Entwicklung der peripheren lymphatischen Organe. Um die Blutgefäße und an der Läppchenoberfläche wird das Grundgewebe von einer Basalmembran überkleidet, die die Grenze zwischen Epithel- und Bindewebsabkömmlingen markiert. Die Endothelien der Kapillaren zeigen starke Pinozytose. Die immunologisch kompetenten T-Lymphozyten treten im Thymusmark durch das Endothel der Kapillaren in den Kreislauf und besiedeln die T-Regionen der peripheren lymphatischen Organe.

Altersveränderung. Mit der Pubertät wird das spezifische Thymusgewebe allmählich zurückgebildet *(Pubertätsinvolution, Altersinvolution),* dabei ist die Rinde stärker betroffen als das Mark. Doch bleiben immer funktionstüchtige Reste von Thymusgewebe erhalten (Thymusrestkörper). Außer den Geschlechtshormonen wirken auch Corticosteroide auf eine Involution hin. Durch Speicherung von Fett in dem die Gefäße begleitenden (fibroblastischen) retikulären Bindegewebe entsteht der *Thymusfettkörper* („lipomatöse Atrophie"), der die inselförmigen oder strangartigen Reste von Thymusgewebe einschließt (Abb. 81d).

Von der *Altersinvolution* unterscheidet man einerseits die *akzidentelle Involution,* die bei schweren Erkrankungen auftritt. Andererseits sind auch Fälle von *Thymuspersistenz* bekannt.

Blut-Thymus-Schranke. Der Thymus besitzt, im Unterschied zu den übrigen lymphatischen Organen eine (auf die Rindenzone beschränkte) „Blut-Thymus-Schranke": Antigene bleiben in der Gefäßwand hängen und gelangen nicht in den Thymus.

Funktion. Die Bedeutung des Thymus liegt in der Prägung der verschiedenen T-Zell-Untergruppen (S. 173ff) und in der Bildung des humoralen Thymusfaktors. Nach *Entfernung* des Thymus bei neugeborenen Mäusen entsteht ein Kümmerwuchs, der in zwei Wochen zum Tod führt. Die lymphatischen Organe sind mangelhaft mit Lymphozyten gefüllt und abnorm klein, Keimzentren fehlen, die Milz bildet keine Follikel, das Blut ist arm an Lymphozyten; es besteht eine *immunbiologische Insuffizienz,* die hauptsächlich die zelluläre, weniger die humorale Immunität betrifft. Je später der Thymus entfernt wird, um so weniger ausgeprägt ist das Krankheitsbild. Vergleichbare Zustände, die auf eine *Aplasie, Hypoplasie* oder *Unterfunktion* des Thymus beruhen, sind auch *beim Menschen* bekannt.

Mandeln (Tonsillae)

Die Tonsillen (Mandeln) umgeben ringförmig die Ausgänge des Mund- und Nasen-
raumes in den Rachen (Waldeyerscher Schlundring). Sie kommen frühzeitig mit
Krankheitserregern, die durch Mund und Nase eindringen, in Kontakt (frühzeitige
Aktivierung der spezifischen Abwehr). Man unterscheidet vier große Tonsillen. Die
paarigen *Tonsillae palatinae,* Gaumenmandeln, liegen beiderseits zwischen den Gau-
menbögen, unpaar stülpt sich aus dem Rachendach die *Tonsilla pharyngealis,*
Rachenmandel, vor, die *Tonsilla lingualis (Folliculi linguales),* Zungenmandel, liegt
am Zungengrund. Hinzu kommt lymphatisches Gewebe der seitlichen Pharynxwand
(„Seitenstrang"), das sich am Eingang der Tuba auditiva zu einer *Tonsilla tubaria*
verdichtet.

L: In den Tonsillen liegt das lymphatische Gewebe in dicht gedrängten
Sekundärfollikeln unmittelbar unter dem Epithel, dessen Oberfläche durch
Erhebungen und Einstülpungen (Krypten) zerklüftet ist. Die Lymphozyten
wandern interzellulär in das Epithel ein. Im hierdurch entstehenden zell-
dichten Bild ist das Epithel stellenweise nicht mehr zu erkennen. Auch
Granulozyten kommen im Epithel vor. In den Krypten entstehen Detritus-
pfröpfe aus abgestoßenen Epithelien und durchgewanderten Leukozyten.
Der Lymphozytenwall der Sekundärfollikel, in der Richtung gegen das
Epithel zu verdickt, sitzt als halbmondförmige Kappe auf dem Reaktionszentrum. Gegen die Umgebung (Bindegewebe, Drüsen, Muskulatur) ist die
Tonsille durch kapselähnliches, derbes Bindegewebe abgegrenzt, aus dem
sie operativ ausgeschält werden kann. Efferente Lymphgefäße führen aus
den Tonsillen in tiefer gelegene regionale Lymphknoten, afferente Lymphgefäße kommen nicht vor. Die Tonsillen unterscheiden sich durch folgende
Einzelheiten:

Die **Tonsillae palatinae** haben zehn bis zwanzig kryptenartige Einsenkun-
gen, *Fossulae tonsillares,* und tragen mehrschichtiges, unverhorntes Plattenepithel (Abb. 82).

Die **Tonsilla pharyngealis** wölbt sich blumenkohlartig aus der Ebene des
Pharynxdaches vor, liegt dabei hinter den Choanen und kann diese zur Zeit
der höchsten Entwicklung des lymphatischen Apparates, in der ersten
Schulzeit, nahezu verschließen. (Beeinträchtigung des Schlafs und man-
gelnde Aufmerksamkeit in der Schule, Atmung durch den stets offenen
Mund mit Fehlentwicklung des Gesichtsschädels sind die Folgen.) Das
mehrreihige, kinozilientragende und becherzellenhaltige Epithel der
Nasenhöhle überzieht Erhebungen und Buchten der Tonsilla pharyngealis.

Die **Tonsilla lingualis** ist flach und besitzt kurze, kryptenartige Epithelein-
senkungen, die von mehrschichtigem, unverhorntem Plattenepithel überzogen werden. In deren Grund sollen rein muköse *Glandulae linguales*
münden, die bis in die Zungenmuskulatur hineinreichen.

Wegen der engen Verbindung von Lymphozyten und benachbartem Epithel werden
die Tonsillen auch *„lymphoepitheliale Organe"* genannt im Unterschied zu den

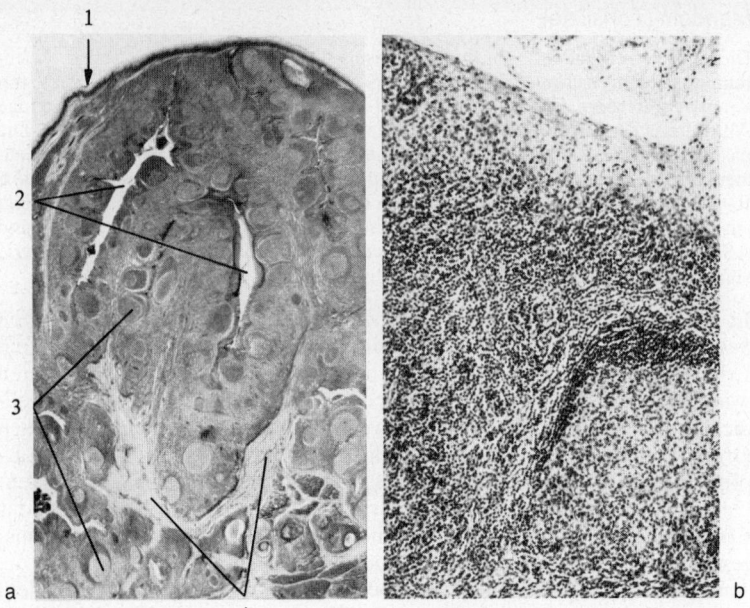

Abb. 82   Schnitt durch die Tonsilla palatina. a) Übersicht. 1 = mehrschichtiges unverhorntes Plattenepithel, 2 = Krypte (Fossula tonsillaris), 3 = Sekundärfollikel, Lymphozytenwall zur Kryptenoberfläche gerichtet, 4 = kapselähnliches Bindegewebe. b) Oberflächennaher Ausschnitt bei stärkerer Vergrößerung. Das Plattenepithel (oben) ist links von Lymphozyten infiltriert. In der rechten Bildhälfte ein Sekundärfollikel mit dunkler (unten) und heller Zone sowie Lymphozytenwall (epithelwärts gerichtet), vgl. Abb. 80! Vergr. a) 7fach, b) 88fach.

„lymphoretikulären Organen" (Lymphknoten und Milz), deren retikuläres Bindegewebe und Lymphozyten keine Beziehung zur freien Oberfläche haben, sondern vollständig von einer derben Bindegewebskapsel umgeben sind. Als lymphoepitheliale Organe in *histogenetischer* Hinsicht (Herkunft aus dem Darmepithel) gelten der *Thymus* sowie die *Bursa Fabricii,* eine Bildung der Kloake der Vögel, die bei diesen Tieren Schrittmacher der humoralen Immunität ist.

Lymphatische Gewebe von Schleimhäuten

Lymphfollikel kommen vereinzelt oder, organartig angeordnet, in Gruppen nicht nur in den Mandeln vor, man findet sie auch in der *Schleimhaut der Atemwege, des Urogenitaltraktes,* in der *Conjunctiva des Auges,* besonders aber in der *Schleimhaut des Magen-Darm-Traktes.* Hier liegen die Lymphozyten *diffus,* in Form von *Solitärfollikeln* oder als *Nodi lymphatici aggregati* in der Lamina propria.

Das *große Netz (Omentum majus)* enthält, wenn auch in subseröser Lage, gleichfalls große Mengen lymphatischen Gewebes, das der Darmschleimhaut zugeordnet ist.

Als **darmassoziiertes lymphatisches System** *(Gut associated lymphoid tissue, GALT)* werden die in Magen-, Dünndarm- und Wurmfortsatzschleimhaut eingelagerten Teile des spezifischen Abwehrsystems zusammengefaßt; von einigen Autoren werden auch die Tonsillen hinzugerechnet. Das System bildet insgesamt einen selbständigen lymphatischen Organkomplex, der sich mit Bakterien, Parasiten, Antigenen aus der Nahrung u. a. auseinandersetzt. Er besteht aus *diffus in der Lamina propria verteilten Lymphozyten,* aus *intraepithelialen Lymphozyten,* hauptsächlich aber aus den *Nodi lymphatici aggregati* der Dünndarmschleimhaut und des Wurmfortsatzes.

– *Diffus in der Lamina propria verteilte Lymphozyten* und *Plasmazellen,* die hier neben Makrophagen, eosinophilen Granulozyten und Mastzellen reichlich vorkommen, produzieren zu etwa 80% IgA, das Immunglobulin der Sekrete, sowie zu etwa 20% IgM, aber kaum IgG, das Immunglobulin von Milz und Lymphknoten; die Lamina propria des Menschen enthält IgA-produzierende Plasmazellen in einer Zahl, die etwa der aller Lymphozyten der menschlichen Milz gleichkommt. Die T-Lymphozyten sind zum überwiegenden Teil *T-Helferzellen.*

Intraepitheliale Lymphozyten liegen zwischen den Enterozyten oberhalb der Basalmembran; auf 100 Enterozyten kommen 15–30 Lymphozyten. Ihre Gesamtzahl entspricht schätzungsweise der fünffachen Zahl der Blutlymphozyten. Etwa 70% dieser Lymphozyten werden zu den *Suppressorzellen* gerechnet.

– *Folliculi lymphatici aggregati, Peyersche Plaques,* sind 1–4(–20) cm lange, aus 10–50 (bis mehreren hundert) Lymphfollikeln zusammengesetzte Platten in der Lamina propria und Tela submucosa der Dünndarmschleimhaut (gegenüber dem Mesenterialansatz) und des Wurmfortsatzes. Sie sind schon in der 24. Fetalwoche nachweisbar, beim Neugeborenen (und noch im hohen Alter) werden etwa 100, zur Zeit der Pubertät an die 250 Plaques gezählt. Die einzelnen Follikel stellen sich als Sekundärfollikel (B-Zell-Region, S. 181 ff) dar. In der interfollikulären Zone liegen dagegen hauptsächlich T-Lymphozyten, die aus den dort ausgeprägten epitheloiden Venolen in das Stroma rezirkulieren. Die Follikelplatte bildet ein Organ und ist mehr als eine Follikelansammlung. Ihre Organisation ist dadurch gekennzeichnet, daß sie (wie die Tonsillen) keine afferenten Lymphgefäße besitzt, die Antigene herantragen, sondern diese direkt durch die Darmoberfläche erhält.

Im Bereich der Follikelplatten fehlen Zotten und Krypten. Über der Gruppe der Sekundärfollikel wölbt sich ein „Dom" der Lamina propria

(Abb. 83). Er ist von Enterozyten bedeckt, in die besondere *M-Zellen* (membranöse Zellen) eingestreut sind; Becherzellen fehlen hier. Die M-Zellen besitzen weniger Mikrovilli als Enterozyten, bilden aber lumenwärts Zellmembranfalten aus und sind reich an Vesikeln. Sie bedecken wie eine Membran die unterlagerten Zellen: Im Bereich der M-Zellen liegen *Lymphozyten* im Epithel, sie sind so tief in Plasmalemmeinbuchtungen der M-Zellen eingelassen, daß sie intrazellulär zu liegen scheinen. Unterhalb der M-Zellen findet man zudem regelmäßig *Makrophagen,* die mit Zellausläufern die hier lückenhafte Basalmembran durchbrechen. Die M-Zellen nehmen Antigene aus dem Darmlumen auf und präsentieren sie den Lymphozyten und Makrophagen. Die Lamina propria im „Dom"-Bereich enthält, außer Makrophagen, auch B- und T-Lymphozyten sowie dendritische und interdigitierende Retikulumzellen.

Die *B-Lymphozyten,* durch Antigene stimuliert, entwickeln sich zunächst nicht, wie in anderen Organen, zu Plasmazellen, sondern wandern auf dem Lymphweg aus und kehren auf dem Blutweg wieder bevorzugt in die Darmschleimhaut zurück, wo die weitere Entwicklung zu IgA-bildenden Plasmazellen abläuft; der Antigenkontakt einer Peyerschen Platte kann so zur Abwehr im ganzen Dünndarm führen: Plasmazellen der Lamina propria des Dünndarms bilden als Antikörper besonders IgA, das an ein Sekretprotein der Epithelzellen der Lamina epithelialis gebunden und von diesen

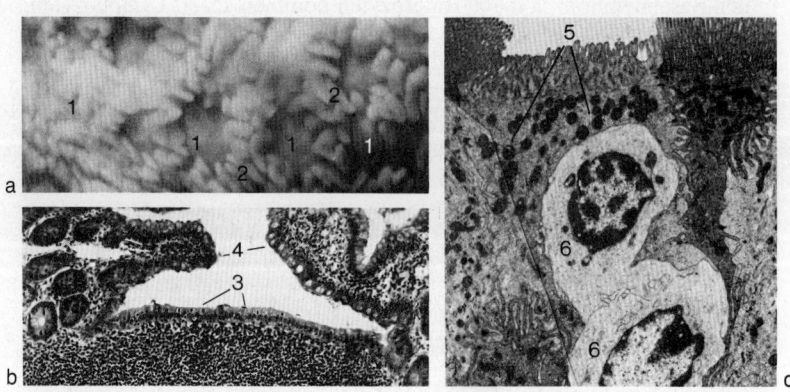

Abb. 83a–c   Darmassoziiertes lymphatisches System, Ausschnitt aus Folliculi lymphatici aggregati, Dombildung in zottenfreien Arealen, Dünndarm. a) Aufsicht auf wenigstens 4 Dombildungen (1), umgeben von Zotten (2), Katze. b) Schnitt durch Randzone (Dom) eines Folliculus lymphaticus aggregatus, Domepithel (3), umgeben von Darmzotten (4), Katze. c) **E:** M-Zelle (5) im Domepithel, unterlagert von Lymphozyten (6), Ratte. Vergr. a) etwa 12fach, b) etwa 80fach, c) etwa 3400fach.

in das Lumen sezerniert wird. Aktivierte B-Lymphozyten wandern über Lymph- und Blutweg zum kleineren Anteil auch in andere sekretorisch tätige Organe, z. B. in die Milchdrüse, in Speichel- und Tränendrüsen, ein und führen dort zur Produktion von IgA, das gleichfalls mit den Sekreten abgegeben wird.

Lymphknoten (Nodus lymphaticus)

Lymphknoten sind als biologische Filter hintereinander in Lymphgefäße eingeschaltet. Organnahe Lymphknoten oder Lymphknotengruppen, die als erste von einem Organ, einem begrenzten Organteil oder einer umschriebenen Region Lymphe erhalten, werden *regionäre Lymphknoten* genannt. Nachgeschaltete Lymphknoten, die aus mehreren regionären Lymphknoten Lymphe empfangen, sind *Sammellymphknoten.*

Im Lymphknoten ist das lymphatische Gewebe allseits von einer *Bindegewebskapsel* umschlossen, so daß ein gut isolierbares, bohnenförmiges, mehrere mm bis cm langes Körperchen entsteht. Aus der Kapsel ziehen wenige kurze *Trabekel* ins Innere. Mehrere Lymphgefäße *(Vasa afferentia)* durchbrechen die Kapsel auf der konvexen Seite und führen Lymphe in den Lymphknoten. An der konkaven Seite verlassen ein oder wenige *Vasa efferentia* das Organ im Hilum und leiten die Lymphe zentralwärts weiter, neuen Lymphknotenstationen und dem venösen Blut zu. Die Strömungsrichtung der Lymphe wird durch *Taschenklappen* bestimmt (Abb. 84). **L:** Das retikuläre Bindegewebe des Organs wird nach Ausschütteln der Lymphozyten aus einem Gefrierschnitt deutlich sichtbar. Es bildet unmittelbar unter der Kapsel einen von platten, endothelähnlichen Zellen ausgekleideten Randsinus *(Marginalsinus,* Abb. 84d), dem eine einfache Lage phagozytierender histiozytärer Retikulumzellen anliegt. Einzelne Retikulumzellen (Sinusretikulum) durchqueren den Sinus und bilden ein lockeres Gitter, das auch mechanisch zur biologischen Filterwirkung des Lymphknotens beiträgt. Radiär verlaufende *Intermediärsinus* führen aus dem Randsinus in zentral gelegene *Marksinus.* In den Sinus kommen neben Lymphozyten auch Makrophagen, Monozyten vor. Zwischen den Sinus liegt ein dichtes Raumgitter aus fibroblastischen Retikulumzellen.

Die Lymphozyten sind in der Peripherie unter dem Randsinus dicht gepackt, sie bilden Follikel, zumeist Sekundärfollikel *(B-Region),* insgesamt die *Rinde.* Im Mark sind sie in den Strängen des retikulären Bindegewebes *(Markstränge)* weniger dicht gelagert. Zwischen Rindenfollikel und Markstrang wird eine nicht scharf begrenzte parakortikale Zone als Ort bevorzugter Ansiedlung von T-Lymphozyten, als *T-Region* besonders hervorgehoben. Im Alter nehmen Lymphozyten und retikuläres Bindegewebe ab, Fett- und Bindegewebe treten an ihre Stelle. Am Hilum ziehen Blutgefäße ins Innere, verzweigen sich in den Trabekeln und verlaufen schließlich, vom lymphatischen Gewebe der Markstränge umgeben, zu den Rindenfollikeln, die durch zirkuläre Gefäße stark vaskularisiert werden.

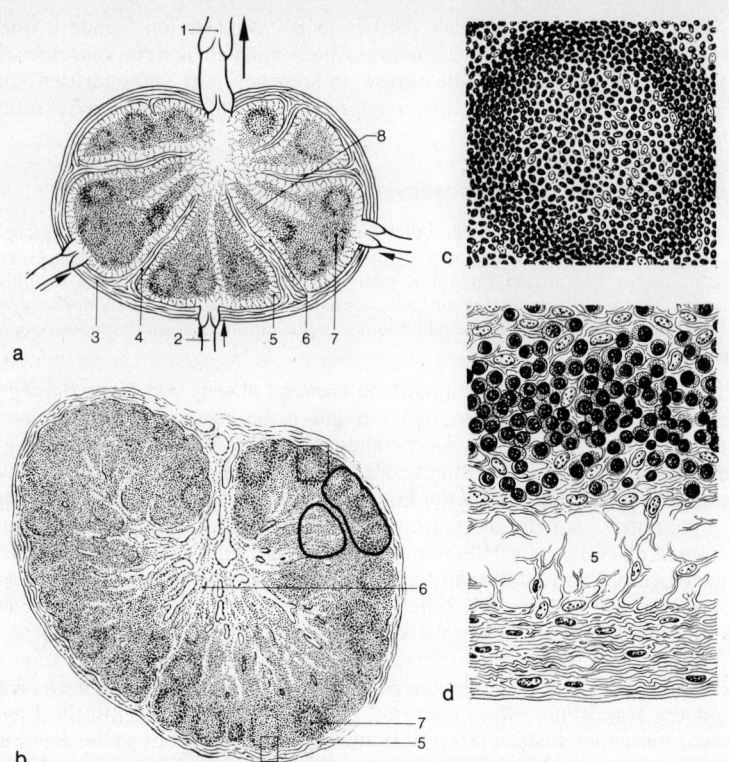

Abb. 84 a–d   Lymphknoten. a) Weg der Lymphe durch den Lymphknoten, Schema. 1 = Vas efferens, 2 = Vas afferens, 3 = Kapsel, 4 = Trabekel, 5 = Marginalsinus, 6 = Intermediärsinus, 7 = Rinde (Sekundärfollikel), 8 = Markstrang. b) Schnitt durch Lymphknoten, Bezeichnungen wie in a). Oval umgrenzt ist die B-Lymphozyten-Zone eines Segments, rund umgrenzt die T-Lymphozyten-Zone. c) Ausschnitt aus b): Rinde, Sekundärfollikel. d) Ausschnitt aus b): Rinde. 5 = Marginalsinus. Vergr. b) etwa 10fach (Lupe), c) etwa 60fach, d) etwa 300fach.

Biologischer Filter. Die Lymphe kommt auf ihrem Weg durch den Lymphknoten in großer Fläche mit Lymphknotengewebe in Berührung. Fremdkörper, Krankheitserreger, Zelltrümmer, im Experiment Farbstoffe werden von *Makrophagen* festgehalten und phagozytiert. Krebszellen bilden auf diesem Weg Metastasen in Lymphknoten. Entzündliche Vorgänge führen zur Schwellung des Lymphknotens und zu Schmerzen durch Kapselspannung. Die mit der entzündlichen Schwellung verbundene erhebliche

Lymphstauung macht den „biologischen Filter" erst wirklich effektiv. Mit der Lymphe, die im Vas efferens den Lymphknoten verläßt, gelangen Lymphozyten ins Blut.

Lymphozytenbildung. Die zum Lymphknoten fließende (afferente) Lymphe enthält (nach Untersuchungen an der Katze) 200–2000 Lymphozyten/mm^3, sie kann auch nahezu zellfrei sein. Die aus dem Lymphknoten kommende (efferente) Lymphe ist dagegen in ihrer Zusammensetzung starken Schwankungen unterworfen, sie führt 1700–152 000 Zellen/mm^3. Hierbei spielt auch die *Rezirkulation* langlebiger Lymphozyten eine Rolle. Während in der efferenten Lymphe von nicht antigen stimulierten Lymphknoten (autoradiographische Untersuchungen am Schaf) nur etwa 1% der Lymphozyten neu gebildet sind, findet man 60 Stunden nach antigener Stimulierung des Lymphknotens nahezu 100% neu gebildete Lymphozyten; d. h., die efferente Lymphe trägt die durch ein Antigen provozierte Immunantwort in Form von spezifisch sensibilisierten Lymphozyten und Vorstufen von Plasmazellen in entfernte, nicht regionäre Lymphknoten. Lymphknoten sind wichtige postfetale Lymphozytenproduzenten.

Milz (Lien)

Mit *bloßem Auge* sind auf der *Schnittfläche* der unfixierten menschlichen Milz helle, stecknadelkopfgroße, etwas erhabene Knötchen *(Malpighische Körperchen, Milzknötchen)* zu erkennen. Sie machen insgesamt die *weiße Pulpa* des Organs aus. Zwischen ihnen liegt eine dunkelrote, mit dem Messer abstreifbare weiche Masse, die *rote Pulpa.* Weiße und rote Pulpa liegen eingebettet in ein derbes Bindegewebsgerüst, das aus dem von der Organkapsel ausgehenden *Trabekelsystem* besteht; es tritt deutlich hervor, wenn ein dicker Organschnitt vorsichtig ausgespült wird.

Weiße und rote Pulpa sind in Milzkämmerchen untergebracht, die von den Trabekeln gebildet werden. Die rote Pulpa macht etwa 77% des Milzvolumens aus. Das Volumenverhältnis zwischen weißer und roter Pulpa kann sich bei Erkrankungen erheblich ändern.

L: Die *weiße Pulpa* ist aus zelldichten lymphatischen Strängen *(T-Region)* zusammengesetzt, von denen die Zentralarterien der weißen Pulpa umgeben sind (periarterielle Lymphozytenscheide). Sie weisen an mehreren Stellen, etwas exzentrisch um einen Zentralarterienast angeordnet, *Lymphfollikel* (Milzknötchen, Malpighische Körperchen) als *B-Regionen* auf. An die periarterielle Lymphozytenscheide schließt sich im Grenzbereich zur roten Pulpa eine weniger zelldichte Marginalzone an.

Die *Marginalzone* besteht aus einem Maschenwerk verzweigter Retikulumzellen und enthält zahlreiche *Makrophagen* in strategisch günstiger Lage, die bei den Immunvorgängen in der Milz eine wichtige Rolle spielen (Phagozytose und/oder Präsentation von – mit dem Blutstrom eintreffenden – Antigenen, Aktivierung von B- und T-Lymphozyten).

Die *rote Pulpa* besitzt hauptsächlich weite *Sinus,* die im retikulären Bindegewebe in *Pulpasträngen* verlaufen. Die rote Pulpa enthält, locker verteilt, T- und B-Lymphozyten und zahlreiche Plasmazellen.

Blutgefäße. Die Milz ist ein in den Blutstrom eingeschaltetes lymphatisches Organ. Der feinere Bau der Milz wird erst mit der Kenntnis der Blutgefäße und ihrer Aufteilung verständlich (Abb. 85). Von der Milzkapsel der Hilumgegend aus dringen *Trabekel* ins Innere und unterteilen die Milz unvollständig. Sie sind wie die Kapsel gebaut, enthalten aber neben Fibroblasten vermehrt kontraktile Myofibroblasten. In den Trabekeln verlaufen die aus der *A. lienalis* hervorgehenden *Balkenarterien.* Jeder ihrer Äste

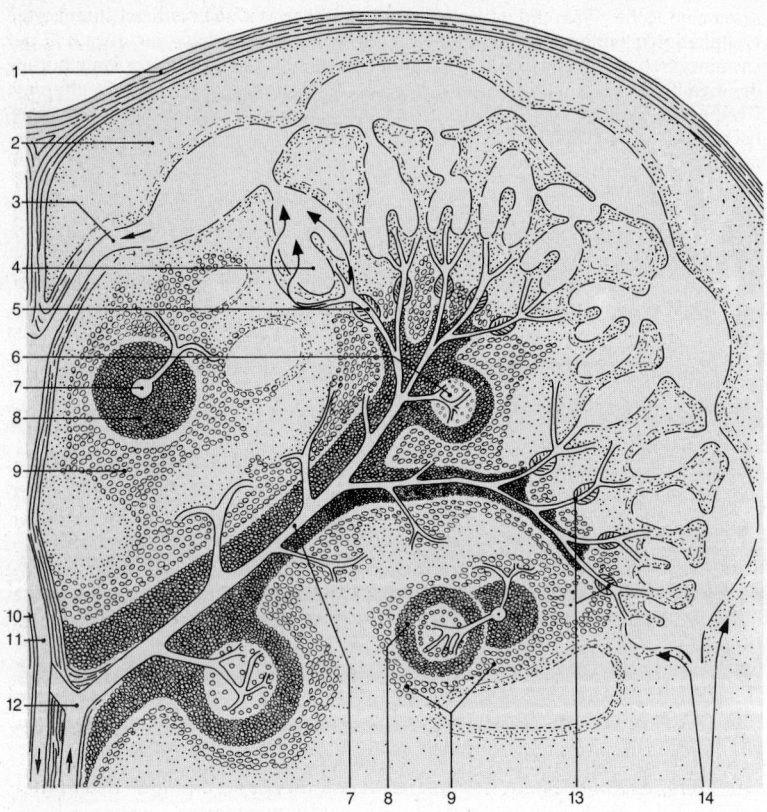

Abb. 85   Bau der Milz. 1 = Milzkapsel, von Peritoneum überzogen, 2 = rote Pulpa, 3 = Pulpavene, 4 = Milzsinus (der rechte Pfeil gibt den Blutweg bei „geschlossenem" Kreislauf, die linken Pfeile geben den Weg bei „offenem" Kreislauf an), 5 = Hülsenkapillare, umgeben von der Hülse, 6 = Milzknötchen (B-Region), 7 = Zentralarterie, 8 = Lymphstrang (periarterielle Lymphscheide, T-Region), 9 = Marginalzone, 10 = Milzbalken, 11 = Balkenvene, 12 = Balkenarterie, 13 = Penicillus, 14 = Pulpastrang (Maschenstrang). Schema. Vergr. etwa 15fach.

wird, nachdem er den Balken verlassen hat, von einer *periarteriellen Lymphozytenscheide* umgeben, in der er als Zentralarterie verläuft und die sich am Ende verjüngt. Jede *Zentralarterie* gibt dabei zahlreiche seitliche Äste ab, von denen die meisten – direkt oder nach Durchquerung eines Lymphfollikels – sich in das Maschenwerk der *Marginalzone* öffnen, während nur wenige direkt in Sinus der roten Pulpa münden. Am Übergang zur Marginalzone verbreitert sich die Strombahn, die Zentralarterie teilt sich in ca. 50 *Arteriolen* (Endbäumchen, Penicillus, Pinselarterien) auf, die frei endigen oder in Kapillaren auslaufen. Diese werden bei manchen Spezies (beim Menschen nicht regelmäßig) jeweils von einer spindelförmigen *Hülse (Schweigger-Seidelsche Hülse, Ellipsoid)* dicht gepackter Makrophagen umgeben. Das Endothel im Hülsenbereich ist filamentreich und (wahrscheinlich) kontraktil. Danach münden die Arteriolen und Kapillaren größtenteils in die Maschen eines *Pulpastranges* des retikulären Bindegewebes, der jeden Sinus umgibt. Aus diesem gelangt das Blut in die weiten *Milzsinus* („offener Kreislauf"). Wenige Kapillaren können auch direkt in Milzsinus einmünden („geschlossener Kreislauf"). Im *Pulpastrang* (Maschenstrang) findet man alle Arten von Blutzellen. Normale Erythrozyten (und Granulozyten) tretens rasch in den Sinus, krankhaft veränderte (mißgestaltete) Erythrozyten können hier zurückgehalten, Monozyten rasch in Makrophagen umgewandelt werden. In den Pulpasträngen kann ausnahmsweise auch postfetal Blutbildung vorkommen.

Bei der *Rezirkulation* verlassen T- und B-Lymphozyten in der Marginalzone die Blutbahn. Die Marginalzone ist ein Bereich, in dem T- und B-Lymphozyten und Makrophagen in der Immunantwort kooperieren können. Die *T-Lymphozyten* wandern dann in die periarterielle Lymphozytenscheide und Stunden später weiter in die rote Pulpa, die *B-Lymphozyten* dagegen ziehen über die periarterielle Lymphozytenscheide zum Lymphozytenwall eines Lymphfollikels. Das Blut fließt schließlich über die Sinus in *Pulpavenen* und von dort über *Balkenvenen* in die *V. lienalis*. Die Balkenvenen besitzen im Unterschied zu den Balkenarterien keine Tunica media (Abb. 86).

Sinus. Die Sinus sind wie ein weitmaschiges Netz durch Verbindungsröhrchen miteinander verbunden (Abb. 86). An der blutleeren Milz treten sie schon bei der Übersicht als helle Stellen hervor. Sie werden aus langgestreckten, in der Längsachse des Sinus verlaufenden, spindelförmigen Zellen gebildet, deren Kerne ins Sinuslumen vorspringen (Abb. 87). Zwischen ihnen verbleiben schlitzförmige Lücken, durch die Blutzellen aus dem umgebenden Pulpastrang (Maschenstrang) in das Sinuslumen eintreten. In Abständen von 3–6 μm wird die Sinuswand von „Ringfasern", gürtelförmigen 1–2 μm breiten Basallaminastreifen, umgeben, Reste einer stark gefensterten Basallamina. Im Sinuswandbereich phagozytieren die den Endothelien anliegenden histiozytären Retikulumzellen, die Endothelien phagozytieren nicht.

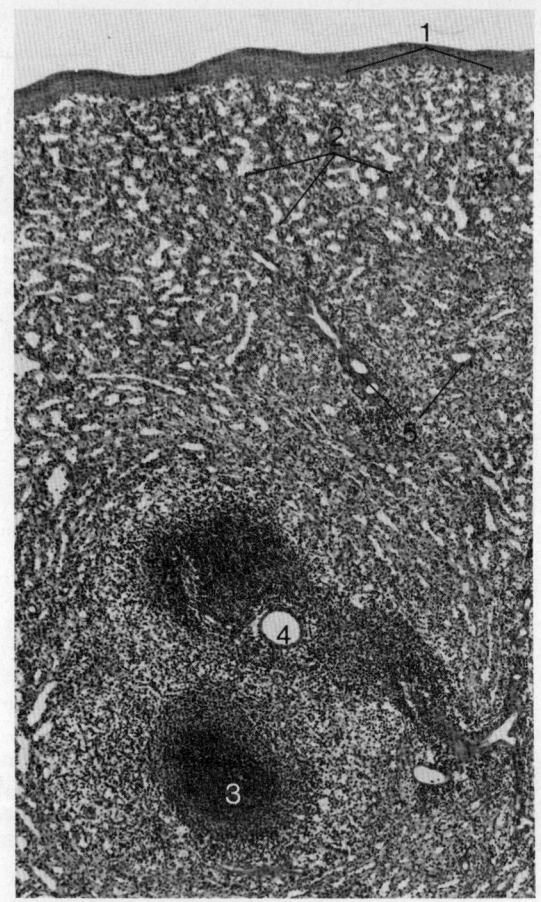

Abb. 86   Schnitt durch die Milz, Mensch. 1 = Milzkapsel, 2 = Milzsinus (rote Pulpa), 3 = Lymphstrang (weiße Pulpa) umgeben von Marginalzone, 4 = A. centralis im Lymphstrang, 5 = Hülsenarterien. Vergr. 64fach (Präparat und Aufnahme: Prof. Dr. H. *Kulenkampff,* Homburg/Saar).

Lymphgefäße in der Umgebung des proximalen Verlaufs der Zentralarterien und in den Trabekeln nehmen eine dem Blutstrom gegenläufige Flüssigkeitsverschiebung auf.

Innervation. Die Myofibroblasten der Trabekel und die Balkenarterien (bis zu den Aufzweigungen in den Lymphsträngen und Follikeln) werden von

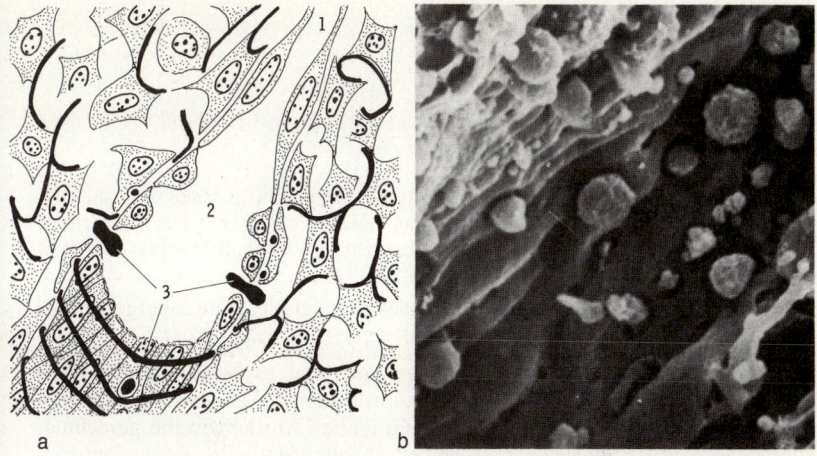

Abb. 87a, b   Milz, rote Pulpa. a) 1 = Mündung des Sinus (2) in die Pulpavene. 3 = Erythrozyten, die (unter der Voraussetzung des „offenen" Kreislaufs) aus den Maschen des Pulpastranges in den Milzsinus eintreten. Unten links Tangentialschnitt der Sinuswand mit Wandzellen und Retikulinfasern = dicke schwarze Striche. Schema. Vergr. etwa 450fach. b) Rasterelektronenmikroskopisches Bild der Sinus-innenwand. Blutzellen treten durch schlitzförmige Öffnungen der Sinuswand. Vergr. in der Projektion etwa 1000fach (Präparat: Prof. Dr. K. *Müller-Hermelink*, Würzburg).

adrenergen Nervenfasern versorgt, die u. a. eine Kontraktion des Trabekel-Kapsel-Systems steuern. Die Milznerven enthalten mehrere vasoaktive Peptide (Neuropeptid Y, VIP, Substanz P).

Funktion. In der Milz wird die Strombahn verbreitert, die Blutströmung verlangsamt. Die Milz kann dabei auf die Zusammensetzung des Blutes in vielfacher Weise einwirken. Als *Immunorgan* nimmt die Milz an den immunbiologischen Vorgängen teil, das hat besondere Bedeutung in der Abwehr von Antigenen, die unter Umgehung von Lymphbahnen direkt in die Blutbahn gelangen. *Blutbildung:* In der Milz werden in großem Umfang Lymphozyten (und Plasmazellen) gebildet. Bei Insuffizienz des Knochenmarks und in anderen krankhaften Zuständen setzt die in der Fetalentwicklung vorübergehend vorhandene Granulo- und Erythropoese der Milz wieder ein. *Speicherung:* Die Milz kann abwegige Stoffwechselprodukte speichern und dabei erheblich vergrößert werden (s. Speicherkrankheiten, S. 45). *Blutzellmauserung:* Überalterte Erythrozyten werden abgebaut. Ein Überangebot von Hämoglobineisen aus der Blutzellmauserung (vgl. Schicksal des Hämoglobineisens, S. 165) führt zur Speicherung in der Milz und kann mikroskopisch *(Hämosiderin),* in extremen Fällen makroskopisch durch Braunfärbung des Organs *(Hämosiderose)* nachgewiesen werden. Eine *Blutspeicherfunktion* der Milz spielt beim Menschen keine Rolle.

Muskelgewebe

Die Zellen des Muskelgewebes besitzen in besonders hohem Maße die Fähigkeit, sich zu verkürzen und mechanische Spannungen zu erzeugen. Dabei können sie chemische Energie direkt in mechanische Energie verwandeln. Diese Eigenschaft ist an die Anwesenheit kontraktiler Fibrillen gebunden.

Nach Bau und Funktion unterscheidet man glattes und quergestreiftes Muskelgewebe.

Das *glatte Muskelgewebe* – so genannt, weil es keine Querstreifung aufweist – ist das Muskelgewebe hauptsächlich der Eingeweide. Zumeist werden auch die Myoepithelien zum glatten Muskelgewebe gerechnet. Glattes Muskelgewebe steht, soweit es innerviert wird, unter dem Einfluß des autonomen (vegetativen) Nervensystems.

Quergestreiftes Muskelgewebe kommt vor als
- *Skelettmuskelgewebe* (Muskulatur des Bewegungsapparates), in ähnlicher Form auch in Gesicht, Zunge, Schlund, Kehlkopf, Auge, Mittelohr, Beckenboden und an anderen Stellen, größtenteils innerviert von Nerven des animalen Nervensystems, und als
  - *Herzmuskelgewebe* und Gewebe des *Erregungsleitungssystems* (letzteres innerviert vom autonomen Nervensystem).

Zur Terminologie: Wiewohl das glatte Muskelgewebe aus Strängen und Schichten von Einzelzellen, das Skelettmuskelgewebe aus langen faserartigen Synzytien und das Herzmuskelgewebe aus geflechtartigen Verbänden von Einzelzellen besteht, hat es sich eingebürgert, die Skelettmuskelfaser wie auch die glatte Muskelzelle und die Herzmuskelzelle gleichermaßen als „Muskelfaser" zu bezeichnen. Hierauf ist z. B. bei Angaben in Lehrbüchern der Physiologie zu achten.

Glattes Muskelgewebe

Glattes Muskelgewebe bildet den größten Teil der Wand von Eingeweideschläuchen und Hohlorganen (Darm und Gallenblase, harnableitende Wege, Geschlechtsorgane, Blutgefäße), kommt in den tiefen Atemwegen, im Auge (Mm. sphincter und dilatator pupillae, M. ciliaris) sowie an Haaren und Drüsen (myoepitheliale Zellen) vor. In der Wand von Blutgefäßen sowie in elastischen Netzen des Bindegewebes wirken glatte Muskelzellen als Spannungsregler des elastischen Gitters. Glatte Muskulatur wird in vielen Organen außer durch unwillkürliche vegetative Innervation auch durch passive Dehnung erregt und zur Kontraktion veranlaßt (wichtig für die Motorik der Hohlorgane!). Sie kontrahiert sich langsam und kann in Teilverkürzung, Tonus, verharren. Die glatte Muskulatur des Uterus steht unter endokriner Kontrolle.

L: Die einzelne **glatte Muskelzelle** ist 20–200 μm lang, 3–10 μm dick, kann aber im graviden Uterus bis zu einer Länge von ca. 500 μm hypertrophie-ren. Sie ist spindelförmig, besitzt einen länglichen Zellkern und ist im Schnitt häufig einem Fibrozyten ähnlich. Der Kern liegt im größten Durch-messer der Zelle, die in lange dünne Fortsätze ausläuft. Da die kernhaltigen dicken Teile in parallel gerichteten glatten Muskelzellen gegeneinander versetzt sind, enthalten im quergeschnittenen Muskelpräparat nur die gro-ßen Muskelzellanschnitte den Anschnitt eines Zellkernes (Abb. 88a). Die nur elektronenmikroskopisch sichtbaren *Myofilamente* können mit beson-deren Präparations- und Färbemethoden als längsgerichtete *Fibrillen* licht-

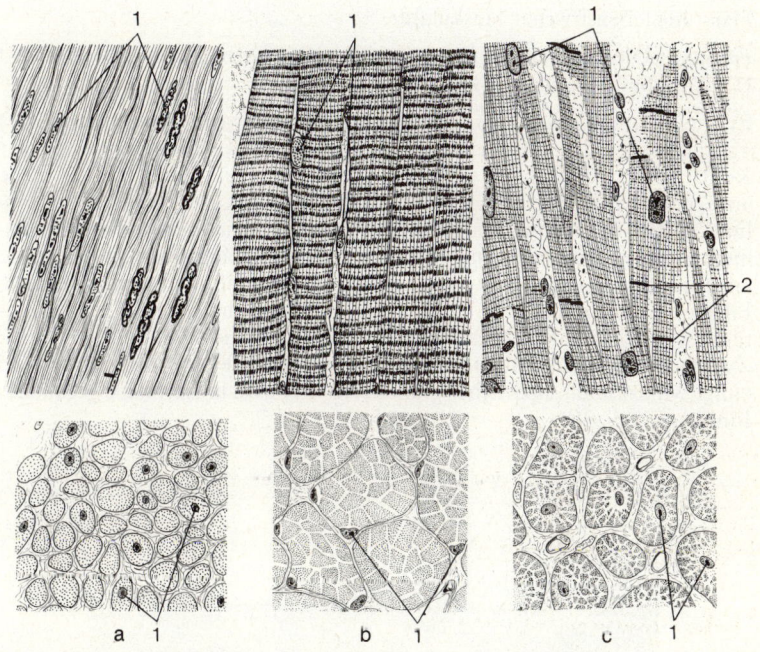

Abb. 88a–c Glattes und quergestreiftes Muskelgewebe zum Vergleich, oben längs-, unten quergeschnitten. 1 = Zellkerne, 2 = Disci intercalares. a) Glattes Muskelgewebe: einzelne Zellen, keine Querstreifung, Kerne zentral; im Längsschnitt rechts kontrahierte Kerne.
b) Quergestreiftes Muskelgewebe (Skelettmuskel): Muskelfaser, Kerne randständig unter dem Sarkolemmschlauch, im Querschnitt zeigen die punktförmigen Myofibril-lenquerschnitte innerhalb der Muskelfaser Cohnheimsche Felderung.
c) Quergestreiftes Muskelgewebe (Herzmuskel): Zellen, an den (dunkel gefärbten) Kittlinien (Glanzstreifen, Disci intercalares) netzartig verbunden, Kerne zentral, im Querschnitt Cohnheimsche Felderung. Vergr. etwa 400fach.

mikroskopisch (Äquivalentbild von Filamentbündel!) sichtbar gemacht werden. Von den Myofibrillen des quergestreiften Muskelgewebes unterscheiden sie sich durch den Mangel an Querstreifung. Der *Zellkern* nimmt bei Kontraktion der Zelle eine korkenzieherartige Gestalt an. Wo glatte Muskelzellen in großer Menge vorkommen, sind sie fischzugähnlich angeordnet und können Muskelzellbündel, Fasern, bilden (Abb. 88a). Sie werden durch Basallaminae und sehr feine Bindegewebsfasern, die einen Strumpf um die Zellen bilden, miteinander verbunden und können in kleinen elastischen Sehnen endigen (Haarbalgmuskeln, Blutgefäßwand). Die Bindegewebsstrukturen übertragen die Kontraktion der Zelle auf das umgebende Bindegewebsgerüst. Kontraktionsknoten entstehen bei der Fixierung lebensfrischer Muskulatur.

Färbung: Die Muskelzelle erscheint, wie alles Cytoplasma, in Azan- und H. E.-Färbung rot, nach v. Gieson-Färbung gelb.

E: Die *Zelloberfläche* (Abb. 89) zeigt zahlreiche Invaginationen (Caveolae) – Äquivalente des T-Systems quergestreifter Muskelfasern, über die zur Kontrolle der Kontraktion Calcium aus dem Interzellularraum in die Zelle abgegeben wird (Membrandepolarisation durch elektromechanische Kopplung, S. 210, oder durch Transmitter). Aktin-, Myosin- und Intermediärfilamente (Tonofilamente) sind annähernd in der Längsrichtung der Zelle angeordnet (sie liegen den lichtmikroskopischen Fibrillen zugrunde). Die Filamente zeigen weder im Quer- noch im Längsschnitt eine den Filamenten des quergestreiften Muskelgewebes vergleichbare Ordnung (Abb. 90). Zwischen den Filamentbündeln liegen längsgerichtete Mitochondrien und einige Mikrotubuli. Spärliches granuliertes ER wird in Kernnähe gefunden. Innervation: S. 262.

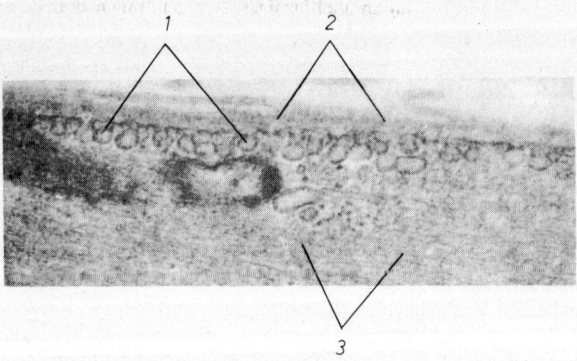

Abb. 89   Glatte Muskelzelle, Ausschnitt. **E:** Caveolae (Invaginationen) (1) an der Oberfläche einer glatten Muskelzelle (Arterienwand), 2 = Basallamina, 3 = Myofilamente im Innern der Muskelzelle. Vergr. 60000fach.

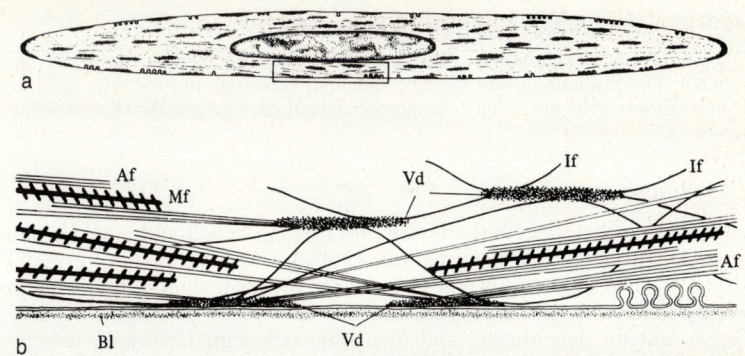

Abb. 90a, b   Aktin-Myosin-System glatter Muskelzellen. a) Längsschnitt durch eine glatte Muskelzelle. b) Ausschnitt aus a): Verteilung und mögliche Anordnung der aktinhaltigen Filamente (Af) und der myosinhaltigen Filamente (Mf) sowie der Intermediärfilamente (If) in Beziehung zu den mittel- und randständigen Verdichtungen (Vd) im Cytoplasma der Muskelzelle, Bl = Basallamina (aus *Gröschel-Stewart,* U., D. *Drenckhahn:* Collagen 2 [1982] 381–463).

Verdichtungen (in Abb. 89 links), die dem Plasmalemm innen anliegen oder in der Muskelzelle auftreten, sind Insertionen von Aktinfilamenten unter Beteiligung von Intermediärfilamenten (Abb. 90). Sie dienen auch, wie Hemidesmosomen, der Kohäsion zwischen benachbarten Zellen und damit der Kraftübertragung. Plasmalemmstrecken mit Verdichtungen wechseln ab mit solchen, die Caveolae (Membraninvaginationen) zeigen. Ähnliche, mehr spindelförmige Verdichtungen im Innern der Muskelzelle gelten als Äquivalente des Z-Streifens im quergestreiften Muskelgewebe; beiderseits sind in den spindelförmigen Verdichtungen der Intermediärfilamente die Aktinfilamente verankert.

Glatte Muskelzellen bilden, bevorzugt in der Wand von Hohlorganen (z. B. Darm, Harnleiter) Muskelhäute (schichtförmige Muskellagen), *Tunicae musculares,* in denen sich zahlreiche Muskelzellen gemeinsam kontrahieren. Die Muskelzellen, die sonst einen Abstand von 40–80 nm haben, sind einander an Stellen, an denen die Basallamina fehlt, auf 2 nm genähert und hier durch Nexus (Gap junctions) verbunden, über die Erregungsausbreitung stattfindet (elektrotonischer Stromfluß); in Muskelhäuten werden nicht alle Zellen direkt innerviert. An anderen Stellen (z. B. glatte Augenmuskeln) ist der glatte Muskel aus Muskelzellen aufgebaut, die – einzeln innerviert – durch Einzelkontraktion eine feinabgestimmte Verkürzung ermöglichen (Multi-unit-Typ des glatten Muskels).

Anpassung. Glatte Muskulatur kann bei Mehrbeanspruchung (z. B. starke Dehnung der Ringmuskulatur des Darmes vor einem Passagehindernis) in wenigen Tagen erheblich hypertrophieren. Glattes Muskelgewebe kann regenerieren.

Quergestreiftes Muskelgewebe

Embryologie: Die Skelettmuskulatur von Rumpf und Extremitäten stammt aus den Somiten. Die Muskulatur von Gesicht, Schlund, Kehlkopf und teilweise auch des Schultergürtels geht aus dem nicht segmentierten Mesenchym der Kiemenbögen hervor.

Skelettmuskelgewebe

Im **Skelettmuskel** sind Muskelfasern und Bindegewebe funktionell (Ernährung, Übertragung der Kontraktion, Einbau) eng miteinander verknüpft (Abb. 91). Die Präparation eines Muskels in verschiedenen Vergrößerungsbereichen gibt davon eine Vorstellung. Eine derbe Bindegewebsbinde, *Faszie,* umgibt den Muskel und dient ihm teils zum Ursprung, teils zur Verschieblichkeit gegen die Umgebung. Der Muskel ist durch *Epimysium* an der Faszie verankert. Als *Perimysium externum* dringt gefäß- und nervenführendes Bindegewebe ins Innere des Muskels ein und umfaßt mehrere Gruppen von Primärbündeln (sog. „Fleischfasern" oder *Sekundärbündel*). Als *Perimysium internum* trennt es die *Primärbündel* und ermöglicht deren Verschieblichkeit gegeneinander. Ins Innere der Primärbündel gelangt schließlich ein vorwiegend aus Retikulinfasern bestehendes, sehr

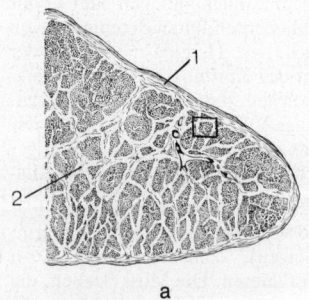

a

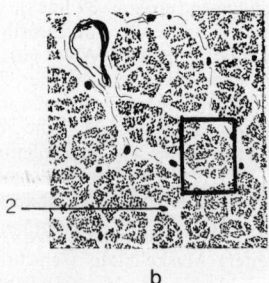

b

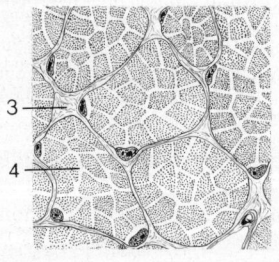

c

Abb. 91 a–c   Die Bindegewebsstrukturen des Skelettmuskels im Querschnitt: a) makroskopisch (Muskelanschnitt), b) Lupenvergrößerung, in a) eingezeichnet (mehrere Sekundär- und Primärbündel), c) Vergrößerung, in b) eingezeichnet (mehrere Muskelfasern). 1 = Faszie mit Epimysium umscheidet den Muskel, 2 = Perimysium externum und internum umscheiden Sekundär- und Primärbündel, Endomysium (3) umscheidet Muskelfasern (4).

zartes Bindegewebe, *Endomysium,* das jede einzelne Muskelfaser umgibt. *Das Primärbündel gilt als Funktionseinheit, es ist aus Baueinheiten, den Muskelfasern, zusammengesetzt,* die verschieden lang sind und über 10 cm messen können. Die *Muskelfasergrenzschicht* ist eine Hülle aus Bindegewebsgrundsubstanz, Basallamina und feinsten Retikulinfäserchen, die das – lichtmikroskopisch selbst nicht sichtbare – Plasmalemm der Muskelfaser umgibt. Blutgefäße und Nerven treten an umschriebener Stelle, *Area nervovasculosa,* in den Muskel und teilen sich mit den Bindegewebssonderungen auf. Die Kapillaren des Endomysiums bilden in der Längsrichtung der Muskelfasern verzogene Schlingen, die bei kontrahiertem Muskel stark geschlängelt werden.

Das **quergestreifte Weichteilmuskelgewebe** des Mund-Rachen-Raumes ist grundsätzlich gleich wie das Skelettmuskelgewebe gebaut. In der Zungenmuskulatur sind die Muskelfasern geflechtartig angeordnet, es werden hier keine Primärbündel gebildet.

Muskelfaserquerschnitt. L: Der Querschnitt (Abb. 88b) mißt durchschnittlich 40–100 µm, je nach Leistungsdifferenzierung, wobei Muskeln aus dünnen Fasern (z. B. Augenmuskeln) eine reichere Innervation zeigen als dickfaserige Muskeln (z. B. Glutäalmuskeln). Das Plasmalemm umhüllt als *Sarkolemmschlauch* das Cytoplasma (hier auch Sarkoplasma genannt) der Muskelfaser. Die Zellkerne der Muskelfaser liegen beim ausdifferenzierten Skelettmuskel des Menschen exzentrisch, d. h. unmittelbar unter dem Sarkolemmschlauch (differentialdiagnostisch wichtig). Satellitenzellkerne: S. 212. Querschnitte der für das Muskelgewebe spezifischen *Myofibrillen* sind punktförmig. Abhängig von der Fixierung wird gelegentlich eine Fibrillenfelderung *(Cohnheimsche Felderung, Säulchenfelderung)* beobachtet.

Zur Terminologie: Unter *Sarkolemm* wurde in der Lichtmikroskopie ursprünglich eine Umhüllung des Sarkoplasmas verstanden, die elektronenmikroskopisch aus dem Plasmalemm der Muskelfaser einschließlich der Muskelfasergrenzschicht besteht. Inzwischen wird mit dem Ausdruck *Sarkolemm* allein das *Plasmalemm der Muskelfaser* bezeichnet.

Längsschnitt. L: Der Längsschnitt zeigt die „Faserstruktur" des Skelettmuskelgewebes. Jede Muskelfaser ist ein langer Zytoplasmaschlauch, entwicklungsgeschichtlich aus Einzelzellen, Myotuben, synzytial zusammengesetzt, in dessen Verlauf Zellgrenzen fehlen. Man findet 20–40 Zellkerne/mm Länge. Die Muskulatur wird aus parallel liegenden, unverzweigten Muskelfasern und zugehörigem Bindegewebe aufgebaut.

Die Farbe des Muskels entsteht durch *Myoglobin,* ein in Bau und Aufgabe dem Hämoglobin nahestehender, im Cytoplasma gelöster Farbstoff.

Bei mittlerer Vergrößerung wird die charakteristische, quer durch die ganze Muskelfaser ziehende *Querstreifung* sichtbar, helle und dunkle Streifen wechseln periodisch ab. Die Querstreifung ist schon beim erschlafften, frisch entnommenen, nicht fixierten Muskel deutlich: *heller I-Streifen*, *dunkler A-Streifen*. Da der substanzdichtere A-Streifen stärker mit Hämatoxylin angefärbt wird, erscheint er auch im gefärbten Präparat dunkler. Im polarisierten Licht leuchtet der A-Streifen auf, er ist *aniso*trop, der I-Streifen bleibt dunkel, er ist *iso*trop.

Die stärkere *Vergrößerung* zeigt, daß die Streifung an die 0,5–1 μm dicken *Myofibrillen,* die kontraktilen Elemente des Muskels, gebunden ist und bringt noch eine zusätzliche, dünnere Querstreifung zu Gesicht: *Inmitten des I-Streifens liegt der Z-Streifen* (Zwischenscheibe, Telophragma). *Inmitten des A-Streifens liegt eine H-Zone* (helle Zone, Hensensche Zone), die von einem feinen dunklen *M-Streifen* (Mittelstreifen, Mesophragma) durchzogen wird. Die Streifen kehren in gleicher Folge periodisch wieder. Eine Periode reicht von Z-Streifen zu Z-Streifen, wird *Sarkomer* genannt und ist 2,5–3 μm lang. Ein Sarkomer umfaßt die

Streifenfolge Z-I-A-H-M-H-A-I-Z (Abb. 92).

Da jeder I-Streifen von einem Z-Streifen unterteilt wird, enthält das Sarkomer zwei halbe I-Streifen.

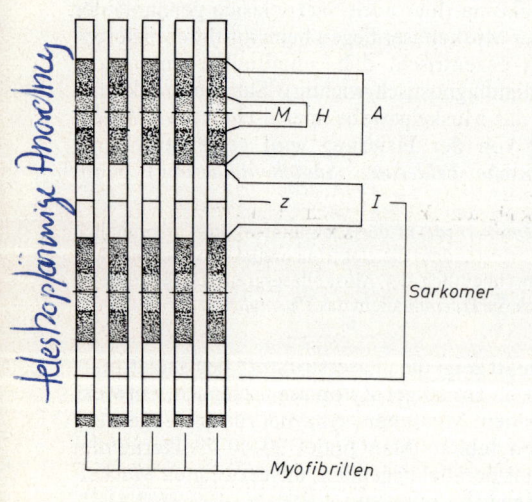

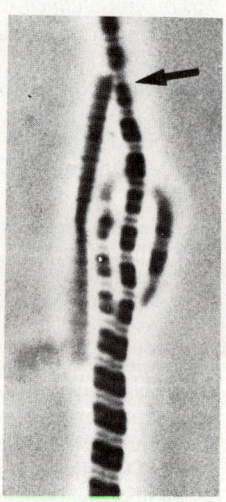

Abb. 92   Querstreifung in starker lichtmikroskopischer Vergrößerung beim nicht kontrahierten Muskel. Ein Sarkomer wird von zwei Z-Streifen begrenzt (vgl. Abb. 93). a) Schema. b) Myofibrillenbündel (2–3 Myofibrillen) des M. masseter der Ratte, ungefärbt in Phasenkontrastabbildung, der Pfeil weist auf eine einzelne Myofibrille. Helle I-Banden mit Z-Streifen und dunkle A-Banden mit H-Zone sind gut zu erkennen. Vergr. 1600fach (Präparat: Prof. Dr. D. *Drenckhahn,* Dr. J. *Wagner,* Marburg).

Die Myofibrillen sind derart parallel angeordnet, daß gleiche Abschnitte annähernd genau nebeneinander liegen; dadurch wird ihre individuelle Streifung zur Streifung der Faser. *„Noniusperioden"* zwischen benachbarten Muskelfibrillen sollen auf spiralige Anordnung von Z-Streifen zurückgehen. Über Änderung der Querstreifung bei isotonischer Kontraktion: S. 208.

Längsschnitt. E: Die Myofibrillen sind aus kurzen Proteinfäden, den *Myofilamenten*, zusammengesetzt. Man unterscheidet *dünne* (7 nm) **Aktinfilamente** aus Aktin, Tropomyosin und Troponin, ca. 1 µm lang, und *dicke* (12 nm) **Myosinfilamente** aus leichtem und schwerem Meromyosin ca. 1,5 µm lang.

Die Filamente sind so angeordnet, daß die dickeren Myosinfilamente nebeneinander liegend insgesamt den **A**-Streifen der Myofibrille ergeben. Im **I**-Streifen liegen die dünneren Aktinfilamente; sie ragen zwischen die Myosinfilamente hinein, erreichen jedoch nicht die von jenseits des A-Streifens eindringenden Aktinfilamente, so daß innerhalb des A-Streifens eine hellere Zone, der **H**-Streifen, bleibt. In ihm bilden Proteine, die Querverbindungen zwischen Myosinfilamenten herstellen, die Verdichtung des **M**-Streifens. Im **Z**-Streifen werden die Aktinfilamente benachbarter Sarkomere durch feinste Filamente so End-zu-End verknüpft, daß jedes Aktinfilament des einen Sarkomers mit mehreren des anderen Sarkomers verbunden ist (Abb. 93 u. 94).

Aktin ist als lange Filamentstruktur (F-Aktin) aus zwei Ketten globulärer Moleküle (G-Aktin) zusammengesetzt, die einander als Doppelhelix umwinden (Abb. 95). Dabei entsteht ein polares Filament; die F-Aktinfilamente beiderseits des Z-Streifens sind in entgegengesetzter Richtung polarisiert. Die dem Aktin zugeordneten langen dünnen End-zu-End-verknüpften *Tropomyosin*moleküle, von denen jedes aus zwei Polypeptidketten aufgebaut ist, liegen in den Rinnen zwischen den gewundenen Aktinketten. Mit jedem Tropomyosinmolekül ist pro Aktinwindung ein *Troponin*komplex verbunden, der aus drei Troponinuntereinheiten besteht: *Troponin T* stellt die Verbindung des Komplexes mit dem Tropomyosinmolekül her, *Troponin C* besitzt eine Bindungsstelle für Calcium, *Troponin I* inhibiert (zunächst) die Aktin-Myosin-Interaktion.

Myosin ist stabförmig und aus zwei Peptid-Helices gewunden (Abb. 95). Ein kleiner globulärer Kopf mit einer ATP-Bindungsstelle befindet sich an einem beweglichen Hals am einen Ende jeder Peptidhelix, zwei Köpfe also jeweils am Ende eines jeden Moleküls. Das Kopfpaar ist der Teil des Myosinmoleküls, an dem die Reaktionen bei der Energiegewinnung aus ATP ablaufen (Bindungsstelle für ATP und selbst ATPase-aktiv, zugleich auch die Bindungsstelle für Aktin). Myosin kann proteolytisch in zwei Fragmente gespalten werden, in *leichtes* und *schweres Meromyosin*. Das leichte Fragment bildet den größten Teil des Stabes, das schwere Fragment das Kopfpaar und einen kurzen Teil des Stabes. Die stabförmigen Teile der Myosinmoleküle überlappen sich gegenseitig und stellen das *Myosinfilament* her, während die globulären Kopfteile und die Halsteile die *Querbrücken* bilden. Im Bereich der H-Zone sind beiderseits des M-Streifens nur die stäbchenförmigen Anteile vorhanden.

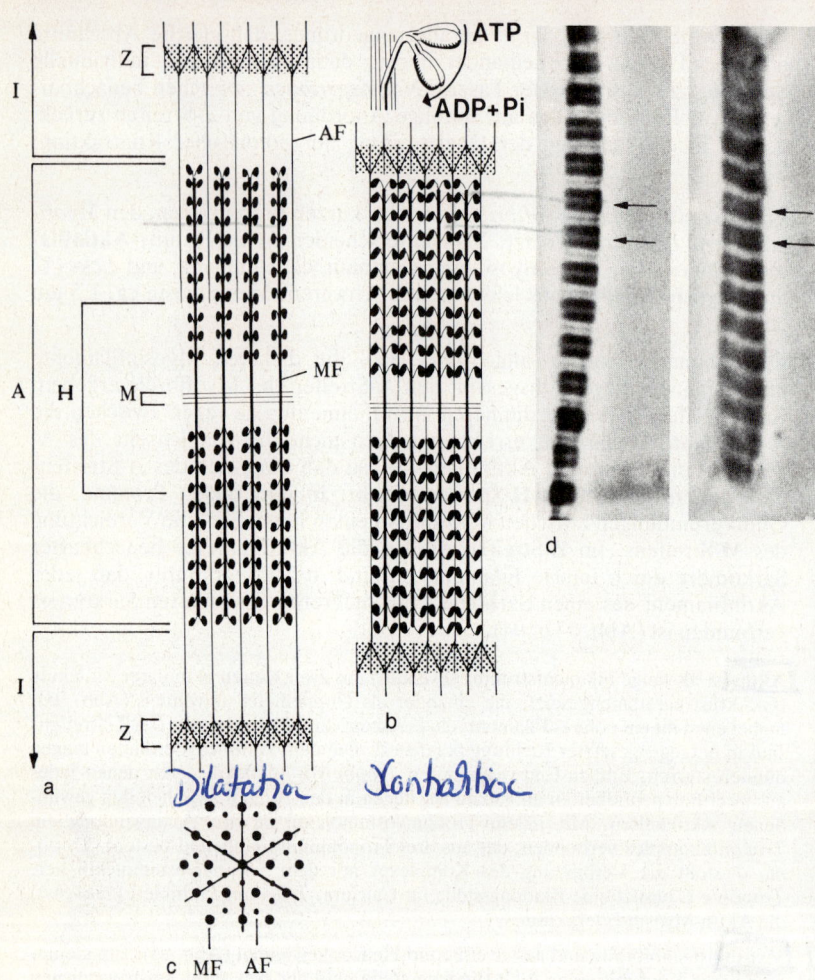

Abb. 93a–d Anordnung der Myosinfilamente (MF) und der Aktinfilamente (AF) im Sarkomer. a) Entspanntes Sarkomer, die Köpfchen der Myosinfilamente erreichen nicht die Aktinfilamente. b) Kontrahiertes Sarkomer, die Myosinfilamente ziehen die Aktinfilamente (und damit die Z-Streifen) zum M-Streifen, dabei Verkürzung des Sarkomers. c) Anordnung der Filamente im Querschnitt der Myofibrille in Höhe des A-Streifens. Schema. d) Kontraktion eines Myofibrillenbündels (2–3 Myofibrillen), links vor, rechts nach Einwirkung einer Kontraktionslösung (1 mM ATP, 1 µM Ca^{2+}, 2 mM µg^{2+}). Pfeile weisen auf identische A-Banden. Die Länge der A-Banden bleibt während der Kontraktion konstant, die I-Banden sind dagegen verschmälert und die H-Zonen weitgehend verschwunden. Vergr. 1600fach (Präparat: Prof. Dr. D. *Drenck-hahn,* Dr. J. *Wagner,* Marburg).

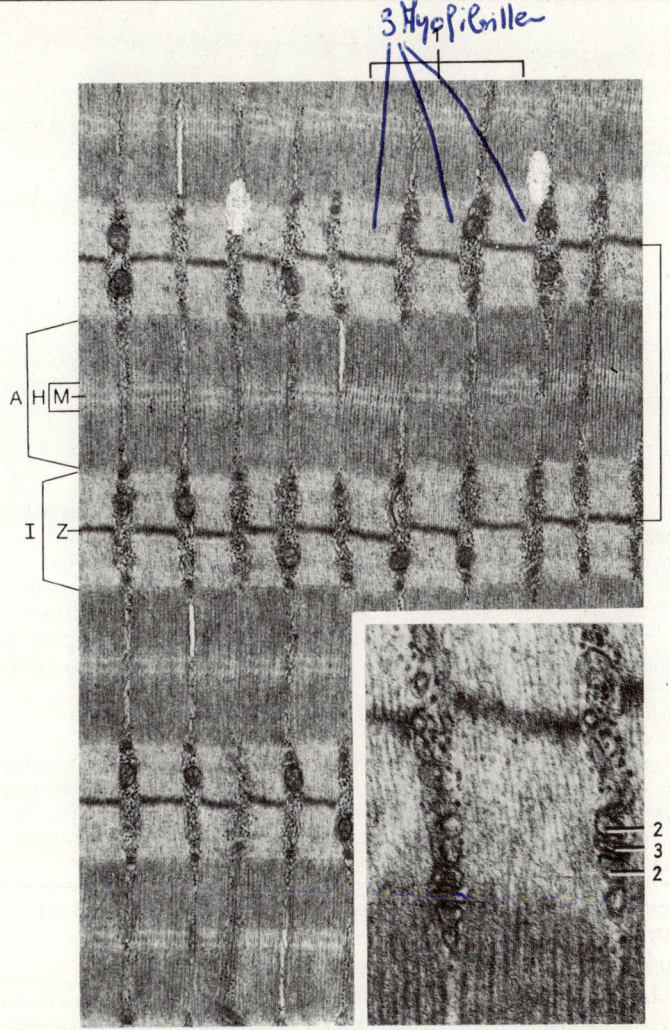

Abb. 94 **E:** Skelettmuskelgewebe, längsgeschnitten. Querstreifung! Jede der 10 Myofibrillen (1 = Hinweis auf drei Myofibrillen) besteht aus Myofilamenten, Querstreifung (A, H, M, I, Z), vgl. das Schema der Abb. 89, 90 und die **L** Abb. 88b. Zwischen den Myofibrillen Mitochondrien und Glykogen. Am rechten Bildrand ist ein Sarkomer angezeigt. Ausschnitt rechts unten bei stärkerer Vergrößerung: Myofilamente und T- und L-System an der Grenze von A- und I-Streifen sind sichtbar. 2 = L-System, 3 = T-System. Vergr. 16 800- und 50 400fach (Präparat: Prof. Dr. W. *Dauber,* Tübingen).

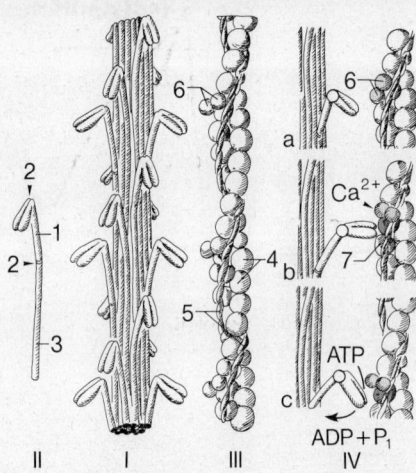

Abb. 95   Aktomyosin. I = Myosinfilament, II = Myosinmolekül, III = Aktinfilament, IV = Interaktion zwischen Myosin- und Aktinfilament. 1 = schweres Meromyosin, 2 = „Scharnierstellen", 3 = leichtes Meromyosin, 4 = G-Aktin, 5 = Tropomyosin, 6 = Troponinkomplex. a = Interaktionsstelle durch Troponinkomplex (6) blockiert. b = Ca^{2+} legt die Interaktionsstelle (7) frei und eröffnet dem Myosinköpfchen den Zugang zum Aktin. c = ATP ermöglicht unter Aufspaltung die Bewegung des Myosinköpfchens und damit des Aktinfilaments (teilweise nach Silbernagl u. Despopoulos). Einzelheiten s. Text!

Hier überlappen sich die Myosinmoleküle der beiden Hälften der bipolaren Myosinfilamente. Die überlappenden Moleküle sind im ganzen Verlauf des Filamentes gestaffelt, die Kopfpaare haben regelmäßige Abstände, jedes Myosinmolekül ist zugleich im Winkel von 120 Grad zu seinem Nachbarn gedreht, so daß die Kopfpaare insgesamt spiralförmig am Filament verlaufen. Die Köpfe der Myosinmoleküle, die die Querbrücken zwischen Myosinfilamenten und Aktinfilamenten bilden, die „ATPase-Köpfe", sind direkt beteiligt bei der Übersetzung von chemischer in mechanische Energie.

Muskelkontraktion. Bei *isotonischer* Kontraktion verkürzt sich die Muskelfaser unter gleichbleibender Kraft, bei *isometrischer* Kontraktion entsteht eine Kraftzunahme bei gleichbleibender Länge. Bei beiden Formen der Kontraktion bleibt die Länge der Myofilamente unverändert und bei beiden interagieren Aktin- und Myosinfilamente. Tatsächlich gibt es zwischen diesen beiden Extremformen der Muskelkontraktion Mischformen.

Bei **isotonischer Kontraktion** (Verkürzung der Muskelfaser) gleiten die Aktinfilamente tiefer zwischen die Myosinfilamente (Abb. 95), diese „laufen" mit ihren Köpfen, den queren Valenzen, „auf der Stelle" und bewegen dadurch die Aktinfilamente. Damit verschwindet schließlich der H-Streifen, der I-Streifen wird extrem schmal, A bleibt unverändert breit, reicht aber bis an Z heran. Bei extremer Kontraktion können sich die Aktinfilamente überlappen oder falten und eine Kontraktionsbande im H-Streifen bilden. Im Endergebnis wird jedes Sarkomer und damit jede Muskelfaser und schließlich der ganze Muskel stark verkürzt („Gleitmodell" nach Huxley). Die Länge der dicken wie die der dünnen Filamente selbst bleibt dabei konstant.

Die *Verkürzung* wird im A-Streifen zwischen dicken und dünnen Filamenten eingeleitet. Wenn Ca^{2+}-Ionen einströmen und die entsprechende Bindungsstelle am Troponinmolekül (Troponin C) besetzen, ändert sich die räumliche Ordnung der Troponinuntereinheiten, das Tropomyosinmolekül (Troponin T) wird tiefer in die Furche der Aktinhelix gedrängt, die aktive Bindungsstelle des Aktins für Myosin vom Troponin I freigegeben, und Aktin kann als Kofaktor bei der ATP-Spaltung mit dem Kopf des Myosinmoleküls wirken; durch Spaltung des ATP am Myosin (durch Myosin-ATPase) wird Energie freigesetzt. Dabei werden Kopf und Hals am Myosinmolekül verformt und bewegt (ihr Winkel von 90 Grad zur Filamentachse wird in einen von 45 Grad gedreht). Da Aktin jetzt an Myosin gebunden ist, stößt die Bewegung des Myosinkopfes das Aktin über das Myosinfilament hinweg. Während die schon gebundenen Myosinköpfe das Aktin bewegen, wird die Ausbildung neuer Aktin-Myosin-Brücken bereits vorbereitet. Eine einzige Muskelkontraktion ist das Ergebnis von hunderten Brückenbildungs- und Brückenlösungszyklen. Die Kontraktionsaktivität erlischt mit dem Rücktransport der Ca^{2+}-Ionen in den Calciumspeicher, dann sind die Myosinbindungsstellen am Aktin nicht mehr verfügbar. (Reizinduzierte intrazelluläre Calciumströme werden hier wie auch in Nervenzellen von einem Regulatorprotein *[Calmodulin]* gesteuert.) Wichtige Voraussetzung für die Kontraktion ist also die vorübergehende Freisetzung von Calcium aus einem Calciumspeicher – im Skelettmuskelgewebe das sarkoplasmatische Reticulum (L-System) (Prinzip der Calciumabhängigkeit der Kontraktion quergestreifter Muskulatur).

Myosin wirkt hierbei als ATPase, indem es das ATP zu ADP und Phosphorsäure spaltet. Die freiwerdende Energie geht zu etwa 30% in die Muskelkontraktion, zu etwa 70% in Wärmebildung ein. In einem späteren Vorgang kann das ATP wieder resynthetisiert werden, wobei Glykogen die wichtigste Energiequelle ist. Wenn kein ATP mehr zur Verfügung steht, wird der Aktin-Myosin-Komplex stabilisiert, ein Zustand, der mit der Leichenstarre eintritt; d. h., ATP wirkt auf den Muskel zugleich als „Weichmacher".

T- und L-System (sarkotubuläres System) (Abb. 94 u. 96). Mit der regelmäßigen Anordnung der Myofilamente in den Myofibrillen korrespondiert eine periodische Einfaltung des Plasmalemms, das *T-System,* sowie eine periodische Anordnung des sarkoplasmatischen Reticulum, das *L-System.*

T-System. Das Plasmalemm der Muskelfaser bildet beim Menschen wie bei allen Mammaliern in Höhe der Grenze von A- und I-Streifen *transversale* schlauchförmige Einfaltungen, *Tubuli,* die die Myofibrillen als anastomosierendes Kanälchensystem umgeben. Der Extrazellularraum breitet sich also periodisch in diesen T-Tubuli netzförmig durch den gesamten Querschnitt der Muskelfaser aus, die Tubuli anastomosieren aber nicht mit den

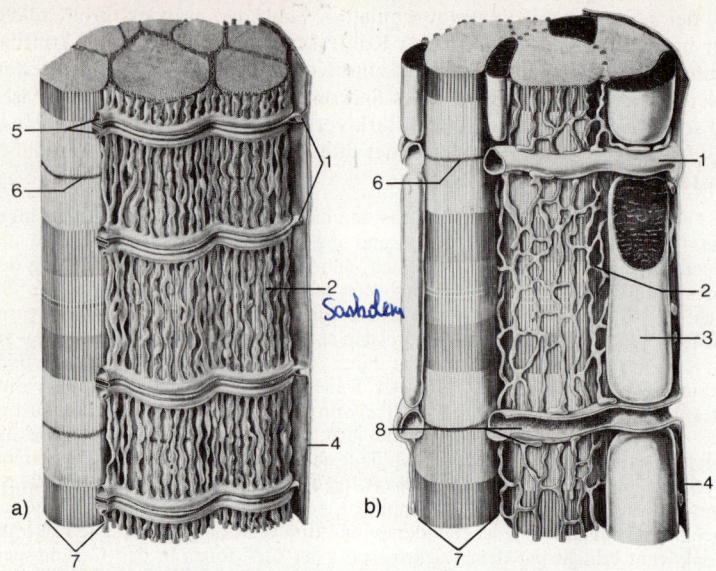

Abb. 96 a, b   T-System und sarkoplasmatisches Reticulum (L-System). a) Skelett-muskelfaser der Mammalier, b) Herzmuskelzelle. 1 = transversale Tubuli (T-System), 2 = longitudinal ausgerichtete Zisternen des sarkoplasmatischen Reticulum (L-System), 3 = Mitochondrium, 4 = Sarkolemm, 5 = Triade, 6 = Z-Streifen, 7 = Myofibrille, 8 = Dyade. Im Skelettmuskelgewebe der Mammalier liegt das T-System in Höhe der Grenze zwischen A- und I-Streifen, das sarkoplasmatische Reticulum ist stark ausgebildet (Triaden!). Im Herzmuskelgewebe ist das T-System in Höhe des Z-Streifens stark ausgebildet (enthält Basallaminaeinfaltungen), schwach entwickeltes sarkoplasmatisches Reticulum (Dyaden) (modifiziert nach *Bloom-Fawcett,* Zeichnung: R. *Clemens,* Kiel). Schema.

Zisternen des sarkoplasmatischen Reticulum. Die Tubuli bilden insgesamt das *T-System.* In ihm wird die von der myoneuralen Synapse ausgehende Depolarisation des oberflächlichen Plasmalemms sehr rasch dem gesamten Faserquerschnitt mitgeteilt und damit eine gleichzeitige Kontraktion aller Myofibrillen ermöglicht (elektrisch-mechanische Koppelung).

L-System. Das (glatte) sarkoplasmatische Reticulum umhüllt zwischen zwei periodisch aufeinander folgenden T-Systemen jede Myofibrille mit Zisternen, die insgesamt ein in der *longitudinalen* Richtung gestrecktes Netz bilden, das *L-System.* An der Grenze zum T-System konfluieren die netzförmigen Zisternen zu einem stärker erweiterten, zirkulären Ring, der *terminalen Zisterne.* Die sarkoplasmatischen Reticula benachbarter Myofibrillen anastomosieren zwischen zwei T-Einfaltungen miteinander, stehen aber nicht mit den Reticula jenseits einer T-Einfaltung in Verbindung. Aus dem L-System wird bei fortgeleiteter Depolarisation Calcium freigesetzt, das sich dann an das Troponin (Troponin TC) bindet; bei Repolarisation wird es wieder in den Speicher zurücktransportiert, die Kontraktion beendet.

Triade nennt man den im **E** Schnittbild sichtbaren Anschnitt einer T-Einfaltung einschließlich der dem Tubulus beiderseits anliegenden Anschnitte der terminalen Zisternen der benachbarten L-Systeme.

Die *Mitochondrien* sind zwischen Myofibrillen bevorzugt transversal (in „roten" Muskeln auch longitudinal) und dem T-System benachbart ausgerichtet.

Querschnitt. E: Die *Myofilamente* zeigen auch im Querschnitt eine strenge Ordnung, die in den verschiedenen Höhen des Sarkomers ein unterschiedliches Bild ergibt. In Höhe des A-Streifens wird jedes Myosinfilament von sechs Aktinfilamenten, jedes Aktinfilament von drei Myosinfilamenten umgeben (hexagonale Gliederung) (Abb. 93).

Bei der **isometrischen Kontraktion,** bei der gleichfalls – wie bei der isotonischen Kontraktion, der Muskelverkürzung – die Myosinköpfe an die Aktinfilamente herantreten und sich bewegen, finden die gegenseitigen Berührungen immer wiederholt an denselben Stellen statt, die Querstreifung bleibt unverändert breit, die Sarkomeren verkürzen sich nicht. Die dabei auftretende Kraftentfaltung hängt von der Anzahl solcher Interaktionen ab.

Eine **optimale Kraftentfaltung** (optimale Aktin-Myosin-Überlappung) ist bei einer Sarkomerhöhe von etwa 2,0 µm gegeben. Bei starker *Dehnung* des Muskels wird der H-Streifen verbreitert, dabei wird die Anzahl der Aktin-Myosin-Interaktionen verringert (Verminderung der Aktin-Myosin-Überlappung), die Kraftentfaltung wird entsprechend reduziert; sie wird völlig aufgehoben bei einer Sarkomerhöhe von etwa 3,6 µm, bei der keine Aktin-Myosin-Überlappung mehr besteht. Bei *sehr starker Kontraktion* kann eine Überlappung eintreten derart, daß Aktinfilamente der einen „Seite" Kontakte mit Myosinköpfen der „Gegenseite" (jenseits des H-Streifens) aufnehmen, und damit geht, verbunden mit der Höhenabnahme des Sarkomers, die Kraftentfaltung zurück; das ist bereits bei einer Sarkomerhöhe von etwa 1,5 µm der Fall.

Unterschiede im Bau von Skelettmuskelfasern funktionell verschiedenartiger Muskeln sind in quantitativer und qualitativer Hinsicht bekannt, doch lassen sie sich oft nur schwer mit funktionellen Daten korrelieren. Im Hinblick auf die Funktion unterscheidet man *phasische* und *tonische Muskelfasern.*

Die *phasischen (Zuckungs-)Muskelfasern* verkürzen sich in einer raschen *Kontraktion* nach der „Alles-oder-Nichts-Regel"; aus ihnen ist beim Warmblüter die weitaus größte Zahl aller Muskeln aufgebaut. Die *tonischen (langsamen) Muskelfasern* sind

dagegen zu einer fein abgestimmten *Kontraktur* befähigt. Sie kommen bei Kaltblü-
tern in vielen Muskeln zu 10–30% neben phasischen Muskelfasern vor; bei Warmblü-
tern findet man sie in den äußeren Augenmuskeln, in den Mittelohrmuskeln, in der
Wand des oberen Ösophagusabschnittes sowie – in abgeänderter Form – als intrafusale Fasern in Muskelspindeln.

Phasische (Zuckungs-)Muskelfasern werden an umschriebener Stelle durch
eine motorische Endplatte innerviert, das Aktionspotential breitet sich von
dieser auf die Muskelfaser aus. Entsprechend dem unterschiedlichen
Gehalt an Zellorganellen und Myoglobin unterscheidet man unter den
phasischen Muskelfasern *rote* (Typ I) und *weiße* (Typ II) Fasern sowie
Übergangsformen; die Zuckung der „roten" Fasern verläuft etwas langsamer als die der „weißen".

Die *roten Muskelfasern* haben einen geringeren Durchmesser (etwa 40–50
µm) als die weißen, sind besonders reich an Myoglobin und Mitochondrien
(aerobe Energiegewinnung!) und zu *Dauerleistungen* befähigt (Haltemus-
keln). Die *weißen Muskelfasern* mit einem Durchmesser von etwa 80–100
µm besitzen dagegen weniger Myoglobin und Mitochondrien (auch anaerobe Energiegewinnung möglich!), zeichnen sich aber durch stark ausgeprägtes sarkoplasmatisches Reticulum und durch die Fähigkeit zu *kurzfristi-
ger Hochleistung* aus.

Tonische (langsame) Muskelfasern werden an multiplen Stellen durch zahlreiche Kollateralen des innervierenden Axons und durch traubenförmig
aufgezweigte myoneurale Synapsen innerviert, die Erregung breitet sich auf
der nicht konduktilen Muskelfaser nicht aus. Die tonische Muskelfaser ist
außerdem durch ihren geringen Querschnitt (etwa 10 µm) und kaum
ausgebildetes T- und L-System charakterisiert. Intrafusale Muskelfasern:
S. 312.

Ringbinden sind Myofibrillen, die sich unter dem Plasmalemm spiralförmig um die
übrigen Myofibrillen legen. Sie werden nicht oft beobachtet und kommen hauptsächlich in der quergestreiften „Weichteilmuskulatur" (z. B. Uvula, Pharynx), auch im
Herzen und in äußeren Augenmuskeln vor; ihre Zahl soll im Alter zunehmen. **E:** Sie
können innen am Plasmalemm inserieren. Über Entstehung und Funktion ist wenig
bekannt.

Anpassung. Bei intermittierend starker Muskeltätigkeit entsteht *Hypertrophie,* Verdickung der Muskelfasern. Die hohe Differenzierung des Muskelgewebes erlaubt kaum mitotisches Wachstum, es kommt deshalb nicht zur
Vermehrung der Fasern. Bei geringer Beanspruchung wird der Muskel
atrophisch. Eine *Regeneration* des Skelettmuskelgewebes ist aus Satellitenzellen möglich, bei starker Schädigung aber gering, Muskelnarben sind
vorwiegend bindegewebig.

Satellitenzellen. Der Muskelfaser liegen außen einige sehr schmale, aber bis zu 100
µm lange spinnenförmige Zellen, *Satellitenzellen,* an. Im erwachsenen Muskel gehören 4–8% der lichtmikroskopisch als Muskelfaserkerne erscheinenden Kerne zu
Satellitenzellen. Beim Menschen enthält ein mm^3 Muskelgewebe etwa 800 Satelliten-

zellen. **L:** Die Zellen können lichtmikroskopisch kaum identifiziert, ihre Zellkerne von denen der Muskelfaser, die weit in der Überzahl sind, nicht unterschieden werden. **E:** Die Fortsätze der Zellen sind häufig verzweigt. Die Zellen enthalten Glykogen, einen Golgi-Apparat, freie Ribosomen und granuliertes ER sowie lysosomenartige Körperchen und Mikrotubuli. Ihre Zahl und ihr Zellorganellenbestand werden mit zunehmendem Alter vermindert. Die Satellitenzellen können als aus der Embryonalentwicklung erhalten gebliebene *Myoblasten,* Stammzellen des quergestreiften Muskelgewebes, aufgefaßt werden. In der Embryonalentwicklung verschmelzen Myoblasten zu Myotuben, die dann Myofibrillen ausbilden. Diese Fähigkeit besitzen Satellitenzellen zeitlebens. Aktiviert durch (nicht zu große) Schädigungen der Muskelfaser können sie neue Muskelfasern bilden oder überlebende Faserfragmente reparieren.

Sehnenursprung

Die Art der Verbindung des Muskels mit der Sehne zeigt sich erst elektronenmikroskopisch. **E:** Am Ende der Muskelfaser ist das Plasmalemm mehrfach handschuhfingerförmig eingefaltet. Die Aktinfilamente des letzten Sarkomers inserieren innen am Plasmalemm. Außen wird das Plasmalemm von einer Basallamina überzogen, aus der die kollagenen Fibrillen der Sehne entspringen. Die Kontaktstelle am Plasmalemm (Sarkolemm) ist eine Art „Halbdesmosom". Retikulinfasern aus dem Basallaminaschlauch legen sich den Sehnenfasern (= Bündel von Kollagenfibrillen) an (Abb. 97). Die einzelnen Sehnenfasern vereinigen sich spitzwinklig zu Sehnen und Aponeurosen. Die hierbei entstehende Fiederung des Muskels ergibt einen großen „physiologischen Querschnitt" (= Summe aller Faserquerschnitte

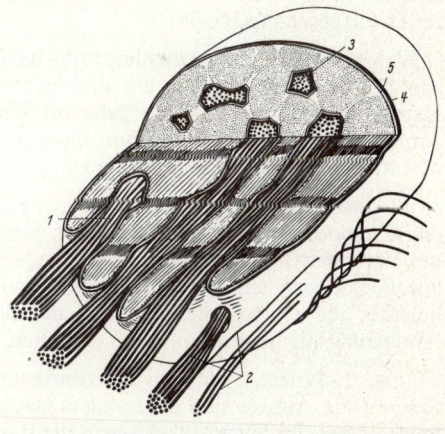

Abb. 97
Schematische Darstellung des Zusammenhanges von Skelettmuskelfaser und Sehnenfasern aufgrund elektronenmikroskopischer Untersuchungen.
1 = Sehnenfaser, d. h. ein Bündel von Kollagenfibrillen im Längsschnitt. Die Faser steckt in einer röhrenförmigen, von der Basallamina ausgekleideten Vertiefung in der Oberfläche der Muskelfaser. 2 = Sehnenfaser erhält Zuzug durch Kollagenfibrillen, die mit der Basallamina in Verbindung stehen. Rechts davon eine Schar zirkulär orientierter, der Basallamina anliegender Kollagenfibrillen. 3 = Sehnenfaser im Querschnitt, 4 = Basallamina, 5 = Plasmalemm (aus *Gelber,* D. D. H. *Moore,* H. *Ruska:* Z. Zellforsch. 52 [1960]).

des Muskels), der die Kraftleistung des Muskels (Gewicht, das eben vom Boden abgehoben werden kann) bestimmt (Hubkraft pro cm^2 Querschnitt = 8–10 kg); die Hubhöhe hängt von der Faserlänge ab.

Herzmuskelgewebe

Herzmuskelgewebe ist eine besondere Form des quergestreiften Muskelgewebes, seine Querstreifung entspricht im wesentlichen der des Skelettmuskels. Der Herzmuskel unterscheidet sich morphologisch vom Skelettmuskelgewebe hauptsächlich in drei Punkten (Abb. 88c):

– Während der Skelettmuskel aus vielkernigen Muskelfasern besteht, wird der Herzmuskel aus Muskelzellen aufgebaut, die durch besondere Zellhaften, die *Disci intercalares (Glanzstreifen),* aneinandergrenzen. **L:** Im ungefärbten Herzmuskel treten die *Disci intercalares* als glänzende Streifen hervor, im gefärbten Präparat als farbdichte Querbänder. Sie liegen an der Stelle eines Z-Streifens und sind meist treppenförmig abgesetzt, so daß transversale und mehr longitudinal ausgerichtete Strecken unterschieden werden können. **E:** Ihre Bedeutung als Zellgrenze zeigt das elektronenmikroskopische Bild. In den Disci intercalares sind die benachbarten Muskelzellen durch drei Arten von Zellkontakten End-zu-End-verbunden. Die transversale Strecke wird von *Maculae adhaerentes (Desmosomen),* mechanischen Haftstrukturen, und von *Fasciae adhaerentes* gebildet, in denen Aktinfilamente verankert sind, während in den longitudinalen Strecken *Gap junctions* ausgebildet sind, über die das Zytosol der benachbarten Zellen kommuniziert. Die Aktinfilamente überqueren nicht den Interzellularspalt, doch wird ihre Verlaufsrichtung durch Myofibrillen der Nachbarzellen fortgesetzt (Abb. 98).

– Während die Skelettmuskulatur aus unverzweigten Fasern besteht, setzen die Herzmuskelzellen ein dreidimensionales Netz zusammen. Der Netzaufbau des Herzmuskels geht auf Verzweigungen der Muskelzellen zurück, die mit einer Verzweigung einzelner Myofibrillen (Aufspaltung des Myofilamentbündels) einhergehen kann.

– Im Unterschied zu den randständigen Kernen des Skelettmuskels liegen die *Herzmuskelzellkerne meist zentral.* Sie sind oval oder viereckig und in der Verlaufsrichtung der Myofibrillen angeordnet. Da die Myofibrillen hier auseinanderweichen, entstehen an den Enden der Zellkerne Sarkoplasmabezirke, die Glykogengranula und mit dem Alter zunehmend braunes Abnutzungspigment, *Lipofuszin,* enthalten.

T- und L-System. Auch im Herzmuskelgewebe besteht ein T- und L-System, die Anteile sind aber anders zusammengesetzt als in der Skelettmuskelfaser. Im Herzmuskel liegen die transversalen Einfaltungen, das T-System, in Höhe des Z-Streifens. Die T-Tubuli besitzen ein weites Lumen (80–300 nm), in das die Basallamina von der Zelloberfläche aus eindringt

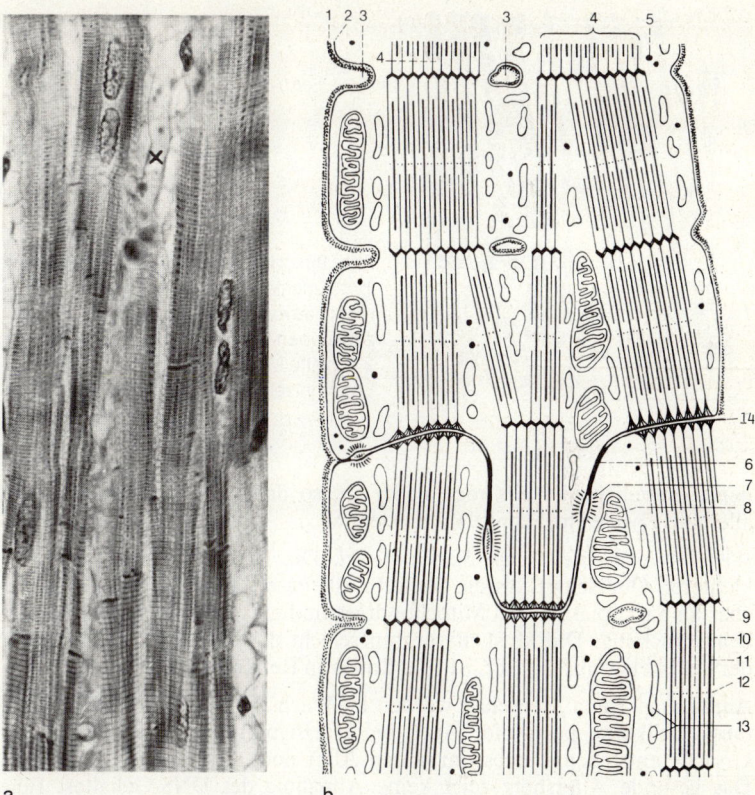

a   b

Abb. 98 a, b   Herzmuskelgewebe. a) **L:** verzweigte Muskelzellen, zentrale Lage der Zellkerne, Disci intercalares (Zellkontakte) dunkel, × = Kapillare. Färbung: H. E. Vergr. 560fach. b) **E:** 1 = Basallamina, 2 = Plasmalemm, 3 = T-System, 4 = Myofibrille, 5 = Glykogen, 6 = Nexus (Gap junctions) im Discus intercalaris, 7 = Macula adhaerens, 8 = Mitochondrium, 9 = Verknüpfung der Aktinfilamente, 10 = Aktinfilament, 11 = Myosinfilament, 12 = M-Streifen, 13 = sarkoplasmatisches Reticulum, 14 = Fascia adhaerens. Schema (nach *Lindner,* stark vereinfacht).

(Abb. 98), und bilden – teilweise auch longitudinal ausgerichtete – Verzweigungen. Im *Herzmuskelgewebe* bilden hauptsächlich die Membranen des *T-Systems* den *Calciumspeicher,* weniger das L-System wie im Skelettmuskelgewebe. Gegenüber dem im *Herzmuskelgewebe stark ausgebildeten T-System,* der Kommunikation mit dem Extrazellularraum, ist das L-System nur spärlich entwickelt. Es liegt auch nicht, wie im Skelettmuskelgewebe,

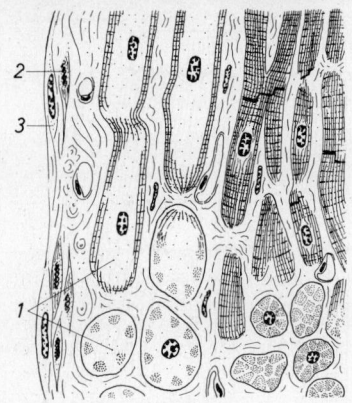

Abb. 99   Herz, Erregungsleitungssystem.
1 = Purkinje-Fasern unter dem Endokard,
rechts davon Arbeitsmuskulatur des Herzens, oben längs-, unten quergeschnitten,
2 = glatte Muskelzellen im Endokard, 3 =
Endothelzelle. Vergr. etwa 400fach.

den T-Tubuli beiderseits regelmäßig an, so daß keine Triaden, sondern
allenfalls *Dyaden* im Schnittbild entstehen.

Weitere Unterschiede zum Skelettmuskel. Die Herzmuskelzelle hat einen
kleineren Querschnitt als die Skelettmuskelfaser. Der Herzmuskel ist reicher an Sarkoplasma und Mitochondrien und entspricht damit der Dauer-
beanspruchung. Die Muskelfasergrenzschicht der Herzmuskelzelle gleicht
der der Skelettmuskelfaser, ist aber ärmer an Retikulinfasern.

Anpassung. Beim Menschen werden im Wachstumsalter zahlreiche Herzmuskelzellkerne polyploid. Auch bei Herzhypertrophie aus krankhafter
Ursache entstehen – selbst im hohen Alter noch – polyploide Zellkerne.
Das gesunde Altersherz zeigt keine Abnahme des DNS-Gehaltes. Eine
reaktive Polyploidie wird auch nach experimentell verursachten Herzmus-
kelnekrosen bei Ratten beobachtet.

Im **Erregungsleitungssystem** findet Erregungsbildung und -ausbreitung
statt. Es besteht aus Zügen von besonders differenziertem Herzmuskelgewebe, die wegen ihres Wasserreichtums und ihrer Fibrillenarmut im nichtfi-
xierten Präparat glasartig durchscheinen und deshalb, soweit sie an der
inneren Oberfläche des Herzmuskels liegen, bereits makroskopisch gesehen werden können. **L:** Die Zellen des Erregungsleitungssystems fallen im
Längs- wie im Querschnitt durch das manchmal erheblich größere Kaliber
und ihre Fibrillenarmut auf; die Fibrillen sind randständig. Sie sind sehr viel
glykogenreicher als die Arbeitsmuskulatur des Herzens. Im Erregungsleitungssystem spielt auch die anaerobe Energiegewinnung eine große Rolle
(Abb. 99). Die Zellbänder sind in spärliches Bindegewebe eingebettet.

Kreislauforgane

Körper- und Lungenkreislauf. Wie alle höheren Wirbeltiere hat der Mensch einen *großen* (Körper-)*Kreislauf,* der O_2-reiches Blut und Nahrungsstoffe in die Organe befördert und CO_2 aus diesen abtransportiert, und einen *kleinen* (Lungen-)*Kreislauf,* in dem das im großen Kreislauf O_2-verarmte Blut wieder oxygeniert wird. In Form einer „Acht" sind beide Kreisläufe hintereinandergeschaltet, das Herz liegt als Saug- und Druckpumpe in der Kreuzung der „Acht". Alle Gefäße, die Blut *zum* Herzen führen, werden *Venen,* alle Gefäße, die Blut *vom* Herzen wegführen, *Arterien* genannt. Im *großen Kreislauf* führen *Arterien* sauerstoff*reiches,* *Venen* sauerstoff*armes* Blut; im *kleinen Kreislauf* fließt in den *Arterien* sauerstoff*armes,* in den *Venen* sauerstoff*reiches* Blut. Zwischen Venen und Arterien ist im großen und kleinen Kreislauf das Kapillargebiet ausgebreitet. Arterien und Venen sind die Transportwege, im Kapillargebiet findet der Gas- und Stoffaustausch statt.

Im *Lungenkreislauf* liegt als einziges Organ die Lunge; das Blut der Lungenvenen ist in seiner Zusammensetzung einheitlich. In den *Körperkreislauf* sind dagegen mehrere Organe (Nieren, Milz, Darm, endokrine Drüsen u. a.) eingeschaltet, die die Zusammensetzung des Blutes beeinflussen; der Körperkreislauf besteht aus zahlreichen parallel geschalteten Teilkreisläufen, deren Venenblut unterschiedlich zusammengesetzt ist.

Vasa privata und *Vasa publica.* Für zahlreiche Organe ist das Blut einerseits Objekt der Organfunktion (z. B. Herz, Leber, Blutgefäße u. a.), andererseits organernährendes Medium. Wo beide Aufgaben durch Vermittlung verschiedener Blutgefäße erfüllt werden, unterscheidet man *Vasa publica* und *Vasa privata* (Beispiel: Vasa publica des Herzens sind die Vv. cavae, die Aorta und der Truncus pulmonalis, Vasa privata die Herzkranzgefäße).

Einrichtungen der Kreislaufregulation. Die Gesamtblutmenge von ca. 5 Litern kann nicht alle Blutgefäße unter Beibehaltung des normalen Blutdrucks gleichzeitig füllen. Die Regulation der Organdurchblutung greift hauptsächlich im Gebiet der präkapillaren Arterien *(Arteriolen)* an. Durch besondere Gefäßeinrichtungen und -anordnungen *(Sperrarterien, Drosselvenen, arteriovenöse Anastomosen)* wird zudem die lokale Durchblutung gesteuert.

Kollateralen, arterielle oder venöse Parallelwege zur Hauptstrombahn, können bei Verschluß der Hauptstrombahn das von ihr abhängige Kapillargebiet versorgen.

Wundernetz nennt man ein zusätzliches Kapillargebiet, das in den arteriellen oder venösen Schenkel eines Teilkreislaufs eingeschaltet ist (z. B. das Kapillarbett der Leber = venöses Wundernetz).

Lymphgefäßsystem. Mit dem Stoffaustausch zwischen Blut und Geweben tritt in den Organen Flüssigkeit aus den Kapillaren. Sie gelangt (das Gehirn ausgenommen) zu einem Teil im *Lymphgefäßsystem,* das dem venösen Schenkel des Kreislaufs parallel gerichtet ist, bis in Herznähe und fließt dort in die großen Venen („Angulus venosus" zwischen V. jugularis interna und V. subclavia). In die Lymphgefäße sind im Hauptschluß hintereinander liegende Stationen von *Lymphknoten* (biologische Filter) eingeschaltet. Lymphknoten, die als erste aus einer Körperregion oder einem Organ Lymphe erhalten, sind *regionäre Lymphknoten,* nachgeschaltete Lymphknoten *Sammellymphknoten.*

Die *Wand* des *Herzens* wie auch der *Blut- und Lymphgefäße* ist prinzipiell aus drei Schichten aufgebaut, die nach Gewebsbestandteilen, Menge und Verteilung große Unterschiede zeigen.

Herz (Cor)

Das Herz ist in ein „rechtes Herz" (für den kleinen Kreislauf) und in ein „linkes Herz" (für den großen Kreislauf) unterteilt, von denen jedes aus Vorhof (Atrium) und Kammer (Ventriculus) besteht. Das Herz ist ein spezialisierter Teil der Blutgefäße mit den drei Schichten *Endokard, Myokard, Epikard.*

Das **Myokard,** der weitaus dickste Wandteil, besteht aus Herzmuskelgewebe, dessen Stärke in den einzelnen Herzabschnitten entsprechend der im Kreislauf geforderten Arbeit variiert; das Myokard der Vorhöfe ist dünn, das der Kammern dicker, links mehr als rechts. Vorhof- und Kammermuskulatur sind durch eine Schicht straffen, kollagenfaserreichen Gewebes, das *Herzskelett,* fast vollständig voneinander getrennt. Nur im Bereich des Vorhof- und Kammerseptums überbrückt das *Erregungsleitungssystem* das Herzskelett. Die netzartige Anordnung des Herzmuskels dient der Erregungsausbreitung vom Erregungsleitungssystem aus nach allen Seiten. Vom Herzskelett entspringen äußere, steil zur Herzspitze verlaufende Muskelspiralen. Sie treten in mittlere Schichten ein, indem sie flachere Spiralen bilden und verlaufen in der innersten Schicht als *Trabeculae carneae* und *Mm. papillares* wieder in Richtung der Längsachse. Diese Anordnung ist die Grundlage für die in der Anspannungszeit der Systole überwiegende Längsverkürzung und in der Austreibungszeit vorwiegend zirkuläre, peristaltikähnliche Kontraktion. Herzmuskelgewebe: S. 214.

Endokrine Herzfunktion. Die Muskulatur der dehnungsempfindlichen Vorhöfe enthält *myoendokrine Zellen* – Herzmuskelzellen, die in Sekretgranula das natriuretische Peptidhormon *Cardiodilatin* bilden, das der Steuerung von Blutdruck und Blutvolumen dient, indem es eine gefäßmuskelrelaxierende und die Diurese und Natriumausscheidung fördernde Wirkung ausübt. Der adäquate Reiz für die Freisetzung des Hormons ist die Dehnung der Vorhöfe. Das Hormon ist inzwischen auch als Neuropeptid im Hypothalamus und in den gonadotropen Zellen der Adenohypophyse sowie im Nebennierenmark nachgewiesen (hier mit parakriner Wirkung?).

Das **Erregungsleitungssystem** (Abb. 99) bildet einen 2,5 cm langen, 0,5 cm breiten *Sinusknoten* (Keith-Flack-Knoten, Schrittmacher der Herzaktion) zwischen der Mündung der V. cava superior und dem rechten Herzohr. Ausläufer des Sinusknotens strahlen in die Vorhofmuskulatur ein. Die

Erregung erreicht dann den *Atrioventrikularknoten* (Aschoff-Tawara-Knoten), der – 6–8 mm lang und 1–3 mm breit – unter dem Endokard des Vorhofseptums an der Kammergrenze liegt. Das *Atrioventrikularbündel* (His-Bündel), 1–2 mm dick und 4–11 mm lang, überquert das Herzskelett, läuft entlang dem obersten, bindegewebigen Teil des im übrigen muskulären Kammerseptums, geteilt in einen rechten und linken Schenkel, die sich nahe der Kammerspitze in *Purkinje-Fasern* aufteilen. In Sinus- und Atrioventrikularknoten ist die erregungsleitende Muskulatur ungeordnet geflechtartig, im His-Bündel gestreckt-geflechtartig angeordnet. Erregungsleitungssystem und Arbeitsmuskulatur gehen ineinander über. Feinbau des Erregungsleitungssystems: S. 216.

Das **Endokard** kleidet alle Herzräume aus, es bildet eine glatte Innenfläche, die für das Blut einen geringen Reibungswiderstand abgibt. Das Endokard besteht aus einem niedrigen, platten, polygonalen Epithel, das hier wie in allen Blut- und Lymphgefäßen *Endothel* genannt wird, und das einer feinfaserigen Bindegewebsschicht aufsitzt. Elastische Netze im Verband mit spärlichen glatten Muskelzellen wirken bei der Anpassung des Endokards an den jeweiligen Kontraktionszustand des Herzmuskels. Die *Segelklappen* sind Endokardduplikaturen, die im Bindegewebsbezirk der Vorhofkammergrenze (Herzskelett) abgehen und auf der Vorhofseite eine derbe subendotheliale Bindegewebsplatte einschließen, während auf der Kammerseite nur ein zartes Bindegewebe unter dem Endothel ausgebildet ist. Im Endokardbindegewebe der Vorhöfe und der Atrioventrikular- und Semilunarklappen zweigen sich zahlreiche, vermutlich sensible Nervenfasern (Druckrezeptoren) auf *(subendothelialer Plexus)*. Die Bindegewebsfasern wie auch der Endothelüberzug der Segelklappen werden von Strängen, den *Chordae tendineae,* fortgesetzt, die die Segelklappen an den Papillarmuskeln befestigen. Die Herzmuskulatur tritt in die Basis der Segelklappe ein. – Die *Taschenklappen* am Abgang der Aorta und des Truncus pulmonalis sind gleichfalls dünne Endokardduplikaturen.

Herznerven

Das Herz liegt an den Zügeln des vegetativen Nervensystems (vgl. S. 281 u. 291). *Efferente* Nervenfasern im *Sympathicus* und im *Parasympathicus* (N. vagus) ziehen zur Herzbasis. Die zweiten efferenten Neurone des Sympathicus liegen in Grenzstrangganglien, die des Parasympathicus großenteils unter dem Epikard der Vorhöfe in der Umgebung der Einmündungen der Hohlvenen. Vegetative Fasern begleiten sowohl die Herzkranzarterien als auch das Erregungsleitungssystem. Im Sympathicus sind außer *noradrenergen* Fasern auch *neurotensin*haltige, im N. vagus außer *cholinergen* auch *vasoaktives-intestinales-Polypeptid-(VIP-)*haltige sowie afferente *Substanz-P*-haltige Nervenfasern nachgewiesen. Als *afferente* Nervenfasern verlaufen im *Sympathicus Schmerzfasern,* in den *Vagusästen* Nervenfasern, die Erregungen aus *Dehnungsrezeptoren* leiten – vermutlich Nervengeflechte in der Wand der Vorhöfe und der linken Herzkammer.

Innervation. Zahlreiche markscheidenfreie Axonendigungen liegen den Zellen des Sinusknotens mit einem Abstand von weniger als 300 nm an. Ein Teil der Axone bildet synapsenartige Endigungen an Zellen des Sinusknotens. Markhaltige, vermutlich afferente Nervenfasern, werden gleichfalls im Sinusknoten gefunden.

Herzbeutel (Pericardium)

Der Herzbeutel, *Pericardium,* besteht innen aus dem *Pericardium serosum,* das die Herzbeutelhöhle, *Cavitas pericardialis,* auskleidet. Die *Lamina visceralis* des Pericardium serosum wird zumeist als *Epikard,* die *Lamina parietalis* als *Perikard* bezeichnet (vgl. seröse Häute, S. 396). Das **Epikard** besteht aus einer dünnen Lage platter Epithelzellen und dem untergelagerten lockeren Bindegewebe der Tela subserosa. Die *Tela subserosa* des *Epikards* speichert Fett (Abrundung der Herzgestalt). Das **Perikard** ist zum serösen Spaltraum hin gleichfalls durch eine Lage platter Epithelzellen begrenzt. Das subseröse Bindegewebe des *Perikards* ist eine derbe Kollagenfaserplatte, *Pericardium fibrosum,* die durch Bindegewebszüge mit der weiteren Umgebung verbunden ist. Der Umschlagrand zwischen viszeralem und parietalem Blatt liegt auf den großen Gefäßen der Herzbasis.

Blutgefäße (Vasa sanguinea)

Die **Wand der Blutgefäße** besteht grundsätzlich aus drei Schichten, aus *Tunica intima, Tunica media* und *Tunica externa (adventitia),* kurz: Intima, Media, Adventitia. Die *Intima* begrenzt das Gefäßlumen lückenlos durch eine einfache Lage von spindelförmigen, flachen, 50–150 µm langen Endothelzellen, die in Richtung des Gefäßverlaufes ausgerichtet sind. Auch subendotheliales Bindegewebe ist in Richtung des Gefäßverlaufes angeordnet. Bei Arterien wird die Intima gegen die Media durch eine Membrana elastica interna, kurz: Elastica interna, abgegrenzt. Die *Media* besteht aus annähernd zirkulär verlaufenden Strukturen: glatte Muskelzellen, elastische Fasernetze, Kollagenfasern (Typ I und III) und Grundsubstanz (Proteoglykane). Bei Arterien kann als Grenze zur Adventitia eine Elastica externa ausgebildet sein. Die *Adventitia* ist, wie die Intima, aus längsgerichteten Elementen zusammengesetzt, aus Bindegewebe (Kollagen Typ I) und, bei Venen, aus glatter Muskulatur.

Die *Intima* steuert den Stoff-, Flüssigkeits- und Gasaustausch durch die Gefäßwand, die *Media* reguliert die Blutbewegung und über die *Adventitia* sind die Gefäße in ihre Umgebung eingebaut. Arterien und Venen dienen der Blutbeförderung, Kapillaren dem Stoff- und Gasaustausch; entsprechend den wechselnden Erfordernissen der verschiedenen Kreislaufabschnitte sind die drei Wandschichten bei *Arterien, Venen* und *Kapillaren* unterschiedlich ausgebildet.

Die Wand größerer Blutgefäße wird zu über zwei Drittel aus dem Gefäßinhalt ernährt, in die äußeren Bezirke treten *Vasa vasorum* (Vasa privata!) aus der Umgebung ein, in die Venenwand mehr als in die Arterienwand. Gefäße unter 1 mm Querschnitt besitzen keine Vasa vasorum. Die Gefäßwand wird innerviert, vegetative Fasern treten an die Mediamuskelzellen, Spannungsrezeptoren kommen in der Adventitia vor. Ein allgemein gültiges Prinzip des Aufbaus terminaler Strombahnen

besteht nicht. Jedes Gefäßbett ist entsprechend den lokalen Erfordernissen aufgebaut (vgl. z. B. Gefäßanordnung von Leber und Niere!).

Arterien

Die Arterien zeigen den dreischichtigen Wandbau auffallend deutlich
(Abb. 100), wenn auch unterschiedlich ausgeprägt in den herznahen und
herzfernen Arterien und den Arteriolen. Die Intima und die Elastica
interna sind zumeist stark gewellt, verursacht durch die fixierungsbedingte
Kontraktion der Mediamuskulatur.

In den *herznahen* **Arterien vom elastischen Typ** (Aorta und ihre großen
Äste) ist die *Intima* stärker als in allen übrigen Gefäßen ausgebildet, sie
wird von der Media durch die 1–2 µm dicke gefensterte Elastica interna
abgegrenzt, die aber häufig von den übrigen elastischen Membranen der
Media nicht deutlich unterscheidbar ist. Im subendothelialen Bindegewebe
verlaufen längsgerichtete Bindegewebszüge, vereinzelt auch glatte Muskelzellen. Die subendotheliale Schicht ermöglicht in geringem Umfang eine
freie Beweglichkeit des Endothelrohres bei den pulsatorischen Bewegungen der übrigen Wandteile. **E:** Die Endothelzellen weisen Mikrovilli,
Pinozytosevesikel, granuliertes ER, Filamente und Lysosomen auf, sie
regenerieren durch Mitosen. Interzellularkontakte: S. 35f und Tab. 4.

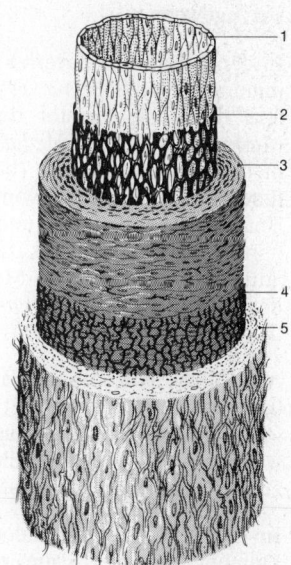

Abb. 100   Arterienwand, schichtweise abprä-
pariert. 1 = Endothel, 2 = Membrana elastica
interna, 3 = Tunica media, 4 = Membrana
elastica externa, 5 = Tunica externa (adventitia). Schema.

Tabelle 4   **Zellkontakte zwischen Endothelzellen von Blutgefäßen** (nach Simionescu, Simionescu u. Palade 1976, vereinfacht).

	Zonulae occludentes (Tight junctions): Zahl der Leisten (Rinnen)	Gap junctions
Arterien	1–4, durchgehend	zahlreich
Arteriolen	2–6, durchgehend	zahlreich
Kapillaren	2–5, durchgehend oder lückenhaft	fehlen
Venulen	1–5, lückenhaft	fehlen oder selten
Venen	1–5, durchgehend	selten

Anstelle der Basallamina findet man häufig feine filamentöse Strukturen. Die *Media* wird von konzentrischen perforierten elastischen Membranen geprägt, deren Zahl (30–50) mit dem Alter zunimmt. Der diskontinuierliche Ausstoß des Blutes aus dem Herzen in der Systole führt vorübergehend zur reversiblen Dehnung der Gefäßwand, die bei ihrer Entdehnung in der Diastole die Blutsäule weiter schiebt („Windkesselfunktion"). Glatte Muskelzellen bilden mit den elastischen Membranen ein elastisch-muskulöses System. Die Elastica externa ist von den äußeren elastischen Membranen der Media nicht unterscheidbar. Die *Adventitia* besteht aus spärlichem Bindegewebe.

In den *herzfernen* **Arterien vom muskulären Typ** (z. B. A. brachialis, A. femoralis) ist die *Intima* verschmälert. **E:** Endothelzellen ragen mit Ausläufern durch die Fenster der Elastica interna und bilden Kontakte mit Muskelzellen. In der *Media* dominieren die glatten Muskelzellen in 30 und mehr zirkulären Lagen (beginnende „Widerstandsregelung"). Zwischen ihnen liegen, abhängig von der Größe des Gefäßes, vereinzelt elastische Netze, kollagene Fasern und Grundsubstanz. Die Elastica interna, die auch ohne spezifische Elastikafärbung durch charakteristische Lichtbrechung auffällt, ist gut von der Media abgegrenzt, auch die Elastica externa ist häufig sichtbar. Die *Adventitia* ist örtlich unterschiedlich, meist aber spärlich ausgebildet (Abb. 101).

Arteriolen sind präkapilläre Arterien mit einem Durchmesser unter 0,5 mm. Ihre *Intima* besteht aus dem Endothel, die subendotheliale Schicht ist kaum entwickelt, die Elastica interna aber häufig ausgebildet. Die *Media* wird aus 1–2(–5) regelmäßigen ringförmigen Lagen glatter Muskelzellen zusammengesetzt („Widerstandsregelung").

Im Bereich der terminalen Arteriolen (der *präkapillären Sphinkteren*, Durchmesser unter 50 μm) treten gehäuft marklose Axone auf, die Arterien

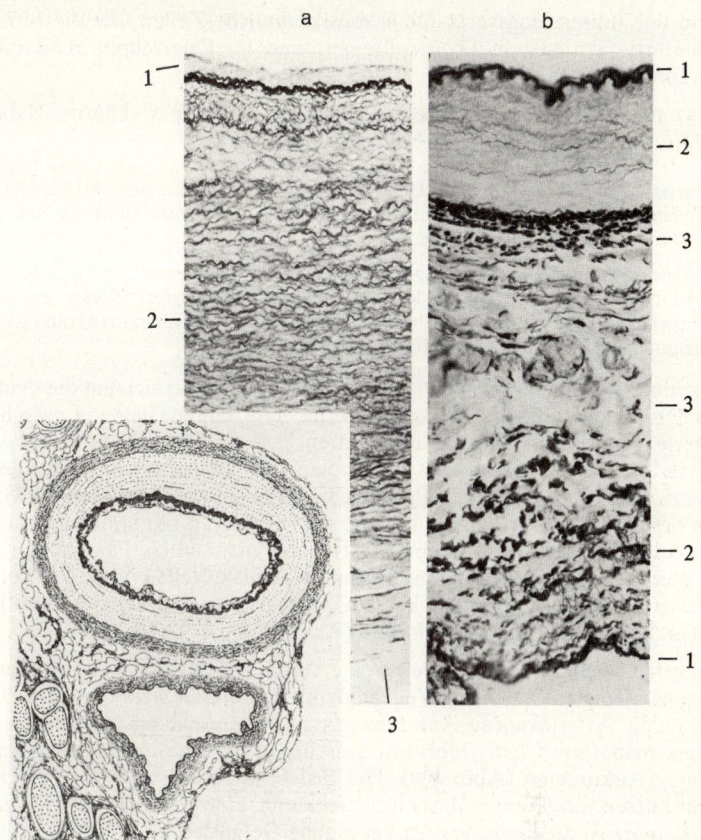

Abb. 101 Gefäßwandaufbau, Mensch. a) Aorta (Arterie vom elastischen Typ), b) oben A. axillaris (Arterie vom muskulären Typ), b) unten V. axillaris. 1 = Intima (bei den Arterien zugleich mit Elastica interna), 2 = Media (bei der A. axillaris mit deutlicher Elastica externa, bei der Vene keine deutliche Abgrenzung zur Intima und zur Adventitia), 3 = Adventitia. Anfärbung der elastischen Membranen mit Resorcin-Fuchsin. Unterschiedliche Vergrößerungen in a) und b)! c) A. (oben) und V. brachialis (unten), Übersicht. Vergr. a) 87,5fach, b) 140fach, 4) etwa 60fach.

und Arteriolen werden in der Regel von Sympathicus und Parasympathicus innerviert. Die Adventitia ist meist spärlich entwickelt.

Sperrarterien sind kleine Gefäße vor einem Kapillargebiet; sie können die Blutzufuhr zum Kapillargebiet drosseln. Als Verschlußeinrichtung besitzen sie in der Intima längsverlaufende muskelähnliche Zellen, die die Intima polsterartig vorbuckeln *(Polsterarterien)* und im Querschnitt rund oder polygonal sind (Abb. 102).

Vorkommen: endokrine Drüsen, genitale Schwellkörper, Uterus, Nabelschnur, Finger und an anderen Stellen.

Endarterien besitzen die Organe (Herz, Gehirn u. a.), deren kleinere Arterien keine ausreichenden Kollateralen bilden; der Ausfall einer Endarterie führt zur Nekrose *(Infarkt)* des abhängigen Gewebsbezirkes.

Rankenarterien haben einen korkzieherartig gewundenen Verlauf. In Organen, die ihr Volumen kurzfristig ändern können (z. B. Penis), handelt es sich um eine Reservelänge der Arterienwand. In anderen Organen (z. B. Hilum des Ovars) ist die Bedeutung der Rankenbildung unbekannt.

Diagnose: Die histologische Diagnose der Arterie stützt sich auf die deutliche Dreiteilung und die Elastica interna. Die Unterscheidung zwischen Arterie vom elastischen und muskulären Typ setzt eine Elastikafärbung voraus. Da die Elastica interna Bestandteil auch kleiner Arterien ist, die in nahezu jedem histologischen Präparat vorkommen, kann an kleinen Arterien die Frage geklärt werden, ob eine spezifische Elastikafärbung vorliegt. Im Totalpräparat (Häutchenpräparat) kann man durch Fokussieren an kleinen Arterien den zirkulären Verlauf der Muskelzellen und ihrer Kerne verfolgen; sie liegen senkrecht auf den längsgestellten Kernen der Endothelien und bilden mit ihnen *Kernkreuze* (Abb. 103).

Die **arteriovenöse Anastomose** ist eine verschlußfähige Gefäßverbindung, die eine kleinste Arterie und Vene in der präkapillaren Strecke unmittelbar verbindet. Arteriovenöse Anastomosen sind unterschiedlich gebaut; man unterscheidet *zwei Extremformen,* zwischen denen zahlreiche Übergangsformen vorkommen (Abb. 104). Die *Brückenanastomose* besteht nur aus einer kurzen, direkten, einfachen gestreckten Gefäßstrecke. In der *Knäuelanastomose* ist die einfache oder verzweigte Gefäßstrecke lang, aufgeknäuelt und von einer Bindegewebskapsel umgeben; die Knäuelanastomose ist ein kleines Organ, ein vasales *Glomusorgan.*

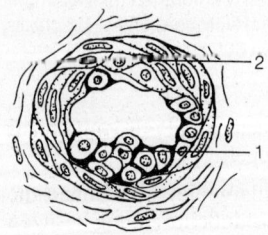

Abb. 102   Sperrarterie mit Intimapolster (1). Elastica interna fehlt. 2 = Mediamuskulatur. Vergr. etwa 100fach.

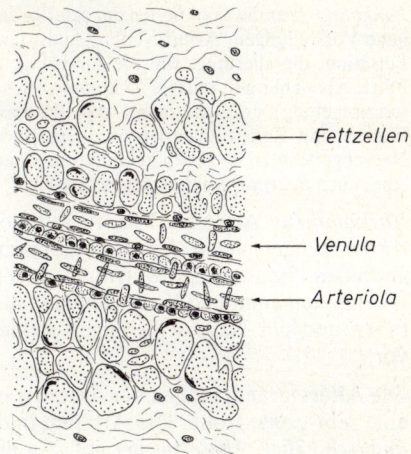

Abb. 103 Arteriole und Venule im Häutchenpräparat (Mesenterium). Die zirkulären Muskelzellen der Media sind in der Arteriole regelmäßig ausgebildet (Verlauf der Muskelzellkerne mit Hilfe der Mikrometerschraube zu verfolgen!). In der Venolenwand bilden sie eine unvollständige Schicht. Endothelkerne längsgestellt, „Kernkreuze"! Vergr. etwa 200fach.

Wandbau. Die arteriovenöse Anastomose besitzt keine Elastica interna. Die Muskelwand führt außer glatter Ringmuskulatur häufig innere Längsmuskelzüge. In vielen Fällen findet man *Epitheloidzellen* unter dem Endothel. Arteriovenöse Anastomosen werden vegetativ innerviert. Einige besonders epitheloidzellreiche arteriovenöse Anastomosen sind von dichten Nervengeflechten eingehüllt. Der Bindegewebsmantel der Glomusorgane enthält große Mengen von Proteoglykanen.

Epitheloidzellen sind helle, große, polygonale Zellen mit einem bläschenförmigen Kern. Sie liegen unter dem Endothel umschriebener Gefäßabschnitte von arteriovenösen Anastomosen, kommen aber auch außerhalb von arteriovenösen Anastomosen (z. B. in der Niere) vor und sind nach Feinbau und Funktion uneinheitliche Zellen. Man vermutet, daß einige von ihnen durch Quellung oder Kontraktion die Durchblutung des Gefäßes beeinflussen können, andere sollen Acetylcholin produzieren.

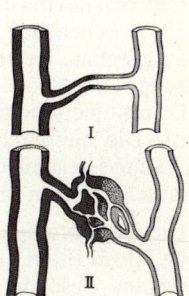

Abb. 104 Arteriovenöse Anastomosen. I = Brückenanastomose, II = Knäuelanastomose (nach *Staubesand*).

Funktion. Über die Funktionen der arteriovenösen Anastomosen gibt es unterschiedliche Vorstellungen. Arteriovenöse Anastomosen zeigen eine weitgehend autonome Pulsation, die allerdings fast nie zur völligen Öffnung oder zum totalen Verschluß führt. Als sicher gilt, daß sie *hämodynamische Aufgaben* (Blutdruck- und Durchblutungsregelung) erfüllen, ferner der *Wärmeregulation* in den Körperakren (z. B. Finger- und Zehenspitzen) sowie dem Wasserhaushalt dienen. Den von starken Nervengeflechten umgebenen Glomusorganen wird, ähnlich wie dem Glomus caroticum, auch *Rezeptorfunktion* zugeschrieben.

Vorkommen: Arteriovenöse Anastomosen kommen vorwiegend in den *Akren* (Fingerspitzen: *Hoyer-Grosser*sche Organe; Daumen- und Kleinfingerballen, Steißbeinspitze: *Glomus coccygeum;* Nase, Zungenrücken, auch im Hahnenkamm und Kaninchenohr) und in den *Schwellkörpern* der Genitalien und der Nasenschleimhaut sowie in zahlreichen anderen Organen vor.

Die **Altersveränderungen der Arterien** spielen in der Klinik und Pathologie eine sehr große Rolle. Die Arterien in den verschiedenen Organen weisen *unterschiedlich Alternsmuster* auf. An die noch der Entwicklung zuzurechnenden Vorgänge (z. B. Zunahme der Zahl elastischer Membranen mit den Jahren) können sich früher oder später Involutionsveränderungen anschließen. In den Herzkranzarterien z. B. beginnen die Altersveränderungen relativ früh, in den Arterien anderer Organe häufig erst nach dem 40. Lebensjahr. Sie betreffen vorwiegend Intima und Media (Abnahme der Elastizität der elastischen Netze, Zunahme kollagener Bindegewebsstrukturen, Einlagerung von Cholesterinen u. a.).

Kapillaren

In den Haargefäßen, *Kapillaren,* findet der Gas- und Stoffaustausch statt. Mit Ausnahme von mehrschichtigen Oberflächenepithelien, Cornea, Augenlinse und ausdifferenziertem Hyalinknorpel sind alle Organteile und Gewebe, wenn auch unterschiedlich stark, kapillarisiert (auf einen mm^2 kommen im Herzmuskel etwa 2000, im Skelettmuskel und in der Hirnrinde etwa 1000, in der Haut etwa 50 Kapillaranschnitte). Kapillaren werden in regenerierenden Geweben in kurzer Zeit neu gebildet. Der Gas- und Stoffaustausch wird begünstigt durch die Vergrößerung der Berührungsfläche zwischen Gefäßwand und umgebendem Gewebe: Die Kapillaren bilden ausgedehnte Netze (Gesamtoberfläche etwa 6000 m²). Die starke Aufzweigung und Netzbildung der Gefäße im Kapillargebiet vergrößert den Gesamtquerschnitt der Gefäße, der etwa 800mal größer als der der Aorta ist. Die hierdurch verursachte Verlangsamung der Blutströmung (etwa 0,3 mm/s gegenüber etwa 320 mm/s in der Aorta) erleichtert den Stoffaustausch zwischen Blut und Organ.

Die **Kapillare** hat im nichtkollabierten Zustand einen Durchmesser von 4 bis etwa 15 µm, je nach dem Ausmaß von Ruhe oder Tätigkeit eines Organs. Besonders weite sinusoide Kapillaren mit einem Durchmesser von

30–40 µm („Sinusoide") sind für einige Organe (Leber, Knochenmark, Milz, einige endokrine Drüsen) charakteristisch. Die Dreischichtung der Gefäßwand ist in den Kapillaren bis auf die Intima und die Adventitia reduziert, eine Media ist nicht ausgebildet.

Das *Endothel* mit Basallamina entspricht der Intima. Die Endothelzellen sind 10–15 µm breit und 50–150 µm lang und schließen in der Regel lückenlos aneinander, wobei ihre Grenzen sich überlappen können. Sie bilden das *Endothelrohr* (Interzellularkontakte: Tab. 4). Die Dicke der Endothelzellen variiert stark. Die Endothelien, besonders Kapillarendothelien, sind höchst stoffwechselaktiv und enthalten zahlreiche, in einzelnen Organen auch unterschiedliche Enzyme (z. B. Enzyme der oxidativen Phosphorylierung, der anaeroben Glykolyse, Adenylcyclase u. a.), einige Enzyme sind bevorzugt in Membranvesikeln lokalisiert (z. B. ATPase), im luminalen Plasmalemm können Rezeptoren (z. B. für Angiotensin) sitzen. **E:** Das Endothel der Kapillaren (und der postkapillaren Venulen) zeigt häufig eine in verschiedenen Organen unterschiedlich starke *Membranvesikulation* sowie intrazelluläre Vesikel, die bis zu einem Drittel des Zellvolumens einnehmen können. Durch Fusion mehrerer hintereinander liegender Vesikel können vorübergehend offene *transendotheliale Kanälchen* entstehen: In anderen Fällen stark durchlässiger Kapillaren sind die Endothelien *gefenstert* („fenestriert"): Das dünne Endothel ist in meist regelmäßigen Abständen mit Fenstern versehen, in den Endothelien der Dünndarmschleimhautkapillaren etwa 25/µm². Die Fenster sind runde Öffnungen im Endothel mit einem Durchmesser von 60–80 nm, verschlossen durch ein dünnes „Diaphragma" (4–6 nm dick), das zentral eine knopfförmige Verdickung (Durchmesser 10–15 nm) aufweist, eine Struktur unbekannter chemischer Zusammensetzung. *Fenestrierte Endothelien* sind in vielen Organen regelmäßig anzutreffen (Magen-Darm-Trakt, endokrine Drüsen, Plexus choroideus u. a.). Im Endothel der Nierenglomeruli sind durchgängige Poren ohne Diaphragmen ausgebildet. Die Endothelzellen der *sinusoiden Kapillaren* sind durch große offene, nicht durch Diaphragmen verschlossene Poren und interzelluläre Lücken ausgezeichnet.

Endothelzellen sind, wie andere Zellen auch, außer mit *Mikrotubuli* ausgestattet mit Intermediärfilamenten, Mikrofilamenten (Aktin) und mit myosinähnlichen Filamenten. Die *Intermediärfilamente (Vimentin,* und auch *Desmin)* kommen besonders reichlich in Endothelzellen vor, die mechanisch stark beansprucht werden (z. B. Endothelien von Herzklappen, terminalen Arteriolen, Kapillaren der Milz), sie üben hier die Funktion eines stabilisierenden Zytoskeletts aus. Die *Mikrofilamente (Aktinfilamente)* sind in zahlreichen (wenn nicht in allen) Endothelzellen nachweisbar. Sie treten regelmäßig als dichtes Aktinfilamentnetz unter dem Plasmalemm und in Nachbarschaft der Interzellularkontakte auf. In mechanisch belasteten Endothelzellen (Herzkammern, Herzklappen, Aorta, kleine Arterien und Arteriolen u. a.) sind sie als *Streßfasern* in Form parallelgerichteter gestreckter Aktinfilamentbündel ausgebildet. Nicht beobachtet werden sie in dieser Form in Endothelien von Venolen und Venen. Die Aktinfilamente wirken hier der mechanischen Belastung entgegen. *Myosinfilamente* sind weniger zahlreich ausgebildet, sie sind u. a. in Endothelien der Hirngefäße und der Milz nachgewiesen. In Kapillarendothelien ist zudem auch das *Protein der Z-Streifen* der Muskelfasern, *α-Aktinin,* sowie *Tropomyosin* nachweisbar. Auf der Grundlage dieser Befunde wird neuerdings Kapillaren eine besondere Dynamik zugeschrieben, die sich z. B. in einer Durchblutungssteuerung jenseits der präkapillären Arteriolen auswirkt. Man nimmt an, daß das Filamentsystem auch auf die Weite der Interzellularräume zwischen Endothelien Einfluß nimmt und damit eine Rolle im trans-(inter-)endothelialen Stofftransport spielt.

Die *Basallamina* der Kapillaren wird, wie die aller Gefäße, von den Endothelien produziert, ist 40–60 nm dick (Abb. 105) und bildet eine durchgehende, ununterbrochene Lage, ausgenommen die sinusoiden Leber- und Milzkapillaren und Kapillaren des roten Knochenmarkes, bei denen die Basallamina lückenhaft ist oder fehlt.

Die Endothelien der Blutgefäße gelten als Fibrozytenabkömmlinge. Wiewohl enzymhistochemische Untersuchungen auch eine spezielle Endothelvorläuferzelle wahrscheinlich machen, nimmt man an, daß Endothelzellen (z. B. nach Verletzungen) aus

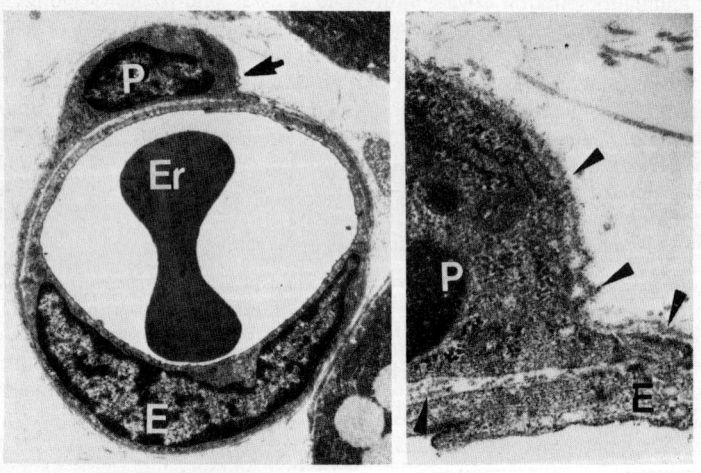

a　　　　　　　　　　　　　　　　　　　　　　　　　　　　　　　b

Abb. 105a, b **E:** a) Kapillare aus der Glandula submandibularis der Ratte, b) Ausschnitt aus a). E = Endothelzelle, P = Perizyt, Er = Erythrozyt. Die Pfeilspitzen weisen auf die Basallamina. Vergr. a) 5700fach, b) 30000fach (Präparat: Prof. Dr. D. *Drenckhahn,* Marburg).

verschiedenartigen Zellen der Umgebung regenerieren können. Endothelzellen zeigen wenige Mitosen.

Perizyten. **E:** Eine lückenhafte zweite Zellage bilden die *Perizyten.* Sie können (Organunterschiede!) dem Endothelrohr in mehr oder weniger großen Abständen anliegen und mit verzweigten langen Fortsätzen das Endothelrohr umgreifen. Die Perizyten liegen in der Basallamina, sie werden von einer Abspaltung der Basallamina der Endothelien umscheidet und sind durch Fortsätze fest mit dem Endothel verzahnt. Die Perizyten gelten als kontraktile Zellen.

Als *Adventitia* kann das unmittelbar auf die Basallamina folgende Bindegewebe angesehen werden.

Adventitialzellen, die gleichfalls der Gefäßwand anliegen, aber nicht von der Basallamina des Endothelrohres eingescheidet werden, sind Makrophagen.

Kapillartypen. Im Hinblick auf das Verhalten der *Endothelzellen* kann man schematisierend drei Kapillartypen unterscheiden (Abb. 106a–c):

- *nichtfenestrierte kontinuierliche* Kapillaren mit Endothelien ohne Fensterung und mit kontinuierlicher Basallamina (Muskelgewebe, Zentralnervensystem, Lunge u. a.) (Abb. 106a),
- *fenestrierte kontinuierliche* Kapillaren, die Endothelien mit intrazellulärer Fensterung und mit kontinuierlicher Basallamina besitzen (Magen-Darm-Trakt, endokrine Drüsen, Plexus choroideus u. a.) (Abb. 106b),
- *fenestrierte diskontinuierliche sinuoide* Kapillaren, die Endothelien mit Poren und interzellulären Lücken sowie keine oder eine diskontinuierliche Basallamina aufweisen (Leber, blutbildendes Knochenmark, Milzsinus u. a.) (Abb. 106c).

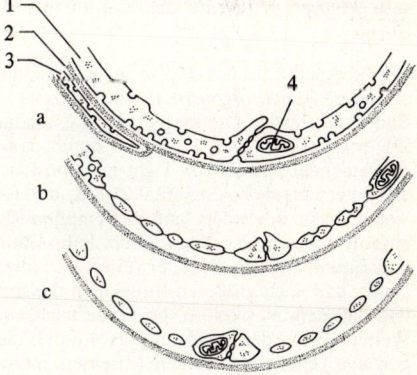

Abb. 106a–c **E:** Kapillarwand.
a) Nicht gefenstertes, geschlossenes Endothel (1), 2 = Basallamina, einen Perizyten (3) umscheidend, 4 = Mitochondrium (Beispiel: Hirnkapillaren). b) Gefenstertes Endothel, die Fenster weisen ein „Diaphragma" auf (Beispiel: Kapillaren endokriner Drüsen). c) Gefenstertes Endothel, die Fenster besitzen kein Diaphragma (nur Nierenglomerulus und Leberkapillaren; Beispiel: Nierenglomerulus). Zellkerne sind nicht im Schnitt. Schema.

Nach anderen Vorstellungen kennzeichnet die Fenestrierung nicht einen Kapillartyp, sondern eine (im venösen Schenkel der Kapillare gelegene) Gefäßstrecke oder einen Funktionszustand und kann eine vorübergehende Bildung sein.

Die *Zellkontakte zwischen den Endothelzellen,* die Zonulae occludentes (Tight junctions) und Gap junctions (Nexus), sind in Arterien, Kapillaren und Venen unterschiedlich dicht (Tab. 4). In Arterien und besonders in Arteriolen sind dichte Zonulae occludentes in mehreren durchgehenden Leisten ausgebildet. In Kapillaren sind die Leisten je nach Organ durchgehend oder lückenhaft und dann weniger dicht. In den Venulen findet man regelmäßig lückenhafte, undichte Zonulae occludentes, während sie in den Venen wieder durchgehend angeordnet sind. In Arterien und Arteriolen sind zudem zwischen Endothelien Gap junctions ausgebildet, sie fehlen (zumeist) in den übrigen Abschnitten des Kreislaufs.

Stofftransport durch die Kapillarwand. Bei der Würdigung der Endothelstrukturen im Hinblick auf den Transport wasserlöslicher Moleküle durch die Kapillarwand muß mit kleinen und großen Molekülen gerechnet werden. Versuche mit Markierungssubstanzen zeigen, daß *große Moleküle* (bis etwa 70 nm Durchmesser) auf dem Weg eines transendothelialen Vesikeltransportes (Transzytose, S. 58) hindurchgeschleust werden. Der Vorgang würde, wenn die Vesikel aus dem Plasmalemm abgeschnürt würden, eine massive Verlagerung von Plasmalemmaterial von der einen zur anderen Seite bei stetiger Neubildung und Abgabe von Plasmalemm zur Folge haben müssen. Offenbar ist das aber nicht der Fall. Beobachtungen sprechen dafür, daß für diesen Transport eine plasmalemmunabhängige Population von intrazellulären Vesikeln (aus dem Golgi-Apparat?) zur Verfügung steht, die zwischen dem luminalen und dem abluminalen Plasmalemm als „shuttle" vermittelt, ohne sich mit Membranbestandteilen des Plasmalemms zu vermischen. Man kann heute annehmen, daß die Fenestrationen und Vesikulationen des Endothels hauptsächlich dem Transport von großen wasserlöslichen Molekülen vorbehalten bleibt, während eine große Zahl sehr *kleiner Moleküle* die Kapillarwand durch den Interzellularspalt passiert.

Zum Vesikeltransport sind in manchen Fällen membranständige Rezeptoren oder bestimmte (auch organspezifische) Enzyme, für den Transport durch fenestriertes Endothel günstige Ladungsverhältnisse am luminalen Plasmalemm der Endothelzellen erforderlich. Der Transport durch den Interzellularspalt wird zweifellos mit zunehmender Anzahl von Tight-junction-Leisten erschwert, doch spielt hierbei auch die unterschiedliche Stabilität der Kontakte eine Rolle. Die Tight junctions von Venulen sind besonders labil und empfindlich, durch Histamin, Serotonin, Bradykinin z. B. können sie gelöst werden. Jeder Einfluß, der zur Verkürzung der (kontraktilen) Endothelzellen führt, erweitert den interzellulären Weg. Man rechnet deshalb damit, daß auch größeren Molekülen der interzelluläre Weg geöffnet werden kann und daß dem Vesikeltransport eine nachgeordnete Bedeutung zukommen könnte. Weitere Wege des Stofftransportes durch die Kapillarwand (Diffusion, Lipidtransport u. a.) entziehen sich dem (direkten) morphologischen Nachweis.

Ausgeprägte *Blut-Gewebe-Schranken* sind *Blut-Hirn-Schranke* (S. 305), *Blut-Liquor-Schranke* (S. 306), *Blut-Retina-Schranke* (S. 334), *Blut-Thymus-Schranke* (S. 186), *Blut-Hoden-Schranke* (S. 489).

Venen

Venen sind darauf angelegt, große Blutmengen bei geringen Druckänderungen aufzunehmen (im großen Kreislauf durchschnittlich eine viermal größere Menge als die Arterien), es sind „Kapazitätsgefäße"; häufig ist im histologischen Schnitt durch eine Gefäß-Nerven-Straße die Vene (das Venenpaar) im Querschnitt größer als die entsprechende Arterie.

Die Venen besitzen meist eine dünnere Wand als die entsprechenden Arterien; sie genügt damit dem geringeren Venenblutdruck. Eine deutliche Schichtenbildung der Wand und scharfe Schichtengrenzen fehlen in der Regel (vgl Abb. 101). Elastica interna und externa sind nicht ausgebildet. Schwach sind *Intima* und *Media,* stark dagegen ist die *Adventitia* entwickelt. Unterschiede in der Ausprägung der Wandschichten hängen u. a. von der Lokalisation ab. Die Venen der unteren Körperteile (höherer Binnendruck!) sind wandstärker als die der oberen Körperpartien. Venen, deren Wand durch die Beschaffenheit ihrer Umgebung stabilisiert wird (Lebervenen, Balkenvenen der Milz), besitzen dagegen eine schwächere Wand. Die Unterschiede zeigen sich in großen Venen, den mittelgroßen und kleinen Venen und (weniger deutlich) in den Venolen.

In den **großen Venen** (z. B. V. cava inferior) ist die *Intima* durch subendotheliales Bindegewebe gut entwickelt. Die *Media* dagegen ist sehr schmal, sie besitzt, verglichen mit entsprechenden Arterien, sehr wenig Muskelgewebe; Kollagenfasern und elastische Netze sind ausgebildet. Die *Adventitia* ist in großen Venen die breiteste Schicht. In ihr verlaufen starke, längsgerichtete Züge glatter Muskulatur, der bindegewebige Übergang zu umgebenden Strukturen ist meist unscharf. Venenklappen sind nicht ausgebildet.

Die **mittelgroßen und kleinen Venen,** zu denen die meisten Venen zählen, sind durch *Venenklappen* ausgezeichnet (ausgenommen die meisten Venen von Hals und Kopf). Die sonst spärliche *Intima* bildet Intimaduplikaturen in Taschenform; eine oder zwei Taschen bilden ein *Ventil.* Die Taschen sind so gestellt, daß sie den Blutstrom zum Herzen freigeben, sich aber bei Strömungsumkehr entfalten. Dieser Ventilschluß kommt nur bei entsprechendem Tonus der Venenwand zustande. **L:** Die Venenklappen geben bei Quer- und Schrägschnitten das Bild von Bändern, die das Venenlumen durchqueren (Abb. 107). In der *Media* bilden glatte Muskelzellen spiralförmig angeordnete Muskelbänder, die mit elastischen Netzen und Kollagenfasern verbunden sind und in der Intima und Adventitia anheften. Die *Adventitia* besteht zumeist aus kräftig entwickeltem kollagenem Bindegewebe, längsgerichtete glatte Muskelzellbündel kommen in einigen Organen (z. B. in den Venen des Plexus pampiniformis) vor.

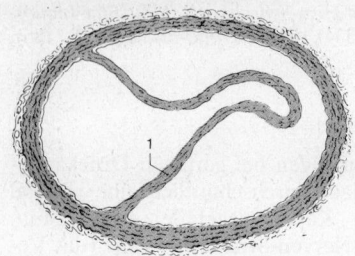

Abb. 107   Vene, Querschnitt:
1 = Taschenklappe, quergeschnitten.

Bei mangelhaftem Tonus der Venenwand werden die Venenklappen insuffizient, es entsteht ein Rückstrom, der die Venenwand zusätzlich belastet und dehnt und in einem Circulus vitiosus *Varizen* (Krampfadern) erzeugt.

Venolen sind kleinste postkapilläre Venen; ihr Durchmesser ist größer als der Kapillardurchmesser, das Endothelrohr der kleineren Venolen (Interzellularkontakte: Tab. 4) wird von Perizyten, das der größeren Venolen (Sammelvenolen) von einzelnen glatten Muskelzellen umgeben.

Drosselvenen liegen kurz hinter einem Kapillarbett. Ihre Schnüreinrichtungen bestehen in Ringmuskel- und Längsmuskelverdickungen. Der Verlauf der Muskulatur ist unübersichtlich, der Durchmesser des Venenlumens schwankt sehr.

Vorkommen: endokrine Drüsen (Stauung von inkretbeladenem Blut!), Nasenschleimhaut, Genitale.

Venöse Sinus *(Sinus venosi)* sind im allgemeinen Sprachgebrauch in der mikroskopischen Anatomie erweiterte Gefäßstrecken im Bereich postkapillärer Venen (z. B. im Nebennierenmark). Als *Sinusoide* bezeichnet man dagegen erweiterte Kapillaren.

Diagnose: Venen unterscheiden sich von Arterien hauptsächlich dadurch, daß die Elastica interna und die deutliche Gefäßwandschichtung fehlen.

Lymphgefäße (Vasa lymphatica)

Die Lymphgefäße sind ein Drainagesystem des Bindegewebsbereiches. Sie führen Gewebsflüssigkeit, die mit dem Stofftransport ins Bindegewebe gelangt, in das venöse Blut zurück, stellen also einen *Parallelweg zum venösen Schenkel des Kreislaufs* dar.

Der Lymphweg wird in drei Abschnitte unterteilt, in Lymphkapillaren, Leitgefäße und Transportgefäße.

– Die *Lymphkapillaren* beginnen blind, d. h., sie haben keine dauerhafte Öffnung in den zwischenzelligen Raum. **L:** Lymphkapillaren haben im

Unterschied zu Blutkapillaren ein größeres und unregelmäßiges Lumen, die Endothelien sind stark abgeflacht, die Gefäßwand ist im umgebenden Bindegewebe verankert, das Lumen wird dadurch offen gehalten. In Lymphgefäßen findet man meist fixierte Lymphe und einige Lymphozyten.
E: Die Endothelien zeigen keine „Fenestrierung" und sind nicht durch Zonulae occludentes verbunden. Die Basallamina fehlt nahezu vollständig. Zwischen den Endothelien treten vorübergehend Lücken auf, die zum Einstrom von Gewebsflüssigkeit und zum Eintritt größerer Partikel (z. B. Fettkügelchen in den Darmzotten) führt. Auch Transzytose kommt vor.

– Die nachfolgenden *Leitgefäße* haben ein weiteres Lumen und hängen netzartig zusammen. Die Lymphe wird durch Kompression der Leitgefäße (verursacht durch Muskeln in der Umgebung) bewegt. Zahlreiche Taschen-klappen sorgen für eine herzwärts gerichtete Bewegung.

– Die folgenden *Transportgefäße* sind zudem durch eine muskuläre Media (eine oder mehrere glatte Muskelzellagen in Spiraltouren) ausgezeichnet. Die Transportgefäße bestehen aus hintereinander geschalteten „Klappen-segmenten", von denen jedes eine Taschenklappe mit anschließendem Gefäßstück besitzt. Die Basis der Taschen ist muskelfrei und wenig dehn-bar, bei Gefäßfüllung eingeschnürt, woraus eine Perlschnurform des Lymphgefäßes resultiert. Die Gefäßwand wird vegetativ innerviert.

Durch aufeinanderfolgende Kontraktionen der Klappensegmente wird die Lymphe in Kontraktionswellen (10–12/Min.) weiterbefördert.

Diagnose: Lymphkapillaren sind in histologischen Präparaten oft kollabiert und schwer zu erkennen. In anderen Fällen sind sie weit geöffnet und werden mit Schrumpfspalten verwechselt. Diagnostisch wichtig ist die Endothelauskleidung (Endothelzellkerne!).

Nervengewebe und Nervensystem

Die Fähigkeit, durch einen Reiz erregt zu werden *(Irritabilität),* ist grundsätzlich eine Eigenschaft jeder Zelle (Zellmembran). Im Nervensystem wird durch spezialisierten Bau der Zellfortsätze die Erregung rasch über weite Strecken geleitet.

Die Organe des menschlichen Körpers sind in der Regel aus kleineren, einander gleichen Baueinheiten aufgebaut, z. B. die Leber aus Leberläppchen, der Muskel aus Muskel-Sehnen-Fasern, der Lymphknoten aus Lymphfollikeln und parafollikulären Regionen; alle leisten unabhängig von der Stelle, die sie im Organ einnehmen, annähernd dasselbe, sie haben einen geringen Ortswert und sind theoretisch austauschbar.

Das Nervensystem ist dagegen komplizierter aufgebaut. Kleinere Baueinheiten setzen größere Systeme, diese übergeordnete Organteile zusammen. Damit ist eine Spezialisierung der Struktur verbunden, der einzelne Bauteil hat einen größeren Ortswert als in anderen Organen. Die Spezialisierung reicht bis in die gewebliche Feinstrukturen; die einzelnen Nervenzellen haben z. B. ortsverschiedene Gestalt.

Eine allgemeine Beschreibung des Nervengewebes mündet deshalb rasch in eine spezielle Betrachtung ein. Diese erfordert Bezeichnungen, die sich aus dem funktionellen Zusammenhang oder dem übergeordneten Bau ergeben. Lediglich zur Erklärung der Bezeichnungen dient vorweg folgende, stark schematisierte Übersicht.

Gliederung des Nervensystems

Animales und vegetatives Nervensystem. Das Nervensystem (NS) verbindet den Organismus

– mit seiner Umwelt *(animales NS,* Umwelt-NS) und
– mit seinen Eingeweiden *(vegetatives* oder *autonomes NS,* Lebens-NS).

Die Verbindung ist im animalen wie im vegetativen NS sowohl

– *sensorisch (sensibel, afferente* Erregungen) als auch
– *motorisch (efferente* Erregungen).

Es bestehen enge funktionelle Zusammenhänge zwischen animalem und vegetativem NS, doch ist die Unterscheidung mindestens aus didaktischen Gründen zweckmäßig.

Afferente und efferente Leitung. Am Anfang der afferenten Leitung steht eine *Rezeptorstruktur,* am Ende der efferenten Leitung eine *Effektorstruktur.*

Der *afferente* Schenkel des *animalen NS* leitet Sensibilität aus Haut, Unterhaut und Bewegungsapparat. Zu den Afferenzen des animalen NS sollen auch die aus den höheren Sinnesorganen gerechnet werden. Der *afferente* Schenkel des *vegetativen NS* leitet Sensibilität aus den Eingeweiden.

Der *efferente* Schenkel des *animalen* NS leitet rasch Erregungen im Zusammenhang mit Willkürmotorik und endet stets an der *quergestreiften Muskelfaser;* der *efferente*

Schenkel des *vegetativen NS* leitet langsam Erregungen, die der Willkürmotorik nicht unterstehen, und endet an *glatten Muskelzellen,* an *Drüsenzellen,* an den Zellen des *Erregungsleitungssystems* des Herzens u. a.

Graue und weiße Substanz. Ziel afferenter und Ausgangspunkt efferenter Erregungen ist ein *Kerngebiet (Kern),* eine Ansammlung von Nervenzellen (Abb. 108). Kerne liegen im Gehirn und Rückenmark; sie sind meist makroskopisch sichtbar graurosa gefärbt und werden *graue Substanz, Griseum,* genannt (*Synonyma:* Centrum, Substantia grisea, Nucleus).

In den Grisea werden afferente Erregungen in efferente Erregungen verarbeitet sowie spontane Erregungen gebildet. Entsprechend der Vielfalt einlaufender Erregungen und deren unterschiedlich komplizierter Verarbeitung (niederer Reflex, höherer Reflex, Automatismus, bewußte Handlung u. a.) sind Gehirn und Rückenmark kompliziert aufgebaut.

Zwischen den Kernen verlaufen die gebündelten Leitungen; sie sehen weiß aus, *weiße Substanz, Album (Synonyma:* Bahnen, Tractus, Substantia alba). Mit Hilfe eines Spatels kann der Faserverlauf der Bahnen, besonders nach gewebslockernder vorübergehender Tiefgefrierung, makroskopisch dargestellt werden.

Zentralnervensystem und peripheres Nervensystem. Gehirn und Rückenmark sind gemeinsam *Zentralnervensystem (ZNS).* Die Summe aller animaler und vegetativer

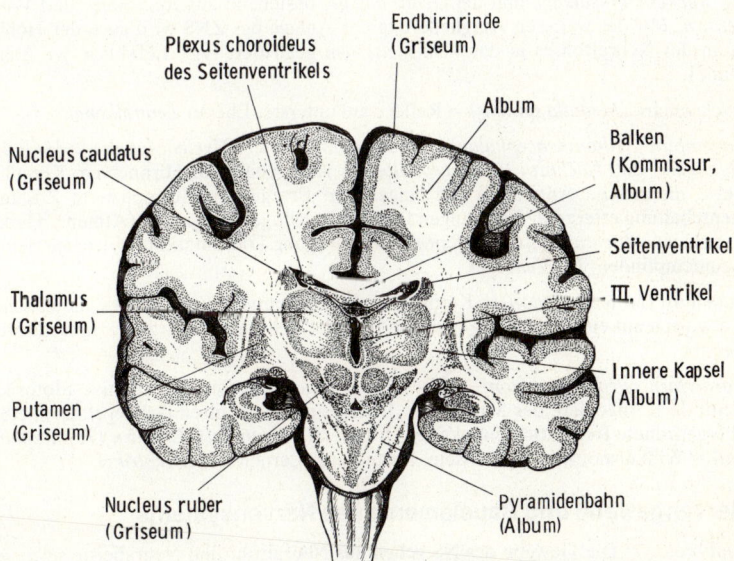

Abb. 108 Frontalschnitt durch das menschliche Gehirn, dicht vor der Commissura posterior, hintere Schnittfläche von vorn gesehen (nach *Rauber/Kopsch*).

Nerven einschließlich der Nervenzellansammlungen in sensiblen und vegetativen Ganglien außerhalb des ZNS (sie wandern im Lauf der Embryonalentwicklung aus der Anlage des Nervensystems und der Neuralleiste aus) bildet das *periphere Nervensystem (PNS)*.

Ähnlich wie im ZNS sind auch im PNS die Nervenzellansammlungen und die Leitungen lokal unterschiedlich, aber in regelhafter Ordnung verteilt. *Nervenzellansammlungen im PNS* sind *Ganglien* (vergleichbar der grauen Substanz des ZNS). *Leitungen im PNS* bilden die *Nerven* (vergleichbar der weißen Substanz des ZNS).

Hirnnerven und Rückenmarksnerven. Afferente und efferente Leitungen treten in Strängen, *Nerven*, ins ZNS ein bzw. aus dem ZNS aus. Das ZNS ist über 12 Paar *Hirnnerven* und 31 Paar *Rückenmarksnerven, Spinalnerven*, mit dem übrigen Körper verbunden. Nerven sind aus *Nervenfasern* zusammengesetzt. Ein Nerv, der sensible und motorische (oder animale und vegetative) Nervenfasern führt, wird *gemischter Nerv* genannt. Die meisten (Hirn- und Rückenmarks-)Nerven sind „gemischt". *Rein motorische* oder *rein sensible* Nerven enthalten *weit überwiegend* motorische bzw. sensible Nervenfasern. *Vegetative* Nerven führen afferente und efferente Nervenfasern der Eingeweide. (Die entwicklungsgeschichtlichen Begriffe „somatisch" und „viszeral" sind nur bei den *Rückenmarksnerven* identisch mit „animal" und „vegetativ". Bei den *Hirnnerven* sind dagegen beide Begriffspaare *nicht* identisch, da im Kopf-Hals-Bereich Abkömmlinge viszeraler Anlagen in den Dienst der Kommunikation mit der Umwelt treten).

Einteilung des Zentralnervensystems. Das embryonale Neuralrohr wird unterteilt in die *Rückenmarksanlage* und die *Gehirnanlage,* bestehend aus *Rautenhirn* und *Vorderhirn*. Mit der weiteren Aufgliederung der Anlage des ZNS wird auch der Hohlraum des Neuralrohres in das *Ventrikelsystem* gegliedert (vgl. Lehrbuch der Anatomie).

Rückenmark (Medulla spinalis) = Reflexe auf unterster Ebene. *Zentralkanal.*

Rautenhirn (Rhombencephalon): verlängertes Mark (Myelencephalon, Medulla oblongata) und *Nachhirn (Metencephalon)* = Kerngebiete für Hirnnerven. Komplizierte motorische Antworten auf eingehende Erregungen. Komplizierte Zusammenschaltung efferenter Erregungen für lebenswichtige Funktionen (Atmung, Herz-Kreislauf). *Kleinhirn (Cerebellum)* = Bewegungskoordination, Gleichgewicht, Raumempfinden. *IV. Ventrikel.*

Mittelhirn (Mesencephalon) = Kerngebiete für Hirnnerven. Komplizierte motorische Antworten auf eingehende Erregungen, u. a. des Seh- und Hörorgans. *Aquaeductus cerebri.*

Vorderhirn (Prosencephalon): Zwischenhirn (Diencephalon) = primitive Motorik. Zentrale Kerngebiete der Sensibilität. Übergeordnete Zentren des vegetativen NS, übergeordnete Regulation endokriner Drüsen *(III. Ventrikel). Endhirn (Telencephalon)* = Willkürmotorik. Bewußtsein. Erinnerung. Lernen. *Seitenventrikel.*

Nervengewebe und Bauelemente des Nervensystems

Embryologie: Die Gewebe des NS gehen aus Neuralrohr und Neuralleiste sowie in geringem Maße aus Sinnesplakoden des Ektoderms hervor. Das Neuralrohr senkt sich aus dem Ektoderm in die Tiefe (Abb. 52); an der Stelle der Abfaltung entsteht die Neuralleiste (vgl. Lehrbuch der Embryologie!). Im 2. Monat der Embryonalentwicklung differenzieren sich die noch epithelialen Zellen in *Neuroblasten* und *Glioblasten.*

Aus *Neuroblasten* werden *Nervenzellen,* die erregungsbildenden und -leitenden Zellen. Die *Nervenzellen des ZNS* entstehen im Neuralrohr, die der Ganglien *des PNS* aus der Neuralleiste.

Aus *Glioblasten* gehen *Neurogliazellen* hervor (*Gliozyten,* kurz *Glia* genannt = Astrozyten und Oligodendrozyten), die *zentrale Glia;* sie entsteht im Neuralrohr. Die Glia dient der Stoffverteilung, der Kompartimentierung, der Isolierung und Markscheidenbildung, mechanischen Aufgaben, der Abwehr. Die Glia kann nach Verletzungen Narben bilden. Man kann sie als eine Art von „Nervenbindegewebe" verstehen. Die Hohlräume (Ventrikel) des Gehirns werden von *Ependym,* einer besonderen Gliaformation, ausgekleidet. Die *periphere Glia* (Schwannsche Zellen, Mantelzellen) entstammt der Neuralleiste.

Nerven- und Gliazellen bilden, jede Zellart für sich oder (wie bei Nervenfasern) beide gemeinsam, die nervengeweblichen *Bauelemente* des Nervensystems.

Nervenzelle

Die erregungsleitenden Strukturen des NS sind die Nervenzellen, *Neurozyten,* sie liegen in Ketten hintereinander „geschaltet". Das Schema der Abb. 109 zeigt im Rückenmarksquerschnitt die einfachste Kette von Nervenzellen, aus einer afferenten (sensiblen) und einer efferenten (motorischen) zusammengesetzt. Über die Kette läuft der *Eigenreflex* des Muskels, er nimmt folgenden Weg:

Aus dem Muskel kommen afferente Erregungen, die in einem Rezeptor (1), der Muskelspindel, erzeugt werden und die das ZNS über eine Spannungsänderung des Muskels informieren. Die Zelleiber der leitenden pseudounipolaren Nervenzellen (2) liegen im Spinalganglion. Die Erregung gelangt über die hintere Wurzel (3) ins Rückenmark und wird motorischen Nervenzellen (α) im Vorderhorn des Rückenmarks mitgeteilt. Eine efferente Antwort nimmt den Weg (4) durch die vordere Wurzel zum Muskel und gelangt in den Muskel (5), diesen über die motorische Endplatte (6) zur Kontraktion veranlassend.

Die Erregung nimmt also einen gerichteten Lauf. Die *Nervenzelle,* das *Neuron* (vgl. S. 278), ist *bipolar gegliedert.*

Gliederung der Nervenzelle:

- *Dendriten (rezeptive Strukturen),*
- *Perikaryon* oder *Soma (Zelleib, Stoffwechselzentrum),*
- *Axon* oder *Neurit (effektorische und transmittierende Strukturen).*

Der Pfeil gibt die Richtung der Erregungsleitung an.

Das *Perikaryon,* der Zelleib, hat unterschiedliche Größe und Gestalt, abhängig von der Zahl, Länge und Anordnung der Zellausläufer (Dendri-

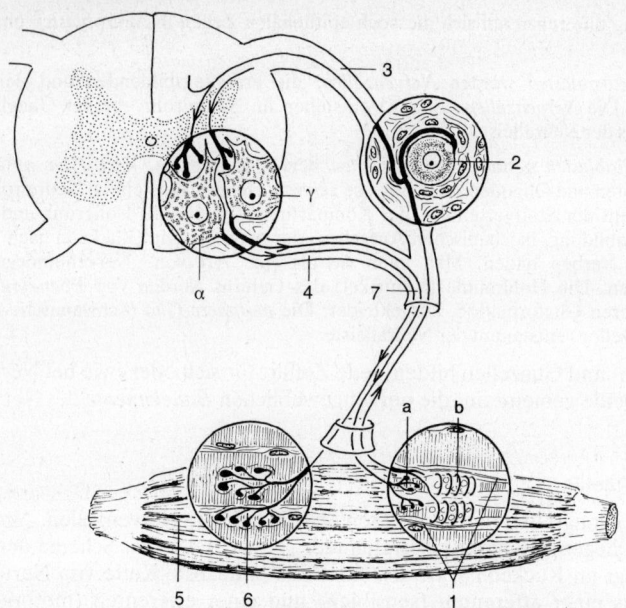

Abb. 109 Einfachste Kette von Nervenzellen. α, γ = Vorderhornnervenzellen (Aα- und Aγ-Motoneuron). 1 = Muskelspindel mit a = motorischer Endplatte (myoneurale Synapse des γ-Motoneurons) und b = dehnungsempfindlichem Rezeptor, 2 = Spinalganglion mit pseudounipolarer (sensibler) Ganglienzelle, 3 = hintere Wurzel, 4 = vordere Wurzel, 5 = Skelettmuskel, 6 = motorische Endplatte (myoneurale Synapse) des α-Motoneurons, 7 = gemischter Spinalnerv (vorderer, hinterer Ast nicht abgebildet). Schema.

ten und Axon). Der Durchmesser der kleinsten Perikaryen beträgt etwa 6 μm, die größten Perikaryen können im größten Durchmesser bis 100 μm messen.

Der *Dendrit* geht als Zellausläufer mit breiter Basis vom Perikaryon ab, er kann einfach oder in der Mehrzahl ausgebildet sein und ist in der Regel zum *Dendritenbaum* verzweigt (große Oberfläche der rezeptiven Struktur), der sich in unterschiedlicher Entfernung vom Perikaryon ausbreitet. Die Dendriten empfangen den Großteil der afferenten Erregungen, sie tragen Synapsen.

Das *Axon* (Neurit), das einfach ausgebildet ist, entspringt mit schmaler Basis am *Axonhügel* (Neuritenabgangskegel). In seinem unterschiedlich langen, Millimeter bis nahezu 100 cm messenden Verlauf kann es sich aufteilen (*Kollateralen* abgeben). Über das Axon sendet die Nervenzelle

Erregungen aus. Das Axonende und das Ende aller Kollateralen verzweigt sich in ein kleines Endbäumchen, *Telodendron;* seine Zweige enden in Synapsen.

Zur Terminologie: Die Bezeichnung *Neurit* wurde in letzter Zeit zunehmend, dem englischen Sprachgebrauch folgend, abgelöst von der Bezeichnung *Axon,* die sich auf die axonale Lage des Neuriten in der (peripheren) Nervenfaser bezieht (S. 246 ff).

Die Nervenzellen in den verschiedenen Grisea unterscheiden sich durch erhebliche, für den jeweiligen Ort im ZNS und für die Funktion charakteristische Variationen in der äußeren Gestalt und Anordnung dieser drei Glieder. Dementsprechend werden unter den zahlreich vorkommenden Nervenzellformen nach Gestalt und Funktion beim Menschen z. B. folgende unterschieden (Abb. 110a–g):

– *multipolare Nervenzellen* (mit zahlreichen Dendriten versehen, z. B. als *motorische* Nervenzelle des animalen oder des vegetativen NS):
    mit langem Axon: Golgi-Typ-I-Axon,
    mit kurzem Axon: Golgi-Typ-II-Axon,

– *pseudounipolare Nervenzellen* (Dendrit und Neurit einer bipolaren Nervenzelle nahe am Perikaryon zu einem Fortsatz verschmolzen, *sensible* Nervenzellen),

– *bipolare Nervenzellen* (mit einem einzigen Dendriten versehen, z. B. als *sensorische* Nervenzellen in den Ganglia vestibulare und cochleare).

Am häufigsten sind multipolare Nervenzellen. Jeder dieser Zellen ist *tatsächlich (funktionell) bipolar* gegliedert. Die Bezeichnung „multipolar"

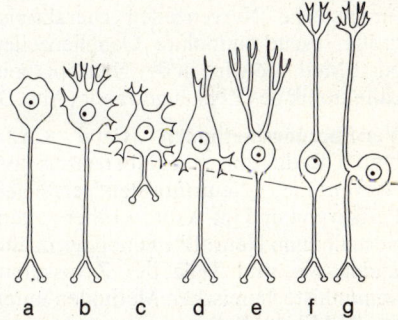

Abb. 110a–g Schema, das zeigt, wie durch Variation einer Grundform der Nervenzelle die verschiedenen Nervenzellformen entstehen. a) Unipolare Zelle (keine Dendriten), b–e) multipolare Zellen: b) multipolare Zelle mit langem Axon (zahlreiche Denriten am Perikaryon), c) multipolare Zelle mit kurzem Axon (zahlreiche Dendriten am Perikaryon), d) Pyramidenzelle (Dendriten an Basis und Spitze), e) ausgewachsene Purkinje-Zelle (reicher Dendritenbaum an umbeschriebener Stelle des Perikaryons abgehend), f) bipolare Nervenzelle (Dendritenbaum vom Perikaryon entfernt in die Peripherie verlagert), g) pseudounipolare Nervenzelle (Perikaryon zur Seite verlagert). Die Kollateralenbildung des Axon ist durch eine Endgabel angedeutet. Der Querstrich gibt den Axonhügel (Initialsegment) an, das gesamte Plasmalemm des oberhalb vom Querstrich gelegenen Zellteils kann dendritische Funktion haben (rezeptive Struktur).

oder „pseudounipolar" trägt lediglich der Art der Aufteilung von Dendriten und Axon Rechnung.

Zur Terminologie: In diesem Buch wird der rezeptive Zellfortsatz unabhängig von seiner Länge oder Aufteilung „Dendrit", „dendritischer Fortsatz" oder „dendritisches Axon" genannt.

Lichtmikroskopische Untersuchung der Nervenzelle

Bei der lichtmikroskopischen Darstellung des Nervengewebes spielt die histologische Technik eine große Rolle. Folgende Methoden stellen unterschiedliche Strukturen in Nervenzellen dar.

Golgi-Methode: Umrißbild, Boutons (Synapsen). Die äußere Gestalt der Nervenzellen läßt sich durch Totalimprägnation nach Art eines Schattenrisses mit Hilfe der Golgi-Methode abbilden. Es werden nur relativ wenige Nervenzellen, diese aber jeweils vollständig bis in alle Aufzweigungen, dargestellt. Da hierbei gleichzeitig die für die Nervenzelle charakteristischen erregungsübertragenden Strukturen, die Synapsen (S. 254), als knopfartige Bildungen, Boutons, an Dendriten und Perikaryon sichtbar werden, ist die Golgi-Methode, obwohl die älteste, ein besonders aktuelles lichtmikroskopisches Verfahren (Abb. 117, 132, 134).

Nissl-Methode: Tigroidsubstanz (Ergastoplasma). Mit Hilfe basischer Farbstoffe kann man im Perikaryon und in den breiteren Dendriten schollenartige Strukturen, Ergastoplasma, anfärben, die Nissl-Schollen („Tigroidsubstanz", griechisch tigroides = gefleckt) (umfangreiche Proteinproduktion!). Am *Axonhügel* fehlen die Nissl-Schollen. Größe und Dichte der Schollen ist für manche Nervenzellen charakteristisch; so haben Pyramidenzellen große, pseudounipolare Ganglienzellen aber sehr kleine Schollen. Die Nissl-Methode wird in der Neuropathologie und beim Studium der Zytoarchitektonik des ZNS angewandt (Abb. 3, 9a, 134).

Versilberungsmethoden (Cajal u. a.): Neurofibrillenbild, Zytoskelett. Durch Reduktion von Silbersalzen lassen sich faserige Strukturen in der Nervenzelle, „Neurofibrillen" erzeugen. Sie verlaufen in Dendriten, im Perikaryon und im Axon. Früher galten sie als erregungsleitende Struktur, weshalb man Neurofibrillenbilder in älteren neurologischen Werken häufig findet. Sie sind Teile des Zytoskeletts, das heute bevorzugt auch mit immunhistochemischen Methoden untersucht wird. Den Neurofibrillen liegen E Mikrotubuli und Filamente zugrunde. Die Neurofibrillenmethoden haben bei der Erforschung der Nervenzellverbindungen im ZNS („Schaltbilder") eine Rolle gespielt (Abb. 9d).

Histochemische Verfahren: Überträgersubstanzen. Mit histochemischen Verfahren lassen sich die Überträgersubstanzen *(Transmitter, Modulatorsubstanzen)* und die *Enzyme* ihrer Bildung spezifisch darstellen. Die immunhistochemischen Methoden (S. 12f) spielen heute eine besonders große Rolle bei der Darstellung der Nervenzellen, sie geben einen funktionellen Aspekt der Nervenzellen wieder.

Übersichtsfärbungen. Zelleib. Mit den bei allen Geweben üblichen Übersichtsfärbungen werden weitere Zellorganellen dargestellt. Die Nervenzelle hat einen ausgedehnten, den Kern umschließenden *Golgi-Apparat* (er wurde in der Nervenzelle entdeckt, Abb. 9c). Sie enthält zahlreiche *Mitochondrien* (Abb. 9b). Schon in frühen Jahren tritt ein feinkörniges, lipoidhaltiges Pigment, *Lipofuszin* (Abnützungspigment) in fast allen Nervenzellen auf. Anhand der zellspezifischen Ausbildung und Lage der Lipofuszingranula werden neuerdings Untersuchungen der Zellarchitektonik im Gehirn durchgeführt. Die Nervenzellen einiger weniger Kerngebiete enthalten massenhaft *Melanin;* es führt zur Bezeichnung der Kerngebiete als Substantia nigra oder Locus coeruleus. *Eisenverbindungen* sind für andere Zentren charakteristisch (Nucleus ruber).

Der **Zellkern** der Nervenzelle liegt zentral im Perikaryon, ist groß, bläschenförmig, auffallend heterochromatinarm und besitzt meist einen sehr großen *Nucleolus* (Proteinproduktion!). Mehrkernigkeit ist in vegetativen Nervenzellen nicht selten, kommt sonst aber kaum vor. Nach der Geburt werden *Mitosen* von Nervenzellen nur selten und nur an umschriebenen Stellen beobachtet. Von einigen Nervenzellen nimmt man an, daß sie polyploid sind; hierzu sollen efferente Nervenzellen mit ausgedehntem Dendritenbaum (z. B. Motoneurone im Vorderhorn des Rückenmarks) gehören.

Elektronenmikroskopische Untersuchung der Nervenzelle

Das **Cytoplasma** der Nervenzelle wird in allen Teilen (Dendriten, Perikaryon, Axon) vom Plasmalemm umgeben (Abb. 111).

Dendriten tragen häufig den größten Teil der (afferenten) Synapsen einer Nervenzelle. Im Innern des perikaryonnahen Teils der Dendriten liegen Teile des granulierten ER, Mitochondrien, Filamente (Neurofilamente) und longitudinal ausgerichtete Mikrotubuli (hier auch Neurotubuli genannt). Die perikaryonfernen (terminalen) Teile der Dendriten enthalten dagegen kein granuliertes ER und sind deshalb schwer von marklosen Axonen zu unterscheiden (die Anwesenheit von Synapsen erleichtert die Diagnose).

Das *Perikaryon* wird großenteils von schollenartig angeordnetem granuliertem ER (= Nissl-Schollen) ausgefüllt. Dazwischen liegen Neurotubuli und Neurofilamente. Ribosomen und Polyribosomen kommen in großer Zahl vor, Mitochondrien sind zahlreich vorhanden. Am *Axonhügel,* der frei von Nissl-Schollen bleibt, treten längsgerichtete Neurotubuli, Neurofilamente und Mitochondrien in das Axon ein. Das *Axon* beginnt am *Axonhügel* mit dem Ursprungskegel. Bei markscheidenführenden Axonen (S. 253) liegt zwischen Axonhügel und Markscheidenanfang das *Initialsegment* (Anfangs-

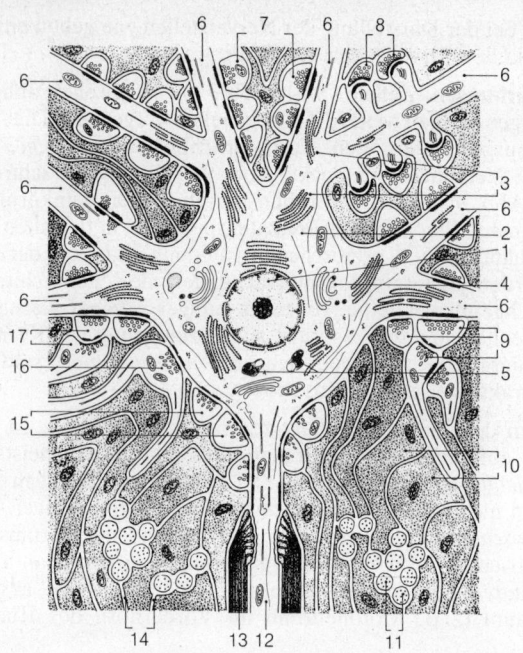

Abb. 111   Multipolare Nervenzelle im Gewebsverband, Schema der Strukturen auf elektronenmikroskopischer Ebene. 1 = Zellkern mit Nucleolus, 2 = Perikaryon (Zelleib) mit 3 = Nissl-Schollen (granuliertem endoplasmatischem Reticulum), 4 = Golgi-Apparat, 5 = Pigmentlysosomen, 6 = Dendriten, 7 = axodendritische exzitatorische Synapsen, 8 = exzitatorische Dornsynapsen, 9 = komplexe Synapse, 10 = Makrogliaausläufer, 11 = dünne marklose Nervenzellausläufer, 12 = Axon, 13 = Markscheide, 14 = Interzellularraum, 15 = axosomatische inhibitorische Synapsen, 16 = inhibitorische Synapse en passant, 17 = Synapse in Serie.

segment), das sich, wie das Plasmalemm des Axons im Schnürring (S. 250f), durch eine besonders niedrige Erregungsschwelle auszeichnet. Unter dem Plasmalemm des Initialsegmentes ist, wie auch beim Schnürring, eine Zytoplasmaverdichtung ausgebildet. Das Axon und alle *Kollateralen* enden mit einer kolbenförmigen Auftreibung, dem *Synapsenkolben* (S. 254ff). Größe des Perikaryon und Ausbildung des granulierten ER sind annähernd proportional der Axonlänge (das Axonvolumen kann 100mal größer als das des Perikaryon sein).

Proteinsynthese und Axonstrom. Das ausgedehnte granulierte ER läßt auf gewaltige und andauernde Proteinbildung schließen (in 14 Tagen wird der

Proteingehalt der Nervenzelle, 40% des Trockengewichts, durchschnittlich einmal umgesetzt), sie ist großenteils erforderlich für die Strukturerhaltung.

Im Axonhügel nehmen ein langsamer und ein schneller *zentrifugaler (anterograder)* Protoplasmastrom ihren Ausgang. Die Nervenzelle besitzt, obwohl weitgehend starr in die Gesamtarchitektonik des NS eingepaßt, eine große innere Dynamik.

Der *langsame Axonstrom* durchfließt das Axon mit einer Geschwindigkeit von 1–3 mm täglich. Er läuft in Kontraktionswellen von 3–4 Schüben pro Stunde ab, bewegt die ganze Axoplasmasäule und führt Wasser, Bausteine von Proteinen und lösliche Proteine mit sich.

Der *rasche Axonstrom,* der häufig mehr zentral abläuft, kann mehrere mm täglich zurücklegen. Er wird wahrscheinlich durch Neurotubuli vermittelt und betrifft unlösliche Proteine (Transmitter, Enzyme), Mitochondrien und andere Zellorganellen.

Auch ein *retrograder* randständiger langsamer Stofftransport kann experimentell nachgewiesen werden. Auf dem Weg des retrograden Transportes dürften auch neurovirulente Viren (z. B. der Gürtelrose) und Tetanustoxin zu den Perikaryen gelangen.

Karyoplasma. Das elektronenmikroskopische Bild des Zellkernes zeigt gegenüber dem lichtmikroskopischen keine Besonderheiten.

Nervenfaser

Markscheidenführende und markscheidenfreie Nervenfaser. Das Axon wird in geringem Abstand von seinem Ursprungskegel von einer Gliascheide umhüllt (Glia, S. 269ff). Im Hinblick auf diese Umscheidung wird der nun zentral gelegene Neurit als *Axon,* die Gliascheide als *Axonscheide* bezeichnet. Die Gliascheide kann das Axon auf zweierlei Weise umgeben.

1. Die Gliascheide kann um *jedes einzelne* Axon (peripheres und Zentralnervensystem) eine Markscheide *(Myelinscheide)* ausbilden, die das Axon auf der ganzen Strecke durch das ZNS und zwischen diesem und dem Erfolgsorgan begleitet. Axon und Markscheide zusammen bilden die *markscheidenführende (markhaltige, ummarkte) zentrale bzw. periphere Nervenfaser* (Beispiel: stark ummarkte Nervenfasern der animalen Nerven).

2. Die Gliascheide kann gleichzeitig *mehrere* Axone eines peripheren Nerven einschließen, *ohne daß eine Markscheide* entsteht. Axonbündel und Gliascheide zusammen bilden die *markscheidenfreie (marklose) Nervenfaser* (Beispiel: postganglionäre Nervenfasern der vegetativen Nerven). Wird dabei eine spärliche Markscheide ausgebildet, so entstehen *schwach ummarkte Nervenfasern* (Beispiel: präganglionäre Nervenfasern der vegetativen Nerven). Zentrale (im ZNS verlaufende) markscheidenfreie Axone besitzen häufig keine individuelle Gliascheide; sie können bündelweise von Glia umgeben werden.

Der Begriff *markhaltige Nervenfaser* schließt in der Regel nur *ein Axon,* der Begriff *marklose Nervenfaser,* in der Lichtmikroskopie angewandt, dagegen *mehrere Axone* ein. Die *Markscheide* enthält Lipide (vor allem Phosphatide und Cholesterin), sie geben der weißen Substanz des ZNS ihre Farbe.

Lichtmikroskopische Untersuchung der Nervenfaser

Die Nervenfasern werden im ZNS durch Glia (S. 270ff) zu Bahnen, im peripheren NS durch Bindegewebe zu Nerven verbunden. Der Feinbau der Nervenfaser soll am peripheren Nerven untersucht werden.

Markscheidenführende periphere Nervenfaser. *Frischpräparat.* Nach Entfernung der die Nerven umschließenden Bindegewebshüllen lassen sich die einzelnen Nervenfasern unter dem Mikroskop mit feinen Nadeln isolieren. In frischem Zustand ist die Markscheide einer Nervenfaser stark lichtbrechend. Im Abstand von etwa 0,2–1 mm wird die Markscheide durch *Ranviersche Schnürringe* unterbrochen, die diese in *interanuläre Segmente* (Internodien) unterteilen. Während der Beobachtung kommt es rasch zu Veränderungen; aus dem Schnittende quillt Myelin in Form sog. Myelinfiguren. An der isolierten Nervenfaser kann die Erregungsleitung untersucht werden.

Im *fixierten* und *gefärbten Präparat* sieht man folgendes (Abb. 112).

Längsschnitt. Das *Axon* zieht ununterbrochen durch die ganze Nervenfaser. Es wird von der „peripheren Glia" (S. 277), den Schwannschen Zellen, umscheidet. Die Axonscheide beginnt nahe dem Axonhügel, das *Initialsegment* des Axons bleibt frei von der Axonscheide.

Die *Axonscheide* eines interanulären Segmentes wird von einer einzigen Schwannschen Zelle gebildet. Die Axonscheide gliedert sich *lichtmikroskopisch* scheinbar in die Markscheide *(Myelinscheide)* und einen äußersten, zytoplasmareichen Mantel, *Neurolemm* genannt. Er enthält den Zellkern der Schwannschen Zelle sowie Zellorganellen. Der Schwannsche Kern liegt in der Mitte zwischen zwei Schnürringen, ist längsoval, flach, groß und blaß. Die Markscheide kann durch Osmiumsäure geschwärzt werden, sie erscheint dabei homogen. Sie wird von ringsum verlaufenden, konischen Spalten, den *Schmidt-Lantermanschen Einkerbungen* unvollständig durchsetzt, die aber die Schwannschen Zellen nicht zerteilen.

Viele Fixierungen führen zu einer Entmischung der Markscheide; nach Herauslösen der Lipide bei der Einbettung bleibt ein *Eiweißgerinnsel* übrig, das *„Neurokeratingerüst"* (Abb. 112d!).

Am *Ranvierschen Schnürring* ist die gesamte Axonscheide unterbrochen, der Gesamtdurchmesser also verringert. Kollateralen (Abzweigungen) der Nervenfaser gehen im Schnürring ab.

Legt man die Nervenfaser in Silbernitrat, so dringt die Silbersalzlösung am Schnürring in das Axon ein und wandert in ihm ein kurzes Stück nach beiden Seiten. Nach Reduktion der Silbersalze sind Schnürring und angrenzende Axonstrecken geschwärzt (= *Ranviersche Kreuze*) (Abb. 112c). Hier findet bei der saltatorischen Erregungsleitung (s. Lehrbuch der Physiologie!) eine Umpolung der Membran statt.

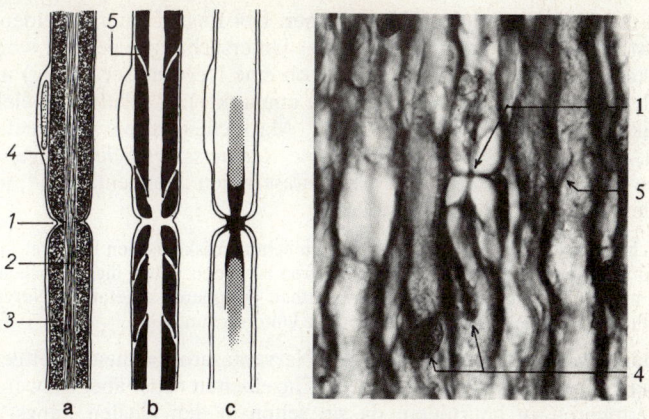

Abb. 112a–d Verschiedene Erscheinungsbilder einer ummarkten Nervenfaser, hervorgerufen durch unterschiedliche lichtmikroskopische Methoden. a) Übersichtsfärbung bei lipiderhaltender Fixierung. 1 = Ranvierscher Schnürring, 2 = Axon, 3 = Myelinscheide, 4 = „Schwannsche Scheide" (Neurolemm) mit Zellkern. b) Darstellung der Myelinscheide durch Osmierung (OsO$_4$). 5 = Schmidt-Lantermansche Einkerbungen. c) Darstellung eines Ranvierschen Kreuzes (= Schnürring + Axon) durch AgNO$_3$. Schemata. d) Längsschnitt durch N. ischiadicus, sog. „Neurokeratingerüst", entsteht bei den üblichen Fixierungen und bei Einbettung über Alkohol aus Proteingerüst, die Lipide sind herausgelöst. Färbung nach Masson. Vergr. 560fach.

Das *Internodium (interanuläres Segment),* der Abschnitt zwischen zwei Schnürringen ist unterschiedlich lang, er entspricht der Ausdehnung einer Schwannschen Zelle. Der Faserdurchmesser verhält sich zur Länge des Internodiums etwa wie 1:100. Die Markscheidendicke ist dem Axonkaliber annähernd proportional.

Die Länge des Internodiums wächst mit dem Faserdurchmesser. Sie ist altersabhängig und beim Feten und Kind kleiner als beim Erwachsenen. Beim Wachstum nimmt die Internodienlänge im gleichen Verhältnis wie die Länge der Nerven zu. Die Länge der Internodien ist (in gleichen Durchmessergruppen) der Gesamtlänge des Nerven proportional, wobei die proximalen Internodien etwas länger als die distalen sind (geringe Abnahme des Nervenfaserkalibers).

Im **Querschnitt** können die Abhängigkeit der Markscheidendicke vom Axondurchmesser (größerer Durchmesser = dickere Markscheide), die unterschiedliche Dicke bei verschiedenen Nervenfasern und der Markscheidenmangel bei vegetativen Fasern beurteilt werden. Schwannsche Kerne liegen in der äußersten Zytoplasmahülle der Axonscheide und bilden eine exzentrische Verdickung des Querschnitts. Der Axonscheide legt sich außen Bindegewebe, das Endoneurium, an.

Markscheidenfreie periphere Nervenfaser. Der Begriff „markscheidenfrei" ist zwar auf Grund lichtmikroskopischer Untersuchungen geprägt worden, doch kann die Entscheidung darüber, ob eine Nervenfaser (völlig) markscheidenfrei (oder nicht doch „schwach ummarkt") ist, häufig nur elektronenmikroskopisch getroffen werden. Markscheidenfreie Nervenfasern haben, da die Markscheide fehlt, *keine Ranvierschen Schnürringe.* Man könnte sie als „unsegmentierte" Nervenfasern den „segmentierten", markscheidenführenden, gegenüberstellen.

Markscheidenfreie Nervenfasern scheinen im lichtmikroskopischen Präparat, besonders im Versilberungspräparat, Netzstrukturen zu bilden. Auch diese Erscheinung, die früher Anlaß war, am neuronalen Aufbau peripherer vegetativer Nerven zu zweifeln, klärt die elektronenmikroskopische Untersuchung.

Die **markscheidenführenden zentralen Nervenfasern** gleichen L weitgehend den peripheren Nervenfasern, sind in Einzelheiten meist aber schwerer als die peripheren zu beurteilen, da sie selten in den idealen Längs- oder Querschnitten angetroffen werden, die bei der Präparation des peripheren Nerven leicht erreicht werden können. Die markscheidenführenden zentralen Nervenfasern unterscheiden sich von den peripheren durch den Mangel des Neurolemms und der Schwannschen Kerne. In zentralen Fasern sind die Ranvierschen Schnürringe zudem schwer zu diagnostizieren, da sie aus flacheren und gedehnteren „Einschnürungen" der Myelinscheide bestehen als bei peripheren Fasern.

Die **markscheidenfreien zentralen Axone** sind L bei Übersichtsfärbungen Bestandteil des kaum strukturierten interzellulären Neuropils, in Versilberungspräparaten sind sie von markscheidenhaltigen Axonen nur schwer zu unterscheiden.

Nervenfasergruppen. Die Bedeutung der Markscheide für die Erregungsleitung liegt darin, daß bei markhaltigen Nervenfasern eine am Initialsegment beginnende, sprunghaft von Schnürring zu Schnürring ablaufende, *saltatorische Erregungsleitung* möglich wird, die bei größerem Faserquerschnitt und längeren Internodien („stark ummarkte Nervenfaser") in größeren „Sprüngen" und damit rascher abläuft als bei kleinerem Faserquerschnitt („schwach ummarkte Nervenfaser"). Die Internodien selbst sind dabei praktisch nicht erregbar. Da das Axolemm im Schnürring nach der Erregung zunächst refraktär ist, läuft die Erregung gerichtet zum nächsten distalen Schnürring ab. Bei marklosen Nervenfasern dagegen findet man keine sprunghafte, sondern eine kontinuierliche, sehr viel langsamere Erregungsleitung (s. Lehrbuch der Physiologie). Man teilt die Nervenfasern danach in drei Gruppen ein (Tab. 5).

Elektronenmikroskopische Untersuchung der Nervenfaser

Eine **Axonscheidenbildung** findet bei markscheidenführenden und markscheidenfreien Axonen statt, aus ihr gehen im Ergebnis die markscheiden-

Tabelle 5 **Nervenfasergruppen.**

Gruppe	Nervenfaser-querschnitt	Leitungs-geschwindigkeit (Warmblüter)	Beispiele
Markscheidenführende Nervenfasern			
Aα	10–20 μm	60–120 m/s	primäre Muskelspindelafferenzen, motorische Nervenfasern zu Skelettmuskelfasern
β	7–10 μm	40–60 m/s	sensible Nervenfasern aus der Haut (Berührungsempfindung, Druck)
γ	4–7 μm	15–40 m/s	motorische Nervenfasern zu Muskelspindeln
δ	3–4 μm	12–30 m/s	sensible Nervenfasern aus der Haut (Wärme-, Kälte-, „helle" Schmerzempfindung)
B	1–3 μm	3–15 m/s	präganglionäre vegetative Nervenfasern
Marklose Nervenfasern			
C	0,3–1 μm	0,5–2 m/s	„dumpfe" Schmerzempfindung, postganglionäre vegetative Nervenfasern

führenden und markscheidenfreien peripheren und zentralen Nervenfasern hervor (Abb. 113).

Markscheidenführende periphere Nervenfasern. Der Vorgang der *Myelogenese* (Markscheidenbildung, Markreifung) erklärt den Bau der Axonscheide. Die Myelogenese beginnt im peripheren NS bereits im 4. Embryonalmonat. Sie ergreift im ZNS zu verschiedenen Zeiten die einzelnen Systeme. Im *peripheren NS* wird jedes Internodium von einer einzigen peripheren Gliazelle, der *Schwannschen Zelle,* gebildet. Die Schwannschen Zellen, die aus der Neuralleiste herstammen, legen sich in Abständen dem auf ein entsprechendes Kaliber herangewachsenen Axon an und umfließen es derart, daß es zunächst in einer Rinne der Zelle ruht. Die Längsfalten der Schwannschen Zelle, die die Rinne begrenzen, schließen aneinander, so daß das Axon nun an einer Plasmalemmduplikatur, dem *Mesaxon,* liegt (vergleichbar dem „Meso-" in serösen Höhlen, das parietale und viszerale Serosa verbindet). Bei fortlaufender Verlängerung wird das Mesaxon durch zirkuläres Ausfließen der Schwannschen Zelle um das Axon gewickelt, gleichzeitig werden Zellkern und Cytoplasma aus den Wicklungen in den

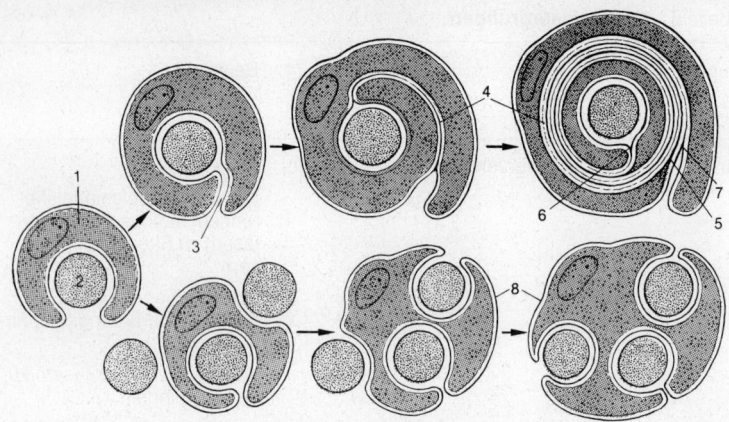

Abb. 113 Entwicklung der Axonscheide. Obere Reihe markscheidenbildende Axonscheide, untere Reihe markscheidenfreie Axonscheide. 1 = Gliazelle (Schwannsche Zelle bzw. Oligodendrozyt), 2 = Axon, 3 = Mesaxonbildung, 4 = äußere Anlagerungslinie, 5 = innere Anlagerungslinie, 6 = inneres Mesaxon, 7 = äußeres Mesaxon, 8 = Einscheidung mehrerer Axone bei markscheidenfreien Nervenfasern (nach *Hamilton, Boyd* und *Mossmann* und *Kahle,* W., H. *Leonhardt,* W. *Platzer:* Taschenatlas der Anatomie, 1. Aufl., Bd. III. Thieme, Stuttgart 1976).

nicht durch Wicklung gestrafften Außenbezirk der Schwannschen Zellen abgedrängt. Dabei legen sich in den Wicklungen die benachbarten inneren, dem Cytoplasma zugewandten, Oberflächen des Plasmalemms der Schwannschen Zelle aneinander und verschmelzen; die Gewebsfixierung mit Osmiumtetroxid ergibt eine dichte (dunkle) *innere Anlagerungslinie.* Auch die in den Wicklungen einander benachbarten äußeren Oberflächen des Plasmalemms werden einander stark genähert, es verbleibt aber ein minimaler Interzellularspalt, der noch mit dem Extrazellularraum kommuniziert; hierbei entsteht eine weniger dichte (hellere) *äußere Anlagerungslinie.* Die Lipid- und Proteinmoleküle des Plasmalemms sind am Aufbau beider Anlagerungslinien beteiligt. Die Summe der Wicklungen ergibt die Markscheide.

Bei den *markscheidenfreien peripheren Nervenfasern* (Abb. 113 u. 114) begleitet eine Schwannsche Zelle meist jeweils mehrere bis zahlreiche Axone eine Strecke weit, doch kommen auch einzelne Axone in Schwannschen Zellen vor. Die Axone sind, häufig jedes für sich, manchmal auch mehrere gemeinsam, in rinnenförmige Vertiefungen der Schwannschen Zelle eingesenkt. Die die Rinne begrenzenden Ränder der Schwannschen Zelle legen sich über dem eingesenkten Axon aneinander, so daß dieses an

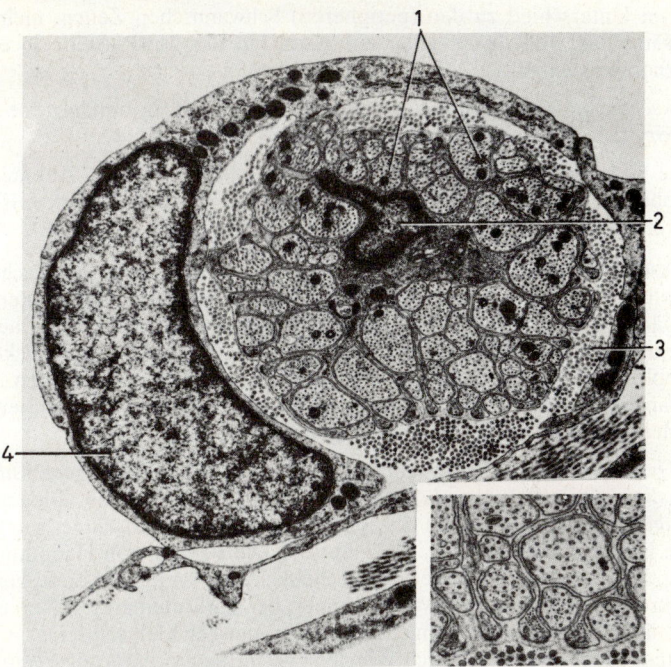

Abb. 114 **E:** Peripherer Nerv, markscheidenfrei, quergeschnitten (postganglionäre Neurone des vegetativen NS). 1 = Axone, 2 = Kern der Schwannschen Zelle, 3 = perineurale Bindegewebsfäserchen, 4 = Perineuralepithel, Zellkern. Vergr. 9000fach. Ausschnitt: Áxone und Fortsätze der Schwannschen Zelle. Vergr. 18000fach. (Präparat und Aufnahme: Frau H. *Zuther-Witzsch,* Berlin).

einer Membranduplikatur, dem *Mesaxon,* liegt. Der Vorgang gleicht dem bei Beginn der Markscheidenbildung, doch unterbleibt bei marklosen Nervenfasern die Wickelung und damit die Myelinbildung. Zwischen dem Axolemm und dem Plasmalemm der Schwannschen Zelle (Mesaxon) bleibt ein flüssigkeitsgefüllter Interzellularraum von 10–15 nm, der der Erregungsleitung dient. Da keine Markscheide entsteht, fehlt auch die Segmentierung der Axonhülle in Internodien. Die die Axone begleitenden Schwannschen Zellen sind miteinander End-zu-End verzahnt und durch Zellkontakte verbunden.

Markscheidenführende zentrale Nervenfasern werden wie in peripheren Nerven durch Membranwicklungen mit einer Markscheide versehen. Markscheidenbilder sind *Oligodendrozyten* (S. 276). Jeder Oligodendrozyt sendet, im Unterschied zu den (peripheren) Schwannschen Zellen, mehrere Fortsätze aus, von denen jeder ein Axon mit der Markscheide je eines Internodiums umgibt.

Markscheidenfreie zentrale Nervenfasern werden häufig bündelweise von Astrozytenfortsätzen mehr oder weniger vollständig umhüllt.

Diese Vorgänge erklären den im folgenden zu besprechenden Aufbau der peripheren und zentralen markscheidenführenden und markscheidenfreien Nervenfasern im Querschnitt und im Längsschnitt.

Markscheidenführende periphere Nervenfaser. Die reife Markscheide (Myelinscheide) ist als Ergebnis dieser bei der Markreifung ablaufenden Vorgänge aus periodisch wechselnden Protein- und Lipidlamellen aufgebaut und innen (periaxonal) von einer dünnen, außen von einer dickeren Zytoplasmaschicht der Schwannschen Zelle umschlossen. Bei den Proteinlamellen wechseln verschmolzene und angelagerte Lamellen ab, jeweils durch eine Lipidlamelle voneinander getrennt.

Im **Querschnitt** der Markscheide (Abb. 115) erscheint die *innere Anlagerungslinie* als 3 nm breite *dichte Hauptlinie*, Major dense line. Die *äußere Anlagerungslinie* wird durch die weniger dichte *Intermediärlinie*, Intermediate line (Intraperiod line), repräsentiert. Die Periode von Hauptlinie zu Hauptlinie ist an der fixierten Markscheide 12 nm breit. Auf diese bei der Markreifung geschilderten Weise können bei stark ummarkten Nervenfasern über hundert Wicklungen (Perioden) ausgebildet sein. Das Cytoplasma, das in den nicht durch Wicklung gestrafften, sackförmigen Außenbezirk der Zelle hineinverlagert wird, ist lichtmikroskopisch als Neurolemm sichtbar. Auch die innerste Lage der Schwann-Zellumhüllung enthält noch eine geringe Menge von Cytoplasma. Zwischen dieser inneren Schicht der Schwannschen Zelle und dem Axolemm bleibt ein 12–20 nm breiter Periaxonalspalt (Abb. 116). Er ist im Bereich des Ranvierschen Schnürrings gegen den Extrazellularraum abgedichtet (s. paranodale Zone des Axolemms). Die periphere Nervenfaser wird von einer Basallamina umgeben.

Im **Längsschnitt** zeigt sich, daß am Axonhügel des Perikaryons das *Initialsegment* nicht von der Markscheide umhüllt ist. Das Axolemm ist hier (wie in den Schnürringen) von einer subaxolemmalen Substanzverdichtung unterlagert, die offenbar in Beziehung zu der hier stark erniedrigten Erregungsschwelle des Axons steht.

Auch im *Längsschnitt* (Abb. 116) wird die lamelläre Struktur der Markscheide sichtbar. Der Längsschnitt gibt zudem Aufschluß über die Art und Weise, in der die den *Schnürring* begrenzenden internodalen Markscheiden enden. In den Markscheidenenden beiderseits des Schnürrings fehlt die Verschmelzung der inneren Oberflächen des Plasmalemms. Bei der in der Myelogenese stattfindenden Wicklung der Schwannschen Zelle des Internodiums wird in das an den Schnürring grenzende Ende einer jeden

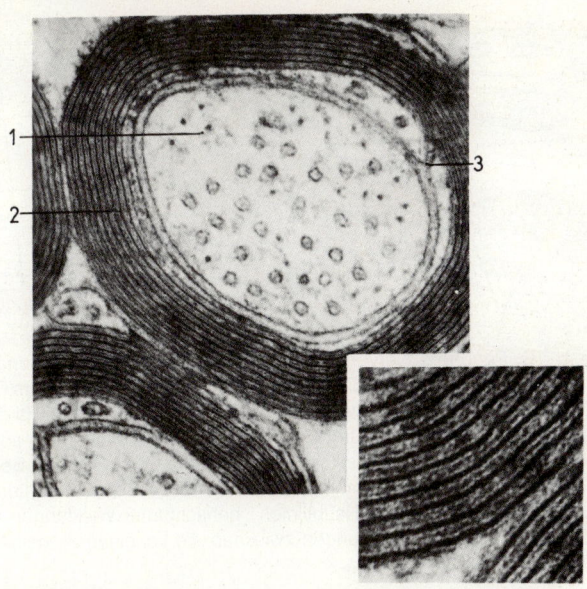

Abb. 115 **E:** Querschnitt durch eine markscheidenführende zentrale Nervenfaser, Kaninchen. 1 = Axon mit Tubuli und Filamenten, 2 = lamellärer Bau der Markscheide. 3 = Mesaxon. Vergr. 80000fach. Ausschnitt: Markscheide bei 220000facher Vergrößerung (Präparat und Aufnahme: Dr. *Gertrud von Hehn,* Homburg/Saar).

Wicklung Cytoplasma hineinverlagert. Dasselbe gilt für die innerste und äußerste Wicklung des Internodiums. Im Längsschnitt durch den Schnürring sieht man deshalb elektronenmikroskopisch jede einzelne „dichte Hauptlinie" in eine Zytoplasmazunge auslaufen. Die einzelnen Zytoplasmazungen biegen nacheinander – zunächst die der inneren Wicklungen, dann, aufeinander folgend, die der anschließenden weiter außen liegenden Wicklungen – zum Axon hin ab. Jede einzelne Zytoplasmazunge bildet mit dem Axolemm eine Art Zellkontakt – in der peripheren Nervenfaser unter Verringerung des Periaxonalspaltes auf etwa 3 nm, in der zentralen Nervenfaser durch Zwischenlagerung eines substanzdichten Materials.

Das Axoplasma weist im Schnürring, wie im Initialsegment, eine *subaxolemmale Verdichtung* auf, die offenbar hier wie dort im Zusammenhang mit der niedrigen Erregungsschwelle steht.

Der *Periaxonalspalt des Internodiums* wird durch die Kontakte der Zytoplasmazungen mit dem Axolemm gegen den Extrazellularraum des Schnür-

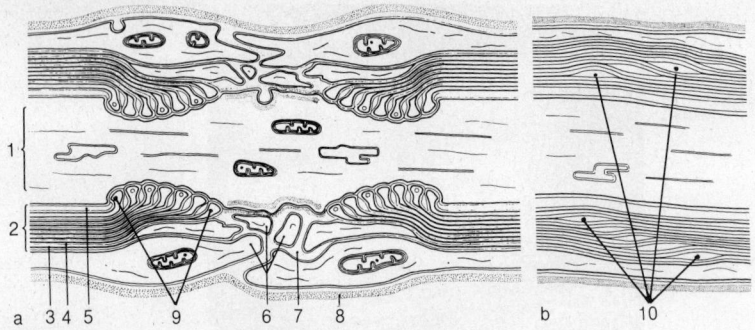

Abb. 116a, b **E:** Periphere Nervenfaser. a) Ranvierscher Schnürring und paranodale Zone. 1 = Axon mit Neurotubuli, Neurofilamenten, axoplasmatischem Reticulum (ungranuliertes ER), 2 = Markscheide (Axonscheide), 3 = dichte Hauptlinie, in Zytoplasmazunge auslaufend, 4 = Intermediärlinie, in Extrazellularraum auslaufend, 5 = Periaxonalspalt, 6 = Schwannzellfortsätze, 7 = Extrazellularraum im Bereich des Schnürrings, 8 = Basallamina, 9 = paranodale Zone. b) Schmidt-Lantermansche Einkerbung. Lösung der „dichten Hauptlinien" benachbarter Wicklungen auf kurze Strecke, 10 = Zytoplasmaeinlagerungen zwischen die voneinander gelösten Plasmalemmata. Schema.

rings abgedichtet; das Plasmalemm der Zytoplasmazungen und das Axolemm sind hier in der *paranodalen Zone* einander auf etwa 3 nm angenähert, während sie in der *internodalen Strecke* (zwischen zwei Schnürringen) mindestens 12 nm Abstand halten. Die Strecke des Axolemms, die von den Zytoplasmazungen der Markscheidenwickel tangiert wird, die also die Abdichtung des Periaxonalspaltes gegen den Extrazellularraum des Schnürrings enthält, bezeichnet man als *paranodale Zone*. Im Schnürring zwischen beiden paranodalen Zonen grenzt das Axolemm unmittelbar an den Extrazellularraum des Schnürrings, eine Situation, die die saltatorische Erregungsleitung im Schnürring ermöglicht (s. Lehrbuch der Physiologie). In peripheren Nervenfasern ist der Extrazellularraum im Bereich des Schnürrings umhüllt von Zytoplasmaausläufern der äußeren Schicht (Neurolemm) der Schwannschen Zelle, die miteinander locker verzahnt sind und über die die umhüllende Basallamina hinwegzieht. Der von diesen Ausläufern bedeckte Extrazellularraum des Schnürrings ist zudem von einem nicht näher definierten elektronendichten Material ausgefüllt. Der Axondurchmesser ist in der paranodalen Zone geringfügig verringert, im Schnürring dagegen vergrößert („Ranvierscher Knoten").

Am Ende des Initialsegmentes im proximalen Anfang des ersten Internodiums einer Markscheide und im distalen Ende des letzten Internodiums kurz vor der präsynaptischen Struktur bilden die Markscheidenlamellen gleichfalls Zytoplasmazungen, die am Axolemm enden und im übrigen denen einer paranodalen Strecke eines Schnürrings gleichen.

Auch für die *Kollateralenbildung* (Aufteilung des Axons) markhaltiger Nervenfasern spielt der Ranviersche Schnürring eine Rolle. Kollateralenbildung findet immer im Bereich eines Schnürrings statt. Bei der Ausbildung von Kollateralen handelt es sich zumeist um dichotome Teilungen (Aufteilung in zwei Äste), doch kommen auch Aufteilungen in drei und mehr Äste vor. Die aus der Aufteilung hervorgehenden Axonäste besitzen zwar in der Regel ein kleineres Kaliber und eine dünnere Markscheide als die Nervenfasern vor der Teilung. Doch ist die Summe der Querschnitte aller aus Aufteilungen hervorgehenden Äste schließlich größer als der Querschnitt der ursprünglichen Nervenfaser.

In den *Schmidt-Lantermanschen* Einkerbungen fehlt die Membranverschmelzung im Bereich der inneren Proteinlamellen, eine „dichte Hauptlinie" ist nicht ausgebildet. Die beiden nicht verschmolzenen Plasmalemmata fassen eine geringe Menge Cytoplasma zwischen sich. Auch die Anlagerung der äußeren Proteinlamellen ist reduziert, die „Intermediärlinie" auseinandergewichen, der Extrazellularraum ist geringfügig erweitert. Man vermutet, daß auf diesem Weg der nötige Ersatz von Makromolekülen für die Markscheide erleichtert ist.

Markscheidenfreie periphere Nervenfaser. Während bei den markscheidenführenden peripheren Nervenfasern eine Schwannsche Zelle jeweils nur ein Axon im Bereich eines Internodiums umgibt und umwickelt, begleitet bei den markscheidenfreien peripheren Nervenfasern eine Schwannsche Zelle zumeist mehrere in das Cytoplasma der Schwannschen Zelle eingesenkte Axone. Im Bereich einer Synapse „à distance" oder „en passant" ist das Axon (oder sind mehrere Axone) aus der Gliascheide ausgefaltet, so daß sie unmittelbar an die Basallamina des Bindegewebsraums grenzen. Da im lichtmikroskopischen Präparat bei Versilberung Axone und Schwannsche Zelle als einheitliches Gebilde dargestellt werden, können bei dichter Lagerung vegetativer Nervenfasern netzartige Strukturen entstehen. Die neuronale Identität der Axone bleibt dabei aber, wie das elektronenmikroskopische Bild zeigt, gewahrt.

Die **markscheidenführenden zentralen Nervenfasern** sind grundsätzlich so wie die markscheidenführenden peripheren Nervenfasern gebaut, doch ist bei zentralen Nervenfasern der Extrazellularraum des Schnürrings Teil des allgemeinen Extrazellularraumes, eine zusätzliche gliöse Abdeckung wie an den Schnürringen der peripheren Nervenfaser ist nicht ausgebildet. Die Markscheiden zentraler Nervenfasern werden von *Oligodendrozyten* (S. 276) gebildet. Ein Oligodendrozyt sendet mehrere Fortsätze aus und kann mit jedem dieser Fortsätze an unterschiedlichen Axonen jeweils die Markscheide eines Internodiums bilden. Den zentralen markscheidenführenden Nervenfasern liegen deshalb, im Unterschied zu den peripheren, selten Zellkerne der markscheidenbildenden Gliazellen an. Schmidt-Lantermansche Einkerbungen werden hier nicht beobachtet. Um die zentrale Nervenfaser ist keine Basallamina ausgebildet.

Die **markscheidenfreien zentralen Axone** sind häufig nicht einzeln in eine Gliascheide eingelassen, sondern verlaufen bündelweise zwischen Astrozytenfortsätzen (vgl. Abb. 125).

Synapsen

Die im Axonende ankommende Erregung wird von einer Nervenzelle auf eine andere oder auf das Erfolgsgewebe durch Synapsen übertragen. Man unterscheidet die (phylogenetisch älteren) *elektrischen* (bioelektrischen) *Synapsen* und *chemische Synapsen.*

Bei den **elektrischen Synapsen** sind die Plasmalemmata der benachbarten Zellen, zwischen denen die Erregung übertragen wird, miteinander durch *Gap junctions* (S. 36) verbunden, die einen gerichteten Ionenfluß ermöglichen (elektrische Kopplung).

Die **chemische Synapse,** bei der ein *Transmitter* freigesetzt wird, der das Plasmalemm der nachfolgenden Zelle beeinflußt, ist ein spezialisierter Zellkontakt vom morphologischen Typ der *Macula adhaerens.* Beim Menschen spielen nach derzeitiger Kenntnis fast nur chemische Synapsen eine Rolle.

Die **chemische Synapse** besteht grundsätzlich aus *drei Komponenten,* aus

- der kolbenförmigen Endformation des innervierenden Axons mit der *präsynaptischen Membran,*
- dem Interzellularspalt, *Synapsenspalt,* zwischen dieser und der innervierten Zelle,
- dem Plasmalemm der innervierten Zelle, der *subsynaptischen Membran.*

Weitere Einteilungen von Synapsen sind aufgrund funktioneller und struktureller Merkmale und Unterschiede möglich.

Nach der **Funktion** unterscheidet man

- *exzitatorische* (erregende) *Synapsen,* die die Empfängerzelle erregen (Depolarisation des Plasmalemms),
- *inhibitorische* (hemmende) *Synapsen,* die eine Erregungsbildung in der Empfängerzelle unterdrücken (Hyperpolarisation des Plasmalemms).

Entsprechend den unterschiedlichen **Transmittern** (Überträgerstoffen) kann man *cholinerge, aminerge, peptiderge* u. a. *Synapsen* unterscheiden und damit im ZNS Neuronensysteme in Transmittersysteme zusammenfassen, die allerdings häufig mehr als den einen namengebenden Wirkstoff enthalten, in

- *Acetylcholinsysteme,*
- *Aminosäurensysteme* (Glycin-, Glutamat-, γ-Aminobuttersäuresysteme),

– *Systeme der biogenen Amine* (Dopamin-, Noradrenalin-, Adrenalin-, Serotonin-, Histaminsysteme),
– zahlreiche (mehr als 30) *Peptidsysteme.*

Häufig wird die **Lokalisation** von Synapsen zu deren Charakterisierung herangezogen; man unterscheidet folgende Anordnungen:

– *interneuronale (neuroneuronale) Synapsen,* die weitaus häufigsten Synapsen, die den Transmitter von einem Neuron auf ein folgendes übertragen, kommen vor als
  – *axodendritische Synapsen* zwischen innervierendem Axon und Dendriten der Empfängerzelle,
  – *axosomatische Synapsen* zwischen innervierendem Axon und Perikaryon der Empfängerzelle,
  – *axoaxonale Synapsen* zwischen innervierendem Axon und Axon der Empfängerzelle am Axonursprungskegel (Initialsegment) oder am Axonende „präsynaptisch" (vor der Synapse des innervierten Axons),
– *myoneuronale Synapsen,* die den Transmitter von einem Neuron auf Muskelgewebe übertragen, kommen vor als
  – *myoneuronale Synapse* an der Skelettmuskelfaser („motorische Endplatte", animales NS),
  – myoneuronale *Synapse en passant* an glatten Muskelzellen und an den Zellen des Erregungsleitungssystems des Herzens (vegetatives NS),
– *neuroglanduläre Synapsen* übertragen den Transmitter von einem Neuron auf exokrine und auf endokrine Drüsenzellen.
– *Synapsen* können zwischen einer *Sinneszelle* und dem dendritischen Fortsatz des afferenten Neurons sowie zwischen dem Axonende eines efferenten Neurons und der Sinneszelle ausgebildet sein,
– *Synapsen* sind an den Zellen des *pluriglandulären Fettgewebes* und an mehreren anderen Stellen des Körpers beschrieben.

Unkonventionelle Synapsen. Außer diesen häufigsten „konventionellen" interneuronalen Synapsen sind zahlreiche andere Synapsen oder synapsenähnliche Kontakte zwischen Neuronen beschrieben (*dendrodendritische, reziproke* Synapsen u. a.). Auch eine Transmitterabgabe durch Dendriten wird beobachtet.

Synapsen zwischen Nervenzellen

Jedes Axon bildet mehrere Synapsen an mehreren Nervenzellen *(Divergenzprinzip)* und jede Nervenzelle erhält Erregungen über Synapsen aus mehreren Axonen *(Konvergenzprinzip).* Bei der Erregung einer Nervenzelle wirken also mehrere zuführende Nervenzellen mit.

L: Die Synapsen zwischen Nervenzellen werden im Golgi-Präparat als Endknöpfe, *Boutons,* dargestellt (Abb. 117). Synapsen, die zu demselben zuführenden Axon gehören, liegen häufig gruppenweise beieinander. Eine Nervenzelle kann wenige oder einige hundert bis 10000 Synapsen (Pyrami-

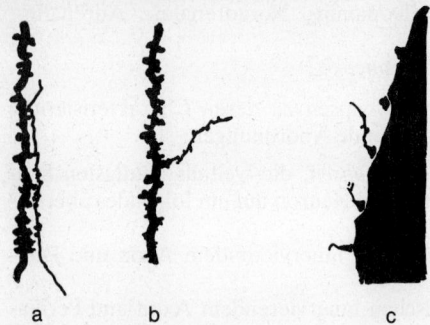

Abb. 117a–c   Synapsen (Boutons, Endknöpfe), mit der Golgi-Methode dargestellt. a, b) Axodendritische Synapsen, c) axosomatische Synapsen (ein dreieckiger Teil der Oberfläche eines Perikaryon ist zu sehen). Vergr. etwa 1200fach.

denzelle der Endhirnrinde) tragen. Das Axon verliert kurz vor der Synapse die Axonscheide.

E: Die Synpase ist durch folgende Struktur charakterisiert (Abb. 118–120). Das Ende des innervierenden Axons ist kolbenförmig zur *präsynaptischen Struktur,* zum Endkolben, vergrößert. In diesem liegt eine große Zahl von Bläschen *(Transmitterorganellen),* die den für die betreffende Synapse charakteristischen Überträgerstoff, *Transmitter,* sowie Mitochondrien enthalten.

Die **Transmitterorganellen** sind, jeweils abhängig vom Transmitter, unterschiedlich groß und geformt und erscheinen entweder „leer" (hell) oder mit

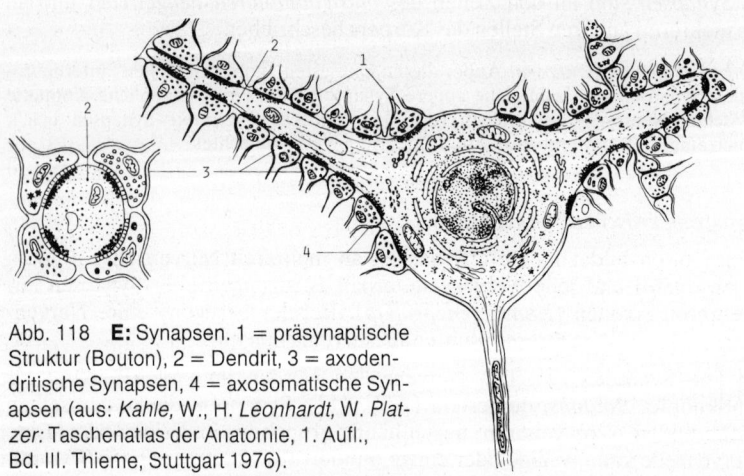

Abb. 118   **E:** Synapsen. 1 = präsynaptische Struktur (Bouton), 2 = Dendrit, 3 = axodendritische Synapsen, 4 = axosomatische Synapsen (aus: *Kahle,* W., H. *Leonhardt,* W. *Platzer:* Taschenatlas der Anatomie, 1. Aufl., Bd. III. Thieme, Stuttgart 1976).

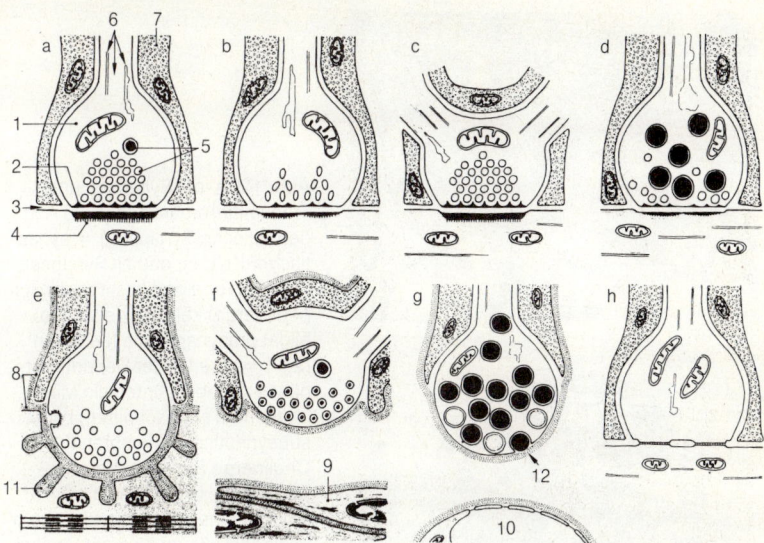

Abb. 119 a–h   Schematische Darstellung der häufigsten Synapsenformen und Wirkstoffübertragungsarten. 1 = präsynaptischer (terminaler) Axonkolben, 2 = präsynaptische Membran mit „dense projections", 3 = Synapsenspalt, 4 = postsynaptische (subsynaptische) Membran, 5 = Transmitterorganellen, 6 = Mitochondrium, Neurotubuli und axoplasmatisches Retikulum, 7 = Ausläufer der Axonscheide (Schwannsche Zelle). a) Exzitatorische Synapse (Typ Gray I, breite postsynaptische Membranverdichtung), b) inhibitorische Synapse (Typ Gray II, schmale postsynaptische Membranverdichtung), c) Synapse „en passant", d) peptiderge Synapse, e) myoneurale Synapse (motorische Endplatte), postsynaptische Membran ist das Sarkolemm (11), 8 = Basallamina, f) Synapse „à distance en passant" eines aminergen Neurons, 9 = glatte Muskelzelle, g) peptiderges Axonende bei der Hormonabgabe (12) an den Interzellularraum, 10 − fenestrierte Kapillare, h) elektrische Synapse, prä- und postsynaptische Membran sind durch Gap junctions verbunden.

einem dichten „Kern" gefüllt, der einen hellen Hof aufweisen kann. Eine Zuordnung der verschiedenen Transmitterorganellen zu bestimmten Transmittern ist in der konventionellen Elektronenmikroskopie ausnahmsweise möglich (Abb. 120); so ist die *cholinerge Synapse* durch ca. 40 nm große runde „leere" Bläschen, die *aminerge Synapse* durch ca. 40 nm große runde „kernhaltige" Bläschen gekennzeichnet, die einen hellen Hof zwischen „Kern" und Bläschenmembran aufweisen.

Immunzytochemisch ist dagegen eine sichere Zuordnung der Transmitterorganellen zum *Transmitter* möglich. Die Methode ist besonders bei Neuro-

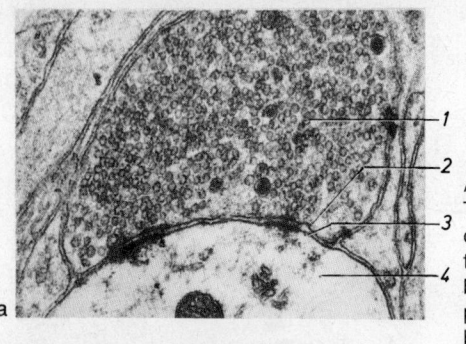

a

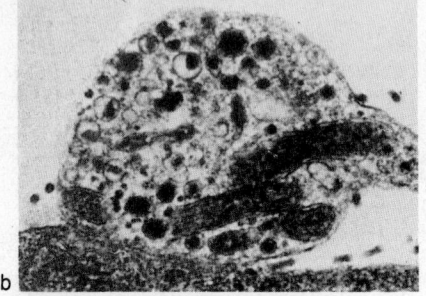

b

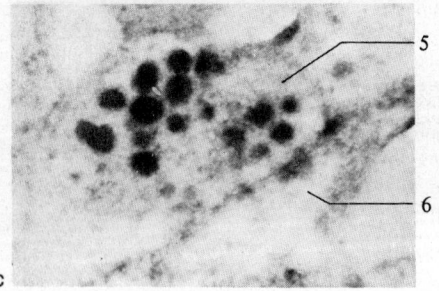

c

Abb. 120a–c   Synapsen und Transmitterorganellen. **E:** a) Axodendritische Synapse. 1 = synaptischer Kolben, enthält Synapsenbläschen und drei (wahrscheinlich peptiderge) kernhaltige Vesikel, bildet präsynaptische Membran (2), 4 = innervierter Dendrit (enthält Mikrotubuli, unten ein Mitochondrium angeschnitten) bildet subsynaptische Membran (3). Cholinerge Synapse. Vergr. 36000fach. b) Präsynaptische Strecke eines Axons, enthält kernhaltige (große und kleine) Vesikel. Endstrecke eines adrenergen Axons. Vergr. 10000fach (Präparat: Prof. Dr. K. *Unsicker,* Marburg). c) Axosomatische Synapse. 5 = synaptischer Kolben, enthält luliberinhaltige, mit markiertem anti-Luliberin angefärbte kernhaltige Vesikel. 6 = innerviertes Perikaryon (basaler Hypothalamus). Peptiderge Synapse, die immunzytochemische Technik stellt hier nur das Peptid Luliberin (LRF, LHRH) dar, die übrigen Strukturen (vgl. a!) sind nicht sichtbar. Vergr. 37800fach (Präparat: Prof. Dr. Brigitte *Krisch,* Kiel).

peptiden zur Diagnose unerläßlich, da die (gleichfalls „kernhaltigen") *neuropeptidergen* Granula (Bläschen) zwar in der Größe und Dichte des „Kerns" bei den verschiedenen Neuropeptiden Unterschiede zeigen, die aber variabel sind und bei der Vielzahl der Neuropeptide eine Diagnose nicht zulassen.

Präsynaptische Membran ist das der Empfängerzelle zugewandte Plasmalemm des Axonkolbens. Ihm liegen innen Substanzverdichtungen *(Dense* *projections)* an, die ein synaptisches Gitter bilden. Die Maschenweite dieses Gitters stimmt überein mit der Größe der hier eingelagerten Transmitterorganellen. Diese terminale „aktive Zone" des Plasmalemms weist zahlreiche Calciumkanäle auf, die in der *prä*terminalen Strecke des Axolemms dagegen nur spärlich ausgebildet sind.

Der **Synapsenspalt** zwischen der präsynaptischen Membran und dem Plasmalemm der Empfängerzelle ist etwa 20 nm breit.

Die **subsynaptische Membran,** das an den Synapsenspalt angrenzende Plasmalemm der Empfängerzelle, erscheint, wie die präsynaptische Membran, durch Substanzanlagerung von der Zellseite her verdickt. In unmittelbarer Nähe der subsynaptischen Membran findet man regelmäßig Mitochondrien.

Die nur strukturelle Unterscheidung erregender und hemmender Synapsen ist unsicher. Man nimmt an, daß erregende Synapsen „asymmetrisch" sind, d. h., die Membrananlagerung an der subsynaptischen Membran ist stärker ausgebildet als an der präsynaptischen Membran *(Typ Gray I),* während hemmende Synapsen in bezug auf die Membrananlagerung „symmetrisch" sind *(Typ Gray II)* (Abb. 119a, b). Eine sicherere Unterscheidung ist dagegen *immunhistochemisch* (Darstellung des erregenden oder hemmenden *Transmitters*) möglich.

Erregungsübertragung. Die synaptischen Bläschen schleusen, veranlaßt durch die im Axonende ankommende Erregung (Depolarisation), ihren Inhalt nach dem Modus der Exozytose in den Synapsenspalt aus. Zur Transmitterfreisetzung sind extrazelluläre Ca^{2+}-Ionen erforderlich. Mit der Depolarisation der präsynaptischen Membran entsteht durch die Calciumkanäle ein Calciumeinstrom in das präsynaptische Axonende; Calcium verursacht (oder erleichtert) die vorübergehende Fusion der Vesikelmembran mit der präsynaptischen Membran und ermöglicht damit die Transmitterfreisetzung. Die Freisetzung des Transmitters ist eine elektrisch gesteuerte Form der „Neurosekretion in Quanten". Die Transmittersubstanz gelangt zur subsynaptischen Membran und wirkt auf diese erregend (depolarisierend) oder erregungshemmend (hyperpolarisierend). Die subsynaptische Membran, die durch eine (von Enzymen verursachte) subplasmalemmale Verdickung charakterisiert ist, besitzt *Rezeptoren* für den Transmitter. Im einfachsten Fall einer (exzitatorischen cholinergen) Synapse kommt es durch Bindung des Transmitters an seinen Rezeptor zur direkten Öffnung von Ionenkanälen und zum Einstrom von Natriumionen, damit zur Verminderung des (negativen) Ruhepotentials (−90 mV) und zur Depolarisation (Erregung) mit einem positiven Aktionspotential (etwa +30 mV). Acetylcholin wird innerhalb von Millisekunden enzymatisch abgebaut, Noradrenalin vorwiegend durch Wiederaufnahme in das Axonende inaktiviert. Dadurch wird eine gezielte Erregungsübertragung möglich. Die Erregung der subsynaptischen Membran pflanzt sich auf anschließende Plasmalemmbezirke der postsynaptischen Membran fort. Der histochemische Nachweis der beteiligten Enzyme ermöglicht die lichtmikroskopische Darstellung von Synapsen.

Rezeptoren. Ein Transmitter kann auf die subsynaptische Membran erregend (exzitatorisch: Depolarisation) oder hemmend (inhibitorisch: Hyperpolarisation) wirken, abhängig vom *Rezeptor* der Zielzelle in der subsynaptischen Membran. So wirkt z. B. Acetylcholin über die motorische Endplatte erregend auf den Skelettmuskel, aber über die Synapse zwischen N. vagus und Herzmuskel hemmend auf diesen. Die Charakterisierung eines Transmitters erfordert auch die Rezeptorcharakterisierung der Synapse. Das sei am Beispiel der (am besten untersuchten) cholinergen Synapsen des 1. und des 2. efferenten Neurons des Parasympathicus aufgezeigt.

Acetylcholin, das von der Nervenfaserendigung des 1. (präganglionären) Neurons freigesetzt wird, erzeugt eine kurzdauernde Erregung (Aktionspotential) der subsynaptischen Membran des nachgeschalteten 2. Neurons. Synapsen mit Rezeptoren dieses Typs können aber, außer durch Acetylcholin, auch durch Nicotin erregt werden, sie werden deshalb als *nicotinerge cholinerge* Synapsen charakterisiert (nicotinerg ist auch die motorische Endplatte). Acetylcholin, das von der Nervenfaserendigung des 2. (postganglionären) Neurons abgegeben wird, erzeugt entweder ein langanhaltendes erregendes oder ein hemmendes postsynaptisches Potential, abhängig vom Rezeptor. Diese Wirkungen können nicht auch durch Nicotin, aber durch Muscarin erzeugt werden, die Synapse wird als *muscarinerg cholinerg* bezeichnet. Beide Synapsentypen sind zugleich selektiv ansprechbar für Hemmstoffe, die nicotinerge Synapse wird durch *Curare,* die muscarinerge durch *Atropin* inhibiert. Nicotin und Muscarin sind *Agonisten,* Curare und Atropin *Antagonisten* des Acetylcholins in den betreffenden Synapsen.

Das Rezeptorprotein für Acetylcholin ist Bestandteil der Außenfläche der subsynaptischen Membran. Zehntausende von Rezeptorproteinen lassen sich an der subsynaptischen Membran rasterelektronenmikroskopisch darstellen. Die Rezeptoren sind direkt mit Ionenkanälen gekoppelt. (Über die Wirkung der Erregung bzw. der Hemmung auf die Ionenleitfähigkeit s. Lehrbuch der Physiologie!)

Eine vergleichbare Charakterisierung unterschiedlicher Rezeptoren besteht auch für andere Transmitter, z. B. für die *Katecholamine Dopamin, Noradrenalin* und *Adrenalin,* die an der subsynaptischen Membran allerdings nicht an Ionenkanäle gekoppelt sind, sondern über einen membranständigen zweiten Botenstoff (Second messenger) cAMP die Ionenpermeabilität beeinflussen (vgl. Hormonrezeptoren, S. 365). Die Rezeptoren für Katecholamine im peripheren Nervensystem können, wie die für Acetylcholin, in zwei Klassen unterteilt werden, in α- und β-Rezeptoren – zwei Klassen, die allerdings nicht mit einer dualen Aktion (Erregung/Hemmung) identisch sind. Die α-*adrenergen* Rezeptoren werden durch *Phenylephrin,* die β-*adrenergen* durch *Isoprenolin* erregt. Antagonisten sind *Phenoxybenzamin* für α-adrenerge Rezeptoren („Alphablocker") und *Propranolol* für β-adrenerge Rezeptoren („Betablocker"). Über eine weitergehende Charakterisierung der Katecholaminrezeptoren sowie der Rezeptoren für weitere Transmitter s. Lehbuch der Neurochemie!

Wenn also im üblichen Sprachgebrauch ein Transmitter generell als erregend oder als hemmend bezeichnet wird, so ist diese Aussage ungenau, sie erfordert den Bezug zum Rezeptor. Die Aussage stellt vielmehr fest, daß der Transmitter zumeist (oder in dem betrachteten Fall) in Synapsen freigesetzt wird, in denen die subsynaptische Membran entsprechende Rezeptoren aufweist.

Mit der Exozytose des Transmitters werden Bläschenmembranen in die präsynaptische Membran eingebaut. Durch endozytotische Vorgänge an anderer Stelle des Endkolbens *rezirkuliert* dieses Membranmaterial und steht erneut zur Bildung von Transmitterbläschen bereit, die mit Transmitter gefüllt werden (konstante Summe der Membranen von Vesikeln und präsynaptischem Plasmalemm). Bruchstücke des enzymatisch nach Exozytose abgebauten Transmitters können (z. B. bei *Acetylcholin*) gleichfalls *rezirkulieren* zur Resynthese im Endkolben. *Noradrenalin* wird vorwiegend durch Wiederaufnahme in das Axonende inaktiviert.

Die Verweildauer von *Neuropeptiden* im Synapsenspalt (und angrenzenden Interzellularraum) ist dagegen sehr viel länger (bis Minutendauer), da Peptide nicht in das Axonende zurückgenommen, sondern im Interzellularspalt enzymatisch abgebaut werden. Auch eine Phagozytose durch Glia (und Abbau in der Glia) wird diskutiert.

Aus Untersuchungen an Kerngebieten der Sehbahn bei der Katze und aus anderen Untersuchungen weiß man, daß die Ausbildung von Synapsen parallel geht mit der Einübung der Funktion und z. B. durch sensorische Stimulation gefördert wird. Untersuchungen an Mammaliern zeigen auch, daß die feinstrukturelle Ausbildung von Synapsen durch Mangelernährung Not leidet.

Erfahrungen aus der *Gewebezüchtung* lehren, daß Nervenzellen eine große Neigung zur Ausbildung von Synapsen besitzen. Synapsen können wahrscheinlich zeitlebens neu gebildet und wieder gelöst werden. Transmitter werden in vivo und in der Gewebekultur bevorzugt von den Neuronen aufgenommen, die in vivo den betreffenden Transmitter auch produzieren.

Myoneurale Synapse animaler Nerven (motorische Endplatte)

Die motorische Endplatte ist eine in dieser Form bisher nur beim Skelettmuskel bekannt gewordene myoneurale Synapse.

L: Imprägnationsmethoden geben einen ungefähren Eindruck von der traubenförmigen Gestalt der in einer motorischen Endplatte enthaltenen Synapsen, lassen aber die Membranverhältnisse nicht erkennen (Abb. 121a). Die zuletzt markscheidenfreie Schwannsche Zelle umhüllt das Axon bis an die Muskelfaser heran.

E: Die *Endkolben* des Axons enthalten Synapsenbläschen und Mitochondrien, das Plasmalemm der Endkolben ist *präsynaptische Membran* (Abb. 121b). Die Endkolben liegen in wannenförmigen, vom Plasmalemm der Muskelfaser *(subsynaptische Membran)* ausgekleideten Vertiefungen des Muskels, die ein Muster von teils parallel, teils radiär verlaufenden Falten tragen *(= subneurales Faltenfeld)*. Im *Synapsenspalt* liegt ein nicht näher definiertes Material, das außerhalb der Synapse in die Basallamina des

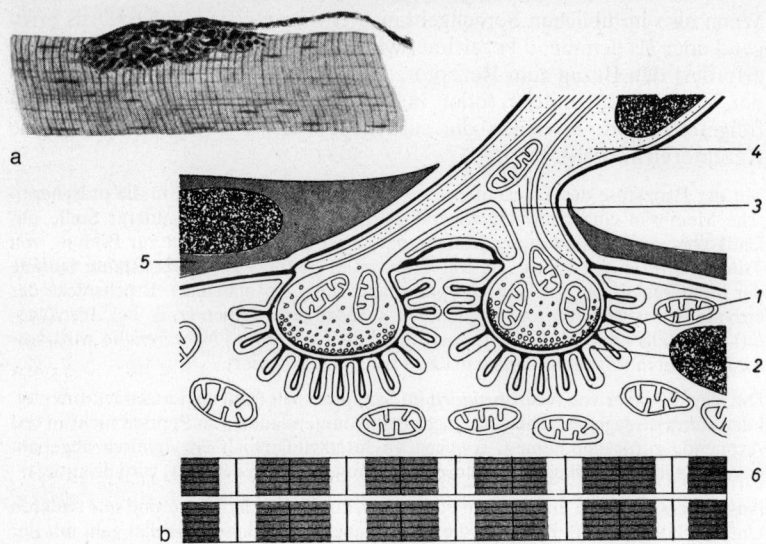

Abb. 121 a, b   Motorische Endplatte (myoneurale Synapse, Skelettmuskel). a) **L:** Durch Vergoldung dargestellt, von der Seite (aus *Rauber/Kopsch:* Lehrbuch und Atlas der Anatomie des Menschen, 19. Aufl., Bd. I. Thieme, Stuttgart 1955). b) **E:** 1 = präsynaptische Membran, 2 = subsynaptische Membran (subneuraler Apparat). 3 = Axon, 4 = Schwannsche Zelle, 5 = Bindegewebszelle, 6 = Myofibrille. Basallaminae und ihre Abkömmlinge = dicker schwarzer Strich. Elektronenmikroskopisches Schema (nach *Eccles*).

Sarkolemms übergeht. Die Schwannsche Zelle bedeckt noch die Endplatte, läßt aber die Endkolben frei.

Die *Erregung* wird, wie bei neuroneuronalen Synapsen, durch Freisetzung des Transmitters aus der präsynaptischen Struktur auf die subsynaptische Membran übertragen. Die Bläschenmembranen rezirkulieren durch endozytotische Vorgänge wieder in die präsynaptische Struktur.

Wie der Muskel, so können auch die motorischen Endplatten eine *Inaktivitätsatrophie* und eine *Aktivitätshypertrophie* erleiden.

Myoneurale Synapse vegetativer Nerven

Während die Synapsen zwischen vegetativen Nervenzellen und zwischen diesen und Drüsenzellen weitgehend den auf S. 255f beschriebenen neuroneuronalen Synapsen gleichen – Synapsenkolben mit Transmitterorganellen, prä- und subsynaptische Membran und Synapsenspalt sind ausgebildet

– weichen die *myoneuralen Synapsen zwischen vegetativen Axonendigungen und glatten Muskelzellen* meist von dieser Form ab.

L: Die mit Hilfe von Versilberungsmethoden und fluoreszenzmikroskopisch gewonnenen Bilder lassen auf vielfältige myoneurale Synapsenformen schließen. Ihr lichtmikroskopisches Äquivalentbild sind variköse Auftreibungen im Nervenfaserverlauf (so bei aminergen und peptidergen Neuronen) und Endknöpfchen.

E: Die myoneurale Synapse des vegetativen Axons läßt häufig die enge, nur durch einen 20 nm breiten Spalt getrennte Zusammenlagerung von prä- und subsynaptischer Membran sowie die Verdichtung der subsynaptischen Membran vermissen. Vielmehr findet man im Verlauf des Axons (bei aminergen und peptidergen Neuronen) und am Axonende häufig nur eine *Ausfaltung des Axons* aus der begleitenden Schwannschen Zelle sowie eine *präsynaptische*, mit Transmitterorganellen angefüllte *Axonauftreibung* (Abb. 119). Diese grenzt frei an den Bindegewebsraum. Die Transmitter und Neuropeptide werden häufig, ähnlich wie die Hormone endokriner Drüsen, in den Bindegewebsspalt freigesetzt, durch den sie über eine unterschiedlich weite Strecke von 50–300 nm die „subsynaptische Membran", das *Plasmalemm* einer oder mehrerer glatter Muskelzellen, erreichen; die myoneurale Synapse vegetativer Neurone ist häufig eine *Synapse à distance* dieser Art. Doch kommen auch engere Zusammenlagerungen von prä- und subsynaptischer Membran vor. Axone mit mehrfachen Ausfaltungen (mehrfachen präsynaptischen Strecken) bilden *Synapsen en passant*.

Die *myoneuralen Synapsen* an den *Zellen des Erregungsleitungssystems* im Herzen sind ähnlich beschaffen. **Synapsen an Sinneszellen:** Beispiel Abb. 147. Die **neuroglandulären Synapsen,** die **Synapsen an pluriglandulären Fettzellen** und an Zellen weiterer Gewebsarten gleichen prinzipiell den im Vorstehenden besprochenen Typen.

Überträgerstoffe (Transmittersubstanzen)

Als Neurotransmitter sind seit Jahrzehnten bekannt *Acetylcholin,* die Katecholamine *Noradrenalin* und *Dopamin,* das Indolamin *Serotonin* (5-Hydroxytryptamin, 5-HT) (Noradrenalin, Dopamin und Serotonin als biogene Amine zusammengefaßt) sowie die Aminosäuren *Glutaminsäure,* γ-Aminobuttersäure (GABA) und *Glycin.* Sie gelten heute, nachdem in den letzten Jahren zusätzlich zahlreiche Neuropeptide als Überträgerstoffe erkannt wurden, als die „klassischen" Transmitter. Als Transmitter aus der Gruppe der biogenen Amine sind neuerdings auch *Adrenalin* und *Histamin* bekannt geworden. Schätzungen über die Prozentzahl der Synapsen im ZNS, in denen diese „klassischen" Überträgerstoffe als Transmitter wirken, ergaben, daß sie in etwa der Hälfte aller zentralen Synapsen exzitatorische oder inhibitorische Erregungen übertragen. Überträgerstoffe der anderen Hälfte der Synapsen im ZNS sind mit großer Wahrscheinlichkeit *Neuropeptide;*

zahlreiche Peptide werden immunzytochemisch in Neuronensystemen des ZNS nachgewiesen. Mehr noch: In einem Neuron können *gemeinsam,* simultan *„klassische" Transmitter* (besonders Monoamine) *und Peptide* gebildet werden (Koexistenz von Transmittern). Die Ausführungen über Transmitter im peripheren Nervensystem gehen auf zahlreiche Publikationen der letzten Jahre zurück, zum sehr großen Teil auf Björklund, Hökfelt und Owman (1988).

Die Wirkung eines „klassischen" Transmitters wird u. a. damit charakterisiert, daß er, am präsynaptischen Axonende freigesetzt, anschließend die postsynaptische Membran streng lokal über einen Zeitraum von Millisekunden beeinflußt (erregt oder hemmt) und am Ende dieser synaptischen Erregungsübertragung entweder durch enzymatischen Abbau oder durch Rücknahme in das präsynaptische Axonende rasch entfernt wird.

Von einigen Neuropeptiden ist bekannt, daß sie nach Art der „klassischen" Transmitters wirken, so z. B. *Substanz P* als Überträgerstoff in zahlreichen peripheren afferenten Neuronen. Andere Peptide wirken „modulierend", indem sie nach ihrer Freisetzung die bekannten Aktionen „klassischer" Transmitter modifizieren, deren Freisetzung im präsynaptischen Axon blockieren oder ihre Umsetzung beeinflussen; *endogene Opioide* z. B. können die Übertragung in der afferenten Schmerzleitung dämpfend beeinflussen.

Unterschiede zwischen den „klassischen" Transmittern und den Neuropeptiden im Gehirn ergeben sich auch aus den unterschiedlichen Konzentrationen im Interzellularraum, die bei Peptiden um mehrere Zehnerpotenzen geringer als bei Transmittern sind, sowie aus der unterschiedlichen Wirkungsdauer.

Wenngleich die Wirkungsweise der mehr als 30 Neuropeptide in den einzelnen peptidergen Systemen, soweit bisher bekannt, nicht oder nicht in allen Fällen der „klassischer" Transmitter entspricht, so greifen sie doch immer in die Signalübermittlung ein. Neuropeptide können allein (als einziger Wirkstoff) in einem Neuron vorkommen, häufig werden aber auch mehrere Neuropeptide in Koexistenz gebildet.

Im *peripheren Nervensystem* ist, benannt nach dem „klassischen" Transmitter, *Acetylcholin* der Transmitter der *myoneuralen Synapse* des animalen NS. Zwischen dem efferenten 1. (präganglionären) und 2. Neuron (vgl. S. 281 u. 291) des peripheren vegetativen Nerven wird die Erregung gleichfalls durch *Acetylcholin* übertragen. Auch das 2. Neuron des *Parasympathicus* setzt *Acetylcholin* frei; Transmitter der meisten 2. Neurone des *Sympathicus* ist dagegen *Noradrenalin,* die koexistente oder zusätzliche Beteiligung weiterer Transmitter nicht gerechnet.

Neuropeptide und *Peptidhormone.* Die Untersuchungen der letzten zehn Jahre haben zunächst ergeben, daß die „hypothalamischen" *Peptidhormone,* die als Neurohormone im Hypothalamus gebildet und in Eminentia mediana und Neurohypophyse an das Blut abgegeben werden, auch als *Wirkstoffe in Neuronen* vorkommen können, die in andere Teile des ZNS projizieren. Dann zeigte sich, daß auch die „gastrointestinalen" und in anderen Organen noch vorkommenden Peptidhormone alle in bestimmten Neuronensystemen des ZNS als Wirkstoffe vertreten sind (wie umgekehrt auch die „hypothalamischen" Peptidhormone im gastroenteropankreatischen System vorkommen, S. 391 ff). Peptiderge Neurone sind zudem in großer Zahl auch im PNS vertreten, sie bilden, gemeinsam mit Vertretern der „klassischen" Transmitter, als intramurales NS in der Darmwand ein organeigenes NS. Die ursprünglich geübte Zusammenfassung der Peptidhormone in Gruppen entsprechend ihrem ersten Fundort (in „hypothalamische", „gastrointestinale" usw. Peptide) ist demnach entbehrlich.

Koexistenz von Überträgerstoffen (Transmittersubstanzen). Als vor wenigen Jahren die ersten Beobachtungen über die Koexistenz von klassischen Transmittern und Neuropeptiden und von verschiedenen Neuropeptiden jeweils in einem gemeinsamen Neuron bekannt wurden, schien es zunächst so, als seien diese koexistierenden Wirkstoffe in Tabellen abschließend und endgültig zusammenzufassen. Nachdem aber in der Zwischenzeit zunehmend mehr Beobachtungen dieser Art gemacht wurden, hat das Problem koexistierender Wirkstoffe eine wachsende Dynamik erfahren, die eine kurze tabellarische Zusammenfassung nicht mehr erlaubt. Ein endgültiges Urteil über die Koexistenz „klassischer" Transmitter mit Neuropeptiden oder allein von Neuropeptiden ist noch nicht in allen Fällen möglich, da es sich überwiegend um immunhistochemische Untersuchungen handelt, die das *Produkt* nachweisen, und die Ergebnisse aus In-situ-Hybridisierungen, die die *Syntheseorte* aufzeigen, noch unvollständig sind (Hybridisierung: Bindung eines Nukleinsäure-Einzelstranges an einen komplementären anderen Strang, z. B. DNS/DNS oder DNS/RNS; s. Lehrbuch der Biochemie!). Eine allgemeine Aussage ist auch dadurch erschwert, daß Speziesunterschiede bestehen und jeder am Tier erhobene Befund beim Menschen nachgeprüft werden muß. Dennoch kann dieses beim Studium nervaler Leistungen voraussichtlich bald besonders wichtige Feld der koexistierenden Transmitter nicht ignoriert werden. Das Phänomen der Transmitterkoexistenz wird zunächst noch anhand von Einzelbeobachtungen beschrieben, bis später eine zusammenfassende Darstellung möglich ist.

Ein Transmitter kann in verschiedenen Neuronen mit unterschiedlichen Wirkstoffen koexistieren, wobei offenbar lokale Unterschiede eine Rolle spielen. Wirkstoffe, die in derselben Zelle koexistieren, können unterschiedlich auf Einflüsse aus der Umgebung antworten. Die Koexistenz von Transmittern wird häufiger im peripheren als im zentralen Nervensystem beobachtet, betroffen ist die Innervation aller Organe und aller Blutgefäße. Die Koexistenz kann zwischen konventionellen Transmittern und Neuropeptiden wie auch zwischen Neuropeptiden bestehen, wobei die koexistierenden Wirkstoffe in unterschiedlichen Vesikeln desselben Neurons, seltener auch in gemeinsamen Vesikeln vorliegen können. Das Thema der Koexistenz von Wirkstoffen kommt im Abschnitt über endokrine Organe noch einmal zur Sprache und es sei hier auf die entsprechenden Bemerkungen (auch hinsichtlich der „Verwandtschaft" einzelner Peptide in „Familien") verwiesen.

Die Beobachtung, daß im autonomen NS die phänotypische Expression eines Hormons vom extrazellulären Gewebsmilieu mitbestimmt wird (noradrenerge Neurone können in der Gewebekultur bei entsprechendem

Kulturmilieu auch oder ausschließlich cholinerge Eigenschaften annehmen und die cholinerge Innervation von Drüsen durch Sympathikusfasern wird so verstanden) – diese Beobachtung trifft nach allgemeiner Auffassung auch für die Expression von Peptiden zu. An der Expression von koexistierenden Wirkstoffen ist mit dem extrazellulären Milieu auch das Zielgewebe beteiligt. Reaktionen auf Einflüsse aus der Umgebung sind nicht Alles-oder-Nichts-Antworten, sondern es erscheint ein abgestuftes Spektrum von Antwortmöglichkeiten. Die Plastizität entsteht dabei offenbar auf der Ebene der mRNS. Ein aus dem Extrazellularmilieu veranlaßter Anstieg von Tyrosinhydroxylase (Enzym der Katecholaminsynthese) in Sympathikusneuronen (und übrigens auch von Leu-Enkephalin in Zellen des Nebennierenmarks) werden beide von einem Anstieg der jeweils spezifischen mRNS begleitet.

Über die *funktionelle Bedeutung* der Koexistenz verschiedener Transmitter läßt sich zur Zeit noch nichts endgültig Zusammenfassendes sagen, doch gibt es eine Reihe von Einzelbeobachtungen, die hiervon eine Vorstellung vermitteln. Die koexistenten Transmitter können sich in ihrer Wirkung verstärken; das gilt z. B. für die gefäßerweiternde Wirkung von Substanz P und vasoaktivem intestinalem Polypeptid (VIP) am distalen Ende des 1. afferenten Neurons eines Spinalnerven und von Acetylcholin und VIP in kardiovaskulären Nerven sowie für die gefäßkonstriktorische Wirkung von Noradrenalin und Neuropeptid Y (NPY) in kardiovaskulären Nerven und von Noradrenalin und 5-Hydroxytryptamin (5-HT) in Gefäßnerven des Gehirns. Andere Untersuchungsergebnisse sprechen dafür, daß sich koexistente Transmitter ergänzen – so Somatostatin und Substanz P (SP), die in einer Subpopulation sensorischer Neurone koexistent gebildet werden, wobei SP Erregungen aus Schmerzrezeptoren leiten und Somatostatin Thermosensibilität vermitteln soll. In sensiblen Fasern der Haut verlängert das Calcitonin gene-related peptide (CGRP) die Dauer der von Sustanz P vermittelten Schmerzempfindung. VIP ist in einigen parasympathischen Neuronen verantwortlich für den atropinresistenten Teil der Vasodilatation, die Drüsensekretion begleitet.

Faserzusammensetzung des 1. afferenten Neurons eines Spinalnerven. Da die Fülle der Kenntnisse über die Anwesenheit (wenn auch nicht immer über die Funktion) mehrfacher Wirkstoffe in den verschiedenen Neuronen einer zentralnervösen oder peripheren Leitungsbahn – mögen sie getrennt in verschiedenen Neuronen oder kolokalisiert vorkommen – heute noch nicht in vollständigem Zusammenhang dargestellt werden kann, sollen die vorstehenden allgemeinen Feststellungen über Transmitter und Transmitterkoexistenz um das folgende konkrete, vereinfacht aufgezeichnete Beispiel der Faserzusammensetzung des 1. afferenten Neurons eines Spinalnerven ergänzt und anschaulich gemacht werden.

Die in das Rückenmark über die *hintere Wurzel* eintretenden, durch das 1. afferente Neuron verkörperten afferenten Fasern entstammen den *Perika-*

ryen des Spinalganglions. Sie führen (im vorliegenden Beispiel) sensible Afferenzen aus der Haut und aus den Eingeweiden – taktile Afferenzen, Schmerz- und Temperaturempfindungen. Immunhistochemisch und mit anderen chemischen Methoden sind in den Perikaryen des Spinalganglions *Purine (?), Aminosäuren* und *Neuropeptide* nachweisbar. In wechselseitiger Koexistenz werden dabei mindestens 9 Neuropeptide gefunden; biogene Amine spielen eine sehr geringe Rolle. Die unterschiedlichen Perikaryen zeigen erhebliche Größenunterschiede; jedes Übersichtspräparat im Histologiekurs läßt wenigstens zwei Zellgrößen erkennen, große helle und kleine dunkle Perikaryen.

Die *Axone endigen* im Hinterhorn des Rückenmarks, die meisten mit axodendritischen Kontakten. Die *Purine (Adenosintriphosphat, ATP?)* und die *Aminosäuren (D-Aspartat?)* erzeugen am 2. Neuron rasch ein kurzdauerndes exzitatorisches Aktionspotential. Die *Peptide* führen dagegen langsam zu Potentialen, die länger (unterschiedlich lang) anhalten. *SP* und *CCK* sind in Schmerzafferenzen taktiler Leitungen, z. T. simultan, nachweisbar, wobei die Freisetzung von *SP* durch *Opioide* und weitere Neuropeptide moduliert wird. (So können z. B. Opioide die Afferenzen aus dem überanstrengten Bewegungsapparat des Joggers/der Joggerin modulieren, bis „der tote Punkt überwunden" und der/die Betroffene von den eigenen Opioiden berauscht ist.)

Das gewählte Beispiel gibt Gelegenheit, noch auf folgende Besonderheit des 1. afferenten Neurons aufmerksam zu machen. Auch am *Beginn des (dendritischen) Fortsatzes* in der Peripherie können sensorische Neurone (über periphere kurze Kollateralen bzw. über einen Zweig des Telodendron) bei antidromer Reizung *Peptide* freisetzen, die hier hauptsächlich auf die Gefäße wirken. (Von den in den Perikaryen gebildeten Neuropeptiden wird in den dendritischen Fortsatz ein größerer Anteil als in den neuritischen Fortsatz transportiert). *SP* erzeugt eine Gefäßerweiterung mit perivaskulärem Ödem, zugleich wirkt es auf Mastzellen degranulierend, wodurch die *SP*-Ausscheidung zusätzlich ansteigt. Mit der Degranulation von Mastzellen wird ein immunmodulatorischer Wirkstoff freigesetzt, der gleichfalls die *SP*-Ausscheidung steigert und zusätzlich den Gefäßaustritt von Granulozyten und Monozyten stimuliert, die dem Endothel innen anhängen. Auch *Calcitonin gen related peptide (CGRP)* erzeugt eine Vasodilatation, indem es einen in den Endothelzellen gebildeten relaxierenden Stoff freisetzt; ein Ödem entsteht hierbei nicht. Wenn aber *CGRP* und *SP* gemeinsam ausgeschieden werden, führen sie zu einem verstärkten Ödem. *SP* kann bei der Gelegenheit die DNS-Synthese in T-Lymphozyten stimulieren und hat bei Verletzungen einen starken Einfluß auf alle Phänomene der Wundheilung.

So viel zu den Wirkstoffen im Zusammenhang mit einigen Funktionen des 1. afferenten Neurons. Sie sind, besonders was das weitere Schicksal der im Rückenmark einlaufenden Erregungen angeht, stark verkürzt beschrieben, und sie unterscheiden sich auch in den verschiedenen Höhen des Rückenmarks.

Die Beschreibung soll als Beispiel für die biochemische Vielfalt dienen, die sich hinter der neuronalen Gliederung des Nervensystems verbirgt. Die Orte, an denen die biochemische Vielfalt zur funktionellen Vielfalt wird, sind hauptsächlich die Synapsen (und der Interzellularraum in gewissem Umfang). Über die Verhältnisse an allen anderen Stellen des Nervensystems s. Lehrbücher der Biochemie und der chemischen Neuroanatomie!

Parakrine Transmission im Zentralnervensystem

Seit kurzer Zeit kann man die zellulären Rezeptoren für zahlreiche Transmitter im ZNS morphologisch nachweisen. Dabei zeigt es sich, daß (besonders bei einigen Neuropeptiden – β-Endorphin, Neuropeptid Y, Angiotensin, Enkephalin, Cholecystokinin) topographische Diskrepanzen bestehen können zwischen den Orten ihrer Freisetzung aus Axonen und den Hirnregionen, die Rezeptoren für diese Transmitter ausbilden. Diese Beobachtung führt dazu, daß von (mindestens) *zwei Formen der Neurotransmission* gesprochen werden kann. Außer der *konventionellen*, gerichteten (punktuellen) Form der *Transmission*, bei der ein innervierendes Axon an der Zielzelle Synapsen bildet (und bei der, außer dem Rezeptor, Lage und Verlauf des Neurons und Axons eine entscheidende Rolle spielen), wird eine andere Form der Transmission diskutiert, bei der der Transmitter sich ungerichtet ausbreitet und über den Erfolg der Transmission, außer dem Rezeptor, die Zugangswege, d. h. der Interzellularraum, entscheiden. Es handelt sich um eine *parakrine Transmission*, die der *verschalteten Transmission* gegenübergestellt wird. Während die konventionelle, punktuelle (verschaltete) Transmission seit Jahrzehnten – und neuerdings verstärkt – im Mittelpunkt von Untersuchungen steht, ist über die parakrine Transmission noch wenig bekannt. Die hier anstehenden Probleme sind u. a.: Welches Schicksal nimmt der freigesetzte Transmitter auf dem Weg durch den Interzellularraum? Welchen Einfluß kann der Interzellularraum auf die Transmission nehmen? Welche Interaktionen laufen auf diesen Wegen ab? Noch sind zu wenig Ergebnisse hierüber bekannt, als daß in einem kleinen Lehrbuch davon berichtet werden könnte.

Neuroglia

Am Aufbau des zentralen und peripheren NS ist neben den Nervenzellen als zweites Gewebselement die *Neuroglia,* kurz *Glia,* beteiligt. Während in den Nervenzellen Erregungsbildung, Erregungsverarbeitung und Erregungsleitung stattfinden, dienen die Gliazellen, *Gliozyten,* dem Erhalt und der Funktion der Nervenzellen im weitesten Sinn: dem *Stofftransport, Ionentransport,* der *Markscheidenbildung,* dem Aufbau *mechanischer Strukturen,* der *Isolierung, Kompartimentierung* und der *Narbenbildung* – Aufgaben, die in anderen Organen dem Bindegewebsstroma zukommen. Die Glia ist bei Degenerations- und Regenerationsvorgängen von Nervenfasern und bei Gefäßerkrankungen beteiligt; Hauptquelle von Tumoren des ZNS ist die Glia.

Im **ZNS** unterscheidet man *Astrozyten* (α-Astrozyten und β-Astrozyten), *Oligodendrozyten* (beide Zellarten von manchen Autoren als *Makroglia* zusammengefaßt) und *Mesoglia* (von manchen Autoren als *Mikroglia* bezeichnet); zur Glia des ZNS rechnet man weiterhin die Ependymzellen und, als Sonderform der Ependymzellen, das Epithel der Plexus choroidei.

Als *Mesoglia* bezeichnet man phagozytierende Zellen (Abwehrzellen), die aus dem perivaskulären Bindegewebe ins Hirngewebe einwandern können. Sie stammen aus dem *Mesenchym,* wie der Name sagt, gehören also *nicht* zur Neuroglia.

Im **PNS** bilden die *Schwannschen Zellen* und die Mantelzellen der Ganglien und Nervenendkörperchen, zusammen *Lemnozyten* genannt, die Glia.

Neuroglia des Zentralnervensystems

In der *Embryonalentwicklung* wächst die Anlage von Gehirn und Rückenmark durch ventrikuläre Mitosen der Matrix, d. h. der Zellen, die die Ventrikel (Hohlräume) der Neuralanlage auskleiden. Die in der Matrix neugebildeten Zellen wandern von der Ventrikelwand ab (Abb. 52). Aus ihnen gehen die Vorläufer der Nervenzellen, *Neuroblasten,* und der Gliazellen, *Glioblasten,* hervor, die im 3. Fetalmonat unterscheidbar sind. Nach der Geburt sollen keine Nervenzellen mehr entstehen. Die übrigbleibenden Zellen differenzieren sich zur epithelialen Auskleidung der Ventrikel, zu Ependymzellen. Die Gliaentwicklung dauert dagegen etwa bis zum 12. Lebensjahr an, aber auch später können sich noch Gliazellen aus ependymnahen Matrixresten (s. *Mikroglia*) und aus Vorläuferzellen (s. β-*Astrozyten*) in anderen Hirnregionen entwickeln.

Ependym. Die Ependymzellen bilden, gemeinsam mit unterlagernden Gliazellen und Kapillaren, stellenweise auch mit neuronalen Elementen, die Ventrikelauskleidung, das *Ependym.* Die Ependymzellen des Menschen und aller Mammalier sind in den weitaus größten Bereichen der Ventrikelwand kinozilienreiche, epithelartige Zellen, *Ependymozyten.* An wenigen umschriebenen Stellen der Wand des III. und IV. Ventrikels werden spezialisierte Ependymorgane ausgebildet, die *zirkumventrikulären Organe.* Die Ependymzellen der meisten dieser Organe bestehen größtenteils aus kinozilienarmen langgestreckten *Tanyzyten.* Nicht selten werden auch nur die Ependymozyten allein als „Ependym" bezeichnet.

Zirkumventrikuläre Organe liegen in der Medianebene oder sind, wie die Plexus choroidei, aus der Mediaebene ausgewachsen. Es sind am III. Ventrikel die *Neurohypophyse (Neurallappen der Hypophyse und Eminentia mediana)* im Ventrikelboden, das *Gefäßorgan der Lamina terminalis,* das *Subfornikalorgan* unter den Fornixschenkeln, das *Corpus pineale (Epiphyse),* das *Subkommissuralorgan* oberhalb des Eingangs in den Aquaeductus cerebri – im IV. Ventrikel die *Area postrema* im unteren Winkel der Rautengrube sowie die *Plexus choroidei* aller Ventrikel. Bei niederen Wirbeltieren kommen noch weitere Ependymorgane hinzu. Genauere Kenntnisse über die Funktion sind bisher hauptsächlich hinsichtlich des Neurallappens (S. 371), der Eminentia mediana (S. 374), der Plexus choroidei (S. 270f) und des Corpus pineale (S. 378) erarbeitet.

Die **Ependymozyten** sind **L** meist kubisch, stellenweise auch hochprismatisch oder abgeflacht. Die Zellen tragen Büschel langer Kinozilien, die eine Liquorbewegung an der Ventrikelwand erzeugen. Die basalen Fortsätze reichen nur eine kurze Strecke in das Hirngewebe. **E:** Nahe der freien Oberfläche sind die Ependymozyten durch *Gap junctions* und durch *Zonulae adhaerentes* verbunden, die eine (wahrscheinlich durch Ependymozyten kontrollierte) Kommunikation des Ventrikelliquors und des Liquors im interzellulären Spaltensystem des Hirngewebes ermöglichen. Kurze Mikrovilli sind häufig ausgebildet. Der Zellorganellenbesatz der Ependymozyten ist örtlich verschieden.

An zahlreichen Stellen grenzen die basalen Fortsätze an ausgedehnte Basallaminalabyrinthe, die mit perikapillären Basallaminae Verbindung haben.

Die **Tanyzyten** sind **L** langgestreckte Zellen, deren basaler, oft über 500 µm langer Fortsatz häufig an den perivaskulären Raum von Blutgefäßen angrenzt. **E:** Nahe der apikalen Oberfläche werden die Tanyzyten meist durch *Tight junctions* verbunden; der Ventrikelliquor kann nicht mit der Flüssigkeit in den Interzellularspalten der Tanyzyten kommunizieren. Die apikale Oberfläche kann Mikrovilli und größere Protrusionen bilden.

Plexus choroideus. Im Endhirn-, Zwischenhirn- und Rautenhirnbereich wird ein schmaler dorsaler Bezirk der embryonalen Hirnwand zu einer einschichtigen Epithellage, *Lamina epithelialis,* zurückgebildet. Die Lamina epithelialis setzt die Ependymzellauskleidung der übrigen Ventrikelwand fort. Das der Lamina epithelialis außen anliegende *Bindegewebe* der Pia mater ist stark vaskularisiert. Die *Blutgefäße* bilden vielfältige knäuelförmige Zotten, die, von der Lamina epithelialis überkleidet, in den Ventrikel vorragen. Lamina epithelialis, Blutgefäße und perivaskuläres Bindegewebe setzen gemeinsam den *Plexus choroideus* zusammen. Die

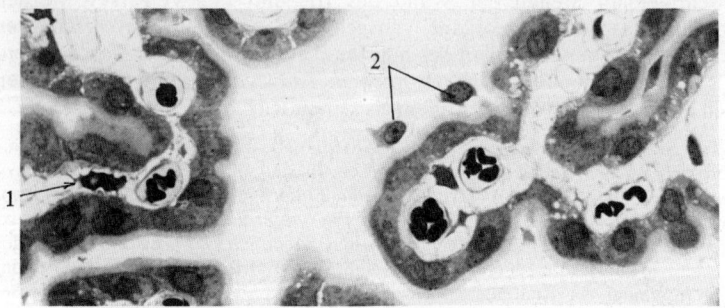

Abb. 122   Plexus choroideus: einschichtiges Epithel, stark entwickelter Mikrovillussaum. Im Stroma weite Kapillaren, die Erythrozyten enthalten. 1 = Histiozyt, 2 = „Epiplexuszellen" (Histiozyten). Vergr. 560fach.

Zottenform führt zu einer starken Oberflächenvergrößerung der Lamina epithelialis (Abb. 122). Die *Plexus choroidei* sind Bestandteil des Daches des III. und IV. Ventrikels und der Wand der beiden Seitenventrikel. Die *Plexus choroidei* produzieren einen großen Teil des *Liquor cerebrospinalis,* der Gehirnflüssigkeit in Ventrikeln und Subarachnoidealraum (S. 304). Die aus den Kapillaren des Plexus stammende Flüssigkeit wird hinsichtlich ihrer Zusammensetzung von den Plexusepithelzellen modifiziert.

L: Die *Plexusepithelzellen* sind groß, kubisch, enthalten einen mittelständigen großen runden Zellkern sowie zahlreiche Mitochondrien. Granuläre, ringförmige („Biondi-Ringe") oder vakuoläre Einschlüsse kommen vor. Die ventrikuläre Zelloberfläche zeigt eine feine senkrechte Streifung ähnlich einem Bürstensaum. **E:** Die apikale Oberfläche bildet lange, unregelmäßig orientierte Mikrovilli aus, die an den Spitzen häufig verbreitert sind.

Aus der Mitte der Zelloberfläche ragt ein spärliches Büschelchen von Kinozilien. Nahe der Oberfläche sind die Plexusepithelien durch *Tight junctions* verbunden. Der Ventrikelliquor kann deshalb, wie bei den Tanyzyten, nicht mit der Flüssigkeit in den Interzellularspalten der Plexusepithelien kommunizieren. Die basale Oberfläche ist in Art eines Basallabyrinthes stark eingefaltet und sitzt der Basallamina auf. Die Plexusepithelzellen enthalten meist regelmäßige Schollen von granuliertem ER, die Mitochondrien sind vom Crista-Typ. Häufig findet man supranukleär zahlreiche Vesikel.

E: Die *Kapillaren der Plexus choroidei* besitzen, wie die in (nahezu) allen zirkumventrikulären Organen, dünne „fenestrierte" Endothelzellen, eine Blut-Hirn-Schranke ist hier nicht ausgebildet (s. Liquor- und Blutmilieu, S. 306).

Astrozyten. Neueste Untersuchungen zur pränatalen Ontogenese der Astrozyten machen es wahrscheinlich, daß Astrozyten aus wenigstens zwei Vorläuferzellen hervorgehen. Danach soll die eine Entwicklungslinie, als α-*Astrozyten* bezeichnet, über radiale Gliazellen zu (radialen) Astrozyten, Tanyzyten und Ependymzellen führen (langgestreckte Astrozyten kommen auch als *Bergmann*-Zellen [-Fasern] im Kleinhirn und als *Müller*-Zellen in der Retina vor), während die andere, die β-*Astrozyten*-Linie, über polymorphe Zellen sowohl Astrozyten als auch Oligodendrozyten entstehen läßt.

α-Astrozyten, (Typ-I-Astrozyten). Die bisher als Astrozyten bekannten, nun (zur Unterscheidung von den β-Astrozyten, S. 276) als α-Astrozyten bezeichneten Zellen repräsentieren eine endgültig determinierte und ausdifferenzierte Gliazellart. Im folgenden sind, wenn nicht anders bemerkt, mit der Bezeichnung Astrozyten immer α-*Astrozyten* gemeint. **L:** Mit einer von Golgi angegebenen Imprägnationsmethode können diese Astrozyten als große sternförmige Schattenbilder dargestellt werden (Abb. 123). Die zahlreichen unterschiedlich langen Astrozytenfortsätze sind häufig bis zur

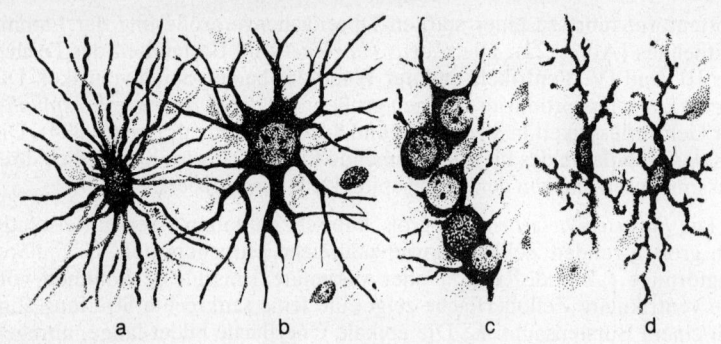

a   b   c   d

Abb. 123a–d **L:** Gliazellformen bei Silberimprägnation. a–c) Neuroglia, d) Mesoglia. a) Fibrillärer Astrozyt („Faserglia"), b) protoplasmatischer Astrozyt, c) Oligodendrozyten, d) Mikroglia (Mesoglia). Vergr. etwa 800fach (aus *Kahle, W., H. Leonhardt, W. Platzer:* Taschenatlas der Anatomie, 1. Aufl., Bd. III. Thieme, Stuttgart 1976).

Wand von Blutgefäßen zu verfolgen. In Übersichtsfärbungen zeigen die Astrozyten einen großen hellen Zellkern, der aber dichter als der der Nervenzellen ist. Im Unterschied zu Nervenzellen entwickeln *Astrozyten keine Zytoplasmabasophilie; im Nissl-Bild werden von den Astrozyten also nur die Kerne angefärbt.* Bei krankhaften Vorgängen sind meist Astrozyten beteiligt, sie bilden „Rasen" und Glianarben. Im Hinblick auf den Fibrillengehalt der Astrozytenfortsätze unterscheidet man *fibrillenreiche* und *protoplasmatische* (fibrillenarme) *Astrozyten.* Fibrillenreiche Astrozyten (Faserastrozyten) kommen hauptsächlich in der weißen Substanz vor, wo sie oft lange, verzweigte Fortsätze bilden („Langstrahler"), protoplasmatische Astrozyten sind in der grauen Substanz zu finden.

E: Die *protoplasmatischen Astrozyten* erscheinen substanzarm, sie enthalten Mitochondrien sowie häufig Glykogengranula, die bei krankhaften Vorgängen stark vermehrt sein können. Ferner kommen glattwandiges ER, Ribosomen und Polysomen, Mikrotubuli und intermediäre Filamente regelmäßig vor. Die *fibrillenreichen Astrozyten (Faserastrozyten)* sind besonders reich an Mikrotubuli und Filamenten (Durchmesser 8 nm), deren Hauptbestandteil das fibrilläre saure Gliaprotein (*Glial fibrillar acidic protein,* GFAP) ist. Durch deren Aggregation bei der Fixierung entstehen die lichtmikroskopisch sichtbaren „Fibrillen" (mechanische Funktion).

Die Astrozyten füllen die Räume zwischen den Nervenzellen, anderen Gliaelementen und den Gefäßen aus (Abb. 124), wobei sie von diesen Strukturen nur durch den (im fixierten Präparat etwa 20 nm breiten) Interzellularspalt (Extrazellularraum) getrennt sind. Sie bilden dabei ein dreidimensionales, zellulär gegliedertes Netzwerk, das vom Ependym

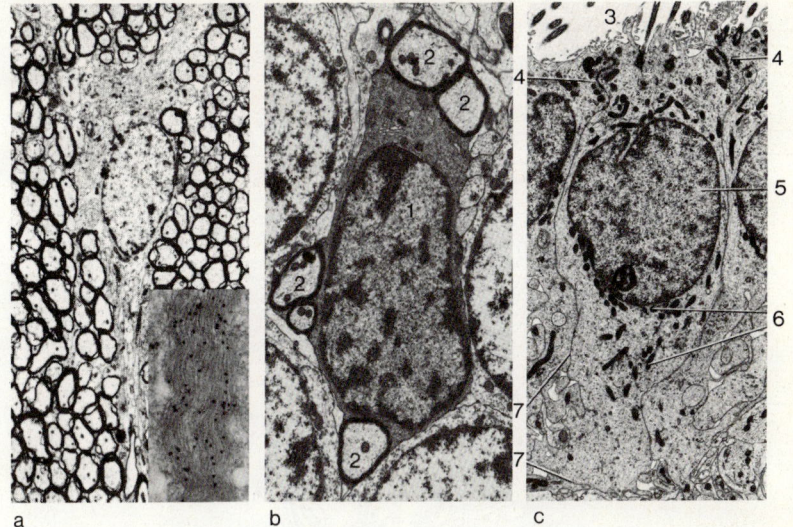

a   b   c

Abb. 124a–c **E:** Gliazellformen (Kaninchen). a) Astrozyt der weißen Substanz (Rückenmark); die Zellausläufer verlaufen zwischen den geschwärzten Markscheiden und sind bei der schwachen Vergrößerung nicht genau abzugrenzen. b) Oligodendrozyt (1 = Zellkern) bildet Markscheiden an Axonen (2). c) Kinozilienreiche Ependymzelle, 3 = apikale Kinozilien, 4 = Zellkontakte, 5 = Zellkern, 6 = Mitochondrien und Lysosomen, 7 = Zellgrenzen. Vergr. a) 2700fach, b) etwa 16000fach, c) etwa 4100fach. Inset in a) Gliafibrillen, immunzytochemische Darstellung (1. Antikörper gegen GFAP, Kopplung des 2. Antikörpers an Gold), Goldkörnchen markieren die Gliafibrillen (medialer Habenularkern). Vergr. 15480fach (Präparat und Aufnahme: Prof. Dr. Brigitte *Krisch,* Kiel).

durch das ganze Gehirn bis zur Hirnoberfläche reicht. Lamellenförmige Astrozytenfortsätze umgeben kleine, marklose Axonbündel, bedecken die Synapsen sowie die synapsenfreien Oberflächen der Nervenzellen, wobei sie zwischen benachbarten Nervenzellen Gliabarrieren ausbilden, die meist nur an Synapsen unterbrochen sind. Man schreibt Astrozyten deshalb eine Funktion bei der interneuronalen Kontaktaufnahme zu. Die labyrinthartigen, interzellulären Spalten zwischen den Astrozytenfortsätzen und zwischen diesen und den Nervenzellen machen (nach elektronenmikroskopischen Untersuchungen) insgesamt lediglich 5–7% des Gesamtvolumens einer grauen Substanz aus. Untersuchungen mit Inulin, das nicht in die Zellen eindringt, ergeben einen Anteil des Interzellularraumes von etwa 15 Vol%.

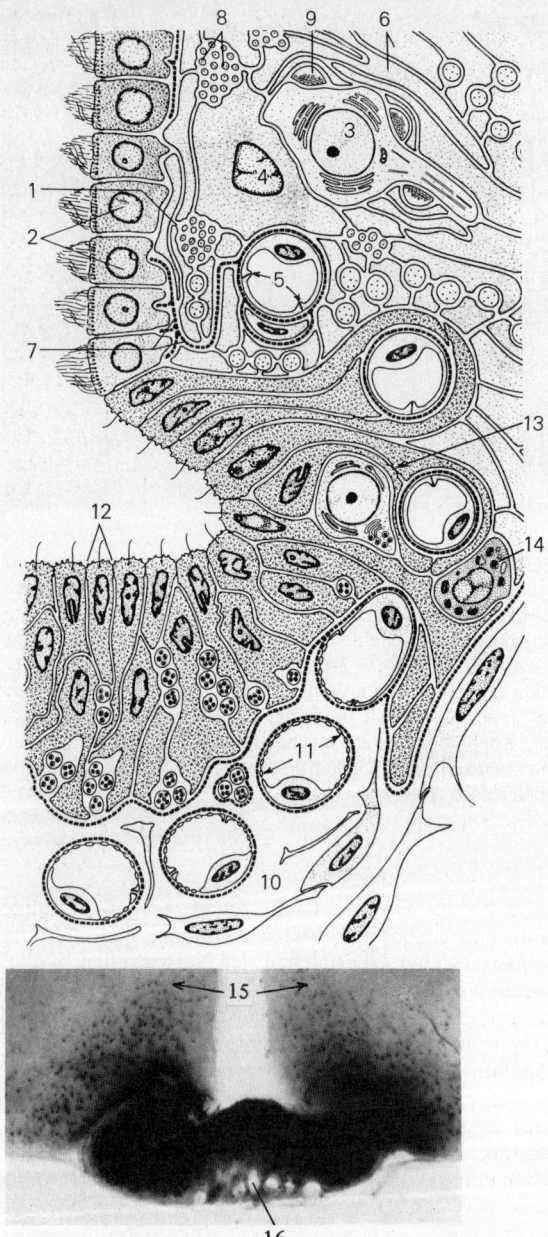

a

b

Etwa 50% der den Extrazellularraum begrenzenden Plasmalemmata gehören zu Astrozytenfortsätzen. Die Astrozyten sind damit strategisch in der Lage, den Inhalt der Interzellularspalten zu kontrollieren. Sie sind dazu auch auf Grund besonderer Leistungen befähigt. So können Astrozyten regulierend auf den Kaliumgehalt des interzellulären Liquors und dessen Neurotransmittergehalt einwirken (Abb. 125) (sie können den Überschuß an Kaliumionen, der bei neuronaler Aktivität entsteht, sowie GABA, Glutamat und Taurin aufnehmen). Die perivaskulären Astrozytenfortsätze sollen bei der Entfernung von sauren Metaboliten aus dem Hirnparenchym beteiligt sein.

E: Das Hirngewebe wird an der Oberfläche gegen die weiche Hirnhaut und gegen die von der Oberfläche aus eingedrungenen Blutgefäße durch Gliafortsätze ("Gliafüße", vgl. Abb. 125: 6) geweblich „abgeschlossen", die durch *Gap junctions* verbunden sind, den Interzellularraum also durchgängig belassen. Die Gliafüße sind an der Hirnoberfläche stellenweise so dicht gepackt, daß lichtmikroskopisch der Eindruck einer „Gliagrenzmembran" entsteht (die Bezeichnungen *Membrana limitans gliae superficialis* und *perivascularis* stammen aus der Lichtmikroskopie). Die perivaskulären Gliafortsätze sind dagegen häufig so dünn, daß sie nur elektronenmikroskopisch dargestellt werden können.

◀ Abb. 125a, b Das Liquormilieu des Gehirns und seine Abgrenzung gegen das Blutmilieu der Eminenta mediana.
a) Frontalschnitt durch den unteren Hypothalamus (Höhe Nucleus infundibularis) einer Seite und die Hälfte des Bodens des III. Ventrikels (= Eminentia mediana). Schema. Der Liquor des Interzellularraums (Extrazellularraum) (1) kommuniziert durch die offenen Kontakte (Gap junctions) zwischen den kinozilienreichen Ependymzellen (2) mit dem Ventrikelliquor. Die Nervenzellen (3) und Gliazellen (4) liegen im Liquormilieu. Das Liquormilieu ist durch die Blut-Hirn-Schranke (5, S. 305) der Hirnkapillarendothelien vom Blutmilieu der Hirngefäße abgegrenzt. Die Wände des spaltenförmigen Interzellularraumes werden zum großen Teil von Astrozytenfortsätzen (6) gebildet, die den Inhalt des Interzellularraumes beeinflussen. 7 = subependymales perivaskuläres Basalmembranlabyrinth, 8 = Axone von Gliafortsätzen eingescheidet, 9 = Synapse, von Gliafortsätzen abgedichtet. Vom perivaskulären Blutmilieu der Eminentia mediana (10), die keine Blut-Hirn-Schranke besitzt (11), ist das Liquormilieu des Ventrikels durch apikale dichte Interzellularkontakte (Tight junctions) der Tanyzyten abgeschlossen (12), das Liquormilieu des Interzellularraumes seitlich durch perivaskuläre Tight junctions der Tanyzyten (13) abgegrenzt, die seitliche Abgrenzung wird zusätzlich durch Phagozyten (14) kontrolliert. b) Frontalschnitt durch den unteren Hypothalamus und die Eminentia mediana (Ratte). Darstellung der Abgrenzung von Blut- und Liquormilieu durch Injektion von Meerrettichperoxidase in die Blutbahn und (5 Minuten später) Peroxidasereaktion am 150 µm dicken Vibratomschnitt. Blutmilieu geschwärzt. Seitliche Abgrenzung durch zahlreiche Phagozyten (15, schwarze Punkte) überwacht. 16 = durchlässige Kapillaren der Eminentia mediana. Vergr. 175fach (Präparat: Prof. Dr. Brigitte *Krisch,* Kiel).

Oligodendrozyten. Die Oligodendrogliazellen *(Oligodendrozyten)* treten auf zweierlei Weise in Erscheinung. Als *Satellitenzellen* liegen sie, gemeinsam mit β-Astrozyten (auch α-Astrozyten kommen hier vor), in der grauen Substanz unmittelbar den Perikaryen von Nervenzellen an. Bei stärkerer Tätigkeit motorischer Neurone werden vermehrt Satellitenzellen an Perikaryen beobachtet. Ihre Aufgabe an dieser Stelle ist ungeklärt. Als *Myelinisierungszellen* treten sie, in der weißen Substanz in Reihen angeordnet, zum Zeitpunkt der Markscheidenreifung auf und übernehmen die Aufgabe der Markscheidenbildung, die im peripheren NS die Schwannschen Zellen erfüllen (S. 246 ff). **L:** Oligodendrozyten zeichnen sich durch einen dichten Kern aus, der von einem sehr schmalen, manchmal granulierten Cytoplasma umgeben wird. Im Schnitt sind nur wenige Fortsätze darzustellen. In der Gewebekultur, in der alle Ausläufer sichtbar werden, ist die Oligodendroglia nicht fortsatzarm (Abb. 123c). **E:** Das *Cytoplasma* enthält große Mengen von Polyribosomen und Tubuli sowie etwas granuliertes ER, es erscheint hierdurch dunkel. Ein Golgi-Apparat ist ausgebildet, dagegen fehlen Glykogen und Filamente. Der ebenfalls dunkle *Zellkern* zeichnet sich durch dichtes, randständiges Heterochromatin aus.

Die β-**Astrozyten** *(Typ-II-Astrozyten)* selbst, die den Oligodendrozyten zum Ursprung dienen, sind offenbar noch lange multipotent mit der Tendenz zur Umwandlung vorwiegend in Oligodendrozyten. Die β-Astrozyten sind **L** kaum von Oligodendrozyten zu unterscheiden, sie zeichnen sich durch einen unregelmäßigen, dichten Zellkern aus, besitzen niemals Gliafilamente und erscheinen sehr häufig als Satellitenzellen an neuronalen Perikaryen (50% der β-Astrozyten sind in Satellitenposition gegenüber 10% der α-Astrozyten, die diese Lage einnehmen). Sie sind, im Unterschied zu (α-)Astrozyten und Oligodendrozyten, ortsbeweglich, sehr strahlenempfindlich auch in der Interphase der Mitose; es sind die weitaus mitoseaktivsten Gliazellen der Hirnrinde, und sie können unter bestimmten Voraussetzungen phagozytieren.

Von manchen Autoren wird eine *besondere* **Mikroglia**zellart von der Mesoglia unterschieden. Diese Mikroglia soll ihren Ursprung in der *Neuralanlage* haben und von subependymalen Zellen mit dunklem Zellkern repräsentiert werden, die sich weitgehend wie die β-Astrozyten verhalten, also u. a. auch phagozytieren können. Zu diesem Formenkreis ist auch die als „Gomori-positive Glia" bezeichnete Zellform zu rechnen – einzelne periventrikuläre Zellen, die mit Chromalaun-Hämatoxylin anfärbbar sind. Das Problem ist nicht hinreichend geklärt.

Mesogliazellen, von manchen Autoren auch als *Mikroglia* bezeichnet, sind zumeist perivaskulär gelegene und in der Hirnentwicklung erst mit der Vaskularisation auftretende Zellen, modifizierte Monozyten aus dem Blut, die als Phagozyten ins Hirngewebe eintreten und als „Abräumzellen" wirken können. Mesoglia wird auch nach ihrem Entdecker *Hortega-Glia* genannt.

L: Die kleinen ovalen oder spindelförmigen, farbdichten Zellen haben einen ovalen, dichten Kern und an den beiden Enden büschelförmige Fortsätze, die sich in der Gewebekultur als veränderliche dünne Membranen erweisen. Während der Phagozytose runden sich die Zellen ab, Granula (Phagosomen, Lysosomen) treten auf. Mesogliazellen kommen bei bestimmten Erkrankungen des Gehirns vermehrt vor (Abb. 123d).

Auch andere Abwehrzellen, z. B. *Plasmazellen,* wandern aus dem perivaskulären Bindegewebe ins Hirngewebe aus; sie werden aber nicht unter den Überbegriff Mesoglia eingeordnet.

Neuropil. Ein in der Stammes- wie Individualentwicklung zunehmender Fortsatzreichtum der Nervenzellen führt dazu, daß sich die Perikaryen relativ weit voneinander entfernen können. **L:** Der diese Fortsätze beherbergende Raum ist lichtmikroskopisch nicht analysierbar. Elektronenmikroskopisch können die Fortsätze im Raum zwischen den Perikaryen nach ihrer Zugehörigkeit zu Nerven- oder Gliazellen unterschieden werden; man nennt die Fortsätze insgesamt auch *Neuropil* (Nervenfaserfilz).

Neuroglia des peripheren Nervensystems

Den auswachsenden Neuriten und Neuroblasten legen sich in der Embryonalentwicklung auch Glioblasten, *Lemnozyten,* aus der Neuralleiste an. Sie differenzieren sich dort auf dreierlei Weise. Als *Schwannsche Zellen* bilden sie Axonscheiden um Neuriten; jede Schwannsche Zelle stellt – im Unterschied zu den Oligodendrozyten – jeweils nur die Axonscheide *eines* Internodiums her. Als *Mantelzellen* oder Hüllzellen umgeben sie die Nervenzellen der Spinalganglien und der vegetativen Ganglien. Ihre Aufgaben erfüllen sie wahrscheinlich bei Stoffwechselvorgängen. Lemnozyten sind beim Aufbau von Rezeptororganen (Nervenendkörperchen) beteiligt.

Nervensystem

Die im vorhergehenden Kapitel beschriebenen *Bauelemente* haben am Aufbau des zentralen und des peripheren Nervensystems in örtlich unterschiedlicher Weise und Zusammensetzung Anteil. Im folgenden werden beispielhaft

- die Grundzüge der *Organisation des Rückenmarkssegments* und des *peripheren Nervensystems* beschrieben (ausgenommen die Sinnesorgane, die ein eigenes Kapitel erfordern) sowie
- an den ausgewählten Beispielen *Kleinhirnrinde* und *Endhirnrinde* die Anordnung der Bauelemente dieser Grisea untersucht.

Dabei sind auch die beteiligten *Bindegewebsstrukturen* (einschließlich der Hirnhäute) und *Blutgefäße* zu besprechen.

Neuronale Gliederung des Nervensystems

Neuron. Eine einzige Nervenzelle leitet mit ihren Fortsätzen die nervöse Erregung vom Ort ihrer Auslösung (vgl. Schema der Abb. 109, Vorderhorn des Rückenmarks) bis zum Erfolgsorgan (hier Muskel) über eine weite Strecke; die Nervenzelle mit ihren Fortsätzen ist eine funktionelle und morphologische Einheit. Diese Erkenntnis ist in der *Neuronenlehre* festgehalten, die im einzelnen folgenden Inhalt hat. 1. Die Nervenzelle als selbständige *morphologische* und *funktionelle Einheit* wird *Neuron* genannt, sie ist der alleinige Träger nervöser Funktion, durch Synapsen stehen die Neurone miteinander in Verbindung. 2. Jedes Neuron entsteht aus einem Neuroblasten, ist also auch *genetisch* eine *Einheit*. 3. Das Neuron stellt eine *trophische Einheit* dar. Der letzte Punkt beansprucht morphologisches Interesse, da sich die trophische Einheit des Neurons u. a. in drei histologisch nachweisbaren Erscheinungen zeigt.

Retrograde (aufsteigende) Degeneration. Durchtrennt man eine Nervenfaser, so entsteht eine retrograde Veränderung, die bis zum zugehörigen Perikaryon reicht und sich in dessen Aussehen bemerkbar macht; die Zelle schwillt an, rundet sich ab, der Kern tritt an den Rand, das Ergastoplasma verschwindet weitgehend *(Tigrolyse)*. Der Vorgang kann reversibel sein (Abb. 3). (Die retrograde Degeneration kann ausbleiben, wenn zahlreiche Kollateralen bestehen und nur eine betroffen ist.)

Sekundäre (absteigende, Wallersche) Degeneration. Nach Durchtrennung einer Nervenfaser zerfällt deren distales Fragment in Markballen, die in den ersten zwei Wochen durch *Osmiumsäure geschwärzt (Marchi-Stadium)*, später bei Abbau der Lipide zu Neutralfetten durch *Scharlachrot* angefärbt werden können *(Scharlachrotstadium)*. Das distale Axonfragment geht zugrunde, einwandernde Makrophagen (Monozyten) räumen die Trümmer ab. Die Unterbrechung einer motorischen Nervenfaser führt auch zum Schwund der Cholinesterasen im Muskel.

Regeneration. Am Ort verbliebene und aus dem proximalen Stumpf auswachsende Schwannsche Zellen bilden Leitstrukturen *(Hanken-Büngnersche Bänder)*, die ein neues, von der Nervenzelle ausgesandtes Axon, das täglich etwa 1 mm wächst, zum Erfolgsorgan leiten. Fehlt die Leitstruktur, so verirren sich die auswachsenden Axone an der Stelle der Durchtrennung und bilden Neurome, makroskopisch sichtbare Knoten. Durch Veränderung der Leitstrukturen können die auswachsenden Axone anderen Erfolgsorganen zugeleitet werden. Die Naht eines durchtrennten Nerven bezweckt, die distalen Leitstrukturen möglichst nahe an die auswachsenden Axone heranzubringen.

Methoden zur Erforschung neuronaler Zusammenhänge. Zur *mikroskopischen Erforschung* funktionell zusammengehöriger Neuronsysteme im ZNS werden neuerdings besonders die folgenden beiden Methoden angewandt.

1. Der *retrograde Transport* von radioaktiv markierten Stoffen oder von Meerrettichperoxidase im Axon macht das zugehörige Perikaryon kenntlich. 2. Die *immunhistochemische* (fluoreszenzmikroskopische oder färberisch-lichtmikroskopische) *Darstellung* eines bestimmten Transmitters oder eines diesem zugeordneten Enzyms („Leitenzym") stellt das durch den betreffenden Transmitter charakterisierte System insgesamt dar. Zahlreiche Erkenntnisse über neuronale Zusammenhänge wurden (und werden auch noch) mit Hilfe folgender, seit Jahrzehnten angewandter Methoden gewonnen. 3. *Degeneration:* Nach Durchtrennung von Nervenfasern zeigen die retrograde Degeneration die zugehörigen Perikaryen und die sekundäre Wallersche Degeneration den Weg in die Peripherie auf. 4. *Myelogenese:* Die einzelnen Systeme werden in der Individualentwicklung zu verschiedenen Zeiten, aber immer jeweils total ummarkt und können dadurch gegenüber den noch nicht ummarkten vorübergehend färberisch hervorgehoben werden. 5. Die *histologische Serienuntersuchung* deckt, besonders mit der Methode der Golgi-Imprägnation, neuronale Zusammenhänge auf. 6. Die Auswertung *pathologischer Befunde* stellt funktionellen und anatomischen Ausfall in Beziehung zueinander.

Graue und weiße Substanz des Rückenmarks

Das Rückenmark, *Medulla spinalis,* ist der am einfachsten gebaute Teil des ZNS – ein Reflexorgan, das durch 31 Paar *Rückenmarksnerven* mit der Rumpfwand und den Extremitäten sowie mit den Rumpfeingeweiden verbunden ist. Über auf- und absteigende Bahnen hängt das Rückenmark mit den übergeordneten Teilen des ZNS zusammen. Das Rückenmark reicht im Wirbelkanal beim Erwachsenen mit seinem zugespitzten Ende, *Conus terminalis,* bis zum Oberrand des 2. Lendenwirbels. Die Innervation der Arme und Beine *(Plexus brachialis, Plexus lumbosacralis)* bedingt in den zugehörigen Rückenmarkssegmenten eine Vermehrung der grauen Substanz, die zu lokalen Verdickungen des Rückenmarks führt, zur *Intumescentia cervicalis* und zur *Intumescentia lumbalis.* Jeder Rückenmarksnerv entsteht im Foramen intervertebrale der Wirbelsäule aus einer *vorderen (motorischen)* und *hinteren (sensiblen) Wurzel,* die aus dem Rückenmark austreten bzw. in dieses eintreten.

Der **Rückenmarksquerschnitt** ist in allen Segmenten prinzipiell gleich zusammengesetzt. Die graue Substanz liegt zentral in Form eines H oder Schmetterlings und wird von der weißen Substanz umgeben. Die weiße Substanz nimmt kaudal mit dem Austritt der Spinalnerven ab. Diagnose der Segmenthöhe: Abb. 126. Am Schnittbild unterscheidet man folgendes (Abb. 127): Zwei Hälften werden unvollständig getrennt durch die *Fissura mediana anterior* und den *Sulcus medianus posterior.* Lateral vom Sulcus medianus posterior verläuft beiderseits der *Sulcus lateralis posterior.* Um den *Canalis centralis* liegt die *Substantia intermedia centralis* und, seitlich

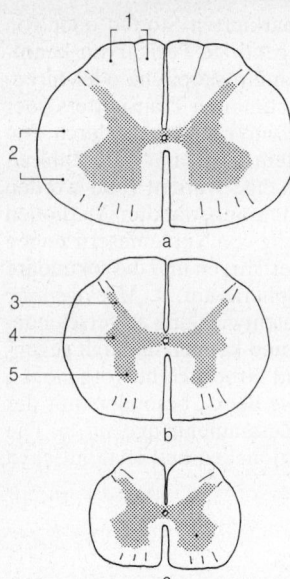

Abb. 126a–c   Rückenmarksquerschnitte in verschiedener Höhe. a) 6. Zervikalsegment, große Vorderhörner, Hinterstränge in medialen und lateralen Strang unterteilt, b) 6. Thorakalsegment, kleine Vorderhörner, ausgeprägte Seitenhörner, c) 4. Lumbalsegment, Abnahme der weißen Substanz, relativ große Vorderhörner. 1 = Hinterstrang, 2 = Vorderseitenstrang, 3 = Hinterhorn, 4 = Seitenhorn, 5 = Vorderhorn (zur weiteren Unterteilung: Abb. 127). Vergr. etwa 3fach.

anschließend, die *Substantia intermedia lateralis,* vor beiden die *Commissura alba.* Die *graue Substanz* weist eine *Columna anterior* und *Columna posterior* (im Schnittbild: Vorderhorn und Hinterhorn und diesem aufsitzend die *Substantia gelatinosa),* im Brustmark auch eine *Columna lateralis* (Seitenhorn) auf. *Die weiße Substanz* ist in *Funiculus anterior, Funiculus lateralis* und *Funiculus posterior* (Vorder-, Seiten- und Hinterstrang) gegliedert. Im Winkel zwischen Seiten- und Hinterhorn liegt die *Formatio reticularis (medullae spinalis),* aus grauer und netzförmiger weißer Substanz zusammengesetzt.

Graue Substanz des Rückenmarks

Die *Rückenmarkskerne* bilden die graue Substanz des Rückenmarks (Abb. 127). Sie enthalten entweder Perikaryen von *Wurzelzellen* oder von *Binnenzellen.*

Wurzelzellen sind efferente Nervenzellen, deren Axone das Rückenmark verlassen und mit der vorderen Wurzel in den Spinalnerv eintreten. Man unterscheidet *somatomotorische* und *viszeromotorische (vegetative)* Wurzelzellen.

– Die *somatomotorischen* Wurzelzellen (Motoneurone), multipolare Zellen, die größten des Rückenmarks, liegen gruppenweise im *Vorderhorn.*

Jeder Nervenzellgruppe entspricht eine Muskelgruppe des Bewegungsapparates (Abb. 127). Als *neuromuskuläre Einheit* bezeichnet man ein Moto-
neuron gemeinsam mit allen von diesem durch Kollateralen innervierten
Muskelfasern. Die Axone der Wurzelzellen bilden die *gemeinsame motorische Endstrecke* aller aus höheren Kernen und segmental einlaufenden
Erregungen des animalen NS. Die Axone verlassen das Rückenmark in
mehreren Fäden als (vordere) *Fila radicularia,* wobei sie, die weiße Substanz durchquerend, deren Vorder- und Seitenstrang unscharf gegeneinander abgrenzen. Somatomotorische Wurzelzellen entsenden Aα- und Aγ-
Nervenfasern (Nervenfasergruppen, S. 247).

Vordere Wurzel und Spinalnerv. Die (vorderen) Fila radicularia legen sich dann, zur
vorderen Wurzel, *Radix ventralis,* gebündelt, den afferenten Nervenfasern an, die als
hintere Wurzel, *Radix dorsalis,* im Sulcus lateralis posterior als (hintere) Fila
radicularia ins Rückenmark eintreten. Hintere und vordere Wurzel schließen sich
zum (gemischten) Rückenmarksnerven, *N. spinalis,* zusammen.

– *Viszeromotorische (vegetative)* Wurzelzellen sind entweder *Sympathikus-*
oder *Parasympathikus*wurzelzellen. Die efferente Leitung des vegetativen
NS ist, im Unterschied zu der des animalen, in *zwei Neurone* gegliedert. Die
viszeromotorischen (vegetativen) *Wurzelzellen* sind das *1. Neuron;* die
Perikaryen des *2. Neuron* liegen in den *vegetativen Ganglien* in der Peripherie. Die Nervenfasern des 1. Neurons (Wurzelzelle) werden deshalb auch
„präganglionäre", die des 2. Neurons (Ganglienzelle) „postganglionäre
Fasern" genannt. Die Nervenfasern des 1. Neurons sind B-Fasern, die des
2. Neurons C-Fasern.

Sympathikus- und *Parasympathikus*-Nervenfaserbündel können im peripheren *prä-*
ganglionären Verlauf großenteils auch makroskopisch unterschieden werden, während ihre *post*ganglionären Fasern (Abb. 127) häufig in gemeinsamen Nerven oder
Nervengeflechten zum Erfolgsorgan ziehen. Histologische Unterscheidung ist mit
histochemischen Methoden aufgrund der (meist) unterschiedlichen Transmitter möglich.

– Die *Sympathikus*wurzelzellen, multipolare Nervenzellen liegen, zum
Nucleus intermediolateralis vereint, im hier stark ausgeprägten *Seitenhorn*
des Brust- und Lendenmarks (C_8-$L_{2,3}$) (vgl. im folgenden Abb. 127). Die
Axone der Sympathikuszellen ziehen mit der vorderen Wurzel zum Spinal
nerven. In den *Rr. communicantes,* die den Spinalnerven mit dem Sympha-
tikusgrenzstrang verbinden, gelangen sie zum *segmentalen Ganglion* des
Sympathikusgrenzstranges, der beiderseits der Wirbelsäule vor den Rip-
penköpfen liegt. Hier endet ein Teil der präganglionären Fasern am *2.
Neuron* (Perikaryen im Grenzstrangganglion). Die Axone dieses *2. Sympa-
thikusneurons* laufen in den Rr. communicantes als *postganglionäre* Nervenfasern wieder zum Spinalnerven zurück und mit diesem zur Rumpfwand
oder zur Extremität. Ein anderer Teil der präganglionären Sympathikusfasern zieht am Grenzstrang vorbei in den *Nn. splanchnici* zu den *prävertebralen vegetativen Ganglien* und trifft erst in diesen auf das *2. Neuron.*

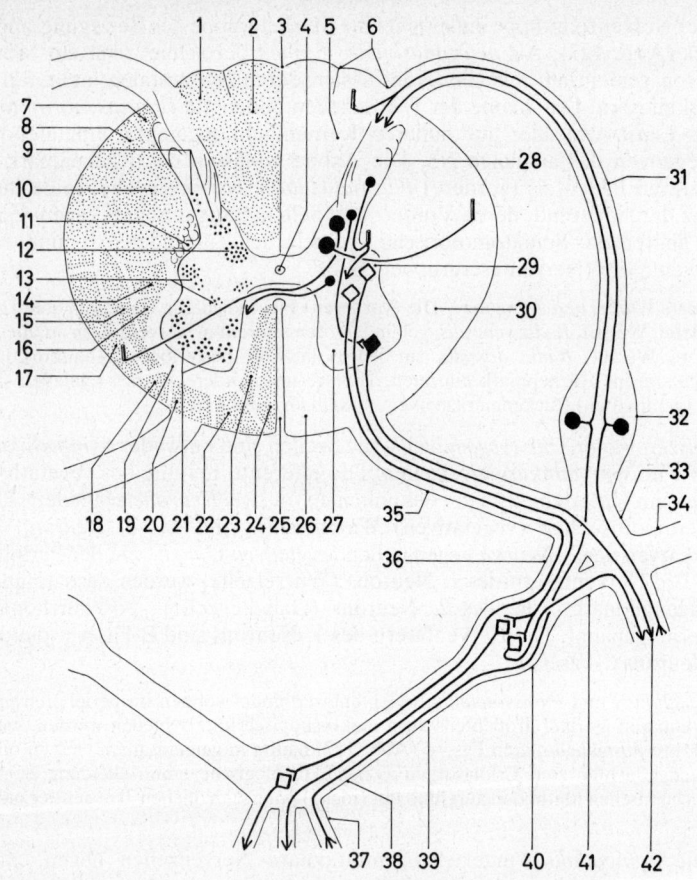

Abb. 127 **Rückenmarksquerschnitt,** Übersicht. *Links* Kerngebiete der grauen Substanz und Bahnen der weißen Substanz. *Rechts* Beispiele für Anordnung und Verlauf wichtiger Wurzel- und Binnenzellen sowie für die Zusammensetzung animaler und vegetativer Nerven in neuronaler Gliederung. Schema.

Gliederung des Rückenmarks: 3 = Sulcus medianus (posterior), 6 = Sulcus intermedius posterior und Sulcus lateralis posterior, 25 = Fissura mediana (anterior), 4 = Canalis centralis, umgeben von der Substantia intermedia centralis, an die sich seitlich die Substantia intermedia lateralis, vorne die Commissura alba anschließen. *Weiße Substanz:* 5 = Funiculus posterior, 30 = Funiculus lateralis, 26 = Funiculus anterior, 11 = Formatio reticularis. *Graue Substanz:* 28 = Cornu posterius, 29 = Cornu laterale, 27 = Cornu anterius.

Kerngebiete der grauen Substanz, *linke Bildhälfte:* 9 = Nuclei proprii posteriores (Hinterhornkerne, Binnenzellen), 12 = Nucleus thoracicus (Nucleus dorsalis, Stilling-Clarkesche Säule, Binnenzellen), 13 = Nucleus intermediolateralis (Sympathikus-) und Nucleus intermediomedialis (Parasympathikus-) Wurzelzellen, 21 = Nuclei cornus anterioris (Vorderhornwurzelzellen, lateral für Extremität, medial für Extremitätengürtel und für Rumpfwand; Aα- und Aγ-Motoneurone). *Rechte Bildhälfte:* Wurzelzellen viereckig; schwarz = Somatomotorik, weiß = Viszeromotorik (hier Sympathicus). Binnenzellen rund; groß = Strangzellen (zwei Beispiele), klein = Eigenapparat (je ein Beispiel für Schalt-, Kommissuren- und Assoziationszellen).

Bahnen der weißen Substanz: 2 = Fasciculus gracilis (*Goll,* epikritische Sensibilität und Tiefensensibilität aus der unteren Körperhälfte), 1 = Fasciculus cuneatus (*Burdach,* epikritische Sensibilität und Tiefensensibilität aus der oberen Rumpfhälfte und der oberen Extremität), 7 = Tractus dorsolateralis (*Lissauer,* Schmerz, Temperatur), 8 = Tractus spinocerebellaris posterior (*Flechsig,* Afferenzen aus dem Bewegungsapparat zum Kleinhirn), 10 = Tractus pyramidalis (corticospinalis) lateralis (Willkürmotorik, gekreuzter Anteil), 14 = Tractus rubrospinalis (*Monakow,* Extrapyramidalmotorik), 15 = Tractus spinothalamicus lateralis (Schmerz, Temperatur), 16 = Tractus spinotectalis, tectospinalis und reticulospinalis (Reflexbahn des Hirnstammes), 17 = Tractus spinocerebellaris anterior (*Gowers,* Afferenzen aus dem Bewegungsapparat zum Kleinhirn), 18 = Tractus spinoolivaris, 19 = Fasciculi proprii (Eigenapparat des Rückenmarks, in der Abbildung helle Zone um die graue Substanz), 20 = Tractus spinothalamicus anterior (Druck und Berührung), 22 = Tractus vestibulospinalis (Reflexbahn des Gleichgewichtsorganes), 23 = Tractus pyramidalis (corticospinalis) anterior (Willkürmotorik, ungekreuzter Anteil), 24 = Tractus tectospinalis medialis (Reflexbahn des Hirnstammes). Bezeichnungen z. T. nach Wolf-Heidegger.

Gliederung des peripheren Nervensystems: *Spinalnerv:* 31 = Radix dorsalis (sensible Wurzel), 32 = Ganglion spinale (sensibles Ganglion), 35 = Radix ventralis (motorische Wurzel), 33 = N. spinalis, 34 = R. dorsalis („gemischter" hinterer Ast), 42 = R. ventralis („gemischter" vorderer Ast des Spinalnerven). *Sympathicus:* 36 = R. communicans (albus, präganglionäre Fasern), 40 = Ganglion trunci sympathici (Perikaryen postganglionärer Neurone), 41 = R. communicans (griseus, postganglionäre Fasern zu Rumpfwand, Kopf und Extremitäten), 39 = N. splanchnicus (prä- und postganglionäre Fasern und afferente Fasern für Eingeweide), 38 = Ganglion plexus autonomici (prävertebrales vegetatives Ganglion, Perikaryen postganglionärer Neurone), 37 = Plexus autonomicus (vegetativer Plexus, postganglionäre Sympathikusfasern, prä- und postganglionäre Parasympathikusfasern und afferente Fasern). *Parasympathicus:* Die aus dem Nucleus intermediomedialis entspringenden viszeromotorischen Fasern verlassen (nach Auffassung der meisten Autoren) mit der vorderen Wurzel das Rückenmark. Die 2. Neurone liegen in den vegetativen Plexus nahe an oder in den Eingeweiden: Sie verhalten sich prinzipiell so wie die im Schema eingezeichneten Sympathikusfasern, die zu 2. Neuronen im prävertebralen vegetativen Ganglion ziehen. Die Parasympathikusfasern sind im Schema nicht eingezeichnet.

– Die *Parasympathikus*wurzelzellen bilden im Sakralmark den *Nucleus intermediomedialis*, medial vom Seitenhorn gelegen. Die Zellen sind multipolar, ihre Axone verlassen mit der ventralen Wurzel das Rückenmark. Die mit der ventralen Wurzel austretenden parasympathischen Neurone bilden die *Nn. splanchnici pelvici* zur parasympathischen Innervation der Beckeneingeweide im Anschluß an das Innervationsgebiet des X. Hirnnerven, des N. vagus.

Auch die übrigen Rückenmarkssegmente enthalten Wurzelzellen, die von manchen Autoren im Hinblick auf das Verhalten des von ihnen innervierten 2. Neurons (nicht adrenerg! cholinerges Neuron?) dem Parasympathicus zugerechnet werden, obwohl ihr 2. Neuron in der Fasermasse und in den Ganglien des Sympathikusgrenzstranges enthalten ist. Die postganglionären Fasern ziehen in Rumpfwand und Extremitäten. Dieser Anteil des vegetativen NS wird von einigen Autoren wegen seiner streng segmentalen Ausbreitung auch als „System der segmentalen vegetativen Fasern" bezeichnet.

Binnenzellen sind Nervenzellen in *afferenten* Leitungen, die über das 1. afferente, im Spinalganglion (S. 289f) untergebrachte Neuron (durch die hintere Wurzel) Impulse empfangen; ihre Axone verbleiben im ZNS. Man unterscheidet bei den Binnenzellen die *Zellen des Eigenapparates* und die *Strangzellen*.

Als *Eigenapparat* des Rückenmarkes werden segmental orientierte interneuronale Verbindungen, die *Schalt-, Kommissuren-* und *Assoziationszellen* (aber nicht Strangzellen), zusammengefaßt. Aus einem Teil der Axone der Zellen des Eigenapparates werden die Grundbündel, *Fasciculi proprii*, zusammengesetzt. Diese liegen der grauen Substanz des Rückenmarks unmittelbar an.

Schaltzellen verbinden Neurone innerhalb der grauen Substanz *eines Segmentes derselben Seite* (vgl. z.B. Fremdreflex, S. 291). Schaltzellen liegen verstreut in der grauen Substanz des Rückenmarks.

Kommissurenzellen verbinden gegenseitige Neurone miteinander, ihre Axone *kreuzen* durch die *Commissura alba* zur Gegenseite.

Assoziationszellen verbinden Neurone *verschiedener Segmente derselben Seite* zu größeren funktionellen Einheiten, ihre Axone teilen sich in aufsteigende und absteigende *Kollateralen*, die größtenteils Fasciculi proprii bilden. Diese enden meist direkt oder über Schaltzellen an Wurzelzellen.

Strangzellen sind das *2. Neuron afferenter*, zu übergeordneten Hirnstellen aufsteigenden, *Leitungen*. Die Perikaryen der Strangzellen liegen in den *Kernen des Hinterhorns*, unter ihnen der große *Nucleus thoracius (Nucleus dorsalis*, Stilling-Clarkesche Säule). Die Axone der Strangzellen verlaufen gebündelt als aufsteigende Leitungsbahnen in *Vorder-* und *Seitenstrang* derselben Seite oder der Gegenseite des Rückenmarks.

Die im *Hinterstrang* aufsteigenden Fasern sind dagegen noch Axone des 1. afferenten Neurons, sie treffen erst in der Medulla oblongata auf das 2. Neuron.

Die Hinterstrangaxone teilen sich T-förmig in einen *kurzen absteigenden* und in einen *langen aufsteigenden* Ast auf. Beide Äste geben Kollateralen ab, die insgesamt (direkt oder mittels Schaltzellen) über mehrere Segmente ausgedehnte Verbindungen zu motorischen Vorderhornzellen derselben und der Gegenseite herstellen. Die absteigenden Kollateralen verlaufen, stellenweise gebündelt, zumeist in den Hintersträngen.

Laminärer Bau der grauen Substanz (Rexed-Schema): Aus der Anordnung der Rückenmarkskerne ergibt sich insgesamt eine Zytoarchitektonik, die sich in zehn *Laminae* (Rexed-Schema) zeigt (s. Lehrbuch der Anatomie des Nervensystems!).

Weiße Substanz des Rückenmarks

Innerhalb jedes *Funiculus* – jedes Vorder-, Seiten- und Hinterstranges, die gemeinsam die weiße Substanz des Rückenmarks zusammensetzen – lassen sich z. B. mit der Methode der sekundären Degeneration auf- und absteigende Bahnen, *Fasciculi* und *Tractus,* unscharf gegeneinander abgrenzen. Die Bezeichnung der Bahn gibt häufig deren Ursprungs- und Endkern an, d. h. die Perikaryen der bahnbildenden Axone und die Perikaryen des folgenden Neurons (Abb. 127). Über die Faseranatomie des Rückenmarks s. Lehrbücher der Neuroanatomie! Grundsätzlich gilt für alle Rückenmarksbahnen wie auch für die des Gehirns folgendes:

Es fehlen alle für den peripheren Nerven charakteristischen bindegewebigen Begleitstrukturen einschließlich der Basallamina. An ihre Stelle tritt die Neuroglia.

Graue und weiße Substanz des Rautenhirns

Die *graue Substanz* des Rautenhirns enthält die motorischen Kerne (Wurzelzellen) und sensiblen Kerne (Binnenzellen) der (echten) *Hirnnerven III–XII* in einer komplizierteren, aber prinzipiell den Kernen der Rückenmarksnerven vergleichbaren Anordnung, vermehrt um weitere, der Integration dienende Grisea der Formatio reticularis und des extrapyramidalmotorischen Systems. Die *weiße Substanz* des Rautenhirns wird weitgehend von integrierenden auf- und absteigenden Bahnen zusammengesetzt (s. Lehrbuch der Anatomie des Nervensystems!).

Peripheres Nervensystem

Nerven sind *periphere Leitungsbahnen.*

Zentrale Leitungsbahnen werden dagegen *Tractus, Fasciculus, Funiculus, Fibrae* u. a. genannt.

Ganglien sind Anhäufungen von *Perikaryen im peripheren Nervensystem,* sie stehen zu Nerven in Beziehung.

Anhäufungen von *Perikaryen im ZNS* werden dagegen *Nucleus, Substantia grisea, Cortex (cerebri, cerebelli)* genannt, sie stehen zu Bahnen in Beziehung.

Nerven

Die **Rückenmarksnerven,** *Nn. spinales,* 31 Paar, setzen sich aus vorderer und hinterer Wurzel zusammen. Die vordere Wurzel, *Radix ventralis, führt efferente* Fasern, in der hinteren Wurzel, *Radix dorsalis,* verlaufen *afferente* Fasern. Das Spinalganglion liegt in der hinteren Wurzel. Im Foramen intervertebrale der Wirbelsäule treten beide Wurzeln zum *Spinalnerven* zusammen, der sich alsbald in seinen vorderen und hinteren (gemischten, afferente und efferente Fasern führenden) Hauptast, *R. ventralis* und *R. dorsalis,* aufteilt sowie die *Rr. communicantes,* Verbindungsäste zum Sympathikusgrenzstrang, und den sensiblen *R. meningeus* zur harten Rückenmarkshaut abgibt. Bei den 12 Paar **Hirnnerven** dagegen treten *efferente und afferente Fasern gemeinsam* aus bzw. in dieses ein. Das sensible (sensorische) Ganglion eines Hirnnerven, der Afferenzen führt, liegt im Hirnnerven.

Bindegewebe. Die Nervenfasern jedes Hirn- oder Rückenmarksnerven werden durch Bindegewebe zum Nerven zusammengefaßt. **L:** Das Bindegewebe ist in einem charakteristischen, auch für die histologische Diagnose wichtigen Schachtelsystem angeordnet, das, von kleineren zu größeren Einheiten fortschreitend, aus folgenden Schichten besteht (Abb. 128).

Endoneurium. Die Basallamina, die die Schwannsche Zelle umgibt, bildet mit anliegenden Retikulinfasern die lichtmikroskopische Basalmembran. Endoneurium heißt das zarte, Kollagenfasern führende Bindegewebe zwischen Nervenfasern, es enthält Blutkapillaren. Basalmembran und Endoneurium zusammen bilden die Endoneuralscheide.

Das **Perineurium** ist die für die histologische Diagnose eines Nerven, besonders kleiner Nervenästchen, entscheidende, weil auffälligste Schicht (Abb. 128) des Nervenbindegewebes. Bündel von wenigen bis mehreren hundert Nervenfasern werden durch das straffe Bindegewebe der *Pars fibrosa* des Perineuriums, das auch elastische Fasern enthält, in Kabel zusammengefaßt, die voneinander gut abgrenzbar sind. Die Kollagenfasern des Perineuriums verlaufen spiralförmig. Innerhalb des Kabels nehmen die Nervenfasern stellenweise einen gewellten Verlauf; hierdurch wird eine geringe Verlängerung des Nerven ohne Dehnung der Nervenfasern ermöglicht (Reservelänge). Das Nervenfaserkabel führt sensible, motorische, animale und vegetative Nervenfasern (Querschnittsbild: unterschiedliche Axonscheidenausbildung). Zwischen den Kabeln werden Nervenfasern ausgetauscht, so daß neue Gruppierungen entstehen. Das mehrschichtige Perineurium wird von Perineuralepithel, der *Pars epithelioidalis,* einem Abkömmling der weichen Hirnhaut, innen ausgekleidet; die Zellen sind durch ausgedehnte Zonulae occludentes verbunden und bilden eine Diffusionsbarriere, doch besitzen die Perineuralepithelzellen eine starke pinozytotische Aktivität. In dem vom Perineurium umschlossenen Endoneuralraum läuft eine proximodistale aus dem Liquor cerebrospinalis gespeiste Flüssigkeitsströmung von einigen Millimetern in der Stunde ab. Die Zellen der Perineuralscheide enthalten Mikrofilamente *(Aktomyosin).*

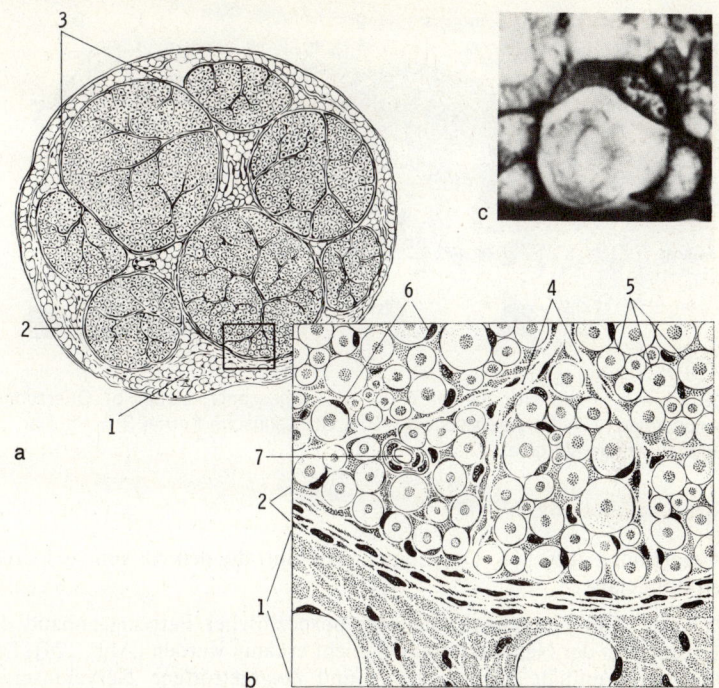

Abb. 128a, b a) Peripherer Nerv, quergeschnitten, b) Ausschnitt aus a). 1 = Epineurium, 2 = Perineurium, 3 = ein vom Perineurium begrenztes Nervenfaserkabel, 4 = Endoneurium, 5 = markscheidenführende Nervenfasern, 6 = Kerne der Schwannschen Zellen, 7 = Kapillare (aus *Kahle,* W., H. *Leonhardt,* W. *Platzer: Nervensystem und Sinnesorgane.* Taschenatlas der Anatomie, 3. Aufl., Bd. III. Thieme, Stuttgart 1979) c) Markscheidenführende Nervenfaser mit Kern der Schwannschen Zelle. Färbung: Azan. Vergr. 1120fach.

Nach Nervendurchtrennungen ergibt die Perineuralscheidennaht zwischen beiden Fragmenten gegenüber der Epineuralscheidennaht die bessere operative Adaptation der Nervenfasern.

Epineurium. Die vom Perineurium umschlossenen Nervenfaserkabel sind untereinander und mit der Umgebung durch lockeres, faserführendes Bindegewebe, das *Epineurium,* verbunden. Das Epineurium geht unscharf in das Bindegewebe der Umgebung über. Die Bindegewebsfasern verlaufen annähernd längs, sind gewellt und erlauben eine Verschiebung der einzelnen Kabel gegeneinander bei Verbiegung des Nerven, wirken aber einer

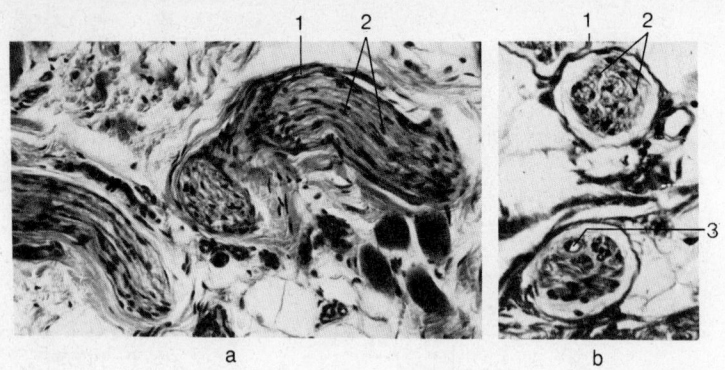

a   b

Abb. 129a, b Peripherer kleiner Nerv. a) Längsschnitt, Lippe. b) Querschnitt, Samenstrang. 1 = Perineuralscheide, 2 = Schwannsche Kerne, 3 = Kapillare im Endoneuralraum. Vergr. a 140fach, b 220fach.

Überdehnung entgegen. Das Epineurium führt die den Nerven versorgenden Blutgefäße.

Diagnose: Der Nerv kann auch bei unspezifischer Färbung anhand des *Perineuriums* der Nervenfaserkabel leicht erkannt werden (Abb. 129). Der *Querschnitt* enthält *quer-, schräg-* und *längs*getroffene Nervenfaseranschnitte (gewellter Verlauf der Nervenfasern!), dazwischen einige Schwannsche Kerne. Der *Längsschnitt* zeigt wellenförmige Anordnung der Nervenfasern. Im *Markscheidenpräparat* erkennt man, daß die peripheren Nerven meist aus Nervenfasern verschiedener Fasergruppen gemischt sind.

Ganglien

Ganglien sind millimeter- bis zentimetergroße Verdickungen in Nerven oder Nervenwurzeln, verursacht durch Anhäufungen von Nervenzellperikaryen, die in der Embryonalentwicklung aus der Neuralleiste auswandern; einige „schießen über das Ziel hinaus", andere bleiben dahinter zurück. Einzelne Perikaryen kommen deshalb auch im Verlauf von Nerven, besonders vegetativer Nerven, vor.

Man unterscheidet *sensible (sensorische)* Ganglien mit den Perikaryen des *1. afferenten* Neurons des *animalen und vegetativen NS* und *vegetative* Ganglien mit den Perikaryen des *2. efferenten* Neurons des *vegetativen NS*. Doch können in den sensiblen Ganglien auch Perikaryen vegetativer Nervenzellen und in den vegetativen Ganglien Perikaryen sensibler Nervenzellen vorkommen.

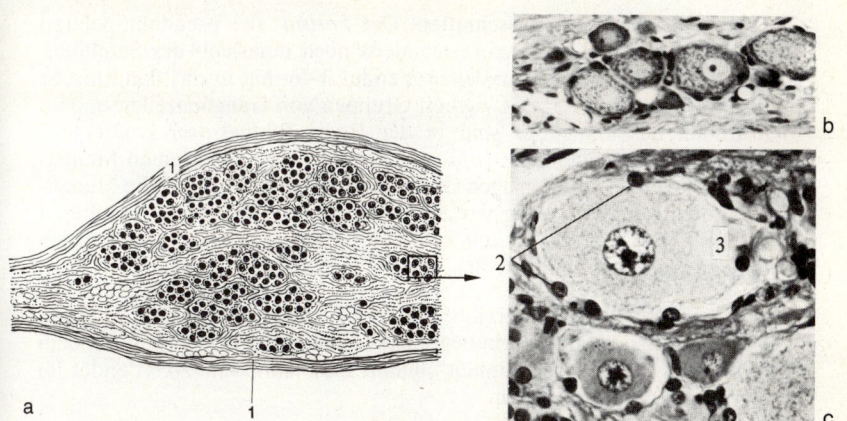

Abb. 130a–c   Spinalganglion. a) Übersicht. 1 = Bindegewebskapsel (aus *Kahle,* W., H. *Leonhardt,* W. *Platzer:* Taschenatlas der Anatomie, 1. Aufl., Bd. III. Thieme, Stuttgart 1976). b) Gruppe unterschiedlich großer Spinalganglienzellen. Färbung: Toluidinblau. c) Große und kleine (wahrscheinlich Substanz-P-haltige) Spinalganglienzelle. Färbung: Azan. 2 = Zellkerne der Mantelzellen (Satellitenzellen), 3 = Neuritenabgangskegel. Vergr. a) etwa 10fach (Lupe), b) 220fach, c) 350fach.

Sensible (sensorische) Ganglien. Die Perikaryen nahezu aller afferenter 1. Neurone der Spinalnerven und der Hirnnerven (ausgenommen afferente Neurone im N. mandibularis) liegen außerhalb des ZNS in Ganglien.

Spinalganglion (Abb. 130). Das reiskornförmige Ganglion spinale liegt in der hinteren Wurzel jedes Spinalnerven kurz vor deren Zusammenschluß mit der vorderen Wurzel, bedeckt von einer tütenförmigen Aussackung der Rückenmarkshäute. Diese bilden um das Spinalganglion eine kollagenfaserreiche *Kapsel,* die sich distalwärts in das *Perineurium* des Spinalnerven fortsetzt. Die Kapsel ist verbunden mit dem *lockeren Bindegewebe* des Ganglions; es entspricht dem *Endoneurium* des Spinalnerven und führt zahlreiche Blutgefäße. In das Stroma sind die *pseudounipolaren Nervenzellperikaryen* eingebettet, jedes umgeben von einem Kranz von *Mantelzellen (Satellitenzellen, Lemnozyten).*

L: Die meisten Perikaryen sind auffallend groß (bis 100 µm und mehr) und rund, gleichmäßig mit feinverteilter Nissl-Substanz angefüllt, ausgenommen die Stelle, an der der Fortsatz abgeht. Die Ganglienzellen können ferner *Lipofuszin* enthalten, gelbbraunes Abnutzungspigment. Der bläschenförmige, helle große *Zellkern* besitzt einen stark ausgebildeten Nucleolus. Etwa 20% der Perikaryen sind geringfügig kleiner, sie gehören zu Substanz-P-haltigen und anderen Neuronen. Zufällig ist gelegentlich der

Fortsatzursprungskegel angeschnitten. Der *Fortsatz* der pseudounipolaren Nervenzelle teilt sich nach kurzem, meist noch innerhalb des Satellitenzellmantels gelegenen, gewundenen Verlauf T-förmig in das dendritische und neuritische Axon auf. Zwischen Gruppen von Ganglienzellen und an den Enden des Ganglions sind in der Regel Bündel von größtenteils markscheidenführenden *Nervenfasern* angeschnitten. Die kleinen Mantelzellen bilden einen kettenartigen Gürtel um jede Ganglienzelle, die Mantelzellkerne sind unregelmäßig verteilt. Mantelzellen zählen zur peripheren Glia. **E:** Die Mantelzellen schließen lückenlos aneinander, sie werden außen, an der Grenze zum Stroma, von einer Basallamina umgeben.

Das *dendritische Axon* innerviert (Hautinnervation) mit seinen Aufzweigungen, dem *Telodendron,* ein begrenztes Gebiet, das gemeinsam mit dem Neuron eine „sensorische Einheit" bildet. Das *neuritische Axon* endet im Rückenmark an Binnenzellen.

Hirnnervenganglien. Die sensiblen Ganglien der Hirnnerven V, VII, IX und X *(Ganglion trigeminale, Ganglion geniculi, Ganglion superius* und *Ganglion inferius* des *N. glossopharyngeus* und des *N. vagus)* sind prinzipiell gleich dem Spinalganglion aufgebaut, variieren aber in der Größe erheblich von diesem. Die Ganglien des N. VIII (Ganglion spirale, Ganglion vestibulare) enthalten dagegen *bipolare* Nervenzellperikaryen. Eine Besonderheit dieser bipolaren Nervenzellen besteht darin, daß die meisten ihrer Perikaryen von einer *Markscheide* umgeben sind!

Vegetative Ganglien sind als *Sympathikusganglien* im Grenzstrang aufgereiht, als *gemischte Sympathikus-Parasympathikus-Ganglien* prävertebral (im Bauchraum um die großen Eingeweidearterien) angeordnet, als *Parasympathikusganglien* in der distalen Strecke der parasympathischen Hirnnerven und der Eingeweidenerven des sakralen Parasympathicus gelegen. Die *sympathischen* wie *parasympathischen* vegetativen Ganglien variieren stark in der Größe. **L:** Das Ganglion ist von einer *Bindegewebskapsel* umgeben und besitzt ein lockeres bindegewebiges *Stroma.* Die unterschiedlich großen vegetativen *multipolaren Ganglienzellen* (Perikaryen) – 2. Neuron der vegetativen Efferenzen – sind im Schnitt meist polygonal, sie werden von *Mantelzellen* umgeben. Das Cytoplasma enthält feinverteilte Nissl-Substanz, gelegentlich auch Lipofuszingranula. Der *Zellkern* ist groß, rund oder oval und enthält 1–2 große Nukleolen. Zweikernige Nervenzellen sind nicht selten. Im Versilberungspräparat können die *Nervenzellfortsätze* eine Strecke weit verfolgt werden, sie haben einen spiral- oder knäuelförmigen Verlauf, das Axon ist unter den Fortsätzen schwer zu identifizieren. Zwischen Ganglienzellgruppen und in der Peripherie des Ganglions sind starke Bündel vorwiegend markscheidenfreier *Nervenfasern* geschnitten, so daß die Ganglienzellen häufig nur einen relativ kleinen Platz im Schnitt einnehmen (Abb. 131).

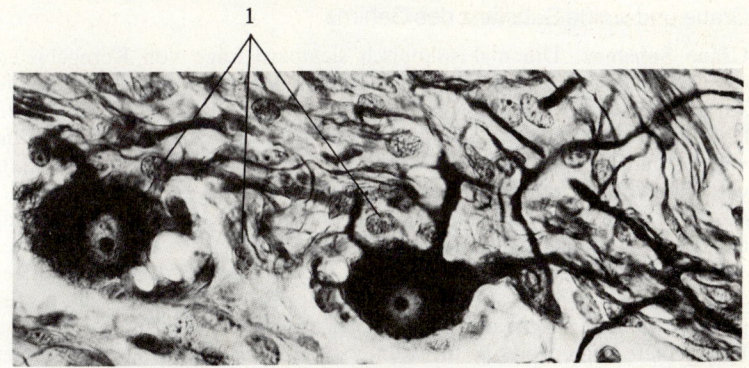

Abb. 131   Zwei multipolare Ganglienzellen aus vegetativem Ganglion. 1 = Zellkerne von Mantelzellen. Versilberung. Vergr. 560fach.

Neuronenkette im peripheren Nervensystem

Zentrales und peripheres Nervensystem sind aus Neuronenketten und Neuronenkreisen aufgebaut. Deren neuronale Gliederung spielt bei Reflexen eine große Rolle.

Peripheres animales Nervensystem. Die Abb. 109 zeigt den einfachsten Fall einer Neuronenkette, zugleich den einfachsten Reflexbogen, den *Eigenreflex*. Der Reflexbogen des Eigenreflexes besteht in der Regel aus *zwei Neuronen,* wird also (überwiegend) *monosynaptisch* übertragen. (Beispiel: Patellarsehnenreflex; kurze Kontraktion des M. quadriceps femoris nach schlagartiger Dehnung der Patellarsehne.)

Der *Fremdreflex* läuft über einen *polysynaptischen* Reflexbogen. Das afferente Neuron beginnt mit dem dendritischen Fortsatz in einem Organ außerhalb des Muskels (Sinnesorgan, d. h. Nervenendkörperchen, oder freie Nervenendigungen der Haut oder Schleimhaut). Zwischen dem Axon des afferenten Neurons und der motorischen Vorderhornnervenzelle ist im Rückenmark wenigstens ein kleines *Schaltneuron* eingeschaltet (Beispiel: Bauchdeckenreflex; Kontraktion der Bauchwandmuskulatur bei Bestreichen der Bauchhaut).

Auch im **peripheren vegetativen Nervensystem** sind die verschiedenartigen *Eingeweidereflexe* neuronal gegliedert. Die *afferente* Leitung besteht, wie im animalen Nervensystem, aus einem einzigen Neuron, dessen Perikaryen bei *langer Reflexschleife* im *Spinalganglion,* bei *kurzer Reflexschleife* auch im *intramuralen NS* des Magen-Darm-Traktes liegen. Die *efferente* Leitung wird bei *langer Reflexschleife* aus den zwei hintereinander geordneten Neuronen, bei *kurzer Schleife* aus dem 2. efferenten Neuron gebildet. Die Perikaryen des 2. efferenten Neurons des vegetativen NS in den *prävertebralen Ganglien,* unter ihnen auch *peptiderge Neurone,* sind zugleich auch Schaltstellen für *kurze periphere Eingeweidereflexschleifen,* sie empfangen aus Perikaryen (wahrscheinlich Mechanorezeptoren) des *intramuralen* NS des Magen-Darm-Traktes Afferenzen sowie Kollateralen Substanz-P-haltiger afferenter Neurone und andere peptiderge Zuflüsse.

Graue und weiße Substanz des Gehirns

Graue Substanz. Die makroskopisch sichtbare Lage von Kerngebieten (graue Substanz) und Bahnen (weiße Substanz) im Gehirn spiegelt grob die Anordnung der Neurone wider. Innerhalb der einzelnen Kerngebiete besteht noch eine feinere, histologisch nachweisbare Gliederung. Mit Hilfe von Färbungen, die das Perikaryon hervorheben (z. B. Nissl-Methode), wird eine *Zytoarchitektonik,* bei Markscheidenfärbungen eine *Myeloarchitektonik* sichtbar. Der Mikroarchitektur der Neurone entspricht eine variable Anordnung von Glia, Blutgefäßen und Enzymen, so daß bei entsprechender Färbung eine *Gliaarchitektonik* und *Angioarchitektonik* hervortreten. Dieser Feinbau ist nicht in allen Kerngebieten gleich deutlich ausgeprägt, in vielen Kernen kann man z. B. allenfalls *kleinzellige* und *großzellige* Kerngebiete abgrenzen, die meist unterschiedliches phylogenetisches Alter haben. In *Kleinhirnrinde* und *Endhirnrinde* dagegen erscheint die Mikroarchitektur besonders deutlich. Sie soll deshalb an diesen beiden Beispielen exemplarisch untersucht werden.

Weiße Substanz. Die Verbindungen der Gehirnkerne untereinander, die Bahnen (weiße Substanz), sind in geringerem Maße Gegenstand der normalen mikroskopischen Anatomie, wenngleich ihre Beziehungen zu Kernen mit mikroskopisch-anatomischen Methoden untersucht werden. Über die Faserarchitektur des ZNS vgl. Lehrbücher der Neuroanatomie! Grundsätzlich gilt auch für die Gehirnbahnen das über die Rückenmarksbahnen Gesagte; es fehlen alle für den Nerven charakteristischen Bindegewebsstrukturen, an ihre Stelle tritt die Neuroglia.

Kleinhirnrinde (Cortex cerebelli)

Das Kleinhirn liegt in der hinteren Schädelgrube, bedeckt von einer Duraduplikatur, dem Tentorium cerebelli. Mit dem übrigen Gehirn ist das Kleinhirn durch Kleinhirnstiele (Bahnen), *Pedunculi cerebellares,* verbunden, beiderseits durch den oberen, mittleren und unteren Kleinhirnstiel. Am Kleinhirn, das aus phylogenetisch unterschiedlichen Anteilen zusammengesetzt ist, unterscheidet man den unpaaren mittleren Kleinhirnwurm und beiderseits die Kleinhirnhemisphären. Die Oberfläche des Kleinhirns ist durch querverlaufende blätterartige Windungen (Folia cerebelli), die von tiefen Furchen begrenzt werden, stark vergrößert.

Das Kleinhirn dient der Koordination und Feinabstimmung der Motorik und der Regulation des Muskeltonus. Die graue Substanz des Kleinhirns ist in die oberflächenbildende *Kleinhirnrinde* und in die paarig zentral im Marklager gelegenen *Kleinhirnkerne* (beiderseits in den großen Nucleus dentatus und die kleinen Nuclei fastigii, emboliformis und globosus) gegliedert.

Die *Kleinhirnrinde* enthält zwei exzitatorische afferente Eingangssysteme, die Moosfasern und die Kletterfasern, und besitzt ein einziges inhibitorisches Ausgangssystem, die Axone der Purkinje-Zellen. Die der Kleinhirnrinde beim Eingang parallel, beim

Ausgang nachgeschalteten *Kleinhirnkerne* erhalten (beim Eingang) Kollateralen der Rindenafferenzen und sind (beim Ausgang) Projektionsgebiet der efferenten Rindenaxone, der Axone der Purkinje-Zellen. Die Projektionen der *Kleinhirnkerne* stellen die efferenten Verbindungen des Kleinhirns mit dem übrigen Gehirn her. Ihre Erregung ist das Resultat aus exzitatorischen Einflüssen der Eingangssysteme und inhibitorischen Impulsen aus der Rinde. Der inhibitorische Ausgang der Rinde, den die Axone der Purkinje-Zellen vermitteln, ist seinerseits das Ergebnis aus den exzitatorischen Eingängen und inhibitorischen Einflüssen der *Interneurone in der Rinde.* Insgesamt bewirkt das Ausgangssystem der Kleinhirnrinde eine inhibitorische Modulation des Erregungsmusters der Kleinhirnkerne.

Die **Kleinhirnrinde,** etwa 1 mm dick, ist überall annähernd gleich gebaut.
L: Sie besteht (von außen nach innen) aus *Stratum moleculare (Molekular-schicht), Stratum gangliosum (Purkinje-Zellschicht, Stratum neuronorum piriformium), Stratum granulosum (Körnerschicht).* Darunter (im Innern der Kleinhirnwindung) folgt die schmale Schicht weißer Substanz (Abb. 132). Die Golgi-Methode stellt mehrere, nach Form und Lage verschiedene

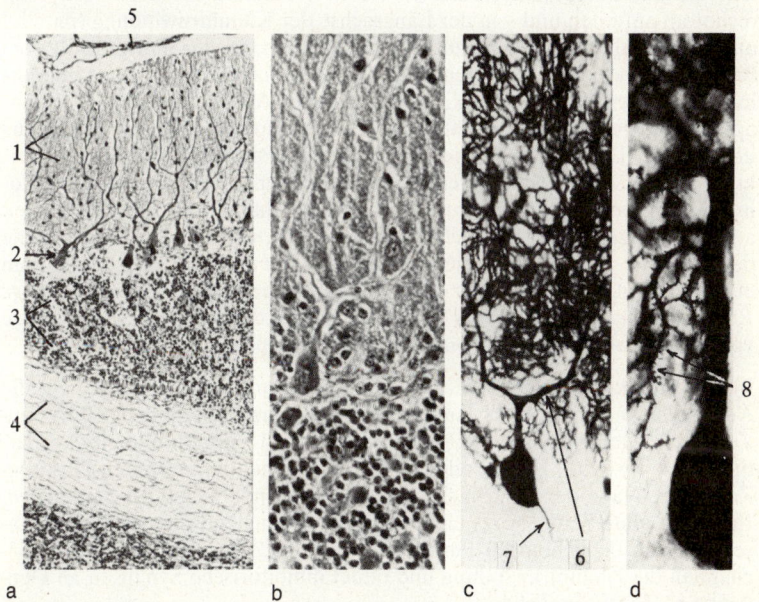

a   b   c   d

Abb. 132a–d   Kleinhirn. a) Übersicht. Rinde: 1 = Stratum moleculare, 2 = Stratum gangliosum (Purkinje-Zellschicht), 3 = Stratum granulosum. 4 = Mark, 5 = Pia mater. Versilberung (Bodian). b) Rinde in Übersichtsfärbung (Luxol Fast Blue). c) Purkinje-Zelle im Golgi-Präparat, 6 = Dendrit, 7 = Axon. d) Stärkere Vergrößerung aus c). 8 = Synapsen am Dendriten sichtbar. Vergr. a) 70fach, b) und c) 220fach, d) 560fach.

Zellarten dar, die in einer weitgehend bekannten „Schaltanordnung" miteinander Kontakte bilden.

Purkinje-Zellschicht *(Stratum gangliosum)*. Das Bild beherrschen die etwa 30 μm großen Perikaryen der Purkinje-Zellen, die im Stratum gangliosum aufgereiht sind. Zwei starke *Dendritenäste* zweigen sich in einer quer zum Verlauf der Windung stehenden, etwa 200 μm breiten Ebene im Stratum moleculare spalierbaumartig (Tiefe 20–30 μm) bis an die Kleinhirnoberfläche auf (Abb. 133). Die Purkinje-Zellen empfangen 1. *exzitatorische Erregungen* über die *afferenten Kletterfasern* aus Neuronen des kontralateralen (unteren) Olivenkernes und seiner Nebenkerne; die Kletterfasern ranken sich an den Hauptdendriten der Purkinje-Zellen (nahe den Perikaryen) hoch und bilden mit ihnen ausgedehnte axodendritische „Parallelkontakte", jede Kletterfaser an einer Purkinje-Zelle (topische Zuordnung Olivenkerngebiet-Rindengebiet). Die Purkinje-Zellen erhalten 2. *exzitatorische Erregungen* durch *Parallelfasern*, d. h. durch Axone von Körnerzellen, die aus der Körnerschicht in die Molekularschicht aufsteigen, sich dichotom aufteilen und – in der Längsachse der Kleinhirnwindung (parallel mit dieser, aber senkrecht zur Ausbreitungsebene der Purkinje-Zellen) verlaufend – an den Tertiärdendriten (Dendritenzweige) mehrerer hundert hintereinander liegender Purkinje-Zellen unter Ausbildung von „Dornsynapsen" endigen. Etwa 200000 Parallelfasersynapsen liegen an jeder Purkinje-Zelle. Die *exzitatorischen Einflüsse* der Parallelfasern auf die Purkinje-Zellen stellen eine Divergenzschaltung der *Moosfasern* dar (s. Glomerula cerebellaria). *Inhibitorische* Zuflüsse erhalten die Purkinje-Zellen aus den *Golgi-Zellen, Sternzellen* und *Korbzellen* (Abb. 133). Die Axone der Purkinje-Zellen, die eine rückläufige *inhibitorische Kollaterale* zum eigenen Perikaryon und zur Golgi-Zelle abgeben, endigen als *einzige Efferenzen der Kleinhirnrinde* an den Neuronen der Kleinhirnkerne (sowie von Vestibulariskernen) mit *inhibitorischen* Synapsen.

In der **Molekularschicht** sind an der Grenze zur Purkinje-Zellschicht die *Korbzellen* angeordnet. Ihr langes Axon durchquert oberhalb der Purkinje-Zellen die Kleinhirnwindung, senkrecht zu deren Verlauf, und gibt korbartige (inhibitorische) Kollateralen an die nebeneinander liegenden Purkinje-Zellen ab. Nahe der Oberfläche der Kleinhirnrinde liegen die *Sternzellen*. Ihre nach allen Seiten verzweigten Dendriten reichen bis zu den Kletterfasern an den benachbarten Purkinje-Zellen, ihr Axon durchquert oberflächennah die Kleinhirnwindung und bildet inhibitorische Synapsen an Dendriten der Purkinje-Zellen.

Die **Körnerschicht** enthält die *Körnerzellen,* Neurone mit kurzen, in der Körnerschicht verbleibenden Dendriten und dem langen, in die Molekularschicht aufsteigenden Axon, das durch T-förmige Teilung die *Parallelfasern* bildet. Zwischen den Körnerzellen verbleiben inselförmige „Glomerula cerebellaria", im lichtmikroskopischen Übersichtspräparat helle, zellkern-

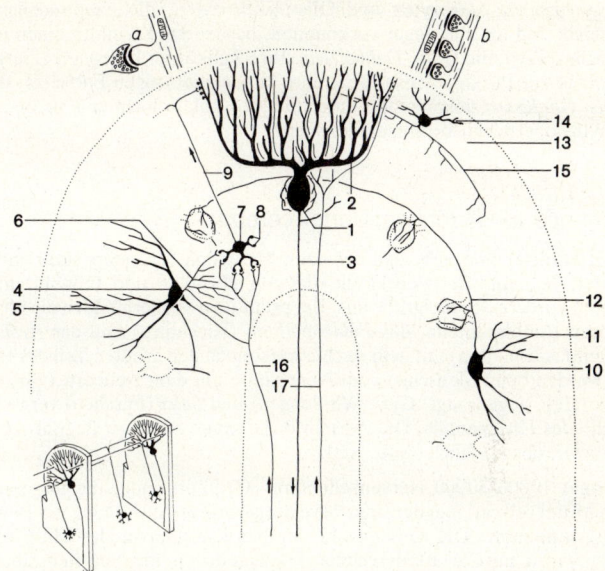

Abb. 133   Kleinhirnrinde, Versilberung, Auswahl einiger typischer Neurone. 1 = *Purkinje-Zelle* mit Dendritenbaum (2) und Axon (3) (mit zellnaher rückläufiger Kollaterale), 4 = *Golgi-Zelle* mit Dendriten (5) und Axon (6), 7 = *Körnerzelle* mit Dendriten (8) und Axon (9) (teilt sich im Stratum moleculare auf und läuft eine lange Strecke als Parallelfaser in Richtung des Gyrusverlaufs, kann deshalb an diesem Querschnitt nicht weiter verfolgt werden), 10 = *Korbzelle* mit Dendriten (11) und Axon (12), das Kollateralen zu den Purkinje-Zellen abgibt, 13 = *Sternzelle* mit Dendriten (14) und Axon (15), 16 = *Moosfaser* (= Axon), 17 = *Kletterfaser* (= Axon). Die Pfeile geben die Verlaufsrichtung der Erregungsleitung an. a = **E:** Schema einer Synapse einer Körnerzelle am Purkinje-Zelldendriten. b = **E:** Schema von Synapsen einer Kletterfaser am Purkinje-Zelldendriten („Parallelkontakt"). Halbschematisch. Links unten verkleinertes Schema der räumlichon Anordnung der Purkinje-Zelldendriten und des Verlaufs der Körnerzellaxone.

freie Bezirke. Hier enden die *afferenten Moosfasern* (Afferenzen aus dem Rückenmark, der Brücke und den Kernen des Gleichgewichtsnerven) mit großen, klauenförmigen Kolben und bilden komplexe (exzitatorische) Synapsen mit den Fortsätzen der Körnerzellen und der Golgi-Zellen. Die der Zahl nach geringeren Golgi-Zellen, in der Körnerschicht unterhalb der Ebene der Purkinje-Zellen gelegen, besitzen größere Perikaryen als die Körnerzellen, stark verzweigte Dendriten, die in die Molekularschicht aufsteigen, und ein durch Kollateralenbildung büschelförmiges Axon.

Glia. Zusätzlich zu Astrozyten und Oligodendrozyten, die hauptsächlich in der Körnerschicht und im Marklager vorkommen, besitzt das Kleinhirn einen besonderen Astrogliazelltyp, die *Golgi-Epithelzelle.* Ihre Zellkörper liegen am Übergang der Körnerschicht zur Purkinje-Zellschicht, ihre kandelaberartigen Fortsätze, die *Bergmannschen Gliafasern* ziehen radiär durch die Molekularschicht und bilden mit ihren Endfüßen die oberflächliche Gliagrenzschicht.

Großhirnrinde (Endhirnrinde, Cortex cerebri)

Über dem Hirnstamm erhebt sich der beim Menschen besonders stark entwickelte Hirnmantel, *Pallium.* Er bedeckt die tieferen Hirnteile und füllt mit ihnen die mittlere und vordere Schädelgrube aus. Bei primitiven Säugern bilden die phylogenetisch älteren Endhirnanteile, das *Palaeopallium* (Riechhirn) und das *Archipallium* (Hippokampusformation) mit dem Archicortex, noch den größten Teil des Hirnmantels. Sie werden beim Menschen vom *Neopallium* mit dem Neocortex überwachsen und in die Tiefe abgedrängt. *Gyri* (Windungen) und *Sulci* (Furchen) vergrößern die Oberfläche des Hirnmantels. Die 2–5 mm dicke graue Substanz liegt als Hirnrinde, *Cortex cerebri,* oberflächlich (Abb. 108).

Man rechnet 10000–30000 Nervenzellen/mm^3 Großhirnrinde, die insgesamt beim Mann im Mittel 610 cm^3, bei der Frau 545 cm^3 (geringere Ausbildung des Bewegungsapparates) einnimmt. Die Gesamtzahl der Nervenzellen in der Hirnrinde eines 18jährigen wurde mit $2,6 \cdot 10^9$ berechnet. Die Dendriten und Neuriten, über die die Nervenzellen Kontakte miteinander und mit den Erfolgsorganen aufnehmen, ergeben schätzungsweise eine Gesamtlänge von 300000–400000 km (Entfernung Erde-Mond).

Isocortex

Hirnrindenschichten. Über 90% der menschlichen Hirnrinde zeigen den sechsschichtigen Bau des *Isocortex;* er charakterisiert den phylogenetisch jungen *Neocortex.* Die phylogenetisch älteren Rindenanteile, *Palaeocortex* und *Archicortex,* sind anders aufgebaut, man bezeichnet sie, im Unterschied zum Isocortex, als *Allocortex.* (Dem sechsschichtigen Isocortex geht in der Phylogenese bei den Reptilien ein zweischichtiger, bei den Vögeln ein dreischichtiger Cortex voraus, diesem steht der Allocortex des Menschen nahe.) Die Großhirnrinde ist in flächenhafte *Rindenfelder* und innerhalb dieser in vertikale *Zellsäulen* (funktionelle Einheiten) gegliedert.

Afferente Fasern steigen aus entfernten Hirngebieten zur Hirnrinde auf. Die afferenten Erregungen breiten sich durch Vermittlung von Schaltneuronen innerhalb der Zellsäule aus. Die Erregung einer Zellsäule führt zu hemmenden Einflüssen auf benachbarte Zellsäulen.

Die kleinen *Schaltneurone* innerhalb der Zellsäulen, *Körner-* oder *Sternzellen* genannt, sind mit ihren Axonen häufig in obere Schichten gerichtet; je nach Aufzweigungsweise der Dendriten und Axone unterscheidet man mehrere Unterformen.

Die großen *efferenten Neurone* der Großhirnrinde sind (hauptsächlich) die *Pyramidenzellen,* ihre Axone ziehen abwärts in die weiße Substanz und bilden Assoziations-, Kommissuren- und Projektionsfaserbahnen.

Assoziationsfasern verbinden Rindenfelder derselben Hirnhälfte, *Kommissurenfasern* entsprechende Hirnteile beider Hirnhälften, *Projektionsfasern* verbinden (auf- oder absteigend) Rindenfelder und tiefere (subkortikale) Kerngebiete.

In jeder der folgenden sechs Schichten des Isocortex dominiert eine Neuronart (Abb. 134 u. 135).

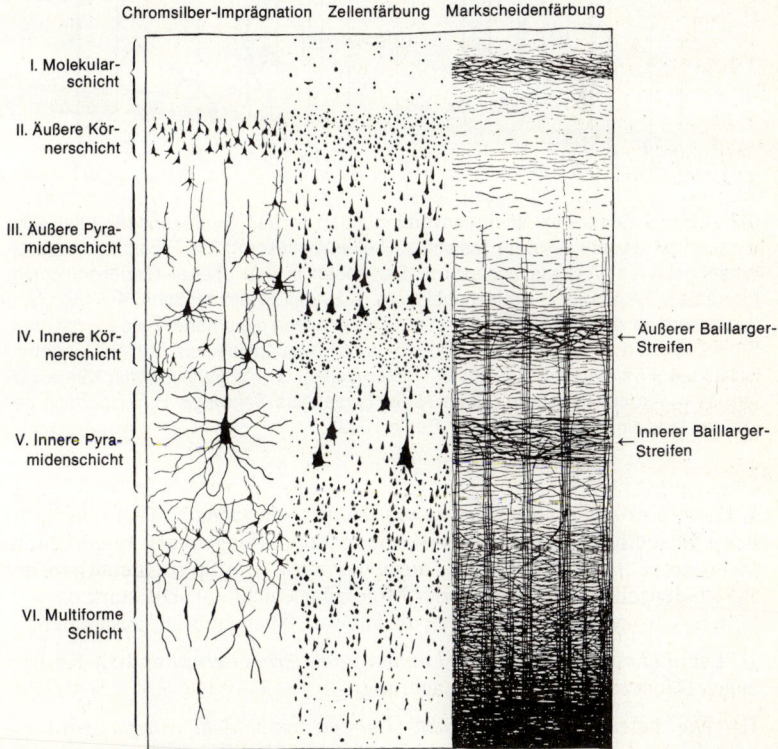

Abb. 134   Bau der Hirnrinde des Menschen, dargestellt mit drei verschiedenen Färbeverfahren. Schema nach *Brodmann* (aus *Rauber/Kopsch:* Lehrbuch und Atlas der Anatomie des Menschen, 19. Aufl. Bd. II. Thieme, Stuttgart 1955).

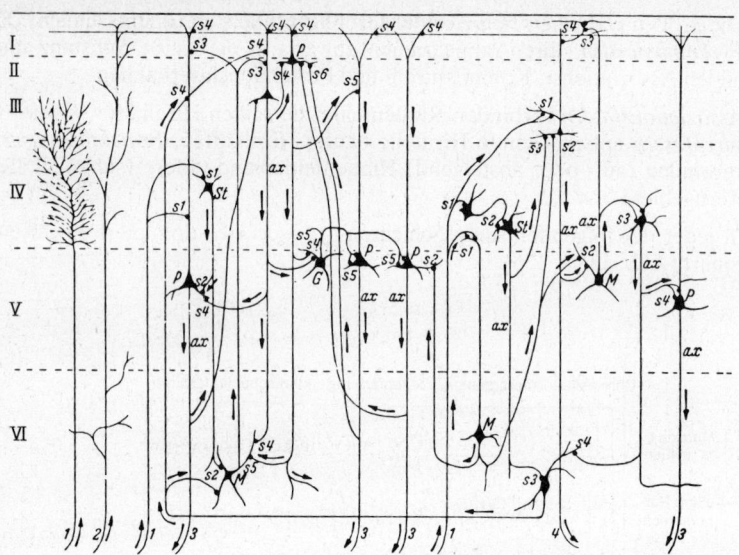

Abb. 135 Schema der Neuronenverbindungen in der Großhirnrinde. Afferentes System: 1 = Fasern aus dem Thalamus (Projektionsfasern), 2 = Fasern aus anderen Rindengebieten (Assoziationsfasern). Sie enden in den oberen Rindenschichten. Efferentes System: 3 = Projektionsfasern, z. B. der Pyramidenbahn, 4 = Assoziationsfasern zu anderen Rindengebieten. Sie verlassen die unteren Rindenschichten. Sie bilden die Grundlage zur Bildung von Erregungskreisen in verschiedenen Schichten. P = Pyramidenzellen, St = Sternzellen, G = granulierte oder Körnerzellen, ax = Axone (nach *Lorente de No* u. *Larsell* aus *Schwiegk,* H.: Handbuch der inneren Medizin, Bd. V/1. Springer, Berlin 1953).

I. Die *Molekularschicht (Lamina molecularis* oder *zonalis*) liegt oberflächlich. Sie enthält spärliche oberflächenparallel (tangential) ausgerichtete Neurone *(Cajal-Zellen)* sowie *Tangentialfasern*. Die Spitzendendriten der Pyramidenzellen teilen sich in der Molekularschicht auf. Die stark entwickelten Astrozytenfortsätze setzen die äußere „Gliamembran" zusammen.

II. Die *äußere Körnerschicht (Lamina granularis externa)* enthält Körnerzellen (Sternzellen) in dichter Lagerung.

III. Die *äußere Pyramidenschicht (Lamina pyramidalis externa)* wird aus kleinen, bis 40 μm langen Pyramidenzellen gebildet. Pyramidenzellen zeichnen sich durch einen langen, bis in die Schicht I reichenden *Spitzendendriten* und durch kürzere *Basaldendriten* aus (Pyramidengestalt). Die Dendriten tragen Tausende von *Dornsynapsen*. Das *Axon* geht basal aus der Zelle hervor. In der Schicht III wird im Markscheidenpräparat die radiäre (aufsteigende) *Markstrahlung* sichtbar.

IV. Die *innere Körnerschicht (Lamina granularis interna)* (Sternzellen) variiert in der Ausbildung. Sie kann nahezu fehlen (im Gyrus praecentralis), gut entwickelt sein (im Gyrus postcentralis) oder (wie in der Sehrinde, Area striata) noch durch weitere Schichtung untergliedert werden. In der Schicht IV herrschen Körnerzellen vor. Tangentiale (horizontale) Faserzüge bilden den *äußeren Baillarger-Streifen (Gennari-Streifen).* Er ist in der Sehrinde so stark ausgebildet, daß er makroskopisch als weißer Streifen („Area striata") sichtbar wird.

V. Die *innere Pyramidenschicht (Lamina pyramidalis interna)* enthält die großen Pyramidenzellen *(Betzsche Riesenpyramiden),* die im Gyrus praecentralis 100 µm Länge erreichen. Die Axone der Riesenpyramiden des Gyrus praecentralis ziehen innerhalb der Pyramidenbahn bis zu den motorischen Hirnnervenkernen im Mittel- und Rautenhirn bzw. bis in das Vorderhorn der Rückenmarkssegmente. Tangentiale (horizontale) Faserzüge bilden den *inneren Baillarger-Streifen.*

VI. In der *Spindelzellschicht (Lamina multiformis)* findet man unterschiedlich geformte, häufig spindelförmige größere und kleinere Nervenzellen. Ihre Axone ziehen teils in das Marklager, teils steigen sie in höhere Schichten auf.

Zellsäulengliederung. Die sechsschichtige Hirnrinde ist in *vertikale Zellsäulen* gegliedert, jede Zellsäule hat einen Durchmesser von 300–500 µm und ist eine *funktionelle Einheit.* Jede Zellsäule repräsentiert (in den Projektionsfeldern der Rinde) einen umschriebenen peripheren Bereich von Sinneszellen; in der Sehrinde können z. B. bestimmte Zellsäulen einzelnen Retinabezirken zugeordnet werden – alternierend einander entsprechenden Bezirken des linken und rechten Auges. Die Zellsäulengliederung zeigt sich bei Markscheidenfärbung in der Ausbildung von *Markstrahlen* (Abb. 134). In tangential zur Oberfläche geführten Schnitten wird die Bündelung der Spitzendendriten von Pyramidenzellen sichtbar.

Rindenfeldergliederung. Zu der sechsschichtigen Differenzierung nach der Tiefe kommt eine weitere Gliederung der Großhirnrinde in der Fläche. Unterschiedlich starke Ausbildung der einzelnen Schichten in verschiedenen Rindenbezirken sowie weitere Unterteilung der IV. Schicht führen dazu, daß bis 200 (Brodmann, C. u. O. Vogt) haarscharf begrenzte Areale, *zytoarchitektonische Felder,* unterschieden werden, denen man auch funktionelle Unterschiede zurechnet. So kommt eine Art Hirnkarte zustande (Abb. 136 u. 137). Ohne auf die Einzelheiten der Schichtenbildung, die zu dieser Felderung führt, einzugehen, kann man die groben Unterschiede in der Zusammensetzung der Felder in *Feldertypen* zusammenfassen (Tab. 6).

Wachstum des Zentralnervensystems

Das Gehirn des Neugeborenen wiegt etwa 400 g, es wächst in den ersten postfetalen neun Monaten auf 800 g heran und erreicht bereits im 3.–4. Lebensjahr das Gewicht des Erwachsenen. Die Angaben über das durchschnittliche Hirngewicht sind uneinheitlich. Das Gehirn des Mannes wiegt durchschnittlich 1379–1434 g, das der Frau 1230–1306 g. Das geringere Hirngewicht der Frau geht auf die geringere Ausbildung ihres Bewegungs-

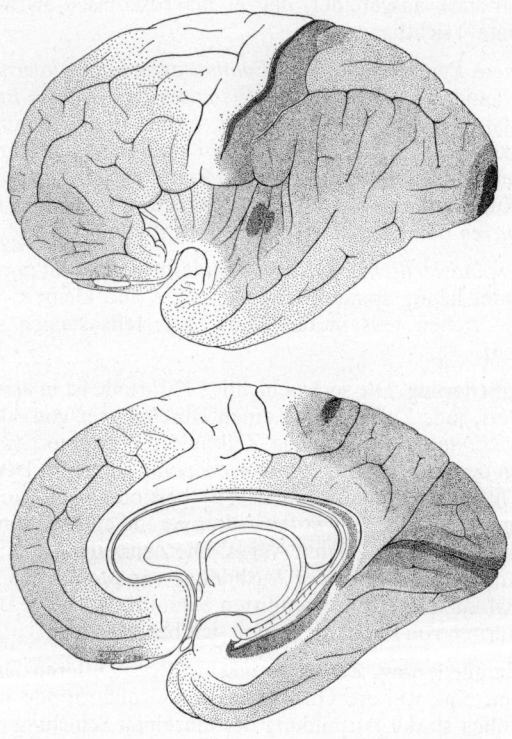

Abb. 136   Übersicht über die Unterschiede im Aufbau der Großhirnrinde, oben von lateral, unten von medial (links Frontalpol, rechts Okzipitalpol). Hirnrindenareale, in denen die Körnerschichten überwiegen, sind stärker punktiert als die, in denen die Pyramidenschichten vorherrschen. Stärkste Punktierung: granulärer Cortex (überwiegend sensorische Rinde = primäre Projektionsfelder). Nicht punktierte Felder: agranulärer Cortex (überwiegend motorische Rinde = Ursprung motorischer Bahnen). Die „haarscharfen Grenzen" der Areale sind bei der starken Verkleinerung nicht zu erkennen (aus: v. *Economo* G., N. *Koskinas:* Die Cytoarchitektonik der Hirnrinde des erwachsenen Menschen. Textband. Springer, Berlin 1925).

apparates und dessen geringere Repräsentation im ZNS zurück. Der Vergleich älterer Hirngewichtsdaten mit neueren Berechnungen läßt überdies vermuten, daß mit der Akzeleration (allgemeine Zunahme der Körpermaße) auch das Hirnvolumen zugenommen hat (etwa 45 g bei 10 cm Längenzunahme).

Das nachgeburtliche Wachstum des Gehirns wird hauptsächlich durch Vergrößerung der Nervenzellfortsätze (Ausbildung des Dendritenbaumes, Kontaktaufnahme der Neurone mit Synapsenbildung unter funktionellen

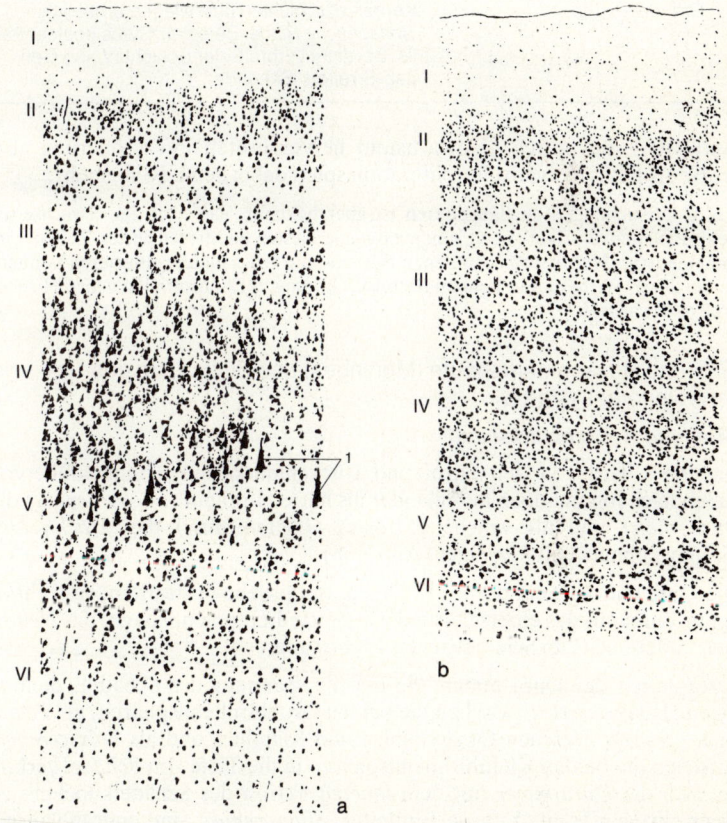

Abb. 137a, b   Zytoarchitektonik der Endhirnrinde. a) Motorische Rinde, „agranulärer" Isocortex, 1 = Betzsche Riesenpyramidenzellen. b) Sensible Rinde, „granulärer" Isocortex (aus: *Kahle*, W., H. *Leonhardt*, W. *Platzer*: Taschenatlas der Anatomie, 1. Aufl., Bd. III. Thieme, Stuttgart 1976).

Tabelle 6 **Feldertypen des Isocortex.**

– *Homoiotyper Isocortex:*	Alle Schichten etwa gleich stark entwickelt.
Frontaler Typ:	Pyramidenschichten überwiegen geringfügig.
Parietaler Typ:	Körnerschichten überwiegen geringfügig.
– *Heterotyper Isocortex:*	
Agranulärer Typ:	Pyramidenschichten, besonders V, überwiegen erheblich. *Motorische Rinde.* Beispiel: Gyrus praecentralis.
Granulärer Typ:	Körnerzellschichten überwiegen erheblich. *Sensorische Rinde.* Beispiel: Gyrus postcentralis. Bei stark verbreiterter Schicht IV und Gennari-Streifen: Sehrinde.

Einflüssen) und durch Gliawachstum hervorgerufen (Vergrößerung also des Neuropils). Nervenzellproliferation spielt dabei keine Rolle mehr.

Aus Untersuchungen an Säugetieren ist aber bekannt, daß auch im erwachsenen Gehirn (Seitenventrikel) noch subependymale Nester undifferenzierter Zellen vorkommen, sog. *Matrixzonen* aus denen Nerven- und Gliazellen proliferieren können. Bei niederen Wirbeltieren können nach Resektion von Endhirnteilen ganze Hirnbezirke nachwachsen.

Hirn- und Rückenmarkshäute (Meninges) und Blutgefäße des Zentralnervensystems

Hirn- und Rückenmarkshäute

Das ZNS wird von den Hirn- und Rückenmarkshäuten eingehüllt, von außen nach innen folgen aufeinander als harte Hirnhaut *(Pachymeninx)* die *Dura mater* und als weiche Hirnhaut *(Leptomeninx)* die *Arachnoidea* (Spinnwebhaut) und *Pia mater* (Abb. 138).

Die **Dura mater** ist ein derbes Kollagenfasergewebe in straffem, geflechtartigem Verband, das einerseits an die äußerste Leptomeninxlage, das *Neurothel,* andererseits im Schädel an das *Periost* angrenzt.

Faserplatten der Dura mater, die der Verspannung des Schädels dienen, ragen als *Falx cerebri* zwischen die beiden Großhirnhemisphären, als *Tentorium cerebelli* zwischen Okzipitalhirn und Kleinhirn und als *Falx cerebelli* zwischen die beiden Kleinhirnhemisphären in die Tiefe. Im *Schädel* verbindet sich die *Dura mater* mit dem *inneren Periost* des Schädelknochens zu einer einzigen Haut. Venöse Blutleiter, *Sinus venosi,* sind endothelausgekleidete, starre, röhrenförmige Erweiterungen von Duraduplikaturen; die Sinuswand besitzt keine Tunica muscularis. Im *Wirbelkanal* dagegen sind Dura mater und Periost durch ein Venengeflecht getrennt und nicht miteinander verwachsen.

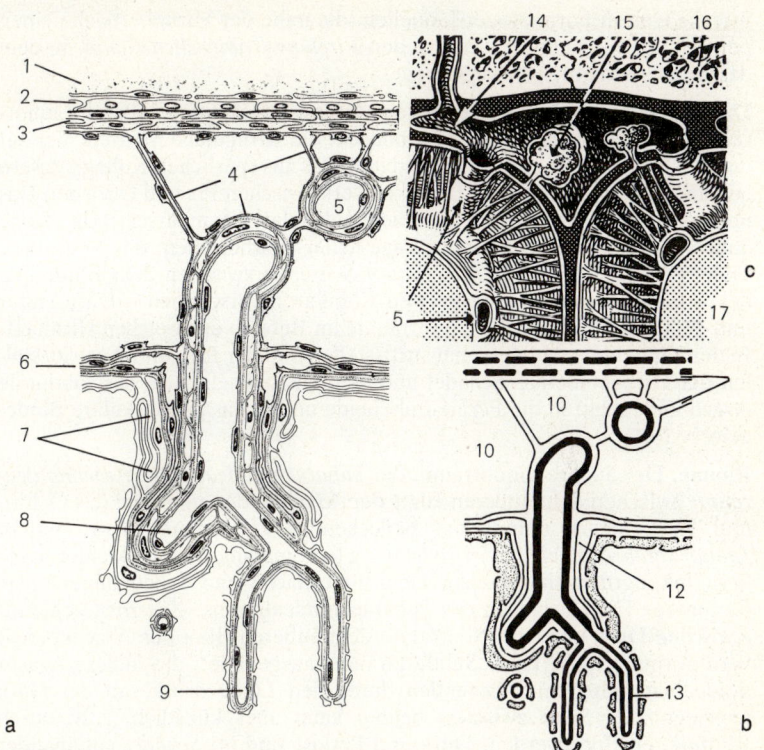

Abb. 138a–c   Hirnhäute und Liquorräume. a) Übersicht über die Hirnhäute. **E:** 1 = Dura mater und Periost (verwachsen), 2 = Neurothel, 3 = äußere Leptomeninxlage (Arachnoidea), 4 = Leptomeninxbedeckung von Arachnoideabälkchen und Gefäßen (5 = quergeschnittene kleine Arterie), 6 = innere Leptomeninxlage (Pia mater), 7 = marginale Gliamembranen, 8 = Arteriole, 9 = Kapillare. b) Übersicht über die Liquorräume. 10 = Subarachnoidealraum (Arachnoidearaum), 11 = Interzellularraum der Leptomeninx, 12 = Virchow-Robinscher Raum, 13 = Verbindung zwischen Interzellularraum des Gehirns und perivaskulärem Raum. c) Makroskopische Darstellung der Hirnhäute am (venösen) Sinus sagittalis superior. 14 = Lacuna lateralis (seitliche Ausweitung des Sinus sagittalis superior) mit Venenmündung, 15 = Pacchionische Granulation, 16 = Schädelkalotte, 17 = Hirnrinde. Schematische Abbildungen.

Die **Pia mater** schmiegt sich mit platten Meningealzellen der Oberfläche von Gehirn und Rückenmark an, die von einer *Basallamina* bedeckt wird, und begleitet die Hirngefäße bei ihrem Eintritt in das Hirngewebe eine

Strecke weit in Form zweier Lamellen, die nahe der Hirnoberfläche einen perivaskulären Raum begrenzen, den *Virchow-Robinschen Raum,* in dem das Gefäß geringfügig beweglich ist.

Die **Arachnoidea** kleidet mit flachen Meningealzellen den äußeren Liquorraum zwischen Pia und Dura aus, bedeckt die Hirngefäße in ihrem Verlauf durch den äußeren Liquorraum und hüllt das aus spärlichen Kollagenfasern gebildete spinngewebsartige Bälkchenwerk zwischen Pia und Dura ein. Das unter der Dura ausgebreitete Arachnoideablatt ist mehrschichtig. Seine äußerste, der Dura zugewandte Lage heller Epithelzellen, das Neurothel, bildet eine sehr effektive *Blut-Liquor-Schranke* zwischen dem Blutmilieu der – stellenweise mit fenestrierten Kapillaren versehenen – Dura mater und dem Liquormilieu der Liquorräume im Bereich der weichen Hirnhaut. In der Umgebung der Nervenaustrittsstellen und der Ein- und Austrittsstellen der Hirngefäße aus Schädel und Wirbelkanal setzt sich das subdurale Arachnoideablatt in die Perineuralscheide und in das perivaskuläre Bindegewebe fort.

Räume. Der äußere Liquorraum, der *Subarachnoidealraum (Arachnoidearaum)* zwischen dem äußeren Blatt der Arachnoidea und dem das Gehirn und Rückenmark unmittelbar bedeckenden Leptomeninxblatt, enthält *Liquor cerebrospinalis;* er ist vollständig leptomeningeal ausgekleidet. Größere Inkongruenzen zwischen Gehirnoberfläche und Schädelinnenfläche führen zur Erweiterungen des Subarachnoidealraums, *Zisternen* genannt. Zwischen Dura und dem Neurothel, dem äußeren Blatt der Arachnoidea, wird normalerweise kein „Subduralraum" ausgebildet, das äußere Arachnoideablatt wird beim Lebenden durch den Liquordruck satt der Dura angelegt. Der Spalt zwischen beiden kann aber künstlich, z. B. durch Blutung, eröffnet werden. Dura und Periost sind im *Schädel* miteinander verwachsen, auch ein „Epiduralraum" kann im Schädel nur künstlich entstehen. Im *Wirbelkanal* dagegen ist zwischen Dura und Periost ein *Epiduralraum* ausgebildet, angefüllt mit venösen Plexus und Fettgewebe.

Liquor cerebrospinalis

Liquorbildung. Der *Liquor cerebrospinalis,* insgesamt 100–160 ml, wird etwa zu 55–70% (die Angaben schwanken) von den *Plexus choroidei* in die Ventrikel abgegeben, zum anderen Teil stammt er aus den *Hirnkapillaren* und tritt aus der Ventrikelwand aus (Liquormassenbewegung über den Interzellularraum des Gehirns). Ob Liquor auch im Bereich des äußeren Liquorraumes gebildet wird, ist unklar. In 24 Stunden werden etwa 700 ml gebildet.

Liquorabfluß. Der Liquor cerebrospinalis füllt die Ventrikel des Gehirns, die untereinander in Verbindung stehen, und fließt durch drei Löcher im Dach des IV. Ventrikels (Aperturae laterales und Apertura mediana ventriculi quarti) in den Subarachnoidalraum. Als *Liquorabflußweg* gelten der

Lymphweg und der Blutweg. *Lymphweg:* Der Interzellularraum des Gehirns kommuniziert über die Interzellularspalten der perikapillären Gliafortsätze mit dem perivaskulären, bei größeren Gefäßen von der Leptomeninx bedeckten Raum auch in deren Verlauf durch den äußeren Liquorraum. Er kommuniziert weiterhin mit dem endoneuralen Raum der Hirnnerven. Auf beiden Wegen kann der Liquor rasch in Lymphbahnen außerhalb des Schädels und des Wirbelkanals abfließen. *Blutweg:* Über Arachnoidealzotten, *Granulationes arachnoideales (Pacchionische Granulationen),* zottenförmige, aber gefäßfreie Arachnoideakonvolute, die die Dura vorwölben und teils in die Schädelvenen, teils in die Sinus venosi hineinragen, soll Liquor in das Sinusblut abgeleitet werden. **E:** Ihre Zellen zeigen mehr Membranvesikulation als die übrigen Arachnoidealzellen. Auch endothelbegrenzte Röhrchen werden beschrieben, die bei der Zunahme des Liquordrucks geöffnet werden. (Plexus choroidei: S. 270).

Der Liquor cerebrospinalis ist wasserklar, eiweißarm (20–40 mg%) und enthält wenige (bis $5/mm^3$) Zellen, hauptsächlich Lymphozyten und Monozyten im Verhältnis 60 : 40. Der Liquor hat für den Arzt diagnostische Bedeutung (bei Hirn- und Hirnhautentzündungen sind z. B. Proteine und Zellzahl vermehrt).

Blutgefäße des Gehirns und Rückenmarks

Gehirn und Rückenmark werden stark durchblutet; 15–20% des Gesamtgrundumsatzes gehen zu ihren Lasten, wobei die graue Substanz drei- bis sechsmal stärker als die weiße vaskularisiert ist. *Angioarchitektonik:* Die primären motorischen und sensorischen Felder der Großhirnrinde sind stärker kapillarisiert als z. B. die Zwischenhirnkerne, unter denen aber einige (z. B. Nucleus supraopticus) durch ein sehr dichtes Kapillarnetz auffallen. **L:** Die aus der Pia ins Gehirn eintretenden Blutgefäße werden eine kurze Strecke von Piazellen begleitet, die einen *Piatrichter* begrenzen (im Querschnitt: *Virchow-Robinscher Raum*). Perivaskuläre Räume sind lichtmikroskopisch schwer zu beurteilen (fixierungsbedingte Artefakte!). **F:** Bei kleineren Arterien und Venen findet man zwischen den sich überlappenden Endothelien und den zirkulär angeordneten Muskelzellen der Media sowie zwischen Adventitia und perivaskulärer Glia je eine Basallamina mit fibrillären Bestandteilen, die innere und äußere perivaskuläre Basallamina. Im Kapillarbereich verschmelzen in der Regel beide miteinander zu einer einzigen Basallamina der Endothelien und Perizyten.

Innervation. Die (pialen und intrazerebralen) Äste der Hirnarterien werden durch den *Sympathicus* und den *Parasympathicus* unter Beteiligung zahlreicher *Neuropeptide* innerviert.

Blut-Hirn-Schranke (Abb. 125). Bei intravenöser Gabe eines Modellstoffes, z. B. des sauren, an Blutproteine sich bindenden Farbstoffs Trypanblau, färben sich alle Gewebe des Körpers mehr oder weniger stark an, nur das Gehirn bleibt ungefärbt (ausgenommen hiervon die Plexus choroidei, die Eminentia mediana und die übrigen zirkumventrikulären Organe, nicht aber das Subkommissuralorgan). Das Gehirn nimmt also in bezug auf die Stoffaustauschvorgänge gegenüber Stoffen einer bestimmten Molekülgröße und Beschaffenheit eine Sonderstellung ein, es besitzt eine *Blut-Hirn-Schranke.* Dieser *Schrankeneffekt* hat seine morphologische Ursache in den *Tight junctions der Endothelzellen* sowie im *Enzymmuster des luminalen Plasmalemms (Enzymschranke)* der Hirnkapillaren und geht einher mit einer eigentümlichen Anordnung der Gewebsschichten um die Hirnkapillaren. Die Astrozytenfortsätze legen sich der Basallamina eng an, die Endothel und Perizyten umgibt. Es fehlt der zwischen Kapillarwand und Parenchym in anderen Organen übliche perivaskuläre Bindegewebsraum. In der *Embryonalentwicklung* der Hirnkapillaren werden die Zellkontakte der Endothelien erst schrittweise zu Zonulae occludentes umgebildet. Keine Blut-Hirn-Schranke wird in den *neurohämalen Regionen* ausgebildet, in denen Neurohormone an das Blut abgegeben werden und „schranken-pflichtige" Stoffe, die sonst von der Blut-Hirn-Schranke zurückgehalten werden, die Blutkapillaren verlassen und in den perivaskulären Raum eintreten können. Die *neurohämalen Regionen* liegen in den *zirkumventrikulären Organen* (S. 269). Ihre fenestrierten Kapillaren werden von einem weiten perivaskulären Bindegewebsraum umgeben, in dem auch neuroendokrine Axone endigen.

Liquor- und Blutmilieu. Die Blut-Hirn-Schranke scheidet das *Blutmilieu* in den Lumina der Blutgefäße von dem *Liquormilieu* des Interzellularraums des Gehirns, der den *intramuralen Liquor* enthält. Dieser steht mit dem Ventrikelliquor über die durchgängigen Interzellularspalten der kinozilien-reichen Ependymzellen in einer (durch diese kontrollierten) Verbindung. Die Schranke kann sowohl vom Blutmilieu als auch vom Liquormilieu aus durch Injektion „schrankenpflichtiger", licht- und elektronenmikroskopisch sichtbarer Markierungsstoffe (z. B. Meerrettichperoxidase) sichtbar gemacht werden. Die Blut-Hirn-Schranke wird ergänzt durch die *Blut-Liquor-Schranke der neurohämalen Regionen* und durch die vom *Neurothel* zwischen der harten und der weichen Hirnhaut gebildeten *Blut-Liquor-Schranke* (S. 304).

In den *neurohämalen Regionen* ist die Blut-Hirn-Schranke von der Gefäßwand über den perivaskulären Raum hinaus, der noch im Blutmilieu liegt, an die Oberfläche der spezialisierten Ependymzellen, der *Tanyzyten,* verlagert; hier sind Tight junctions ausgebildet. Die Blut-Hirn-Schranke ist in dieser Lage „Blut-Liquor-Schranke". Im *seitlichen Grenzbereich* zwischen dem Blutmilieu der neurohämalen Region und dem übrigen, seitlich angrenzenden, im Liquormilieu liegenden Hirngewebe (z. B. zwischen Eminentia mediana und laterobasalem Hypothalamus), schließen Tight junctions zwischen perivaskulären Tanyzytenfortsätzen das Liquormilieu gegen das Blutmilieu ab. Phagozytierende Gliazellen liegen zudem in diesem Grenzbereich, die offensichtlich eine Wächterfunktion zwischen Blut- und Liquormilieu ausüben (Abb. 125).

Sinnesorgane

Sinnesorgane sind Einrichtungen der objektiven Sinneswahrnehmung, ihr subjektiver Aspekt (die Auslösung von Empfindung oder Verhalten) ist das Ergebnis der zentralen Verarbeitung der Afferenzen.

Das 1. Neuron einer peripheren afferenten Leitung beginnt entweder mit seinem dendritischen Ende selbst als Rezeptor *(primärer Rezeptor),* oder es beginnt mit einem synaptischen Kontakt an einer speziellen Sinneszelle (an einem *sekundären Rezeptor),* die durch Hilfseinrichtungen Teil eines Sinnesorgans sein kann. Der Rezeptor verstärkt die ihn von außen treffenden Reize und verwandelt sie in Signale (Verschlüsselung), die als Erregung in der Nervenfaser geleitet werden. Unterschiede im Bau der Rezeptoren und Sinnesorgane entsprechen weitgehend den verschiedenen Reizarten.

Die Rezeptoren (Rezeptorzellen der Sinnesorgane) nehmen als *Exterozeptoren* Umweltreize oder als *Interozeptoren* Reize aus dem Körperinneren und speziell als *Propriozeptoren* Reize aus dem Bewegungsapparat (aus Muskeln, Sehnen und Gelenken) auf. Als *Mechanorezeptoren, Photorezeptoren* oder *Thermorezeptoren* sprechen sie auf *physikalische* Reize, als *Chemorezeptoren* auf *chemische* Reize an.

Zur Terminologie: Die dendritischen Fortsätze der afferenten Neurone, d. h. die peripheren Fortsätze der pseudounipolaren und zahlreicher bipolarer Ganglienzellen, besitzen größtenteils *Markscheiden.* Der *dendritische,* afferente Fortsatz wird deshalb auch, *wie der neuritische,* efferente, häufig als *Axon (dendritisches Axon)* bezeichnet. Afferente und efferente Axone gleichen Kalibers kann man histologisch nicht unterscheiden.

Organe der Oberflächen- und Tiefensensibilität

Die Reize der Oberflächen- und Tiefensensibilität werden vom dendritischen Ende des 1. afferenten Neurons aufgenommen, das als *primärer Rezeptor* entweder „frei" im Bindegewebe (bzw. im mehrschichtigen Epithel) oder in einem Nervenendkörperchen endigt – ausgenommen die dendritischen Ausläufer, die zu Merkelschen Tastscheiben ziehen, die selbst *sekundäre Sinneszellen* sind. Nach herkömmlicher Vorstellung entsprechen den verschiedenen Sinnesqualitäten unterschiedliche Nervenendkörperchen. Doch wird die Spezifität einiger Nervenendkörperchen auch bezweifelt. Die Nervenendkörperchen liegen im Bindegewebe der Haut (Corium und Subcutis), im Bindegewebe innerer Organe, unter dem Peritoneum, im adventitiellen Bindegewebe von Blutgefäßen, in Muskeln, Sehnen und ihrem Bindegewebe.

Hautsinne

Nervenendkörperchen gelten als *Mechanorezeptoren*. In den Nervenendkörperchen bilden die Endigungen der dendritischen Fortsätze afferenter Neurone *(dendritische Axonendigungen pseudounipolarer Nervenzellen)* mit modifizierten Zellen der peripheren Glia *(Lemnozyten) kleine Organe,* die häufig von einer Bindegewebskapsel umgeben sind. Sie werden meist mit Autorennamen bezeichnet. Die einzelnen, namentlich bezeichneten Formen kommen häufig vor, doch gibt es auch zahlreiche Zwischenformen. Die Endkörperchen unterscheiden sich nach Anzahl und Anordnung ihrer Zellen und nach dem Verhalten des dendritischen Axonendes. Die afferenten Fasern der Nervenendkörperchen sind markhaltig (Typ Aβ, Durchmesser 7–10 µm, Leitungsgeschwindigkeit 40–60 m/s).

Merkelsche Tastscheiben *(Merkel-Zellen)* sind helle Zellen in der basalen Schicht des mehrschichtigen Plattenepithels, mit diesem durch Desmosomen verbunden. Sie enthalten Filamentbündel sowie 100 nm große Vesikel mit dichtem Kern, endokrinen Zellen vergleichbar. An der Oberfläche der Tastzelle breitet sich das dendritische Ende eines ummarkten afferenten Neurons aus, an dem die Tastzelle synapsenartige Kontakte bildet. Ein Axon kann durch Kollateralen an mehrere Tastscheiben herantreten. Diese werden für *sekundäre Sinneszellen* gehalten, die als Mechanorezeptoren berührungsempfindlich sind und bei adäquatem Reiz den (noch unbekannten) Wirkstoff abgeben und damit eine afferenten Erregung in Gang setzen (vgl. *Paraneurone*, S. 365f). Sie kommen hauptsächlich an empfindlichen Hautstellen (z. B. Fingerspitzen, Nasenspitze) vor.

Meissnersche Tastkörperchen liegen unter der Epidermis in den Papillen des Coriums der unbehaarten Haut, zahlreich in der Haut der Fingerbeeren. **L:** Das Körperchen ist etwa 100 µm lang und 40 µm breit, aus 5–10 keilförmigen, übereinander geschichteten Zellen aufgebaut und von einer dünnen Bindegewebskapsel umgeben. Das dendritische Axonende dringt unter Verlust der Markscheide in geschlungenem Verlauf zwischen die epitheloiden Zellen. Auftreibungen des Axons gelten als rezeptorische Teile. In die Bindegewebskapsel strahlen Kollagenfäsern des Papillenbindegewebes ein, sie übertragen Verformungen der Hautoberfläche auf das Organ. Eine Nervenfaser kann mit Kollateralen mehrere Körperchen versorgen (Abb. 139). (Ähnlich gebaute, aber mit weniger Zellen versehene Körperchen im Tierreich werden mit verschiedenen Autorennamen belegt.)

Vater-Pacinische Lamellenkörperchen sind bis 4 mm lange und 2 mm dicke, also makroskopisch sichtbare, birnenförmige Gebilde von knorpelähnlicher Härte. Sie liegen in der Subcutis des Handtellers und der Fußsohle, in der Nähe von Faszien, Periost, Sehnen, Blutgefäßen sowie in Mesenterien und in retroperitonealen Organen, besonders im Pancreas. **L:** Das Lamellenkörperchen besteht aus Bindegewebskapsel, Lamellen und Innenkörper.

Die *Bindegewebskapsel* enthält elastische Netze. Die *Lamellen* werden von 50 und mehr zwiebelschalenförmig übereinander gelegten, flachen Zellen gebildet, deren Zwischenräume mit Flüssigkeit gefüllt sind. In den schmalen und langen *Innenkolben,* der aus zwei rinnenförmigen Halblamellenstapeln zusammengesetzt wird, dringt unter Verlust der Markscheide das dendritische Axonende ein und durchzieht diesen in ganzer Länge. Lamellenkörperchen gelten als *Druck-* und *Vibrationsrezeptoren* (Abb. 140 u. 141, vgl. Abb. 162). Ähnlich gebaute Körperchen findet man auch in Schleimhäuten, an Gelenkkapseln, in der Haut der äußeren Geschlechtsorgane.

Die **Ruffinischen Körperchen,** zusammengesetzt aus langgestreckten, 0,25–1,5 mm langen Geflechten markloser Nervenfasern, die aus markhaltigen Fasern hervorgehen, und einer Bindegewebskapsel, sind lichtmikroskopisch bei Übersichtsfärbungen kaum zu identifizieren. Die Körperchen kommen in Corium und Subcutis (auch in der Dura mater, in Iris und Ziliarkörper) vor, ähneln Sehnenspindeln und werden für *Dehnungsrezeptoren* gehalten.

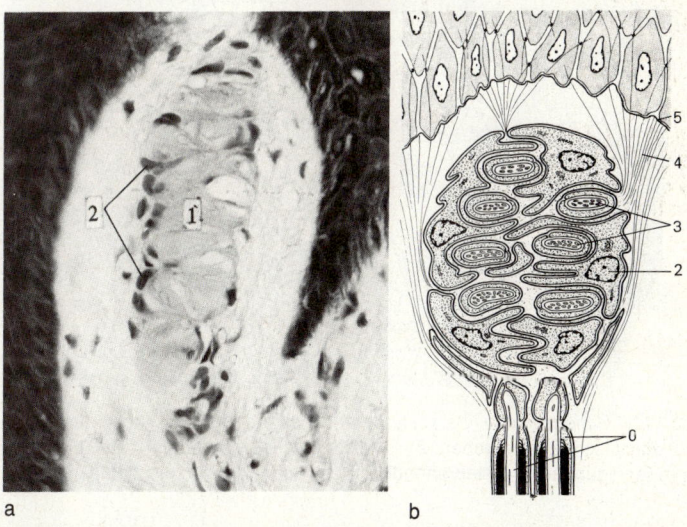

a   b

Abb. 139 a, b   Meissnersches Tastkörperchen, Fingerbeere, Mensch. a) **L:** 1 = Tastkörperchen in Bindegewebspapille unter der Epidermis gelegen, 2 = Zellkerne der Lemnozyten. b) **E:** 3 = Aufzweigungen des dendritischen Endes des sensiblen Neurons, 4 = Kollagenfibrillen verbinden das Körperchen mit der Basalmembran (5) der Epidermis (Übertragung mechanischer Reize), Fortsetzung der Verlaufsrichtung der Kollagenfibrillen durch Tonofilamente des Epithels. 6 = Axone sensibler Neurone (Schema nach *Andres* und *Halata*). Vergr. a) und b) 350fach.

Abb. 140   Zwei Vater-Pacinische Lamellenkörperchen aus der Fingerbeere (im Zentrum
der Innenkolben) Vergr. 50fach (aus *Bargmann,* W.: Histologie und Mikroskopische
Anatomie des Menschen, 7. Aufl. Thieme,
Stuttgart 1977).

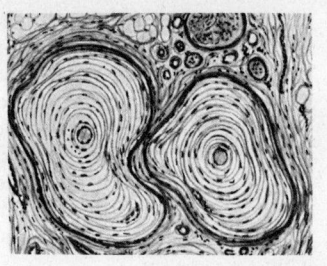

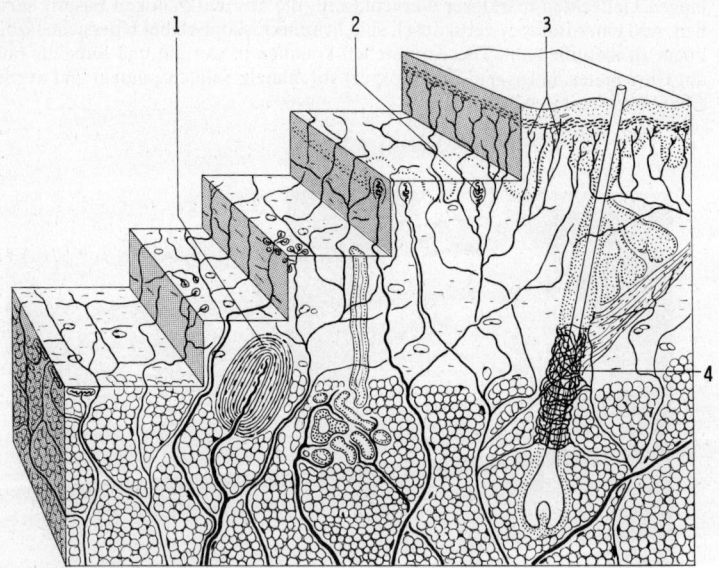

Abb. 141   Schematische Darstellung der Hautinnervation (nach *Weddell*): 1 =
Vater-Pacinisches Körperchen, 2 = Meissnersches Körperchen, 3 = intraepitheliale
Nervenendigungen, 4 = Nervenendigungen in der Haarwurzelscheide.

Freie Nervenendigungen. Endigungen von schwach ummarkten und marklosen Axonen, die keine Beziehung zu speziellen Körperchen haben,
werden „freie Endigungen" genannt. Die afferenten Fasern freier Nervenendigungen sind markarm (Typ Aβ: Berührungsempfindung, Typ Aδ:
Wärme, Kälte, „hellen" Schmerz leitend) oder marklose (Typ C: „dump-
fen" Schmerz, Jucken leitend) (s. Nervenfasergruppen, S. 247).

Vorkommen: In Haarbälgen treten dendritische Axonenden in die Haarwurzelscheide ein, verlaufen innen zunächst zirkulär und nehmen dann außen einen longitudinalen Verlauf. (Bei Tasthaaren von Tieren ist diese Nervenmanschette besonders gestaltet.) Berührungen des Haars erzeugen hebelartige Wirkungen, die von den Nervenmanschetten wahrgenommen werden (= *Mechanorezeptor*). In *mehrschichtigen Plattenepithelien* steigen dendritische Axone nach Verlust der Markscheide auf und verlaufen einige Schichten weit gegen die Oberfläche zu, sie endigen ohne erkennbares Endorgan (Schleimhäute, Cornea) (= *Mechanorezeptor*). An *Blutgefäßwänden* und im lockeren *Bindegewebe* kommen regelmäßig freie Nervenendigungen vor. Die Endstrecke dieser Fasern kann lichtmikroskopisch von efferenten vegetativen Nervenfasern nur mit speziellen Methoden (fluoreszenzmikroskopisch, histochemisch) unterschieden werden. Diese freien Nervenendigungen sind teils *Mechanorezeptoren* (Tastempfindung, Kitzel), teils *Nozizeptoren* (Schmerzempfindung, Jucken; ausgelöst durch Stoffe, die bei Gewebsschädigung freigesetzt werden, wie proteolytische Enzyme, Histamin u. a.). Auch Wärme- und Kälteempfindung *(Thermorezeption)* sollen an freien Nervenendigungen ausgelöst werden.

Tiefensensibilität (Propriozeptoren)

Die Tiefensensibilität informiert über Lage und Bewegungen des Körpers und löst Reflexe aus. Die Rezeptoren, *Propriozeptoren,* liegen im Bewegungsapparat, in Muskeln und Sehnen und deren Bindegewebshüllen und an Gelenken. Zur Funktion der Propriozeptoren s. Lehrbuch der Physiologie!

Die **Muskelspindel** ist 2–10 mm lang und 0,2–1,0 mm dick. **L:** Sie liegt im Perimysium des Muskels, wird von einer bindegewebigen Kapsel deutlich abgegrenzt und enthält in einem flüssigkeitsgefüllten Raum 5–10 dünne, fibrillenarme, an den Enden quergestreifte Muskelfasern, *intrafusale Fasern,* die parallel zu den *extrafusalen Fasern* (Arbeitsmuskelfasern) angeordnet sind. Die *intrafusalen Fasern* sind *Kernsackfasern* oder *Kernkettenfasern.* Beiden Faserarten liegen sowohl *Rezeptorstrukturen* (sensible Axonendigungen) als auch *myoneurale Synapsen* (motorische Axonendigungen) an (Abb. 142).

In den *Kernsackfasern* sind die etwa 50 Zellkerne in einem mittleren, 100–150 µm langen, sackartig erweiterten und nicht kontrahierbaren Anteil versammelt, die beiden Faserenden sind dagegen kernfrei und kontraktil. Die *Kernkettenfasern* besitzen in ganzer Länge annähernd gleiches Kaliber, die Zellkerne sind als Kernkette auf die ganze Faser verteilt. Mittelständige intrafusale Fasern reichen an beiden Enden über die Kapsel hinaus, sie sind im Bindegewebe außerhalb der Muskelspindel verankert.

Die *Rezeptorstruktur* ist entweder eine *anulospiralige* (dendritische) *Endigung* einer Aα-Nervenfaser, die den mittleren, nicht kontrahierbaren Teil

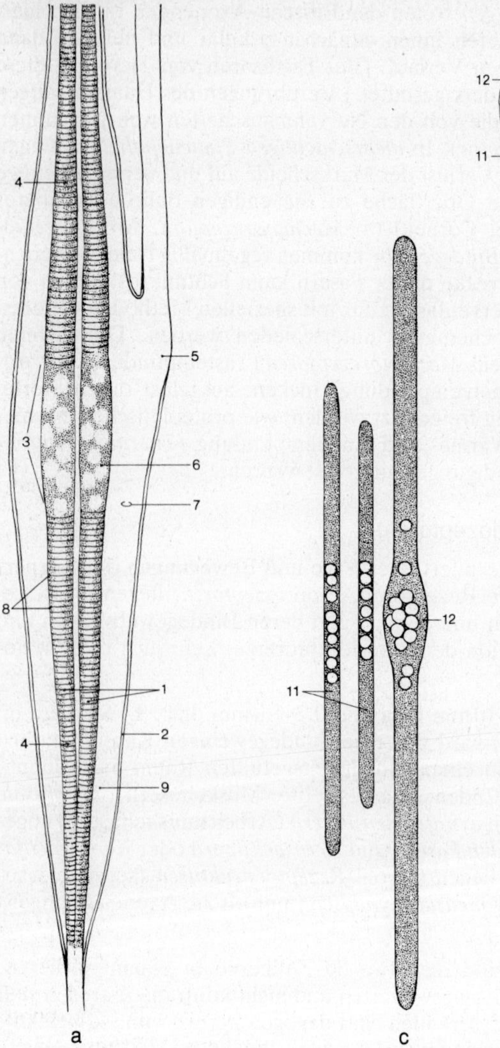

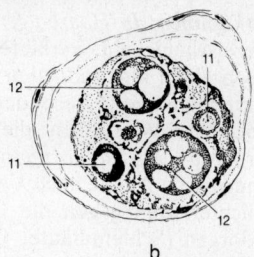

Abb. 142a–c   Muskelspindel.
a) Schema. 1 = intrafusale Fasern, 2 = Bindegewebskapseln, 3 = „Kernsack"-Region, 4 = kontraktiler Anteil der intrafusalen Fasern, 5 = dicke sensible Nervenfaser, 6 = anulospiralige Endigung der sensiblen Faser, 7 = dünne sensible Nervenfaser, 8 = „Blütendolden"-(Flowerspray-)Endigung der sensiblen Faser, 9 = motorische Aγ-Nervenfaser, 10 = motorische Endplatte der Aγ-Faser.
b) Querschnitt.
11 = „Kernkettenfaser", 12 = „Kernsackfaser" („Kernhaufenfaser"). Die hellen runden Platten markieren quergeschnittene Zellkerne.
c) „Kernkettenfaser" und „Kernsackfaser" im Längsschnittschema, Schema (aus: Kahle, W., H. Leonhardt, W. Platzer: Taschenatlas der Anatomie, 1. Aufl., Bd. III. Thieme, Stuttgart 1976).

der intrafusalen (Kernsack-)Faser umwickelt, oder eine *„blütendoldenförmige" (Flower-spray-)Endigung* einer Aβ-Nervenfaser, die beiderseits der anulospiraligen Endigung vorwiegend an Kettenfasern liegt. Die *myoneuralen Synapsen,* kleine motorische Endplatten einer Aγ-Nervenfaser, sind an den kontraktilen Enden ausgebildet.

Bei Dehnung des Muskels werden die intrafusalen Fasern gedehnt, die Rezeptoren verformt und erregt. Die anulospiraligen Rezeptoren sollen Dehnung und Dehnungsgeschwindigkeit, die doldenförmigen nur konstante Dehnung registrieren. Über die motorischen Endplatten wird die Dehnungsempfindlichkeit der intrafusalen Fasern geregelt (= *Dehnungsrezeptor*).

Die absolute und relative Anzahl der Muskelspindeln schwankt. Im *M. latissimus dorsi* wurden 368 Muskelspindeln, aber nur 1,4 pro g Muskelgewicht gezählt, im *M. abductor pollicis brevis* dagegen insgesamt 80, jedoch 29,3 pro g Muskelgewicht. Auch in Augen- und Larynxmuskulatur kommen relativ sehr viele Spindeln vor.

Die **Sehnenspindeln** liegen im muskelnahen Ende der Sehne. Eine Gruppe von Kollagenfäserchen, deren Zwischenräume je nach Sehnenspannung variabel weit sind, wird von knäuelförmigen (doldenförmigen) dendritischen Enden einer afferenten Aβ-Nervenfaser umgeben und durchdrungen. Eine Bindegewebskapsel hüllt die Sehnenspindel ein (= *Dehnungsrezeptor*).

Golgi-Mazzonische Körperchen sind Lamellenkörperchen von ähnlichem Bau wie die Vater-Pacinischen Körperchen, aber kleiner. Sie kommen als *Dehnungsrezeptoren* an Sehnenansatzstellen vor. Rezeptoren am äußeren Genitale gleichen ihnen. Ähnliche Körperchen an Gelenkkapseln vermitteln *Lagesinnesempfindung*.

Organe der Eingeweidesensibilität (Viszerozeptoren)

Nervengeflechte in der Wand des *Sinus caroticus,* einer Erweiterung der A. carotis communis oder der A. carotis interna, in der Wand des Aortenbogens und großer Venen, der Vorhöfe und der linken Kammer des Herzens sowie in den Lungen sprechen, physiologischen Untersuchungen zufolge, auf Dehnung an, hervorgerufen durch den arteriellen Blutdruck bzw. den zentralen Venendruck. Die pressosensitiven dendritischen Endigungen vegetativer Nerven breiten sich an den Gefäßen meist zwischen Tunica adventitia und Tunica media aus, wobei sie Anschwellungen bilden. Auch scheibenförmige Nervenendkörperchen werden beschrieben. Die dehnungsempfindlichen Nervengeflechte führen teilweise auch Schmerzfasern.

Lamellenkörperchen in der Umgebung von Eingeweiden und von größeren Gefäßen sollen als Barorezeptoren der Regulation der lokalen Durchblutung dienen.

Glomus caroticum. Das linsenförmige, 0,5 bis mehrere Millimeter große *Glomus caroticum*, ein *Chemorezeptor*, der den O_2-Druck im Arterienblut mißt, liegt in der Gabel von A. carotis externa und A. carotis interna. Das stark vaskularisierte Organ enthält Zellinseln aus zwei Zellarten, aus peripheren Gliazellen und katecholaminhaltigen Zellen. Mit diesen bilden die markscheidenfreien dendritischen Enden afferenter Nervenfasern des *N. glossopharyngeus* Synapsen; präsynaptische Membran ist die Epithelzellmembran. Man nimmt an, daß bei Verminderung des O_2-Druckes im Arterienblut ein Stoff freigesetzt wird, der schließlich zur Erregung der afferenten schwach myelinisierten Nervenfasern führt, die zum Atemzentrum in der Medulla oblongata ziehen (= interozeptiver Chemorezeptor).

Glomus aorticum. Zwei Gruppen von Zellnestern im Bindegewebe zwischen Aorta und Truncus pulmonalis, insgesamt *Glomus aroticum* genannt, sind ähnlich dem Glomus caroticum gebaut. Die afferenten Fasern laufen im *N. vagus* zur Medulla oblongata. Die Funktion des Körperchens soll der des Glomus caroticum gleichen (= interozeptiver Chemorezeptor).

Geschmacksorgan (Organum gustus)

Die vier Geschmacksqualitäten nimmt die Zunge an verschiedenen Stellen wahr; am seitlichen Zungenrand vorn wird überwiegend süß, in der Mitte salzig, hinten sauer und (im Bereich der Papillae vallatae) bitter geschmeckt (dissoziierte Geschmacks-lähmung ist möglich!). Vereinzelt kommen Geschmacksrezeptoren am weichen Gaumen und in der Umgebung des Kehlkopfeinganges vor. Geschmacksfasern führen hauptsächlich die Hirnnerven N. facialis (VII) und N. glossopharyngeus (IX), in geringem Umfang auch der N. vagus (X). Man nimmt an, daß den Geschmacks-qualitäten vier verschiedene Rezeptoren entsprechen; doch lassen das lichtmikroskopische und das elektronenmikroskopische Bild bisher nur eine Art von Rezeptor, die Sinneszellen der *Geschmacksknospe*, erkennen (= exterozeptiver Chemorezeptor).

Anordnung der Geschmacksknospen. Das Geschmacksorgan wird von den Geschmacksknospen gebildet. Träger der Geschmacksknospen sind die Geschmackspapillen der Zunge. In den *Papillae vallatae* (Abb. 191a) an der Grenze zwischen Zungenrücken und -grund liegen zahlreiche Geschmacks-knospen in der Wand eines runden Grabens, in den *Papillae foliatae* (seitlicher Zungenrand) liegen sie in der Wand paralleler Furchen. In Furche und Graben münden seröse Drüsen, die Geschmacksstoffe wegspülen (*Ebnersche* Spüldrüsen der Papillae vallatae). Die *Papillae fungiformes* des Zungenrückens können in geringem Umfang Geschmacksknospen tragen.

Die **Geschmacksknospe** hat die Form einer Tulpenknospe, sie nimmt die ganze Höhe des mehrschichtigen unverhornten Plattenepithels ein. **L:** Bei Übersichtsfärbungen erscheint die Geschmacksknospe heller als das umgebende Epithel. Sie wird aus etwa 20 spindelförmigen, senkrecht zur Schleimhautoberfläche angeordneten Zellen, Sinnes- und „Stützzellen" zusammengesetzt, an ihrer Basis liegen zwischen ihnen als dritter Zelltyp kurze Basalzellen. Alle Zellen sitzen der Basalmembran auf, der apikale Pol des Sinnes- und „Stützzellen" erreicht nicht ganz die Epitheloberfläche (Schutz vor Verletzungen), die hier eine grübchenförmige Einsenkung und eine Öffnung, den *Geschmacksporus* bildet (Abb. 143). Autoradiographische Untersuchungen zeigen, daß jede Sinneszelle nach etwa 10 Tagen aus Mitosen der Basalzellen ersetzt wird und daß offenbar auch die „Stützzellen" Stadien der *Sinneszellregeneration* sind. Auch absterbende Zellen erscheinen als „Stützzellen".

Jede Geschmacksknospe wird von mehreren Nervenfasern versorgt und jede Nervenfaser hat über Kollateralen Beziehung zu mehreren Geschmacksknospen. Jede Nervenfaser der Geschmacksnerven innerviert sowohl die Geschmacksknospe (*intragemmale Faser*) als auch mit Kollateralen das umgebende Epithel (*extragemmale Fasern*).

Sinneszellen (Geschmackszellen) haben einen runden Kern und tragen apikal das „Geschmacksstiftchen", einen Zytoplasmafortsatz der Zelle, der in den Geschmacksporus hineinragt. **E:** Die „Geschmacksstiftchen" bestehen aus langen *Mikrovillibüscheln*. Unter den Geschmackszellen enthalten einige Sekretgranula, aus denen vermutlich die schleimartige Substanz hervorgeht, die im Geschmacksporus nachgewiesen wird. Die dünnen markhaltigen Aδ-Fasern verlieren mit Eintritt in die Geschmacksknospe die Markscheide. Die zwei bis drei intragemmalen Fasern verlaufen zwischen den Sinneszellen, wobei sie sich tief in diese einsenken. Zwischen den Geschmackszellen und den eingesenkten Axonendigungen sind Synapsen ausgebildet.

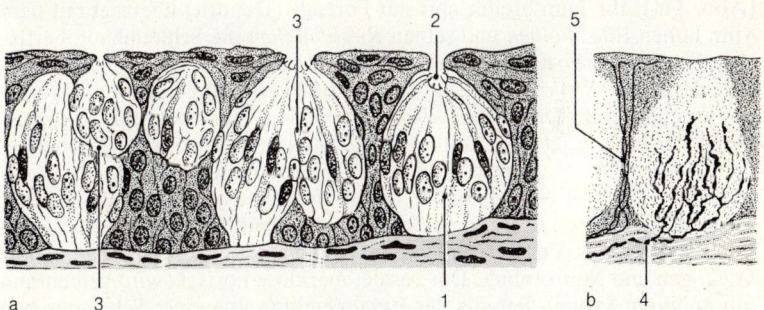

Abb. 143a, b   Geschmacksknospen. a) 1 = Geschmacksknospe, 2 = Geschmacksporus mit „Geschmacksstiftchen", 3 = Mehrlingsbildungen von Geschmacksknospen. Die hellen Zellkerne gehören den Sinneszellen, die dunklen den „Stützzellen" an. b) Versilberungspräparat. 4 = intragemmale Geschmacksnervenfaser, die sich zwischen den Sinneszellen aufzweigt und mit diesen Kontakte bildet, 5 = extragemmale Nervenfasern (aus *Kahle*, W., H. *Leonhardt, W. Platzer:* Taschenatlas der Anatomie, 1. Aufl., Bd. III. Thieme, Stuttgart 1976).

Nach Durchtrennung des Geschmacksnerven geht die Geschmacksknospe zugrunde. Durch Nerveneinpflanzung kann im Zungenepithel die Ausbildung von Geschmacksknospen induziert werden.

Geruchsorgan (Organum olfactus)

Als **Riechschleimhaut,** beim Menschen etwa 500 mm², bedeckt das Geruchsorgan die obere Muschel und den entsprechenden Teil des Nasenseptums jeder Nasenhöhle. Riechnerven sind die *Nn. olfactorii,* insgesamt der I. Hirnnerv. Das mehrreihige, hochprismatische Epithel enthält drei Zelltypen, Sinneszellen, Stütz- und Ersatzzellen. Seröse tubuloalveoläre (Bowmansche) Drüsen liegen im Schleimhautbindegewebe (Lösung und Entfernung von Riechstoffen, „Spüldrüse"); (= exterozeptiver Chemorezeptor).

L: Die *Riechschleimhaut* unterscheidet sich von der übrigen Nasenschleimhaut u. a. durch deutlich *höheres (30–60 μm) Epithel* und durch eine nur dünne *Basalmembran*, die in der übrigen Nasenschleimhaut besonders stark ausgeprägt ist; der Übergang zwischen beiden Schleimhautregionen ist schon in der Übersichtsvergrößerung leicht zu erkennen. Die *Zellkerne* des Epithels der Riechschleimhaut sind annähernd in drei Reihen angeordnet, die *basale Reihe* ovaler Kerne markiert die *Ersatzzellen (Basalzellen)*, die *mittlere Reihe* runder Kerne die *Sinneszellen*, die *obere Reihe* ovaler Kerne die *Stützzellen*. Diese, die in der Überzahl sind, liegen häufig zwischen einzelnen Sinneszellen. *Sinneszellen (Riechzellen)* sind *bipolare Nervenzellen* (einzige Stelle des Körpers, an der Nervenzellen an der Oberfläche liegen), das *1. Neuron der Riechleitung.* Das *Perikaryon* der Riechzelle ist rund, bei Übersichtsfärbungen hell und liegt etwa in der Mitte des Epithels (Abb. 144). Ihr 1 μm breiter apikaler Fortsatz (Dendrit) überragt mit dem 4 μm hohen *Riechkolben* und seinen *Riechhärchen* die Schleimhautoberfläche. Ihr basaler Fortsatz (Axon) zieht, mit anderen zusammen die markscheidenfreien *Nn. olfactorii* bildend, zentralwärts zum Bulbus olfactorius des Riechhirns. **E**: Der *Riechkolben* des apikalen Fortsatzes, eine Zytoplasmaausstülpung, trägt 10–20 Zilien, die bei manchen Spezies bis 80 μm lang, beim Menschen aber kürzer sind. Der Anfangsteil jeder Zilie enthält die typischen „9 × 2 + 2-Tubuli", darauf folgt ein dünner, tubulusfreier Fortsatz. Die Zilien ragen in einen die Schleimhaut bedeckenden Schleimfilm hinein. Das Perikaryon enthält Mitochondrien, wenig ER, etwas Glykogen und Neurotubuli. Der basale, marklose Fortsatz wird gemeinsam mit anderen Axonen jenseits der Basalmembran von einer Schwannschen Zelle eingehüllt. Im *Bulbus olfactorius* bilden die Axone mit den Dendriten des 2. Neurons komplizierte *Synapsen*, die lichtmikroskopisch homogenen *Glomeruli olfactorii*. Der Mensch soll etwa 10 Millionen Riechzellen besitzen, ca. 100 erste Neurone werden jeweils auf ein zweites Neuron umgeschaltet (starke Konvergenz).

Die Sinneszellen des Riechepithels sind (nach Untersuchungen an Tieren) zur Regeneration befähigt. Nachwachsende Zellen entstehen aus Ersatzzellen.

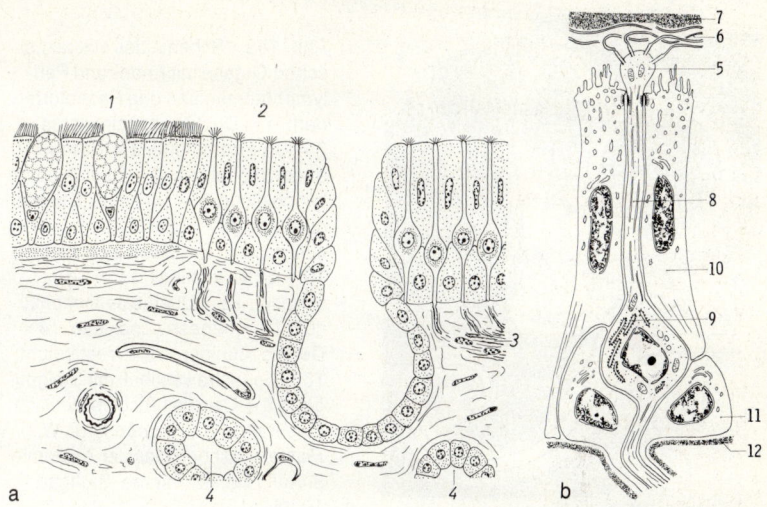

a   b

Abb. 144a, b   a) Nasenschleimhaut, Übergang zwischen Pars respiratoria (1) und Pars olfactoria (2). *Pars respiratoria:* Zweireihiges Flimmerepithel mit Becherzellen sitzt auf breiter, homogen erscheinender Basalmembran (Glashaut). *Pars olfactoria:* mehrreihiges, höheres Epithel; die Sinneszellen (runde Kerne, etwa in der Mitte) tragen Zilien; Basalmembran schwach entwickelt, unter dem Epithel Nn. olfactorii (3) (markscheidenfreie Axone der Sinneszellen) und seröse Spüldrüsen (4). Vergr. etwa 300fach. b) **E:** Sinneszelle (= bipolare Nervenzelle) mit Riechkolben (5) und Zilien (6) (Zilien, „9×2+2-Struktur", fadenförmig verdünnt, 1–10 µm lang), die in Schleimfilm (7) stecken. 8 = Neurotubuli, 9 = granuliertes endoplasmatisches Reticulum, 10 = Stützzelle (Sekretion), 11 = Basalzelle (Regeneration!), 12 = Basallamina. Schema (nach *Andres*).

Stütz- und Ersatzzellen füllen den Raum über und unter den Perikaryen der Sinneszellen. Stützzellen haben ovale, dunkel gefärbte Kerne und bilden gemeinsam mit Sinneszellen ein Schlußleistennetz. **E:** Die *Stützzellen* sind organellenreich, besitzen ein ausgedehntes glattes ER, einen großen Golgi-Apparat und Granula vom Sekrettyp. Die Stützzellen können benachbarte Sinneszellen umscheiden. Die *Ersatzzellen (Basalzellen)* sind undifferenziert, man nimmt an, daß sich aus ihnen die beiden anderen Zellarten regenerieren.

Gleichgewichts- und Hörorgan (Organum vestibulocochleare)

Gleichgewichts- und Hörorgan liegen als *Innenohr* in der Felsenbeinpyramide und werden vom *N. vestibulocochlearis (VIII)* versorgt. Sie entstehen aus einer gemeinsa-

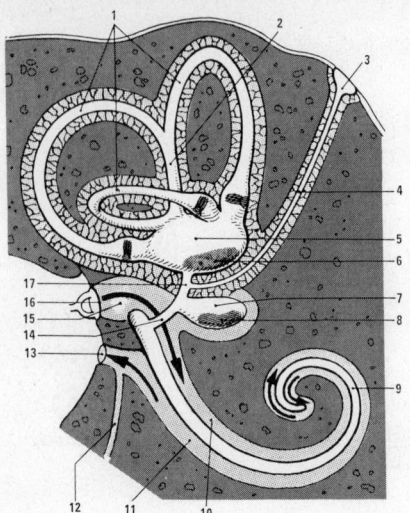

Abb. 145   Schema des statoakustischen Organs mit Endo- und Perilymphräumen und den Rezeptorfeldern. 1 = Ductus semicirculares, 2 = Crus commune, 3 = Saccus endolymphaticus, 4 = Ductus endolymphaticus, 5 = Utriculus, 6 = Macula utriculi, 7 = Sacculus, 8 = Macula sacculi, 9 = Ductus cochlearis, 10 = Scala vestibuli, 11 = Scala tympani, 12 = Ductus perilymphaticus, 13 = Fenestra cochleae, 14 = Ductus reuniens, 15 = Vestibulum, 16 = Fenestra vestibuli mit Steigbügel, 17 = Canalis utriculosaccularis (aus *Kahle,* W., H. *Leonhardt, W. Platzer:* Taschenatlas der Anatomie, 3. Aufl., Bd. III. Thieme, Stuttgart 1979).

men, bläschenförmigen Einsenkung der *Hörplakode* des Ektoderms. Dieses *häutige Labyrinth* ist mit Flüssigkeit, *Endolymphe,* gefüllt; die beiden Teile bewahren ihren Zusammenhang. Das umgebende Mesenchym differenziert sich als *knöchernes Labyrinth* (Bestandteil des Felsenbeins). Ein mit Flüssigkeit gefülltes Spaltensystem, der *perilymphatische Raum,* bleibt zwischen häutigem und knöchernem Labyrinth bestehen. Die *Rezeptoren* von Hör- und Gleichgewichtsorgan ragen in den *endolymphatischen* Raum hinein (Abb. 145).

Gleichgewichtsorgan

Sacculus, Utriculus und die drei von diesem abgehenden, in den drei Ebenen des Raumes angeordneten Bogengänge. *Ductus semicirculares,* bilden das Gleichgewichtsorgan. Das Gleichgewichtsorgan ist eine wichtige Einrichtung der *räumlichen Orientierung.*

Macula statica. Sacculus und Utriculus besitzen je eine ovale, etwa 2 mm lange *Macula statica.* Ihr prismatisches Epithel enthält Sinneszellen und Stützzellen. Eine gallertige, mit kleinen $CaCO_3$-Kristallen (*Statolithen, Statokonien*) beladene *Statolithenmembran* (Glykoproteinschicht) bedeckt die Macula statica und übt entsprechend der Schwerkraft (höheres spezifisches Gewicht als die Endolymphe) einen Reiz auf die Sinneszellen aus. Eine Beschleunigung in jeder Richtung führt zu einer Verlagerung der Statolithenmembran und damit zur Auslösung eines Reizes (= *Mechanorezeptor,* Wahrnehmung von *Linearbeschleunigung*) (Abb. 146).

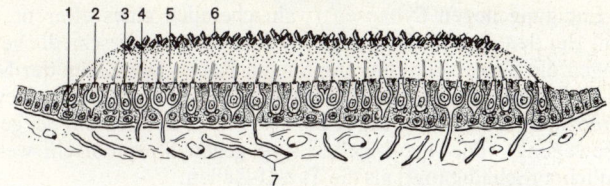

Abb. 146   Macula statica. 1 = Stützzelle, 2 = Typ-I-Sinneszelle, 3 = Typ-II-Sinneszelle, 4 = „Sinneshaare", 5 = Gallertmembran, 6 = Statolithen, 7 = markscheidenhaltige Nervenfasern. Vergr. etwa 200fach.

Die *Sinneszellen* haben runde Kerne und tragen an ihrer freien Oberfläche eine Kinozilie und 60–80 Stereozilien. **E:** Man unterscheidet unter den Sinneszellen einen bauchig gerundeten Typ I und einen länglichen Typ II (Abb. 147). Die *Typ-I-Zellen* werden von einer einzigen kelchförmigen dendritischen Endigung eines afferenten Axons umgeben, das erregt wird.

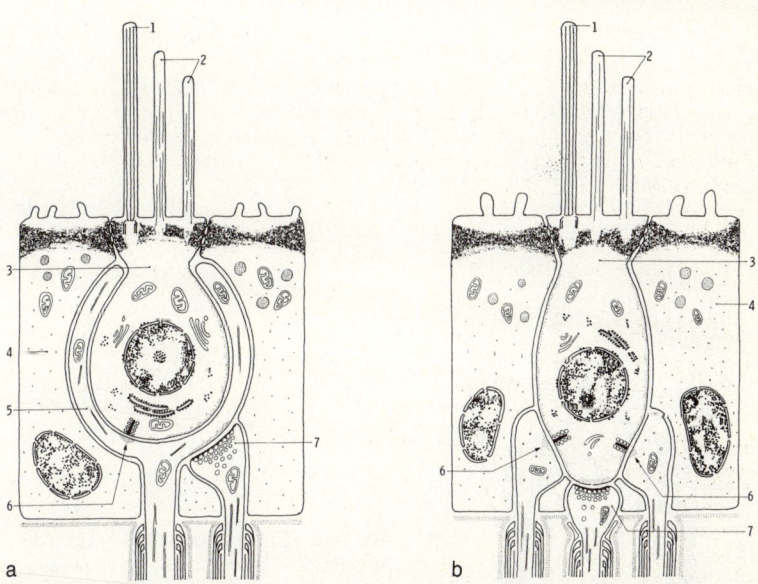

Abb. 147a, b   **E:** Sinneszellen des Gleichgewichtsorgans. a) Typ-I-Zelle, b) Typ-II-Zelle, 1 = Kinozilie, 2 = Stereozilien, 3 = Sinneszelle, 4 = Stützzelle, 5 = Axonkelch der afferenten Nervenfaser, 6 = Kontakt der afferenten Nervenfaser, 7 = Synapse der efferenten Nervenfaser (nach *Bloom* u. *Fawcett* sowie *Wersäll*).

Dieser Endigung liegen Synapsen (wahrscheinlich eines efferenten Neurons) an. Bei den *Typ-II-Zellen* berühren mehrere unterschiedliche Axonendigungen die Sinneszelle und empfangen Reize. Die Zilien der Maculae sind felderweise unterschiedlich orientiert (Depolarisation bei Bewegung der Stereozilien in Richtung zur Kinozilie, Hyperpolarisation bei gegensinniger Bewegung). Die Typ-I-Zellen sind gegen Streptomycin wesentlich empfindlicher (Schädigung!) als die Typ-II-Zellen.

Stützzellen mit länglichem basalem Kern liegen zwischen den Sinneszellen.

Crista ampullaris. Die Bogengänge, exzentrisch im perilymphatischen Raum gelegen, tragen ein niedriges Epithel. Der Bogengang beginnt mit einer Ampulla, die eine Wanderhebung, *Crista ampullaris,* mit Sinnes- und Stützzellen besitzt (Abb. 148).

E: Die *Sinneszellen* tragen eine Kinozilie und besonders lange Stereozilien, die in feinen Kanälchen einer aus Glykoproteinen und Proteoglykanen bestehenden Gallertmasse, der *Cupula ampullaris,* stecken. Diese ragt wie eine „Schwingtür" in die Ampulla. Bei Bewegung in der Ebene des betref-

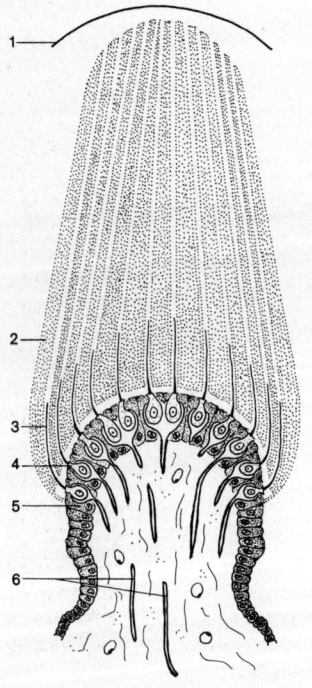

Abb. 148 Crista ampullaris. 1 = Dach der Ampulla, 2 = gallertige Cupula ampullaris mit Kanälchen, 3 = „Sinneshaare" in den Kanälchen, 4 = Typ-I-Sinneszelle, 5 = Stützzelle, 6 = markscheidenhaltige Nervenfasern im Bindegewebskern. Vergr. etwa 200fach.

fenden Bogenganges wird die Cupula mit der trägen Endolymphe bewegt, die damit verbundene Ablenkung der Zilien wirkt als auslösender Reiz (Bewegung der Endolymphe aus dem langen Bogenteil führt zur Steigerung des Aktionspotentials, Bewegung in gegensinniger Richtung zur Verminderung) (= *Mechanorezeptor*, Wahrnehmung von *Drehbeschleunigung*). Die *Sinneszellen*, überwiegend Typ-I-Zellen, sind, wie bei der Macula statica, zwischen die Stützzellen eingelassen und enthalten runde Zellkerne. Die *Stützzellen* liegen basal, ihre ovalen oder unregelmäßig geformten Zellkerne sind klein. Die Stützzellen der Crista ampullaris bedecken eine leistenförmige Erhebung der bindegewebigen Lamina propria.

Hörorgan

Zum Hörorgan zählen die Schnecke im *Innenohr* mit den Rezeptorzellen, das *Mittelohr* als schalleitender Teil und das zuführende *äußere Ohr*.

Innenohr

Die etwa 30 mm lange Schnecke des Innenohrs liegt in der knöchernen Schnecke (Cochlea), die in zweieinhalb sich verjüngenden Windungen um eine Achse, den *Modiolus*, herumläuft, in dem der Hörnerv mit dem – bipolare Ganglienzellen enthaltenden – Ganglion spirale und Blutgefäße untergebracht sind (Abb. 149a). Die meisten *bipolaren Nervenzellen* des *Ganglion spirale* sind, wie auch die meisten des *Ganglion vestibulare*, von einer dünnen Markscheide umgeben, die sich beiderseits in die Markscheide des Dendriten und Axon fortsetzt. Die Abb. 149b zeigt den Querschnitt durch eine Windung. In der Mitte ist der im Schnitt dreieckige endolymphatische *Ductus cochlearis* getroffen; er endigt blind in der Schneckenspitze. Der Ductus cochlearis wird begleitet von zwei perilymphatischen Gängen, der *Scala vestibuli* (in der Abb. 149b darüber) und der *Scala tympani* (darunter), die im *Helicotrema*, der Schneckenspitze, kommunizieren. Dieses häutige Labyrinth ist im knöchernen eingeschlossen, das vom Modiolus her die leistenförmige *Lamina spiralis ossea* aussendet.

Wände des Ductus cochlearis. *Lamina basilaris (untere Wand).* Die Basilarmembran, Lamina basilaris, entspringt von der Lamina spiralis ossea, bildet den Boden des Ductus cochlearis und ist an der gegenüberliegenden, äußeren Wand des knöchernen Labyrinths in Form eines *Lig. spirale* im Periost verankert. Die Lamina basilaris besteht aus Bindegewebsfasern. Sie verbreitert sich von der Schneckenbasis nach der Spitze zu bei gleichzeitiger Verschmälerung der Lamina spiralis ossea. Die Kollagenfasern der Lamina basilaris stellen eine *verbiegbare Platte* dar, die nicht unter Spannung steht. Gegen die Scala tympani ist die Lamina basilaris von der unterschiedlich dicken bindegewebigen „*tympanalen Belegschicht*" bedeckt, die zum perilymphatischen Raum gehört und aus Mesenchym hervorgeht. Die Lamina basilaris trägt das *Cortische Organ* sowie den *Limbus spiralis* mit der *Lamina tectoria*.

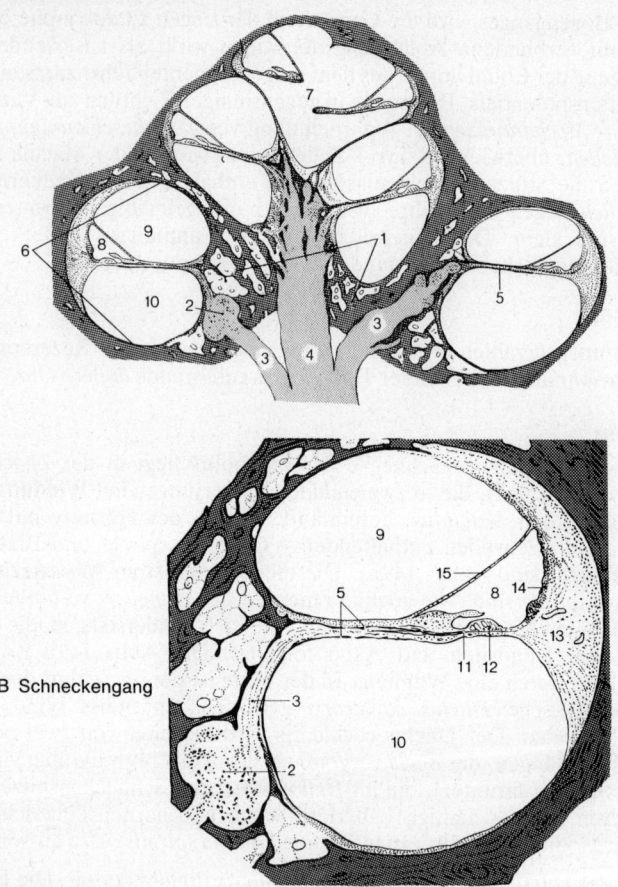

Abb. 149   Schnecke. a) Axialschnitt. b) Schneckengang. 1 = Modiolus, 2 = Ganglion spirale, 3 = Nervenfaserbündel, 4 = Hörnerv, 5 = Lamina spiralis ossea, 6 = Schneckengang (Raum der Perilymphe), 7 = Helicotrema, 8 = Ductus cochlearis (Raum der Endolymphe), 9 = Scala vestibuli, 10 = Scala tympani, 11 = Basilarmembran (Lamina basilaris), 12 = Cortisches Organ, 13 = Lig. spirale, 14 = Stria vascularis, 15 = Reissnersche Membran (aus *Kahle*, W., H. *Leonhardt*, W. *Platzer:* Taschenatlas der Anatomie, Bd. III., 3. Aufl. Thieme, Stuttgart 1979).

Membrana vestibularis (obere Wand). Gegen die Scala vestibuli wird der Ductus cochlearis durch die dünne Membrana vestibularis, *Reissnersche Membran*, abgeschlossen; sie ist einerseits vom Plattenepithel des Ductus cochlearis, andererseits von einem aus Mesenchym hervorgegangenen Plattenepithel der perilymphatischen Scala vestibuli bedeckt.

Stria vascularis (seitliche Wand). Die laterale Wand des Ductus cochlearis trägt über dem Lig. spirale ein stellenweise vielschichtiges Epithel, das Blutkapillaren mit spärlichem perikapillärem Bindegewebe enthält, die Stria vascularis mit einer gefäßhaltigen Erhebung, der *Prominentia spiralis*. Hier entsteht die an K^+-Ionen reiche Endolymphe (Ionenpumpe) in den Zellen der Stria vascularis (s. Physiologielehrbuch!).

Cortisches Organ *(Organum spirale).* Auf der Lamina basilaris verläuft in ganzer Länge spiralförmig ein Wulst, das Cortische Organ, *Organum spirale*. An seinem Aufbau sind *Sinneszellen* (als „Haarzellen") und *Stützzellen* (als Pfeiler-, Phalangen-, Hensensche und Claudiussche Zellen) beteiligt.

Stützzellen. Die Abb. 150 zeigt den Aufbau des Cortischen Organs im Querschnitt. Alle Strukturen dieses Querschnittes wiederholen sich in ganzer Länge des spiralförmigen Wulstes. **L:** Das Cortische Organ enthält einen komplizierten Stützapparat, in dem man drei spiralförmig verlaufende Kanäle unterscheidet: *innerer Tunnel, Nuelscher Raum* und *äußerer Tunnel*. Doch sind die apikalen Endigungen aller Stützzellen untereinander und mit den Sinneshaaren der Sinneszellen durch *Tight junctions (Zonulae occludentes)* verbunden, so daß letztlich ein einheitlicher, von der Endolymphe des Ductus cochlearis abgetrennter Raum besteht. Er wird von der „Corti-Lymphe" erfüllt, die ihrer Zusammensetzung nach nicht der Endolymphe, sondern eher der Perilymphe der Scala tympani gleicht, mit der die „Corti-Lymphe" durch die Basilarmembran hindurch auch in Verbindung steht.

Der *innere Tunnel* wird von der inneren und äußeren *Pfeilerzelle* umschlossen. Ihr breiter Fuß enthält den Zellkern. Mit ihren *Kopfplatten* sind sie aneinander gelehnt. Die Kopfplatte der inneren Pfeilerzelle legt sich über die der äußeren. Die Pfeilerzellen werden von dunkel anfärbbaren Fasern durchzogen, die aus Bündeln von Mikrotubuli und Mikrofilamenten bestehen. Medial von der inneren Pfeilerzelle folgt eine *innere Phalangenzelle*, deren oberes verdünntes Ende sich an die mediale Kopfplatte anschließt.

Weitere, niedriger werdende *Stützzellen* folgen medial und kleiden den Boden des *Sulcus spiralis internus* aus.

Der *Nuelsche Raum* folgt lateral auf die *äußere Pfeilerzelle*. Er reicht von der Basilarmembran bis unter die Kopfplatte und ist seitlich begrenzt durch die drei bis fünf äußeren *Phalangenzellen* (Deiterssche Stützzellen). Sie besitzen einen basalen, breiteren Teil und einen Phalangenfortsatz, der bis in die Ebene der Kopfplatte reicht und sich lateral an diese anschließt. Kopfplatten und Phalangenfortsätze ergeben von oben betrachtet das Bild der *Membrana reticularis*.

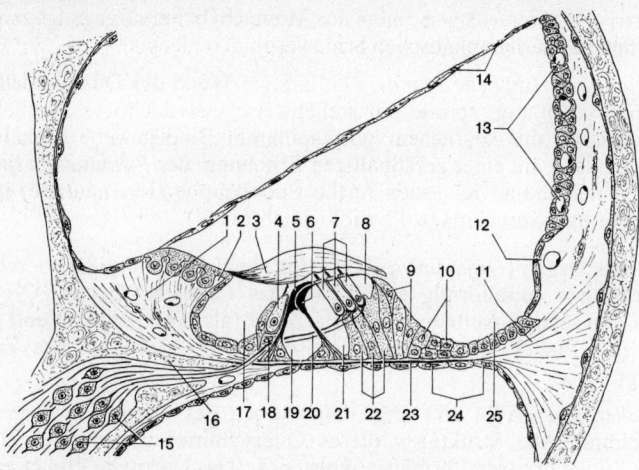

Abb. 150 Schnitt durch den Ductus cochlearis mit dem Cortischen Organ (Organum spirale). 1 = Limbus spiralis, 2 = Limbuslippe, 3 = Membrana tectoria, 4 = innere Sinneszelle („Haarzelle"), 5 = innere Pfeilerzelle, 6 = äußere Pfeilerzelle, 7 = äußere Sinneszellen („Haarzellen"), 8 = äußerer Tunnel, 9 = Hensensche Zellen, 10 = Claudiussche Zellen, 11 = Lig. spirale, 12 = Prominentia spiralis mit Blutgefäß, 13 = Stria vascularis, 14 = Reissnersche Membran (Membrana vestibularis), 15 = Ganglion spirale cochleae, 16 = Lamina spiralis ossea, 17 = Sulcus spiralis internus, 18 = innere Phalangenzelle, 19 = innerer Tunnel, 20 = Nervenfasern, 21 = Nuelscher Raum, 22 = äußere Phalangenzellen, 23 = Basilarmembran, 24 = tympanale Belegschicht, 25 = Sulcus spiralis externus. Vergr. etwa 200fach.

Der *äußere Tunnel* liegt medial von der *äußersten Phalangenzelle*. Er wird überdeckt durch den stark entwickelten Phalangenfortsatz der äußersten Phalangenzelle, der einen äußeren Tragebogen herstellt und damit die Membrana reticularis lateral stützt. Seitlich folgen *höhere* (Hensensche) und schließlich *niedrigere* (Claudiussche) *Stützzellen*, die den *Sulcus spiralis externus* auskleiden.

Die *Sinneszellen* (Haarzellen) sitzen auf den verdickten basalen Teilen der Phalangenzellen und lehnen sich an die dünnen Phalangenfortsätze. **L:** Ihre „Haare" ragen durch die Membrana reticularis in den endolymphatischen Raum. Innerhalb der inneren Pfeilerzellen findet man eine Reihe innerer Haarzellen, außerhalb der äußeren Pfeilerzellen liegen – zunehmend in der Schnecke von unten nach oben – drei bis fünf Reihen äußerer Haarzellen. Die Sinneszellen sind etagenförmig wie ein flaches Amphitheater angeordnet, die innere Reihe niedriger als die folgende äußere. Die dendritischen Fasern des Hörnerven (= peripherer Fortsatz der bipolaren Ganglienzellen des Ganglion spirale) verlassen den Modiolus und treten unter Verlust der Markscheide von unten durch die Basilarmembran, ziehen frei durch den inneren Tunnel und Nuelschen Raum und gelangen an die Haarzellen, mit denen sie synapsenartige Kontakte bilden.

E: Die Haarzellen besitzen apikal eine Verdichtungszone. Die *inneren Haarzellen* sind ähnlich wie die Typ-I-Zellen der Maculae und Cristae gebildet. Die *äußeren Haarzellen* zeichnen sich vor den inneren durch vermehrten Besitz von Zellorganellen, besonders durch zahlreiche, unter dem seitlichen Plasmalemm verteilte Zisternen des glatten ER aus. Die *Sinneshaare* sind Zytoplasmaausstülpungen mit dicht gepackten Filamenten; die zentralen Filamente ragen als Würzelchen in die apikale Verdichtungszone. Eine Kinozilie fehlt beim Erwachsenen. Das Rastermikroskop zeigt, daß jede Sinneszelle mehr als 50 „Sinneshaare" trägt, die streng geordnet in Form eines nach innen zur Schneckenachse hin konkaven V aus der Zelloberfläche herausragen. An den inneren und äußeren Haarzellen bilden dendritische Fortsätze *afferenter,* zum ZNS ziehender Axone sowie *efferente* Axone aus dem Hirnstamm *Synapsen* (Abb. 151).

An den zum ZNS ziehenden *Afferenzen* und an den von dort zu den Haarzellen (Sinneszellen) ziehenden *Efferenzen* sind die Haarzellreihen sehr unterschiedlich beteiligt. Etwa 95% aller afferenter Fasern kommen ohne Verzweigung direkt von der inneren Haarzellreihe, die etwa 58% der inhibitorischen Efferenzen (aus dem

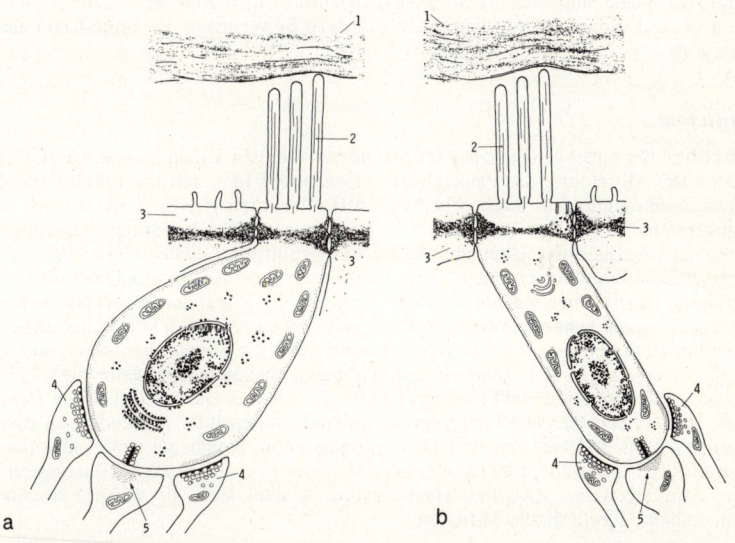

Abb. 151a, b   Sinneszellen („Haarzellen") des Cortischen Organs. a) Innere Sinneszelle, b) äußere Sinneszelle. 1 = Membrana tectoria, 2 = „Sinneshaare", 3 = Kopfplatten der Phalangenzellen, 4 = Synapse der efferenten Nervenfaser, 5 = Kontakt der afferenten Nervenfaser (nach *Wersäll* u. *Lundquist*).

olivokochlearen Bündel) empfängt, während etwa 42% der efferenten Fasern an die äußeren drei (bis fünf) Haarzellreihen herantreten, von denen nur etwa 5% der afferenten Fasern stammen, jede mit Kollateralen von etwa 10 äußeren Haarzellen. Die *inhibitorischen efferenten Fasern* fördern die Adaptation, die Frequenzdiskrimination, die Schwellenstabilisation und vermindern den Markierungseffekt von Störlärm.

Membrana tectoria. Die Bindegewebslage über der Lamina spiralis ossea wird von Epithelzellen bedeckt. Von ihrem Rand, dem *Labium limbi vestibulare*, erstreckt sich die gallertartige *Membrana tectoria* über den Sulcus spiralis internus hinweg bis über die äußeren Haarzellen des Cortischen Organs, sie wird von den Epithelzellen produziert. Die Spitzen der Sinneshaare berühren die Membrana tectoria.

Funktion. Die Reizbildung ist kompliziert und kann hier nur angedeutet werden. Der perilymphatische Raum ist vom Mittelohr her durch zwei Fenster membranös verschlossen; in der Fenestra vestibuli steckt der Steigbügel, die Fenestra cochleae dient dem Druckausgleich. Schwingungen, die über das Trommelfell und die Kette der Gehörknöchelchen dem Steigbügel mitgeteilt werden, erzeugen in der Perilymphe fortlaufende Druckwellen. Deren Frequenz nimmt, gegen das Helicotrema ansteigend, bei zunehmender Amplitude und abnehmender Rückstellkraft der (breiter werdenden) Basilarmembran ab, wobei jede Frequenz mit einem eigenen Amplitudenmaximum endet (*Frequenzdispersion*: Unterschiedliche Frequenzen erregen unterschiedliche Sinneszellen) (s. Physiologielehrbuch). Hierbei verursachte Auslenkungen der Basilarmembran führen schließlich zu Bewegungen der Sinneshaare und zum Reiz.

Mittelohr

Das Mittelohr bildet gemeinsam mit dem äußeren Ohr den Schalleitungsapparat. Der Raum des Mittelohrs, die Paukenhöhle *(Tympanon)* ist durch die röhrenförmige *Tuba auditiva* mit dem Rachen verbunden (Luftdruckausgleich). Lateral wird die Paukenhöhle durch das Trommelfell, vom Hammergriff nabelförmig eingezogen, begrenzt, oberhalb des Hammers ist der Eingang in die *Cellulae mastoideae*, von Schleimhaut ausgekleidete kleine Nebenhöhlen im Processus mastoideus (Warzenfortsatz). Medial oben wölben ein Bogengang und der Kanal des N. facialis, medial unten die basale Schneckenwindung als *Promontorium* die Wand vor. Unter diesem liegt hinten die *Fenestra cochleae*, verschlossen durch die *Membrana tympani secundaria*, über ihm ist die *Fenestra vestibuli* durch die Steigbügelplatte ausgefüllt. Zwischen Trommelfell und Fenestra vestibuli sind die drei Gehörknöchelchen *Hammer, Amboß* und *Steigbügel* ausgespannt, gelenkig miteinander verbunden, an Bändern befestigt und von Schleimhaut überzogen. Zum Steigbügel zieht mit kurzer Sehne der *M. stapedius*, zum Hammer der *M. tensor tympani*, beide aus quergestreiftem Muskelgewebe. Zwischen Hammer und Amboß läuft die *Chorda tympani* schleimhautbedeckt durchs Mittelohr.

Das runde **Trommelfell** *(Membrana tympani)* ist in den unteren drei Vierteln durch den Hammergriff gespannt (*Pars tensa*), im oberen Viertel locker (*Pars flaccida*). Es wird auf der Seite des äußeren Gehörgangs von einem mehrschichtigen, wenig verhornten Plattenepithel (*Stratum cutaneum*), auf der Mittelohrseite vom einschichtigen Epithel der Paukenhöhle (*Stratum mucosum*) überzogen. Zwischen beiden liegt die Lamina propria (*Stratum fibrosum*), die aus äußeren radiären und inneren zirkulären Kollagenfasern besteht. Elastische Fasern enthält besonders die Pars flaccida. Die Pars tensa wird in den Anulus tympanicus wie in einen Rahmen eingespannt. Das Trommelfell ist reich mit Nerven und Blutgefäßen versorgt, die teils aus der Paukenhöhle, teils aus dem äußeren Gehörgang stammen, so daß zwei Kapillarnetze unterschieden werden.

Die **Schleimhaut** des Mittelohrs trägt ein niedriges, einschichtiges, plattes bis kubisches Epithel, das, durch wenig Bindegewebe mit dem Knochen verbunden, im unteren Teil der Tuba auditiva in das mehrreihige, kinozilientragende Zylinderepithel des Epipharynx übergeht. Die Schleimhaut überkleidet den gesamten Inhalt des Tympanon und dringt in die Cellulae mastoideae ein.

Die **Tuba auditiva** *(Eustachii, Ohrtrompete)* besteht zu einem Drittel aus dem knöchernen, sonst aus dem größtenteils aus elastischem Knorpel aufgebauten knorpelig-membranösen Teil. Der Knorpel bildet eine nach lateral und unten offene Rinne, in der das Schleimhautrohr liegt. Im Querschnitt ist der Knorpel hakenförmig, die laterale Tubenwand besteht aus Bindegewebe. Der *M. tensor tympani* entspringt teils von der knorpeligen Wand, teils von der Wand eines knöchernen Semicanalis.

Äußeres Ohr

Die Wand des *äußeren Gehörganges (Meatus acusticus externus)* wird zu zwei Drittel von elastischem Knorpel, zu einem Drittel von Knochen ausgesteift und von der – hier dünnen – Gesichtshaut ausgekleidet. In der Haut des knorpeligen Teils liegen modifizierte apokrine, von Myoepithelzellen begleitete, knäuelförmige Drüsen, *Glandulae ceruminosae* (Ohrschmalzdrüsen) sowie Talgdrüsen, die beide in Haarbälge münden. Das dünnflüssige Sekret der Ohrschmalzdrüsen bildet mit Talg und abgestoßenen Epithelzellen das *Cerumen* (Ohrschmalz). Die *Ohrmuschel* enthält einen elastischen Knorpel, mit dem die lanugobehaarte Gesichtshaut fest verwachsen ist.

Sehorgan (Organum visus)

Zum Sehorgan gehören der Augapfel und seine Hilfseinrichtungen (Augenlider, Tränenorgane, äußere Augenmuskeln).

Augapfel (Bulbus oculi)

Embryologie: Der Aufbau des Augapfels erklärt sich am einfachsten aus seiner Entstehung (s. Embryologielehrbuch).

Gehirnanteil ist die *Tunica (interna) sensoria bulbi, innere Augenhaut.* Ein Teil des Bodens des späteren Zwischenhirns wächst in Form eines gestielten Augenbläschens (Retinaanlage) unter das Gesichtsektoderm vor und wird zu einem doppelwandigen Augenbecher „eingestülpt", so daß der ursprüngliche Hohlraum des Bläschens nur noch einen *kapillären Spalt* zwischen einem äußeren und inneren Blatt bildet. Er bleibt potentiell zeitlebens erhalten; beim ausdifferenzierten Auge läßt sich das innere Blatt der Retina vom äußeren pigmentierten abheben (Netzhautablösung), beide sind nur am Sehnerveneintritt, an Ora serrata und Pupillenrand miteinander fest verbunden. Das *innere Blatt* wird *Stratum nervosum* genannt, aus ihm geht der neurale Teil der Retina hervor. Das *äußere Blatt* wird zum *Stratum pigmentosum*, zum Pigmentepithel der Retina. *Bindegewebsanteile* (Hirnhautabkömmlinge) sind die *Tunica vasculosa bulbi*, die *mittlere*, Blutgefäße führende *Augenhaut*, in der Klinik *Uvea* genannt, und die *Tunica fibrosa bulbi*, die aus straffem Bindegewebe bestehende *äußere Augenhaut.*

Linse. An der Berührungsstelle von Augenbecher und Ektoderm schnürt sich aus diesem ein Linsenbläschen ab und gelangt in den Augenbecher. Die Zellen der hinteren Wand des Linsenbläschens wachsen zu Fasern aus, die den Hohlraum des Bläschens ausfüllen.

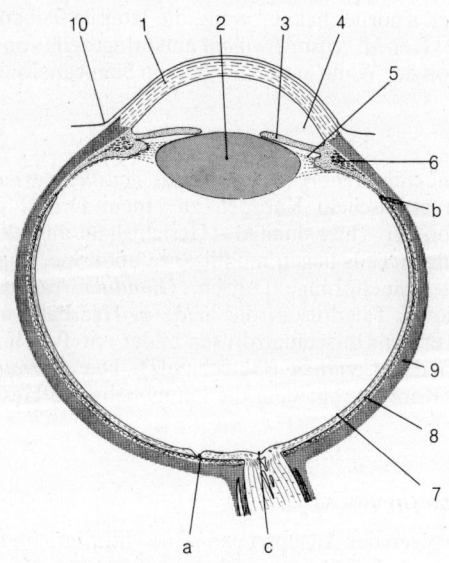

Abb. 152 Horizontalschnitt durch ein linkes menschliches Auge. Übersicht. 1 = Cornea, 2 = Linse, 3 = Iris, 4 = vordere Augenkammer, 5 = hintere Augenkammer, 6 = Corpus ciliare, 7 = Retina mit a = Macula lutea, b = Ora serrata, c = Discus nervi optici, 8 = Choroidea, 9 = Sclera, 10 = Conjunctiva bulbi. Vergr. etwa 2fach. Schema.

Jede der drei Schichten – Tunica interna, Tunica vasculosa und Tunica fibrosa bulbi – hat eigene Aufgaben, in der hinteren Hälfte des Augapfels andere als in der vorderen, weshalb die drei Schichten in beiden Hälften getrennt betrachtet werden (Abb. 152).

Hintere Augenhälfte

Die *innere Augenhaut* bildet in der hinteren Augenhälfte die *Retina (Pars optica retinae)*, die *mittlere Augenhaut* wird zur *Choroidea*, die *äußere* zur *Sclera*.

Die **Retina** *(Pars optica retinae, Netzhaut)* besteht aus zwei Schichten, dem äußeren *Stratum pigmentosum* und dem inneren *Stratum nervosum*. Beide sind durch einen Spalt voneinander getrennt.

Das **Stratum pigmentosum**, ein mehrschichtiges, hochprismatisches Pigmentepithel, sitzt der Bruchschen Membran fest auf. Die Zellen sind untereinander durch Tight und Gap junctions verbunden. Sie produzieren *Melaningranula* (Lichtabsorption zur Vermeidung von Reflexen), die in Zellausläufern zwischen Stäbchen und Zapfen liegen. Phagolysosomen haben am Abbau der Stäbchenfragmente Anteil.

Das **Stratum nervosum** enthält (als vorgeschobener Gehirnteil) drei projektiv (hintereinander) geschaltete Neurone, quer verbunden durch Assoziationszellen. Folgende Schichtung ergibt sich von außen nach innen (Abb. 153):

Stratum pigmentosum (Pigmentepithel)
Stratum nervosum:

1. Neuron	*Stratum neuroepitheliale* (Schicht der Stäbchen und Zapfen)
	Stratum limitans externum (äußere Gliagrenzmembran)
	Stratum nucleare externum (äußere Körnerschicht)
	Stratum plexiforme externum (äußere plexiforme Schicht)
2. Neuron	*Stratum nucleare internum* (innere Körnerschicht
	Stratum plexiforme internum (innere plexiforme Schicht)
3. Neuron	*Stratum ganglionare* (Optikusganglienzellschicht)
	Stratum neurofibrarum (Optikusnervenfaserschicht)
	Stratum limitans internum (innere Gliagrenzmembran)

Die drei Neurone zeigen folgende Einzelheiten.

1. Neuron. Die *Stäbchen* und *Zapfen* sind die *Rezeptorteile des Neuroepithels*, der Zellen des 1. Neurons (primäre Sinneszellen). Die lichtempfindlichen Fortsätze treten durch Poren der äußeren Gliagrenzmembran nach außen, sie liegen dem Pigmentepithel an; das Licht muß also erst die übrigen Schichten der Retina durchqueren, ehe es die Rezeptoren erreicht. Die langen schmalen *Stäbchen* sind Rezeptoren für *Hell-Dunkel-Sehen* (Sehen in der Dämmerung), die kürzeren dickeren *Zapfen* für *Farbsehen* (Sehen am hellen Tag). Beim Menschen stehen 120 Millionen Stäbchen

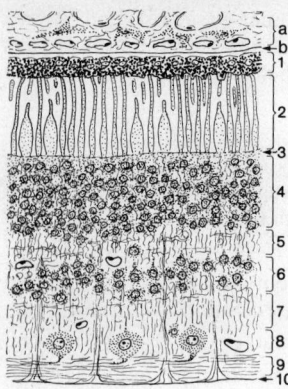

Abb. 153   Schichten der Retina. a = Lamina choroidocapillaris, b = Lamina basalis (Bruchsche Membran).
1 = Pigmentepithel
2 = Schicht der Stäbchen und Zapfen
3 = äußere Gliagrenzmembran
4 = äußere Körnerschicht
5 = äußere plexiforme Schicht
6 = innere Körnerschicht
7 = innere plexiforme Schicht
8 = Optikus-Ganglienzellenschicht
9 = Optikus-Nervenfaserschicht
10 = innere Gliagrenzmembran
Vergr. etwa 250fach.

etwa 6 Millionen Zapfen gegenüber. Gegen die Netzhautperipherie nehmen die Zapfen ab.

L: Bei *Stäbchen und Zapfen* ist der außerhalb der äußeren Gliagrenzmembran liegende Teil in *Außenglied* (Rezeptorstruktur) und *Innenglied* (Stoffwechselzentrum) unterteilt. Das Außenglied der Stäbchen, über 20 µm lang und etwa 2 µm dick, ist wenig länger als das Außenglied der mehr konischen Zapfen. Das Innenglied der *Stäbchen* ist schmäler als das bauchig verbreiterte Innenglied der *Zapfen*. Innerhalb der Gliagrenzmembran liegt bei beiden das *Perikaryon* mit dem Zellkern (äußere Körnerschicht) sowie anschließend der zentripetale *(axonale) Fortsatz*; er endigt in der äußeren plexiformen Schicht mit einer kolbenförmigen *Synapsenanschwellung* (Abb. 154 u. 155).

E: Das *Außenglied*, der *Rezeptor*, ist aus Protein-Lipid-Doppellamellen in Form von *Querscheiben* aufgebaut, die von einer Membran umgeben werden. Sie enthalten bei den Stäbchen *Rhodopsin* (Sehpurpur), bei den Zapfen eines von zwei weiteren lichtempfindlichen Pigmenten, zentral häufig das *Jodopsin* für Rot-Grün-Empfindung, weiter peripher den Tagessehstoff für Gelb-Blau-Empfindung. Die 600–1000 bläschenförmigen Querscheiben der *Stäbchen* hängen nicht mit der Hüllmembran zusammen und sind voneinander separiert. Viele (alle?) Querscheiben der *Zapfen* werden dagegen nicht von einer eigenständigen Hüllmembran umgeben, sondern hängen als Einfaltungen mit dieser zusammen. Die Querscheiben entstehen im proximalen Ende des Außengliedes ständig neu und wandern bei den Stäbchen zum distalen Ende, zur Spitze des Außengliedes. Dort werden ständig Querscheiben durch Pigmentzellen unter Beteiligung von Lysosomen phagozytotisch abgebaut. Mit Hilfe radioaktiv markierter Bausteine konnte gezeigt werden, daß das Außenglied der Stäbchen auf diese Weise (bei Ratten) in ca. 10 Tagen erneuert wird. Bei den *Zapfen* verteilt sich das neu synthetisierte Material gleichmäßig auf das Außenglied. Das Außenglied ist mit dem Innenglied durch den kurzen Schaft einer „9×2+O-Zilie" verbunden.

Schichten:

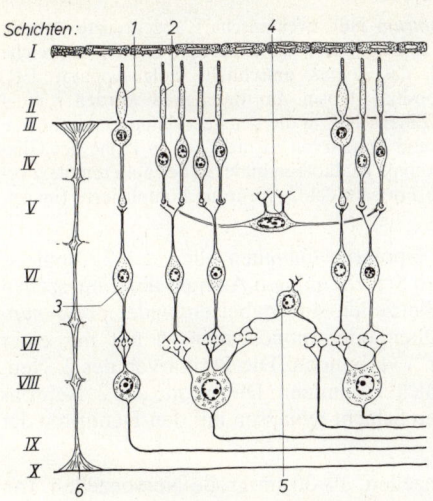

Abb. 154   Retina, neuronale Glie-derung. 1 = Zapfen, 2 = Stäb-chen, 3 = Zapfenbipolare = mono-synaptische Verbindung, rechts daneben polysynaptische Verbin-dungen, 4 = Horizontalzelle, 5 = amakrine Zelle, 6 = Müllersche Stützfaser. Römische Zahlen ent-sprechen den in Abb. 153 arabisch durchnumerierten Schichten. Vergr. etwa 250fach. Schema.

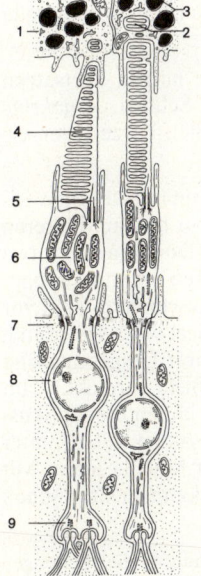

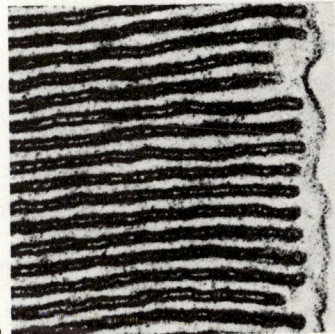

Abb. 155a, b   **E:** Sinneszellen der Retina. a) Zapfen (links), Stäbchen (rechts). 1 = Pigmentepithel, 2 = phago-zytiertes Außengliedfragment, 3 = Pigmentzytosomen, 4 = Außenglied, 5 = Zilie, 6 = Innenglied, 7 = Müllersche Stützzelle (Glia), 8 = Perikaryon, 9 = Endkolben bzw. Endknopf (Synapsen mit 2. Neuron). Schema. b) Aus-schnitt aus dem Außenglied eines Stäbchens, Ratte. Ver-größerung 84000fach (Präparat: Prof. Dr. D. *Drenckhahn,* Marburg).

Das *Innnenglied* als *Stoffwechselzentrum* läßt zwei unscharf abgegrenzte Anteile erkennen. Der äußere Anteil des Innengliedes, das *Ellipsoid*, enthält zahlreiche Mitochondrien. Der innere Anteil, das *Myoid*, umschließt Golgi-Apparat, ER, Ribosomen und Mikrotubuli, es besitzt Myosin. Im Innenglied werden ständig *Sehstoffe produziert* und durch den Zilienschaft in die neu gebildeten Querscheiben transportiert. Zwischen Innenglied und Perikaryon ist die Zelle in Höhe der Gliagrenzmembran eingeschnürt. Der axonale Endkolben bildet in der äußeren plexiformen Schicht mit dem dendritischen Fortsatz des 2. Neurons komplizierte (invaginierte) *Synapsen.*

2. Neuron. Die Dendriten der bipolaren Ganglienzellen des 2. Neurons bilden in der äußeren plexiformen Schicht mit den Axonen der Sinneszellen Synapsen. Die bipolaren Ganglienzellen sind dabei entweder *polysynaptisch* mit mehreren Rezeptorzellen oder *monosynaptisch* mit nur einer Zapfenzelle (= „*Zapfenbipolare*") verbunden. Die Perikaryen des 2. Neurons setzen die innere Körnerschicht zusammen. Die Axone des 2. Neurons bilden in der inneren plexiformen Schicht Synapsen mit den Dendriten der Optikusganglienzellen.

3. Neuron. Die Optikusganglienzellen, 10–30 µm große Nervenzellen, treten entweder *monosynaptisch* nur mit Zapfenbipolaren in Verbindung oder fassen *polysynaptisch* Erregungen aus einem größeren Gebiet zusammen. Die marklosen Axone aller Optikusganglienzellen sammeln sich am *Discus nervi optici* und verlassen hier den Augapfel. Die Sclera ist an dieser Stelle siebartig durchlöchert (*„Lamina cribrosa"*).

Assoziationszellen. Horizontalzellen mit bis zu 100 µm langen Fortsätzen bilden Querverbindungen in der äußeren plexiformen Schicht. *Amakrine* Zellen der inneren plexiformen und Körnerschicht stellen kurze Querverbindungen mit Optikusganglienzellen her (Abb. 154).

Macula lutea und *Discus (Papilla) nervi optici.* Die Retinaschichtung variiert stark an zwei Stellen. 1. In der *Macula lutea*, einem nah am hinteren Augenpol gelegenen, querovalen, gelblichen Feld (Durchmesser etwa 2 mm), der Stelle des schärfsten Sehens, liegen nur Zapfen mit monosynaptischen Verbindungen (Abb. 156). Die inneren Retinaschichten sind zur Seite verlagert, so daß der Lichtdurchtritt wenig behindert wird. Hierdurch entsteht zentral ein Grübchen, die *Fovea centralis*; in ihrer Umgebung sind die innere Körnerschicht und die Optikusganglienzellschicht verdickt. 2. Im *Discus nervi optici*, ca. 4 mm nasal der Fovea centralis, laufen die Optikusnervenfasern zusammen, um durch die „Lamina cribrosa" zu treten, unter ihnen ein papillomakuläres Faserbündel direkt aus der Macula lutea. Mit dieser Stelle der Retina (Durchmesser etwa 1,6 mm) kann nicht gesehen werden („blinder Fleck") (Abb. 157).

Leitungsschema (Abb. 154). Es bestehen *monosynaptische* (individuelle) Leitungen für einzelne Zapfen und *polysynaptische* Leitungen für *Stäbchen und Zapfen.* Gruppen von Sinneszellen werden durch Optikusganglienzellen und amakrine Zellen zu *rezeptorischen Feldern* zusammengeschlossen (kleine rezeptorische Felder in der

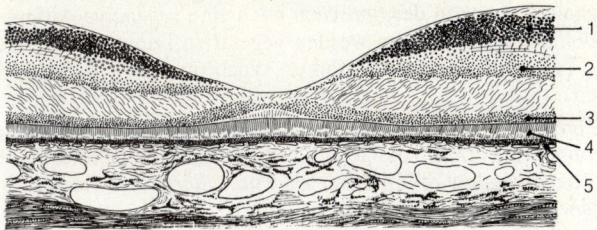

Abb. 156   Macula lutea. Alle Retinaschichten bis auf Stäbchen und Zapfen, äußere Grenzmembran und äußere Körnerschicht sind zur Seite verlagert. 1 = Optikusganglienzellschicht, 2 = innere Körnerschicht, 3 = äußere Körnerschicht, 4 = Schicht der Zapfen, 5 = Pigmentepithel. Darunter Choroidea. Vergr. etwa 400fach.

Fovea centralis ergeben scharfes Sehen, weniger scharfes Sehen vermitteln dagegen große Felder in der Netzhautperipherie). Horizontalzellen beeinflussen die Umgebung eines erregten Feldes hemmend (Kontrastbildung). Auf diese Weise werden die Erregungen aus ca. 130 Millionen Sinneszellen schließlich in 800 000 Fasern des N. opticus zentralwärts geleitet. Die Fasern bewahren in N. und Tractus opticus bis zu den Projektionszentren im Gehirn eine topische Organisation.

Die äußere und die innere *Gliagrenzmembran* werden von Neurogliafortsätzen gebildet ("Müllersche Stützfasern"). Die Gliazellfortsätze füllen, wie überall in den Grisea des Gehirns, den Raum zwischen den Neuronen vollständig aus.

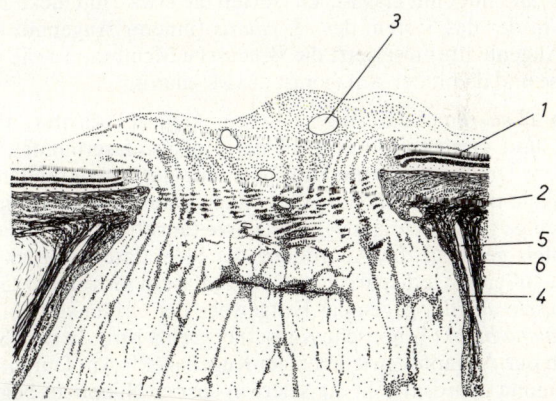

Abb. 157   Discus nervi optici. 1 = Retina, 2 = Sclera, im Opticusbereich die Lamina cribrosa bildend, 3 = Ast der A. centralis retinae, 4 = Pia-Arachnoidea-Scheide, 5 = Ende des Subarachnoidealraums, 6 = Durascheide. Vergr. etwa 20fach (Lupe).

Die Netzhaut hat neben der *optischen* noch eine *vegetative* Aufgabe. Über *retinohypothalamische* Fasern werden vegetative Funktionen mit dem 24-Stunden-(Tag- und Nacht-)Rhythmus synchronisiert (S. 87, zirkadiane Rhythmen).

An der *Ora serrata* vor dem Äquator des Augapfels geht die hohe, vielschichtige Pars optica retinae in das zweischichtige Retinaepithel („Pars caeca") über, das den Ziliarkörper als *Pars ciliaris* und die Rückseite der Iris als *Pars iridica retinae* bedeckt.

Blutgefäße der Retina. Die Retina wird von zwei Seiten ernährt. Mit dem N. opticus tritt die *A. centralis retinae* in die Netzhaut und versorgt über einen nasalen und temporalen Hauptstamm das Stratum nervosum retinae. Die Äste der A. centralis retinae sind Endarterien. Ihre Kapillaren dringen bis zur inneren Körnerschicht vor; die Fovea centralis bleibt frei von Kapillaren. Die Sinneszellen werden zusätzlich aus den Gefäßen der *Choroidea* ernährt (Stofftransport durch das Pigmentepithel hindurch). Die A. centralis retinae wird von Venen begleitet. Auch in der Retina als einem Hirnteil ist die *Blut-Hirn-Schranke* (S. 305) („Blut-Retina-Schranke") ausgebildet.

Die **Choroidea** *(Aderhaut)* wird in mehrere Schichten unterteilt, in denen sich – von außen nach innen zunehmend – die Choroideagefäße aufteilen und die freie Bindegewebszellen und elastische Fasern enthalten. In der äußersten, an die Sclera grenzenden lockeren Bindegewebsschicht, *Lamina suprachoroidea*, verlaufen die Gefäßstämme und Nerven. Die mittlere Schicht, *Lamina vasculosa*, führt zahlreiche große Gefäßzweige. Die innerste Schicht, *Lamina choroidocapillaris*, enthält ein dichtes Kapillarnetz und grenzt mit einer Basalmembran (Glashaut) an das Pigmentepithel. Die *Basalmembran* bildet mit elastischen Netzen die etwa 2 µm dicke *Bruchsche Membran*, in der das System des *M. ciliaris* (innerer Augenmuskel in der vorderen Augenhälfte) inseriert; die Bruchsche Membran ist die elastische Aponeurose und damit der Antagonist des M. ciliaris.

Die **Sclera** *(Lederhaut des Auges)* ist ein Geflecht dichter, ringförmig meridional und kreuzweise verflochtener Kollagenfaserbündel, das dem intraokularen Druck (ca. 20 mmHg), dem Zug der inserierenden äußeren Augenmuskeln und des Akkommodationsapparates standhalten muß. Eine abnorme Länge (Kurzsichtigkeit) oder Kürze (angeborene Weitsichtigkeit) des Augapfels geht auf die Anordnung der Sklerafasern zurück. Auf die Sclera folgt außen ein mit spärlichen Kollagenfasern versehener Gleitraum, *Spatium episclerale*, der gegen das Fettgewebe der Orbita von der bindegewebigen *Vagina bulbi* (Tenonsche Kapsel) begrenzt wird. In dem Spaltraum bewegt sich der Augapfel „wie in einem Kugellager". Am Durchtrit des N. opticus (Lamina cribrosa) geht die Sclera in die den N. opticus begleitenden Hirnhäute über, die einen Liquorspalt umfassen.

Der **N. opticus** ist die peripher verlagerte Bahn („Fasciculus opticus") des peripher verlagerten Hirnteils Retina, er ist nicht wie ein peripherer Nerv, sondern wie eine zentrale Bahn aufgebaut. Die aus der Retina kommenden Axone (3. Neuron der Sehbahn) werden nach Durchquerung der Lamina cribrosa von Oligodendrozyten ummarkt. **L:** Sie verlaufen in einem Gitter von Astrozytenfortsätzen, die auch gegen die Hirnhäute zu eine Abgrenzung bilden. Zentral im N.-opticus-Querschnitt liegen die *A.* und *V. centralis retinae*, begleitet von wenig Bindegewebe. Dem N. opticus liegen Pia mater, Arachnoidea (mit spaltförmigem Liquorraum) und Dura mater an. Aus der Pia mater ziehen Piasepten in den N. opticus.

Vordere Augenhälfte

Während die *Rezeptoren* in der *hinteren Hälfte* des Augapfels liegen, sind die *lichtbrechenden Einrichtungen* und ihre Hilfsapparate in der *vorderen Hälfte* untergebracht. Sie besitzen eigene Gefäße und Nerven, die zwischen Choroidea und Sclera nach vorn ziehen.

Die *äußere Augenhaut* wird in der vorderen Augenhälfte zur *Cornea*, die *mittlere* zur *Iris* und zum *Corpus ciliare.* Die *innere Augenhaut* bildet als Pars ciliaris retinae und Stratum pigmenti retinae den *zweischichtigen Überzug des Corpus ciliare,* als Pars iridica retinae und Stratum pigmenti iridis das *zweischichtige hintere Irisepithel.* Hinzu kommt die Linse. Die Lage dieser Teile zueinander zeigt Abb. 158. Vor der Iris liegt die vordere, hinter ihr die hintere Augenkammer.

Lens *(Linse).* Durch die bikonvexe, hinten stärker als vorn gekrümmte Linse wird das einfallende Licht fokussiert. Sie ist durch einen Kranz von Fasern, *Zonulafasern,* in einem zirkulär angeordneten Muskelsystem (*M. ciliaris*) so ausgespannt, daß sie sich bei Erschlaffung des Aufhängeapparates ihrer Elastizität folgend vermehrt wölben kann. Da in der Embryonalentwicklung nur die hinteren Zellen des Linsenbläschens zu Linsenfasern auswachsen, bleibt ein (stoffwechselaktives) einschichtiges isoprismatisches *vorderes Linsenepithel* erhalten. An ihrer Oberfläche trägt die Linse eine Basalmembran (*Linsenkapsel*) aus Kollagenfaserlamellen und Glykoproteinen, die vorne etwa 20 µm, hinten 5 µm dick ist.

Während des Wachstums der Linse, das noch über die Zeit der Pubertät hinaus anhält, treten am Äquator neue Zellen in die Faserumbildung ein, sie besitzen vorübergehend noch einen Zellkern (im Schnitt: *Kernbogen*). Die hexagonalen Linsenfasern sind etwa 8 mm lang und 2 mm dick. Die Faserenden sind durch Kittsubstanz zusammengehalten, die in einem vorderen und hinteren, um 60 Grad gegeneinander verdrehten, dreizackigen Linsenstern liegt; die Fasern verlaufen bogenförmig gespannt von Stern zu Stern. Sie sind elastisch und werden von der 5–20 µm dicken Linsenkapsel, auf die der Zug des Ziliarmuskels wirkt, in ihrer Spannung gehalten. Bei Entspannung des Halteapparates vergrößeren sie deshalb den sagittalen Linsendurchmesser (Zunahme der Linsenkrümmung). Im Alter verlieren

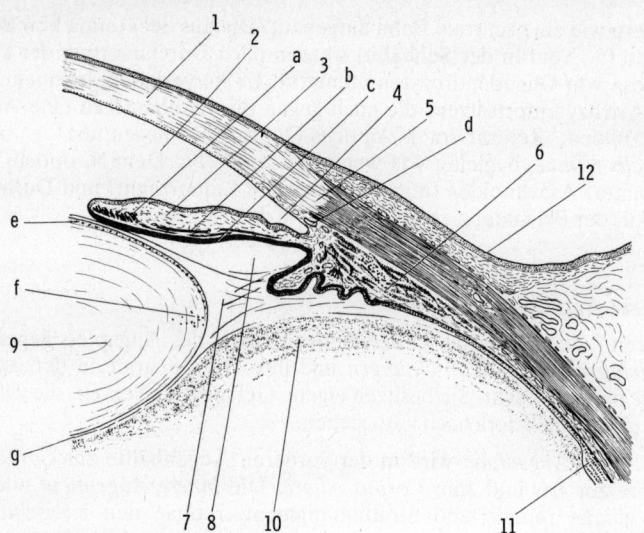

Abb. 158　Schnitt durch die vordere Bulbushälfte. 1 = Cornea, 2 = vordere Augenkammer, 3 = Iris mit a = M. sphincter pupillae, b = M. dilatator pupillae, c = Pars
iridica retinae, 4 = Kammerwinkel (Angulus iridocornealis) mit d = Schlemmschem
Kanal (Sinus venosus sclerae), 5 = Limbus corneae, 6 = Corpus ciliare, bedeckt von
der Pars ciliaris retinae, 7 = Zonulafasern, 8 = hintere Augenkammer, 9 = Linse mit
e = vorderem Linsenepithel, f = Kernbogen, g = Linsenkapsel, 10 = Glaskörper, 11
= Ora serrata, 12 = Conjunctiva bulbi. Vergr. etwa 10fach (Lupe).

die Fasern ihre Elastizität, die Linse erstarrt in der Spannungshaltung
(Altersweitsichtigkeit).

Das **Corpus ciliare** *(Strahlenkörper, Ziliarkörper)* beginnt an der gezackten
Ora serrata (Übergang zwischen lichtempfindlichem und lichtunempfindli-
chem Teil der Netzhaut) mit einem flachen Anteil, dem *Orbiculus ciliaris*.
Er setzt sich nach vorne in die – gleichfalls flache – ringförmige *Corona
ciliaris* fort. Aus ihr erheben sich die *Processus ciliares*, 70–80 radiär
gestellte kapillarreiche Wülste, von denen die Fasern der *Zonula ciliaris*
entspringen und zum Linsenäquator ziehen.

Der *Ziliarkörper* ist im Schnitt dreieckig (vgl. hier und im folgenden Abb.
158). *Außen* liegen vorwiegend *längsgeschnittene* glatte Muskelbündel
(*„Brückescher Muskel"*). Gegen die *innen* gelegene Oberfläche überwiegen
quergeschnittene Muskelfasern (*„Müllerscher Muskel"*). Tatsächlich bilden
beide Muskeln ein gemeinsames Muskelbündelnetzwerk, das außen mehr
längs, innen mehr ringförmig orientiert ist. Es entspringt vorne an der

Descemetschen Membran der Hornhaut und dem Sklerasporn. Gegen den Äquator zu strahlen die Bündel in die Bruchsche Membran ein, die bis zum Discus nervi optici reicht. (Die elastische Bruchsche Membran wirkt als Antagonist des Muskels). Bei der Einstellung auf Nahsicht (*Akkommodation*) werden meridionale Bündel des Ziliarkörpers in die sich kontrahierenden zirkulären Bündel hineingezogen, der Ziliarkörper wird verdickt und vorverlagert. Bei Entspannung des Ziliarmuskels werden sie von der Bruchschen Membran wieder vermehrt in den meridionalen Verlauf gezogen. Die Zonulafasern (*Zonula ciliaris Zinnii*) entspringen von der *Pars ciliaris retinae*, den beiden Epithelzellagen, die den Ziliarkörper bedecken und die die beiden Blätter des embryonalen Augenbechers repräsentieren. Die basale (äußere) Zellage ist (in Fortsetzung des Pigmentepithels der Retina) pigmentiert, die innere Epithellage, die die Pars nervosa der Retina fortsetzt, ist unpigmentiert. Über diese Zellen wird das Kammerwasser abgesondert (0,3 ml, wird alle zwei Stunden ausgetauscht). Die Zonulafasern ziehen zur Gegend des Linsenäquators und strahlen pinselartig in die äußere Schicht der Linsenkapsel ein. Die zwischen den Linsenfasern verbleibenden Räume bilden insgesamt den die Linse umkreisenden *Canalis Petiti*, die *Spatia zonularia*.

Zonulafasern. Man unterscheidet zwei Arten von Zonulafasern. Die *Haltefasern*, die nach vorne zur Linse verlaufen, spalten sich gabelförmig auf und ziehen nahe am Linsenäquator zur vorderen und hinteren Linsenoberfläche; bei Desakkommodation sind sie (mäßig) gespannt. Die *Spannfasern* dagegen, die in umgekehrter Richtung zum hinteren Teil der Haltefasern treten, werden bei Kontraktion (= Vorverlagerung) des Ziliarmuskelwulstes (Akkommodation) gespannt; sie straffen den hinteren Teil der Haltefasern, entspannen damit deren vorderen Teil und ermöglichen dadurch die Zunahme der Linsenkrümmung.

Die **Iris** *(Regenbogenhaut)* bildet vor der Linse eine Lochblende, ihre Öffnung heißt *Pupille*. An ihrer hinteren Fläche ist die Iris von einem zweischichtigen Epithel bedeckt (die beiden Epithelschichten, *Pars iridica retinae* und *Stratum pigmenti iridis*, repräsentieren auch hier, wie über dem Ziliarkörper, die beiden Blätter des embryonalen Augenbechers, sie gehen am Pupillarrand ineinander über). Die gefältelte Vorderfläche der Iris wird von einer lückenhaften Lage platter, aus Bindegewebe entstandener Epithelien bedeckt. Im Schnitt durch das Irisstroma liegt pupillennah der glatte *M. sphincter pupillae* und vor dem hinteren Irisepithel der *M. dilatator pupillae*, beide sind aus dem Augenbecher entstanden. An der Iriswurzel gehen die Zellen der pigmentierten Epithelzellage (= äußeres Blatt des embryonalen Augenbechers) abrupt in das „kontraktile Pigmentmuskelblatt" über; die pigmentierten Zellen entsenden kontraktile Zellausläufer, die den dünnen *M. dilatator pupillae* zusammensetzen. Von der Iriswurzel an bis zum Pupillarrand sind auch die Zellen des zweiten (inneren) Blattes pigmentiert. Der reflektorischen Erweiterung der Pupille trägt die scherengitterförmige Anordnung der Bindegewebsfasern des Stromas Rechnung. An der Iriswurzel und nahe dem Pupillenrand der Iris ist jeweils in das

Stroma ein Arterienkreis eingebettet, *Circulus arteriosus iridis major* und *minor*. Zwischen beiden verlaufen zahlreiche radiäre Anastomosen zur Ernährung und Aussteifung der Iris. *Chromatophoren* im Irisstroma geben der Iris je nach Menge eine grüne oder braune Farbe. Fehlen sie, so scheint durch das trübe Bindegewebsmedium das melaninhaltige Pigmentepithel der Pars ciliaris retinae („Tapetum nigrum") bläulich hindurch. Bindegewebsfasern können der Irisfarbe einen grauen Ton verleihen. Beim Albino (völliger Mangel an Pigment) leuchten die rötlichen Blutgefäße auf.

Glaskörper und Augenkammern. Der *Glaskörper (Corpus vitreum)*, eine durchsichtige weiche Gallertkugel, füllt den Raum hinter der Linse. Die wasserreichen Glykosaminoglykane (Hyaluronsäure!) enthalten feine Kollagenfäserchen.

Die *Augenkammern* werden durch die Iris voneinander abgegrenzt. Die *hintere Augenkammer* liegt zwischen Irisrückfläche, Ziliarkörper und Vorderfläche des Glaskörpers. Die *vordere Augenkammer* reicht von der Irisvorderfläche bis zur Rückfläche der Cornea. Die Augenkammern enthalten das *Kammerwasser*, das u. a. die Linse ernährt. Es wird ständig von den Processus ciliares hervorgebracht und fließt über den Kammerwinkel in den *Schlemmschen Kanal* ab. Eine Abflußbehinderung führt zur schmerzhaften Zunahme des Augenbinnendrucks und letztlich zum Erblinden (Druckatrophie der Retina, *grüner Star*).

Kammerwinkel (Angulus iridocornealis) wird der Teil der vorderen Augenkammer vor der Iriswurzel genannt. Zahlreiche Bindegewebsfasern, insgesamt *Lig. pectinatum* genannt, durchziehen ihn trabekelförmig und bilden kleine Nischen, *Fontanasche Räume*. Die Trabekel leiten das Kammerwasser zu den *Sinus venosus sclerae (Schlemmscher Kanal)*, der unter dem Lig. pectinatum einen venösen Ring um die Cornea bildet.

Cornea *(Hornhaut)*. Die durchsichtige Cornea ist am Rand, *Limbus,* uhrglasförmig in die Sclera eingefalzt, im Schnitt des Kammerwinkels entsteht hierdurch das Bild des *Sklerasporns*. Das 500–800 µm dicke Stroma der Cornea besteht zu etwa 90% aus kollagenen, in dicken, einander überkreuzenden Lamellen angeordneten Faserbündeln (Fibrillen mit einem konstanten Kaliber von 0,3 µm), zwischen denen die Bindegewebszellen („Hornhautkörperchen") abgeplattet und fortsatzreich in einer Grundsubstanz (Brechungsindex wie die Fasern!) liegen. Die Grundsubstanz erzeugt bei einem Wassergehalt von 76–80% die Durchsichtigkeit des Gewebes. Diesen Wassergehalt hält das *vordere Korneaepithel* (vorderes Hornhautepithel) konstant, indem es mit Hilfe der salzreichen Tränenflüssigkeit das Korneastroma entquellt. Das vordere 30–50 µm dicke Korneaepithel wird von 5–6 Schichten unverhornter platter bis kubischer Epithelien gebildet, die auf der ca. 10 µm dicken *Lamina limitans anterior (Bowmansche Membran)* sitzen. Das der 5–6 µm dicken *Lamina limitans posterior (Descemetsche Membran)* anliegende einschichtige, 5–6 µm dicke hintere *Korneaepithel*

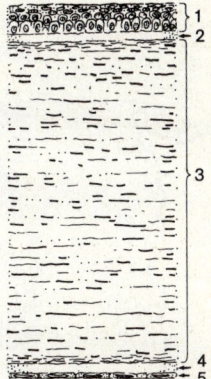

Abb. 159   Cornea. 1 = vorderes Hornhautepithel, 2 = vordere Basalmembran (Bowman), 3 = Substantia propria, 4 = hintere Basalmembran (Descemet), 5 = hinteres Hornhautepithel. Vergr. etwa 70fach.

soll den Einstrom von Kammerwasser ins Korneastroma und damit Quellen und Trübung verhindern (Abb. 159). Das vordere Korneaepithel ist reich mit Nerven versorgt. Die Cornea ist bradytroph, d. h. sie ist frei von Blutgefäßen, die aber bei Entzündungen aus der Gegend des Kammerwinkels einwachsen können – sie wird durch Diffusion ernährt; das macht die Homoiotransplantation konservierter Leichenhornhaut möglich, die in 60% der Fälle erfolgreich einheilt. Das vordere Korneaepithel heilt gut und rasch, Verletzung der Bowmanschen Membran dagegen führt zur Narbenbildung.

Hilfsapparat des Auges

Der Hilfsapparat schützt das Auge und hält den Quellungsdruck der Cornea aufrecht.

Augenlid (Abb. 160). Oberlid und Unterlid sind gleich gebaut. Das „Skelett" des Lides ist eine Kollagenfaserplatte, der *Tarsus*. In ihm liegen ohne Beziehung zu Haaren in einer Reihe 20–25 längliche verzweigte, alveoläre Talgdrüsen, *Glandulae tarsales (Meibomsche Drüsen)*, deren punktförmige Ausführungsgänge nahe der hinteren Kante des Lidrandes zu sehen sind.

Nahe der vorderen Lidkante stehen zwei bis drei Reihen starker Wimpern (*Zilien*). Inmitten des Lides vor dem Tarsus liegt der quergestreifte *M. orbicularis oculi* in sehr lockerem Bindegewebe (in der Abb. 160 quergeschnitten), dachziegelförmig sind die Faserbündel seiner *Pars palpebralis* angeordnet. Unter der in den Tarsus einstrahlenden Sehne des quergestreiften *M. levator palpebrae* setzt der glatte *M. tarsalis* am Tarsus an. Sein vom vegetativen Nervensystem gesteuerter Tonus wirkt sich auf die Weite des Lidspaltes aus. (Enge Lidspalte z. B. bei Verletzung des Halssympathikus,

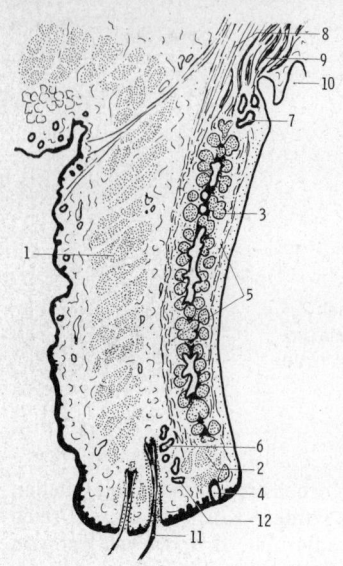

Ab. 160   Oberes Augenlid, 1 = M. orbicularis oculi, Pars palpebralis, 2 = M. orbicularis oculi, „Pars ciliaris", 3 = Glandula tarsalis (Meibomsche Drüse), ihre Mündung (bei 4) liegt im Tarsus (5), 6 = Glandula sudorifera ciliaris (Mollsche Drüse), 7 = Glandula lacrimalis accessoria (Krausesche Drüse), 8 = Sehne des M. levator palpebrae superioris, 9 = M. tarsalis superior, 10 = Fornix conjunctivae, 11 = Wimper (Cilia), 12 = Glandula sebacea (Zeissche Drüse). Vergr. etwa 4fach (Lupe). *Differentialdiagnose* s. Lippe, Nasenflügel, Ohrmuschel, Epiglottis!

weite Lidspalte bei allgemeinem Sympathikotonus, z. B. bei Hyperthyreose.) Apokrine *Glandulae ciliares (Mollsche Drüsen)* und holokrine *Glandulae sebaceae (Zeissche Drüsen)* münden in die Haarbälge der Zilien. Ferner kommen im Augenlid *Glandulae lacrimales accessoriae*, kleine *akzessorische (Krausesche) Tränendrüsen* vor. An der Vorderseite wird das Augenlid von einem sehr dünnen, mehrschichtigen verhornten Plattenepithel bedeckt, auf der Rückseite von der Augenbindehaut überkleidet.

Die *Augenbindehaut (Tunica conjunctiva*, kurz: Conjunctiva) überkleidet mit mehrschichtigem unverhorntem Plattenepithel die Innenfläche der Augenlider und die entsprechende Vorderfläche des Augapfels bis zum Kornearand; hier geht das Konjunktivalepithel in das vordere Korneaepithel über. Als *Fornix conjunctivae* bezeichnet man die Umschlagfalte – eine Reservefalte für die Bewegungen des Auges – zwischen der Conjunctiva des Lides und der des Augapfels. Die Conjunctiva ist aus der bindegewebigen *Lamina propria* und der *Epithelschicht* aufgebaut. Die Conjunctiva des Augenlides sitzt unverschieblich dem Tarsus auf, im Fornix und über dem Augapfel besteht die Lamina propria aber aus lockerem Bindegewebe (Neigung zur Ödembildung!). Das mehrschichtige unverhornte Plattenepithel geht im Fornix in mehrschichtiges (stellenweise auch mehrreihiges) hochprismatisches Epithel mit einzelnen Becherzellen über.

Die **Tränendrüse** *(Glandula lacrimalis),* von oben lateral in der Orbita gelegen, wird von der Aponeurose des M. levator palpebrae superioris in zwei Abschnitte unterteilt. Sie mündet mit 8–10 Ausführungsgängen im

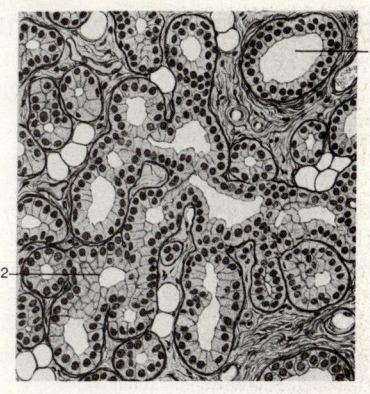

Abb. 161   Tränendrüse. Serös,
aber verzweigt-tubulös, kein differenziertes Ausführungsgangsystem
(1), Tubuli mit weiter Lichtung (2).
Differentialdiagnose: vgl. Speicheldrüsen und Pancreas! Vergr. etwa
180fach (aus *Bargmann*, W.: Histologie und Mikroskopische Anatomie
des Menschen, 7. Aufl. Thieme,
Stuttgart 1977).

Fornix conjunctivae. **L**: Die menschliche Tränendrüse ist eine verzweigte
tubuloalveoläre Drüse vom serösen Sekretionstyp (Abb. 161), die aber
auch Schleimstoffe sezerniert. Die relativ weiten Tubuli münden ohne ein
charakteristisches Ausführungsgangsystem (Differentialdiagnose gegen
seröse Speicheldrüsen!) in die interlobulären Ausführungsgänge.

Die **äußeren Augenmuskeln** sind quergestreift, von geringem Faserquerschnitt und reich inerviert.

Hautdecke und Hautanhangsgebilde

Die *Hautdecke (Integumentum commune)* bildet die äußere Körperoberfläche. Die Hautdecke ist aus *Haut (Cutis)* und *Unterhaut (Tela subcutanea, Subcutis)*, zusammengesetzt. Spezifische Bildungen der Haut sind die *Hautanhangsgebilde – Hautdrüsen, Haare* und *Nägel*.

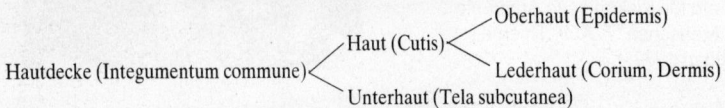

Hautdecke (Integumentum commune) ⎨ Haut (Cutis) ⎨ Oberhaut (Epidermis) / Lederhaut (Corium, Dermis) ⎬ Unterhaut (Tela subcutanea)

Schleimhäute bedecken dagegen innere Oberflächen. An den Körperöffnungen (Lippen, Nasenlöcher, Harnröhrenmündung, Scheideneingang, After) geht die Haut kontinuierlich in eine Schleimhaut über.

Haut (Cutis)

Die Haut ist ein beim Erwachsenen ca. $1,6\,m^2$ großes Organ, das mehrere Aufgaben vereinigt. 1. *Schutzfunktion*: Sie schützt den Körper durch Verhornung des Epithels und durch Drüsensekrete vor mechanischen, chemischen, thermischen Schäden und vor dem Eindringen vieler Krankheitserreger. 2. *Temperaturregulierung*: Durch Erweiterung oder Verengerung der Hautblutgefäße und durch Flüssigkeitsabgabe über Hautdrüsen trägt die Haut zur Regulierung der Körpertemperatur bei. 3. *Wasserhaushalt*: Die Haut schützt den Körper einerseits vor Flüssigkeitsverlusten, sie gibt andererseits Flüssigkeit und Salze in gesteuerten Mengen durch Drüsen ab. 4. *Sinnesfunktion*: Zahlreiche Rezeptoren, Hautsinnesorgane, machen die Haut insgesamt zu einem Sinnesorgan, durch das mechanische und thermische Reize sowie Schmerzreize wahrgenommen werden. 5. *Kommunikation*: Durch Erröten, Erblassen und andere, von efferenten vegetativen Nervenfasern gesteuerten Äußerungen wird die Haut zu einem „Organ für Mitteilungen des vegetativen Nervensystems", zu einem Kommunikationsorgan. 6. *Immunfunktion*: Die Haut nimmt in spezifischer Weise an immunbiologischen Abwehrvorgängen teil (Scharlach, Masern, Röteln!).

In *Klinik und Pathologie* spielt die Haut, die etwa 16% des Körpergewichts ausmacht, eine große Rolle; sie ist der Beobachtung zugänglich wie kein anderes Organ und steuert zur Symptomatik zahlreicher Allgemeinerkrankungen bei (z. B. Zyanose bei Herzkrankheiten, typische umschriebene Rötungen bei Infektionskrankheiten, Trockenheit und Feuchtigkeit bei Schilddrüsenunter- und -überfunktion u. a.). Außerdem gibt es spezielle Erkrankungen der Haut und ihrer Anhangsgebilde.

Oberfläche. Der größte Teil der Haut zeigt im Feinrelief eine rhombische Felderung, *Felderhaut*; auf der Höhe der Felder münden Schweißdrüsen, in den Furchen zwischen ihnen stehen Haare. In Hohlhand und Fußsohle besitzt die Haut Leisten, *Leistenhaut;* hier fehlen Haare, Talg- und Duftdrüsen, zahlreiche Schweißdrüsen münden auf der Höhe der Leisten. Die Muster der Hautleisten sind genetisch festgelegt und forensisch wichtig (Fingerabdruck!).

Schichtenbau (Abb. 162). Die Lupenvergrößerung zeigt folgende Schichtung der Cutis. Die *Oberhaut (Epidermis)* besteht aus dem mehrschichtigen verhornten Plattenepithel. Die *Lederhaut (Corium, Dermis)* ist bindegewebig und wird unterteilt in ein *Stratum papillare*, das zapfenförmig mit dem Epithel verzahnt ist, und in ein *Stratum reticulare*, eine besonders derbe Faserschicht, die der Festigkeit dient. An der Grenze zwischen Haut und Unterhaut liegt die Hauptmasse der Gefäße und Drüsen. Bis hierher reichen auch die Wurzeln der Terminalhaare.

Epidermis *(Oberhaut)*. Das Epithel der Haut, die *Epidermis*, ist *mehrschichtiges verhornendes Plattenepithel* (vgl. im folgenden Abb. 162 u. 163), die verhornenden Epithelzellen sind die *Keratinozyten*. Die Epidermis enthält zudem *Melanozyten, Langerhans-Zellen* (S. 348) und *Merkelsche Tastscheiben* (S. 308). Im Bereich der *Felderhaut* ist die Epidermis 0,04–0,2 mm dick, in Hohlhand und Fußsohle (*Leistenhaut*) mißt sie 0,75–1,2 mm, in Schwielen 2 mm und mehr.

Mehrschichtiges verhornendes Plattenepithel zeigt eine große Regenerationsleistung. *Mitosen* laufen in den *untersten* Zellagen ab. In den *mittleren Epithelschichten* erfahren die Epithelien eine *Verhornung,* in den *oberen* Epithelschichten werden die verhornten Zellverbände als *Hornschuppen* abgestoßen. Diese Vorgänge lassen sich besonders gut bei der stark verhornenden Leistenhaut an der Epidermisschichtung ablesen, die man im Überblick als *Regenerationsschicht, Hornbildungsschicht (Differenzierungsschicht)* und *Hornschicht* zusammenfassen kann. Auf die fünf Schichten der Epidermis – Stratum basale, Stratum spinosum, Stratum granulosum, Stratum lucidum und Stratum corneum – im einzelnen bezogen, ergibt sich folgendes:

Im *Stratum basale*, der Regenerationsschicht, die aus hochprismatischen Zellen besteht, läuft die überwiegende Mehrzahl der Mitosen ab (s. Zirkadianperiodik, S. 87). Von den beiden Tochterzellen einer Mitose wandert eine als *Keratinozyt* in etwa 30 Tagen zur Oberfläche, während die andere, noch im Kontakt mit der Basalmembran, sich erneut teilt (differentielle Zellteilung).

Nach drei bis vier Teilungsschritten geht der Basalmembrankontakt der Tochterzellen verloren, die damit in die weitere Differenzierung eintreten. Es besteht die Vorstellung, daß auf diese Weise von einer basalen Mitose ausgehend wiederholt Zellsäulen (Proliferationseinheiten) entstehen, deren Basis 10–15 Zellen bilden.

E: Die Zellen liegen der von ihnen (teilweise) gebildeten Basalmembran zunächst an, mit der sie stellenweise durch Hemidesmosomen oder durch Zellausläufer („Wurzelfüßchen") verbunden sind. Sie bilden untereinander

Desmosomen aus, das Cytoplasma enthält Prokeratin (intermediäre Filamente).

Keratinozyten. Das *Stratum spinosum* ist durch vergrößerte runde oder polygonale Zellen charakterisiert, die durch stachelförmige Fortsätze über Desmosomen miteinander zusammenhängen („Stachelzellschicht"). Zwischen ihnen werden Interzellularspalten sichtbar. **E**: Es treten vereinzelt

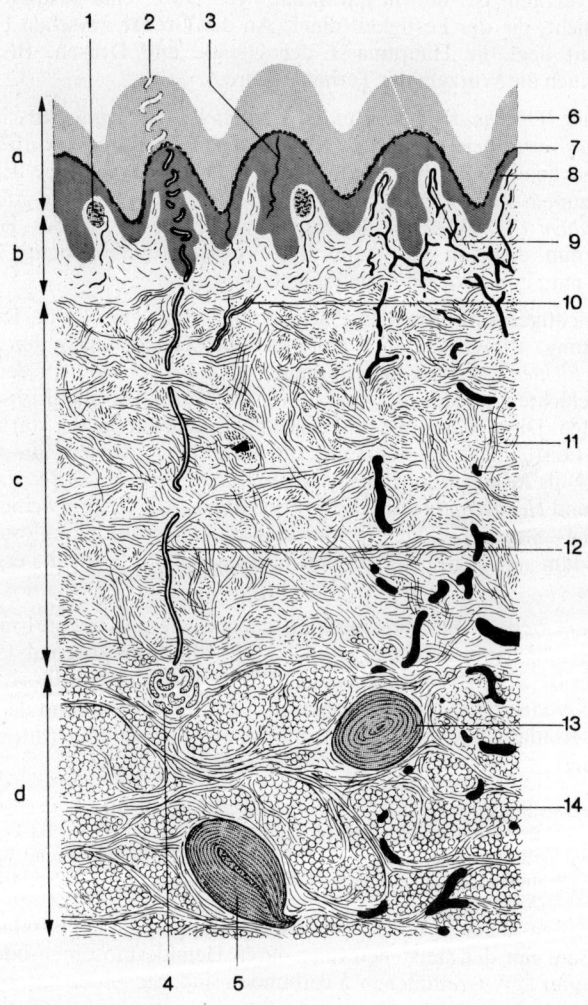

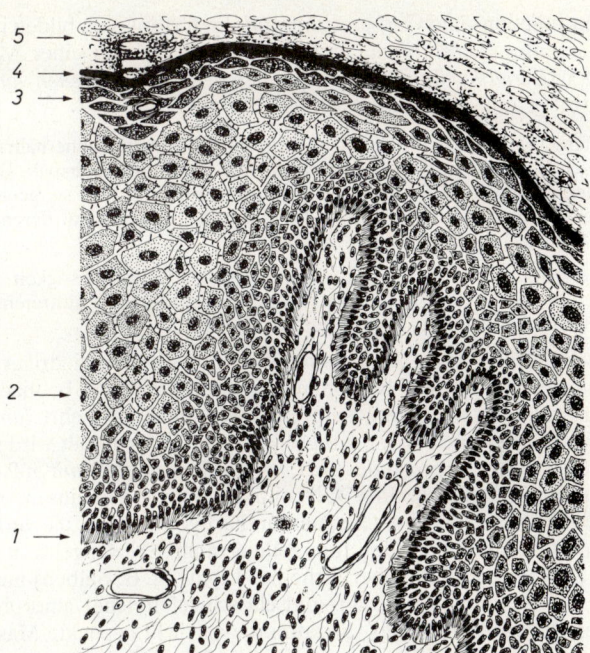

Abb. 163   Mehrschichtiges, verhorntes Plattenepithel (Fingerbeere), Schichten: 1 = Stratum basale, 2 = Stratum spinosum (Stratum basale + spinosum = Stratum germinativum), 3 = Stratum granulosum, 4 = Stratum lucidum, 5 = Stratum corneum. Das darunter gelegene blutgefäßführende Bindegewebe bildet Papillen (Verzahnung). Vergr. etwa 300fach.

Abb. 162   Schnitt durch Fingerhaut. In der rechten Hälfte sind die Gefäßnetze dargestellt. a = Epithelschicht (Epidermis). b = Lederhaut (Corium, Dormis), Schicht der bindegewebigen Papillen (Stratum papillare), c = netzförmige Schicht der Lederhaut (Stratum reticulare), d = Unterhautfettgewebe. 1 = Meißnersches Tastkörperchen, 2 = Mündung einer Schweißdrüse auf einer Leiste, 3 = freie Nervenfaser, 4 = Knäuel der Schweißdrüse, 5 = Lamellenkörperchen (Vater-Pacini) im Längsschnitt, 6 = verhornte Schicht (Stratum corneum), 7 = verhornende Schicht (Stratum granulosum und Stratum lucidum), 8 = Regenerationsschicht (Stratum germinativum), 9 = Kapillarschlingen in den bindegewebigen Papillen, 10 = Anschnitt eines kleinen Nerven, 11 = durchflochtene Bindegewebsbündel der Lederhaut, 12 = Ausführungsgang einer Schweißdrüse, 13 = Querschnitt durch ein Lamellenkörperchen, 14 = Fettgewebsläppchen (aus *Faller*, A.: Der Körper des Menschen, 10. Aufl. Thieme, Stuttgart 1984).

auch Tight junctions und Gap junctions auf. Im Cytoplasma bilden intermediäre Filamente *Tonofibrillen*, und die ersten nicht von einer Membran umgebenen *Keratohyalinkörner* sowie *membranumschlossenen lamellierte Granula* treten auf.

Intrazelluläre *Tonofibrillen* erhöhen die Festigkeit. Sie verlaufen innerhalb der Zelle zwischen den Desmosomen, überqueren aber nicht den Interzellularspalt. Die Tonofibrillen der einzelnen Epithelzellen verlaufen insgesamt so, daß sie gemeinsame, durch alle Schichten hindurchziehende trajektorielle Bügel bilden, deren Scheitel gegen die Oberfläche gerichtet sind.

Bei Hauterkrankungen können Ansammlungen von Gewebsflüssigkeit und von Abwehrzellen in den Interzellularspalten der Stachelzellschicht auftreten, die zur Ausbildung von Bläschen und Pusteln führen können.

In dem schmalen *Stratum granulosum* werden die Zellen niedriger, und es werden große Mengen der basophilen *Keratohyalinkörner* beobachtet. **E:** In Zellen des Stratum granulosum entstehen stark vermehrt *lamellierte*, membranumschlossene 0,1–0,5 µm große *Granula*. Ihr Inhalt wird von den Zellen ausgeschieden, er breitet sich, in das *Stratum lucidum* aufsteigend, im Interzellularraum aus. Ihre Glycolipide bilden, gemeinsam mit den Zellen der Hornschicht, eine teils membranartige Barriere, die verhindert, daß Körperflüssigkeit über den Interzellularraum verlorengeht, in der sich zugleich aber von der Hautoberfläche her Lipide (z. B. Salben) ausbreiten können. Die Keratohyalinkörner sind ein schwefelreicher amorpher Vorläufer der Hornzellensubstanz, Keratin, die als dicht gepackte Masse ohne Membranumhüllung zwischen den – in allen Schichten vorhandenen, aber zunehmenden, zunächst noch intrazellulären – *Filamentbündeln* liegen.

Das schmale *Stratum lucidum*, das als durchgehende Schicht nur in einer hohen Epidermis sichtbar wird, ist homogen azidophil und wie von einer Matrix durchtränkt, Zellkerne oder gar Zellgrenzen sind nicht zu erkennen. **E:** Das Cytoplasma ist von einer elektronendichten Matrix erfüllt, in der dicht gepackte Filamente liegen.

Im *Stratum corneum*, der Hornschicht, verbacken die – nun etwa 30 µm langen und 0,5 µm dicken – Hornzellen und die Hornsubstanzen, das Skleroprotein *Keratin* (Proteinketten, stabilisiert durch Disulfidbindungen) zu Platten, die schließlich als Hornschuppen abgestoßen werden. **E:** Die Filamentbündel sind in eine amorphe Matrix eingebettet, die Zellmembranen erscheinen durch Anlagerung der amorphen Masse zweischichtig und verdickt und miteinander verzahnt.

Die Hornschuppen sind widerstandsfähig gegen Säuren, durch Laugen werden die Desmosomen und damit die Epithelzellen gelöst. Die Hornbildung wird durch Vitamin A gesteuert; Vitamin-A-Mangel führt zu überschießender Hornbildung, *Hyperkeratose*.

Melanozyten sind – wie auch die Langerhans-Zellen und die Merkel-Zellen – eine weitere Zellart im Verband der Keratozyten. Sie liegen in der

Regenerationsschicht als große runde Zellen, deren Ausläufer sich in den Interzellularspalten der Stachelzellschicht verzweigen. Die Melanozytenvorläufer, *Melanoblasten*, wandern in der Embryonalentwicklung aus der Neuralleiste zur Epidermis (Abb. 164a). Melanozyten können nur durch Spezialfärbungen sichtbar gemacht werden. Sie besitzen weder Tonofibrillen noch Desmosomen. Auf 4–12 basale Epithelzellen kommt ein Melanozyt, ein mm^2 Epidermis enthält in einigen Körperregionen etwa 1000 Melanozyten. Sie produzieren nachgeburtlich über Zwischenstadien (s. Biochemielehrbuch!) die Pigmente der Haut- und Haarfarbe – zwei verschiedene, allerdings nah verwandte Pigmente, die schwarzbraunen *Eumelanine* und die gelben bis rotbraunen *Phäomelanine* in Form von Pigmentkörperchen, *Melanosomen*, und geben diese an die benachbarten Epithelzellen und andere Zellen der Epidermis ab. Das Pigment schützt die empfindlichen Mitosen im Stratum germinativum vor den schädlichen UV-Strahlen. Durch verstärkte Bestrahlung kann Melaninbildung provoziert (beschleunigt) werden (Hautbräunung). Beim Albino kann das Melanin wegen eines Genschadens (Tyrosinasemangel) nicht ausreifen. Die Epithelzellen negrider Haut enthalten große und individuell verteilte Melanosomen, in den Epithelzellen der europiden und mongoliden Haut findet man kleine Melanosomen in kleinen Gruppen verteilt.

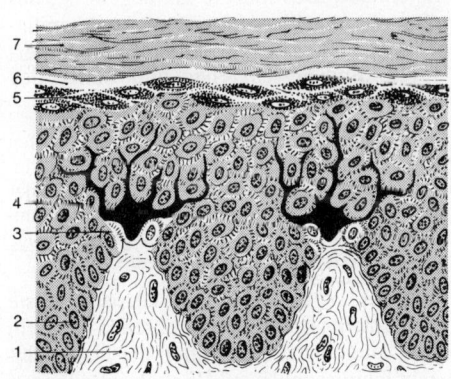
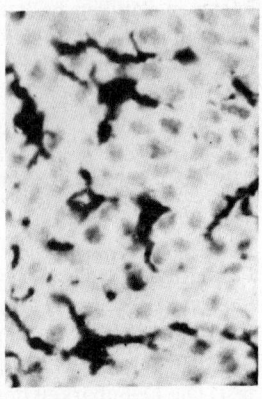

a   b

Abb. 164a, b   Schnitt durch die Epidermis. a) Darstellung der Melanozyten. 1 = Papillarkörper, 2 = Stratum basale, 3 = Melanozyt, 4 = Stratum spinosum, 5 = Stratum granulosum, 6 = Stratum lucidum, 7 = Stratum corneum. Schema. b) Langerhans-Zellen im Stratum spinosum, immunhistochemische Anfärbung. Vergr. a) etwa 350fach, b) 500fach.

Als **Langerhans-Zellen** werden helle Zellen im Stratum germinativum mit stark gelapptem Kern und zahlreichen Granula bezeichnet, die nicht desmosomal verankert sind und deren verzweigte Fortsätze bis unter die Hornschicht reichen (Abb. 164b). Die Zellen sind im Rahmen des spezifischen Abwehrsystems zur Antigenaufnahme befähigt, sie entwickeln IgG-Rezeptoren (s. akzessorische Zellen des Immunsystems, S. 175f).

Merkel-Zellen: S. 308.

Das **Corium** *(Lederhaut, Dermis)* besteht aus einem dichten Kollagenfasergeflecht, durchsetzt von elastischen Netzen, das der Haut Reißfestigkeit und reversible Verformbarkeit verleiht; aus dem Corium tierischer Häute wird durch Gerben Leder gewonnen („Lederhaut"). Das Corium ist reich an Glykosaminoglykanen (Wasserbindung!). Im Corium liegen Blut- und Lymphgefäße, Nervenaufzweigungen und Nervenendkörperchen sowie Bindegewebszellen und Zellen der Abwehr. Bis in das Corium reichen die Wurzeln der Terminalhaare sowie Hautdrüsen. Aufgrund der Faseranordnung unterscheidet man zwei Koriumschichten:

– Die *Papillarschicht, Stratum papillare* (Papillarkörper), grenzt unmittelbar an die Epidermis. In ihre Basalmembran strahlen Typ-III-Kollagenfasern ein. Zapfenförmige Schleifen von Kollagenfasern scheren aus dem Fasergeflecht aus und ragen als *Bindegewebspapillen* in Vertiefungen der Epidermis; Epidermis und Corium sind verzahnt. Höhe und Anzahl der Papillen hängen von der lokalen mechanischen Beanspruchung der Haut ab; die Haut des Knies hat höhere Papillen als die des Augenlides, die höchsten Papillen besitzt die Leistenhaut. Das lockere Bindegewebe, das die Kollagenfasern begleitet, enthält Blutkapillarschlingen, Lymphkapillaren, Nervenzweige und – besonders reichlich in der Fingerbeere – Meissnersche Tastkörperchen (S. 308) sowie Bindegewebszellen und Zellen der Abwehrsysteme.

Die Leisten der *Leistenhaut* werden von den kammförmigen Bindegewebsleisten hervorgerufen. Im Querschnitt sieht man je zwei Papillen gegen eine Leiste vordringen, eine Epitheleinsenkung zwischen ihnen nimmt den Ausführungsgang der Schweißdrüsen auf. In der *Felderhaut* bilden die Bindegewebspapillen im Zusammenhang mit Haarbälgen und Schweißdrüsen-Ausführungsgängen gruppenartige Figuren (kokardenförmige Epithelleisten, rosettenartige Epithelwälle).

– Die *Geflechtschicht, Stratum reticulare*, setzt den Papillarkörper fort; sie grenzt an die Subcutis. Die Geflechtschicht ist aus durchflochtenen Bündeln kollagener Fasern (Typ-I-Kollagen) aufgebaut, sie machen die Haut reißfest. Die Dehnbarkeit der Haut geht hauptsächlich auf Winkelverstellungen der Faserbündel der Geflechtschicht zurück. Elastische Netze sorgen für die Rückordnung des Fasergeflechtes.

Das Kollagenfasergeflecht läßt eine örtlich verschiedene Ausrichtung erkennen; der Einstich in die Haut hinterläßt einen Spalt, kein kreisrundes Loch! Die Richtung der Spaltlinien geht mit Spannungsunterschieden in der Haut einher. Schneidet man senkrecht zum Verlauf der Spaltlinien, so klafft die Haut. Der Chirurg legt die

Hautschnitte in Richtung der Spaltlinien, er beschleunigt damit die Heilung und verbessert das kosmetische Resultat.

Wundheilung. Nach Verletzung der Haut wächst vom Wundrand her Epithel und Bindegewebe über die Wunde. Kontraktile Myofibroblasten führen zum Verschluß der Wunde und bilden Kollagenfasern, eine Narbe entsteht. Sie ist wegen der starken Vaskularisation des regenerierenden Bindegewebes zunächst rötlich, mit Zunahme der Kollagenfasern im Narbenkorium wird die Narbe silberweiß. In der Hautnarbe entstehen keine Hautanhangsgebilde mehr.

Die **Altersveränderungen** der Haut sind hauptsächlich Ausdruck der allgemeinen Altersveränderungen des Bindegewebes. Der Papillarkörper atrophiert (Abnahme der Papillenhöhe), die Elastizität der elastischen Netze wird verringert (Verzögerung der Rückstellbewegung von Hautfalten), infolge Änderung der Menge und chemischen Beschaffenheit der Bindegewebsgrundsubstanz verarmt diese an Flüssigkeit (Abnahme der Glykosaminoglykane und damit des Hautturgors), Melanozyten gehen zugrunde oder verlieren ihren Kontakt mit der Epidermis (fleckige Pigmentation).

Die **Hautfarbe** kommt hauptsächlich durch die *Blutfarbe und durch Melanozyten*, ferner durch Karotin zustande.

Die **Blutfarbe** führt an Stellen, an denen die Hautarterien überwiegen, zu einer *Rötung* der Haut (Gesicht, obere Rumpfhälfte, Handteller, Fußsohlen, Gesäßbakken). In der Haut der unteren Rumpfhälfte überwiegen Hautvenen, sie ist *bläulich* gefärbt. Die von der Blutfarbe verursachte Hautfärbung kann Aufschluß über den Sauerstoffgehalt des Blutes geben (z.B. Blaufärbung, Zyanose, bei Herzkrankheiten!).

Die **Melaninpigmentation** ist *verstärkt* in der Haut des Gesichtes (hier provoziert durch Sonnenbestrahlung), der Achselhöhle, des äußeren Genitales, der Leistenbeuge, in der perianalen Haut und in der Haut der Innenseite der Oberschenkel.

Karotin erzeugt eine gelbliche epidermale Farbkomponente, die verstärkt in Gesicht, Handteller und Fußsohlen sichtbar wird und durch karotinreiche Nahrung verstärkt werden kann.

Unterhaut (Tela subcutanea, Subcutis)

Die *Unterhaut (Tela subcutanea*, kurz: *Subcutis*), ein lockeres, durch Bindegewebsfaserzüge unterkammertes, fettgewebsreiches Bindegewebe, stellt die Verbindung zwischen Haut und oberflächlicher Körperfaszie her und ermöglicht die Verschieblichkeit der Haut. In der Subcutis liegen Vater-Pacinische Lamellenkörperchen. Die Subcutis ist ein wichtiger Fettspeicher und Isolator. Das Fettgewebe kommt – durch straffe Bindegewebsfaserzüge steppkissenartig in Druckkammern unterteilt – als „Baufett" vor (z.B. auf der Fußsohle). Häufiger tritt Fettgewebe als „Depotfett" auf (z.B. als Fettpolster, *Panniculus adiposus*, unter der Haut des Rumpfes).

Das Unterhautfettgewebe ist örtlich verschieden stark ausgebildet. Die Differenzen sind determiniert; Bauchhaut, auf den Handrücken verpflanzt, bildet bei alimentär bedingter Zunahme des Fettdepots ein „Bäuchlein". Die lokale Einlagerung von Depotfett wird u. a. auch *hormonell* gesteuert, beim Mann wird die Bauchhaut, bei der Frau die Haut von Brust, Hüften und Gesäß bevorzugt von subkutanem Fett unterlagert.

Lockere Verbindungen der Haut mit der Unterlage ermöglichen eine starke Hautverschieblichkeit. Sie wird über einigen Körperpartien (z. B. Augenlider, Lippen, Penis, Scrotum) verstärkt durch den Mangel an subkutanem Fettgewebe. Im lockeren subkutanen Bindegewebe entstehen krankhafterweise leicht Flüssigkeitseinlagerungen (Ödembildung). Glatte Muskelfasern können die Spannung der Haut regulieren (Tunica dartos des Scrotums, Labia majora des weiblichen Genitales, Brustwarze).

Straffe Verbindungen der Haut mit der Unterlage entstehen durch derbe Bindegewebsfaserzüge, *Retinacula cutis* (z. B. in Hohlhand, Fußsohle). Im Bereich von Gesicht, Kopfschwarte und Anus ist die Haut fest mit der unterlagerten Muskulatur bzw. Sehne verbunden (im Gesicht Grundlage der Mimik!).

Blut- und Lymphgefäße der Hautdecke

Die Blutgefäße der stark vaskularisierten Haut dienen zugleich der Hauternährung und der Temperaturregulation des Körpers. Während die Temperatur des „Körperkernes" normalerweise konstant bleibt, kann die Temperatur der Hautdecke erheblich wechseln.

Arterien, Venen und *Lymphgefäße* bilden *Netze* an der Grenze von Cutis und Subcutis sowie an der Grenze von Papillarschicht und Geflechtschicht der Cutis. Von hier aus ziehen *Kapillarschlingen* in die Bindegewebspapillen. Die Hautdurchblutung wird über *Arteriolen* und *arteriovenöse Anastomosen* – in den Fingerbeeren kleine arteriovenöse Organe – gesteuert.

Die Kapillardichte des Papillarkörpers schwankt um 20–60/mm^3. Da der Gewebsdruck normalerweise unter dem Blutdruck in den Kapillaren liegt, bleiben diese geöffnet. Bei langdauerndem äußerem Druck von 60–80 mmHg und mehr, der z. B. bei Bettlägerigen zwischen Haut und Bettunterlage entsteht, erleidet die Haut Ernährungsstörungen, die zu Geschwüren führen können (Decubitus).

Nerven und *Sinnesorgane* der Hautdecke: S. 307 ff.

Anhangsgebilde der Haut

Haare, Nägel und Drüsen sind Bildungen der Epidermis, an denen sich aber auch das Bindegewebe beteiligt. Sie entstehen in formal vergleichbarer Weise, indem Ende des 3. Monats (Haarentwicklung) bis zum 5. Monate (Drüsenentwicklung) solide Epithelzapfen in die Tiefe wachsen, die sich sekundär differenzieren. In den Haaren, Nägeln und Talgdrüsen tritt eine Schichtenbildung auf, die sich mit der Schichtung der Epidermis vergleichen läßt.

Haare (Pili)

Haare dienen dem Wärmeschutz und der Tastempfindung. Man unterscheidet *Wollhaare (Lanugo)*, die beim Neugeborenen fast den ganzen Körper bedecken, und *Terminalhaare*, die später am Kopf, in der Achsel- und Schamgegend auftreten. Zwischenformen werden von dieser allgemein üblichen Einteilung nicht erfaßt. Lanugohaare sind kurz, dünn, hell, stehen einzeln und wurzeln im Corium. Terminalhaare sind gruppenweise angeordnet, ihre Wurzeln liegen in der oberen Subcutis. Sie stecken schräg in der Haut (Haarstrich, Wirbel). Die geschlechtsspezifische Verteilung der Terminalbehaarung ist hormonell bestimmt (weiblicher und männlicher Typ der Haarbegrenzung an Stirn und Schamhaaren, Gesichtsbehaarung, Glatzenbildung beim Mann u. a.). Endokrine Störungen, verbunden mit krankhafter Verschiebung des Geschlechtshormonspiegels im Blut (z. B. Erkrankungen der Nebennierenrinde), können bei der Frau zur Ausbildung eines männlichen Haarkleides führen.

Das *Terminalhaar* steckt in der röhrchenförmigen *Wurzelscheide.* In die Wurzelscheide mündet eine *Talgdrüse* (S. 358). Oberhalb der Mündung erweitert sich die Wurzelscheide zum *Haartrichter.* Unterhalb der Talgdrüsenmündung entspringt auf der Seite der Haarneigung der *Haarmuskel (M. arrector pili)*; er zieht schrägt aufwärts unter die Epidermis.

Am *Haar* unterscheidet man die *Haarwurzel (Radix pili)*, die mit der epithelialen *Haarzwiebel (Bulbus pili)* auf der bindegewebigen *Haarpapille (Papilla pili)* sitzt. Bulbus, Papille und das umgebende Bindegewebe bilden gemeinsam den *Haarfollikel* (Abb. 165 u. 166).

Haarwurzel. Die bindegewebige *Haarpapille* enthält eine Blutkapillare zur Ernährung des Haares und – an der Grenze zum epithelialen Bulbus – Melanozyten, die Melanin in basale Epithelzellen abgeben. Das Haar geht aus basalen Mitosen der Zellen des epithelialen *Bulbus* hervor, die nach Aufnahme von Melanin in Richtung zur Hautoberfläche abgeschoben werden und dabei verhornen. Es entsteht eine Hornspitze, schließlich ein von dachziegelförmig angeordneten verhornten Zellen, der *Haarkutikula,* überzogenes Hornstäbchen. Das Haar entsteht also aus einer modifizierten zentralen, punktuell gesteigerten Hornbildung eines Epidermiszapfens, der sich zuvor in das Bindegewebe eingesenkt hat; das Haar ist insoweit der Hornschicht der übrigen Epidermis vergleichbar, unterscheidet sich aber von dieser darin, daß die Hornschicht des Haares aus „hartem Keratin" besteht und nicht, wie die der Epidermis, in Schuppen abgestoßen wird.

Der **Haarschaft** *(Scapus pili)* überragt die Hautoberfläche. Er ist aus Horn, die Tonofibrillen der Haarwurzelepithelien sind in der Längsrichtung orientiert und in die Hornsubstanz verbacken.

Rinde und Mark. In besonders dicken Haaren kann ein zentraler Zapfen von noch nicht vollständig verhornten Epithelzellen weit ins Haar hineinreichen, er bildet das

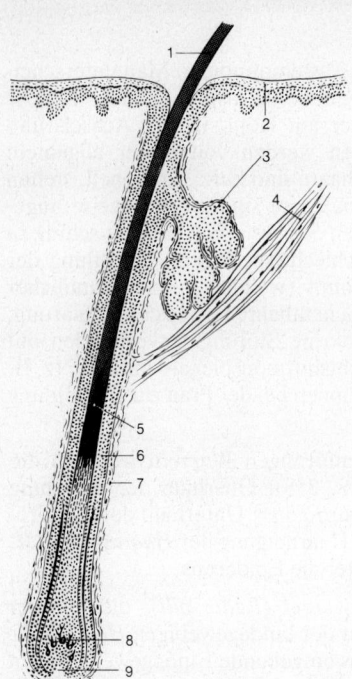

Abb. 165   Haarwurzel und Haarwurzelscheide längsgeschnitten. 1 = Haarschaft,
2 = Epidermis, 3 = Haarbalgdrüse (Talgdrüse), 4 = M. arrector pili, 5 = Haarwurzel,
6 = epitheliale Wurzelscheide, 7 = bindegewebige Wurzelscheide, 8 = Haarzwiebel
mit Melanozyten, 9 = bindegewebige Haarpapille. Vergr. etwa 10fach (Lupe).

Mark des Haares (*Medulla pili*) im Unterschied zu der vollständig verhornten Rinde
(*Cortex pili*).

Die **Wurzelscheide** *(Vagina radicularis)* umschließt wie ein Hohlzylinder die
Haarwurzel. Man unterscheidet die *epitheliale* Wurzelscheide, die den
Hohlzylinder innen auskleidet, und die *bindegewebige* Wurzelscheide, die
die epitheliale umgibt. Die *epitheliale Wurzelscheide* kann als eine röhrenförmige Einstülpung der Epidermis verstanden werden, sie bildet oberhalb
der Talgdrüsenmündung den Haartrichter.

Die epitheliale Wurzelscheide ist in einen kompliziert gebauten *inneren
Anteil* und in einen *äußeren Anteil* gegliedert. Der innere Anteil ist viel-
schichtig und trägt zuinnerst die aus verhornten Epithelzellen dachziegelar-
tig zusammengesetzte *Scheidenkutikula*. Haarkutikula und Scheidenkutikula sind ineinander verzahnt, das Haar ist in der epithelialen Wurzelscheide verankert. Die *bindegewebige Wurzelscheide* bildet den *Haarbalg*,
er entspricht dem Papillarkörper der Lederhaut (Innervation der Wurzelscheide, S. 311f).

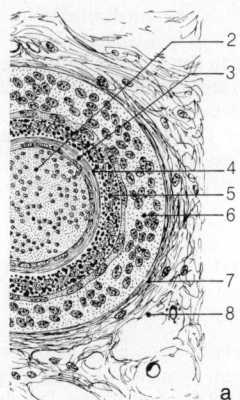
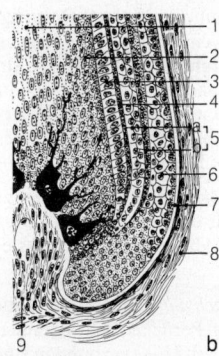

Abb. 166a, b   Haarwurzel. a) Querschnitt, b) Längsschnitt. Die Schichten von innen nach außen: 1 = Mark, 2 = Rinde, 3 = Haarkutikula, 4 = Scheidenkutikula, 5 = innere epitheliale Wurzelscheide mit a = Huxleysche Schicht, b = Henlesche Schicht, 6 = äußere epitheliale Wurzelscheide, 7 = Basalmembran, 8 = bindegewebige Wurzelscheide, 9 = Haarpapille. Vergr. etwa 200fach.

Beim **Haarwachstum** gleiten in einer Verschiebeschicht Haarkutikula und Scheidenkutikula gemeinsam mit dem inneren Anteil der epithelialen Wurzelscheide an deren äußeren Anteil entlang bis zum Haartrichter. Hier gehen Scheidenkutikula und innerer Anteil der epithelialen Wurzelscheide zugrunde; aus der Tiefe der epithelialen Wurzelscheide wachsen sie ständig nach. Diese Wachstumsbewegung führt zur Schichtenbildung der epithelialen Wurzelscheide.

Haarwechsel. Das Haar wächst zyklisch, man unterscheidet drei Phasen, *Wachstums-, Involutions-* und *Ruhephase* (anagene, katagene und telogene Phase), anschließend fällt das Haar aus. Etwa 80% der Terminalhaare sind in der Wachstumsphase, täglich gehen etwa 50 Haare verloren. Dabei wird die Haarzwiebel von der Bindegewebspapille abgehoben und nach außen abgeschoben (*Kolbenhaar*), an der Papillenoberfläche wächst aus Epithelresten ein neues Haar nach. Terminalhaare wachsen im Monat ca. 1 cm und können Monate bis Jahre erhalten bleiben. Über die *Bestimmung des genetischen Geschlechts* aus Zellen der Haarwurzel: S. 76.

Die **Haarfarbe** wird u. a. durch den Melaningehalt des Haares hervorgerufen.

Ergrauen kann durch Erlöschen der Melaninproduktion entstehen oder dadurch eintreten, daß Melanozyten zugrunde gehen. Zu Beginn der Ruhephase zieht der Melanozyt seine Fortsätze in die Bindegewebspapille zurück, um das nachfolgende

Haar erneut mit Pigment zu versehen. Unterbleibt die Retraktion, so kann der Melanozyt mit dem ausgefallenen Haar verlorengehen, spätere Haare dieses Follikels bleiben unpigmentiert. Derartige Störungen der Koordination nehmen im Alter zu, sie sind weitgehend genbedingt. Auch die Einlagerung von Luftbläschen ins Haar führt zum Ergrauen; diese Haare sind besonders dick. Beim *Albino* dagegen erzeugen die vorhandenen Melanozyten infolge eines Genschadens (Enzymdefekt, S. 348) zeitlebens kein Pigment. Bei *Eiweißmangelernährung* sind der Proteingehalt der Haarwurzel und der Haardurchmesser reduziert, bei langandauerndem Hungern wird auch die Pigmentbildung vermindert.

Durch *Zerstörung von Haarpapille und Bulbus*, z. B. durch Elektrokoagulation, wird das Auswachsen eines neuen Haares verhindert. Beim Ausraufen des Haares dagegen bleiben Haarpapille und Reste des Bulbus zumeist erhalten, ein neues Haar entsteht.

Das *Haarwachstum* wird durch häufiges Haarschneiden nicht gefördert, durch das Tragen einer Perücke nicht behindert. Dagegen können Frisuren, die mit langdauerndem Zug am Haar verbunden sind, die Haarwurzel schädigen. Durch Wärme und Feuchtigkeit (Dauerwelle!) entsteht eine Verformung der Hornsubstanz des Haares.

Der **Haarmuskel** *(M. arrector pili)* entspringt (unterhalb der Einmündung der Talgdrüse in die Wurzelscheide) auf der Seite der Haarneigung von der Wurzelscheide und zieht schräg aufwärts unter die Epidermis. Der Haarmuskel besteht aus einem Bündelchen von *Myoepithelzellen*, kontraktilen Zellen epithelialer Herkunft, die auch zu den glatten Muskelzellen gerechnet werden. Der Muskel kann das Haar aufrichten (Haarsträuben) und die Talgdrüse komprimieren, wobei die Epidermis an der Stelle der Muskelinsertion grübchenförmig eingezogen wird („Gänsehaut"). Mm. arrectores pilorum fehlen an Augenwimpern.

Nägel (Ungues)

Die Finger- und Zehennägel entstehen und ruhen in einem Nagelbett. Sie schützen die Endglieder der Finger und Zehen und bilden ein Widerlager für den Druck, der auf den Tastballen ausgeübt wird; bei Verlust eines Nagels ist die Tastempfindung eingeschränkt.

Der *Nagel* ist, wie das Haar, eine umschriebene, modifizierte Hornbildung der Epidermis – eine etwa 0,5 mm dicke Hornplatte (*Nagelplatte*), an der man *Nagelkörper* und *Nagelwurzel* unterscheidet. Der Nagel ist im *Nagelbett* verankert (Abb. 167).

Die **Nagelplatte** *(Corpus unguis)* wird aus polygonalen Hornschuppen zusammengesetzt, in die Tonofibrillen in drei einander kreuzenden Lagen verbacken sind. Der vordere Rand der Nagelplatte ist frei, der seitliche und hintere Rand stecken in einer Epithelfalte, seitlich im *Nagelfalz*, hinten in der *Nageltasche*. Der in der Nageltasche verborgene, etwa 0,5 cm lange Teil des Nagels wird als *Nagelwurzel* bezeichnet. Vor der Nageltasche schim-

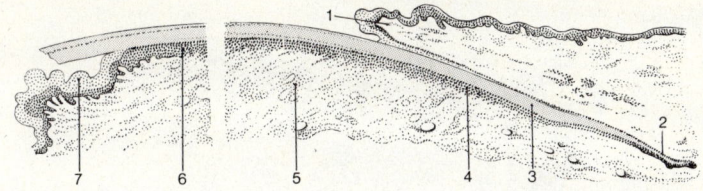

Abb. 167 Längsschnitt durch das Nagelbett. 1 = Nagelwall, 2 = Hinterrand des Nagels, 3 = Nagelwurzel, 4 = Matrix, 5 = Nagelbett, 6 = Hyponychium, 7 = Nagelsaum.

mert das nagelbildende epitheliale Gewebe als weißliches Feld (*Lunula*) halbmondförmig durch den Nagel. Vom freien Rand der Nageltasche wächst ein epitheliales Häutchen, *Perionyx*, auf die Oberfläche des Nagels; es ist die Fortsetzung des *Eponychiums*, des Epithels, das auf der Nagelplatte liegt, und kann ohne Schaden entfernt werden.

Das **Nagelbett** ist das unter dem Nagel liegende epitheliale Gewebe. Aus der *Matrix*, dem Nagelbett im Bereich der Lunula und der Nagelwurzel wächst der Nagel ständig nach, täglich 0,14–0,4 mm. Das Nagelbett setzt sich distal von der Lunula in das dunkelrosa, durch den Nagel schimmernde *Hyponychium* fort, eine Epithelschicht, auf der der Nagel distalwärts vorgeschoben wird. Durchscheinende Kapillaren geben dem Nagel seine rosa Farbe, die Nagelfarbe kann klinisch-diagnostisch interessant sein (O_2-Gehalt des Blutes!), ebenso können Gestalt und Beschaffenheit des Nagels klinische Hinweise geben.

Bei *Beschädigung* der Matrix wird der Nagel abgestoßen, nach Zerstörung der Matrix entsteht hier kein weiterer Nagel mehr. Bei chirurgischer Entfernung des Nagels wird deshalb die Matrix (Lunulabereich) geschont.

Zur Terminologie: Der Begriff *Hyponychium* wird von Autoren unterschiedlich angewandt. Er bezeichnet entweder das Epithel der Matrix oder, wie hier, das Epithel distal der Lunula oder beide Epithelbereiche. In der englischsprachigen Literatur wird auch nur das Epithel distal vom Nagelbett, das unter den distalen freien Rand der Nagelplatte reicht, so bezeichnet.

Hautdrüsen (Glandulae cutis)

Hautdrüsen sind Abkömmlinge der Epidermis, die in die Cutis, z. T. auch in die Subcutis, eingesenkt sind. Man unterscheidet neben der Milchdrüse die Schweißdrüsen, Duftdrüsen und Talgdrüsen (Abb. 168 u. 169).
Zur Terminologie: Schweißdrüsen und Duftdrüsen werden in der offiziellen Nomenklatur (Nomina anatomica, 5. Auf., 1983) gemeinsam Schweißdrüsen genannt und,

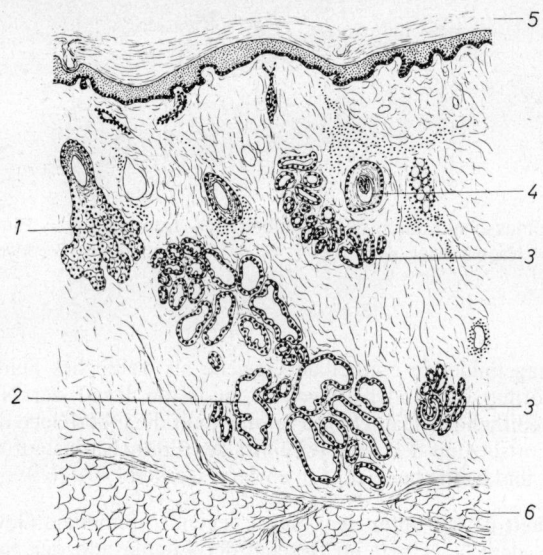

Abb. 168   Drüsen der Achsenhöhlenhaut. Übersicht. 1 = Talgdrüsen mit Haarwur-
zelscheide (Haar ist ausgefallen), 2 = Duftdrüse (apokrine Schweißdrüse), 3 =
Knäueldrüse (merokrine Schweißdrüse), 4 = Haarwurzelscheide mit Haar, 5 =
Epidermis, 6 = Subcutis. Vergr. etwa 10fach (Lupe).

entsprechend dem Sekretionstyp, als *Glandulae sudoriferae merocrinae (eccrinae)*
und *Glandulae sudoriferae apocrinae* bezeichnet.

Schweißdrüsen *(Glandulae sudoriferae merocrinae)* sind unverzweigte
merokrine (ekkrine) tubuläre Drüsen mit engem Lumen (merokrine Extrusion, S. 106). Ihr Endstück ist an der Grenze von Cutis und Subcutis zu
einem etwa 0,4 mm großen *Knäuel* aufgewickelt.

L: Das Epithel des Knäuels ist einschichtig und gleichbleibend hoch. Es ist
aus hellen azidophilen und (in geringerer Zahl) dunklen Zellen zusammengesetzt. Der Ausführungsgang der Knäueldrüse ist vom sezernierenden
Anteil leicht zu unterscheiden, er ist aus kleinen kubischen, in zwei Reihen
angeordneten Epithelzellen zusammengesetzt. Er durchbricht die Kuppe
der Leiste oder des Feldes der Haut. Seine Epidermisstrecke ist stark
geschlängelt und ohne eigene Wandzellen, er mündet unabhängig von
Haaren. Myoepithelien, die den Schweiß auspressen (Angstschweiß!), liegen dem Knäuel (nicht dem Ausführungsgang) an. **E**: Die *hellen Zellen* sind
reich an Mitochondrien. Die Zellmembran ist basal stark eingefaltet als
Zeichen für Flüssigkeitstransport; die Zellen sondern den dünnflüssigen

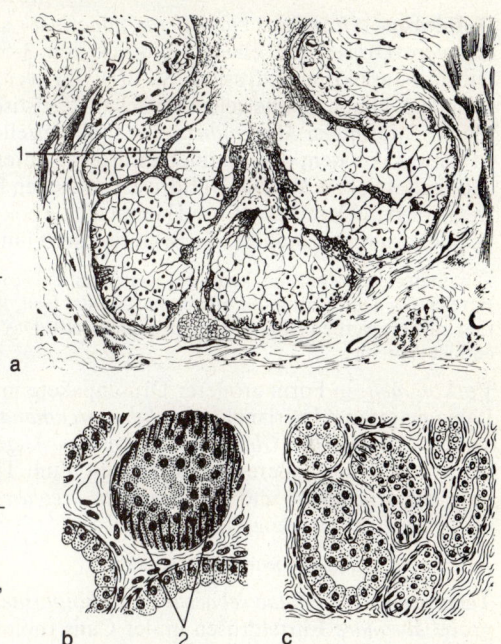

Abb. 169a–c   Drüsen der Haut. a) Holokrine, alveoläre Talgdrüse: mehrschichtiges Epithel, das im Zentrum der Drüse in Talg (1) umgewandelt wird. b) Apokrine, alveoläre Duftdrüse (dreimal senkrecht, in der Mitte tangential angeschnitten): einschichtiges, unterschiedlich hohes Epithel, weites Lumen, im Tangentialschnitt spindelförmige Myoepithelzellen strichartig sichtbar (2). c) Merokrine ekkrine, tubuläre Schweißdrüse: Knäueldrüse, quergeschnitten; einschichtiges, überall gleich hohes Epithel, enges Lumen, vgl. Lage der Drüsen Abb. 168. Vergr. etwa 200fach.

Anteil des Schweißes ab, der außer Kochsalz (etwa 0,4%, bis auf 0,03% abnehmend) auch Harnstoff, Harnsäure, Ammoniak und andere Stoffwechselabbauprodukte enthalten kann – insgesamt ein Ultrafiltrat; außerdem kann die Schweißdrüse auch exkretorische Aufgaben übernehmen. Die *dunklen Zellen*, die ein granuliertes ER besitzen, sind mit elektronendichten Granula angefüllt; sie sondern Glykoproteine ab. Im *Ausführungsgang* wird Natrium rückresorbiert.

Das saure Sekret der Schweißdrüsen (pH 4,5) bildet den *Säureschutzmantel* (hauptsächlich durch Milchsäure), der das Bakterienwachstum auf der Haut hemmt. Die insgesamt etwa 2 Millionen Schweißdrüsen haben durch Verdunstung des Sekretes Anteil an der Wasser- und Wärmeregulation.

Vorkommen: überall in der äußeren Haut, besonders reichlich in der Haut von Stirn, Handteller und Fußsohle (Ausnahmen: Lippenrot, inneres Blatt des Praeputium penis).

Innervation: System der segmentalen vegetativen Fasern (cholinerge Sympathikusfasern).

Duftdrüsen *(Glandulae sudoriferae apocrinae)* sind *apokrine*, verzweigte, *alveoläre* Drüsen mit einem Endstück von 3–5 mm Durchmesser in der Subcutis (apokrine Extrusion, S. 107). Ihr weites Lumen und die unterschiedlich hohen Epithelzellen sind charakteristisch wie die deutlich färbbaren strichförmigen *Myoepithelzellen* (Spindelzellen). Ihr Ausführungsgang ist schwer von dem der ekkrinen Drüsen zu unterscheiden. Sie sondern ein alkalisches Sekret ab. Die Duftdrüsen entstehen fetal aus den Haaranlagen, treten also in Gesellschaft von Haaren auf. Apokrine Drüsen werden durch Sexualhormone stimuliert, die Sekretion setzt mit der Pubertät ein.

Die Duftdrüsensekretion kann bei der Frau *zyklusabhängig schwanken*. Da im Bereich der Duftdrüsen der *Säureschutzmantel fehlt*, können diese von Hautbakterien infiziert werden (sog. Schweißdrüsenabszeß). Das Sekret der apokrinen Drüsen enthält Proteine.

Vorkommen: in Form größerer Drüsenpakete in Achselhöhle, Mon pubis, Labia majora und perianal *(Glandulae circumanales)*. Kleinere Drüsen vom selben Typ sind die *Glandulae ciliares* des Augenlides und die *Glandulae ceruminosae* des äußeren Gehörganges. Zum Typ der Duftdrüsen zählen auch die *Milchdrüse* und die *Glandulae areolares* (Montgomerysche Knötchen) des Brustwarzenhofes.

Innervation: adrenerge Sympathikusfasern.

Talgdrüsen *(Glandulae sebaceae)* sind *holokrine*, mehrlappige, etwa 1 mm große *alveoläre* Einzeldrüsen in der Cutis (holokrine Extrusion, S. 107f). Sie gehen größtenteils aus Haaranlagen hervor und münden in den Haartrichter. Ihr Talg *(Sebum)* macht die Haut geschmeidig und widerstandsfähig gegen Wasser, er trägt zum Glanz der Haare bei. Die Talgdrüse besteht aus vielschichtigem Epithel, das in der Peripherie der Drüsenbeere Mitosen zeigt, im Zentrum und gegen den Haarschaft hin Fette, freie Fettsäuren, Cholesterin u. a. in Tropfenform einlagert und zu Talg zerfällt, der in den Haartrichter abgeschoben wird. Talgdrüsen werden hormonell gesteuert, im Wachstum durch Androgene stimuliert und durch Östrogene inhibiert.

Vorkommen: an Haarbälgen; ohne Haare in der Lippen- und, in seitlicher Verlängerung, in der Wangenschleimhaut, an Brustwarze, Augenlid (Glandulae tarsales), Labium minus des weiblichen Genitales, Glans penis.

Weibliche Brust und Brustdrüse

Die weibliche Brust, *Mamma*, ist einschließlich der Brustdrüse, *Glandula mammaria*, eine Bildung der Hautdecke. Die Brustwarze, *Papilla mammae*, ist eine besondere Differenzierung der *Cutis*, die Brustdrüse liegt in der *Subcutis*. Die Variabilität in der Gestalt der weiblichen Brust geht weniger auf den Drüsenkörper als auf die übrigen Strukturen der Subcutis zurück. Die Ausbildung des Fettgewebes bestimmt die *Größe* der Brust; straffe Kollagenfaserzüge, die als Retinacula aus der Subcutis zur Fascia pectoralis ziehen, unterkammern das Fettgewebe. Sie ermöglichen gleichzeitig eine Verschieblichkeit der gesunden Brust gegen die Faszie. Die *Straffheit* der Brust hängt von der Beschaffenheit der Retinacula und von der Füllung ihrer Kammern ab. Ein Kranz kleinerer Drüsen liegt im Warzenhof; diese knötchenförmigen *Glandulae areolares* reichen bis zur Grenze von Cutis und Subcutis.

Brustdrüse (Glandula mammaria)

Die weibliche Brustdrüse besteht aus 12–20 *tubuloalveolären* Einzeldrüsen (Drüsenlappen, *Lobi glandulae mammariae*), die voneinander durch Binde- und Fettgewebe abgeteilt sind. Jede der Einzeldrüsen besitzt einen Milchgang, *Ductus lactifer colligens*. Dieser beginnt unterhalb der Brustwarze mit einer spindelförmigen, 2–4,5 cm langen Erweiterung, dem Milchsäckchen. *Sinus lactifer*, das mit einem geringfügig engeren Ausführungsgang auf der Brustwarze mündet. Anschließend an den Sinus lactifer zweigt sich der Ductus lactifer colligens in mehrfache *Ductus lactiferi* auf. Jeder Zweig endet bei der ruhenden Drüse blind, nach Eintritt einer Schwangerschaft aber mit knospenförmigen *tubuloalveolären Drüsenendstücken*. **L**: Die *epitheliale Auskleidung* dieses Gangsystems beginnt an der oberflächlichen Mündung des Milchsäckchens mit mehrschichtigem Plattenepithel, das in der Tiefe rasch an Höhe verliert und im Ductus lactifer zunächst in ein zweischichtiges kubisches und nahe dem Drüsenendstück in ein einschichtiges kubisches Epithel übergeht. Die Drüsenendstücke werden von *Myoepithelzell*fortsätzen unvollständig umschlossen.

Aus den interlobären Bindegewebssepten dringt Bindegewebe in die Einzeldrüse vor und umgibt die tubuloalveolären Drüsenendstücke der einzelnen Zweige, die hierdurch Läppchen, *Lobuli glandulae mammariae*, bilden. Dieser Grundaufbau, der mit der Geschlechtsreife erreicht wird, unterliegt den wechselnden hormonellen Einflüssen, die mit dem *ovariellen Zyklus*, der *Gravidität* und der *Laktation* verbunden sind.

In der **nichtlaktierenden (ruhenden) Brustdrüse** ist der Drüsenkörper durch sein Ausführungsgangsystem repräsentiert. Die Ductus-lactiferi-Endzweige liegen zusammen als kleine, von zellreichem, lockerem Bindegewebe („Mantelbindegewebe") umgebenen *Inseln* in einer großen Masse kollagener Fasern (Abb. 170a). Die *Sinus lactiferi* sind schmal (etwa 2 mm weit). Im Laufe des *Zyklus* tritt um die Zeit der Ovulation (Gipfel des Östrogenblutspiegels) ein geringes Wachstum der Ductus lactifer-Zweige auf. In der prämenstruellen Phase wird vermehrt Flüssigkeit eingelagert. Insgesamt erleidet die Brust eine Vergrößerung um 15–45 ml, die bis zum 7. Tag des folgenden Zyklus wieder zurückgeht.

Die **Brustdrüse in der Schwangerschaft** wird durch weitere Aufzweigungen der Ductus lactiferi und der Drüsenendstücke vergrößert, das Bindegewebe wird zurückgedrängt, die Brust schwillt weich an. Im 5. Monat erweitern

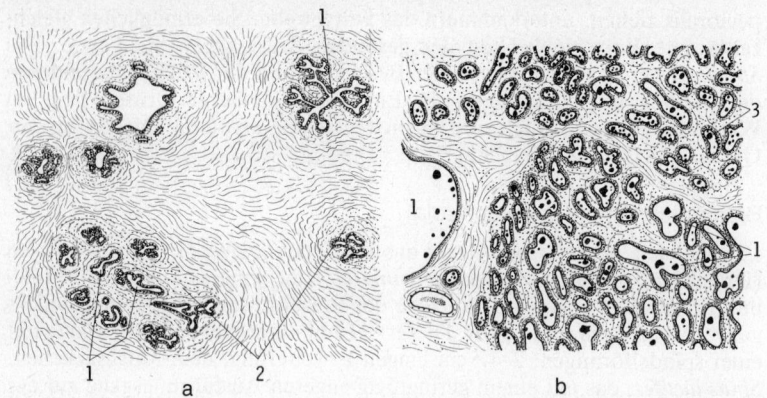

Abb. 170a, b   Milchdrüse (Glandula mammaria), a) ruhend, b) laktierend (Milchfett durch OsO₄ geschwärzt). 1 = Ductus lactifer in unterschiedlichen Aufzweigungen, 2 = „Mantelbindegewebe", 3 = Alveolen. Vergr. etwa 50fach.

sich die Drüsenendstücke, sie bilden Alveolengänge und Alveolen. Die Drüse wird stark vaskularisiert. Im 9. Monat der Schwangerschaft wird gelbliches *Colostrum* gebildet, eine „Vormilch" aus Fetttröpfchen, Zellen und Zellteilen, die auch mütterliche Antikörper (IgA) enthalten.

Laktierende (aktive) Brustdrüse. Etwa drei Tage nach der Geburt „schießt" die Milch „ein", die Milchsekretion kommt in Gang. **L**: Die *Alveolen* der Drüsenendstücke sind mit Fettkügelchen (Durchmesser 2–5 μm) angefüllt und bis auf 1,2 mm Durchmesser gedehnt, die *Sinus lactiferi* auf 5–8 mm erweitert (Abb. 170b). Die *Epithelien* der Drüsenendstücke, teilweise zu hochprismatischen Zellen vergrößert, enthalten bei geeigneter Fixierung und Färbung sichtbare Fetttropfen, die aber bei Behandlung der Präparate mit lipidlöslichen Medien Löcher hinterlassen. Die Wand der Alveolen und Ductus lactiferi wird von stark verzweigten Myoepithelzellen unvollständig umgeben.

E: Die Drüsenepithelien sondern Milchbestandteile auf zweierlei Weise ab. *Fetttröpfchen*, die frei im Cytoplasma entstehen und keine Beziehung zum Golgi-Apparat aufnehmen, buchten zunächst an der Zelloberfläche das apikale Plasmalemm vor, das einzelne Fetttröpfchen ist vom apikalen Plasmalemm unvollständig umhüllt. Mit zunehmender Entfernung des Fetttröpfchens von der Zelle wird die Verbindung der – den Fetttropfen umgebenden – Membran mit dem apikalen Plasmalemm schmäler. Schließlich wird der Fetttropfen vom apikalen Plasmalemm „abgenabelt", er liegt, von der Membran nun ganz umschlossen, im Drüsenlumen (vgl. apokrine

Extrusion, S. 107). *Proteine*, die am granulierten ER entstehen und im Golgi-Apparat in Membransäckchen verpackt werden, verlassen die Zelle durch Exozytose. Dabei wird dem apikalen Plasmalemm gleichzeitig das Membranmaterial zugeführt, das zur „Abnabelung" der Fetttröpfchen erforderlich ist.

Die *Milchmenge* beträgt täglich etwa 500 g. Die Milch enthält etwa 4,5% Fett, 7–8% Kohlenhydrate, 0,9% Proteine, 0,2% Mineralstoffe, Immunglobulin A (IgA) und weitere spezifische Stoffe.

Beim *Abstillen* entsteht eine Milchstauung, die zur Dehnung und zum Zerreißen der Alveolen führt; die Milchproduktion versiegt. Phagozyten beseitigen die Milchreste und die zugrunde gehenden Drüsenzellen. Das zurückgebildete Drüsengewebe erhält wieder den Bau der nichtlaktierenden Drüse.

Hormone. *Östrogene* führen zum Wachstum des Drüsengangsystems, sie bereiten die Progesteronwirkung vor. *Progesteron* stimuliert die Ausbildung der Milchalveolen. Östrogene und Progesteron, die auch von der Placenta gebildet werden, unterdrükken gleichzeitig die Milchproduktion. Beide Hormone werden gegen Ende der Schwangerschaft vermindert ausgeschüttet. Nun führt *Prolactin* zu Milchbildung. Die Milchabgabe wird durch *Oxytocin* gefördert, das die Kontraktion der Myoepithelien der Drüse anregt. Die Ausschüttung von Prolactin und Oxytocin wird durch taktile Reizung der Brustwarze (Säugen) unterhalten (neurohormonaler Reflex).

Brustwarze (Papilla mammae)

Auf der leicht nach außen oben gerichteten Brustwarze münden die 12–20 Ausführungsgänge mit porenförmigen Öffnungen. Die Haut der Brustwarze und ein umgebendes rundes Feld, der Warzenhof, *Areola mammae*, sind meist stärker pigmentiert als die umgebende Haut, besonders bei Frauen, die geboren haben. Die Papillenspitze bleibt unpigmentiert.

Unter Brustwarze und Warzenhof liegt ein System von ringförmig und radiär angeordneten Bündeln *glatter Muskelzellen*. Sie sind über elastische Sehnen in der Haut, an der Wand von Milchgängen und von Venen verankert. Die Muskelbündel können die Brustwarze erigieren, indem sie den Warzenhof zusammenziehen und gleichzeitig Milchgänge und Venen erweitern. Beim Stillen entleert der Säugling die Milchsäckchen durch alternierenden Druck von Lippen und Kiefer.

Glandulae areolares (*Montgomery-Knötchen*) werden 10–15 kleine, knötchenförmige Drüsen genannt, die in der Peripherie des Warzenhofes liegen – *apokrine, ekkrine* Drüsen und *Talg*drüsen. Sie sezernieren während der Laktation vermehrt.

Männliche Brust und Brustdrüse. Die männliche Brust und Brustdrüse sind wie die der Frau angelegt, doch bleiben sie unterentwickelt. Der Drüsenkörper ist etwa 1,5 cm breit und 0,5 cm dick. Durch weibliche Geschlechtshormone kann die männliche Brustdrüse entwickelt werden. In der Pubertät kann sich die männliche Brustdrüse vorübergehend stärker entwickeln (*Gynäkomastie*).

Endokrine Organe

Die Koordination der Teile eines Organismus ist Aufgabe des *Nervensystems* und des *endokrinen Systems*. Beide wirken in gegenseitiger Abhängigkeit. Hinsichtlich der Wirkstoffe bestehen enge Verwandtschaften, und scharfe Grenzen zwischen beiden Systemen sind nicht überall zu ziehen; Teile des Nervensystems sind auch Bestandteile des endokrinen Systems. Ein wichtiger Unterschied zwischen beiden Systemen besteht im Transport der Wirkstoffe (Nervensystem: Nervenfaser/Synapse, endokrines System: Interzellularweg/Blutweg) und in den damit verbundenen Zeitfaktoren.

Zum *endokrinen System* gehören alle Organe und Zellsysteme, die als Sekrete *Hormone (Inkrete)* bilden und diese über den Blut- oder Lymphstrom an entfernte Zielzellen entsenden (oder über den Interzellularraum an benachbarte Zielzellen abgeben). *Endokrine Drüsen* sind Organe, die allein mit der Produktion von Hormonen befaßt sind. Organe, die vorwiegend andere Funktionen erfüllen (z. B. Magen-Darm-Trakt), gleichzeitig aber auch hormonbildende Zellsysteme (endokrine Zellgruppen oder Einzelzellen) besitzen, kann man als *endokrin tätige Organe* bezeichnen. Endokrine Einzelzellen, die ihren Wirkstoff nur über den Interzellularraum an Nachbarzellen abgeben, werden auch als parakrine Zellen, ihre Wirkstoffabgabe als *Parakrinie* bezeichnet.

In diesem Kapitel werden die *endokrinen Drüsen* sowie von den endokrin tätigen Organen das *gastrointestinale endokrine System,* das größte, nicht in Drüsenform gegliederte endokrine System, besprochen. Die endokrinen Zellen der übrigen endokrin tätigen Organe (Hoden, Eierstock, Niere, Placenta u. a.) sind in der Weise organspezifisch organisiert, daß sie mit den jeweiligen Organstrukturen besprochen werden müssen.

Hormone sind lebensnotwendige chemische Botenstoffe, die – von Zellen gebildet und in den Interzellularraum ausgeschieden – zumeist auf dem Blutwege ihre Wirkorte erreichen und in sehr geringen Mengen (ng-Bereich) auf ihre mit einem *Hormonrezeptor* versehenen Zielzellen einwirken. Der histologische Nachweis der *Produktionsstätten* von Hormonen beruhte in früheren Zeiten auf der Beobachtung von Funktionsstörungen bei Zellveränderungen (Überfunktion bei Zellvermehrung, Adenom; Unterfunktion bei Zellausfall). Die hormonproduzierenden Zellen werden heute immunhistochemisch identifiziert.

In chemischer Hinsicht lassen sich Hormone verschiedenen *Stoffgruppen* zuordnen, den *Aminen* (z. B. Adrenalin, Noradrenalin, Dopamin, Melatonin, Serotonin), den *Steroiden* (z. B. Mineralocorticoide, Glucocorticoide, Sexualhormone), den *Peptiden* (z. B. Steuerhormone des Hypothalamus, gastro-entero-pankreatische Hormone) oder den *Proteinen* (z. B. Gonadotropine, Wachstumshormon).

Weitere Wirkstoffe, die sich nicht auf definierte Zellen beziehen lassen, wie z. B. die Prostaglandine, und zu deren Erforschung die Morphologie nahezu nichts beitragen kann, bleiben hier außer Betracht.

Mit der Zuordnung der Hormone zu Stoffgruppen ist zwar eine grobe zytologisch-färberische Unterscheidung hormonproduzierender Zellen möglich (s. Adenohypophyse, S. 376f), und für die konventionelle Elektronenmikroskopie gilt, daß Steroide am ungranulierten ER gebildet werden, für die Bildung von Aminen, Peptiden und Proteinen dagegen ein granuliertes ER Voraussetzung ist. Doch sind diese Kriterien unspezifisch. Zur licht- und elektronenmikroskopischen Identifikation von Hormonen und/ oder Enzymen ihres Aufbaus sowie von hormonbildenden Zellen aller Stoffgruppen stehen hochspezifische immunhistochemische Verfahren bereit. Die wichtigsten Ergebnisse dieser Untersuchungen sind, kurz zusammengefaßt, die folgenden (vgl. Neurotransmitter, S. 263ff).

Endokrine Zellen können mehr als ein Hormon produzieren. Hormone in einer endokrinen Zelle können von *einem gemeinsamen Vorläufer (Präprohormon, Prohormon)* enzymatisch abgespalten sein, eine besonders bei Peptidhormonen gewonnene Erkenntnis; sie bilden dann eine „Peptidfamilie". Andere sind in der Aminosäuresequenz einander sehr ähnlich und werden deshalb zu Gruppen zusammengefaßt:

Glucagon ist Glied einer Gruppe strukturell nahe verwandter Peptide, zu der, außer dem *gastrininhibitorischen Polypeptid (GIP)*, auch *Secretin, Glicentin, vasoaktives intestinales Polypeptid (VIP), Präalbumin* und ein *Growth hormone releasing factor* gehören. Eine weitere Peptidgruppe bilden *Substanz P, Bombesin* und *Neurotensin*, eine dritte der *Corticotropin releasing factor, Sauvagine* und *Urotensin I.* Am besten untersucht ist die *Proopiomelanocortin-*„Familie"; aus dem großen Vorläufermolekül entstehen u. a. die aktiven Peptide *β-Lipotropin, ACTH, β-Endorphin* und *α-Melanotropin.*

Peptidhormone in einer endokrinen Zelle können auch von *unterschiedlichen Vorläufern* abstammen; eine endokrine Zelle kann zugleich die Programme zur Bildung von mehr als einer Peptidfamilie verwirklichen:

Die *D-Zellen der Pankreasinseln* des Menschen und anderer Mammalier enthalten außer *Somatostatin* zugleich auch *β-Endorphin.* In anderen Zellen der Pankreasinseln des Menschen und zahlreicher Vertebraten sind Zellen nachzuweisen, die den *Corticotropin releasing factor (CRF)* enthalten und die sich topographisch z. T. mit den *Glucagon* bildenden *A-Zellen* decken.

Hormone in einer endokrinen Zelle können *verschiedenen Stoffgruppen* angehören, das gilt besonders für *Peptide* und *Amine;* eine endokrine Zelle kann zugleich das Programm zur Produktion von Peptiden und Aminen verwirklichen:

Das *Nebennierenmark* ist, außer an *Monoaminen*, reich an *Peptiden*. Sie werden in den *Noradrenalin* und *Adrenalin* produzierenden Zellen gebildet. Im menschlichen Nebennierenmark sind *Proopiomelanocortin*abkömmlinge, besonders *β-Endorphin* und *α-Melanotropin*, in geringerer Menge auch *Lipotropin* und *ACTH*, nachweisbar. *Enkephaline* kommen beim Menschen und zahlreichen Mammaliern im Nebennierenmark und auch in den katecholaminergen Zellen des *Glomus caroticum* vor. Auch *Substanz P* und *Somatostatin* sind beim Menschen, *vasoaktives intestinales Polypeptid (VIP), Neurotensin* und *Neuropeptid Y (NPY)*, ein dem pankreatischen Polypeptid (PP) strukturell verwandtes Peptid, bisher bei zahlreichen anderen Spezies nachgewiesen. In den *Insulin* produzierenden *B-Zellen der Pankreasinseln* sind das *γ-Aminobuttersäure-(GABA-)*synthetisierende Enzym *Glutamatdecarboxylase* und GABA beschrieben worden, ein Befund, der die *Koexistenz* von *GABA* und *Insulin* in den B-Zellen anzeigt.

Bei *gleichzeitigem Gehalt von Peptiden und Aminen* in einer endokrinen Zelle können die *Peptide von dieser produziert,* die *Amine* aber von der Zelle durch einen spezifischen Aufnahmemechanismus aus der Umgebung auch *aufgenommen* sein.

Bei *gleichzeitigem Gehalt verschiedener Amine* in einer endokrinen Zelle kann das *eine* von dieser *gebildet,* das *andere aufgenommen* sein:

Serotonin in *Adrenalin* bildenden Zellen des *Nebennierenmarkes* wird nachweislich aus dem Kapillarblut aufgenommen.

Die Hormone aller Stoffklassen werden auch als *Wirkstoffe in Neuronen des zentralen und des peripheren Nervensystems* gebildet. Die geschilderten Eigenschaften endokriner Zellen hinsichtlich des gleichzeitigen Gehaltes einer Mehrzahl von Hormonen in einer Zelle treffen uneingeschränkt auch auf die Neurone des zentralen und des peripheren Nervensystems zu. Die Neurone setzen die Wirkstoffe entweder als *Neurotransmitter* (oder *Neuromodulatoren)* frei oder geben sie als *Neurohormone* an Blutgefäße einer neurohämalen Region ab (s. Eminentia mediana, S. 374ff).

Hormonrezeptoren. Hormone erreichen über den Blutweg alle Organe, sie rufen aber nur in jenen eine Antwort hervor, deren Zellen als *Zielzellen* des Hormons in der Zellmembran (oder im Zellkern) einen für das Hormon spezifischen Rezeptor entwickeln. Zellen, die keinen spezifischen Rezeptor besitzen, antworten nicht auf das Hormon. Die Membranrezeptoren sind integrierte Proteine der Zellmembran, sie sind in ständiger Erneuerung begriffen. Ihre Anzahl beträgt etwa 10000 pro Zelle, variiert aber bei den verschiedenen Zielzellen, hängt vom Differenzierungszustand der Zelle und von der Hormonkonzentration ab, die auf die Zelle einwirkt (s. Rezeptorenselbstregulierung, S. 32). Die Antwort der Zielzelle auf das Hormon hängt von der Anzahl der verfügbaren Rezeptoren ab. Man unterscheidet Rezeptoren im Zellinnern (Zellkern) und Membranrezeptoren.

Für die Steroidhormone ist der *Rezeptor* in den *Zellkern* verlagert. Hier wird die Transkription aktiviert, die ihrerseits die entsprechende Syntheseaktivität der Zelle anregt (Genaktivierung).

Andere Hormone (ACTH, Thyrotropin, Gonadotropine u. a.) wirken über *Membranrezeptoren*. Mit der Bindung des Hormons (des „ersten Boten") an den Membranrezeptor wird zugleich das in der Zellmembran lokalisierte Enzym Adenylcyclase aktiviert. Es bewirkt eine Umwandlung des – gleichfalls an der Zellmembran lokalisierten – Adenosintriphosphats (ATP) in zyklisches Adenosinmonophosphat (cAMP) (des „zweiten Boten"), das seinerseits intrazelluläre Proteinkinase-Enzyme stimuliert, die dann die charakteristische Zellantwort in Gang setzen (s. Biochemielehrbuch!). Auf vergleichbare Weise kann aber auch das Noradrenalin einer Nervenfaser, die eine exokrine Drüsenzelle innerviert, die exokrine Sekretion stimulieren (vgl. Transmitterrezeptoren, S. 260).

Ein eindrucksvolles Beispiel für die Bedeutung der Rezeptoren gibt der Rezeptordefekt bei der testikulären Feminisierung. Obwohl genetisch eindeutig männlich, unterbleiben die Entwicklung der Hodenfunktion und die Ausbildung der äußeren männlichen Geschlechtsorgane; die hier geforderten Zielzellen sind unempfindlich gegen das männliche Geschlechtshormon.

APUD-System. Eine bis heute nicht hinreichend geklärte Frage ist die nach der Herkunft speziell der (aminergen und peptidergen) endokrinen und neuroendokrinen Zellen. Für eine einheitliche Herkunft der Zellen spricht, daß sie einheitlich befähigt sind, Peptide mit Hormoneigenschaften zu bilden sowie simultan biogene Amine zu produzieren und/oder aufzunehmen und Vorstufen von biogenen Aminen, d. h. Aminosäuren, anzureichern und zu den Aminen zu dekarboxylieren. Die Zellen wurden deshalb von Pearse (1969) unter der Bezeichnung „*A*mine and/or amine *P*recursor *U*ptake and *D*ecarboxylation"-Zellen, *APUD*-Zellen, zusammengefaßt. Mehrere Autoren schließen sich der Auffassung an, daß diese Zellen alle aus der *Neuralleiste* entstehen. Zweifel hieran sind aufgetreten. Manche bezeichnen das APUD-System der diffusen endokrinen Zellen als einen eigenen, *dritten funktionalen Teil des Nervensystems*, der mit dem zweiten Teil, dem autonomen Nevensystem, bei der Kontrolle aller Funktionen der inneren Organe mitwirkt.

APUD-Zellen spielen in der *Pathologie* eine zunehmend größere Rolle; hormonbildende Tumoren, „Apudome", können aus ihnen hervorgehen, z. B. Calcitonin bildende Tumoren der Schilddrüse oder Gastrin bildende Tumoren aus Inselzellen, die mit einer charakteristischen Symptomatik auftreten (z. B. Zollinger-Ellison-Syndrom).

Paraneurone. Unabhängig zunächst von dem APUD-Konzept und ausgehend von der immer häufiger gemachten Beobachtung, daß zahlreiche Zelltypen der in einzelnen Organen angesiedelten *diffusen endokrinen Zellen* offenbar Neuronen nahestehen, entstand die Vorstellung vom *Paraneuron* (Fujita 1977). Es sind besonders Zellen, die morphologische Kennzeichen von *Rezeptorzellen* aufweisen und die als Antwort auf einen Reiz einen *Wirkstoff* sezernieren. Dieser kann entweder als *Hormon* auf dem Blutweg entfernte Zielzellen erreichen oder auf benachbarte Zellen einwirken (Abb. 171) (bei lokaler Wirkung *Parakrinie*, S. 269).

Als *Paraneurone* können demnach einige endokrine Zellen des Magen-Darm-Traktes bezeichnet werden, z. B. Gastrinzellen, deren Mikrovilli eine *Chemorezeptor*-funktion ausüben und die als Antwort basal das Hormon abgeben, oder die basalgranulierten Zellen des Bronchialepithels, die als *Chemorezeptoren* eine Hypoxie der Atemluft registrieren und diese mit einer basalen Sekretion beantworten. Als *mechanorezeptorische* Paraneurone sind z. B. die Merkel-Zellen der Epidermis und als *photorezeptorische* Paraneurone die Pinealzellen der Vögel zu nennen. Im Paraneuron ist die Verwandtschaft der beiden Koordinationssysteme – Nervensystem und endokrines System – augenfällig.

Endokrine Zellen. Die Art und Weise, in der die sezernierenden Epithelzellen zu endokrinen Drüsen zusammengelagert sind, kennzeichnet die einzelne Drüse. Sie können in Ballen, Strängen und in Netzform im lockeren Bindegewebe angeordnet sein oder ausnahmsweise, wie in der Schilddrüse, auch Bläschen, Follikel, bilden. Die Zellen disseminierter

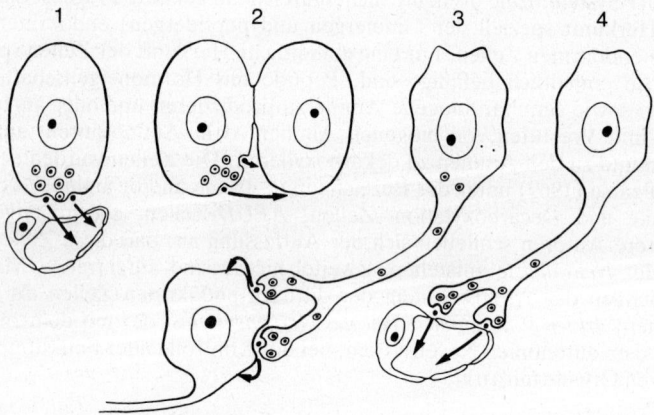

Abb. 171 Die häufigsten Formen des Transportes von Wirkstoffen. 1 = endokrine Sekretion (Inkretabgabe), Transport von Hormonen auf dem Blutweg zu entfernten Zielzellen. 2 = parakrine Sekretion, interzellulärer Transport von Wirkstoffen zu benachbarten Zielzellen. 3 = Übertragung zwischen Nervenzellen durch Neurotransmitter. 4 = neuroendokrine Sekretion, Hormonabgabe durch Nervenzellen in den Blutweg. In jedem Fall erfordert die Wirksamkeit entsprechende Rezeptoren der Zielzellen. Schema (aus *Kahle*, W., H. *Leonhardt*, W. *Platzer*: Taschenatlas der Anatomie, 5. Aufl., Bd. II. Thieme, Stuttgart 1986).

endokriner Zellsysteme liegen einzeln, wie z. B. im Magen-Darm-Trakt, im Verband der übrigen Epithelzellen.

In *Drüsenepithelien* erfolgt die *Synthese* bei *Peptidhormonen* nach folgendem Prinzip. An Ribosomen werden zunächst große Polypeptide aufgebaut, wobei *Signalpeptide*, die den Eintritt in die Zisternen des granulierten ER ermöglichen, bereits hier wieder abgespalten werden; es resultieren *Präpropeptide*, deren Molekulargewicht noch weit über dem der aktiven Peptide liegt. Im Golgi-Apparat entstehen durch Abspaltung *Propeptide*, die – als Granula in Vesikeln verpackt – durch Enzyme in der Granulummembran zu den aktiven Peptiden gespalten werden. Die verschiedenen molekularen Formen, z. B. Prohormon und Hormon, können in demselben Granulum vorkommen. *Steroidhormone* entstehen dagegen im glatten ER. Die Hormone werden durch *Exozytose* in den Interzellularraum ausgeschleust; anschließend treten sie in die Kapillarlichtung ein. Da die Ausschleusung sehr rasch abläuft, werden Exozytosestadien selten gefunden. Die Kapillaren endokriner Drüsen haben gefensterte („fenestrierte") Endothelien. Endokrine Drüsen besitzen, im Gegensatz zu exokrinen Drüsen, keine Ausführungsgänge.

Hypothalamus-Hypophysen-System

Der *Hypothalamus*, der basale Anteil des Zwischenhirns, ist als übergeordnetes Steuerorgan zahlreicher vegetativer Funktionen auch *übergeordnetes Steuerorgan der endokrinen Drüsen*. Er entsendet *neurale Efferenzen*, die – in Bahnen des Hirnstamms z. B. zu visceromotorischen Kerngebieten absteigend – über vegetative Nerven auf endokrine Drüsen und Zellen wirken, und *hormonale Efferenzen*, die – auf dem Blutgefäßweg zur Adenohypophyse transportiert – als *Steuerhormone* die Freisetzung glandotroper Hormone aus der *Adenohypophyse* steuern. Die Adenohypophyse ihrerseits ist anderen (peripheren) endokrinen Drüsen und Zellen übergeordnet, deren Hormonproduktion sie stimuliert. Hypothalamus und Adenohypophyse bilden in der Steuerung der peripheren endokrinen Drüsen und Zellen eine funktionelle Einheit. Die Hormone der *peripheren endokrinen Drüsen* und *Zellen* erst wirken direkt auf Erfolgsorgane und -gewebe.

Während Hypothalamus und Adenohypophysen auf diesem Weg der übergeordneten Steuerung *indirekt* (über die peripheren endokrinen Drüsen und Zellen) Erfolgsgewebe und -organe beeinflussen, üben sie beide, jedes Organ für sich, auf einem anderen Weg, durch Aussendung einiger weniger *Effektorhormone*, auch einen *direkten* Einfluß auf periphere Organe aus, eine Vorstellung, die allerdings nur mit Einschränkungen zutrifft. Im folgenden sind also die Organisation der *Steuerhormone* im Zusammenhang mit der Adenohypophyse und die der *Effektorhormone* zu unterscheiden (Tab. 7).

Tabelle 7   **Übersicht über die für den Menschen wichtigen hormonellen Efferenzen des Hypothalamus-Hypophysen-Systems**

(Bezeichnungen entsprechend der Nomenclature of Peptide Hormones der Commission on Biochemical Nomenclature, 1974. Bezeichnungen der Endocrine Society und weitere gebräuchliche Bezeichnungen, wenn hiervon abweichend, in [ ]).

Hypothalamische Hormone	Adenohypophysäre Hormone	Periphere endokrine Drüse bzw. Hauptwirkung
A. Steuerhormone (Releasing factors und release inhibiting factors)	*1. Gonadotrope Hormone*	
Folliberin (Follicle stimulating hormone releasing factor = *FSH-RF*)*	*Follitropin* (Follicle stimulating hormone = *FSH*)	stimuliert Eifollikelreifung und Spermatogenese
Luliberin (Luteinizing hormone releasing factor = *LH-RF* [*LRF*]) [= *LHRH*; Gonadotropin releasing hormone = *GnRH*]	*Lutropin* (Luteinizing hormone = *LH*; = Interstitial cell stimulating hormone = *ICSH*)	Zwischenzellen (Ovar und Hoden), stimuliert Ovulation und Luteinisierung des Eifollikels bzw. Testosteronsekretion
	2. Nichtgonadotrope Hormone	
Corticoliberin (Corticotropin releasing factor = *CRF*]	*Corticotropin* (Adrenocorticotropic hormone = *ACTH*)	Nebennierenrinde, stimuliert Wachstum und Sekretion
Thyroliberin (Thyrotropin releasing factor = *TRF*) [= *TRH*]	*Thyrotropin* (Thyrotropic hormone)	Schilddrüse, stimuliert Wachstum und Sekretion
Somatoliberin (Somatotropin releasing factor = Growth hormone releasing factor = *GH-RF*)	*Somatotropin* (Somatotropic hormone = *STH*; = Growth hormone = *GH*)	stimuliert das Körperwachstum
Somatostatin (Somatotropin release inhibiting factor = *SRIF*)		
Melanoliberin (Melanotropin releasing factor = *MRF*)*	*Melanotropin* (Melanocyte stimulating hormone = *MSH*)	beim Menschen wahrscheinlich endogenes anti-Opioid
Melanostatin (Melanotropin release inhibiting factor = *MIF*)*		
Prolactoliberin (Prolactin releasing factor = *PRF*: Oxytocin?)	*Prolactin* (Mammotropic hormone = *PRL*) [= Luteotropic hormone *LTH*]	stimuliert Proliferation und Sekretbildung der Milchdrüse (hält bei Nagetieren das Corpus luteum funktionstüchtig)
Prolactostatin (Prolactin release inhibiting factor = *PIF*: Dopamin)		
B. Effektorhormone *Ocytocin (Oxytocin = OXT)* [= *OT*]		führt zur Kontraktion sensibilisierter glatter Muskulatur
Vasopressin (= VP; = *Adiuretin = ADH*)		fördert Wasserretention

* Die Existenz dieser Wirkstoffe wird aufgrund indirekter Befunde postuliert, ihr chemischer Aufbau ist noch nicht gesichert.

Die Neurohormone bildenden Hypothalamusneurone sind, da im Zentralnervensystem generell eine *Blut-Hirn-Schranke* besteht (S. 305), zur Abgabe ihrer Steuerhormone wie ihrer Effektorhormone an das Blut auf eine *neurohämale Region* angewiesen (S. 306 u. 374). Die neurohämalen Regionen für beide Hormone sind Bestandteile des trichterförmigen basalen Anteils des Hypothalamus.

Die *Eminentia mediana* ist neurohämale Region für die *Steuerhormone* und damit Teil des *Hypothalamus-Adenohypophysen-Systems*. Sie ragt als halbkreisförmige seichte Erhebung, verursacht durch „Spezialgefäße", die von basal in die Trichterwand einwachsen, am Eingang des Trichters in das Lumen vor.

Die *Neurohypophyse (Hypophysenhinterlappen)* ist neurohämale Region für die *Effektorhormone* und damit Teil des *Hypothalamus-Neurohypophysen-Systems*. Sie bildet das basale, mit dem Hypophysenvorderlappen breit verwachsene Ende des Trichterfortsatzes.

Hypothalamus-Neurohypophysen-System (Effektorhormone)

Hormone. *Oxytocin* und *Vasopressin* wirken als Effektorhormone des Hypothalamus direkt, d. h. ohne Zwischenschaltung der Adenohypophyse, auf das Erfolgsgewebe. Mit den Effektorhormonen wird *Met-Enkephalin* abgegeben; seine Bedeutung ist in diesem Zusammenhang noch nicht geklärt. *Vasopressin* (auch als antidiuretisches Hormon, *ADH*, bezeichnet) steigert den Blutdruck und fördert die Rückresorption von Wasser aus den Nierenkanälchen. *Oxytocin* führt zur Kontraktion sensibilisierter glatter Muskulatur; es regt den Uterus zu Wehen an, führt zur Milchabgabe durch Kontraktion der Myoepithelien der Brustdrüsenendstücke. *Unterfunktion*: Diabetes insipidus (Vasopressin), Wehenschwäche (Oxytocin).

Hypothalamus

Die Perikaryen der neurohormonalen (neurosekretorischen) Neurone des Hypothalamus-Neurohypophysen-Systems liegen in den beiden magnozellulären Kernen des medialen Hypothalamus, im *Nucleus supraopticus* und im *Nucleus paraventricularis. Vasopressin und Oxytocin*, die sich nur durch zwei Aminosäuren unterscheiden, entstehen in gesonderten Perikaryen aus verschiedenen Prohormonen. *Provasopressin* besteht aus *Vasopressin*, dem *Neurophysin II* als „Träger" und einem Glykoprotein. *Prooxytocin* ist aus *Oxytocin* und dem *Neurophysin I* zusammengesetzt. In Oxytocin bildenden Perikaryen sind zudem *Proenkephalin* und *Met-Enkephalin* nachweisbar. Beide Kerne enthalten auffallend große, dicht gedrängte Perikaryen und sind stark vaskularisiert (Überwachung des osmotischen Drucks des Blutes durch Vasopressin bildende Perikaryen; Osmorezeptorzellen in beiden Kerngebieten). Die Axone beider Kerne bilden gemeinsam den starken *Tractus hypothalamohypophysialis* zur Neurohypophyse (Abb. 172). L: Das immunhistochemisch (sowie mit der Gomori-Färbung) darstellbare *Neuro-*

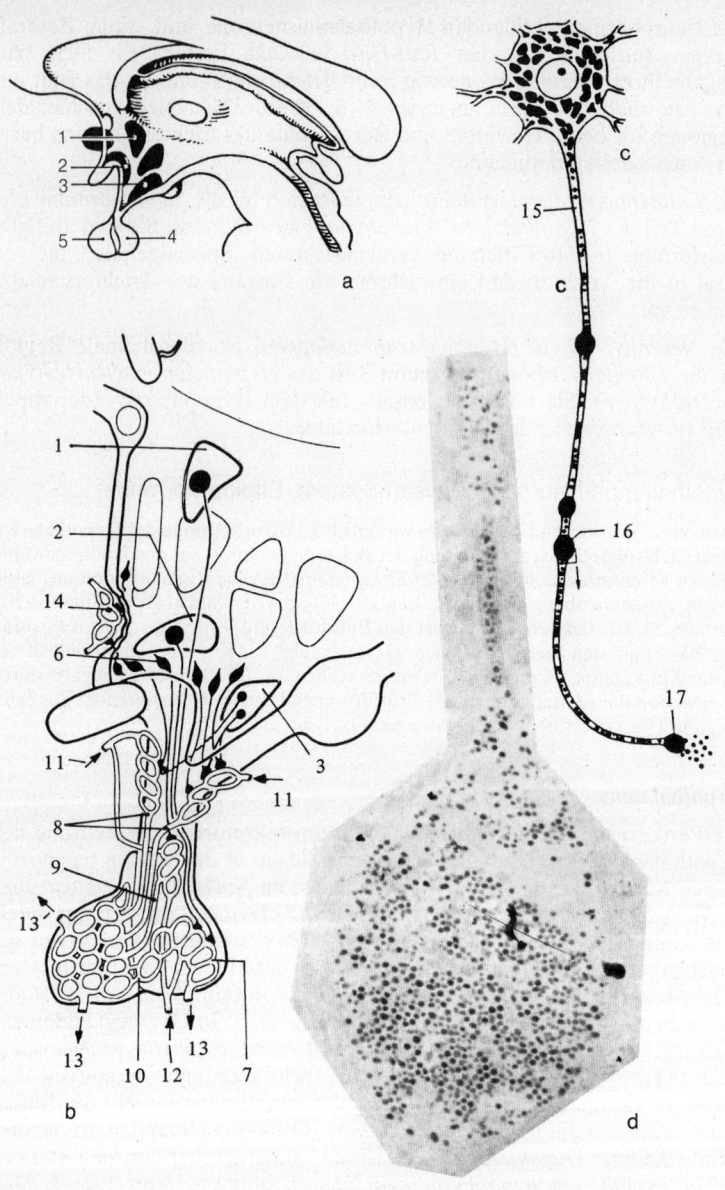

sekret (= Neurohormon + Trägersubstanz) ist in den Perikaryen, Axonen und Axonendigungen nachzuweisen, es wandert in den Axonen aus den Perikaryen zur Neurohypophyse und wird dort ausgeschieden (Bargmann, Scharrer); nach Durchtrennung des Hypophysenstiels sammelt sich Neurosekret im proximalen Stumpf an. **E**: Das Neurosekret ist in *Elementargranula* mit einem Durchmesser von 100–300 nm enthalten, die von einer Membran umgeben werden. Es wandert tröpfchenweise in markscheidenfreien (selten in markscheidenarmen) Axonen in der Wand des Infundibulum zur Neurohypophyse (Abb. 173).

Neurohypophyse

Die Neurohypophyse *(distale Neurohypophyse)* ist Stapel- und Abgabeort für Oxytocin und Vasopressin. Der *Tractus hypothalamohypophysialis* liegt auf seinem Weg zur Neurohypophyse in der Eminentia mediana subependymal in der Mitte. Kaliberschwankungen im Faserverlauf werden auf Diskontinuitäten der Hormonproduktion zurückgeführt. In sehr starken Anschwellungen, den *Herring-Körpern*, wird Neurosekret gespeichert und bei mangelndem Bedarf intraaxonal durch lysosomale Enzyme abgebaut – ein Vorgang, der auch in anderen endokrinen Zellen beobachtet wird. **L**: Die Neurohypophyse besteht aus einem „Filz" von protoplasmatischer Glia, den *Pituizyten*; Nervenzellperikaryen fehlen. Über die Interzellularspalten und perivaskulären Räume *(neurohämale Region!)* gelangen die Neurohormone in die Kapillaren der Neurohypophyse. **E**: Das Neurosekret wird durch Exozytose aus den Axonendigungen freigesetzt.

◀ Abb. 172a–d Hypothalamus-Hypophysen-System. Übersicht. a) Neurosekretorische Kerngebiete des Hypothalamus (Zwischenhirn): 1 = Nucleus paraventricularis, 2 = Nucleus supraopticus, 3 = Tuberkerne, 4 = Neurohypophyse, 5 = Adenohypophyse. b) *Hypothalamus-Neurohypophysen-System* (effektorische Hormone): 1 = Nucleus paraventricularis, 2 = Nucleus supraopticus, 7 = Kapillaren der Neurohypophyse. *Hypothalamus-Adenohypophysen-System* (Steuerhormone): 3 = Tuberkerne, 6 = einzeln liegende neurosekretorische Perikaryen in der Wand des III. Ventrikels. Die Adenohypophyse erhält Blut (Steuerhormone) über lange Portalgefäße (8) aus den Kapillarschlingen der Eminentia mediana, über kurze Portalgefäße (9) aus den Kapillarschlingen des Hypophysenstiels, und ist (seitlich) über Kapillaren (10) mit Gefäßen des Neurallappens verbunden. 11 = obere Hypophysenarterie, 12 = untere Hypophysenarterie, 13 = Hypophysenvenen, 14 = Gefäßorgan der Lamina terminalis. c) Neurosekretorische Zelle: 15 = Axon, 16 = Neurosekretansammlung, 17 = Neurosekretabgabe. Schema. d) **E**: Neurosekretansammlung, immunzytochemische Darstellung des Vasopressins durch anti-Vasopressin (Tractus hypothalamohypophysialis, Ratte). Vergr. 6810fach (Präparat: Prof. Dr. Brigitte *Krisch*, Kiel).

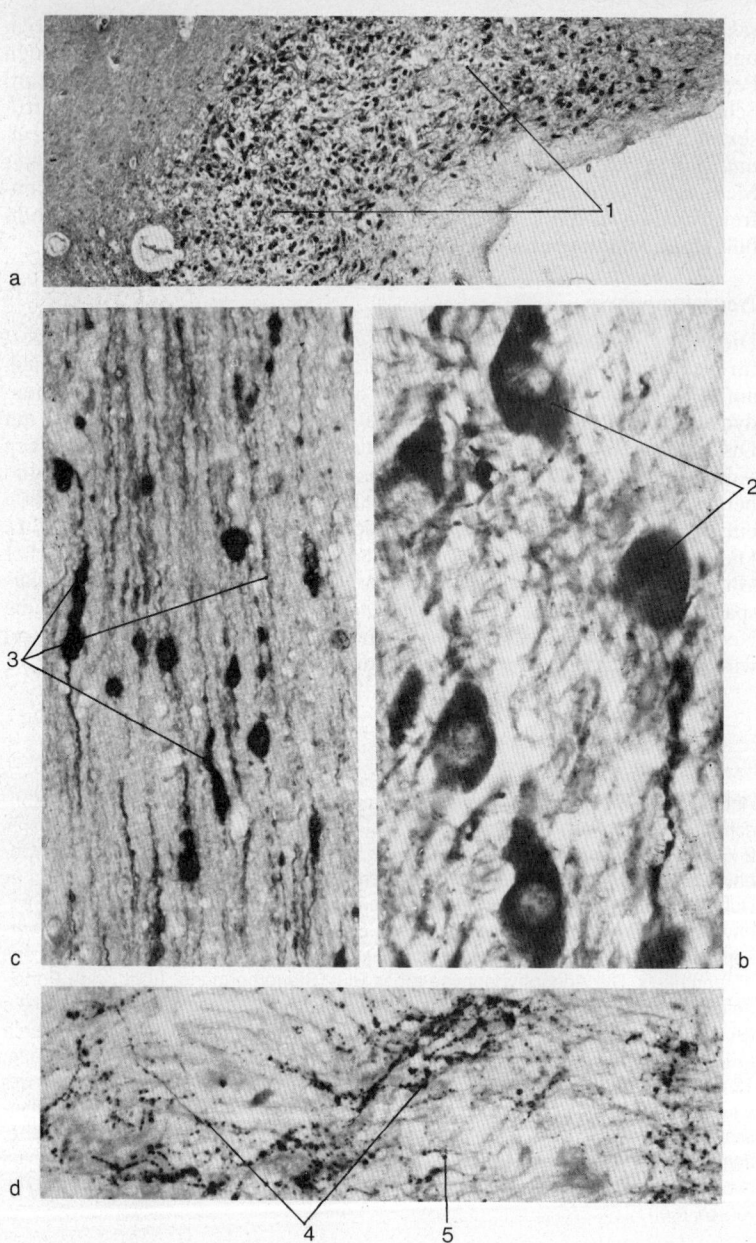

Hypothalamus-Adenohypophysen-System (Steuerhormone)

Hypothalamus

Hormone. Der Hypothalamus steuert als oberste endokrine Instanz indirekt die der Adenohypophyse nachgeordneten peripheren endokrinen Drüsen, indem er durch *Steuerhormone, Releasing factors (hormones)* bzw. *Release inhibiting factors (hormones)*, die Freisetzung der Hormone der Adenohypophyse stimuliert (bzw. inhibiert). Die freisetzenden Hypothalamushormone werden *Liberine*, die inhibierenden *Statine* genannt. Die Steuerhormone gelangen in Axonen zur *Eminentia mediana* des Zwischenhirns (Infundibulum) und von dort auf dem Gefäßweg (Portalgefäße) zur *Adenohypophyse* (Steuerhormone s. Übersicht S. 309). *Fehlfunktionen* führen zu Fehlleistungen der Adenohypophyse und der von ihr abhängigen peripheren endokrinen Drüsen.

Die Perikaryen, die die Steuerhormone Luliberin (LRF, LHRH), Somatostatin (SRIF) oder *Thyroliberin (TRF)* produzieren, liegen verstreut, nicht als Kerne abgegrenzt, subependymal in der periventrikulären Zone, die Perikaryen eines jeden Hormons in einer anderen Gegend des „hypophysiotropen Areals". Zusammengefaßt im Gebiet des *Nucleus paraventricularis* dagegen sind die Perikaryen, die den Corticotropin releasing factor *Corticoliberin (CRF)* produzieren. Und in den *Nucleus infundibularis (Nucleus arcuatus)* eingestreut sind die Perikaryen, die den Prolactin inhibiting factor *Prolactostatin (PIF)* (= das Katecholamin *Dopamin*) bilden, gemeinsam mit Perikaryen, in denen *Corticotropin (ACTH)* entsteht, sowie mit solchen, die *Somatoliberin* (GH-RF) oder Prolactin herstellen. Der Nucleus infundibularis ist ein kleinzelliger, gut abgrenzbarer Kern in der Wand des Infundibulums. Auf den Nucleus infundibularis und seine vielseitigen Steuerhormon-Perikaryen wirken – wie auch auf das hypophysiotrope Areal – Afferenzen aus anderen Hirnteilen ein, die mitbestimmend sind bei der durch neurohormonale Efferenzen des Kerns regulierten Freisetzung von Steuerhormonen in der *Eminentia mediana*. Die efferenten, zur Eminentia mediana gerichteten marklosen Fortsätze dieser Steuerhormonsysteme bilden, jedes System für sich, innerhalb des *Tractus tuberoinfundibularis* eine weitgehend geschlossene Bahn.

◀ Abb. 173a–d   Ausschnitte aus dem Hypothalamus-Hypophysen-System des Menschen, immunhistochemische Darstellung. a) Nucleus supraopticus (1), Übersicht. b) Perikaryen (2) aus dem Nucleus supraopticus. c) Tractus hypothalamohypophysialis, 3 = neurosekrethaltige Axone. d) Neurosekretorische Axonendigungen (4) an (kollabierten) Kapillaren (5) der Eminentia mediana. Hormonnachweise a–c) durch anti-Vasopressin, d) durch anti-Luliberin. Die Präparate stammen von älteren Menschen, Fixierung mehr als 24 Stunden nach Eintritt des Todes. Vergr. a) 35fach, b) 560fach, c, d) 220fach (Präparate: Prof. Dr. Brigitte *Krisch,* Kiel).

Eminentia mediana

Die Eminentia mediana (*proximale Neurohypophyse*) in der Wand des Infundibulums ist neurohämale Region für die Steuerhormone. Die *Kapillaren* der Eminentia-mediana-Gefäßknäuel, die von außen radiär in den Hypophysenstiel eindringen (Abb. 173), sind von ausgedehnten perivaskulären Bindegewebsräumen umgeben. In diese geben die Axonendigungen der neuroendokrinen Neurone die Neurohormone ab. Hier enden auch die Axone der die Hormonfreisetzung kontrollierenden Neurone. An der *Kontrolle der Freisetzung* der Steuerhormone sind *dopaminerge* Axone des *Nucleus infundibularis* und (wahrscheinlich) auch Axone des *Nucleus ventromedialis* beteiligt. Hinzu kommen *noradrenerge* Fasern aus dem Hirnstamm sowie *γ-Aminobuttersäure-(GABA-)*haltige Nervenfasern. Diese an der Freisetzung der Steuerhormone beteiligten Neurone vermitteln zugleich auch Einflüsse aus anderen Hirnteilen, besonders aus dem limbischen System, an das Endokrinium.

Die Neurohormone gelangen anschließend über „Portalgefäße" in die Adenohypophyse, wo sie die Freisetzung der Hypophysenhormone veranlassen (oder inhibieren). Die „Portalgefäße" vermitteln zwischen zwei Kapillargebieten (wie die V. portae, daher die Bezeichnung), zwischen dem Kapillargebiet der Eminentia mediana („Spezialgefäße") und dem der Adenohypophyse. **E**: Die Neurohormone sind in Form von unterschiedlich großen *Bläschen mit dichtem Kern* in den Axonen und Axonenendigungen enthalten. Die einzelnen Steuerhormone können nicht sicher in Beziehung zu den Größenklassen der Sekretgranula gesetzt, aber immunhistochemisch sicher identifiziert werden.

Regelkreise. E: Perikaryen und Fortsätze neuroendokriner Neurone tragen Synapsen, sie stehen unter zentralnervösem Einfluß. Produktion und Abgabe der Neurohormone können demnach sowohl humoral (über die Blutgefäße der Hypothalamuskerngebiete), als auch über verschiedene Ebenen des ZNS nervös gesteuert werden (z. B. zirkadiane Rhythmen, Einfluß der Psyche auf den ovariellen Zyklus). Rückmeldungen aus der Peripherie können humoraler Natur sein, so im Falle der Vasopressinproduktion in den Nuclei supraopticus und paraventricularis durch Osmorezeptoren, sie können aber auch als gemischt humoral-neuronale Regelkreise ablaufen,wie z. B. die Oxytocinfreisetzung, die beim Säugen durch sensible Reize an der Brustwarze stimuliert wird.

Hypophyse

Die bohnenförmige, ca. 0,6 g schwere Hypophyse (*Glandula pituitaria*, Hirnanhangsdrüse) liegt in der Sella turcica des Keilbeins im Zentrum der Schädelbasis. Der mediane Sagittalschnitt läßt mit bloßem Auge erkennen, daß sie aus einem *Drüsenteil*, der *Adenohypopyhse*, und aus einem *Hirnteil*, der *Neurohypophyse*, besteht (Abb. 174 u. 175).

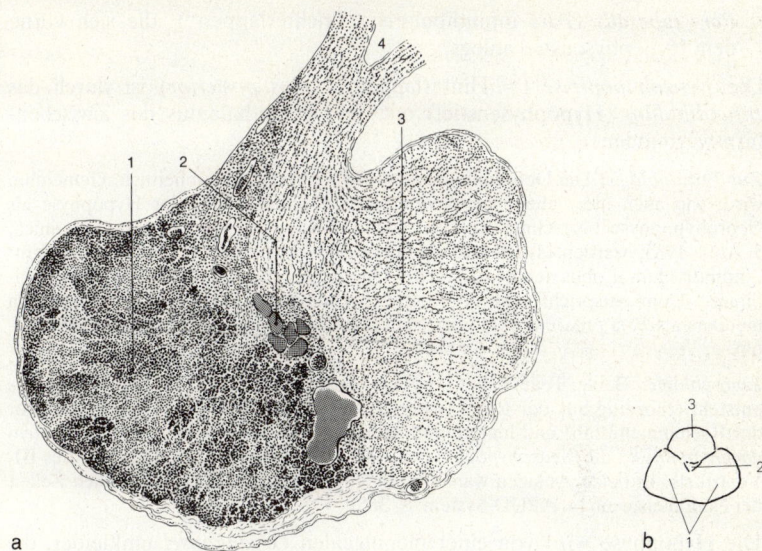

Abb. 174 a, b Hypophyse, Mensch. a) Medianer Sagittalschnitt. 1 = Adenohypophyse, 2 = Pars intermedia der Adenohypophyse, 3 = Neurohypophyse, 4 = Infundibulum. Vergr. etwa 8fach (Lupe). b) Horizontalschnitt zur Veranschaulichung der Beteiligung der drei Teile an der gesamten Hypophyse. Bezeichnungen wie in a). Natürliche Größe.

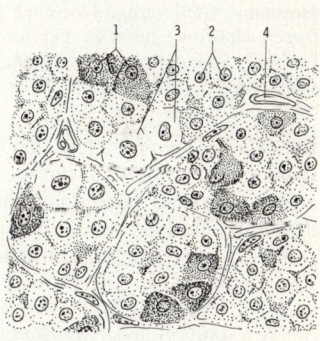

Abb. 175 Hypophysenvorderlappen, Zellbild. 1 = basophile Zellen, 2 = azidophile Zellen, 3 = neutrophile Zellen, 4 = Blutkapillare in Bindegewebsseptum. Vergr. etwa 500fach.

Die *Adenohypophyse* (= Vorderlappen, *Lobus anterior*) besteht aus

- *Pars distalis*, die den größten Teil einnimmt,
- *Pars intermedia* („Mittellappen"), eine schmale Grenzzone zur Neurohypophyse, die beim Menschen schwach ausgebildet ist.

– *Pars tuberalis* (Pars infundibularis, „Trichterlappen"), die sich vorne dem Hypophysenstiel anlegt.

Die *Neurohypophyse* (= Hinterlappen, *Lobus posterior*) ist durch das *Infundibulum* (Hypophysenstiel) mit dem Hypothalamus des Zwischenhirns verbunden.

Zur Terminologie: Die Definition der Neurohypophyse ist uneinheitlich. Gemeinhin wird, wie auch hier, allein der *Neurallappen* (Hinterlappen) der Hypophyse als Neurohypophyse bezeichnet. In den Nomina histologica der Nomina anatomica, 5. Aufl. 1983, werden als „Neurohypophysis (Lobus posterior)" zusammengefaßt: „Infundibulum, Lobus nervosus, Tractus hypothalamohypophysialis, Recessus infundibuli." Dem entspricht etwa die häufig angewandte Bezeichnung der Eminentia mediana als *Pars proximalis* und des Neurallappens als *Pars distalis* der Neurohypophyse.

Embryologie: Beide Teile haben verschiedenen Ursprung. Die *Adenohypophyse* entsteht frühzeitig aus der Rathkeschen Tasche des Rachendaches (Ektoderm vor der Rachenmembran) und hinterläßt dort häufig eine stecknadelkopfgroße *Rachendachhypophyse*; die *Neurohypophyse* ist eine Ausstülpung der Bodenplatte des III. Ventrikels. In beide Anlagen wandern vor ihrer Ausbildung wahrscheinlich Zellen der Neuralleiste ein (s. APUD-System, S. 365).

Die Hypophyse wird von einer meningealen *Organkapsel* umkleidet, die (Untersuchungen an der Ratte) das Blutmilieu der Hypophyse und der Eminentia mediana gemeinsam gegen das der Dura und gegen das Liquormilieu abdichtet.

Adenohypophyse

Hormone. *Glandotrope* Hormone (s. Übersicht, S. 377f). *Fehlfunktion der glandotropen Hormone* führt zu Fehlfunktionen der abhängigen peripheren endokrinen Drüsen. *Somatotropin-Unterfunktion:* hypophysärer Zwergwuchs. *Somatotropin-Überfunktion:* hypophysärer Riesenwuchs, oder, nach Abschluß des Längenwachstums, Akromegalie.

Die *Adenohypophyse* legt sich von vorne wie ein Kragen um den Hypophysenstiel. Sie besteht aus unregelmäßigen Strängen und Nestern von *Epithelzellen*, zwischen denen sich die Fortsätze sternförmig verzweigter Zellen ausbreiten und die von einem spärlichen Netz aus Retikulinfasern umgeben werden. Zwischen den Epithelien breiten sich die dünnwandigen *sinusoiden Kapillaren* aus. **L**: Die Drüsenzellen verhalten sich färberisch unterschiedlich. Die klassische Nomenklatur unterscheidet drei Haupttypen von Zellen der Adenohypophyse, *azidophile (α-)*, *basophile (β-)* und *chromophobe (γ-)* Zellen, wobei die früher für recht zahlreich erachteten chromophoben Zellen sich später größtenteils als basophil erwiesen. Neuerdings kann man *immunhistochemisch* die von den einzelnen Zellen gebildeten *Hormone* selbst bestimmen, so daß die färberischen Unterschiede in Beziehung zu den unterschiedlichen Hormonen gesetzt werden können (Tab. 8). *Chromophob* und nahezu granulafrei sind die *Sternzellen,* die mit langen dünnen

Tabelle 8 **Beziehungen zwischen Hormonen, Zellarten (Bezeichnungen) und Zellgruppen in der Adenohypophyse.**

Hormone	Zellart (Bezeichnung)	Zelltyp
Somatotropin (GH, STH)	α	
Prolactin (PRL)	?	azidophile Zellen
Schwangerschaftszellen	η	
Corticotropin + Melanotropin (ACTH + MSH)	β₁	
Thyrotropin (TSH)	β₂, γ	basophile Zellen
Follitropin + Lutropin (FSH + LH)	δ	
Sternzellen	chromophob	
Stammzellen	chromophob	chromophobe Zellen
Degranulierte Zellen	chromophob	

Fortsätzen Gruppen von Drüsenzellen unvollständig umgeben und die Drüse in Areale unterteilen. Chromophob sind zudem einige Zellen, die für undifferenzierte *Stammzellen* gehalten werden, aus denen alle Zellarten nachwachsen sollen. Chromophob sind schließlich auch die *degranulierten Zellen* aller Zellarten.

Lage der Zellen in der Adenohypophase. Die verschiedenen Zellen sind in der Drüse nicht streng nach Zellarten separiert, sie streuen in der Anordnung. Doch zeigen die Zellarten lokale Anhäufungen. Die *Somatotropin* (und *Prolactin*) bildenden azidophilen Zellen liegen bevorzugt in hinteren und seitlichen Partien der Adenohypophyse. Die *Corticotropin* und *Melanotropin* (oder *Lipotropin*) produzierenden basophilen Zellen, zumeist etwas größer als die azidophilen, kommen hauptsächlich im zentralen und vorderen Teil der Drüse vor. Die *Thyrotropin* bildenden basophilen Zellen sind häufig auf die vordere zentrale Partie der Pars distalis begrenzt. Die basophilen Zellen, die *Gonadotropine (Follitropin* und *Lutropin)* herstellen, werden mehr in seitlichen Partien der Drüse angetroffen. Die *chromophoben* vermutlichen *Stammzellen* haben keine bevorzugte Lage. *Degranulierte* chromophobe Zellen werden unter allen Zellarten beobachtet, und die chromophoben *Sternzellen* durchziehen mit ihren Ausläufern die ganze Drüse.

E: Die unterschiedlich färbbaren Zellen sind durch den Gehalt an membranumschlossenen Granula (Bläschen mit dichtem Kern) charakterisiert, deren Größe, je nach dem Hormon, das sie enthalten, zwischen 140 und 600 nm liegt. Die Zellen unterscheiden sich ferner durch die Form und Lage der Granula, durch unterschiedliche Ausbildung von Ergastoplasma und Golgi-Apparat.

Pars intermedia. In der Zwischenzone (Mittellappen) liegen *Kolloidzysten*, Reste der Höhle der Rathkeschen Tasche; sie werden mit zunehmendem Alter zurückgebildet. Die Pars intermedia enthält größtenteils basophile Zellen, die Corticotropin und Melanotropin bilden. Von der dorsalen Begrenzung der Kolloidzysten wandern diese einzeln oder in Gruppen in die Neurohypophyse ein (*„Basophileninvasion"*), so daß die Grenze zwischen Adeno- und Neurohypophyse lichtmikroskopisch unscharf ist. Einzelne Axone aus der Neurohypophyse können in die Zwischenzone ziehen und mit Synapsen an Epithelzellen der Adenohypophyse enden, *neuroglanduläre Synapsen.*

Corpus pineale (Zirbeldrüse)

Die ca. 1 cm lange *Zirbeldrüse (Corpus pineale, Epiphyse)* wächst dorsal aus dem Dach des Zwischenhirns (vgl. Entwicklung der Neurohypophyse aus dem Zwischenhirnboden sowie zirkumventrikuläre Organe, S. 270), bleibt mit ihm durch Habenulae verbunden und wird umgeben von Leptomeninx. Ein kurzer Recessus pinealis ragt aus dem III. Ventrikel in das Organ.

Hormone. *Melatonin*, das in der Epiphyse enzymatisch durch Hydroxyindol-O-Methyltransferase, HIOMT, aus *Serotonin* gebildet wird, hemmt, in Abhängigkeit von der Phasenlage der „inneren Uhr", die Freisetzung gonadotroper Hormone und damit die *Gonadenentwicklung.* Die Melatoninbildung ist lichtabhängig, vermittelt durch noradrenerge Sympathikusfasern aus dem oberen Halsgrenzstrangganglion; es besteht eine Beziehung zum *Zirkadianrhythmus.* Die Epiphyse spielt eine wichtige Rolle in der Koordination hormonaler Vorgänge im Hypothalamus.

Im Schnitt (Abb. 176) fällt die starke Durchflechtung von gefäßführendem Bindegewebe, das der Pia mater entstammt und Pigmentzellen führen kann, und Parenchym auf; das Parenchym wird unvollständig in Stränge und Läppchen unterteilt. **L:** Es besteht aus zwei Zellarten. Die meisten Zellen sind *Pinealozyten*, die „Hauptzellen" der Epiphyse – große „blasse" Zellen mit einem großen Zellkern, der häufig eine unregelmäßig gefaltete Kernmembran und einen großen Nucleolus besitzt. Im Versilberungspräparat zeigen Pinealozyten lange Fortsätze, die in der Nähe von Blutgefäßen mit Auftreibungen enden. **E:** Die Zellen enthalten membranumschlossene, etwa 100 nm große Granula und Vesikel. *Synaptische Bänder* der Pinealozyten, wie sie auch die Lichtsinneszellen der Retina aufweisen, erinnern an die ursprüngliche Lichtrezeptorfunktion.

Die *Pinealozyten* liegen gruppenweise in einem Gitterwerk faserführender „Interstitialzellen", die, in geringer Zahl vorhanden, für Astrozyten gehalten werden, aber vom Bindegewebe nicht scharf zu trennen sind. Mit zunehmenedem Alter können *Gliarasen, Zysten* und *Konkremente* entstehen, doch bleiben Teile des Organs bis ins hohe Alter funktionstüchtig. Die kugelförmigen knollenartigen Konkremente, *Hirnsand (Acervulus)*, anfänglich konzentrisch geschichtete organische Gebilde, *Corpora arenacea*, enthalten später Kalksalze und wachsen zu Millimetergröße heran (röntgenologische Marke bei Schädelaufnahmen!).

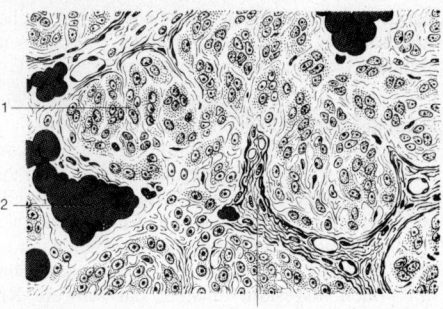

Abb. 176   Schnitt durch die Epiphyse (Corpus pineale). 1 = Parenchymzellen, 2 = Acervulus, 3 = Bindegewebe. Vergr. etwa 130fach.

Marklose Nervenfasern aus der Commissura habenularum und der Commissura posterior, die teils Adrenalin, teils Serotonin enthalten, ziehen in die Epiphyse. Parasympathikusfasern stammen aus dem Nucleus salivatorius superior.

Nebennieren (Glandulae suprarenales)

Die Nebenniere (NN) sitzt beiderseits als flaches Organ kappenartig dem oberen Pol der Niere auf, sie wird von der Fettkapsel der Niere mit umschlossen. Die sehr starke Blutgefäß- und Nervenversorgung fällt bei makroskopischer Präparation auf.

Embryologie: Rinde und Mark sind der Entstehung und Funktion nach verschiedene Organe, die in der Phylogenese getrennt auftreten (*Interrenal-* und *Adrenalorgan*) und erst bei den Säugern die typische Zusammenlagerung eingehen. Die Rinde entsteht embryonal aus dem Zölomepithel, das Mark aus der Sympathikusanlage.

Im Schnitt durch das stellenweise weniger als 1 cm dicke unfixierte Organ unterscheidet man unmittelbar nach Eintritt des Todes die intensiv gelbgefärbte Rinde, die etwa 80% des Organs ausmacht, und das graurötliche Mark; wenige Stunden später zerfällt das Mark bereits in eine pulpöse flüssige Masse, die Nebenniere erweckt den Eindruck, hohl zu sein.

Hormone. In der **Rinde** werden Steroidhormone, *Corticosteroide*, produziert, die entsprechend ihren Wirkungen, in drei Gruppen zusammengefaßt werden, in *Mineralocorticoide, Glucocortokoide* und *Geschlechtshormone*. In der äußeren Zona glomerulosa werden *Mineralocorticoide*, hauptsächlich *Aldosteron*, gebildet, die in die Steuerung des Elektrolythaushaltes eingreifen. In der folgenden Zona fasciculata und in der inneren Zona reticularis entstehen *Glucocorticoide*, hauptsächlich *Corticosteron* und *Cortisol*, die den Kohlenhydrat-, Fett- und Eiweißstoffwechsel regulieren. Große Bedeutung haben die Glucocorticoide bei extremen Belastungen des Organismus; Hunger, extremer Temperaturwechsel, psychische Belastungen können über NNMark, Hypothalamus und Hypophyse zur vermehrten ACTH-Ausschüttung und damit zur Aktivierung der NNRinde führen. *Cortison* und *Hydrocortison* hemmen überdies die Leukozytenemigration und die Phagozytose durch Monozyten, reduzieren die Zahl der zirkulierenden Lymphozyten und wirken dadurch entzündungshemmend, verzögern zugleich aber auch die Wundheilung (Fibroblastenwachstum, Vaskularisation). *Geschlechtshormone, Östrogene* und *Androgene* werden in geringer Menge in den beiden inneren Zonen produziert.

Überfunktion: Ein zu hoher Blutspiegel (oder eine medikamentöse Überdosierung!) von Glucocorticoiden erzeugt ein Cushing-Syndrom mit „Vollmondgesicht" und Stammfettsucht. Ein überhöhter Blutspiegel von vermännlichenden Androgenen führt zur Pubertas preacox und bei der Frau zur Vermännlichung der sekundären Geschlechtsmerkmale, zum Virilismus mit männlichem Behaarungstyp (adrenogenitales Syndrom). *Unterfunktion:* Ein zu niedriger Blutspiegel von Glucocorticoiden erzeugt Hypoglykämie, allgemeine Widerstandsschwäche, äußerstenfalls mit tödlichem Ausgang. Bei langsam oder weit voranschreitendem Verlust der Nebennierenfunktionen insgesamt entsteht das schwere Krankheitsbild des Morbus Addison (Schwäche, leichte Ermüdbarkeit, Abmagerung, Hyperpigmentierung an druck- und lichtausgesetzten Hautstellen, Abnahme der Sekundärbehaarung, Anorexie, Übelkeit).

Die Zellen des **Markes** entsprechen Sympathikoblasten. Sie stellen Hormone her, die auch als Transmittersubstanzen des postganglionären Sympathicus auftreten. *Adrenalin* erhöht den Blutdruck, das Schlagvolumen des Herzens sowie den Blutzuckerspiegel durch Abbau von Leberglykogen und regt die Adenohypophyse zur Abgabe von ACTH an. *Noradrenalin* hat gleichfalls eine große Kreislauf-, aber eine geringe Stoffwechselwirkung. Als Sympathikoblastenabkömmlinge besitzen die Zellen des NNMarkes die Potenzen von *APUD*-Zellen. Im menschlichen NNMark sind *Proopiomelanocortin*-Derivate, besonders *β-Endorphin* und *α-Melanotropin*, auch *Lipotropin* und *ACTH*, nachweisbar. *Enkephaline, Substanz P* und *Somatostatin* sind beim Menschen, *vasoaktives intestinales Polypeptid (VIP), Neurotensin* und *Neuropeptid Y (NPY)* bei zahlreichen anderen Spezies nachgewiesen.

Nebennierenrinde

Die NNRinde, *Cortex glandulae suprarenalis*, wird von einer zellreichen Kapsel umgeben, aus der gefäßführendes spärliches Bindegewebe radiär ins Innere dringt. Das Parenchym besteht aus Epithelzellen, die insgesamt eine im Laufe des Lebens veränderliche *Zonierung* zeigen. **L:** Man unterscheidet zur Zeit der Geschlechtsreife drei Zonen (Abb. 177).

Die *Zona glomerulosa* liegt außen und ist schmal. Die Epithelzellen, in Zellnestern angeordnet, sind klein, azidophil und besitzen dunkle Kerne. Die äußersten Zellen sind die kleinsten, sie gelten (nicht unbestritten) als subkapsuläres Blastem, aus dem neue Zellen entstehen.

Abb. 177 a–c   Nebenniere. a) Übersicht. b) Schwache Vergrößerung (Präparat: Prof. ▶
Dr. H. *Kulenkampff*, Homburg/Saar). 1 = Rinde, 2 = Zona glomerulosa, 3 = Zona fasciculata, 4 = Zona reticularis, 5 = Mark, 6 = Kapsel, 7 = Markvenen. c) Übergang Zona reticularis – Mark mit zahlreichen Kapillarverbindungen (8). Vergr. a) etwa 10fach, b) 110fach, c) 350fach.

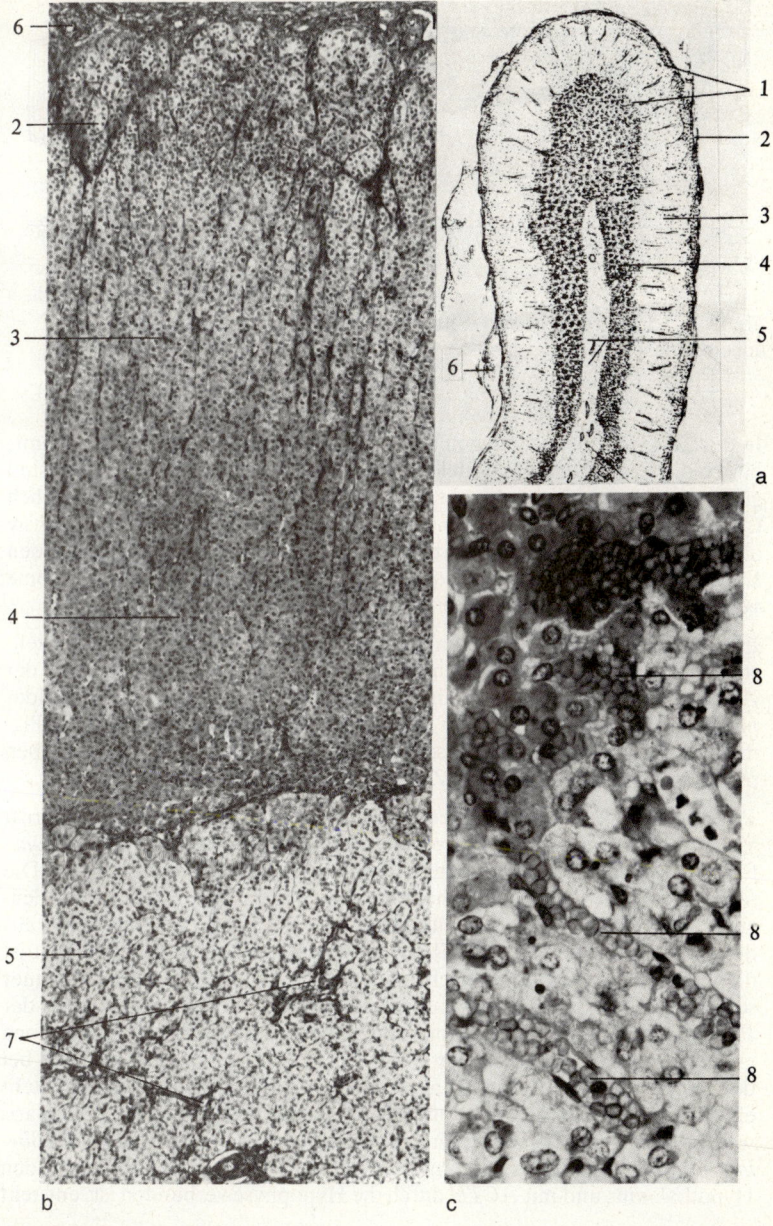

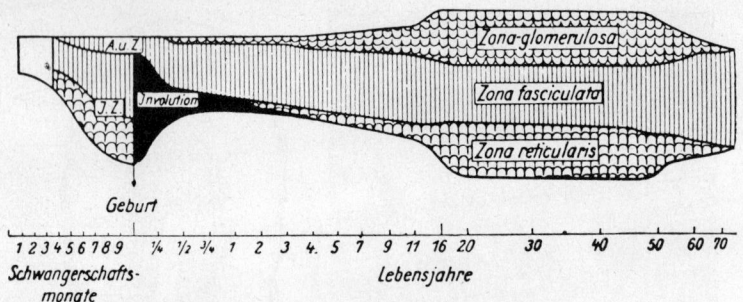

Abb. 178   Umbau der Nebennierenrinde in verschiedenen Lebensaltern. A. u. Z. = äußere Umbauzone, I. Z. = innere Umbauzone (nach *Rotter*).

In der *Zona fasciculata*, die den breiten mittleren Rindenbereich einnimmt, bilden die Epithelzellen parallele, säulenartige Zellstränge. Die Zellen sind groß, rund oder polygonal und enthalten große *Lipidtropfen*, hauptsächlich Cholesterol, die sich bei geeigneter Fixierung mit Fettfarbstoffen intensiv anfärben lassen, bei üblichen Fixierungen aber Löcher hinterlassen, die den Epithelien die Bezeichnung *Spongiozyten* eingetragen haben. Lipochrome verleihen der Rinde makroskopisch die goldgelbe Farbe.

In der *Zona reticularis*, die an das Mark grenzt, gehen die Epithelzellstränge in netzartige Bildungen über. Die Zellen sind kleiner als in der Zona fasciculata, besitzen weniger Lipide, werden meist intensiver azidophil angefärbt und enthalten im Alter zunehmend Lipofuszingranula („Pigmentzone", mit Lupe am Frischpräparat sichtbar). Viele Zellen haben pyknotische Kerne und andere Zeichen der Degeneration.

Rindenumbau (Abb. 178). Der Umbau dieser Zonenanordnung betrifft Verschiebungen an ihren inneren Grenzen, die *äußeres und inneres Transformationsfeld* genannt werden. *Grundzüge der Umwandlungen:* 1. Die *fetale* und *postfetale* NNRinde hat eine besonders ausgeprägte Zona reticularis, die Zona glomerulosa fehlt (Einfluß der Choriongonadotropine aus der Placenta. 2. *Kindliche* NNRinde: Wenige Wochen nach der Geburt ist die fetale Zona reticularis verschwunden und eine Dreischichtung mit einer schwachen Zona glomerulosa und Zona reticularis aufgebaut. 3. In der *Pubertät* kommen die Transformationsfelder „in Bewegung", die Zona glomerulosa und Zona reticularis werden breiter, die drei Zonen sind bei der Frau deutlicher abgegrenzt als beim Mann. 4. Im *Klimakterium* entsteht eine „regressive Transformation", Zona glomerulosa und Zona reticularis werden verschmälert, bei der Frau abrupter als beim Mann. 5. Bei *Streßbelastung* des Organismus, die mit vermehrter Bildung von *CRF* durch den Hypothalamus und mit *ACTH* durch die Hypophyse verbunden ist, entsteht in kurzer Zeit (wenige Tage) eine „progressive Transformation"; die Zona fasciculata wird unter Zunahme der Lipideinlagerung vorübergehend rasch verbreitert (Volumenverdoppelung ist möglich), Zona glomerulosa und Zona reticularis entfalten sich stark. Die NNRinde ist (im Tierexperiment) sehr *regenerationsfähig*.

Zuordnung der Hormone zu den Zonen. Nach Hypophysektomie atrophieren die beiden inneren Zonen, die Zona glomerulosa bleibt dagegen erhalten. Bei nachfolgender ACTH-Gabe unterbleibt die Atrophie. Offenbar sind nur die beiden inneren Zonen vom Hypothalamus-Hypophysen-System abhängig, die Zona glomerulosa wird dagegen vom Renin-Angiotensin-System stimuliert. Danach kann die Bildung von *Mineralocorticoiden* der *Zona glomerulosa*, die Bildung der *Glucocorticoide* und der *Geschlechtshormone* den *beiden inneren Zonen* zugeordnet werden, die in ihrer Abhängigkeit vom Hypothalamus auch zirkadiane Stimuli erhalten.

E: Die Epithelzellen der drei Zonen sind als Steroidhormonbildner (wie die Zellen des Corpus luteum und die Leydigschen Zwischenzellen) dadurch charakterisiert, daß sie ein ausgedehntes *glattes ER* und große *Mitochondrien vom Tubulustyp* besitzen, während das granulierte ER, an dem Proteine gebildet werden, nur schwach entwickelt ist. Als Ausgangsmaterial für die Steroidhormone enthalten die Zellen *Lipide*. Mitochondrien, Lysosomen und Mikrovilli treten in unterschiedlicher Menge und Ausbildung in den drei Zonen auf.

Nebennierenmark

Das NNMark, *Medulla glandulae suprarenalis*, ist als Abkömmling von Sympathikoblasten ein *„sympathisches Paraganglion"*. Die Zellen des NNMarkes, die – wie alle Sympathikuszellen – aus der Neuralleiste stammen, entsprechen einem *2. Sympathikusneuron*, das keine Nervenzellfortsätze aussendet. Die NNMarkzellen werden, wie das 2. Sympathikusneuron im peripheren vegetativen Nervensystem, von präganglionären Sympathikusfasern innerviert.

L: Die polygonalen epithelähnlichen Zellen bilden Gruppen und kurze Stränge, zwischen denen sinusoide Kapillaren, kleinere und größere Venen liegen. Die meisten Zellen des NNMarkes sind, wie die aller sympathischen Paraganglien, *chromaffin (phäochrom)*, sie besitzen Granula, die Adrenalin und Noradrenalin enthalten; diese bilden bei Fixierung mit Kaliumbichromat durch Oxidation ein braunes Reaktionsprodukt. Es verhalten sich aber auch andere Monoamine (z. B. Serotonin) chromaffin (s. gastrointestinale Hormonbildner!). Noradrenalin und Adrenalin produzierende Zellen können dadurch unterschieden werden, daß *noradrenalinhaltige Zellen* im Gegensatz zu adrenalinhaltigen nach Formolfixierung eine Fluoreszenz aufweisen, während *adrenalinhaltige Zellen* im Gegensatz zu noradrenalinhaltigen eine positive Reaktion auf saure Phosphatase geben. Adrenalin entsteht als Produkt der Methylierung aus Noradrenalin durch ein Enzym, das durch *Cortisol* induziert wird. Zwischen den Epithelien liegen auch vereinzelt *Nervenzellen* (größere Zelle, größerer Kern!).

E: Die NNMarkzellen enthalten große Mengen von „kernhaltigen" Bläschen mit einem Durchmesser von 100–300 nm. Der dunkle „Kern" der Bläschen wird größtenteils vom Hormon gebildet. Die Bläschen der *Noradrenalin*zellen zeigen (bei geeigneter Fixierung) einen dichteren „Kern", der von einem weiteren hellen Hof umgeben ist, verglichen mit den *Adrenalin*zellen. Die weiteren, für das *APUD-System* bezeichnenden Peptidhormone können in eigenen Bläschen oder mit den Katecholaminen (Noradrenalin, Adrenalin) gemeinsam verpackt auftreten (immunzytochemischer Nachweis). Die Hormone werden durch Exozytose abgegeben. Präganglionäre Sympathikusaxone bilden an den Zellen *cholinerge* Synapsen.

Blutgefäße. Die Arterien der NN dringen radiär aus dem Kapselbereich ein. Teils bilden sie zunächst weite Kapillaren zwischen den Zellbalken der Rinde; das Blut strömt danach in die sinuoiden Kapillaren des Markes. Aufgrund der Hintereinanderschaltung von Rinde und Mark gelangt *Cortisol* zur Induktion des adrenalinbildenden Enzyms direkt ins Mark. Teils ziehen die Arterien auch direkt ohne zuvor Kapillaren zu bilden ins Mark. Das Blut fließt aus den Markkapillaren in kleinere und größere Markvenen, von denen viele Drosselvenen sind, die in der Media Anhäufungen von glatter Muskulatur enthalten (Stauung hormonhaltigen Blutes).

Paraganglien

Als *Paraganglien* werden etwa erbsengroße, knötchenförmige Epithelzellhaufen bezeichnet, die in der Nähe von sympathischen Nerven gefunden werden – im Retroperitonealraum beim Neugeborenen bis zu 40 Paraganglien. Es sind kleine *endokrine Drüsen*, sie produzieren Noradrenalin und Adrenalin und entstehen aus Sympathikusanlagen der Neuralleiste. Ihr Aufbau und das färberische Verhalten der Zellen gleichen dem des Nebennierenmarks, des größten „Paraganglion". Die Paraganglien werden im Hinblick auf das NNMark (*Medulla*) auch als „extramedulläre chromaffine Zellgruppen" bezeichnet. Ein ca. 3 cm langes Paraganglion am Ursprung der A. mesenterica inferior ist das *Paraganglion aorticum abdominale* (Zuckerkandl). Die Rückbildung dieser Paraganglien setzt etwa 18 Monate nach der Geburt ein.

Schilddrüse (Glandula thyroidea)

Die Schilddrüse wächst vom Entoderm der Mundhöhle aus (Foramen caecum am Zungengrund), formal vergleichbar der Bildung einer exokrinen Drüse; zuvor sind bereits Zellen der Neuralleiste in die Anlage eingewachsen. Sie liegt mit zwei Lappen, deren untere Pole durch einen Isthmus unterhalb des Ringknorpels verbunden sind, beiderseits des Schildknorpels, ein Lobus pyramidalis kann den Weg ihres Abstieges markieren.

Hormone. *Thyroxin (Tetrajodthyronin*, T_4), ferner *Trijodthyronin* (T_3) stimulieren den Zellstoffwechsel und sind für das normale Körperwachstum erforderlich. Die Hormone werden, an *Thyroglobulin* gebunden, in den Schilddrüsenfollikeln gestapelt. Die Schilddrüse benötigt zur Hormonausbildung Jodid (Zufuhr durch die Nahrung). *Calcitonin* greift in den Calcium-Phosphat-Stoffwechsel ein und senkt dabei den Blutcalciumspiegel (hemmt die Osteoklasten). *Follikelunterfunktion (Hypothyreose)*: Kretinismus, Myxödem, *Follikelüberfunktion (Hyperthyreose)*: Basedowsche Krankheit, erhöhter Grundumsatz, Sympathikotonus. Die Follikelepithelien bilden Thyroxin und Trijodthyronin, Calcitonin (und Somatostatin) entsteht in spärlichen, meist unauffälligen parafollikulären Zellen.

Die Voraussetzung für die breite und vielfältige Wirkung der Schilddrüsenhormone (T_3, T_4) sind *Hormonrezeptoren* in den *Zellkernen* fast aller Gewebe. Nach direkter Bindung des Hormons an den Rezeptor wird über gesteigerte DNS-Transkription vermehrt mRNS gebildet und damit die spezifische Zelleistung gesteigert. Die *Mitochondrien* besitzen unabhängig davon eigene T_3-Bindungsstellen (vermehrte Bereitstellung von Energie, oxidative Phosphorylierung).

Im Schnitt erweist sich die Schilddrüse im Unterschied zu den anderen Hormondrüsen als *Follikeldrüse* (Stapeldrüse), die ihre Produkte extrazellulär ablagert. Bindegewebszüge aus der bindegewebigen Organkapsel unterteilen das Parenchym in Läppchen, von denen jedes aus mehreren 0,1–0,9 mm großen bläschen- oder schlauchförmigen Follikeln zusammengesetzt wird (Abb. 179).

Follikel. L: Der Follikel ist allseits abgeschlossen, von einschichtigem Epithel unterschiedlicher Höhe ausgekleidet, von einer Basalmembran umgeben und von einem Netz fenestrierter Kapillaren und sympathischer Nervenfasern umsponnen. Die Epithelzellen sind meist hell, leicht basophil, besitzen einen runden Kern und supranukleär zahlreiche Granula. Der Follikel ist mit homogenem, lokal manchmal unterschiedlich (fleckig) anfärbbarem *Kolloid* gefüllt, das „Randvakuolen" zeigen kann. Das Kolloid, *Thyroglobulin*, ist als Glykoprotein stark PAS-positiv. Das Epithel sitzt auf einer von Retikulinfäserchen verstärkten dünnen Basalmembran. **E:** Die Zelloberfläche bildet Mikrovilli und Zellkontaktkomplexe aus. Der supranukleäre Golgi-Apparat und das granulierte ER sind in Stadien der Thyroglobulinbildung stark, sonst geringer entwickelt. Die supranukleären Granula sind Lysosomen, schmale Mitochondrien kommen in größerer Zahl vor. Die „Randvakuolen" an der Grenze von Epithel und Kolloid, früher generell für Verflüssigungsvakuolen gehalten, entstehen durch apikale Epithelprotrusionen bei Immersionsfixierung; bei Perfusionsfixierung treten sie meist nicht auf.

Hormonbildung und -abgabe. *Thyroxin* und *Trijodthyronin* werden schrittweise gebildet, dann im Follikel, gebunden an *Thyroglobulin*, gespeichert

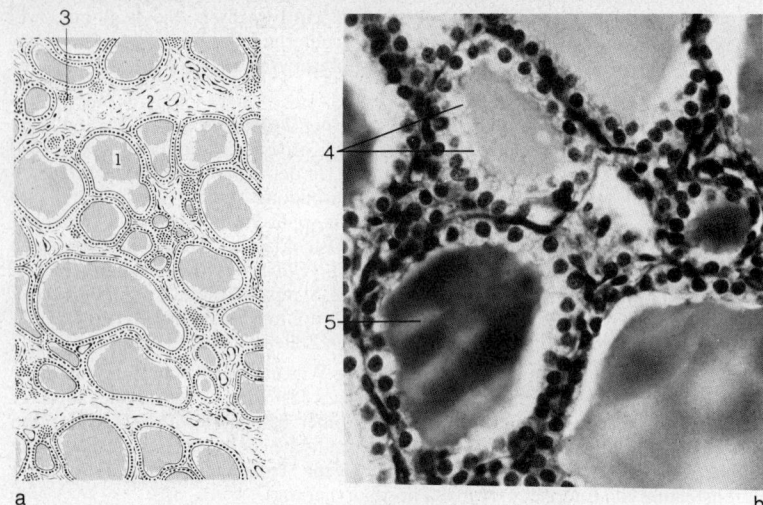

Abb. 179a, b   Schilddrüse. a) Übersicht. 1 = Follikel (unterschiedlicher Größe), 2 = interstitielles Bindegewebe, 3 = parafollikuläre C-Zellen. b) Stärker vergrößert, 4 = Randvakuolen, 5 = Kolloid. Färbung: Azan. Vergr. a) etwa 100fach, b) 350fach.

und bei Bedarf an das Blut abgegeben; beim Menschen kann der Hormonvorrat den Organismus, wenn keine außergewöhnliche Belastung eintritt, für Monate versorgen. Die Follikelepithelien erfüllen hierbei die licht- und elektronenmikroskopisch nachweisbaren Aufgaben der *Synthese, Sekretion, Reabsorption* und *Proteinverdauung*. Im basalen Plasmalemm liegen die Rezeptoren für Thyrotropin.

Synthese und Sekretion. Der Proteinanteil, das Thyroglobulin, entsteht basal im Ergastoplasma. Nach Polysaccharidkopplung (im ER und im Golgi-Apparat) wird das Glykoprotein apikal in die Follikellichtung abgegeben. Zirkulierendes Jodid wird (Thyrotropineinfluß) rasch vom basalen Plasmalemm aufgenommen und durch die Lysosomenperoxidase zu Jod oxidiert. Schließlich wird extrazellulär im Kolloid nahe dem apikalen Plasmalemm Jod an ein Tyrosinmolekül des Thyroglobulins gebunden, und das Monojodtyrosin zum Dijodtyrosin jodiert. Thyroxin entsteht aus zwei Dijodtyrosinmolekülen, Trijodthyronin durch Kondensierung eines Monojodtyrosins und eines Dijodtyrosins.

Reabsorption und Proteinablösung. Der Freisetzung der Hormone, die im Follikel inaktiv sind, geht eine durch Thyrotropin stimulierte Ausbildung von apikalen Aus- und Einfaltungen voraus. Die Follikelepithelien nehmen apikal das (enzymatisch mobilisierte) Kolloid durch Pinozytosevesikel auf, die sich mit den apikalen Lysosomen zu Phagolysosomen vereinigen, in denen die Bindungen zwischen den Hormonen und dem Globulin gelöst werden. Die Hormone werden über Cytoplasma und basales Plasmalemm durch Diffusion in den Kreislauf freigesetzt.

Follikelphasen. Die von mannigfachen Faktoren beeinflußte wechselnde Bildung und Abgabe der Hormone des Schilddrüsenfollikels führt dazu, daß *Follikelphasen* unterscheidbar werden, die Phase der Sekretbildung, der Sekretstapelung und der Sekretausschwemmung. Bei der *Sekretbildung* sind die Epithelien kubisch bis hochprismatisch, im Golgi-Feld treten Sekretgranula auf, Thyroglobulintropfen werden in das Follikellumen abgegeben, die Mikrovilli treten zurück. In der Phase der *Sekretstapelung* werden die Epithelien niedriger, die vergrößerten Follikel sind prall gefüllt mit Kolloid. Zur Zeit der *Sekretausschwemmung* wachsen die Epithelien zu hochprismatischen Zellen heran (im Tierexperiment 30 Minuten nach Injektion von Thyrotropin), lassen apikal Mikrovilli und Phagozytosevesikel erkennen. Nach Freisetzung der Hormone an der Zellbasis schrumpft der Follikel insgesamt, er kann im Extrem zu einem gefalteten Bläschen zusammenfallen. Die erneute Auffüllung findet innerhalb eines Tages statt. Die einzelnen Follikel zeigen häufig unterschiedliche Follikelphasen.

Physiologische exogene und endogene Faktoren beeinflussen Wachstum, Sekretbildung, -stapelung und -ausschwemmung. *Exogene Faktoren*: Erhöhte Außentemperatur führt zur „Stapeldrüse", Kälte zur Kolloidausschwemmung. Der „Kälteschock", den das Neugeborene erfährt, erzeugt eine extreme Follikelentleerung. *Endogene Faktoren* sind sexuelle Reifung und Altern. In Pubertät und Gravidität wächst die Schilddrüse. Im Alter wird das Organ kleiner, Lipofuszingranula treten auf. Auch psychische Belastungen führen zur Hormonausschwemmung. *Pathogenetische* exogene und endogene Faktoren sind gut bekannt. *Exogene Faktoren*: Hunger führt zu degenerativen Veränderungen. Die häufigste exogene Störung ist der Jodmangel der Nahrung (des Trinkwassers); bei einem Jodangebot unter 10 µg/Tag entsteht eine Hypothyreose, wodurch die Hypophyse zu vermehrter Thyroglobulinausschüttung veranlaßt wird, die zur Hypertrophie der Schilddrüse führt (Jodmangelkropf). In Gebirgsgegenden kann man als Ausdruck des relativen Jodmangels in allen Altersstufen häufig größere Follikel finden als im Flachland. Zu den *endogenen* pathogenetischen Faktoren sind genetische zu rechnen, z. B. die (krankhafte) Hyperthyreose, eine Thyreotoxikose. Sie tritt zumeist als Morbus Basedow auf mit der Trias weicher Kropf, Tachykardie und Exophthalmus. Bei tatsächlich subnormalem Thyrotropinblutspiegel wird die Schilddrüse durch ein zirkulierendes Gammaglobulin, das Thyrotropinwirkung besitzt, zur Überfunktion stimuliert.

Parafollikuläre Zellen. Im Bindegewebe zwischen den Follikeln sowie basal im Verband des Follikelepithels liegen die *parafollikulären Zellen* oder *C-Zellen* (auch *Ultimobranchialzellen*, da Abkömmlinge der letzten Schlundtasche) einzeln oder in Gruppen. Die *C-Zellen*, von vielen Autoren dem *APUD*-System zugerechnet, produzieren *Calcitonin*; sie sind beim Kind und Jugendlichen zahlreicher als beim Erwachsenen. **L:** Die C-Zellen sind heller und größer als die thyroxinbildenden „Hauptzellen" der Follikel (Unterscheidung von Tangentialschnitten eines Follikels!). **E:** Die Zellen sind mitochondrienreich, besitzen Ergastoplasma und Golgi-Apparat, enthalten eine große Zahl von 100–240 nm großen, dichten Sekretgranula sowie gelegentlich autophagische Vakuolen mit Sekretgranula. Die Granula werden bei experimenteller Hyperkalzämie stark reduziert.

Somatostatin bildende Zellen liegen den Follikelepithelzellen der Schilddrüse an, sie können als Zellen des *APUD*-Systems formal den parafollikulären Zellen zugerechnet werden, dürften aber bei der Steuerung der Produktion und/oder Abgabe der Schilddrüsenfollikelhormone wirken.

Epithelkörperchen (Glandulae parathyroideae)

Die unteren beiden der meist vier Epithelkörperchen entstehen aus der 3., die oberen beiden aus der 4. Schlundtasche jederseits. Sie liegen oben und unten der Schilddrüse hinten an, häufig eingeschlossen in die Organkapsel. Akzessorische Epithelkörperchen kommen nicht selten vor, sie können (in 5–10%) auch in den Thymus eingeschlossen sein.

Hormon. *Parathyrin (Parathormon)* reguliert den Calcium- und Phosphatstoffwechsel und stimuliert die Osteoklasten zum Knochenabbau. *Unterfunktion:* Hypokalzämie, Übererregbarkeit; Tetanie nach Entfernung der Epithelkörperchen. *Überfunktion:* Osteoklastenvermehrung; Entkalkungskrankheiten des Skelettes, Hyperkalzämie, Nierensteine.

Ein *Epithelkörperchen* ist flach-oval, 3–8 mm lang, 2–5 mm breit und 0,5–2 mm dick. **L:** Die Epithelzellhaufen und -stränge, meist kompakte Zellmassen, werden von lockerem retikulinfaserigem Bindegewebe unterteilt, das ein dichtes Kapillarnetz begleitet und, mit der Pubertät beginnend, zunehmend mehr Fettzellen (bis 50–80% des Volumens) enthält. Gelegentlich werden auch kleine „kolloidhaltige" Follikel gefunden. Man unterscheidet formal zwei Arten von Epithelzellen, *Hauptzellen* und *oxyphile Zellen* (Abb. 180).

Die kleineren *Hauptzellen* sind polygonal und mehr oder weniger azidophil. Bei geeigneter Fixierung und Färbung kann man in ihnen wechselnd große Mengen von Glykogen, kleine „Sekretgranula" sowie zahlreiche Mito-

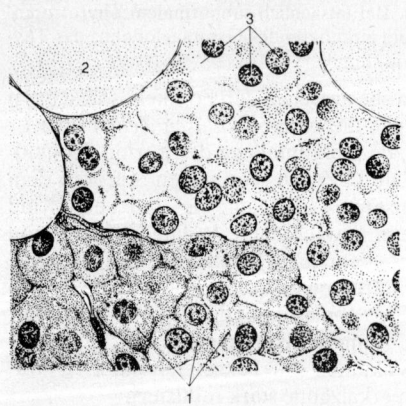

Abb. 180   Epithelkörperchen. 1 = dunkle Hauptzellen, 2 = Fettzelle, 3 = helle Hauptzellen. Vergr. etwa 600fach.

chondrien nachweisen. Die Hauptzellen kommen als helle und dunkle Zellen vor. Die *hellen Hauptzellen* werden für inaktiv gehalten, sie sind angefüllt mit Glykogenmassen, die bei der histotechnischen Bearbeitung herausgelöst werden. Die *dunklen Hauptzellen* sind ergastoplasmareich, aktiviert, enthalten weniger Glykogen, mehr Sekretgranula und eine größere Zahl von Mitochondrien, verglichen mit den hellen Hauptzellen.

Die *oxyphilen (Welshschen) Zellen* sind größer als die Hauptzellen, stark azidophil und enthalten sehr große Mengen langer Mitochondrien. Sie treten beim Menschen um das 5.–7. Jahr auf und nehmen bis zur Pubertät noch zu, erreichen aber nur einen Anteil von etwa 3% der Zellen. Elektronenmikroskopische Untersuchungen zeigen zahlreiche *Übergangsformen* zwischen hellen und dunklen Hauptzellen und oxyphilen Zellen, so daß man heute annimmt, daß es sich um verschiedene Funktionszustände einer einzigen Zellart handelt.

Inselorgan (Insulae pancreaticae)

Der endokrine Anteil der Bauchspeicheldrüse (*Pancreas*, S. 451ff) sind die 1–2 Millionen *Inseln*, insgesamt Inselorgan (Langerhanssche Inseln) genannt. Die Inseln sind zahlreicher im Pankreaskörper und -schwanz als im Pankreaskopf.

Hormone. *Insulin*, das ureigene Hormon des Inselorgans, fördert den Transport von Glucose durch die Zellmembran, in großem Stil besonders in Leber, Muskel und Fettgewebe und damit den Glykogenaufbau in der Leber und senkt dadurch den Blutzuckerspiegel. Zudem bildet das Inselorgan auch einzelne Hormone, die von gastrointestinalen endokrinen Zellen der Schleimhaut des Magen-Darm-Traktes gebildet werden. Man kann deshalb Inselorgan und gastrointestinale endokrine Zellen als *gastro-entero-pankreatisches (GEP) endokrines System* zusammenfassen. *Glucagon* setzt Glykogen aus der Leber frei, erhöht den Blutzuckerspiegel, wirkt also antagonistisch zum Insulin. *Unterfunktion:* Diabetes mellitus (der Glucosetransport durch Zellmembranen ist erschwert, der Blutzucker erhöht, Funktionen von Organen sind beeinträchtigt). *Überfunktion:* Neigung zu Hypoglykämie.

Die runden, ovalen oder langgestreckten Inseln sind im exokrinen Pankreasgewebe verteilt. **L:** Da die Inselzellen, verglichen mit den exokrinen Pankreaszellen, nur ein geringes Ergastoplasma aufweisen, können die Inseln bei den üblichen Färbungen schon in der Übersicht als helle Flecken im dunklen Drüsengewebe erkannt werden. Jede Insel mißt 100–500 µm und besteht aus durchschnittlich etwa 3000 hormonproduzierenden, netzartig verbundenen Epithelzellen, die von zahlreichen Kapillaren und spärlichem Bindegewebe durchsetzt sind (Abb. 181). Mit Hilfe spezieller Färbungen lassen sich folgende Zellarten unterscheiden, ihre Hormone werden immunhistochemisch identifiziert.

A-Zellen, vorwiegend in der Peripherie der Insel, werden durch Versilberung geschwärzt, enthalten α-Granula und machen ca. 20% aller Zellen aus; sie produzieren *Glucagon*.

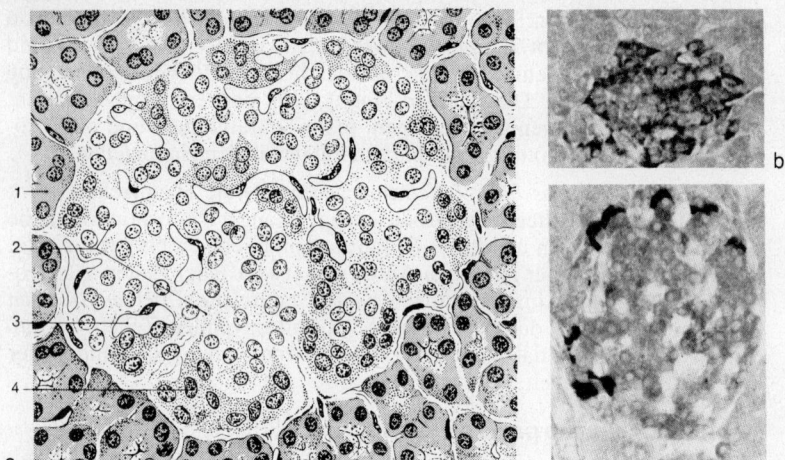

Abb. 181a–c Pankreasinsel. a) Umgeben von exokrinem Drüsengewebe. 1 = exokrine Pankreaszellen, 2 = B-Zellen, 3 = Kapillare, 4 = A-Zellen. b) Anfärbung der B-Zellen durch Aldehydphloxin. c) Immunhistochemische Darstellung der Somatostatin bildenden Zellen durch anti-Somatostatin. Vergr. a) etwa 300fach, b, c) 220fach (Präparate: Prof. Dr. Brigitte *Krisch*, Kiel).

B-Zellen, bei der Mallory-Azan-Färbung orangebraun gefärbt, stellen annähernd 80% der Zellen und liegen mehr im Zentrum der Insel. Sie bilden *Insulin*, das in einer Vorstufe als Zinkkomplex in den β-Granula enthalten ist. In den B-Zellen ist zugleich ein *γ-Aminobuttersäure (GABA)* synthetisierendes Enzym nachweisbar. Die B-Zellen können experimentell durch Alloxan selektiv geschädigt werden.

D-Zellen, bei Azan-Färbung durch blaue Granula kenntlich, kommen nur in geringer Zahl (etwa 5%) in der Nähe von Kapillaren vor. Sie enthalten δ-Granula und bilden, immunhistochemischen Untersuchungen zufolge, *Somatostatin*, das im Hypothalamus als Release inhibiting factor wirkt und im Pancreas die Insulinabgabe (inhibitorisch) reguliert.

PP-Zellen, die nicht nur in den Inseln (bevorzugt in denen des Pankreaskopfes), sondern auch im exokrinen Pankreasanteil (und im Magen-Darm-Trakt) vorkommen, bilden das *pankreatische Polypeptid (PP)*.

C-Zellen sind nichtgranulierte Zellen, wahrscheinlich die *depletierte* Form der B-Zellen. Auch *EC-Zellen*, enterochromaffine, *Serotonin* bildende Zellen, die im ganzen Magen-Darm-Trakt vorkommen, werden im Pancreas beschrieben. Weitere Zellarten sind offenbar auf einzelne Spezies oder Differenzierungsstadien beschränkt. Im Pancreas besonders des Feten werden *gastrin*bildende Zellen gefunden, die auch, wie *vasoaktives-intestinales-Polypeptid-(VIP-)*bildende Zellen, in Inselzelladenomen auftreten. Das Pancreas gleicht in der Zusammensetzung seiner zusammenhängenden exokrinen und endokrinen Drüsenzellen, entsprechend seiner Entwicklungsgeschichte, einer riesenhaften gedrängten Ansammlung spezialisierter Duodenalepithelien, bereichert um die B-Zellen.

E: Die verschiedenartigen granulierten Zellen unterscheiden sich durch unterschiedliche Ausbildung der Zellorganellen, vor allem aber durch die Größe und Form der Sekretgranula (der *kernhaltigen Vesikel*) sowie durch die Beschaffenheit des Vesikelinhaltes. In den *A-Zellen* sind die Granula sehr dicht und rund, umgeben von einem schmalen helleren Hof. In den *B-Zellen* besteht der Vesikelinhalt aus kleinen, dichten, rechteckigen oder polygonalen Kristalloiden, die eine periodische Innenstruktur besitzen. In den *übrigen Zellen* ist der Vesikelinhalt mehr oder weniger dicht. Er wird durch Exozytose ausgeschieden.

Gefäße. Im Pancreas besteht eine *Mikrozirkulation* zwischen der einzelnen Insel und dem umgebenden exokrinen Gewebe; das Blut aus dem Kapillarnetz der Insel wird über kleine *insuloazinäre Portalgefäße* in das Kapillarnetz der Acini geleitet (Einfluß z. B. der D-Zellen auf die Aktivität des exokrinen Pancreas).

Nerven. An Zellen des Inselorgans werden *adrenerge* und *cholinerge* (neuroglanduläre) Synapsen beschrieben. *Sympathikusfasern* stimulieren die Sekretion von Glucagon und inhibieren die von Insulin, die der *N. vagus* stimuliert. *Serotoninerge Nervenfasern* inhibieren die Insulinfreisetzung.

System der gastrointestinalen endokrinen Zellen

Seit zum Teil schon Jahrzehnten kennt man mehrere Hormone, die Magen-Darm-Funktionen (Motilität, Sekretion) beeinflussen. Seit Jahrzehnten ist auch ein „System der hellen Zellen" in der Magen-Darm-Schleimhaut bekannt, dem endokrine Funktionen zugeschrieben werden. Mangels genauer Kenntnisse nannte man diese Zelle früher „Gewebshormonbildner". Die Zellen verkörpern das *System der gastrointestinalen Zellen*, das auch, gemeinsam mit den Inselzellen, als System der *gastro-entero-pankreatischen (GEP) endokrinen Zellen* zusammengefaßt wird (Abb. 182). Seine Zellen bilden nur in der Pankreasinsel organartige Zellansammlungen. An allen anderen Stellen liegen die Zellen einzeln im Verband der Schleimhautepithelzellen. **L:** Die Zellen sind oval oder dreieckig, meist kleiner als die umgebenden Schleimhautepithelzellen und mit breiter Basis der Basallamina und den dieser benachbarten Kapillaren zugewandt. Die endokrinen Zellen sind hinsichtlich der Lage der Zellorganellen und der Sekretgranula den exokrinen Zellen entgegengesetzt organisiert. Die (lichtmikroskopisch nicht immer sichtbaren) Sekretgranula der endokrinen Zellen liegen basal. In unspezifischen Färbungen erscheinen die Zellen deshalb, soweit Granula

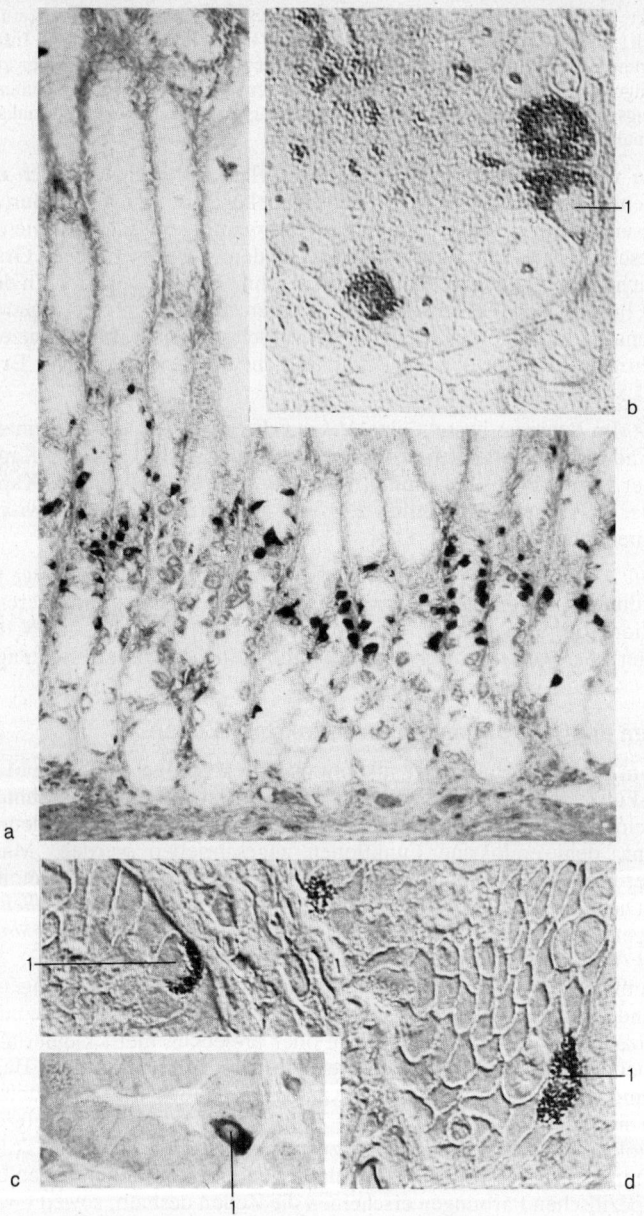

a b c d

sichtbar werden, als *basalgekörnte Zellen*. In anderen Fällen heben sich die Zellen von den übrigen Schleimhautepithelien als *helle Zellen* ab. Viele der Zellen sind „chromaffin", d. h., sie bilden bei Fixierung mit Kaliumbichromat durch Oxidation ein braunes Reaktionsprodukt (enterochromaffine Zellen), andere erweisen sich auch als „argentaffin", indem sie Silbernitrat unter Schwärzung reduzieren. Einige der Zellen erreichen mit der Zellspitze das freie Lumen des betreffenden Darmrohrabschnitts (*offener Typ*) und sind damit Reizen aus dem Darmlumen (z. B. pH-Verschiebungen) zugänglich. Andere Zellen erreichen das Lumen nicht (*geschlossener Typ*). **E:** Die verschiedenartigen endokrinen Zellen unterscheiden sich, außer in der unterschiedlichen Ausbildung von Zellorganellen, hauptsächlich durch Größe, Form und Beschaffenheit der Sekretgranula (der *kernhaltigen Vesikel*). Die Zellen vom *offenen Typ* weisen apikal längere und stärkere Mikrovilli auf als die benachbarten resorbierenden Zellen – ein Hinweis auf ihre Rezeptorfunktion. Die Hormone werden basal durch Exozytose ausgeschleust. Sie wirken teils *parakrin* auf benachbarte Zellen, teils auf dem Blutweg auf entfernte Zielzellen wie die Zellen *endokriner* Drüsen. Den Zellen vom offenen Typ sind basal *Axonterminalen* benachbart; man nimmt an, daß eine Erregung à distance auf sie übertragen werden kann, das gilt besonders für die gastrinbildenden G-Zellen (s. Paraneuron, S. 365 f u. Abb. 171).

Immunhistochemische und immunfluoreszenzmikroskopische Methoden gemeinsam mit histochemischen Methoden erlauben es neuerdings, die Zellen, die zum APUD-System gerechnet werden (S. 366), hinsichtlich der von ihnen gebildeten, auf die Magen-Darm-Funktion wirkenden Hormone, Peptidhormone und biogene Amine, zu identifizieren und elektronenmikroskopisch zu untersuchen. Die endokrinen Zellen werden, anschließend an die Kennzeichnung der Zellen des Inselorgans, mit Buchstaben benannt. Einige sind bisher ohne Buchstabenbezeichnung geblieben, sie werden unter dem von ihnen gebildeten Hormon aufgeführt. Die wichtigsten der bisher identifizierten gastrointestinalen endokrinen Zellen sind in Tab. 9 zusammengefaßt. Über die Verteilung der einzelnen Zellformen im Magen-Darm-Trakt gibt auch Abb. 183 Auskunft.

◀ Abb. 182 a–d   Endokrine Zellen im Magen-Darm-Trakt des Menschen. a–c) Immunhistochemische Darstellung. d) Reaktion nach Masson-Fontana. Endokrine Zellen geschwärzt, die Zellkerne sind, wenn im Schnitt, ungefärbt (1), das übrige Gewebe ist ungefärbt. b, d) Differentialinterferenzkontrastoptik nach Nomarski. a) Gastrinzellen in den mittleren Drüsenabschnitten, Antrum des Magens. Vergr. 133fach. b) Gastrinzellen. Vergr. 810fach. c) Cholecystokininzellen, Duodenum, Krypte, Vergr. 213fach. d) Serotoninzellen (enterochromaffine Zellen), Duodenum, Krypte. Vergr. 810fach (Präparate: Prof. Dr. Ph. U. *Heitz*, Zürich).

Tabelle 9 **Gastro-entero-pankreatische (GEP) endokrine Zellen.**

Zell-typ	Hormon	Vorkommen	Hauptfunktion
A	Glucagon (+ GIP)	Inselorgan	Glykogenolyse
B	Insulin	Inselorgan	Glykogenese, Glucoseutilisation im Gewebe
D	Somatostatin	Fundus, Pylorus, Duodenum, Jejunum, Ileum, Colon, Inselorgan	lokale Inhibition endokriner Zellen
D₁	vasoaktives intestinales Polypeptid (VIP)	Fundus, Pylorus, Duodenum, Jejunum, Ileum, Colon	stimuliert Darmsekretion, Bicarbonatsekretion des Pancreas, Gallenfluß, Lipolyse, Freisetzung anderer Hormone, inhibiert Magensäurefreisetzung
EC	Serotonin (5-HT) (+ Motilin, Substanz P) enterochromaffine Zellen	Fundus, Pylorus, Duodenum, Jejunum, Ileum, Colon (Pancreas, vereinzelt)	Motilität (stimuliert Kontraktion glatter Muskulatur der Blutgefäße und der Darmwand)
ECL	Histamin *Enterochromaffin like* cells	Fundus	lokale Steigerung der Kapillardurchlässigkeit
ENK	Enkephalin	Pylorus	inhibieren Somatostatinwirkung (?)
G	Gastrin	Pylorus, Duodenum	fördert Wasser-, Elektrolyt- und Enzymsekretion im Magen und Dünndarm, senkt dort die Wasserresorption (paraneural)
GRP	*Gastrin releasing peptide* (Bombesin)	Magen, Duodenum	stimuliert Freisetzung von Gastrin, pankreatischem Polypeptid (PP) und Motilin
I	Cholecystokinin (CCK) (= Pankreozymin)	Duodenum, Jejunum, Ileum	unter Einfluß von Fettsäuren, Aminosäuren und saurem pH im Darm: Stimulierung der Enzymsekretion in Magen und Pancreas, der Magen-Darm-Motorik und der Gallenblasenmotorik, Sättigungsgefühl
K	*gastrininhibitorisches Peptid (GIP)*	Duodenum, Jejunum, Ileum	Inhibition der Magensäuresekretion (antagonistisch zu Gastrin)
L	*Enteroglucagon (EG)*	Fundus, Pylorus, Duodenum, Jejunum, Ileum, Colon	Glykogenolyse (s. A-Zellen!)
Mo	Motilin	Duodenum, Jejunum, Ileum	stimuliert Dünndarmmotorik
N	Neurotensin	Jejunum, Ileum	erzeugt Hyperglykämie nach Mahlzeit
PP	pankreatisches Polypeptid	Inselorgan, Fundus, Pylorus, Duodenum, Colon	(Wirkung unklar)
S	Secretin	Duodenum, Jejunum	stimuliert Pepsinabgabe, Darm-, Pankreas- und Gallensekretion

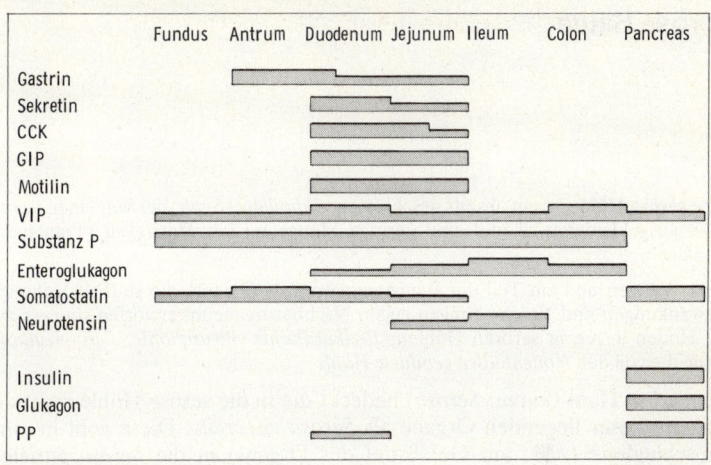

Abb. 183 Verteilung von Peptiden (Hormone des gastrointestinalen endokrinen Systems) im Magen-Darm-Trakt und im Pancreas des Menschen (die Stärke gibt einen groben Anhalt für die Konzentration). CCK = Cholecystokinin, GIP = Gastric inhibitory polypeptide, VIP = Vasoactive intestinal polypeptide, PP = Pancreatic polypeptide (aus *Heitz*, Ph. U.: Das gastro-entero-pankreatische endokrine System. Medizin in unserer Zeit 4 [1980] 15–21. Verlag Chemie, Weinheim).

Endokrine und parakrine Sekretion. Zahlreiche Hormone gastrointestinaler endokriner Zellen entfalten ihre Wirkung, wie die Hormone der endokrinen Drüsen, auf dem Blutweg *(Sekretin, Cholecystokinin, gastrininhibitorisches Polypeptid, Motilin, Enteroglucagon, Insulin, Glucagon* und *pankretisches Polypeptid)*. Andere Hormone dagegen haben eine so kurze Halbwertszeit im Blut, daß eine (längere) Wirkung auf dem Blutweg unwahrscheinlich ist *(Substanz P, vasoaktives intestinales Polypeptid, Neurotensin)*. Man vermutete eine mehr lokale Wirkung über den Extrazellularraum oder über örtlich begrenzte Gefäßsysteme und spricht von „parakriner Sekretion" (vgl. Abb. 171).

Über das **Herz** als *endokrin tätiges Organ*: S. 218.

Seröse Häute

Eine **seröse Höhle** ist ein allseits geschlossener *kapillärer Spalt*, der von einer *serösen Haut* ausgekleidet wird und eine geringe Menge *seröser Flüssigkeit* (Transsudat) enthält.

Herz, Lungen und ein Teil der Baucheingeweide – Organe, die starken Volumenschwankungen und Veschiebungen gegen Nachbarorgane unterworfen sind – sowie die Hoden liegen in serösen Höhlen: *Perikardhöhle, Pleurahöhle, Peritonealhöhle* sowie die von den *Hodenhüllen gebildete Höhle*.

Die **seröse Haut** (kurze: *Serosa*) bedeckt die in die seröse Höhle ragenden oder in dieser liegenden Organe als *Serosa visceralis*. Diese geht in einer Umschlaglinie (z. B. am Gefäßstiel des Organs) in die *Serosa parietalis* über, von der die Innenseite der *Wand* der betreffenden Körperhöhle ausgekleidet ist. Serosa visceralis und Serosa parietalis begrenzen die spaltförmige seröse Höhle. Die *Serosa* ist rötlich gefärbt, dünn und spiegelnd glatt. Sie besteht aus der Epithelschicht (*Tunica serosa*) und der unterlagernden, subserösen Bindegewebsschicht (*Tela subserosa*).

Die *Epithelschicht* wird wegen ihrer Herkunft aus dem Mesoderm auch *Mesothel* genannt. **L:** Die Epithelschicht, *Serosaepithel*, besteht aus einer einschichtigen Lage platter, verformbarer polygonaler Zellen. Sie senden Fortsätze in das unterliegende Bindegewebe, können in dieses eintreten und aus diesem wieder zur Oberfläche austreten. Aus dem Serosaepithel können bei Reizung rasch *Makrophagen* hervorgehen. Die Epithelauskleidung der serösen Höhlen läßt große Mengen Flüssigkeit in beiden Richtungen durch die Oberfläche treten (intraperitoneale Infusion, Hydrops der Körperhöhlen). Bei Infektion gelangen die Zellen der Abwehr in großer Zahl durch das Serosaepithel in die seröse Höhle. **E:** Serosaepithelzellen tragen Mikrovilli als Ausdruck starken Stoffdurchtrittes.

Die **subseröse Bindegewebsschicht** ist, abhängig von der Lokalisation der Serosa, unterschiedlich gebaut. Häufig (z. B. über verformbaren Eingeweiden) bildet das subseröse, kollagenfaserige Bindegewebe eine lockere Verschiebeschicht. An anderen Stellen (z. B. bei der Serosa parietalis) stellt das Bindegewebe eine straffe Verbindung zwischen Serosaepithel und Rumpfwand her. Im subserösen Bindegewebe liegen Blut- und Lymphgefäße. Die rumpfwandständige Serosa parietalis wird sensibel innerviert, der Serosa visceralis dagegen fehlen über vielen Organen sensible Nervenfasern.

Epikard und Perikard, S. 220; Pleura, S. 411; Peritoneum, S. 432; Hodenhülle, S. 493.

Atmungsorgane

Die Atmungsorgane dienen der *äußeren Atmung*, d. h. dem Gasaustausch zwischen Blut und Luft. Man unterscheidet die *luftleitenden* Atmungsorgane (Atemwege) von dem Teil der Lungen, der dem *Gasaustausch* zwischen Blut und Luft unmittelbar dient, der „Blut-Luft-Schranke". Als *innere Atmung* bezeichnet man die Verbrennungsvorgänge im intermediären Stoffwechsel der Gewebe. Sie benötigen den Sauerstoff und führen (bei Fetten und Kohlenhydraten) bis zu Wasser und Kohlensäure, die wieder in die Lungen bzw. Nieren gelangen.

Luftleitende Organe

Die luftleitenden Organe, die Teile des Atemweges, sind im Kopf Nasenhöhle und Rachen, in Hals und Rumpf Kehlkopf, Luftröhre und Bronchien. In ihnen wird die Atemluft durch Anwärmung, Anfeuchtung und Reinigung aufbereitet.

Bauprinzipien. Die *Schleimhaut (Tunica mucosa respiratoria)* der luftleitenden Organe trägt *mehrreihiges hochprismatisches Flimmerepithel* mit schleimbildenden *Becherzellen* – ausgenommen die *Regio cutanea* des Nasenvorhofes, die Regio olfactoria der oberen Nasenmuschel und des Nasenseptums oben sowie die Schleimhaut der Stimmfalten des Kehlkopfes und die der kleinen Bronchien. Die Kinozilien der Flimmerepithelien schlagen in allen Abschnitten rachenwärts. Sie transportieren den Schleim der Becherzellen und der Schleimdrüsen, der das Epithel feucht hält und Staub aufnimmt (Reinigung der Luft, vgl. Abb. 46). Die Epithelzellen regenerieren aus der basalen Zellreihe. Das Flimmerepithel sitzt größenteils auf einer breiten lichtmikroskopisch gut sichtbaren (Diagnose!) Basalmembran.

Im *Schleimhautbindegewebe (Lamina propria mucosae)*, das stellenweise stark vaskularisiert ist und deshalb dort als *Stratum cavernosum* bezeichnet wird, liegen zahlreiche kleine seromuköse Drüsen, *Glandulae nasales, pharyngeae, laryngeales, tracheales* und *bronchiales* (Reinigung, Anfeuchtung der Luft).

Eine *submuköse Verschiebeschicht fehlt* dem größten Teil der Atemwege, die Schleimhaut ist zumeist *fest mit der Unterlage verwachsen*, wodurch die Atemwege unbehindert offen bleiben.

Ein *knöcherner* (im Kopfteil) oder *knorpeliger Stützapparat, Tunica fibromusculocartilaginea* (im Hals-Rumpf-Teil) verhindert, daß die Atemwege kollabieren, er ist im lockeren Bindegewebe der *Tunica adventitia* verschieblich befestigt.

Die einzelnen Teile des Atemweges weisen darüber hinaus noch folgende Baueigentünlichkeiten auf.

Nasenhöhle und Rachen

Der **Nasenvorhof** *(Vestibulum nasi, Regio cutanea)* bildet den Eingang in die Nasenhöhle. Um den hyalinen Knorpel des Nasenflügels schlägt die Epidermis in den Nasenvorhof *(Vestibulum nasi)* um, den sie bis nahe an seine hintere Grenze, *Limen nasi*, auskleidet. Der Nasenflügel trägt außen große Talgdrüsen *(Comedones,* „Mitesser"), innen apokrine knäuelförmige Drüsen. Ein Kranz starker Haare, *Vibrissae*, ist gegen die Nasenlöcher gerichtet und bildet eine Reuse gegen grobe Verunreinigungen der Luft. Im hinteren Teil des Nasenvorhofs wird das verhornte Plattenepithel von einem höheren unverhornten abgelöst, das mit einem mehrschichtigen Zylinderepithel zum zweireihigen Flimmerepithel überleitet. Hier beginnt die Nasenhöhle (Cavum nasi), gemischte, vorwiegend muköse *Glandulae nasales* treten auf (Abb. 184).

Die **Nasenhöhlen** *(Cavitates nasi)* werden durch das Septum nasi getrennt. Die seitliche Wand jeder Nasenhöhle ist durch drei Muscheln *(Conchae*

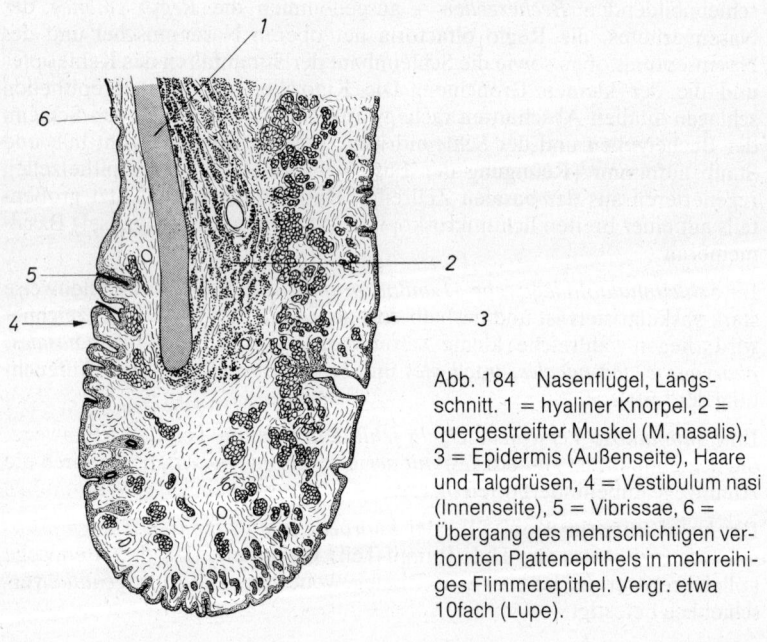

Abb. 184 Nasenflügel, Längs-schnitt. 1 = hyaliner Knorpel, 2 = quergestreifter Muskel (M. nasalis), 3 = Epidermis (Außenseite), Haare und Talgdrüsen, 4 = Vestibulum nasi (Innenseite), 5 = Vibrissae, 6 = Übergang des mehrschichtigen ver-hornten Plattenepithels in mehrreihi-ges Flimmerepithel. Vergr. etwa 10fach (Lupe).

nasales) oberflächenvergrößert. In der Nasenhöhle unterscheidet man die *Regio olfactoria, Riechschleimhaut*, die auf die obere Muschel und den entsprechenden Teil des Nasenseptums beschränkt ist, und die *Regio respiratoria* (Reinigung, Anfeuchtung und Anwärmung der Atemluft!), die den übrigen Teil der Nasenhöhle auskleidet.

Regio respiratoria. Im Bindegewebe der Schleimhaut liegen, besonders über der mittleren und unteren Muschel, unter dem mehrreihigen Flimmerepithel weite, muskelstarke Venen, die im histologischen Präparat zahlreiche Anschnitte zeigen und einen Schwellkörper bilden; in diese münden subepitheliale Kapillaren, die aus senkrecht zum Epithel aufsteigenden Arterien gespeist werden. Drosselvenen, arteriovenöse Anastomosen, Lymphgefäße und Nerven sind vorhanden. Durch Erweiterung der sinusoiden Venen kann die Schleimhaut sehr hoch werden. (Verstärkte Durchblutung erfolgt reflektorisch wechselseitig etwa im Halbstundenwechsel.) Das Skelett der Muschel besteht aus dünnem, spongiösem Knochen.

Die **Nasennebenhöhlen** (Sinus paranasales) werden ebenfalls von einem zweireihigen Flimmerepithel ausgekleidet, besitzen aber wenige seromuköse Drüsen und Becherzellen; Venenplexus fehlen. Den Tränennasengang *(Ductus nasolacrimalis)* kleidet ein zweireihiges prismatisches Epithel aus.

Regio olfactoria. Die obere Muschel und der obere Teil des Nasenseptums tragen die Riechschleimhaut. Das *Riechepithel* ist höher als das der Regio respiratoria; diese Schwelle ist lichtmikroskopisch bei schwacher Vergrößerung zu sehen. Es wird aus Sinneszellen und Stützzellen zusammengesetzt, Kinozilien und Becherzellen fehlen, die Basalmembran ist, im Unterschied zur Pars respiratoria, lichtmikroskopisch kaum sichtbar. Im Schleimhautbindegewebe liegen die großen gemischten seromukösen *Glandulae olfactoriae* (Bowmansche Spüldrüsen) und zahlreiche Anschnitte der Riechnerven, *Nn. olfactori* (Abb. 144).

Rachen *(Schlund, Pharynx)*. Der Luftweg führt aus der Nasenhöhle durch die Choanen in den oberen Teil des Rachens, *Pars nasalis pharyngis* (Epipharynx), kreuzt im mittleren Teil, *Pars oralis* (Mesopharynx), den Speiseweg und gelangt im unteren Teil des Rachens, *Pas laryngea* (Hypopharynx), in den Kehlkopf. In den Epipharynx münden die Choanen und seitlich hinten die Tubae auditivae, der Mesopharynx wird von der Mundhöhle durch die Rachenenge abgegrenzt, der Hypopharynx geht hinter dem Kehlkopf in die Speiseröhre über.

Die **Rachenwand** besteht aus drei Schichten, aus *Schleimhaut (Tunica mucosa), Muskelhaut (Tunica muscularis)* und *adventitiellem Bindegewebe (Tunica adventitia)*.

Die *Schleimhaut* des Epipharynx, oberhalb der Ebene des Gaumensegels, trägt Flimmerepithel, Meso- und Hypopharynx werden vom mehrschichtigen, unverhornten Plattenepithel des Speiseweges ausgekleidet, es reicht noch in den Kehlkopfeingang hinein. In der Rachenschleimhaut liegen, abgesehen von den großen Mandeln (Tonsillae pharyngealis und tubariae) zahlreiche *Lymphfollikel*, die vorwiegend seitlich (sog. Seitenstrang) bis in Höhe des Kehlkopfeinganges herunterreichen. Die *Glandulae pharyngeae* sind weitgehend mukös. Eine Lamina muscularis mucosae fehlt im Pharynx; sie beginnt im Oesophagus. Die *Pharynxmuskulatur* ist quergestreift, ihre Fasern verlaufen innen mehr längsgerichtet, außen mehr schräg zur Mitte ansteigend. Das *adventitielle Bindegewebe* ist locker gebaut. Am oberen Ende verbindet es sich mit dem Schleimhautbindegewebe zur derben *Fascia pharyngobasilaris*, durch die der Pharynx an der Schädelbasis befestigt ist.

Kehlkopf (Larynx)

Der Kehlkopf kann die unteren Luftwege gegen die oberen verschließen, mit Ausnahme des M. cricoarytaenoideus posterior (und des M. cricoarytaenoideus lateralis) sind seine Muskeln Schließmuskeln; der Kehlkopf ermöglicht dadurch eine Drucksteigerung im Rumpf, die zum Pressen und Husten (Schutz der unteren Luftwege) nötig ist. Gleichzeitig dient er der Erzeugung von Tönen (Lippenpfeife).

Knorpelskelett. Dem Kehlkopf liegt ein großenteils von Schleimhaut überzogenes Knorpelgerüst zugrunde, die Lamina propria ist reich an elastischen Netzen (vgl. im folgenden den Frontalschnitt Abb. 185). Der siegelringförmige Ringknorpel *(Carti-*

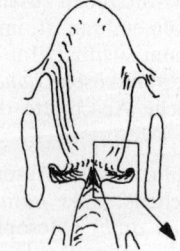

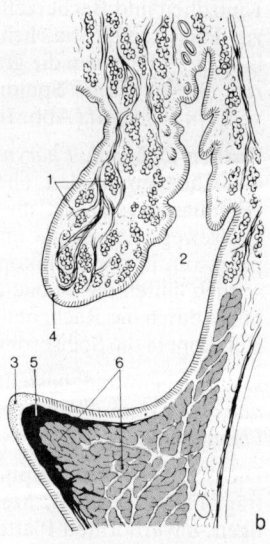

Abb. 185a, b Kehlkopf, Stimmfalte und Taschenfalte im Frontalschnitt (Ausschnitt [b] im Schema, Frontalschnitt durch Kehlkopf [a] angegeben). Elastische Fasern durch Orcein dargestellt (in der Abbildung schwarz). 1 = Drüsen der Taschenfalte, 2 = Ventriculus laryngis, 3 = Stimmfalte mit mehrschichtigem unverhorntem Plattenepithel, bedeckt das elastische Lig. vocale, 4 = Taschenfalte mit hochprismatischem Epithel, 5 = Lig. vocale, 6 = M. thyroarytaenoideus mit M. vocalis. Vergr. etwa 5fach (Lupe).

lago cricoidea) hat beiderseits eine Gelenkfläche, auf der der schiffsbugförmige Schildknorpel *(Cartilago thyroidea)* mit zwei unteren Fortsätzen artikuliert. Zwei pyramidenförmige Stellknorpelchen *(Cartilagines arytaenoideae)* sitzen auf der oberen Kante der dorsal gelegenen Platte des Ringknorpels, eine Spitze zur Seite *(Processus muscularis)*, eine nach vorne *(Processus vocalis)* und eine nach oben zu gestellt. Vom vorderen Processus vocalis aus zieht beiderseits sagittal das elastische Stimmband, *Lig. vocale*, an eine umschriebene Stelle der rückwärtigen Fläche des Schildknorpels. Kippt der Ringknorpel (quere Achse) nach hinten, so spannen sich die Stimmbänder. Die „Aryknorpel" können einander genähert, voneinander entfernt, gekippt und um eine longitudinale Achse gedreht werden, die *Stimmritze* zwischen den Stimmbändern ändert dabei ihre Weite. An der rückwärtigen Fläche des Schildknorpelbugs ist ein weiterer Knorpel, der Kehldeckel *(Epiglottis)* befestigt, er überragt den Kehlkopfeingang von vorne und oben.

Das **Kehlkopfskelett** besteht größtenteils (Schild-, Ring-, Stellknorpel) aus *hyalinem* Knorpel. Kehldeckelknorpel sowie die Cartilago corniculata und die Cartilago cuneiformis der Plica aryepiglottica sind aus *elastischem* Knorpel (besondere Beanspruchung bei Lautbildung und Husten!). Nach der Pubertät beginnt bei beiden Geschlechtern eine verschieden große enchondrale Ossifikation der hyalinen Knorpel. Die Kehlkopfmuskeln sind quergestreift wie Skelettmuskulatur.

Schleimhaut *(Tunica mucosa)*. Alle Gebilde innerhalb des Schildknorpels werden von Schleimhaut überzogen. Sie bildet von der Höhe der Epiglottis zum oberen Fortsatz der Stellknorpel beiderseits eine Falte *(Plica aryepiglottica* mit den kleinen Knorpelchen, Cartilago corniculata und Cartilago cuneiformis), die den Eingang in den Kehlkopfvorhof begrenzen. Außerhalb von ihnen verläuft jederseits eine Rinne *(Recessus piriformis)*, die, mit mehrschichtigem unverhorntem Plattenepithel ausgekleidet, in die Speiseröhre führt. Der Kehlkopfvorhof verengt sich nach unten zu einem sagittal gestellten Schlitz, den zwei Taschenfalten *(Plicae vestibulares,* „falsche Stimmbänder") begrenzen. Unter diesen erweitert sich der Raum *(Ventriculus laryngis)*, um nach unten erneut durch zwei sagittal gestellte Falten, die Stimmfalten *(Plicae vocales,* „Stimmbänder") eingeengt zu werden; sie begrenzen die Pars intermembranacea der Stimmritze, die sich nach hinten in die Pars intercartilaginea (zwischen den Processus vocales der beiden Stellknorpel) fortsetzt.

Die *Epiglottis* trägt zungenwärts an ihrer Oberfläche mehrschichtiges Plattenepithel, an ihrer Unterfläche ein mehrschichtiges Flimmerepithel, in das seromuköse Drüsen *(Glandulae epiglotticae)* und beim Neugeborenen Geschmacksknospen eingelagert sind. Es geht in das respiratorische zweireihige Epithel über. Die Stimmfalten werden von einem mehrschichtigen Plattenepithel überzogen, das unverschieblich mit der Unterlage verwachsen ist. An allen anderen Stellen liegt die Schleimhaut lockerer der Unterlage auf (Gefahr des sog. Glottisödems, Schwellung, die zum Ersticken führen kann!). Inseln von Plattenepithel können auch an anderen Stellen der Larynxschleimhaut vorkommen. Die *Lamina propria* der Schleimhaut enthält Lymphozyten, am Ventriculus laryngis können Lymphfollikel auftreten. *Drüsen:* Während die Stimmfalten frei von Drüsen sind, besitzen die darüberliegenden Taschenfalten und die Schleimhaut des Ventriculus laryngis Drüsen *(Glandulae laryngeae),* deren Sekret die Stimmfalten vor Austrocknung bewahrt.

Elastische Netze *(Membrana fibroelastica).* Unter der Mucosa des Kehlkopfeinganges beginnt eine dünne Schicht elastischer Netze, die *Membrana fibroelastica,* die (als *Membrana quadrangularis)* bis in die Taschenfalten hineinreichen. Eine andere, kräftiger entwickelte Lage elastischer Netze beginnt in den elastischen Stimmbändern und zieht unter der Schleimhaut zur Innenseite des Ringknorpels; dieser *Conus elasticus* ist der elastische Kern des Pfeifenaufsatzes auf der Luftröhre.

Umgebung. Schild- und Ringknorpel sind vorne und außen vom Bindegewebe des mittleren Halsraumes umgeben, Stell- und Ringknorpel hinten durch Bindegewebe und ein starkes Venenpolster vom Eingang in die Speiseröhre getrennt.

Luftröhre (Trachea)

Bindegewebs-Knorpel-Skelett *(Tunica fibromusculocartilaginea).* Die Luftröhre ist ein etwa 12 cm langes Rohr, das aus ca. 20 hufeisenförmigen hyalinen Knorpeln *(Cartilagines tracheales)* besteht, die mit Bandstrukturen *(Ligg. anularia)* abwechseln (Abb. 187). Die Knorpel werden dorsal, gegen die Speiseröhre zu, von Bindegewebe und glatten Muskelzügen, *M. trachealis,* zu einem Ring geschlossen. Am Querschnitt kann man demnach einen *Paries membranaceus* von einem knorpeligen Anteil unterscheiden. Die Knorpel sind durch kollagene Fasern in der Längsrichtung verbunden, wodurch insgesamt die *Tunica fibromusculocartilaginea* entsteht; sie ist das Skelett der Trachea, mit dem innen die Schleimhaut verbunden ist. Die scherengitterartige Anordnung der kollagenen Fasern erlaubt eine erhebliche Dehnung und Verkürzung der Trachea beim Schluckakt und bei Bewegungen des Halses.

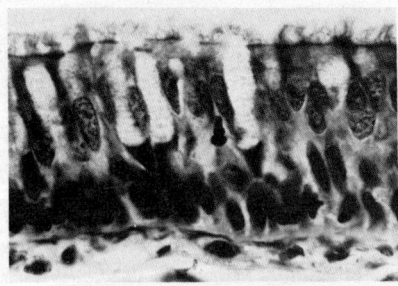

Abb. 186   Zweireihiges respiratorisches Flimmerepithel mit schleimbildenden Becherzellen und starker Basalmembran, Trachea. Vergr. 560fach.

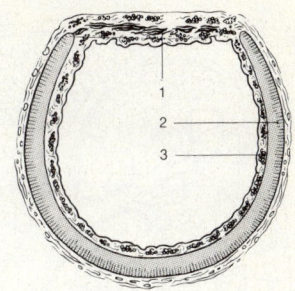

Abb. 187   Trachea, Querschnitt. 1 = Paries membranaceus mit M. trachealis, 2 = hyaliner Trachealknorpel, 3 = Schleimhaut mit Glandulae tracheales. Vergr. etwa 1,5fach.

Schleimhaut *(Tunica mucosa respiratoria)*. Die Schleimhaut ist fest mit der Unterlage verwachsen, sie trägt respiratorisches Flimmerepithel mit schleimbildenden Becherzellen. Seromuköse *Glandulae tracheales* liegen unter der Schleimhaut vorwiegend zwischen den Knorpeln und im Bereich des Paries membranaceus. Die Lamina propria besitzt längsgestellte elastische Fasernetze.

Gegen die **Umgebung** ist die Luftröhre durch lockeres Bindegewebe *(Tunica adventitia)* verschieblich.

Lungen (Pulmones)

Die Lungen entstehen in Art einer Drüse aus der Darmanlage, das zeigt die Anordnung der Bronchien, der „Ausführungsgänge" der „Drüse". Die Lunge ist hauptsächlich aus den Verzweigungen des Luftweges (Bronchialbaum und Alveolen), den Ästen der Lungenarterie und den Wurzeln der Lungenvenen zusammengesetzt. Das lockere Bindegewebe der Lunge enthält Lymphgefäße und Lymphknoten sowie Nerven.

Bronchialbaum

Der *Luftweg* verzweigt sich fortlaufend durch dichotome Teilungen, wobei er den *Bronchialbaum* bildet.

Der Gasaustausch findet in ca. 300 Millionen bläschenförmiger Alveolen statt, die das blinde Ende des Luftweges ausmachen. Ihre Gesamtoberfläche beträgt beim Erwachsenen in Inspiration 55–80 m^2, bei starker Exspiration weniger als 40 m^2. An dieser Stelle maximaler Vergrößerung der Oberfläche des Luftweges ist auch die Oberfläche der Blutbahn (Kapillaren des kleinen Kreislaufes) entsprechend vergrößert.

Aufteilung des Luftweges. Der *Hauptbronchus (Bronchus principalis)*, der durch den Lungenstiel eintritt, teilt sich rechts in drei, links in zwei *Lappenbronchien (Bronchi lobares)*, aus denen *Segmentbronchien (Bronchi segmentales)* hervorgehen. Diese teilen sich in 6–12 weiteren Schritten in

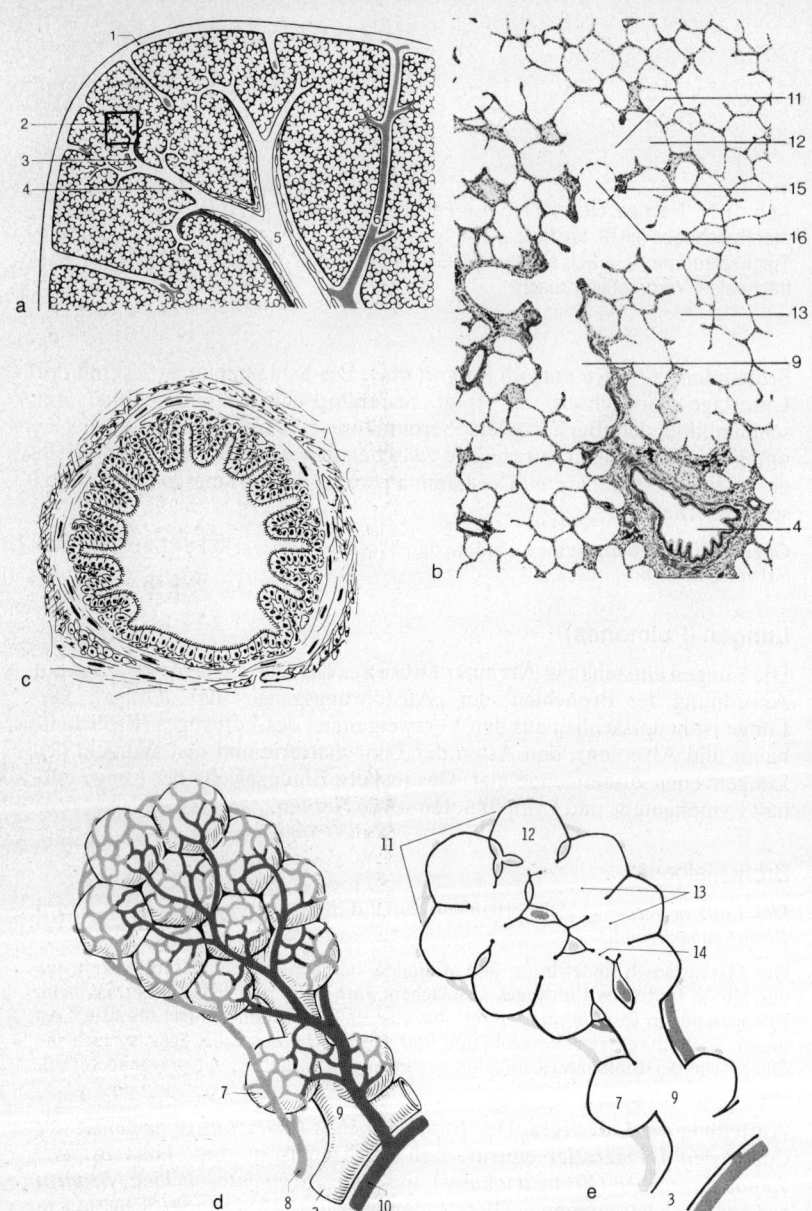

kleinere Bronchien (Kaliber bis zu 1 mm) und schließlich in *Bronchioli* auf. Der mikroskopische Bau des Bronchialbaumes ändert sich während der ersten Aufteilungen nicht grundsätzlich, und die geringen Unterschiede folgen fließend aufeinander. Erst mit den Bronchioli werden deutlichere Unterschiede im Aufbau bemerkbar.

Die *Bronchioli* zweigen sich in *Bronchioli terminales* auf. Von diesen gehen die letzten Teilungsschritte des Bronchialbaumes aus. Einer der beiden aus der Teilung hervorgehenden Äste ist ein *Bronchiolus respiratorius* (= *„Bronchiolus alveolaris"*, 1–3,5 mm lang und etwa 0,4 mm weit). In seiner Wand treten vereinzelt Alveolen auf. Der Bronchiolus respiratorius teilt sich in zwei *Ductus alveolares*, die aus den *Alveolen* (Atmungskammern) zusammengesetzt sind. Der andere der beiden aus der Teilung des Bronchiolus terminalis hervorgehenden Äste setzt den Bronchiolus terminalis fort und teilt sich erneut wie dieser, um schließlich in zwei Bronchioli respiratorii zu endigen. Die Bronchioli terminales bilden auf diese Weise gebogene Gänge, Alveolengewebe gelangt auch in die tieferen Bereiche der Lunge zwischen größere Bronchien (Abb. 188a). Das Gebiet, dessen Alveolen von einem Bronchiolus terminalis abstammen, wird als *Acinus pulmonaris* bezeichnet und als Baueinheit der Lunge verstanden; er umfaßt etwa 200 Alveolen und ist wenige Millimeter groß.

Knorpelskelett. Der Hauptbronchus gleicht im Aufbau völlig der Trachea. In den Lappen- und Segmentbronchien werden die hufeisenförmigen Knorpelspangen zunehmend durch unregelmäßig gestaltete Knorpelplättchen ersetzt, die auch an die Stelle des Paries membranaceus treten.

Die *Bronchioli* besitzen keine Knorpel mehr, ihr Lumen wird durch den Zug der elastischen Netze der Lunge offen gehalten. Im fixierten Präparat erhalten sie durch die Kontraktion der Muskelhaut ein sternförmiges Lumen.

◄ Abb. 188a–e Endaufteilung des Luftweges und der Blutgefäße. a) Übersicht, Schnitt durch die Lunge (nach *v. Hayek*). b) Auschnitt aus a) (nach *Bargmann*). Vergr. etwa 50fach. c) Bronchiolus, einschichtiges respiratorisches Epithel, in der Wand Bündel glatter Muskulatur, kein Knorpel. Vergr. etwa 220fach. d, e) Alveolensäckchen (Ausschnitt in a eingezeichnet). e) Schnitt durch d).
1 = Pleura visceralis, 2 = Acinus, 3 = Bronchiolus terminalis, 4 = Bronchiolus, 5 = kleiner Bronchus, 6 = Ast der V. pulmonalis, 7 = Alveole, 8 = Ast der V. pulmonalis, 9 = Bronchiolus respiratorius, 10 = Ast der A. pulmonalis, 11 = Sacculus alveolaris, 12 = Alveole, 13 = Ductulus alveolaris, 14 = Alveolarwandpore, 15 = Muskelring, 16 = Atrium.

Die **Schleimhaut** *(Tunica mucosa)* der Bronchien besitzt ein respiratorisches Epithel aus Flimmerzellen, nachwachsenden Basal- und Intermediärzellen und aus Becherzellen (Thekazellen, S. 403) sowie Glandulae bronchiales. **E:** Im Epithelzellverband liegen zudem *Bürstensaumzellen* und *endokrine Zellen.*

Seromuköse azinöse *Glandulae bronchiales* findet man im ganzen Bronchialbaum bis zu den kleinen Bronchien im peribronchialen Bindegewebe zwischen den Knorpelplättchen. Stellenweise reichen sie bis 2–3 cm an die Pleura heran. Die Drüsen sind aus mukösen und serösen Zellen zusammengesetzt, sternförmige Myoepithelien umgreifen den Acinus. Längere Ausführungsgänge werden von kubischen Epithelien ausgekleidet. Die Drüsen werden, im Unterschied zu den Becherzellen der Schleimhautoberfläche, sekretomotorisch innerviert. Fenestrierte Kapillaren versorgen die Drüsen. Venenplexus sind stellenweise unter der Schleimhaut stark ausgebildet.

Die *Bürstensaumzellen* sind kinozilienfrei und ausgezeichnet durch apikale Mikrovilli, sie bilden eine heterogene Zellgruppe. Die einen sind Becherzellen im Zustand nach Ausstoßung des Schleimes, andere, besonders glykogenreiche, bilden basal Synapsen mit dendritischen Fortsätzen afferenter Neurone und werden für Sinneszellen gehalten. Auch unreife nachwachsende Zellen erscheinen vorübergehend als Bürstensaumzellen.

Endokrine Zellen findet man im Epithelverband der Bronchialschleimhaut zahlreicher in den tiefen, intrapulmonalen Anteilen als in höheren Bezirken, sowohl *einzeln* verstreut als auch in Form *neuroepithelialer Körperchen.* In den etwa 30 μm langen und breiten und 20 μm hohen Körperchen sind 20(–50) endokrine Zellen vereinigt. An die Zellen des Körperchens treten basal marklose, vermutlich afferente und efferente Nervenfasern heran, die untereinander und mit den endokrinen Zellen Synapsen bilden. Die *einzelnen,* disseminierten *endokrinen Zellen* geben bevorzugt Peptide (parakrin oder endokrin) ab. Sie sollen an der lokalen Steuerung der Lungendurchblutung und des Spannungszustandes der Bronchialmuskulatur beteiligt sein.

L: Die endokrinen Zellen sind langgestreckt und reichen von der Basalmembran bis zur freien Oberfläche, auch die Zellkerne sind langgestreckt.

E: Das apikale Plasmalemm besitzt Mikrovilli. Die Zellen enthalten Granula, deren Größe und Gestalt auf wenigstens zwei Inkrete schließen lassen. Die Zellen werden dem *APUD-System* (S. 365) zugerechnet. Sie bilden *Serotonin* und Peptide *(Bombesin, Calcitonin, Enkephalin). Bombesin,* am stärksten beim Feten und Neugeborenen nachweisbar, hat einen stark wachstumstimulierenden Effekt auf das umgebende Gewebe. Die *Körperchen* werden für *hypoxiesensitive Chemorezeptoren* gehalten.

In *hypoplastischen Lungen* und bei Kindern mit einem Atemnotsyndrom sind die bombesinbildenden Zellen stark vermindert. Von den endokrinen Zellen nehmen karzinoide Lungentumoren ihren Ursprung.

In den *Bronchioli* wird das respiratorische Epithel einreihig, Becherzellen und Drüsen fehlen. Im Epithelverband der Bronchioli terminales kommen helle *Clara-Zellen* vor. Der Bronchiolus respiratorius (Bronchiolus alveolaris) besitzt isoprismatische, noch vorwiegend kinozilientragende Epithelzellen. In seiner Wand treten vereinzelt schon Alveolen auf, Aussackungen, die von einem dünnen, platten Epithel ausgekleidet sind und sich hierdurch scharf von der übrigen Wand abheben.

Clara-Zellen (Bronchiolenzellen) im Epithelverband kennzeichnen die Wand von Bronchiolen mit einem Durchmesser unter 1 mm – Bronchiolen, die keine schleimbildenden Becherzellen und Drüsen mehr besitzen. **L:** Die Clara-Zellen sind im apikalen Anteil in Übersichtsfärbungen auffallend hell, gelegentlich sind helle Sekretgranula nachweisbar; ihre kinozilienfreie Oberfläche wölbt sich in das Lumen vor. **E:** Die Zellen sind reich an glattem ER und zahlreichen großen runden Mitochondrien, apikal liegen Glykogenkörnchen und Sekretgranula, die durch Exozytose ausgeschieden werden. Alle anderen Zellorganellen treten dagegen zurück, Ergastoplasma ist basal geringfügig ausgebildet. Aus experimentellen Untersuchungen geht hervor, daß das Sekret der Clara-Zellen Schleim, Zelldetritus u. a. durch *proteolytische (mukolytische) Enzyme oder andere Stoffe* auflöst und damit einer Verlegung des Luftweges an dieser Engstelle entgegenwirkt. Diese Wirkung erstreckt sich wahrscheinlich auch auf den proximal im Bronchialbaum gebildeten Schleim.

Muskelhaut. Zwischen der Schleimhaut und der Bindegewebsschicht, in der Knorpelplättchen und seromuköse Drüsen liegen, tritt in den intralobulären Bronchien ein Schlauch netz- und ringförmig angeordneter Muskelzellbündel, eine Muskelhaut auf. Sie ist vegetativ innerviert (Vagotonus erzeugt Kontraktion, Sympathikotonus Erschlaffung).

Bindegewebe. Mit den Teilungsschritten des Luftweges geht eine Unterteilung der Lunge einher. Den größeren Bronchien, die auf die Stammbronchien folgen, entsprechen zwei (links) bzw. drei (rechts) *Lungenlappen*. Weitere Aufteilungen führen zu *Segmenten* (für die Lungenchirurgie wichtige Unterteilung). Das Aufteilungsgebiet eines *Bronchiolus* ist als *Lobulus* durch unvollständige Bindegewebssepten abgegrenzt und an der Lungenoberfläche als polygonales Areal mit einer Kantenlänge von etwa 2 cm sichtbar. Der *Lungenlappen* ist von einer bindegewebigen *Grundmembran* umhüllt, auf der die Pleura locker und faltenlos haftet. Aus dieser Membran ziehen *Bindegewebssepten* hilumwärts, sie unterteilen den Lungenlappen in die keilförmigen bronchoarteriellen *Segmente*. **L:** Kleinere Bindegewebssepten bilden die *Läppchengrenzmembranen*, die *Septa interlobularia*, an der die elastischen Fasernetze des interalveolären Bindesgewebes inserieren.

Alveolen

Der Bronchiolus respiratorius teilt sich in *Ductus alveolares*. Deren „Wände" sind aus *Alveolen* zusammengesetzt, die sich in den Ductus alveolaris öffnen; stellenweise vereinigen sich mehrere Alveolen zu einem *Sacculus alveolaris*, ihre gemeinsame Öffnung in den Ductus bildet ein *Atrium alveolare*.

Die *Alveolen* (Lungenbläschen, *Alveoli pulmonis*) sind die Atmungskammern. Sie haben einen Durchmesser von 0,06–0,2 mm oder mehr und sind im Querschnitt hexagonal. Jede Alveole wird von 4–12 Kapillarmaschen umsponnen – „Ruhekapillaren" für die Dauerdurchblutung und „Arbeitskapillaren", die bei erhöhtem Sauerstoffbedarf durchblutet werden. Der Raum der Alveole wird von der *Alveolenwand* umgeben, die aus den Alveolarzellen (Pneumozyten) und dem zugehörigen Bindegewebsgerüst einschließlich seiner Kapillaren besteht. Als *Alveolarseptum (Septum interalveolare)* bezeichnet man die aus den Alveolenwänden zweier benachbarter Alveolen gebildete Trennwand. Die benachbarten Alveolen stehen durch Öffnungen, *Septumporen*, im Alveolarseptum miteinander in Verbindung, die bei Exspiration schlitzförmig, bei Inspiration rund und 10–20 µm weit sind.

Strukturen des Gasaustausches. Die Alveolen werden von den Alveolarzellen, *Pneumozyten*, ausgekleidet. **L:** Man unterscheidet flache, weitausgebreitete *Pneumozyten Typ I* und hohe rundliche oder kuboide *Pneumozyten Typ II*. Die Pneumozyten sind alle durch dichte *Zonulae occludentes* (4–5 Reihen von Tight junctions) verbunden.

Die flachen *Pneumozyten Typ I* (Deckzellen) bilden einen – stellenweise weniger als 0,1 µm dicken (und dann lichtmikroskopisch nicht mehr sichtbaren) – Alveolarabschluß. Die hohen *Pneumozyten Typ II* (Nischenzellen) sind die Produzenten eines feinen Phospholipidfilmes, des „Surfactant", der das Alveolarlumen auskleidet. Sie enthalten auffallende, bis 1 µm große Zytosomen mit lamellärem Inhalt (von einer Membran umgeschlossene Lamellenkörperchen), Vorstufen des Surfactant, die durch Exozytose abgegeben werden. Das granulierte ER und der Golgi-Apparat sind gut ausgebildet. Alle Pneumozyten regenerieren aus Typ-II-Zellen.

Der *Phospholipidfilm (Surfactant*; aktives Prinzip: Phosphatidylcholin) breitet sich, unterlagert von einer wäßrigen Phase, der Hypophase, auf der Alveolaroberfläche aus und wirkt als „Detergens", indem er die Oberflächenspannung der Alveolenwände herabsetzt (damit die gegenseitige Kohäsion der Alveolenwände verringert); die Alveolen werden bei der exspiratorischen Verkleinerung vor dem Kollaps (Atelektase) bewahrt, der Surfactant ist der *Antiatelektasefaktor*. Zugleich wird der inspiratorische Kraftaufwand verringert. Bei mangelhafter Ausbildung des Surfactant droht dem Neugeborenen (meist ein zu früh Geborener) der Erstickungstod.

E: Die *Blut-Luft-Schranke* ist in ihrem dünnsten, effektiven Anteil zusammengesetzt aus dem Kapillarendothel und den Alveolarzellen (Pneumozyten) sowie den miteinander verschmolzenen Basallaminae beider (Abb. 189). Da zwischen den Kapillaren und im Alveolarseptum aber stellenweise noch Bindegewebselemente liegen, ist nur ein Teil des Kapillarumfangs derart effektiv den Alveolarzellen angelagert; die Blut-Luft-Schranke,

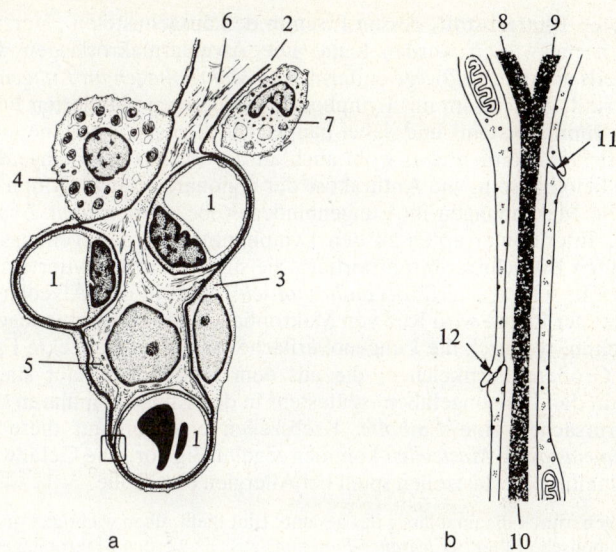

Abb. 189a, b   Schnitt durch Alveolenwand. **E:** a) 1 = Kapillare, 2 = Basallamina, 3 = Pneumozyt I, 4 = Pneumozyt II, 5 = Fibrozyt (Myofibroblast), 6 = elastisches Netz, 7 = Alveolarmakrophage. b) Blut-Luft-Schranke, Ausschnitt aus a). 8 = Basallamina des Pneumozyten I, 9 = Basallamina des Kapillarendothels, 10 = vereinigte Basallaminae, 11 = durchlässiger Interzellularkontakt des Kapillarendothels, 12 = dichter Interzellularkontakt der Pneumozyten I. Schema.

durch die die Gase diffundieren, nimmt einen asymmetrischen Anteil des Kapillarumfangs ein, sie ist 0,2(–1,7) µm dick. Die Typ-I-Pneumozyten zeigen hier Vesikulation, und es wird angenommen, daß sie bei der Beseitigung des Surfactant beteiligt sind. Die Kapillarendothelien sind nicht fenestriert und durch eine Zonula occludens mit nur einem einreihigen Kontakt miteinander verbunden; die Kapillarwand verhütet deshalb nicht, im Unterschied zur Alveolarauskleidung, die Passage von Flüssigkeit und kleinen Ionen (wichtig für die Pathogenese des Lungenödems).

Strukturen der Abwehr sind die Alveolarmakrophagen in den Alveolen sowie im Lungenbindegewebe die Makrophagen, Mastzellen, Lymphozyten und Plasmazellen. Die *Alveolarmakrophagen* entstehen aus Monozyten, die aus dem Kapillarblut in die Alveolen eintreten. Sie schützen die Atemregion vor eingeatmeten Krankheitserregern und vor Staubteilchen („Staubzellen") und phagozytieren überalterten Surfactant (Halbwertszeit unter 24 Stunden). Nach kapillaren Blutungen in die Alveolen, z. B. bei Stauung im kleinen Kreislauf infolge von Herzinsuffizienz, phagozytieren die Alveolarphagozyten Blutfarbstoff, dessen Eisen in den ausgehusteten „Herzfehler-zellen" nachgewiesen werden kann. Die Alveolarmakrophagen werden großenteils auf dem *Luftwege* entfernt. Die *Makrophagen im Lungenbinde-gewebe* sind, gemeinsam mit Lymphozyten und deren aktivierten Formen, Teil des Immunsystems und dabei hauptsächlich gegen Antigene aus dem Blut gerichtet, können aber wohl auch an der Phagozytose eingeatmeten Staubes beteiligt sein, wie Anthrakose der regionären Lungenlymphknoten zeigt. Die Makrophagen im Lungenbindegewebe werden über *Lymphge-fäße* der Interlobularsepten zu den Lymphknoten an den Teilungsstellen der größten Bronchien abtransportiert. Sie sind von phagozytiertem Staub (meist Ruß) schwarz verfärbt, *anthrakotisch*. Auch in den Alveolarsepten und unter der Pleura wird Ruß von Makrophagen des Lungenbindegewebes festgehalten, wodurch die Lungenoberfläche eine graue gefleckte Färbung erhält. Größere Partikelchen, die aus dem großen Kreislauf stammen, bleiben in den Lungengefäßen, spätestens in den Lungenkapillaren stecken und verursachen eine *Embolie*. Krebszellen erzeugen auf diese Weise *Lungenmetastasen. Mastzellen* kommen regelmäßig vor. Die Gefäßwirkung des Histamins der Mastzellen spielt bei Allergien eine Rolle.

Die Lungen, durch die unablässig das gesamte Blut fließt, üben wichtige Funktionen als „metabolische Filter" (*Clearance-Funktion*) aus. Es werden Makrophagen ande-rer Organe, z. B. Kupffersche Sternzellen, auch in den Lungenkreislauf geschleust, in die Alveolen ausgeschieden und schließlich auf den Lymphweg verbracht oder ausgehustet. Die Kapillarendothelien entziehen z. B. dem Blut Serotonin und Nor-adrenalin, inaktivieren Bradykinin und andere Wirkstoffe, aktivieren Angiotensin I zu Angiotensin II (s. Physiologielehrbuch!).

Mechanische Strukturen. Das Bindegewebsgerüst der Interalveolarsepten besteht aus Gittern und Netzen elastischer und kollagener Fasern (Kollagen Typ I und III) (Abb. 189). Sie erzeugen ringförmige Verstärkungen, *Basalringe*, die im Querschnitt in die Alveolenlichtung vorspringen. Die elastischen Netze sind ein wichtiger Faktor der Exspiration. Mit der Abnahme der Elastizität im Alter wird die Höhe der Interalveolarsepten und damit die atmende Fläche verringert. In den Interalveolarsepten kom-men Fibroblasten und Myofibroblasten, in den Basalringen auch glatte Muskelzellen vor. Bei Kontraktion der mit den Alveolenwänden verbunde-nen Myofibroblasten wird das Lumen der interalveolären Kapillaren ver-kleinert.

Gefäße und Nerven

Die **Lungenarterie** und **Lungenvene** *(A. pulmonalis* und *V. pulmonalis, Vasa publica* der Lunge) treten am Hilum gemeinsam mit dem Stammbron-chus in die Lunge ein. Die Aufteilungen der *A. pulmonalis* gehen parallel mit denen des Bronchus. Der *Bronchiolus alveolaris* wird von einer *Arte-riole*, der *Ductus alveolaris* von einer *Präkapillare* und die *Alveolen (Sacculi alveolares)* werden von *Kapillaren* begleitet. Die Äste der Aa. pulmonales sind bis zu einem Durchmesser von ca. 1 mm noch vom elastischen Typ. Erst kleinere, schon intralobulär gelegene Arteriolen haben eine muskelstarke Wand und dienen der Durchblutungsregulation. Die kleinen Äste der *V. pulmonalis* verlaufen allein in den *Septa interlobularia,* erst größere Venen schließen sich den Arterien und Bronchien an. Die Venen besitzen keine Klappen, ihre Wand enthält viel glatte Muskulatur und elastische Fasern. L: Kleinere Äste der Arterien und Venen zeigen kaum Unterschiede im Wandbau.

Die **Bronchialarterien** und **Bronchialvenen** *(Rr. und Vv. bronchiales)* sind die *Vasa privata* der Lunge, sie versorgen die Strukturen der Bindegewebssepten. Die Gefäße haben einen kleineren Querschnitt als entsprechende der Vasa publica, in der Intima der Arterien verlaufen Längsmuskelbündel. Es bestehen Anastomosen zwischen Ästen der Vasa privata und Vasa publica.

Lymphgefäße entspringen aus dem lockeren subpleuralen Bindegewebe, in den Septa interlobularia und aus dem periarteriellen und peribronchialen Bindegewebe. Sie führen Lymphe zu den regionären Lymphknoten, den *Nodi lymphatici pulmonales* und *bronchopulmonales*, die noch im Bereich der Lunge und des Lungenhilum liegen.

Nerven. Bronchialbaum und Lungen werden efferent aus den Ästen des *N. vagus* (Bronchokonstriktion) und der *Sympathikusganglien* Th$_{2-4}$ (Bronchodilatation) versorgt, beide führen auch Gefäßnerven. Die Nervenfasern verlaufen als peribronchialer und als intramuraler Plexus, sie lassen sich bis in die Alveolarsepten verfolgen. Afferente Fasern aus Dehnungsrezeptoren (und wahrscheinlich auch aus Presso- und Chemorezeptoren) verlaufen im N. vagus, darunter auch *Substanz-P*-haltige Fasern. Schmerzleitende Fasern aus der Bronchialschleimhaut ziehen in Sympathikusfasern. Die Pleura pulmonalis besitzt keine Schmerzfasern. Weitere unterschiedliche Neuropeptide und Rezeptoren für diese kommen regelmäßig vor.

Lungen- und Brustfell (Pleura)

Pleura pulmonalis, *Lungenfell,* und **Pleura parietalis,** *Rippenfell,* sind *seröse Häute.* Sie kleiden die Pleurahöhle, einen serösen Spaltraum, aus. Die *Pleura pulmonalis* haftet locker auf der Lungenoberfläche, sie kann von dieser leicht abgezogen werden. Durch den Unterdruck im Pleuraspalt werden Staubteilchen aus den Alveolen in das subpleurale Bindegewebe verschoben (Oberflächenpigmentation der Lungen!). Die Pleura parietalis kann, im Unterschied zur Pleura pulmonalis, korpuskuläre Elemente, Flüssigkeit und Luft aus dem Pleuraspalt resorbieren. Der Umschlagrand zwischen Pleura pulmonalis und Pleura parietalis umgibt den Lungenstiel und setzt sich ins *Lig. pulmonale* (= Mesopneumonium) fort.

Fetale Lunge. Die fetale Lunge, häufig in histologischen Kursen untersucht und deshalb erwähnt, läßt die drüsenförmige Anlage der Lunge erkennen; je jünger sie ist, um so weniger Teilungschritte sind vorhanden. Alle Gänge werden von prismatischem Epithel ausgekleidet, das im Alveolarbereich später zu einem dünnen Plattenepithel umgeformt wird. In der Umgebung der fetalen Bronchien tritt Vorknorpel auf. Für die Diagnose ist auch das typische embryonale faserfreie Bindegewebe wichtig.

Verdauungsorgane

Die Nährstoffe Eiweiß, Fett und Kohlenhydrate setzen (neben Vitaminen und Spurenelementen) hauptsächlich die Nahrung zusammen. Der Körper braucht sie sowohl, um seine Organisation aufrechtzuerhalten (Baustoffwechsel, Zellmauserung!), als auch, um Energie für deren Betrieb zu gewinnen (Betriebsstoffwechsel). Sie werden in verschiedenen Abschnitten des Verdauungstraktes durch Enzyme der Verdauungsdrüsen aus der Nahrung freigesetzt, in Bruchstücke zerlegt und vom Körper aufgenommen. Die Verdauungsorgane liegen, ähnlich wie die Atmungsorgane, teils im Kopf, teils im Rumpf.

Kopfteil des Verdauungssystems

Als Kopfteil des Verdauungssystems (kurz: *Kopfdarm*) werden die Mundhöhle und der mittlere und untere Teil des Schlundes bis zum Eingang in die Speiseröhre zusammengefaßt und von dem folgenden Rumpfdarm unterschieden. Im Kopfdarm wird die Nahrung mit Hilfe von Zähnen, Lippen und Zunge aufgenommen. Die Schleimhaut kontrolliert die mechanische Beschaffenheit der Nahrung und die Temperatur, das Geschmacksorgan die chemische. Die Nahrung wird zerkleinert, durch mukösen Speichel gleitfähig gemacht und in einzelnen Bissen dem Rumpfdarm zugeführt. Der seröse Speichel enthält das Enzym Amylase, das die Stärkeverdauung einleitet. Die Tonsillen wirken bei der Infektabwehr. Zunge, Lippen und Gaumen dienen bei der Sprache der Artikulation des vom Kehlkopf erzeugten Tones.

Schleimhaut. Alle Teile des Kopfdarmes, Wangen, Lippen, Gaumen, Zunge und Schlund, werden von einer gleichartigen Schleimhaut überkleidet, die lokal variiert; auf dem Zungenrücken trägt sie die Geschmacks- und mechanischen Papillen. Die Schleimhaut besitzt ein mehrschichtiges, unverhorntes, stellenweise (z. B. am harten Gaumen und am Zahnfleisch) auch in die Verhornung eintretendes Plattenepithel mit Melanozyten, Merkel-Zellen und Langerhans-Zellen, angefeuchtet durch Drüsensekret. Es sitzt auf dem Schleimhautbindegewebe, das Meissnersche Tastkörperchen und freie Nervenendigungen sowie freie Zellen des Bindegewebes (Lymphozyten!) und zahlreiche Gefäßanschnitte aufweist. Das Ausmaß der Papillenbildung des Bindegewebes ändert sich im Kopfdarm mit der mechanischen Beanspruchung der einzelnen Teile. In der Lamina propria liegen kleine Drüsen. Im Kopfdarm fehlen die Lamina muscularis mucosae und die Tela submucosa, die beide für den Rumpfdarm charakteristisch sind. Die Verbindung des Schleimhautbindegewebes mit tiefer gelegenen Strukturen wechselt innerhalb der Kopfdarmabschnitte und ist für jeden kennzeichnend (Differentialdiagnose!).

Wangen, Lippen und Gaumen

Wangen *(Buccae)*. **L:** Unter der Wangenschleimhaut liegt lockeres Bindegewebe, das eine Verschiebung erlaubt. Zwei Reihen gemischter *Glandulae buccales* setzen die Linie der Glandulae labiales von Ober- und Unterlippe seitlich fort; zwischen ihnen kommen vereinzelt kleine *Talgdrüsen* vor (Relikt aus der Bildung des Ober- und Unterkieferwulstes während der Embryonalentwicklung). Die Wangenwand enthält den quergestreiften *M. buccinator*; zwischen ihm und der äußeren Haut kann der Wangenfettpfropf im Schnitt getroffen sein.

Lippen *(Labia)* **L:** Der Schnitt durch die Lippe zeigt äußere Haut, Lippenrot und Schleimhaut (Abb. 190). Die äußere Haut trägt Epidermis, Haare, Talg- und Schweißdrüsen. In einer Übergangszone, dem *Lippenrot*, nehmen Verhornung und Pigmentation des Epithels ab, es wird durchscheinend. Auffallend hohe, Blutkapillaren führende Bindegewebspapillen reichen nahe an die Oberfläche (rote Farbe der Lippen!). Die Schleimhaut sitzt auf lockerem Bindegewebe und enthält am Lippenrot kleine *Talgdrüsen* (keine Beziehung zu Haaren!) und, etwas weiter vom Lippenrot entfernt, stecknadelkopfgroße, makroskopisch sichtbare seromuköse Drüsen, *Glandulae labiales*. Im Kern des Lippenschnittes liegt quergeschnitten der *M. orbicularis oris* (quergestreifte Muskulatur). Säuglinge können an der Innenseite der Lippen einen Zottensaum tragen, der die Haftung der Lippen an der Brustwarze verbessert.

Gaumen *(Palatum)*. Am harten Gaumen sind Schleimhautbindegewebe und Periost straff verbunden. Bei starker mechanischer Beanspruchung ist das Epithel verhornt. **L::** Der Gaumen trägt unten die Schleimhaut der Mundhöhle mit einer großen Menge vorwiegend muköser *Glandulae palati-*

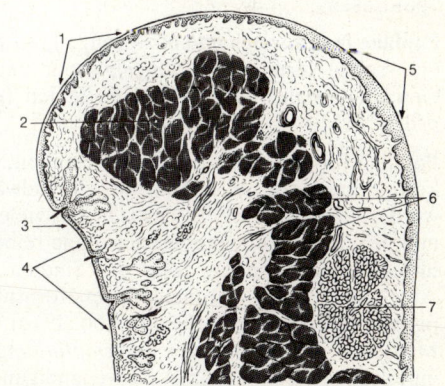

Abb. 190   Lippe, Sagittalschnitt.
1 = Lippenrot (hohe Bindegewebs
papillen), 2 = M. orbicularis oris,
Pars marginalis, 3 = Lippenrand,
4 = Hautzone (Epidermis mit Haaren und Talgdrüsen), 5 = Schleimhaut (unverhorntes mehrschichtiges Plattenepithel), 6 = M. orbicularis oris, Pars labialis, 7 = Glandula labialis. Vergr. etwa 6fach
(Lupe).

nae, auf der nasalen Seite das Flimmerepithel der Nasenhöhle und gemischte Drüsen. An der hinteren Gaumengrenze reicht die Mundhöhlenschleimhaut eine Strecke weit auf die nasale Seite. Im Kern des Schnittes durch den weichen Gaumen liegt eine sehnig-muskulöse Platte, in der, je nach Schnittführung, der *M. tensor veli palatini* oder der *M. levator veli palatini* zu sehen ist. Auch die Gaumenbogenmuskeln und der *M. uvulae* können getroffen sein. Elastische Fasernetze sind vorhanden.

Zunge (Lingua)

Die **Schleimhaut** ist an der Unterfläche der Zunge locker mit dem Zungenkörper verbunden, auf dem Zungenrücken wird sie durch straffe Kollagenfasern an eine derbe, den Zungenrücken bedeckende Sehne, die *Aponeurosis linguae* unverschieblich geheftet. **L:** Das Bindegewebe sendet hier hohe Bindegewebspapillen ins Epithel, die sich in kleinere sekundäre Bindegewebspapillen aufteilen. Über diesen stehen die epithelialen Zungenpapillen, die teils dem Geschmackssinn, teils mechanischen Aufgaben dienen.

Papillae vallatae heißen 6–12 warzenförmige, das Zungenniveau nur wenig überragende Geschmackspapillen. Sie bilden, makroskopisch sichtbar (Durchmesser einer Papille 1–3 mm), vor dem Sulcus terminalis und dem Zungengrund das nach vorne offene V-linguae. Die Papilla vallata wird von Graben und Wall umgeben. Das den Graben auskleidende Mundhöhlenepithel durchsetzen beiderseits in ganzer Höhe Geschmacksknospen, die durch ihre geringe Anfärbung auffallen. In den Graben münden seröse Drüsen (*Ebnersche Spüldrüsen*) (Abb. 191 a).

Papillae foliatae, quere Schleimhautfalten, liegen hinten am seitlichen Zungenrand. Das mehrschichtige Epithel ihrer Wände enthält ebenfalls Geschmacksknospen, in die Tiefe der Schleimhautfalten münden seröse Spüldrüsen.

Papillae fungiformes sind pilzförmig, 0,5–1,5 mm hoch und auf Zungenrand und -spitze verteilt. Bei Neugeborenen und Kleinkindern tragen sie noch Geschmacksknospen. Spüldrüsen fehlen (Abb. 191 b). *Geschmacksknospen*: S. 315 f.

Papillae filiformes, fadenförmige Papillen, kommen über den Zungenrücken verstreut vor, es sind kleine, schlundwärts gerichtete Hornspitzen. Sie werden beim Menschen schwach, bei vielen Tieren aber stark entwickelt und geben der Zungenoberfläche eine reibeisenartige Beschaffenheit. Das histologische Präparat zeigt die Stadien der Verhornung. Bei starker Abschilferung und Verquellung der Hornsubstanzen nehmen sie makroskopisch eine weißliche Farbe an (Abb. 191 c). Papillae filiformes dienen beim Menschen vorwiegend der *Tastempfindung*, ihr Bindegewebskern enthält eine große Anzahl sensibler Nervenendigungen.

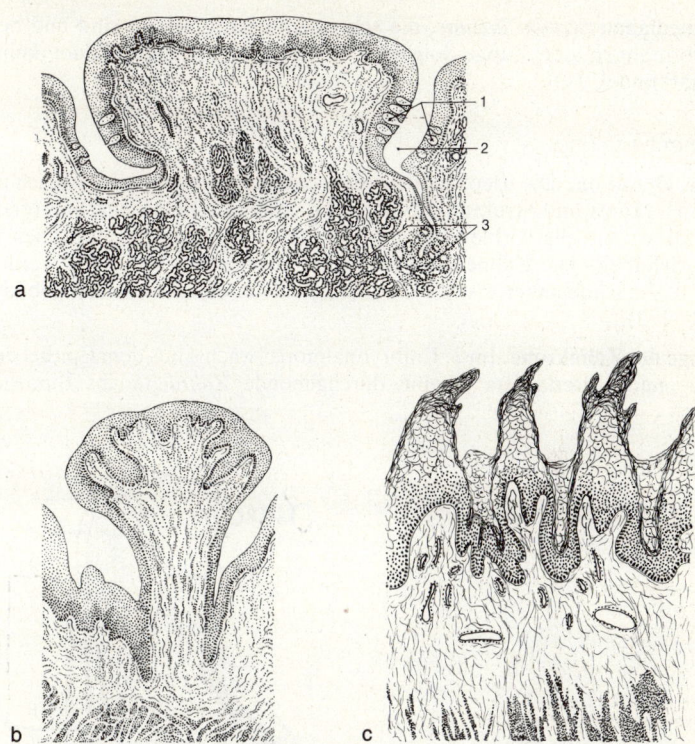

Abb. 191 a–c Zungenpapillen. a) Papilla vallata: 1 = Geschmacksknospen im mehrschichtigen unverhornten Plattenepithel, 2 = Graben, 3 = seröse Spüldrüse. b) Papilla fungiformis. c) Papillae filiformes (Papillenspitzen in Verhornung eingetreten). Vergr. etwa 20fach.

Zungengrund. Im zerklüfteten Zungengrund hinter dem V-linguae und dem Sulcus terminalis liegt die Tonsille des Zungengrundes, sie besteht aus Zungenbälgen *(Folliculi linguales)*. Im Bindegewebe der Schleimhaut und zwischen Muskelfasern findet man muköse Drüsen, *Glandulae linguales posteriores*. Die Spitze des Sulcus terminalis zeigt auf das stecknadelkopfgroße *Foramen caecum* (Bildungsort der Schilddrüse).

Zungenkörper. Der Kern des Zungenkörpers besteht aus quergestreifter Muskulatur, die teils von außen einstrahlt (Außenmuskeln), teils in der Zunge verläuft (Binnenmuskeln). Sie bildet insgesamt transversale, vertikale und longitudinale Faserzüge, die sich verflechten. Die Muskeln inserieren an der dorsal unter der Schleimhaut gelegenen *Aponeurosis linguae* und am medianen *Septum linguae*, die scherengitterartig gebaut sind und den Verformungen der Zunge folgen. Die Zungenmuskulatur bildet keine Primärbündel.

Zahnentwicklung

Erste Dentition. Die Beobachtung der Zahnentwicklung gibt Aufschluß über Herkunft und Struktur der Zahnbestandteile. Die Milchzähne (erste Dentition) und die verbleibenden Zähne (zweite Dentition) entstehen in zwei Schüben. Die Zähne sind prinzipiell gleichartig gebaut. Es werden jedesmal nacheinander erst die Zahnkrone, dann die Zahnwurzel gebildet (Abb. 192).

Anlage der Zahnkrone. Im 2. Embryonalmonat wächst aus dem Epithel des Ober- und Unterkiefers je eine durchgehende *Zahnleiste* ins Bindege-

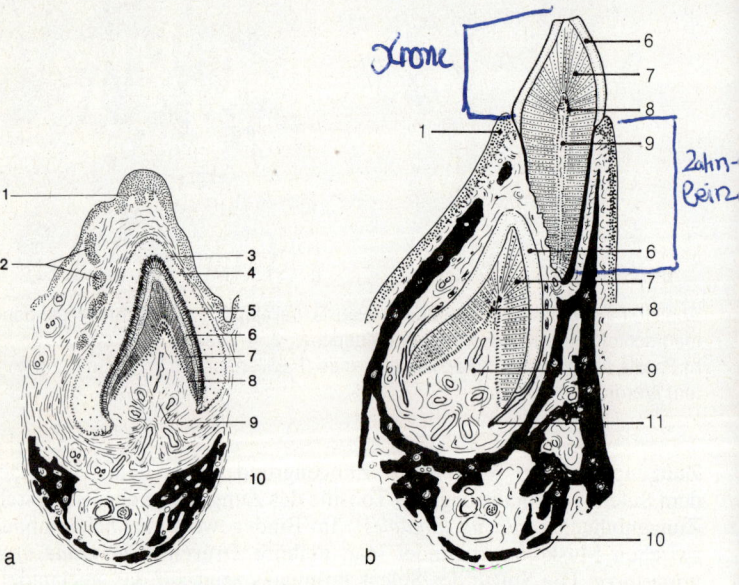

Abb. 192a, b   Zahnentwicklung. Sagittalschnitt durch den Unterkiefer mit Schneidezahnanlagen. a) Erste Dentition kurz vor der Geburt. b) Zweite Dentition, etwa 7. Lebensjahr. Teile der Wurzel des Milchzahns sind resorbiert. 1 = Mundhöhlenepithel, 2 = Reste der Zahnleiste, 3 = äußeres Schmelzepithel, 4 = Schmelzpulpa, 5 = inneres Schmelzepithel (Ameloblasten), 6 = Schmelz, 7 = Dentin, 8 = Odontoblasten, 9 = Zahnpulpa mit Gefäßen und Nerven, 10 = Mandibula mit Canalis alveolaris mandibulae, 11 = Hertwigsche Scheide (vgl. Abb. 194). Vergr. etwa 15fach. Schema.

webe. Von dieser sondern sich, entsprechend dem Milchgebiß, in jedem Kiefer lippenwärts 10 epitheliale Zahnknospen (*Schmelzorgane*) ab, die Glockenform annehmen. Die innere Wand der Glocke bildet ein hochprismatisches Epithel, das *innere Schmelzepithel*; es hat in Art einer Gußform die Gestalt der künftigen Zahnkrone. Die äußere Wand, das *äußere Schmelzepithel*, ist niedriger. Zwischen beiden Wänden liegt die *Schmelzpulpa*, ein dem Mesenchym ähnliches Gewebe, sie ist unter dem inneren Schmelzepithel zum *Stratum intermedium* verdickt. In die Glocke (Gußform) wächst als *Zahnpulpa* Mesenchym mit Blutgefäßen und Nerven ein. Zwischen ihrer Oberfläche und dem inneren Schmelzepithel kommt eine Basalmembran, unterlegt von Retikulinfasern, die *Membrana praeformativa*, zustande, die schließlich die ganze Schmelzglocke innen bedeckt. Vor Beginn der Mineralisation wird sie wieder aufgelöst. Schmelzglocke und Zahnpulpa werden von einem zellreichen Bindegewebe, dem *Zahnsäckchen* umgeben.

Die **Bildung der Hartsubstanzen** beginnt am Ende des 4. Embryonalmonats mit dem Auftreten des Dentins, induziert vom inneren Schmelzepithel, dessen Zellen sich zuvor, induziert von den prospektiven Odontoblasten, in Präameloblasten umgewandelt haben.

Die **Dentinbildung** beginnt damit, daß zwischen den frühen Odontoblasten aus dem von ihnen sezernierten Tropokollagen argyrophile Fasern *(Korffsche Fasern)* entstehen, die sowohl mit der Membrana praeformativa als auch mit den Fasern der Zahnpapille in Verbindung stehen. Zwischen diese Fasern sezernieren die nun reifen, etwa 50 µm langen *Odontoblasten* die Dentinmatrix (Glykoproteine und Glykosaminoglykane), die – gemeinsam mit den Fasern – das *Prädentin* (unverkalkte Vorstufe des Dentins) bildet. Mit zunehmender Verdickung des Prädentins senden die Odontoblasten zunehmend verlängerte radiäre Fortsätze aus, die kurze seitliche Ausläufer abgeben (vgl. Osteoblasten, S. 139). Sie werden vom Prädentin eingemauert, es entstehen radiäre Zahnbeinkanälchen, in denen die Odontoblastenfortsätze als *Tomessche Fasern* liegen. Die Baustoffe für das Prädentin werden durch Kapillaren zu den Odontoblasten hintransportiert und von diesen, in Granula umgewandelt, ausgeschieden. In den Granula entstehen in der Peripherie der Matrix an der Grenze zur Schmelzanlage die ersten kugelförmigen Mineralisationskeime, *Kalkosphäriten* (Dentinkristalle aus Apatit), die zusammenfließen und zur Verkalkung der peripheren Zone der Matrix, zum *Manteldentin*, führen. Ausgenommen ist zunächst ein Prädentinsaum in der an die Odontoblasten angrenzenden Zone, das *zirkumpulpäre Prädentin*, das – je jünger, um so pulpanäher – eine Schichtung aufweist. Beide Zonen sind im gefärbten Schnittpräparat gegeneinander abgrenzbar. Die Verkalkung erfolgt in rhythmischen Schüben, die am ausdifferenzierten Zahn als Dentinlamellen erscheinen.

Die **Schmelzbildung** setzt bald nach Beginn der Dentinbildung ein. Die Zellen des inneren Schmelzepithels reifen, im Grunde der Schmelzglocke beginnend, zu den nicht mehr teilungsfähigen *Ameloblasten* heran – bis zu 70 µm hohe Zellen mit großem Zellkern und allen Zeichen der Proteinbildung und -sekretion. Ein langer Fortsatz ist gegen die Odontoblasten gerichtet und wird bei zunehmender Schmelzbildung zum *Tomesschen Fortsatz*. Kapillaren aus dem Zahnsäckchen dringen zwischen den äußeren Schmelzepithelien in die Konvexität des Schmelzorgans ein. Jeder Ameloblast sezerniert zunächst in Granula die Bestandteile der Schmelzmatrix (Proteine mit hohen Anteilen von Prolin, Glutaminsäure, Histidin, Glycin und Leucin; Glykoproteine und Glykosaminoglykane), in die über die Ameloblasten, deren Tomessche Fortsätze auswachsen, Calcium und Phosphat eingelagert wird. An der Grenze zum Dentin entstehen erste Apatitkristalle. Die Lage und die während der Schmelzbildung ablaufende Lageänderung einzelner Gruppen von Ameloblasten und ihrer Tomesschen Fortsätze verursachen die später charakteristische Anordnung der Schmelzprismen, aus der sich die Ameloblastenbewegungen ablesen lassen. Nach Abschluß der Schmelzbildung verschwinden auch die Tomesschen Fortsätze. Die Ameloblasten werden zu niedrigen resorbierenden Zellen, die die Reste der Schmelzmatrix beseitigen. Sie treten am ausdifferenzierten Zahn als Saumzellen in Erscheinung (S. 424) (Abb. 193).

Zahnwurzel und **Zement** entstehen später als die Zahnkrone, ihre Bildung dauert bis in die Zeit des Zahndurchbruchs an (Abb. 194). Wie das Dentin der Zahnkrone, so entwickelt sich auch das Wurzeldentin an einer epithe-

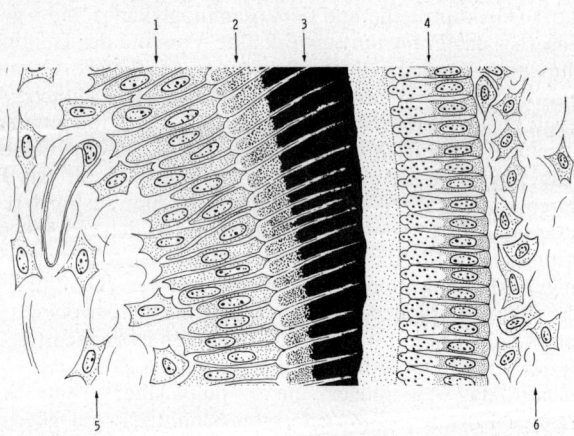

Abb. 193 Zahnentwicklung, starke Vergrößerung. 1 = Odontoblasten, 2 = Prädentin, 3 = Dentin, verkalkt, darin Tomessche Fasern (Odontoblastenfortsätze), 4 = Ameloblasten, 5 = Mesenchym der Zahnpapille, 6 = Schmelzpulpa (Stratum intermedium). Halbschematisch. Vergr. etwa 1000fach. Schema.

lialen „Gußform". Nach Ausbildung der Krone beginnt der Umschlagrand des inneren zum äußeren Schmelzepithel als *Hertwigsche Scheide* in die Tiefe zu wachsen und entsprechend der Anzahl der Wurzeln konische Röhren zu formen. An diese lagern sich von innen neue Odontoblasten an und verlängern das Dentin. Die Schmelzepithelien gehen hier anschließend zugrunde. Epithelreste können im Präparat gefunden werden. An die Stelle der Schmelzepithelien treten die inneren Bindegewebszellen des Zahnsäckchens und bedecken das Wurzeldentin mit einem geflechtartigen zellarmen Knochen, dem Zement. Die zuerst abgeschiedene Zementlage ist zellfrei, durch weitere teilweise zellhaltige Lagen wird das Zement stellenweise verdickt. Die äußeren Bindegewebszellen des Zahnsäckchens stellen die Wurzelhaut, *Desmodontium (Periodontium),* und den Knochen der Zahnalveole her.

Dem **Zahndurchbruch** geht die Rückbildung des Schmelzorgans voraus, Reste von ihm gehen in die Bildung des Saumepithels ein (S. 424f). Die Verlängerung der Wurzel führt zum Zahndurchbruch. Die über der Zahnkrone liegenden Gewebe (Schmelzepithel, Bindegewebe, Mundhöhlenepithel) gehen dabei zugrunde. Zement und Alveolenwand einschließlich Wurzelhaut, zusammen auch *Parodontium* genannt, entstehen größtenteils erst nach dem Zahndurchbruch.

Zuletzt produzieren die Ameloblasten noch ein Schmelzoberhäutchen, *Cuticula dentis*, eine nichtmineralisierte, globulär-organische Schicht, die erst während oder nach dem Zahndurchbruch entsteht, wenn *Saumepithel* in Kontakt mit der Zahnoberfläche kommt; die Cuticula dentis ist 0,5–1 µm dick und kann mechanisch leicht entfernt werden.

Zweite Dentition. Die Anlage des Ersatzzahns liegt bis etwa zum 6. Embryonalmonat als Zahnknospe mit der des Milchzahns in einer gemeinsamen Alveole, dann entsteht eine Ersatzzahnalveole, die von der Milchzahnalveole getrennt ist. Später wird die trennende Knochenwand durch Osteoklasten abgebaut und damit auch die Resorption der Milchzahnwurzel eingeleitet. Die bleibenden Zähne entstehen wie die Milchzähne, aber in einem längeren Zeitraum (vgl. Abb. 192b u. 194).

Die drei bleibenden Molaren sind eigentlich verspätete Zähne der ersten Dentition, *„Zuwachszähne"*, im Unterschied zu den *„Ersatzzähnen"*, den bleibenden Schneide-, Eck- und Backenzähnen.

Zähne (Dentes)

Am Zahn werden Krone, Hals und Wurzel unterschieden. Die Krone *(Corona dentis)* überragt das Zahnfleisch, sie wird vom Schmelz überzogen. Die Wurzel *(Radix dentis)* steckt in der Alveole des Kiefers, in der sie durch die Wurzelhaut *(Desmodontium)* verankert ist; sie wird vom Zement bekleidet. Zahnhals *(Collum dentis)* ist der Teil des Zahns, an dem Schmelz und Zement aneinandergrenzen. Die Spitze *(Apex)* der Wurzel wird vom

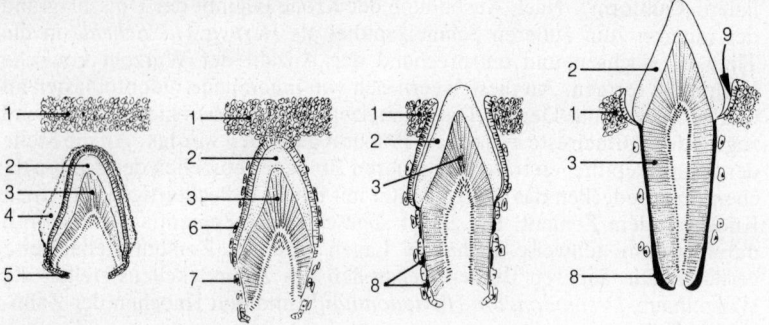

Abb. 194   Stadien der Zahnentwicklung und des Zahndurchbruchs, Ausbildung des Saumepithels mit Epithelansatz. 1 = Mundepithel, 2 = Schmelz, 3 = Dentin, 4 = Rest der Schmelzpulpa, 5 = Hertwigsche Scheide, 6 = reduziertes Schmelzepithel, 7 = reduzierte Hertwigsche Scheide, 8 = Zement, 9 = Saumepithel (vgl. Abb. 192b). Schema.

Wurzelkanal *(Foramen* und *Canalis radicis dentis)* durchbohrt, der in die Zahnhöhle *(Cavum dentis)* führt; sie ist von der Zahnpulpa ausgefüllt (Abb. 195 u. 196). Zähne werden, wie Knochen, im Schliffpräparat oder im entkalkten Schnitt untersucht.

Das **Zahnbein** *(Dentinum)* ist wie der Knochen hart und elastisch, enthält kollagene Fasern, die etwa in der Längsrichtung des Zahns ziehen, und Salze (chemische Zusammensetzung, S. 150). Die Kollagenfaserbündel verlaufen generell annähernd parallel zur Längsachse des Zahns, senkrecht zu den Dentinkanälchen. Eine dichte, leicht gewellte radiäre Streifung des Dentins geht auf Dentinkanälchen mit einem Durchmesser von 1–3 µm zurück, in denen die Odontoblastenfortsätze stecken *(Tomessche Fasern)* und die miteinander durch Querverbindungen kommunizieren. Die unmittelbar angrenzende Dentinschicht unterscheidet sich durch Färbbarkeit und das Verhältnis von Grundsubstanz und Faseranteil vom übrigen Dentin *(Neumannsche Scheide* der Dentinkanälchen). An der Dentin-Pulpa-Grenze ist stets eine schmale Zone von Grundsubstanz sichtbar. Die Dentinkanälchen reichen bis zur Schmelz-Dentin-Grenze, einige treten in den Schmelz ein *(Schmelzkanälchen)*. Als *Manteldentin* bezeichnet man eine oberflächliche, etwa 0,5 mm breite Zone, die durch starke Aufzweigungen der Dentinkanälchen charakterisiert ist. Im Zahnschliff sind nahe der Grenze zum Schmelz rhombenförmige und gezackte *Interglobularräume* sichtbar, kalksalzfreie Bezirke von Grundsubstanz zwischen den kugelförmigen Globulardentinballen. Im Wurzeldentin bilden die Interglobularräume die *Tomessche Körnerschicht.* Dem Zahnbein liegen auf der

Abb. 195   Zahn, längsgeschliffen, in den Schnitt einer Alveole projiziert (halbschematisch). 1 = Schmelz mit Hunter-Schregerschen (flachen) und Retziusschen (steilen) Streifen, 2 = Dentin mit Interglobulardentin (schwarze Punkte) nahe der Schmelzgrenze und Tomesscher Körnerschicht nahe der Zementgrenze, 3 = Alveolenwand, 4 = Alveolenknochen, 5 = Mundschleimhaut (Gingivaepithel), 6 = Pulpahöhle, 7 = Wurzelkanal, 8 = Foramen apicis dentis. Die Wurzel ist von Zement (hell) überzogen. Vergr. etwa 3fach (Lupe).

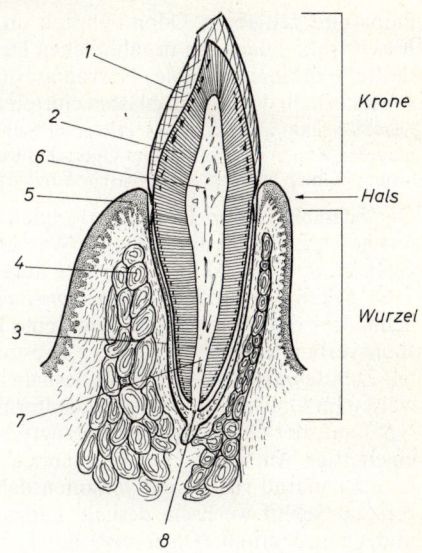

Abb. 196 a, b   Horizontalschnitt durch die Wurzel eines Schneidezahnes und seines Halteapparats. 1 = Alveolenknochen, 2 = Desmodontium, 3 = Zement, 4 = Dentin, 5 = Pulpahöhle. Vergr. etwa 10fach (Lupe). b) Ausschnitt aus a). Vergr. etwa 50fach.

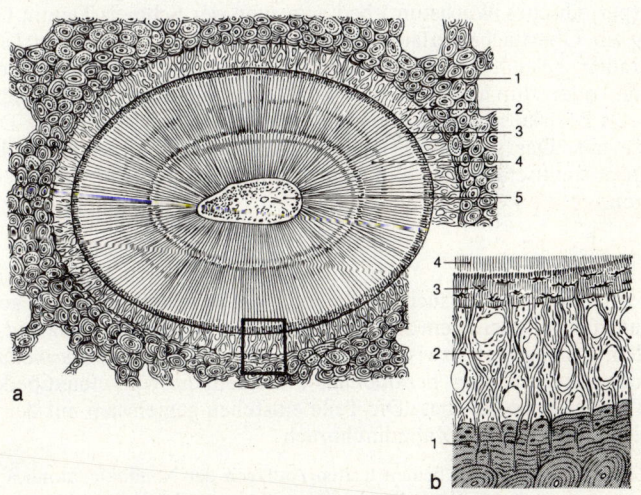

Pulpaseite zeitlebens Odontoblasten an, sie können nach Dentinverlust *Ersatzdentin* bilden. **E:** In zahlreichen Dentinröhrchen kommen im inneren Drittel marklose (sensible) Nervenfasern vor, die in einen Nervenfaserplexus unterhalb der Odontoblasten eintreten.

Die Verkalkung des Dentins erfolgt in Schüben; Grenzen zwischen älteren und jüngeren Zonen machen sich im Querschnitt als Ringe, im Längsschnitt als mützenförmige Linien bemerkbar (*Owensche Streifen*).

Der **Schmelz** *(Enamelum)* ist prinzipiell wie Knochen und Dentin zusammengesetzt, enthält aber weniger Wasser und mehr anorganische Substanzen (vgl. S. 150) und ist die härteste Substanz des Körpers. Er wird von ca. 5 µm dicken, vielkantigen *Schmelzprismen* gebildet, die die ganze Tiefe des Schmelzes durchziehen und durch eine kleine Menge verkalkter Kittsubstanz verbunden sind. Organische Substanzen fehlen fast ganz, am entkalkten Zahn*schnitt* ist vom Schmelz deshalb nichts mehr zu sehen. Die Prismen weisen im Querschnitt eine Arkadenform ("Pferdehuftyp", "Schlüssellochtyp") auf, der eine Kannelierung zugrunde liegt. Am Zahn*schliff* führt die eigenartige Anordnung der Prismen zur Streifenbildung. Die Prismen stehen annähernd radiär und verlaufen dabei bündelweise in Schraubentouren. Im Schliff wechseln deshalb Längsschnitte *(Parazonien)* mit Schräg- und Querschnitten *(Diazonien)* ab. Längsschliffe zeigen im dentinnahen Teil die auf Interferenz beruhende, durch die Kreuzung von benachbarten Gruppen von Prismen verursachte Hell-Dunkel-Streifung, *Schreger-Huntersche Streifung*. Querschliffe zeigen die durch rhythmische Kalkablagerung (periodisches Wachstum) bedingte, von der Schmelz-Dentin-Grenze schräg zur Oberfläche verlaufende *Retziussche Streifung*. *Schmelzlamellen* sind radiär gestellte, von der Oberfläche in den Schmelz eintretende Sprünge oder durchgehende "Büschel" im Schmelz. "Schmelzbüschel" treten als Bezirke schwächer verkalkten Schmelzes an der Schmelz-Dentin-Grenze auf. Das schützende *Schmelzoberhäutchen (Cuticula dentis)* hat keinen prismatischen Bau, es geht durch mechanische Einwirkungen bald verloren.

Zahnhalteapparat

Der *Zahnhalteapparat* (auch als *Parodontium* bezeichnet) besteht aus zwei Hartsubstanzanteilen, dem *Zement* des Zahns und der *Alveolenwand*, sowie aus dem Bindegewebe zwischen beiden, der Wurzelhaut, *Desmodontium (Periodontium* oder *Lig. periodontale),* und dem die Wurzelhaut bedeckenden Teil des Zahnfleisches. Die Teile entstehen gemeinsam mit der Zahnwurzelbildung und dem Zahndurchbruch.

Zur Terminologie: In den beiden letzten Auflagen der Nomina anatomica, der 4. Auflage 1974 und der 5. Auflage 1980 (erschienen 1983), wurden unter dem Terminus Periodontium alle den Zahn umgebenden Gewebe – Alveolenwand und die Gingiva, die ihr außen anliegt, das Periost der Alveolenwand, das Septum interalveolare und schließlich die Zahnalveole mit ihren Bändern, Gefäßen und

Nerven – zusammengefaßt. Die weitere Unterteilung und Benennung dieser Gewebe unterscheiden sich aber zwischen den beiden Auflagen und zwischen diesen und der im deutschen und englischen Sprachraum angewandten Nomenklatur so erheblich, daß eine Verständigung schwer möglich erscheint. Die Termini *Desmodontium (Periodontium)* und *Parodontium* werden deshalb hier in der landläufigen Bedeutung angewandt (und definiert).

Das **Zement,** *Cementum,* entspricht im Aufbau und mit einem Gehalt von etwa 65% anorganischer Substanzen weitgehend dem Geflechtknochen. Es überzieht das Dentin der gesamten Wurzel. Im Zement sind die Kollagenfaserbündel der Wurzelhaut verankert. In seinen dünnen, die gesamte Wurzel überziehenden Anteilen ist das Zement zellfrei *(azellulär-fibrilläres Zement).* Stellenweise wird es von dickeren Partien überlagert, in denen Osteozyten (Zementozyten) vorkommen *(zellulär-fibrilläres Zement).* Am stärksten ist die Zementschale an der Wurzelspitze entwickelt. Die Knochenkanälchen sind großenteils auf das Periodontium ausgerichtet. Ein Teil der Knochenkanälchen des Zementes kommuniziert mit den Dentinkanälchen. Die Schmelz-Kontaktzone wird von *azellulär-afibrillärem Zement* gebildet.

Die *Kontaktzone* von Schmelz und Zement am Zahnhals kann auf den vier Seiten desselben Zahns verschieden gestaltet sein. Meist überdeckt der Schmelz das Zement (45%). Schmelz und Zement können aneinanderstoßen (30%) oder sich nicht berühren (15%, Dentin liegt frei). Selten wird der Schmelz von Zement überdeckt (10%).

Die **Wurzelhaut,** *Desmodontium (Periodontium* oder *Lig. periodontale)* nimmt den Raum zwischen Zahnwurzel und Alveolenwand, den *Periodontalspalt,* ein. Die Wurzelhaut bildet ein System kollagener Fasern, durch das der Zahn federnd in der Alveole befestigt ist (Gomphosis). Die Kollagenfasern, Sharpeysche Fasern, die einerseits im Knochengewebe und Periost der Alveolen sowie im Bindegewebe des Zahnfleisches, andererseits im Zement der Zahnwurzel verankert sind, bilden Fasersysteme, die den mechanischen Belastungen des Zahns angepaßt sind.

Im einzelnen sind es Bänder, die als *Lig. gingivale* vom Zement oberhalb der Alveolenöffnung fächerförmig in den Papillarkörper der Gingiva einstrahlen, und mehrere Bandzüge, die als *Lig. dentoulveolare* zwischen Alveolenwand und Zahnwurzel verlaufen und dabei unterschiedlich ausgerichtet sind. Großenteils verlaufen sie von der Alveolanwand aus steil abwärts zur Zahnwurzelspitze, werden also durch den axialen Kaudruck belastet. Gegen den Alveolarrand zu wird der Faserverlauf mehr horizontal gerichtet und Fasern, die vom Alveolarrand aus ansteigend zum Zahnhals ziehen, werden bei Zug am Zahn belastet. Die Fasern sind mehr tangential als radiär zum Zahn ausgerichtet. Schließlich verbinden im Interdentalbereich *Fibrae interdentales* benachbarte Zähne.

Blut- und *Lymphgefäße* sowie *Nerven* verlaufen zwischen den Kollagenfaserbündeln in röhrenförmigen, von lockerem Bindegewebe durchsetzten Aussparungen, so daß die Gefäße pulsieren können und bei Belastung des Zahnes nicht gedrosselt werden. Die Blutgefäße bilden ein Flüssigkeitskissen. Lymphgefäße leiten die Lymphe aus dem Desmodontium zungen- und wangenwärts zu regionalen submandibulären Lymphknoten. Periodontale *Nervenfasern* sind markscheidenfrei oder markscheidenarm. Sie können frei endigen oder Endaufzweigungen bilden, die den Ruffini-Körperchen gleichen, die aber nicht von einer Kapsel umgeben sind (Drucksinn). Einzelne Nervenfasern ziehen durch das Zement hindurch und erreichen das Dentin. Die Wurzelhaut wird vom *Saumepithel* bedeckt und geschützt.

Zahnfleisch. Die Mundschleimhaut ist im Grunde des Vestibulum oris und in der seitlichen (Wangen-, Lippen-)Begrenzung locker mit den unterlagernden Strukturen verbunden. Am Kieferknochen geht sie in einer Grenzlinie in den straff mit dem Knochen verwachsenen Teil des Zahnfleisches, *Pars fixa gingivae,* über. Ein Zahnfleischsaum, *Pars libera gingivae,* überragt am Zahn den Oberrand des Alveolenknochens (Abb. 197). Zwischen den Zähnen bildet das Zahnfleisch *Papillae gingivales (interdentales).*

Der *Zahnfleischsaum* überragt den Alveolenknochen um etwa 1 mm beim Kind und, im Alter zunehmend, bis etwa 2 mm beim älteren Menschen. Am Zahnfleischsaum kann man das äußere (zum Vorhof hin gerichtete) Gingivaepithel und das innere, vom Zahnfleischsaum zum Zahn ziehende Saumepithel unterscheiden. Das *Gingivaepithel,* ein mehrschichtiges, bis 150 µm hohes, häufig verhorntes Mundschleimhautepithel, ist durch hohe Bindegewebspapillen fest verankert. Das niedrige, unverhornte *Saumepithel,* das häufig in einer seichten, beim Gesunden bis 0,5 mm tiefen Furche, *Sulcus gingivalis,* zur Zahnoberfläche zieht, bedeckt mit glatter Kontur das Bindegewebe des Periodontiums. Am Saumepithel wird ein mitotisch aktives *Stratum basale* (dem Bindegewebe des Zahnfleischsaumes aufsitzend) und ein mitotisch inaktives *Stratum suprabasale* (dem Zahn dicht anliegend) unterschieden. Überalterte Zellen werden in den Sulcus gingivalis abgestoßen.

E: Das Saumepithel bildet sowohl gegen das unterlagernde Bindegewebe des Zahnfleischsaumes als auch gegen das – Zahnhals und Zahnwurzel bedeckende – azellulärafibrilläre Zement und die Cuticula dentis eine *Basalmembran* aus. Die suprabasalen, dem Zahn anliegenden Saumepithelzellen heften sich mit Halbdesmosomen an die Basalmembran, die die obere Begrenzung der Zahnwurzel, den Zahnhals und stellenweise auch den Schmelz bedeckt. Diese setzt sich fort in die Basalmembran, die die basalen Saumepithelzellen gegen das Bindegewebe des Zahnfleischsaumes abgrenzt.

Entwicklungsgeschichtlich kann die gesamte Basalmembran als ein Produkt verstanden werden, das die Schmelzepithelien nach Beendigung der Schmelzbildung in jenem Winkel der Schmelzglocke produzieren, von dem die Hertwigsche Scheide ausgeht – am Umschlag des inneren Schmelzepithels in das äußere Schmelzepithel. Nach Beendigung der Schmelzbildung werden aus den hohen Ameloblasten niedrigere Zellen, die Zeichen von Resorption aufweisen. In diesem Zusammenhang soll die Basalmembran entstehen. Die Zellen des Saumepithels, die von der Basalmembran unterlagert werden, sind demnach die Reste des Schmelzepithels. Der Übergang dieser Basalmembran auf der Höhe des Gingivasaumes in die Basalmembran der Gingiva kennzeichnet den Zahndurchbruch.

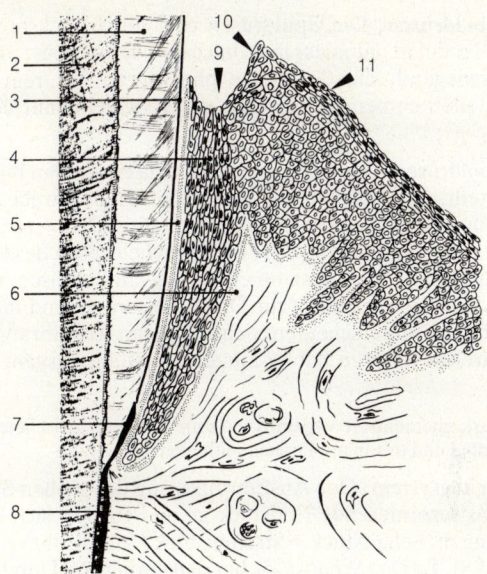

Abb. 197 Freie Gingiva. Das Zahnfleisch, Gingiva, ist oral nahe dem freien Rand der knöchernen Alveolenwand mit dem Knochen verwachsen. Es überragt anschließend als „freie Gingiva" den Rand der Alveole. Die freie Gingiva hat eine orale, vom Gingivaepithel gebildete, Seite und – innerhalb des Alveolenrandes – eine dentale Seite. Der epitheliale Teil der dentalen Seite legt sich als Saumepithel dem Zahnhals in einem etwa 2 mm hohen Ring an („Epithelansatz"), der sich von der Schmelz-Zement-Grenze bis zum Boden des gingivalen Sulcus erstreckt, den das Saumepithel häufig ausbildet. 1 = Schmelz, 2 = Dentin, 3 = Cuticula dentis, 4 = Saumepithel, 5 = innere Basalmembran des Saumepithels, 6 = äußere Basalmembran des Saumepithels, 7 = azelluläres afibrilläres Zement, 8 = Wurzelzement, 9 = Sulcus gingivalis, 10 = orales Sulkusepithel, 11 = orales Gingivaepithel. Schema.

Speicheldrüsen (Glandulae salivariae)

Die Speicheldrüsen des Kopfdarmes sezernieren zweierlei Speichel, einen *mukösen,* muzinhaltigen, zähflüssigen Speichel („Muzin", Schleim, ist ein Gemisch von Glykoproteinen), der als Gleitmittel dient und von mukösen Zellen produziert wird, und einen *serösen,* dünnflüssigen, eiweißreichen Speichel, der die Stärke spaltende *Amylase* enthält und von serösen Zellen stammt. Beide Speichelarten werden von kleinen und großen Speicheldrüsen abgesondert.

Kleine Speicheldrüsen. Die Spüldrüsen der Geschmacksregion sind rein serös, die Glandulae labiales und buccales seromukös, die Glandulae palatinae vorwiegend, die Glandulae pharyngeae fast rein mukös – die mukösen Anteile nehmen rachenwärts zu (s. Schleimhaut der Kopfdarmteile!).

Große Speicheldrüsen. Die großen Speicheldrüsen werden bindegewebig in Lobuli unterteilt. Im lockeren interlobulären Bindegewebe verlaufen die großen Ausführungsgänge, Gefäße und vegetativen Nerven; Lymphozytenansammlungen kommen häufig vor. Die Speicheldrüsen des Mundes unterscheiden sich durch ihre Zusammensetzung aus serösen und mukösen Anteilen graduell voneinander (zur Diagnose seröser und muköser Zellen vgl. S. 108 ff), sie unterscheiden sich auch im Ausführungsgangsystem; schleimzellenreiche Drüsen haben kürzere Ausführungsgänge als schleimzellenarme.

Nerven. **E:** Markscheidenfreie vegetative Axone gelangen zwischen Basalmembran und Drüsenepithel und treten mit Drüsenepithelien in Kontakt.

Ausführungsgangsystem. Der Ausführungsgang der großen Speicheldrüsen schließt an das sezernierende Endstück an und gliedert sich bei vollständiger Ausbildung in: Schaltstück + Streifenstück (Sekretrohr) + Ausführungsgang (Abb. 198). **L:** Das *Schaltstück* hat den geringsten Durchmesser, seine Wand bilden platte, etwas basophile Zellen mit einem großen Kern. Schaltstücke erkennt man im Längsschnitt leichter als im Querschnitt. Dem Schaltstück (und seinem vorgeschalteten Acinus) liegen *Myoepithelzellen*

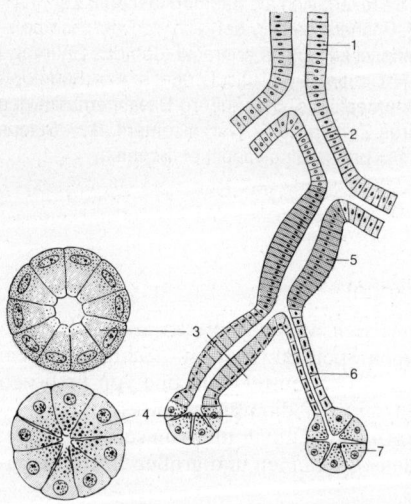

Abb. 198 Ausführungsgangsystem der Speicheldrüsen. 1 = großer Ausführungsgang, 2 = kleiner interlobulärer Ausführungsgang, 3 = muköser Tubulus, 4 = seröses Endstück (hier: seröser Halbmond), 5 = Streifenstück (intralobulärer Ausführungsgang), 6 = Schaltstück, 7 = seröses Endstück (hier: seröser Acinus). Schema.

an; sie wirken dem Sekretrückstau entgegen. Das anschließende *Streifen-stück (Sekretrohr)* liegt noch *intra*lobulär, nur von einer Basalmembran und einzelnen Retikulinfasern umgeben. Der Durchmesser des *Streifenstückes (Sekretrohr)* ist etwas größer als der eines Acinus. Das Streifenstück wird von intensiv azidophilen prismatischen Epithelien zusammengesetzt, die bei geeigneter Färbung eine basale Streifung zeigen: **E:** Sie entsteht durch parallel gestellte große Mitochondrien, zwischen denen das basale Plasmalemm tief eingefaltet wird. Im Golgi-Feld treten Granula auf. Im Streifenstück findet Natriumrückresorption statt. Der auf das Streifenstück folgende *Ausführungsgang* verläuft *inter*lobulär in den Bindegewebssepten und wird von Bindegewebe begleitet. Sein Querschnitt ist mindestens so groß wie der des Streifenstückes, das hochprismatische Epithel einschichtig bis zweireihig, das Lumen weit.

Plasmazellen im Drüsenbindegewebe sezernieren Immunglobulin A, IgA (S. 173), das mit dem Speichel abgegeben wird und das diesen an der Abwehr pathogener Keime beteiligt.

Unterschiede zwischen den großen Speicheldrüsen. Die vor dem Ohr gelegene *Glandula parotidea* (kurz: Parotis, Ohrspeicheldrüse) ist *rein serös* und besitzt alle Teile des Ausführungsgangsystems reichlich (Abb. 199a). Die *Glandula submandibularis* (Unterkieferdrüse unter dem Mundboden) ist gemischt *seromukös, überwiegend serös*. Im Schnitt sieht man vereinzelt muköse Tubuli, denen halbmondförmige seröse Endstücke als Spüleinrichtung aufsitzen. Schalt- und Streifenstücke sind in etwas geringerer Zahl als bei der Parotis vorhanden (Abb. 199b). Die *Glandula sublingualis* (Unterzungendrüse oberhalb des Mundbodens) ist ebenfalls gemischt *seromukös,* aber *überwiegend mukös* (muköse Tubuli mit serösen Halbmonden!). Schalt- und Streifenstücke fehlen fast ganz (Abb. 199c). Die *Glandula lingualis apicalis* (beiderseits der Zungenspitze) gleicht der Glandula sublingualis. Der Vergleich der Drüsen miteinander zeigt, daß die Schaltstücke in dem Maße zurückgehen, in dem die mukösen Tubuli zunehmen; man stellt sich vor, daß sie in diese umgewandelt werden, „verschleimen". Im selben Maße wird aus der (rein serösen) azinösen Drüse die (gemischte) tubuloazinöse Drüse; die mukösen Anteile sind Tubuli! Der Rückgang von Streifenstücken in der Glandula sublingualis soll mit der Kürze von deren Ausführungsgängen zusammenhängen.

Diagnose: Zur Differentialdiagnose müssen noch das *Pancreas* (rein serös, keine Streifenstücke, aber zentroazinäre Zellen, S. 450f) und die *Tränendrüse* (rein serös, keine Streifen-, keine Schaltstücke, die Endstücke gehen in die tubulösen Ausführungsgänge über, verzweigt-tubulöse Drüse, S. 340f) berücksichtigt werden. Die serösen und mukösen Drüsenanteile können schon bei Übersichtsvergrößerung unterschieden werden.

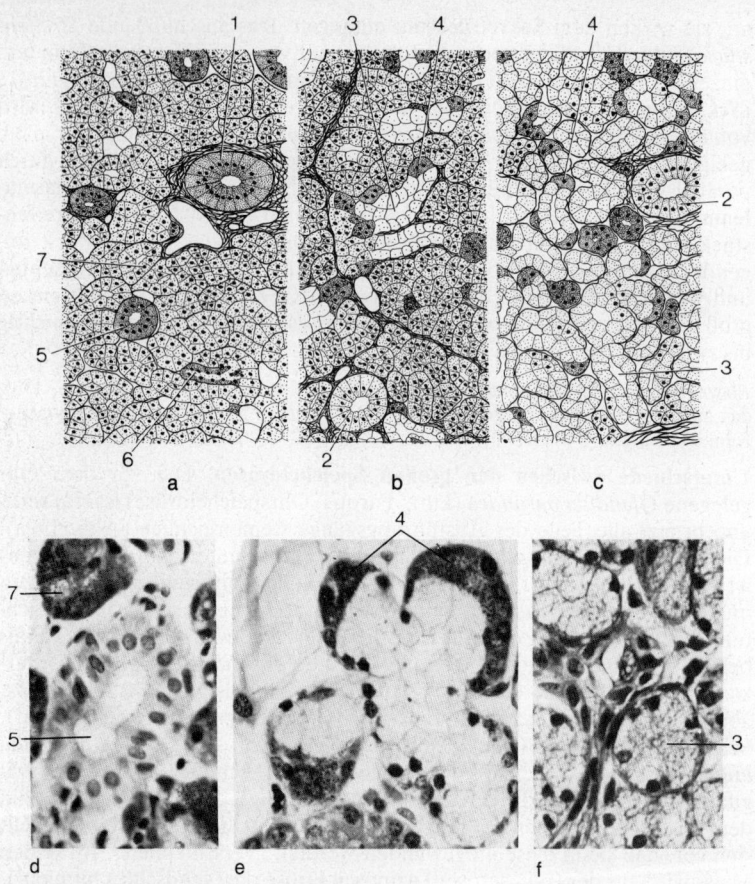

Abb. 199 a–f Die großen Speicheldrüsen der Mundhöhle. a) Glandula parotidea, rein serös. b) Glandula submandibularis, gemischt, vorwiegend serös. c) Glandula sublingualis, gemischt, vorwiegend mukös. 1 = großer Ausführungsgang, 2 = kleiner interlobulärer Ausführungsgang, 3 = muköser Tubulus, 4 = seröses Endstück (hier: seröser Halbmond), 5 = Streifenstück (intralobulärer Ausführungsgang), 6 = Schaltstück, 7 = seröses Endstück (hier: seröser Acinus) (nach *Bargmann*). Vergr. etwa 120fach. d–f) Einzelheiten zur Diagnostik bei stärkerer Vergrößerung, Hinweise wie in a–c. d, e) Glandula submandibularis. Färbung: Goldner. f) Glandula parotidea. Färbung: H. E. Vergr. d–f) 350fach.

Rumpfteil des Verdauungssystems

Rumpfdarm wird das Darmrohr im Anschluß an den Schlund bis zum Ende genannt. Auf die mechanische Zerkleinerung der Nahrung folgt im Rumpfdarm der chemische Abbau des Speisebreis *(Chymus)* und die Resorption der Bausteine der Nährstoffe. Ähnlich wie im Kopfdarm wirken dabei eine große Anzahl kleiner Drüsen und die beiden großen Verdauungsdrüsen Leber und Pancreas. Der Rumpfdarm ist in Speiseröhre, Magen, Dünndarm und Dickdarm gegliedert.

Schichten der Rumpfdarmwand

Der Rumpfdarm, der mit dem Oesophagus beginnt und mit dem Rectum endigt, ist in allen Abschnitten grundsätzlich gleich gebaut. Variationen innerhalb dieser Schichten kennzeichnen die einzelnen Darmabschnitte (Diagnose!) (Tab. 10; vgl. Abb. 200).

Die **Schleimhaut** *(Tunica mucosa,* kurz: *Mucosa)* kleidet das Darmrohr aus. Die *Lamina epithelialis* läßt funktionelle Unterschiede der einzelnen Rumpfdarmabschnitte – *Protektion* (Abwehr), *Sekretion, Resorption* – besonders deutlich erkennen. Während die Speiseröhre noch ein vorwiegend dem Schutz dienendes mehrschichtiges, unverhorntes Plattenepithel trägt, besitzt der folgende Magen-Darm-Trakt ein teils resorbierendes, teils sezernierendes einschichtiges Zylinderepithel. Die *Lamina propria* (das „Propriabindegewebe") ist *Transitstrecke* zwischen Epithel und Gefäßen, sie besteht aus retikulärem Bindegewebe und ist gegen das Epithel durch eine Basallamina abgegrenzt; in der Lamina propria verlaufen die feinsten

Tabelle 10 **Die Schichten der Rumpfdarmwand.**

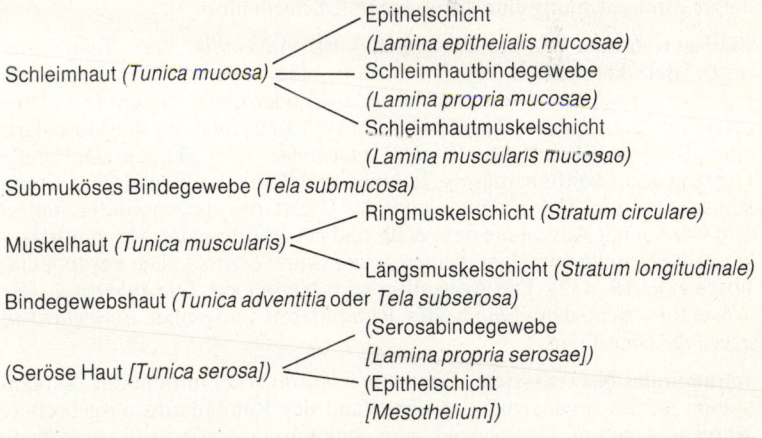

Schleimhaut *(Tunica mucosa)*
— Epithelschicht
(Lamina epithelialis mucosae)
— Schleimhautbindegewebe
(Lamina propria mucosae)
— Schleimhautmuskelschicht
(Lamina muscularis mucosae)

Submuköses Bindegewebe *(Tela submucosa)*

Muskelhaut *(Tunica muscularis)*
— Ringmuskelschicht *(Stratum circulare)*
— Längsmuskelschicht *(Stratum longitudinale)*

Bindegewebshaut *(Tunica adventitia* oder *Tela subserosa)*

(Seröse Haut *[Tunica serosa])*
— (Serosabindegewebe
[Lamina propria serosae])
— (Epithelschicht
[Mesothelium])

Aufteilungen der Blut- und Lymphgefäße. Sie enthält, in den einzelnen Darmabschnitten unterschiedlich stark ausgeprägt, Zellen der Abwehr, die an vielen Stellen Lymphfollikel bilden. Die Lamina propria des Darmes ist insgesamt ein großes und wichtiges *Immunorgan!* Die *Lamina muscularis mucosae* (kurz: *Muscularis mucosae*) ist aus einander spiralig überkreuzenden, die Schleimhaut umkreisenden Bündelchen glatter Muskelzellen zusammengesetzt. Sie kann – durch das lockere submuköse Bindegewebe relativ unabhängig von der Muskelhaut – Schleimhautfalten bilden und ermöglicht eine *Eigenmotilität* der Mucosa. Die Schleimhaut ist hauptsächlich der *chemisch* wirksame Teil der Rumpfdarmwand.

Das **submuköse Bindegewebe** *(Tela submucosa,* kurz: *Submucosa),* die unter der Mucosa liegende lockere Bindegewebsschicht, führt Kollagenfasern in Scherengitteranordnung (Veränderung der Darmlänge!) sowie elastische Fasern. In der Submucosa verlaufen die größeren Blut- und Lymphgefäße, aus denen die Mucosa versorgt wird. Fetteinlagerungen und lymphatisches Gewebe kommen vor. Die Submucosa führt hauptsächlich die *Versorgungseinrichtungen* der Schleimhaut und ist *Verschiebeschicht.*

Die **Muskelhaut** *(Tunica muscularis,* kurz: *Muscularis)* besteht (mit Ausnahme des oberen Drittels der Speiseröhre) aus kräftigen Bündeln glatter Muskulatur, einer inneren Ringmuskelschicht, *Stratum circulare,* und einer äußeren Längsmuskelschicht, *Stratum longitudinale.* Beide Muskelschichten gehören einem einheitlichen System von Faserzügen an. Die Muscularis ist der *motorisch wirksame Teil des Darmrohres.*

Diagnose: Die Frage der Schnittführung in einem Darmpräparat läßt sich anhand der Muscularis klären; im Querschnitt durch den Darm ist die` innere Lage längs getroffen, im Längsschnitt die äußere. Diese Zweischichtung der Muscularis besitzt nur der Rumpfdarm! (Im Magen kommt zu dieser Zweischichtung eine dritte, innerste Schicht hinzu.)

Bindegewebshaut *(Tunica adventitia,* kurz: *Adventitia,* bzw. *Tela subserosa).* Bei Abschnitten des Darmrohres, die außerhalb des Bauchfells *(extraperitoneal,* Speiseröhre und Enddarm) oder hinter diesem *(retroperitoneal,* größter Teil des Zwölffingerdarms) liegen, folgt auf die Muscularis eine Bindegewebsschicht, *Tunica adventitia.* Die übrigen Darmteile (Anfang des Zwölffingerdarms, Jejunum und Ileum des Dünndarms, Colon transversum und Colon sigmoideum des Dickdarms) liegen *intraperitoneal* und werden mit Ausnahme des gefäß- und nervenführenden Mesenterialansatzes vollständig von einer *Tunica serosa* (kurz: *Serosa),* dem Peritoneum, überkleidet (S. 432). Die Adventitia wird hierbei zur *Tela subserosa.* Die Adventitia dient dem *Einbau* des Rumpfdarms und seiner *Beweglichkeit gegen die Umgebung.*

Intramurales Nervensystem. Das innere *(intrinsische)* intramurale Nervensystem ist das organeigene, in der Wand des Rumpfdarms ausgebreitete Nervensystem im Unterschied zum äußeren *(extrinsischen)* vegetativen

Nervensystem, die zum Darm ziehenden Sympathikus- und Parasympathi-kusfasern, die „Zügel" des intramuralen Nervensystems. Der Sympathicus (Hemmung der Darmmotorik) endet mit postganglionären, der Parasympa-thicus (Förderung der Darmmotorik) mit prä- und mit postganglionären Fasern in der Darmwand. Ein *subseröses* lockeres *Nervenfasergeflecht* verbindet das äußere mit dem inneren System. Das intramurale Nervensy-stem verschafft der Darmmotorik eine gewisse Selbständigkeit; auch nach Durchtrennung des äußeren Nervensystems ist noch koordinierte Motorik möglich. Es ist großenteils aus aminergen und aus unterschiedlichen peptid-ergen Neuronen aufgebaut, reicht von der Cardia bis zum M. sphincter ani internus und ist in den stark ausgebildeten *Plexus myentericus (Auerbach)* zwischen der Längsmuskel- und der Ringmuskelschicht der Darmwand und in den *Plexus submucosus (Meissner)* im submukösen Bindegewebe geglie-dert. Beide sind annähernd gleichartig aufgebaut. Die Perikaryen (Zellen mit kurzen und mit langen Fortsätzen) bilden plattenförmige Ganglien, Fasernetze verbinden diese und die beiden Plexus. Die Nervenfaserbündel besitzen keine bindegewebigen Endoneuralhüllen und Perineuralscheiden, sie werden von einer darmeigenen peripheren Glia begleitet. Der Plexus myentericus innerviert die Darmmuskulatur, der Plexus submucosus die Lamina muscularis mucosae und die Drüsen; Blutgefäße werden über beide Plexus versorgt. *Überträgersubstanzen* sind, außer *Acetylcholin* und *Nor-adrenalin*, auch *Serotonin, GABA, Dopamin* sowie *mindestens 14 Peptide* aus mehreren Peptidfamilien; das intramurale NS wird zum *APUD-System* (S. 366) gerechnet. Trotz zahlreicher morphologischer Detailkenntnisse ist der funktionelle Zusammenhang nicht hinreichend geklärt.

Der *Plexus myentericus* ist u. a. reich an Perikaryen, die *Serotonin* (sowie simultan *Substanz P*) und anderen, die *Neurotensin* enthalten, das die Kolonmotilität stimu-liert, und besitzt inhibitorische, rasch entspannende *GABA-Neurone* sowie *VIP-Neurone*, die eine äußerst langsam eintretende Relaxation hervorrufen. *Somotasta-tinfasern* inhibieren u. a. die Freisetzung von Acetylcholin. Nervenfasern, die *pan-kreatisches Polypeptid (PP)* enthalten, das vasokonstriktorisch wirkt, gelangen mit dem Sympathicus in die Darmwand, sie machen etwa 25% der Nervenfasern des Plexus submucosus aus. *Substanz-P-haltige* Fasern ziehen zudem im N. vagus aus der Darmwand, sie leiten u. a. Afferenzen. *Kurze Reflexbogen zwischen afferenten und efferenten* peptidergen Neuronen laufen über prävertebrale vegetative Ganglien *(Ganglia coeliacum, mesentericum superius* und *inferius)* ab, *lange Reflexbogen* über das *Rückenmark.*

Die der peristaltischen Kontraktionswelle am Darm vorauslaufende Dilatation könnte z. B. aus der im Darm absteigenden Anordnung von submukösen mechanore-zeptorischen Neuronen erklärt werden, die in die Muskelschicht projizieren und dort exzitatorische, Substanz-P-produzierende Neurone und distal gerichtete inhibitori-sche VIP-haltige Neurone erregen, so daß sich vor der Exzitationswelle eine Inhibi-tionswelle darmabwärts bewegt. Intramurale Neurone, die von äußeren Neuronen innerviert werden, sind Bestandteil von inhibitorischen Reflexen, die Sphinktere entspannen, die Magenkapazität erweitern, das Rectum erweitern.

Bauchfell (Peritoneum)

Peritoneum viscerale und **Peritoneum parietale** sind *seröse Häute* (S. 396). Sie kleiden als *Bauchfell* die Peritonealhöhle, *Cavitas peritonealis,* einen serösen Spaltraum, aus. Das Peritoneum überkleidet die mit ihm in Beziehung stehenden Baucheingeweide unterschiedlich weit, so daß für einzelne Organe charakteristische Peritonealbeziehungen (*intra-, retro*peritoneale Lage) entstehen.

Das subseröse Bindegewebe des *viszeralen* Peritoneums enthält vereinzelt Fettzellen; allein im Bereich von Dickdarmtänien kommt es zu stärkeren subserösen Fettansammlungen, *Appendices epiploicae.* Die Tela subserosa des *parietalen* Peritoneums führt sensible Fasern, sie kann reichlich Fett speichern.

„Meso-". Die Verbindung zwischen viszeralem und parietalem Peritonealblatt ist bei einem intraperitoneal gelegenen Organ, das vollständig von Peritoneum bekleidet wird, eine *dünne Gewebsplatte,* ein *„Meso-"* (vgl. *Meso*enterium, *Meso*var usw.), das Gefäße und Nerven des Organs führt.

Rumpfdarmabschnitte

Bei der folgenden Beschreibung kommen die dargestellten, in allen Rumpfdarmabschnitten vorhandenen Einzelheiten nicht mehr zur Sprache. Hervorgehoben wird das, worin sich die Darmabschnitte unterscheiden.

Speiseröhre (Oesophagus)

Der Schichtenbau ist beim Oesophagus besonders deutlich. Die Schleimhaut hat Längsfalten (Reservefalten), die durch Kontraktion der Muscularis entstehen (Abb. 200).

Die **Mucosa** sitzt auf hohen Bindegewebspapillen, sie trägt ein mehrschichtiges unverhorntes Plattenepithel mit einer sehr hohen Mitoserate (dreitägiger Zellersatz). In der Nähe des Mageneinganges treten gelegentlich Inseln von Magenschleimhaut und Kardiadrüsen auf. Die *Muscularis mucosae* ist auffallend stark entwickelt.

Submucosa. Unregelmäßig über den ganzen Oesophagus verteilt kommen vereinzelt muköse Speicheldrüsen, *Glandulae oesophageae* vor; sie liegen in der Submucosa und durchbrechen mit ihrem Ausführungsgang die Schichten der Mucosa. Nahe der Cardia kommen einzelne, in der *Lamina propria* liegende *Glandulae cardiacae oesophagi* vor, Drüsen vom Charakter der Kardiadrüsen. Ein ausgedehntes Venengeflecht führt Blut über die obere Hohlvene zum Herzen (Anastomosen mit Magenvenen, Ösophagusvarizen bei Pfortaderstauung!). Im Bereich der Pars abdominalis des Oesophagus tragen die Venen zum Ösophagusverschluß bei (vgl. die Gefäße der Urethral- und Analschleimhaut!).

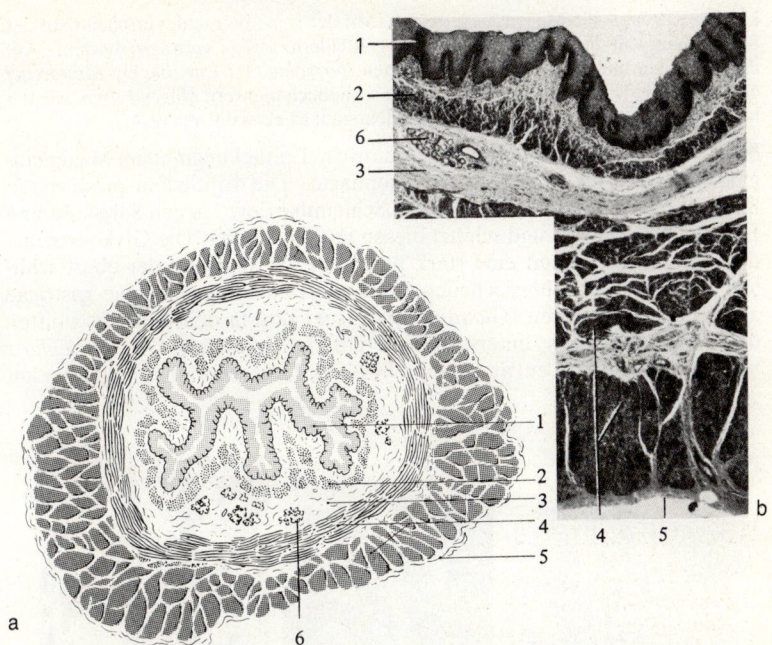

Abb. 200a, b   Oesophagus, Querschnitt. a) Übersicht. b) Ausschnitt aus der Wand. Der gesamte Rumpfdarm besitzt gleiche Schichtung, doch variiert der gewebliche Aufbau der Schichten in den einzelnen Darmabschnitten. 1 = Tunica mucosa mit Lamina epithelialis (hier: mehrschichtiges unverhorntes Plattenepithel), Lamina propria und Lamina muscularis mucosae (2), 3 = Tela submucosa mit dem Plexus submucosus (hier mit 6 = Glandulae oesophageae), 4 = Tunica muscularis mit Stratum circulare (innen) und Stratum longitudinale, zwischen beiden der Plexus myentericus, 5 = Adventitla (bzw. Tela subserosa und Tunica serosa bei intraperitonealen Darmteilen). Vergr. a) etwa 4fach (Lupe), b) 20fach.

Die **Muscularis** besteht im oberen Drittel aus quergestreifter Muskulatur, sie wird kaudal von glatter Muskulatur abgelöst.

Die **Adventitia** verbindet den Oesophagus durch lockeres Bindegewebe mit der Umgebung.

Magen (Ventriculus, Gaster)

Man unterscheidet Mageneingang (Pars cardiaca, kurz: Cardia), Magenkörper (Fundus gastricus und Corpus gastricum) und Pförtnerteil (Pars pylorica). Mit unbewaffnetem Auge erkennt man ein *Hochrelief,* die *Magenfalten* (Reservefalten), die an der kleinen Kurvatur die Magenstraße bilden. Mit der Lupe betrachtet erscheint auf der Schleimhaut ein *Flachrelief*, das aus Magenfeldern, *Areae gastricae*, besteht. Auf ihnen endigen punktförmig Magengrübchen, *Foveolae gastricae*, die ein *Mikrorelief* ergeben. In jede Foveola gastrica münden schließlich mehrere *Magendrüsen*, wie der histologische Schnitt zeigt. Die Magenschleimhaut ist etwa 0,9 mm dick.

Mucosa. Das einschichtige hochprismatische Epithel beginnt am Mageneingang mit scharfer Grenze zum Oesophagus. Die Epithelien produzieren Schleim, er bildet eine sehr visköse „Schleimbarriere" gegen Salzsäure und Enzyme des Magens und schützt diesen vor Andauung. Die Glykoproteine des Schleimes ergeben eine stark positive PAS-Reaktion der oberflächlichen Zellen. Das Oberflächenepithel kleidet auch die Foveolae gastricae aus. Die Magendrüsen *(Glandulae gastricae)* sind in den drei Abschnitten des Magens jeweils unterschiedlich zusammengesetzt. Die *Muscularis mucosae* ist schwach entwickelt und liegt den Drüsenenden unmittelbar an.

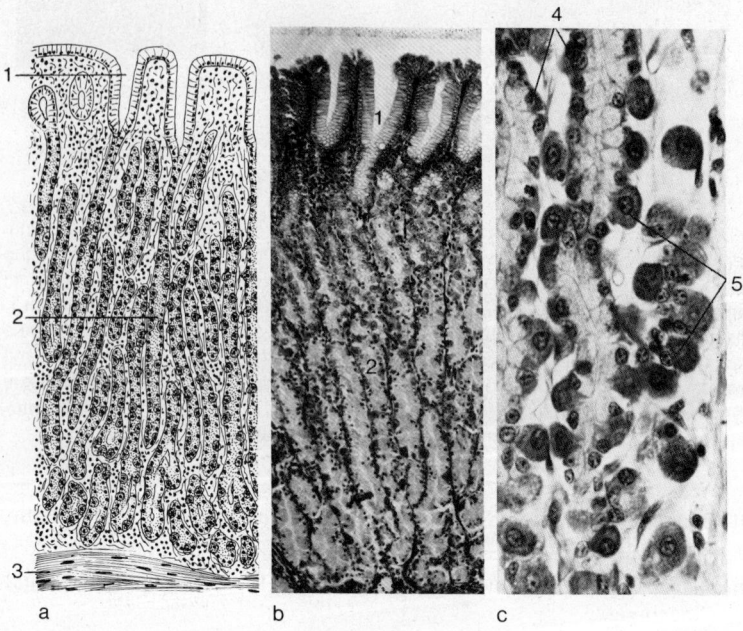

Abb. 201 a–c Magenschleimhaut. Magenfundus. a) Schema, b) Übersicht. 1 = Foveolae gastricae niedrig, 2 = Drüsen mit Haupt- und Belegzellen (dunkel im Bild), eng und parallel gestellt, 3 = Muscularis mucosae, c) Drüsen nahe der Muscularis mucosae längsgeschnitten. 4 = Hauptzellen, 5 = Belegzellen, Vergr. a, b) etwa 80fach, c) 350fach.

Sie kann durch Drosselung hindurchtretender Gefäße die Größe der Schleimhautdurchblutung beeinflussen. Der breite Streifen des *Schleimhautbindegewebes* wird von den dicht gestellten tubulösen Magendrüsen *(Glandulae gastricae)* ausgefüllt, die sich in Cardia, Fundus und Corpus und Pars pylorica verschieden verhalten. In dem Bindegewebe können, besonders in der Pars pylorica, *Lymphfollikel* vorkommen (Abb. 202).

Drüsen *in* **Fundus** *und* **Corpus** *(Glandulae gastricae propriae)*. Vom Grund der Foveolae gastricae ziehen, mit der Foveola durch den Drüsenhals, *Isthmus*, verbunden, gering verzweigte gerade, tubulöse Magendrüsen in dichter Packung bis zur Muscularis mucosae. Aus Zellen des Isthmus regenerieren die Zellen des Oberflächenepithels und die Drüsenzellen. Die Drüsen enthalten drei Zellarten (Abb. 201).

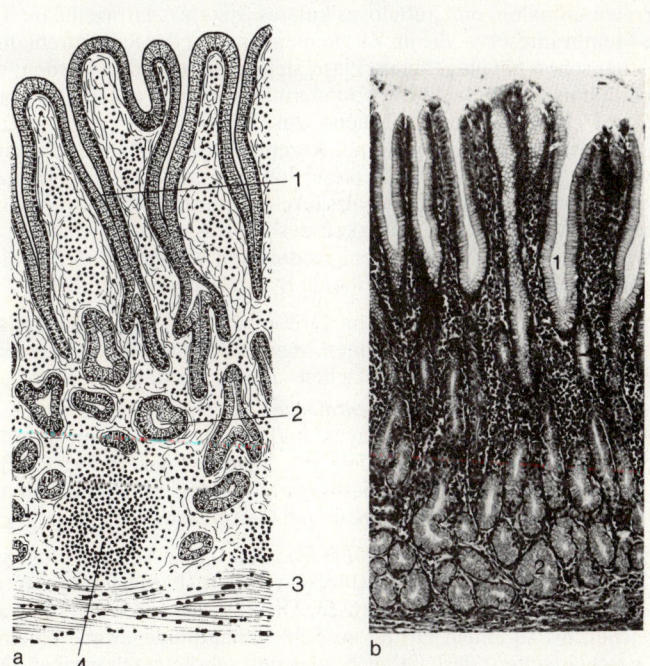

Abb. 202a, b Magenschleimhaut. Pars pylorica. a) Schema, b) Übersicht. 1 = Foveolae gastricae tief, 2 = Drüsen mit nur einer (mukoiden) Zellart weit gestellt, verlaufen teilweise knäuelförmig (Querschnitte!), 3 = Muscularis mucosae, 4 = Lymphfollikel. Vergr. etwa 80fach.

Hauptzellen. Der Drüsengrund und der mittlere Teil jeder Drüse wird vorwiegend von Hauptzellen gebildet. Sie sind zylindrisch, stark basophil (Ergastoplasma!), wabig und granulär (Golgi-Apparat!) und besitzen einen runden Kern. Hauptzellen bilden Pepsinogen, das im Magen bei Salzsäureanwesenheit (Optimum bei pH 1,5–2) zum eiweißspaltenden Pepsin aktiviert wird.

Belegzellen sind groß, rund und erscheinen gegenüber der starken Basophilie der Hauptzellen relativ stark azidophil – Ausdruck des Reichtums an Membranen und Mitochondrien, die etwa 40% des Zellvolumens füllen. Belegzellen können im Drüsenhals am Aufbau des Drüsentubulus selbst Anteil haben; in mittleren und tieferen Drüsenteilen sitzen sie den Tubuli außen auf und schicken ihr Sekret durch interzelluläre Sekretkapillaren zwischen Tubulusepithelien ins Drüsenlumen. Mit Hilfe von Silbersalzen lassen sich intrazelluläre Sekretkapillaren darstellen, elektronenmikroskopisch handelt es sich um mikrovillibesetzte Einfaltungen des Plasmalemms. Die Zellen enthalten ein „tubulovesikuläres System", intrazelluläre Tubuli – eine Membranreserve, die im Zusammenhang mit der Salzsäurebildung in das vorher schon tief eingefaltete Plasmalemm eingegliedert werden, wobei Mikrovilli entstehen. Belegzellen sondern apikal unter hohem Energieverbrauch H^+-Ionen (und Cl^--Ionen) zur Bildung der *Magensalzsäure* (zugleich basal Bicarbonationen) ab. Rezeptoren für Histamin, Gastrin und Acetylcholin, die die Freisetzung dieser Ionen stimulieren, trägt das laterobasale Plasmalemm. Die Magensalzsäure denaturiert die Nahrungseiweißkörper, bereitet den für die Tätigkeit des Pepsins erforderlichen pH-Wert und wirkt bakterizid. Belegzellen produzieren außerdem den „Intrinsic factor", der zur Resorption von Vitamin B_{12} im Ileum erforderlich ist.

Nebenzellen. Diese vorwiegend im Drüsenhals vorkommende Zellart ist intensiv PAS-positiv, sie bildet einen Magenschleim, der – leichter löslich als der der oberflächlichen Epithelzellen – diesen überlagert.

Drüsen der **Cardia** *(Glandulae cardiacae).* In einem schmalen, ca. 1 cm breiten Streifen zwischen Ösophagus- und Fundusschleimhaut liegen Drüsen, die in ihrer äußeren Gestalt den Glandulae gastricae propriae gleichen, aber nur eine mukoide Zellart besitzen. Sie bilden Schleim als alkalische Barriere zwischen Magenschleimhaut und Oesophagus.

Drüsen der **Pars pylorica** *(Glandulae pyloricae).* Der Teil des Magens, der den Chymus gegen den Pylorus (Pförtner) treibt, Pars pylorica ventriculi, enthält ebenfalls rein mukoide Drüsen. Die ungleich tiefen Foveolae gastricae reichen bis zu einem Drittel ins Schleimhautbindegewebe hinein. Die stark geschlängelten, deshalb auch quer und schräg geschnittenen Drüsen stehen weit auseinander; sie bilden Magenschleim, der auch Lysozym enthält (Abb. 202).

Basalgekörnte Zellen. Das Epithel der Glandulae pyloricae enthält einzelne basalgekörnte Zellen (s. *gastrointestinale endokrine Zellen!*). Sie sind auch bei Übersichtsfärbungen gelegentlich als helle, dreieckige, basale Zellen zu erkennen.

Der Anteil der *endokrinen Zellen* am Epithelvolumen der Magenschleimhaut ist erheblich. Die endokrinen Zellen machen beim menschlichen gesunden jugendlichen Magen etwa 1,2% der Epithelien aus. Sie sind hauptsächlich in den unteren drei Vierteln der Drüsenschläuche angesiedelt, das obere Viertel ist frei von ihnen. Vom Gesamtvolumen aller endokrinen Zellen nehmen die Histamin bildenden *ECL-Zellen* etwa 30%, die Somatostatin produzierenden *D-Zellen* 22% und eine als *P-Zellen* bezeichnete Zellart mit noch unbekanntem Produkt, die sich durch sehr kleine (120 nm) Granula auszeichnet, 24% ein. Die serotoninergen *EC-Zellen* sind unter 10% vertreten. Alle anderen endokrinen Zellen (auch die Gastrin bildenden *G-Zellen,* die auf hormonellem Weg die Belegzellen zur Säuresekretion stimulieren) bleiben im Volumenanteil darunter.

Postmortale Selbstverdauung. Mit dem Tode erlischt der Schutz vor Selbstverdauung rasch, die noch vorhandene Salzsäure und Pepsinogen verdauen die Schleimhautoberfläche.

Die **Submucosa** ist breit ausgebildet.

Die **Muscularis** hat, abweichend vom übrigen Rumpfdarm, im Fundus zuinnerst eine unvollständige dritte Muskelschicht *(Fibrae obliquae),* wodurch im histologischen Schnitt ein unregelmäßiges Bild entstehen kann. Im Pförtnerbereich *(Pylorus)* ist die innere Ringmuskulatur zu einem kräftigen Schließmuskelsystem verdickt.

Serosa. Es besteht ein Peritonealüberzug.

Dünndarm (Intestinum tenue)

Der Dünndarm beginnt jenseits des Magenpförtners und endet an der Einmündung in den Dickdarm mit der Dickdarmklappe. Im Dünndarm folgen drei Abschnitte aufeinander, *Duodenum* (Zwölffingerdarm), *Jejunum* (Leerdarm) und *Ileum* (Krummdarm), doch ist die Darmwand in den drei Abschnitten einheitlich gebaut, die Grenzen zwischen ihnen sind fließend. Lediglich das *Duodenum* unterscheidet sich eindeutig von Jejunum und Ileum durch den Besitz der Brunnerschen Drüsen, die in der Submucosa liegen. Quantitative Unterschiede in den Bauelementen der Darmwand erlauben eine Unterscheidung von *Jejunum* und *Ileum* allenfalls, wenn oberes Jejunum und unteres Ileum verglichen werden.

Der Dünndarm ist, je nach Kontraktionszustand, etwa 3–6 m lang. Die Verdauung (Abbau der Nährstoffe und Resorption) spielt sich teils im Dünndarmlumen, teils an der Oberfläche der Schleimhaut ab und erfordert eine *große Schleimhautoberfläche.* Sie wird durch Falten, Zotten und Mikrovilli erheblich vergrößert. Die *Falten* (insgesamt über 600) bilden das Grobrelief, das die Oberfläche um etwa ein Drittel auf 0,6–1 m^2 vergrößert. Die *Zotten,* etwa 40/mm^2, vergrößern als Feinrelief die Oberfläche um das 5–6fache auf etwa 4 m^2. Das submikroskopische Relief der *Mikrovilli* schließlich führt zur Vergrößerung der Oberfläche um etwa das 30fache auf ca. 120 m^2.

Falten **(Plicae circulares,** *Kerckringsche Falten)* springen als halbkreisförmige Kulissen etwa 1 cm hoch aus der Darmwand vor, verlaufen quer zur Längsachse des Darms und können deshalb in Längsschnitten beurteilt werden. Die Falten entstehen durch Auffaltungen der *Submucosa* und verschwinden auch bei stärkster Dehnung des Darms nicht ganz; sie sind stationär. Die Tunica muscularis tritt nicht in die Falten ein (Abb. 203).

Zotten *(Villi intestinales)* und **Krypten** *(Glandulae intestinales)* sind in ganzer Länge der Schleimhaut ausgebildet. Während die Zotten aber im oberen Dünndarm am höchsten, die Krypten am flachsten sind, nimmt in den unteren Dünndarmabschnitten die Zottenhöhe kontinuierlich ab, die Kryptentiefe zu. *Zotten*, 0,5–1,2 mm hoch und ca. 0,1 mm dick, sind blattartige oder fingerförmige Ausstülpungen der *Lamina epithelialis* und *Lamina propria* der Schleimhaut; die Muscularis mucosae nimmt nicht daran teil. Zwischen den Zotten bildet die Lamina epithelialis 0,2–0,4 mm tiefe röhrchenförmige Einfaltungen, die *Krypten, Glandulae intestinales (Lieberkühnsche Krypten)* (Abb. 204), die bis zur Muscularis mucosae reichen.

Man kann Zotten makroskopisch sichtbar machen, indem man frische Dünndarmschleimhaut knapp unterhalb einer Wasseroberfläche hin- und herbewegt; die Zotten bewegen sich kollektiv wie ein Ährenfeld im Wind, sie geben der Schleimhaut eine samtartige Oberfläche.

Feinbau von Zotten und Krypten. Der bindegewebige Kern der Zotten, retikuläres Bindegewebe, enthält Gefäße: Eine oder mehrere zentrale Arteriolen steigen in der Zotte auf. In der Zottenspitze geht ein subepithe-

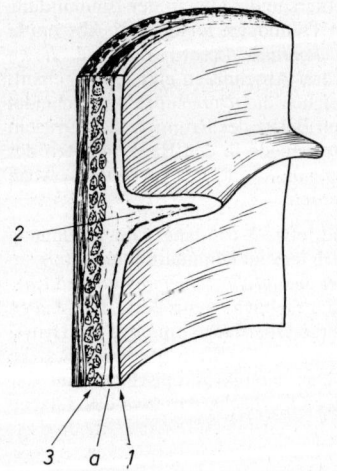

Abb. 203   Ausschnitt aus der Wand des Dünndarms, Plicae circulares (Kerckringsche Falten). Die Falte ist im Längsschnitt (longitudinale Muskelschicht längs getroffen) geschnitten, In die Kerckringsche Falte ziehen die Muscularis mucosae und die Submucosa. Die gesamte Oberfläche trägt Zotten (im Schema nicht abgebildet). 1 = Mucosa (a = Muscularis mucosae), 2 = Submucosa, 3 = Muscularis, mit Stratum circulare (innen, Muskelbündel quer geschnitten) und Stratum longitudinale (außen, Muskelbündel längs geschnitten). Schema.

liales Kapillarnetz in einem „Springbrunnenmuster" aus der Arteriole
hervor. Nahe der Zottenbasis münden die Kapillaren in eine zentrale Vene.
Ein zentrales Lymphgefäß *(Chylusgefäß)* sammelt die Lymphe aus subepi-
thelialen Lymphkapillaren, es hat Verbindung mit größeren submukösen
Lymphgefäßen. Einzelne glatte Muskelzellen strahlen aus der Muscularis
mucosae ein, sie verlaufen in der Längsachse der Zotte und pressen bei
Kontraktion (zur Zeit der Verdauung mehrfach in der Minute!) die Blut-
und Lymphgefäße aus *(Zottenpumpe),* indem sie die Zotten verkürzen. Die
Streckung der Zotten erfolgt durch einige quer von Zottenwand zu Zottenwand ziehende Myofibroblasten und durch den arteriellen Blutdruck. **E:**
Das Endothel der Blutgefäße ist gefenstert, das zentrale Lymphgefäß
besitzt keine oder eine mangelhafte Basallamina.

Diagnose von Zotten und Krypten: Im Schnitt, der senkrecht zur Schleimhautoberfläche geführt wird, bewahren die Epithelien der Ein- und Ausfaltungen ihren kontinuierlichen Zusammenhang mit der Schleimhautoberfläche, in Schräg- und Querschnitten geht er verloren. *Zottenquerschnitt:* Die
Darmepithelien überkleiden zentral gelegenes Bindegewebe. *Kryptenquer-
schnitt:* Die Darmepithelien kleiden einen zentralen Hohlraum aus und
werden von Bindegewebe umgeben (Abb. 204b).

Mucosa. L: Zotten und Krypten tragen ein einschichtiges, hochprismatisches Epithel mit Schlußleistennetz, zusammengesetzt aus sezernierenden
und resorbierenden Zellen. Im Kryptenepithel sind zahlreiche Mitosefigu-
ren zu sehen.

– Als *sezernierende Epithelzellen* werden bei Übersichtsfärbungen drei
Zellarten unterscheidbar, zwei *exokrine* (Becherzellen und Panethsche
Körnerzellen) und eine *endokrine* Zellart (basalgekörnte Zellen).

Schleimbildende Becherzellen kommen zahlreich in Krypten, häufig auf
Zotten vor (Abb. 204 u. 205).

Panethsche Körnerzellen sind pyramidenförmig und liegen in kleinen Gruppen im Fundus der Krypten. Sie enthalten apikal eine große Menge
azidophiler Sekretgranula, der basale Zellbereich, der auch den Zellkern
umfaßt, ist stark basophil (Ergastoplasma!). Die Zellen sondern exokrin
Lysozym ab, ein mukolytisch wirkendes Enzym der unspezifischen
Abwehr, das Bakterien im Wachstum hemmt oder diese auflöst. Die
kontinuierliche Enzymsynthese und -extrusion werden durch die intestinale
Bakterienpopulation bestimmt. Mitosen von Panethschen Zellen werden
nicht beobachtet, die Zellen entstehen wahrscheinlich aus undifferenzierten
Zellen. Panethsche Körnerzellen kommen beim gesunden Menschen nur im
Dünndarm, vermehrt im unteren Ileum, sowie in der *Appendix vermiformis*
vor.

Basalgekörnte Zellen treten in geringer Zahl hauptsächlich im Fundus der
Krypten auf. Sie sind im Duodenum zahlreich, im Jejunum, Ileum, Colon

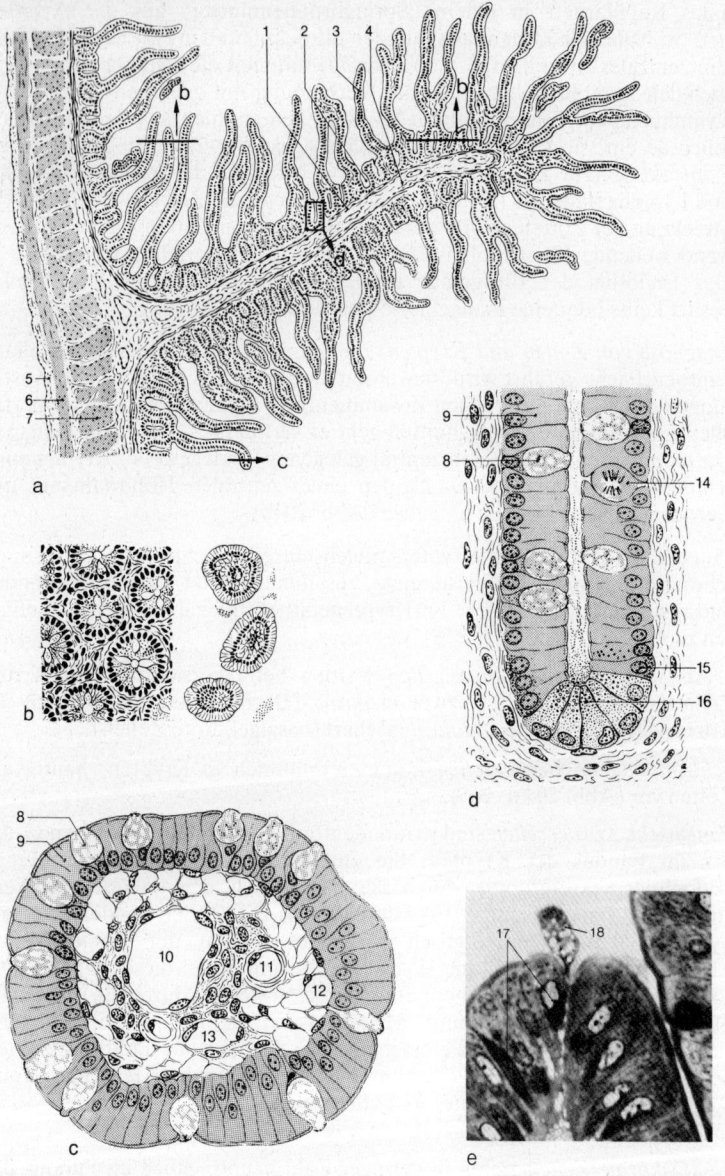

a

b

c

d

e

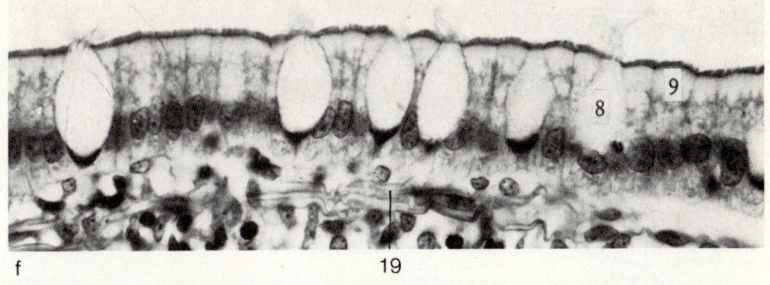

f   19

Abb. 204a–f   Falten, Zotten und Krypten des Dünndarms. a) Längsschnitt. Jejunum:
1 = Lamina muscularis mucosae, 2 = Krypte, 3 = Zotte, 4 = Tela submucosa, 5 =
Tunica serosa, 6 = Tunica muscularis, Stratum longitudinale, 7 = Tunica muscularis,
Stratum circulare. b) Querschnitt, links durch Krypten, rechts durch Zotten, Schnitte
in a) angegeben. c) Querschnitt durch Darmzotte, Ausschnitt aus a). 8 = schleimbildende Becherzelle, 9 = resorbierende Darmepithelzelle, 10 = zentrales Lymphgefäß, 11 = Arteriole, 12 = Kapillare, 13 = Venole. d) Längsschnitt durch Krypte.
Ausschnitt aus a). 14 = Mitose einer Epithelzelle, 15 = basalgekörnte Zelle, 16 =
Panethsche Körnerzelle. e) Spitze einer Dünndarmzotte, 17 = absterbende Epithelzellen, 18 = Epithelzelle in Ausstoßung begriffen. f) Längsschnitt, Zotte, Duodenum.
Färbung: Eisenhämatoxylin. 19 = glatte Muskelzelle. Vergr. a) etwa 20fach, b) etwa
80fach, c, d) etwa 100fach, e, f) etwa 200fach.

und in der Pars pylorica des Magens spärlicher vorhanden. Hinter dem Bild
der basalgekörnten Zellen verbergen sich unterschiedliche hormonbildende
Zellen des *gastro-entero-pankreatischen* (*GEP,* S. 391ff) *endokrinen
Systems,* die nur histochemisch sicher identifiziert werden können.

– *Resorbierende Epithelzellen (Saumzellen, Enterozyten)* bilden, gemeinsam mit den sezernierenden Zellen, die Zottenoberfläche und kleiden die
Krypten aus. **E:** Die *freie Oberfläche* der Saumzelle ist durch einen Bürstensaum (Mikrovilli) ausgezeichnet, die 1,2–1,5 µm langen und 0,1 µm dicken
Mikrovilli stehen in dichter paralleler Anordnung (etwa 3000 auf einer
Zelloberfläche, 200 Millionen/mm^2 Epitheloberfläche). Die Mikrovilli werden von einer Glykoproteinschicht (Glycocalyx) überkleidet, die stark
verzweigte, dicht angeordnete Filamente bildet und Verdauungsenzyme
enthält, damit die aktive Oberfläche zusätzlich vergrößert und „Resorptionsvermittler" ist.

Die *Glycocalyx* enthält hauptsächlich *Disaccharidasen* (Abbau von Disacchariden zu
resorbierbaren Monosacchariden) und *Peptidasen* (Abbau von Peptiden zu Aminosäuren). Die Fettsäuren und Monoglyceride, die im Dünndarm beim Abbau der
Nahrungsfette entstehen, werden in das *glatte ER* aufgenommen, wieder zu Triglyce-
riden synthetisiert (Fetttropfen entstehen), im *Golgi-Apparat* in *Chylomikronen*
(Glykolipoproteine) umgewandelt (mit hydrophiler Proteinschale aus dem *rauhen*

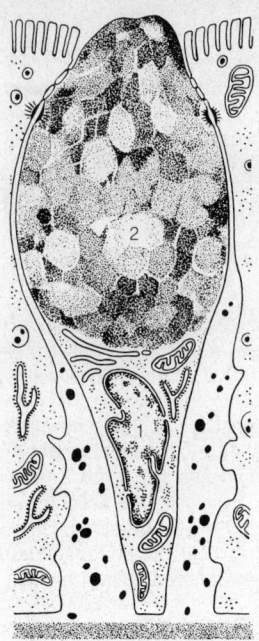

Abb. 205   **E:** Schleimbildende Becherzelle, flankiert von zwei resorbierenden Epithelzellen. 1 = Zellkern, 2 = Schleimgranula.

ER versehen), in Tropfenform durch das laterale Plasmalemm sezerniert und jenseits der Basallamina in Lymphgefäße abtransportiert.

Im Innern eines jeden Mikrovillus liegt ein Bündel längsgerichteter gestreckter *Aktinfilamente,* die an der Innenseite des Plasmalemms der Zottenspitze befesti t sind (Abb. 207). In einem schmalen apikalen Zytoplasmabereich unt alb der Mikrovilli breitet sich parallel zur Oberfläche ein dichtes flecht von feinen Filamenten (*Schlußnetz,* Terminal web) aus, die auch seitlich mit den Zonulae adhaerentes in Verbindung stehen und in die Filamentbündel der Mikrovilli einstrahlen. Die Filamente bilden ein Zytoskelett zur Stabilisierung der Zelloberfläche. *Myosin,* das im Schlußnetz enthalten ist, bildet mit den Aktinfäden in den Mikrovilli ein kontraktiles System (zieht Aktinfilamente in das Schlußnetz mit Punctum fixum in den Zonulae adhaerentes). Unterhalb des Filamentgeflechtes enthält das Cytoplasma zahlreiche lange Mitochondrien (Crista-Typ), Zisternen des glatten ER und des Golgi-Apparates sowie gelegentlich Lysosomen. *Seitlich* sind die Saumzellen untereinander und mit den Becherzellen nahe der Oberfläche durch Zonulae occludentes und Zonulae adhaerentes verbunden. Die Interzellularräume kommunizieren nicht mit

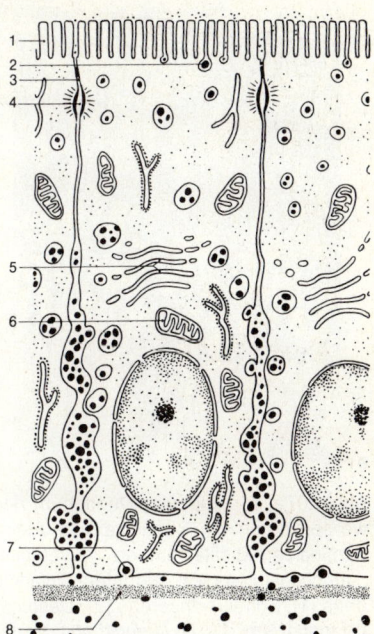

Abb. 206 **E:** Resorbierende Darmepithelzellen. 1 = Mikrovilli, 2 = Aufnahme
z. B. von Fettsäuren und Glyceriden, 3 =
Zonula occludens, 4 = Zonula adhaerens, 5 = Golgi-Apparat, 6 = Mitochondrium, 7 = Ausschleusung von Chylomikronen, 8 = Basallamina. Schema
(nach *Schmidt* u. *Zetterquist*).

dem Darmlumen, sie können bei vermehrter Absorptionsleistung der Zellen basal erweitert sein. *Basal* grenzen die Saumzellen an eine Basallamina.

Mikrovilli tierischer Darmepithelien zeigen in der Gewebekultur eine rasche, regelmäßige und koordinierte Bewegung; vermutlich wird hierdurch die Darmflüssigkeit
an der Resorptionsoberfläche bewegt.

Regeneration. Im Fundus der Krypten laufen Mitosen ab; aus ihnen regenerieren die Epithelien der Zotten und Krypten. Durch Zellschub wandern
die Epithelien zur Zottenspitze und werden dort abgestoßen. Auf diesem
Weg werden die Verdauungsenzyme der Zelle wiederholt erneuert. Die
Darmepithelien unterliegen einer starken Mauserung, ihre durchschnittliche Lebensdauer beträgt 30–100 Stunden. Darmepithelien sind gegen Schädigungen sehr empfindlich (Darmblutungen bei Infekten und Strahlenschäden!). Täglich werden etwa 250 g Darmepithelien an den Zottenspitzen
abgestoßen (Abb. 204e), ihre Enzyme spielen für die Verdauung im Darmlumen eine Rolle. Zwischen den Enterozyten liegen intraepitheliale Lymphozyten in großer Zahl.

Das *Schleimhautbindegewebe,* retikuläres Bindegewebe, beherbergt freie
Zellen, diffus in der Lamina propria verteilte Lymphozyten und Plasmazel-

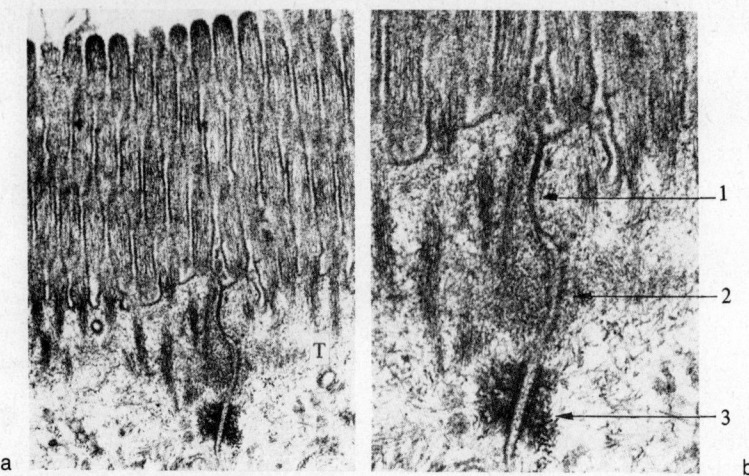

a   b

Abb. 207a, b   Mikrovilli, Duodenum der Ratte. b) Ausschnitt aus a). Die Mikrovilli werden durch ein Bündel axialer Aktinfilamente gestützt, die basalwärts in dem terminalen Aktinfilamentnetz (T) verankert sind (Wurzelbündel). In der Bildmitte ein „Junctional complex" als Interzellularkontakt (von oben nach unten: Zonula occludens [1], Zonula adhaerens [2], Desmosom [3]). Vergr. a) 23000fach, b) 46000fach (Präparat: Prof. Dr. D. *Drenckhahn*, Marburg).

len, Makrophagen, eosinophile Granulozyten und Mastzellen. *Folliculi lymphatici aggregati, Peyersche Plaques,* treten mit allen Zellformen des aktivierten Lymphfollikels auf und bilden einen ausgedehnten Teil des Immunitätsapparates, der gegen die Grenze zum bakterienbesiedelten Dickdarm verstärkt ausgebildet ist (s. darmassoziiertes lymphatisches System!).

Die *Muscularis mucosae* ist schmal, aber deutlich ausgebildet, sie liegt unterhalb der Kryptenenden, nahe an diesen.

Die **Submucosa** besteht aus lockerem Bindegewebe, das kleine Arterien, Venen und Lymphgefäßnetze sowie den *Plexus submucosus* (*Meissnerscher Plexus* zur Versorgung der Mucosa) enthält, der spärlicher als der Plexus myentericus ausgebildet ist. Im *Duodenum* liegen in der Submucosa Pakete von Brunnerschen *Glandulae duodenales.*

Die **Muscularis** ist im gesamten Dünndarm gleichmäßig in *Stratum circulare* (innen) und *Stratum longitudinale* (außen) gegliedert. Zwischen beiden Schichten liegt, begleitet von spärlichem Bindegewebe, der *Plexus myentericus* (*Auerbachscher Plexus* zur Versorgung der Muscularis). **L:** Die Perikaryen sind oft in Gruppen angeordnet und in Übersichtsvergrößerungen

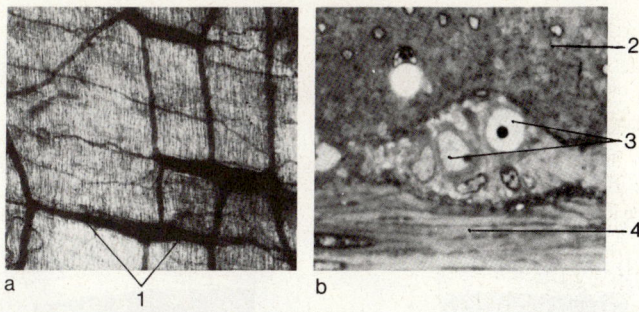

Abb. 208a, b   Intramurales Nervensystem, Dünndarm. a) Plexus myentericus. 1 = Flächenansicht. Vergr. 40fach. b) Schnitt durch die Tunica muscularis. 2 = Stratum circulare, 3 = Nervenzellen im Plexus myentericus, 4 = Stratum longitudinale. Vergr. 640fach.

zu erkennen. In Flächenpräparaten wird die netzartige Zusammenlagerung der Nervenzellausläufer erkennbar (Abb. 208).

Die **Serosa** bedeckt die Wand der intraperitonealen Dünndarmabschnitte locker, subseröses Fettgewebe ist nicht ausgebildet.

Duodenum, Jejunum, Ileum: Differentialdiagnose. Das *Duodenum* hat die höchsten und zahlreichsten Falten und die höchsten Zotten, Faltenhöhe und -zahl und Zottenhöhe nehmen in *Jejunum* und *Ileum* kontinuierlich ab, die Krypten werden im selben Maße tiefer. Die Zahl der Becherzellen nimmt gegen Ende des *Ileums* zu.

Für das *Duodenum* allein sind die *Glandulae duodenales, Brunnersche Drüsen,* charakteristisch. Die mukoiden tubuloalveolären, verzweigten, aufgeknäuelten Drüsen durchbohren die Muscularis mucosae und liegen in größeren Packungen in der Submucosa; sie können die Kerckringschen Falten verdicken. Vereinzelt kommen lymphatische Solitärfollikel vor, Brunnersche Drüsen produzieren Schleim, der gemeinsam mit dem Pankreassaft den Speisebrei neutralisiert (Abb. 209a).

Für das *Jejunum* kennzeichnend sind, da in der Submucosa keine Drüsen liegen, schlanke Falten. Vereinzelt kommen in der Lamina propria Lymphfollikel vor.

Im *Ileum* bildet das lymphatische Gewebe in der dem Mesenterialansatz gegenüberliegenden Seite verstärkt *Folliculi lymphatici aggregati, Peyersche Plaques,* Ansammlungen von 20 und mehr Lymphfollikeln, die zentimeterlange makroskopisch sichtbare Platten bilden. Die Follikel liegen im Schleimhautbindegewebe und verdrängen die Krypten. Auch die Zotten fehlen weitgehend über den Peyerschen Plaques (s. darmassoziiertes lym-

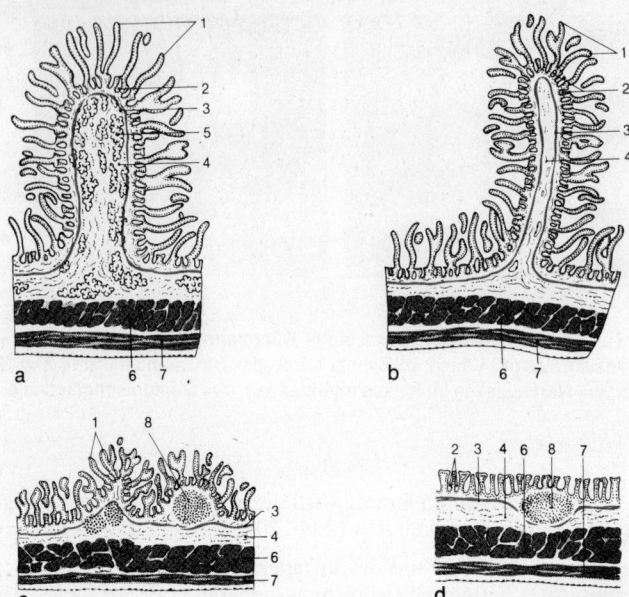

Abb. 209a–d   Unterschiede im Aufbau der Wandschichten zwischen Dünndarmabschnitten und Dickdarm. a) Duodenum, b) Jejunum, c) Ileum, d) Colon: 1 = Zotten, 2 = Krypten, 3 = Lamina muscularis mucosae, 4 = Tela submucosa, 5 = Glandulae duodenales, 6 = Tunica muscularis, Stratum circulare, 7 = Tunica muscularis, Stratum longitudinale, 8 = Folliculus lymphaticus (im Ileum Folliculi lymphatici aggregati). Schema.

phatisches System!). Sie sind im Kindesalter, zur Zeit, in der der gesamte lymphatische Apparat voll entwickelt wird, am stärksten ausgebildet. Die Lymphfollikel reichen bis in die Submucosa hinein (Abb. 209c).

Dickdarm (Intestinum crassum)

Im Dickdarm, etwa 130 cm lang, werden hauptsächlich Wasser und Salze resorbiert. Am blindsackförmigen Anfang *(Caecum)* hängt als besonderer Dickdarmteil der Wurmfortsatz *(Appendix vermiformis)*. An das Caecum schließen sich die *Kolon*abschnitte an, der Dickdarm endet mit dem Mastdarm *(Rectum)*.

Die Baueigentümlichkeiten des Dickdarms werden besonders klar beim *Vergleich mit dem Dünndarm*. Dickdarmfalten, *Plicae semilunares,* springen halbkreisförmig ins Lumen vor, im Unterschied zu den Kerckringschen Falten nimmt an ihrer Bildung die Tunica muscularis teil, es sind also von außen sichtbare Schnürungen. Zwischen den Plicae semilunares verbleiben Ausbuchtungen, *Haustra*.

Mucosa. Im Colon fehlen die Zotten, dafür sind die Krypten besonders tief und eng gestellt. Das Epithel der Krypten besteht fast nur, das der Oberfläche zum größten Teil aus Becherzellen (Bildung von Gleitschleim!). Die übrigen Epithelien haben einen hohen Bürstensaum. Panethsche Zellen fehlen, endokrine Zellen sind zahlreich. In der Lamina propria kommen lymphatische Solitärfollikel vor (Abb. 209 u. 210).

Wasserreabsorption. Das in den Dünndarm ausgeschiedene Wasser und die Na^+-Ionen werden laufend reabsorbiert. Das durch die seitliche Zellmembran der Darmepithelien in die Interzellularspalten aktiv transportierte Natrium erzeugt einen Gradienten, der Wasser (und Cl^--Ionen) aus dem Darmlumen durch das Epithel in die Kapillaren zieht, wobei die Interzellularkontakte das Milieu des Darmlumens und des Interzellularraumes trennen und den Vorgang unterstützen. Die Absorption von Wasser und Elektrolyten wird von den oberflächlichen Epithelzellen im Dickdarm fortgesetzt (1 Liter Flüssigkeit gelangt täglich aus dem Dünndarm in den Dickdarm, weniger als 100 ml werden durch den Darm ausgeschieden). Beobachtungen sprechen allerdings dafür, daß im Dickdarm durch das Kryptenepithel Salze und Wasser auch in das Darmlumen eintreten können.

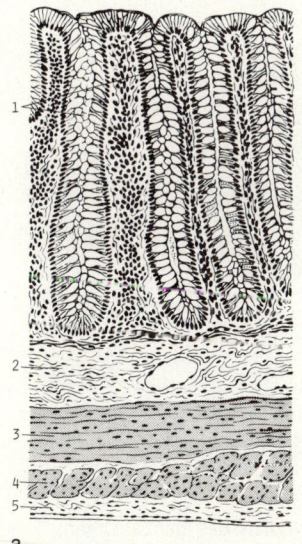
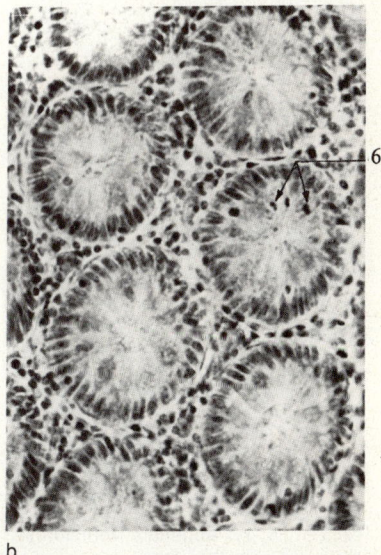

a   b

Abb. 210a, b   a) Querschnitt durch die Wand des Colons. 1 = Krypten mit zahlreichen Becherzellen, 2 = Tela submucosa, 3 = Tunica muscularis, Stratum circulare, 4 = Tunica muscularis, Stratum longitudinale, rechts Tänie, 5 = Tunica serosa. b) Querschnitt durch Krypten. 6 = Mitosen. Vergr. a) 80fach, b) 425fach.

Die **Submucosa** enthält häufig etwas Fettgewebe und stellenweise Lymphfollikel.

Die **Muscularis** besteht aus einer gleichmäßig starken inneren Ringmuskelschicht, die äußere Längsmuskelschicht dagegen ist schwach entwickelt, ausgenommen drei Längsmuskelzüge, *Tänien (Taeniae libera, mesocolica, omentalis),* die aus starken Muskelbündeln zusammengesetzt sind.

Serosa. Ein Peritonealüberzug ist beim Colon transversum und sigmoideum vollständig, beim Colon ascendens und descendens unvollständig. Das subseröse Bindegewebe kann, besonders im Bereich der Tänien, große Mengen von Fettgewebe, Appendices epiploicae, aufnehmen.

Wurmfortsatz (Appendix vermiformis)

Der etwa 8 cm (2–20 cm) lange Wurmfortsatz ist ein verkleinerter Teil des Colons, er mißt ca. 0,5–1 cm im Querschnitt.

Mucosa. Das Schleimhautbindegewebe ist mit Lymphfollikeln, *Folliculi lymphatici aggregati,* angefüllt, die Krypten und die Muscularis mucosae werden hierdurch weitgehend verdrängt. Im Darmlumen können Reste von Darminhalt liegen, entzündliche Veränderungen, Zerfall der Schleimhaut,

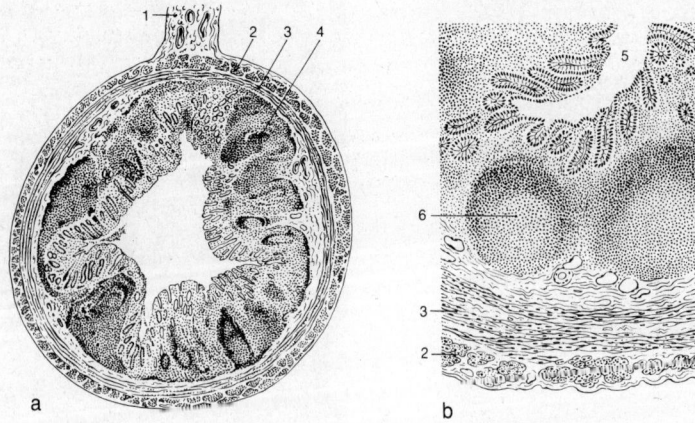

Abb. 211a, b Appendix vermiformis. a) Schnitt durch das ganze Organ: 1 = Mesoappendix, 2 = Tunica muscularis, Stratum longitudinale, 3 = Tunica muscularis, Stratum circulare, 4 = Schleimhaut mit Folliculi lymphatici aggregati. b) Wandausschnitt: 5 = Lumen des Wurmfortsatzes, 6 = Folliculus lymphaticus; das lymphatische Gewebe bricht in die Submucosa ein. Vergr. a) etwa 5fach (Lupe), b) etwa 40fach.

Epitheldefekte, kommen häufig vor (Abb. 211). Der Wurmfortsatz ist Teil des Immunsystems.

Submucosa. Lymphatisches Gewebe dringt häufig weit in die Submucosa vor.

Muscularis. Die äußere Längsmuskelschicht bildet eine gleichmäßige Lage ohne Tänienbündelung.

Serosa. Der Wurmfortsatz wird von Peritoneum überzogen. **L:** Häufig ist das *Mesenteriolum (Mesoappendix)* im Schnitt enthalten.

Analkanal (Canalis analis)

Das Rectum liegt größtenteils extraperitoneal. Einige *Plicae transversales recti* entstehen unter Beteiligung der Tunica muscularis. Gegen das Darmende, *Anus,* treten im Analkanal längsverlaufende, schwellkörperartige *Columnae anales* auf; sie enthalten Arterienknäuel und Venengeflechte zum Verschluß des Darmausganges (bei Stauung Hämorrhoiden!).

Mucosa. Die dicke Schleimhaut enthält lange Krypten. Der Übergang in das zunächst schwach verhornte Epithel der äußeren Haut (Epidermis) liegt in Höhe des inneren, aus glatter Muskulatur bestehenden Schließmuskels *(M. sphincter ani internus),* so daß die Epidermis 2–3 cm in den Darmausgang übergreift. Hier kommen Talgdrüsen ohne Haare vor. Im anschließenden, dem äußeren, quergestreiften Schließmuskel *(M. sphincter ani externus)* entsprechenden Epithel liegen Talgdrüsen mit Haaren, apokrine und ekkrine Schweißdrüsen. Einzelne Muskelfasern inserieren in der Cutis und veranlassen sie zur Mitbewegung beim Sphinkterschluß.

Die **Submucosa** führt weite Venen, in die das Blut der Arteriolen abfließt, die sich in den *Columnae anales* – sechs bis zehn längsverlaufende Schleimhautfalten im Anus – aufknäueln.

Muscularis. Der innere Schließmuskel ist eine Verdickung der inneren Ringmuskulatur. Die äußere Längsmuskelschicht bildet eine gleichmäßige Lage, die Tänienbündelung fehlt.

Adventitia. Der Analkanal wird von adventitiellem Bindegewebe umgeben.

Bauchspeicheldrüse (Pancreas)

Im *Pancreas,* retroperitoneal gelegen, sind eine exokrine und eine endokrine Drüse vereinigt. In der Übersicht kann bei üblichen Färbungen der dunklere exokrine Teil vom inselartig verteilten hellen Anteil, dem Inselorgan unterschieden werden. Das Pancreas produziert beim Menschen täglich etwa 2 Liter Sekret mit Enzymen für den Eiweiß-, Kohlenhydrat- und Fettabbau, die in das – dem Pancreas anliegende – Duodenum entleert und im Darm aktiviert werden.

Exokriner Anteil. Das Pancreas ist eine *rein seröse* Drüse mit *azinösen Endstücken* (Abb. 212; vgl. Mundspeicheldrüsen, S. 425ff). Neuere Untersuchungen machen wahrscheinlich, daß diese Endstücke Ausbuchtungen eines verschlungenen und kurvenreichen Tubulussystems sind. **L:** Die exokrinen Zellen zeichnen sich durch einen basal liegenden stark basophilen Ergastoplasmabezirk und durch apikale azidophile *Zymogengranula* (Prosekret) aus. Das Ausführungsgangsystem ist auf lange Schaltstücke beschränkt, die direkt in die größeren Ausführungsgänge münden, Streifenstücke fehlen. Die Schaltstücke denkt man sich an ihrem Anfang in den Acinus eingestülpt, wodurch im Schnitt *zentroazinäre Zellen* auftreten, die für das Pancreas charakteristisch, aber nicht immer zu finden sind (Abb. 212). Im Unterschied zu Mundspeicheldrüsen fehlen Myoepithelien (Sekretfluß durch Sekretionsdruck!). Die Ausführungsgänge tragen ein kubisches, gegen das Ende zu hochprismatisches Epithel. Kleine mukoide Drüsen münden in die größeren Ausführungsgänge. Das Bindegewebe des Pancreas ist schwach entwickelt.

Die *Pankreassekretion* wird von endokrinen Zellen der Duodenalschleimhaut hormonell ausgelöst durch *Secretin* (bic bonatreiches Sekret) und *Cholecystokinin* (enzymreiches Sekret), die auch die Gallesekretion stimulieren, und von Zellen der Magenschleimhaut durch *Gastrin* (enzymreiches Sekret). Das *Pankreassekret* enthält Lipa-

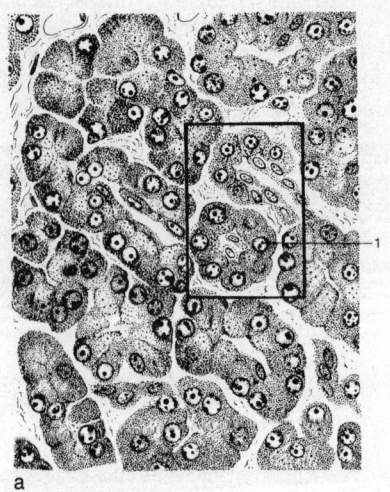
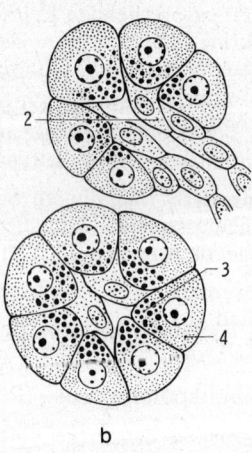

a   b

Abb. 212a, b Pancreas, exokriner Teil. a) 1 = seröse Acini mit zentroazinären Zellen; ein differenziertes Ausführungsgangsystem fehlt. b) Ausschnitt aus a). Seröser Acinus längs- und quergeschnitten. 2 = zentroazinäre Zellen, 3 = Zymogengranula, 4 = basales Ergastoplasma. Vergr. a) etwa 500fach, b) etwa 1200fach.

sen für den Fettabbau und Amylasen für den Kohlenhydratabbau sowie inaktive Proteasen (Trypsinogen, Chymotrypsinogen u. a.) für den Eiweißabbau; sie werden im Dünndarm durch Enterokinase aktiviert.

Endokriner Anteil des Pancreas ist das Inselorgan (s. Hormondrüsen, S. 389 ff).

Leber (Hepar)

Die Leber erfüllt unter vielen Aufgaben auch die, Galle auszuscheiden. Sie wird deshalb als größte Drüse des Körpers (ca. 1500 g) bezeichnet. Ihre wichtigsten Funktionen seien im Rahmen der histologischen Betrachtungen nur angedeutet. 1. In der Leber werden aus einem großen Teil der im Darm resorbierten Grundstoffe körpereigene Substanzen, Glykogen, Proteine (Fibrinogen, Prothrombin, Serumeiweißkörper), Phosphatide, Cholesterin, auch Fett aufgebaut und teilweise (Glykogen!) auch gespeichert. 2. Das Blut wird chemisch entgiftet. 3. Die Leber hat (über die Kupffer-Zellen) Teil an den Aufgaben des RES. 4. Gallebildung: Das im Blut kreisende Bilirubin, ein (von Retikulumzellen der Milz und Kupffer-Zellen freigesetzter) eisenfreier Abkömmling des roten Blutfarbstoffes, wird, an Albumin gebunden, den Leberzellen zugeführt und von diesen, größtenteils an Glucuronsäure gebunden, wasserlöslich gemacht und als Gallenfarbstoff ausgeschieden. Die Galle, täglich etwa 500 ml, enthält außerdem Salze der Gallensäuren (oberflächenaktiv, emulgieren Fette, aktivieren Lipasen im Duodenum), Cholesterin, Mineralien, Schleim. 5. Die Leber bildet in der Fetalzeit Blut. Diesen Aufgaben entsprechend gehen ca. 12% des gesamten Sauerstoffs des arteriellen Blutes an die Leber, und die Temperatur des venösen Blutes, das die Leber verläßt, liegt über der allgemeinen Körpertemperatur.

Die Leber ist in geringem Umfang unter dem Zwerchfell angewachsen, größtenteils aber von Bauchfell überzogen. Sie ist über die Pfortader eingeschaltet zwischen Darm und Milz einerseits und untere Hohlvene andererseits (ihre Kapillaren bilden ein *venöses Wundernetz*). Die straffe Leberkapsel, *Tunica fibrosa (Glissonsche Kapsel)* hält die Leber zusammen, erlaubt aber gleichzeitig erhebliche Organverformungen. Bindegewebe begleitet als *Capsula fibrosa perivascularis* die Gefäße ins Innere der Leber. Mit unbewaffnetem Auge sieht man am Schnitt dunkle, bluthaltige Punkte im Abstand von 1–2 mm *(Vv. centrales);* sie markieren das Zentrum von Leberläppchen.

Das **periportale Feld** *(Canalis portalis)* mit der „Glissonschen Trias" *(Trias hepatica)* liefert den Schlüssel zum Verständnis des Leberaufbaus. Die *V. portae*, die an der Leberpforte in das Organ eindringt, wird von der *A. hepatica* und vom *Gallengang* sowie von Ausläufern des Leberkapselbindegewebes, *Capsula fibrosa perivascularis*, begleitet. Diese Strukturen teilen sich fortlaufend gemeinsam auf, bis sie schließlich inmitten des Leberparenchyms vor ihrer endgültigen Kapillarisierung als *Trias im periportalen Feld* erscheinen. (Ein *Lymphgefäß*, das sie begleitet, ist dabei nicht mitgerechnet.)

Die Unterteilung des Leberparenchyms kann nun zu drei unterschiedlichen Baueinheiten führen, von denen jede eine eigene räumliche Beziehung zu den periportalen Feldern einnimmt, zum herkömmlichen Lobulus hepatis

(Zentralvenenläppchen), zum Portalvenenläppchen oder zum Leberazinus. Der *Lobulus hepatis* wird von periportalen Feldern eingerahmt (in seinem Zentrum liegt eine V. centralis). Das *Portalvenenläppchen* (S. 458) birgt im Zentrum ein periportales Feld (und wird von Vv. centrales als Eckpfeiler begrenzt), und der *Leberazinus* (S. 458f) umgibt einen der aus dem periportalen Feld ausscherenden Zweige des periportalen Pfortaderastes (Abb. 218).

Der **Lobulus hepatis (Zentralvenen-Leberläppchen)** (Abb. 213) gilt herkömmlicherweise als *Bau*einheit der Leber. Er hat etwa die Gestalt eines Bienenkorbes mit polygonal abgeflachter Oberfläche und mißt ca. 1,5–2 mm. In den Winkeln, in denen drei Läppchen zusammenstoßen, liegen die etwa dreieckigen Bindegewebsfelder, *periportale Felder*, von denen jedes wenigstens drei Gefäßquerschnitte enthält, einen Ast der *A. hepatica propria*, einen der *V. portae* und einen *Gallengang (= Glissonsche Trias!)*. Auch Lymphgefäßanschnitte liegen im periportalen Feld (Abb. 214).

Die Lupenvergrößerung zeigt den Aufbau der Leber aus *Zentralvenen-Leberläppchen*. **L:** Das Bindegewebe, das aus der Kapsel und mit den großen Gefäßen in die Leber eintritt, begleitet die Blutgefäße und Gallengänge bis zu ihren Endästen. In der menschlichen Leber bestehen die Endausläufer dieser *Capsula fibrosa perivascularis* nur noch aus wenigen Retikulinfäserchen, weshalb die Grenzen zwischen den Leberläppchen beim Menschen schwer (bei schwacher Vergrößerung leichter!) erkannt werden; Epithelzellbalken und Gefäße laufen radiär auf die zentral im

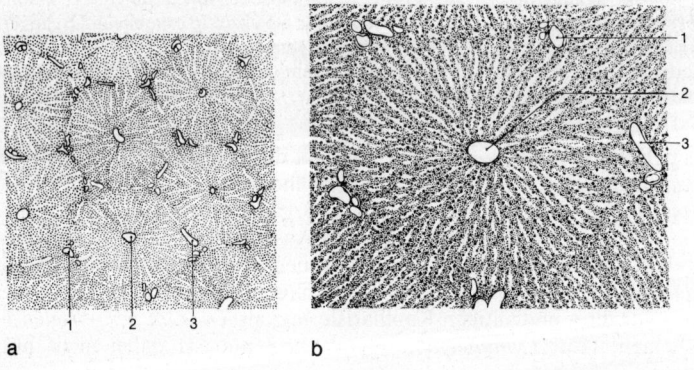

a   b

Abb. 213a, b   Schnitt durch die Leber. a) Übersicht über mehrere Leberläppchen. b) Leberläppchen, Ausschnitt aus a). 1 = periportales Feld (Glissonsche Trias) mit A. und V. interlobularis und Gallengang, 2 = V. centralis, 3 = Sammelvene, Vergr. a) etwa 10fach (Lupe), b) etwa 25fach.

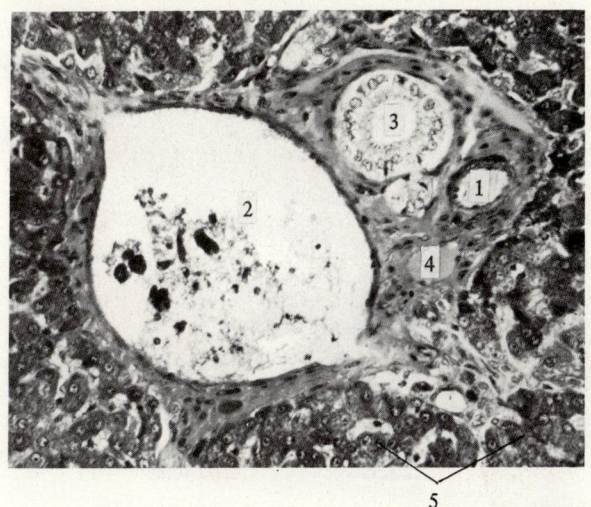

5

Abb. 214 Leber, Glissonsche Trias (periportales Feld). 1 = A. interlobularis, 2 = V. interlobularis, 3 = Gallengang (Ductus interlobularis), 4 = Lymphgefäß, 5 = Leberepithelzellen. Vergr. 220fach.

Läppchenanschnitt gelegene Vene zu! Die *Schweineleber* besitzt dagegen viel interlobuläres Bindegewebe und dient deshalb in histologischen Kursen häufig zur Demonstration der Läppchengrenzen.

Blutgefäße. In der Anordnung der Blutgefäße ist die Läppchenstruktur erkennbar. Man unterscheidet unter den zuführenden Gefäßen Vasa publica (V. portae) und Vasa privata (A. hepatica propria).

Die *V. portae (Pfortader)* bringt das Blut aus Milz, Magen und Darm *(unpaare Bauchorgane)* zur Leberpforte. Nach einigen Teilungsschritten erscheinen ihre Äste als weite, dünnwandige *Vv. interlobulares* im periportalen Feld; sie teilen sich auf in *Venulae interlobulares,* die das Läppchen mit einem präkapillaren Gefäßnetz überziehen. Aus diesem werden die zwischen den Balken gelegenen, radiär verlaufenden *sinusoiden Kapillaren* gespeist. Sie sind 350–500 µm lang (Stoffaustauschstrecke!) und 4–15 µm weit und münden in die *V. centralis* (Abb. 215). Die Wand der V. centralis besitzt bereits (Untersuchungen an der Ratte) glatte Muskelzellen, denen Sphinkterwirkung zugeschrieben wird. Mehrere Vv. centrales ziehen zu einer gemeinsamen *Sammelvene,* die zugehörigen Läppchen werden hierdurch traubenförmig zu einem *Sammelläppchen* vereinigt. Die Sammelvenen bilden die im Bindegewebe zwischen den Läppchen allein verlaufenden Äste, aus denen schließlich drei und mehr Lebervenen *(Vv. hepaticae)*

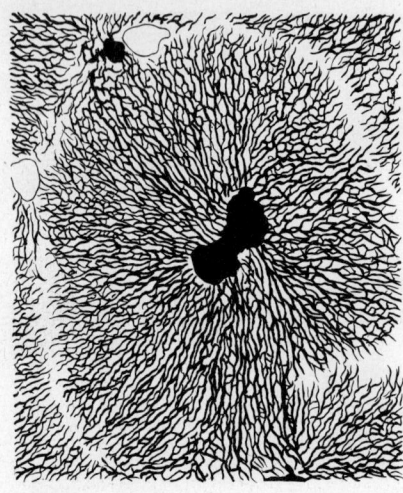

Abb. 215   Darstellung der V. centralis und der sinusoiden Leberkapillaren durch retrograde Farbstoffinjektion in die Vv. hepaticae. Vergr. etwa 40fach.

hervorgehen, die in die *V. cava inferior* münden. Da die Äste der Vv. hepaticae im Leberparenchym fest eingebaut sind, kollabieren sie nicht unter der Saugwirkung des Herzens, in dessen rechten Vorhof die V. cava inferior 1–2 cm nach Zufluß der Vv. hepaticae mündet.

Die *A. hepatica propria (Leberarterie)* gelangt gleichfalls durch die Leberpforte ins Organ und führt arterielles Blut in die Leber. Nach mehreren Aufteilungen bildet sie die *A. interlobularis* im periportalen Feld; sie hat ein kleines Lumen und eine muskulöse Wand. Ihre Äste versorgen als *Kapillaren* das Leberbindegewebe, umgeben als *Arteriolae interlobulares* das Läppchen und schicken ihr Blut in die *sinusoiden Kapillaren,* über die es in die Vv. hepaticae gelangt.

Lymphgefäße aus der Capsula fibrosa perivascularis verlaufen mit den Gefäßen der Glissonschen Trias zur Leberpforte. Im Bereich der Area nuda treten sie auch direkt durch das Zwerchfell.

Sinusoide Kapillaren. L: Die Wand der sinusoiden Kapillaren wird von (fenestrierten) Endothelzellen gebildet. Zwischen ihnen und den Leberepithelien, *Hepatozyten,* bleibt der *perisinusoide Disse-Raum.* Den Endothelien sind phagozytierende *Kupffersche Sternzellen* ein- und angelagert, die zum mononukleären Phagozyten-System, MPS, gehören (Abb. 216). Im Unterschied zu den Sinusendothelien sind sie reich an Zellorganellen. Sie phagozytieren Zellbruchstücke, Bakterien, nach Milzentfernung auch Erythrozyten, im Experiment Farbstoffe. Ferner werden im perisinusoiden Raum *Lipozyten,* Fettspeicherzellen (mit einem Autorennamen *Ito-Zellen* genannt), beschrieben; die Zellen akkumulieren bevorzugt exogen zuge-

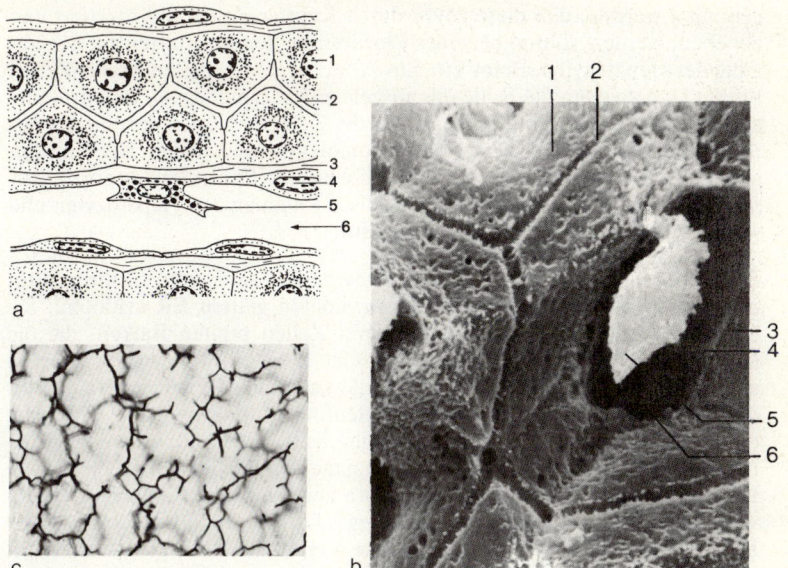

Abb. 216a–c Leber. a) Schema, b) Rasterelektronenmikroskopisches Bild, Ratte. 1 = Leberepithelzelle, 2 = Gallenkanälchen, 3 = Dissescher Raum, 4 = Sinusendothelzelle, 5 = Kupffersche Sternzelle (in b fraglich), 6 = Lebersinus (Präparation und Aufnahme: Frau H. *Schöning,* Würzburg). c) Darstellung der Gallenkapillaren durch Versilberung. Vergr. b) 2700fach, c) etwa 480fach.

führtes Vitamin A in den Fetttropfen. Auch *Fibroblasten* kommen im Disse-Raum vor. **E:** Die Sinusendothelien sind stark „fenestriert", die Endothelfenster besitzen keine Diaphragmen, es sind Öffnungen mit einem Durchmesser von etwa 100 nm, über die der Dissesche Raum mit dem Sinuslumen kommuniziert. Eine weitere Verbindung zwischen beiden ist durch interzelluläre Öffnungen gegeben. Eine Basallamina fehlt den Endothelien wie auch den Leberepithelien, deren Mikrovilli im Disseschen Raum im Blutplasma flottieren.

Der **perisinusoide Disse-Raum** zwischen den Sinusendothelien und den Leberepithelien, fixierungsabhängig 0,5–2 µm breit und dem Blutplasma zugänglich, ist der Ort für eine Kooperation von Hepatozyten und „Nichthepatozyten" (ca. 30% aller Leberzellen: Sinusendothelien, Kupffer-Zellen, Ito-Zellen, Fibroblasten) – eine Kooperation, die für die Funktionstüchtigkeit der Leber unerläßlich ist. Das wird schon an wenigen Beispielen deutlich. Manche toxische Substanzen, vor denen die Hepatozyten dadurch geschützt werden, daß diese zuvor durch Kupffer-Zellen phagozytiert und abgebaut werden, führen bei einer Blockierung der Phagozyten zur Schädigung der Hepatozyten. Beim Vitamin-A-Stoffwechsel spielen die Ito-Zellen für die Hepatozyten die Rolle des ausgelagerten Lipiddepots. Lipoproteine aus dem Blut werden mit Hilfe der an die Zellmembranen der Sinusendothelzellen gebundenen Lipase aufgenommen, die von den Hepatozyten gebildet wird. Das in den Sinusendothelien aus Cholesterolestern freigesetzte Cholesterol gelangt durch den Disse-Raum zu den Hepatozyten und wird von ihnen zu Gallensäuren umgebaut.

Epithelien. L: Die Leberepithelien, *Hepatozyten,* sind aufgrund ihres Mitochondrienreichtums und des gut ausgebildeten glatten ER azidophil. Sie bilden ein Balkenwerk aus ein bis zwei Zellen breiten Balken, die die Gallenkanälchen einschließen. Die einzelne Leberepithelzelle ist polygonal und mißt ca. 20–30 µm. In der Leberzelle kann man Glykogengranula (mit der PAS-Reaktion), häufig in Rosettenform Lipidtröpfchen, Pigmente (Lipofuszin, Hämosiderin u. a.), gelegentlich auch Proteingranula färberisch darstellen. Lysosomen findet man nahe dem Gallenkanälchen. **E:** Die Leberzelle bildet gegen die Blutkapillare und das Gallenkanälchen Mikrovilli aus. Mikropinozytose und die Menge des glatten und des granulierten ER ändern sich mit der Funktion. Eine Vermehrung des granulierten ER kann u. a. durch Pharmaka induziert werden (vermehrte Bildung arzneimittelabbauender Enzyme). Der Golgi-Apparat liegt nach der Seite des Gallenkanälchens und wird mit der Gallenbereitung in Zusammenhang gebracht. Glykogen tritt, hauptsächlich im Bereich des glatten ER, in Form von 20–30 nm großen Granula auf, die größere Komplexe von 0,2–0,5 µm zusammensetzen. Die Leberzelle enthält sehr viele (bis ca. 2000) Mitochondrien (Abb. 217). Die Leberepithelzellen kommunizieren über Gap junctions miteinander, die 4% des Plasmalemms einnehmen können, und sind durch Tight junctions miteinander verbunden, die Gallenkanälchen und Disseschen Raum gegeneinander abschließen.

Die *Zellkerne* lassen sich in drei Gruppen einteilen: 1. kleine Kerne (Durchmesser etwa 10 µm), ca. 80%, sind diploid, 2. mittelgroße Kerne (Durchmesser etwa 15 µm), ca. 16%, sind meist tetraploid, 3. große Kerne (Durchmesser etwa 25 µm), ca. 4%, sind höherpolyploid. Die Zahlenrelationen wechseln in zirkadianen und anderen Abhängigkeiten, die Zahlenangaben schwanken deshalb erheblich. Zwei Kerne besitzen 2–3% der Zellen.

Die Epithelien im Verband des Leberläppchens. Die vielseitigen Aufgaben der Leber werden von allen Leberzellen wahrgenommen, aber nicht jede von jeder Leberzelle gleichzeitig. Zeitliche (zirkadiane) und räumliche Änderungen der Funktion laufen innerhalb der Läppcheneinheit ab. Dabei spielt auch die Richtung der Läppchendurchblutung von peripher nach zentral eine Rolle (Abb. 215). Schematisierend kann man eine Außen- und

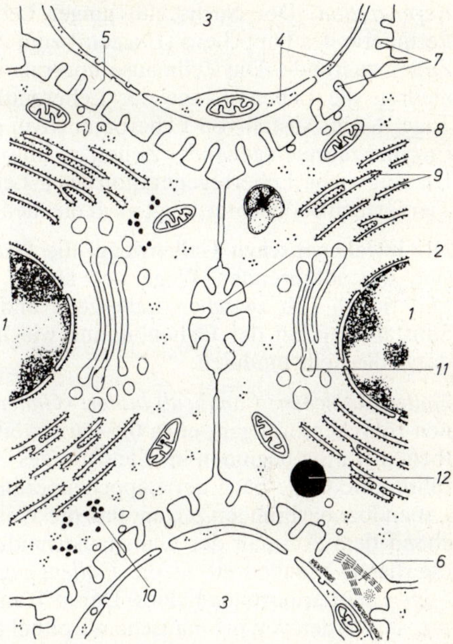

Abb. 217 **E:** Leber. Zwei Leberepithelzellen (Zellkerne bei 1) bilden mit ihren Plasmalemmata die Gallenkanälchen (2), begrenzt von Zonulae occludentes, 3 = sinusoide Blutkapillaren, 4 = gefenstertes Endothel; die Basallamina fehlt fast vollständig, 5 = Dissescher Raum, 6 = Retikulinfasern im Disseschen Raum (hier auch lückenhafte Basallamina), 7 = Mikrovilli, 8 = Mitochondrium, 9 = granuliertes endoplasmatisches Reticulum, 10 = Glykogen, 11 = Golgi-Apparat, 12 = Fetttropfen. Schema.

Innenzone unterscheiden, wobei die Stoffwechselvorgänge in der *Außenzone* hochaktiv, in der *Innenzone* reduziert sind. Die Mitochondrien in der Außenzone sind größer und zahlreicher als in der Innenzone. Die Ergebnisse der Untersuchungen über *Zirkadianperiodik* an der Leber im einzelnen stammen meist aus Tieruntersuchungen, wobei artspezifische Unterschiede bestehen. Es zeigt sich immer mehr, daß derartige Ergebnisse nicht ohne weiteres auf den Menschen bezogen werden können. Die Form der *Glykogeneinlagerung* in Abhängigkeit von der Nahrungsaufnahme scheint aber allgemein zu gelten: Nach umfangreicher alimentärer Zufuhr wird rasch vermehrt Glykogen zuerst in der Außenzone eingelagert, in zeitlicher Abhängigkeit von der Verdauung schreitet die Glykogeneinlagerung zentralwärts weiter; im extremen Fall kann vermehrt Glykogen auch in der Innenzone (um die V. centralis) auftreten. Wenn nach Abschluß der Verdauungsvorgänge Zucker wieder an das Blut abgegeben wird, so zunächst aus der Innenzone und zuletzt aus der Außenzone. Auch alimentäre Fetteinlagerung beginnt meist in der Außenzone und erreicht dann die Innenzone. Hiervon unterscheidet man eine *anoxische Verfettung* infolge von Sauerstoffmangel, die durch Stoffwechselstörung entsteht, sie betrifft nur die in der O_2-Versorgung schlechter gestellte Innenzone (vgl. hierzu die Zonen des Leberazinus, S. 458).

Regeneration. Der Nachschub junger Leberepithelien geschieht von der Peripherie des Läppchens (Blastem) zum Zentrum, dort gehen überalterte Zellen zugrunde. Die Zellmauserungsrate ist unter normalen Bedingungen niedrig, die Lebensspanne der Leberepithelzelle beträgt wenigstens 150 Tage. Nach Ausfall von Leberparenchym größeren Ausmaßes können die Enzyme zugrundegehender Zellen im Blut vermehrt nachgewiesen werden. Umfangreiche Leberregeneration nach Leberresektion, lange Zeit nur im Tierversuch beobachtet, zeigt auch die menschliche Leber.

Die **intrahepatischen Gallenwege,** die *Gallenkanälchen* und *Gallengänge,* sind die abführenden Wege der Drüse Leber. Während alle anderen Funktionen sich zwischen Leberzelle und Blutgefäß abspielen, geht der Substanzweg bei der Gallenbildung wie in allen exokrinen Drüsen quer durch die Zelle hindurch.

Gallenkanälchen, Canaliculi biliferi (Gallenkapillaren) sind die beschriebenen röhrchenförmigen, etwa 0,5–1 µm weiten, Spalten zwischen Leberepithelien. **L:** Sie beginnen im Zentrum des Zentralvenenleberläppchens und führen die Galle nach der Läppchenperipherie, entgegen dem Blutstrom. Lebendbeobachtungen zeigen, daß die Weite der Gallenkanälchen entsprechend dem Ausmaß der Gallenausscheidung variiert. An der Läppchenoberfläche münden sie in die *Gallengänge,* in die *Ductuli interlobulares biliferi* des periportalen Feldes. Deren Wand ist dünn und frei von Muskulatur, sie werden von prismatischem Epithel ausgekleidet. Die Ductuli führen zu größeren Gallengängen, die als *Ductus hepatici* an der Leberpforte die Leber verlassen. Hier enden die intrahepatischen und beginnen die extrahepatischen Gallengänge. Die Gallenkanälchen kann man durch Versilberung (Einlagerung von Silbersalzen in die Canaliculi) oder mit Hilfe von gallenpflichtigen Stoffen (z. B. Indigokarmin) lichtmikroskopisch darstellen. **E:** Die Gallenkanälchen besitzen keine eigene Wand; das durch Mikrovilli vergrößerte Plasmalemm der Epithelien begrenzt sie, seitliche Spalten werden durch Zellkontakte (Tight junctions) geschlossen, die für Makromoleküle nicht durchgängig sind; Gallenkanälchen und Dissescher Raum kommunizieren nicht (Abb. 217).

Als **Portalvenen-Leberläppchen** kann eine Baueinheit verstanden werden, in deren Zentrum die Glissonsche Trias steht, d. h. mit dem Portalvenenast auch der Gallengang, der Ausführungsgang der „Drüse Leber", und der Arterienast. Zum Portalvenenläppchen gehören als Drüsenparenchym Segmente der (drei) umgebenden Lobuli hepatis. Dem Portalvenenläppchen, vergleichbar den üblicherweise als Drüsenläppchen bezeichneten Baueinheiten, steht der in der Pathologie geprägte Aspekt des *Leberazinus* nahe.

Leberazinus. Für das Verständnis zahlreicher krankhafter Vorgänge (z. B. Wirkungsausbreitung von Giftstoffen in der Leber) ist eine andere Betrachtungsweise hilfreich, die einen Pfortaderzweig in den Mittelpunkt einer *Funktionseinheit* stellt, die *Leberazinus* genannt wird. Der Pfortaderzweig,

Abb. 218   Zentralvenenläppchen, Portalvenenläppchen und Acinus. Im Zentrum des Zentralvenenläppchens (Sechseck) liegt eine V. centralis, im Zentrum des Portalvenenläppchens (Dreieck) eine Glissonsche Trias. Die Achse des Leberazinus (punktiertes Viereck) bildet der Zweig eines Pfortaderastes der Glissonschen Trias. 1 = Glissonsche Trias, 2 = V. centralis. Schema.

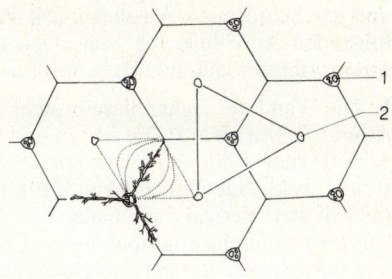

„Azinuszweig", entspringt rechtwinklig aus dem Pfortaderast des periportalen Feldes und verläuft, begleitet von der Arteriole, eine Strecke weit zwischen den benachbarten Leberläppchen (Abb. 218). Das an den Azinuszweig angrenzende Leberparenchym der benachbarten Leberläppchen wird aus dem Azinuszweig bevorzugt mit Blut versorgt (oder von einem mit dem Pfortaderblut herangetragenen Giftstoff betroffen). Dabei entsteht ein Gradient, der eine Unterteilung des vom Azinuszweig abhängigen Leberparenchyms in drei Zonen erlaubt, die den Azinuszweig mit unterschiedlich großem Radius umgeben. Die Enzymausstattung der drei Zonen kann Unterschiede aufweisen, die einhergehen mit einer unterschiedlichen Verteilung von Stoffwechselschritten (vgl. hierzu die Zonen des Zentralvenen-Leberläppchens, S. 456f). Der Azinuszweig und das von ihm abhängige Leberparenchym bilden den *Leberazinus*.

Im schematisierten zweidimensionalen Schnitt (Abb. 218) mit hexagonalen Leberläppchen gehen jeweils drei derartige Azinuszweige im periportalen Feld aus dem Pfortaderast hervor. Die drei hierdurch gebildeten Leberazini setzen ihrerseits das Portalvenenläppchen (oder *„Gallengangs-Leberläppchen"*) zusammen.

Fetale Leber. Während der hepatolienalen Phase der Blutbildung, vom 3.–9. Fetalmonat, werden im Mesenchym zwischen den Leberzellbalken die Zellen der Erythropoese gefunden. Postfetal kann ausnahmsweise (z. B. nach langandauernden Blutverlusten) wieder Blutbildung in der Leber auftreten.

Extrahepatische Gallenwege

Gallenblase *(Vesica fellea)*. In der unter der Leber liegenden Gallenblase wird die Galle auf etwa den zehnten Teil bis zu einem Trockensubstanzbestand von 20% eingedickt. Sie gelangt über die extrahepatischen Gallengänge, *Ductus hepaticus* und *Ductus cysticus,* zur Gallenblase und wird bei Bedarf über Ductus cysticus und *Ductus choledochus* ins Duodenum abgegeben (Mündung auf der Papilla duodeni, meist zusammen mit dem Ductus pancreaticus). Die *Wand* der Gallenblase ist nur wenige Millimeter dick. Ihre *Schleimhaut* hat Falten, die in der Aufsicht netzartig zusammenhängen und taschenförmige Aussackungen bilden. Im Gallenblasenhals und im folgenden Anschlußstück zum Ductus cysticus wirft die Schleimhaut eine spiralförmig verlaufende Falte auf, *Plica spiralis.*

L: Die Wand der Gallenblase besteht aus *Tunica mucosa, Tunica muscularis* und *Tunica serosa.* Die Falten und Taschen der Schleimhaut können im Schnitt zum Bild von *Schleimhautbrücken* führen, die beiderseits von Epithel bekleidet werden (Abb. 219). (Ähnliche Schleimhautbrücken kommen in der Vesicula seminalis vor; Differentialdiagnose: Epithel!) Das *Epithel* ist einschichtig hochprismatisch, hat einen schmalen Bürstensaum und ein Schlußleistennetz; es gleicht dem Darmepithel. Im Epithelverband kommen endokrine (enterochromaffine) Zellen vor. Die *Lamina propria* ist locker und zellreich. Die dünne *Muscularis* wird, ähnlich der Muscularis mucosae des Darms, aus einem Muskelgeflecht gebildet, und die *Serosa* gleicht der des Dünndarms, fehlt aber an den Teilen der Gallenblase, an denen diese mit der Leber verwachsen ist. **E:** Die hochprismatischen Epithelzellen, die Hauptzellen, bilden zeitweise im Golgi-Apparat Schleim (auch durch PAS-Reaktion nachweisbar). Dabei werden die Mikrovilli abgeflacht, ein stark entwickelter Golgi-Apparat und Prosekretgranula treten auf. Andere Zellen enthalten auffallend viele Lysosomen.

In menschlichen, wegen eines Gallensteinleidens entfernten Gallenblasen werden geschlängelte und verzweigte Drüsenschläuche, ähnlich den Antrumdrüsen, beschrieben. Sie bestehen aus stark schleimbildenden Zellen, die an Becherzellen erinnern, sowie aus enterochromaffinen Zellen. Im Hals dieser Gallenblase dagegen kommen drüsenartige Oberflächenvertiefungen mit weitem Lumen und kubischen bis hochprismatischen Zellen vor, die nur wenig Schleim produzieren.

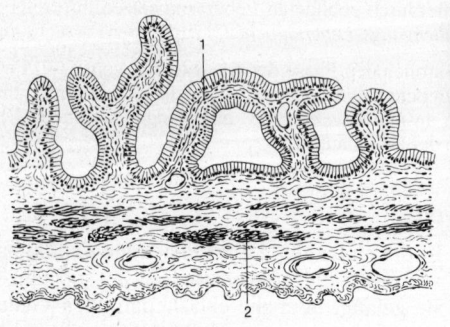 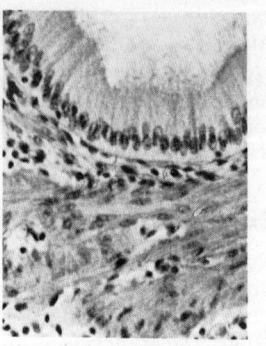

Abb. 219a, b   Schnitt durch die Wand der Gallenblase. Einschichtiges hochprismatisches Epithel. 1 = Lamina propria („Schleimhautbrücke" geschnitten), 2 = Tunica muscularis. a) Schema. b) Gallenblase, Mensch. Differentialdiagnose vgl. Vesicula seminalis! Vergr. a) 80fach, b) 400fach.

Die **großen extrahepatischen Gallengänge,** *Ductus hepaticus communis,* *Ductus cysticus* und *Ductus choledochus,* werden von hochprismatischem Epithel ausgekleidet und von einer starken Lamina propria umgeben. Die Wand ist reich an elastischen Netzen. In die Gallengänge münden an mehreren Stellen mukoide Gallengangsdrüsen *(Glandulae mucosae biliosae).* In 77% mündet der Ductus choledochus gemeinsam mit dem Ductus pancreaticus auf der Papilla duodeni major.

Ampulla hepatopancreatica. In über 50% bilden die Ductus choledochus und pancreaticus vor ihrer Mündung in das Duodenum eine gemeinsame Erweiterung, *Ampulla hepatopancreatica.* Jeder Gang hat vor Eintritt in die Ampulle einen eigenen Schließmuskel, in der Wand der Ampulle liegt ein weiterer Schließmuskel, *Sphincter ampullae.* Schleimhautfalten der Ampulle sollen den Rückfluß von Galle und Pankreassaft in die Ausführungsgänge verhindern helfen.

Harnorgane

Niere (Ren, Nephros)

Die Nieren regulieren als harnbereitende *(uropoetische)* Organe das innere Milieu der Gewebe, indem sie unbrauchbare Stoffwechselprodukte ausscheiden, den Salz-Wasser-Haushalt ausgleichen und die Wasserstoffionenkonzentration konstant halten. Die Nieren wirken dabei hauptsächlich als *Ausscheidungsorgane;* die meisten der ausgeschiedenen Stoffe werden nicht in der Niere produziert. Die Ausscheidung geschieht in zwei Schritten: 1. Ein *Ultrafiltrat* des Blutplasmas, der Primärharn, wird gebildet; er enthält alle im Blutplasma gelösten Stoffe in gleicher Konzentration wie das Blut, ausgenommen Proteine. Der Filter, in dem täglich ca. 180 Liter Primärharn entstehen, liegt in den *Nierenkörperchen.* 2. Aus dem Primärharn werden Stoffe, besonders Glucose, und Flüssigkeit *resorbiert,* die Anteile der im Sekundärharn gelösten Substanzen unterscheiden sich also von denen im Primärharn. Schließlich wird der Harn auf 1% des ursprünglichen Volumens konzentriert. Diese Vorgänge sind eine aktive, energiefordernde Leistung der *Tubuli.* Weiterhin bildet die Niere Wirkstoffe. *Renin,* ein Enzym, führt über Zwischenstufen im Blutplasma zur Bildung von *Angiotensin II,* das hochwirksam eine Kontraktion der glatten Muskulatur von Arteriolen hervorruft und damit den Blutdruck steigert. *Erythropoetin* fördert die Blutbildung. Das Enzym *Kallikrein* bewirkt (über die Aktivierung weiterer Wirkstoffe) Gefäßerweiterung, besonders bei Drüsen. In der Niere entstehen zudem große Mengen *Prostaglandine.*

Die Niere wird von einer derben Organkapsel, *Capsula fibrosa,* eingehüllt. Sie liegt dem Nierenparenchym unmittelbar an, wird durch lockeres, retikulinfaseriges Bindegewebe mit ihm verbunden und ist nach Durchtrennung leicht bis zum Hilum abzuziehen. Die Nierenkapsel wird sensibel innerviert (Spannungsschmerz bei Druckerhöhung im Nierenparenchym!). Die Oberfläche der fetalen und neugeborenen menschlichen Niere und vieler tierischer Nieren besitzt noch eine Läppchengliederung (10–20 *Renculi*), die Oberfläche der erwachsenen menschlichen Niere ist fast glatt. Die großkalibrigen Blutgefäße, das Nierenbecken und vegetative Nerven treten am *Hilum* ein und aus. Das Hilum liegt am Eingang in den *Sinus renalis,* einer taschenförmigen Höhlung des Nierenparenchyms.

Der *Längs-* oder *Querschnitt* durch die frische Niere bringt makroskopisch folgende Gliederung zur Ansicht. Unter der Kapsel verläuft die ca. 1 cm breite, mit dunkelroten Punkten durchsetzte Rinde *(Cortex renalis).* Gegen den zentralen, zum Hilum geöffneten Hohlraum *(Sinus renalis)* liegt das Mark *(Medulla renalis).* Es besteht aus einzelnen großen hellen *Pyramiden* mit einer zur Spitze konvergierenden Streifung. Die Renculi-Felderung der Oberfläche fetaler Nieren entspricht der Pyramidenanordnung (Abb. 220).

Mark. Die Spitze jeder Pyramide bildet eine *Papilla renalis,* die siebartig von den Sammelröhren durchbohrt wird *(Area cribrosa).* Innerhalb jeder

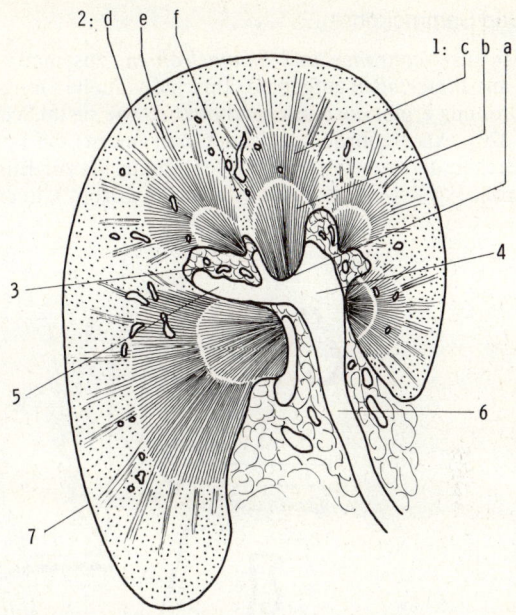

Abb. 220 Niere, Querschnitt. Makroskopische Übersicht. 1 = Nierenmark (Pyramide) mit a = Papilla renalis, b = Innenzone, c = Außenzone, 2 = Nierenrinde mit d = Rindenlabyrinth, e = Markstrahlen, f = Columna renalis, 3 = Sinus renalis, 4 = Pelvis renalis, 5 = Calix, 6 = Ureter, 7 = Capsula fibrosa. Vergr. etwa 1,3fach.

Pyramide werden, durch Farbe und Art der Streifung undeutlich differenziert, *Innenzone* und *Außenzone* (mit Innenstreifen und Außenstreifen) unterschieden. Die Unterteilung beruht auf der Anordnung der Tubuli (S. 468).

Rinde. Mark und Rinde sind nicht durch eine gerade Begrenzung getrennt: *Markstrahlen,* die sich in der Rinde formieren und diese in *Rindenlabyrinthe* unterteilen, treten an der Basis der Pyramiden in das Mark ein, und zwischen den Pyramiden dringt die Rinde gegen den Sinus renalis vor und grenzt ohne zwischengelagertes Mark an das Nierenbecken. Diese Rindenbezirke werden *Columnae renales (Bertinische Säulen)* genannt, sie umgeben zylinderförmig die Pyramiden. An der Zeichnung des Nierenschnittes haben sowohl die Blutgefäße als auch die Tubuli Anteil.

Als *Lobus renalis* wird die Markpyramide und alles angrenzende Rindengewebe bis zur Kapsel bezeichnet, *Lobulus corticalis* ist das Areal eines Markstrahles mit den angrenzenden Rindenbezirken.

Nephrone und Sammelrohre

Die Niere ist aus *Nephronen* und *Sammelrohren,* zusammen Tubulussystem, sowie aus *Blutgefäßen* aufgebaut. Ihre individuelle Gestalt und regelmäßige Anordnung ergibt die Nierenarchitektur, wie sie im Schnitt sichtbar wird (Abb. 220). Als Nephron bezeichnet man (meist) die Baueinheit aus Nierenkörperchen und zugehörigem Nierentubulus bis zur Einmündung in das Sammelrohr (vgl. „Neuron", „Osteon", „Chondron"); in entwicklungs-

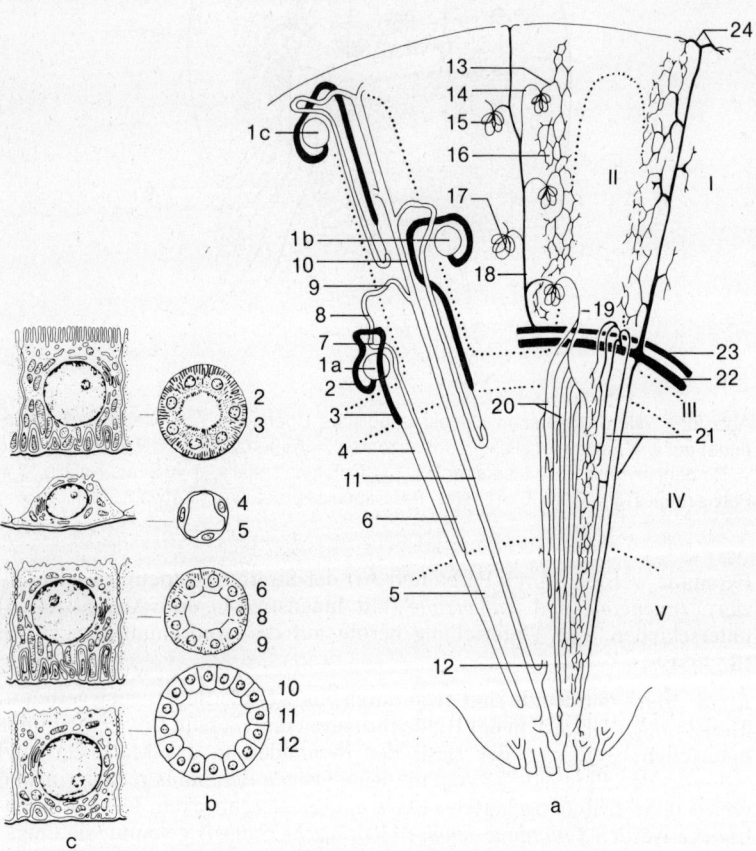

Abb. 221a–c Nierenaufbau schematisch. a) Lage und Teile dreier Nephrone und der Arterien und Venen in Nierenrinde und Nierenmark. I = Lobulus corticalis, Pars convoluta: Rindenlabyrinth, II = Lobulus corticalis, Pars radiata: Markstrahlen der Rinde, III = Medulla renalis, Zona externa: Außenstreifen, IV = Medulla renalis, Zona externa: Innenstreifen, V = Medulla renalis, Zona interna.

geschichtlicher Sicht zählt aber vom Nierenkörperchen nur die Glomerulus-kapsel, nicht der Gefäßknäuel selbst, zum Nephron.

Der im *Nierenkörperchen* gebildete Primärharn durchläuft das *Tubulussy-stem* und wird an seinem Ende zum Sekundärharn (vgl. im folgenden Abb. 221). Er tritt am Harnpol des Nierenkörperchens in den dicken *Tubulus contortus proximalis* (in das proximale Konvolut) ein, der in den dicken *Tubulus rectus proximalis* (Anfangsteil des intermediären Tubulus, d. h. der Henleschen Schleife) übergeht. Es folgt markwärts die *Pars descendens* des

---

◀ 1a = langes Nephron: Nierenkörperchen eines juxtamedullären Nephrons mit langer Schleife,

  1b = intermediäres Nephron: Nierenkörperchen eines (zwischen 1a und 1c gele-genen) intermediären Nephrons mit kurzer Schleife,

  1c = kurzes Nephron: Nierenkörperchen eines superfiziellen (subkapsulären) Nephrons mit sehr kurzer Schleife,

   2 = Tubulus contortus proximalis,

3–6 = Schleife:

   3 = Tubulus rectus proximalis,

   4 = Tubulus attenuatus: absteigender dünner Schenkel,

   5 = Tubulus attenuatus: aufsteigender dünner Schenkel,

   6 = Tubulus rectus distalis,

   7 = Macula densa,

   8 = Tubulus contortus distalis,

   9 = Verbindungsstück (im langen Nephron [1a] eine Arkade bildend),

 10 = Sammelrohr der Rinde,

 11 = Sammelrohr der Zona externa des Markes,

 12 = Sammelrohr der Zona interna des Markes, mündet auf der Papilla renalis,

 13 = Arteriola efferens eines superfiziellen (subkapsulären) Glomerulus mündet in Rindenkapillaren,

 14 = Arteriola afferens,

 15 = Kapillarnetz eines superfiziellen (subkapsulären) Glomerulus,

 16 = Rindenkapillaren,

 17 = Kapillarnetz eines intermediären Glomerulus,

 18 = radiale Rindenarterie (A. interlobularis),

 19 = Arteriola efferens eines juxtamedullären Glomerulus, mündet in absteigende Vasa recta (Arteriolae rectae),

 20 = absteigende Vasa recta (Arteriolae rectae),

 21 = aufsteigende Vasa recta (Venulae rectae),

 22 = V. arcuata,

 23 = A. arcuata,

 24 = Venula stellata.

b) Lichtmikroskopische Querschnitte durch die angegebenen Tubulusabschnitte.

c) Elektronenmikroskopische Schnitte durch Zellen der betreffenden Tubulusquer-schnitte.

dünnen *Tubulus attenuatus,* die haarnadelförmig in dessen *Pars ascendens* umbiegt (beide Partes sind Mittelteil des intermediären Tubulus) und ihren Verlauf, in der Nierenrinde aufsteigend, als dicker *Tubulus rectus distalis* (Endteil des intermediären Tubulus) fortsetzt. Er läuft zum Nierenkörperchen zurück und bildet an diesem die kurze *Macula densa,* Teil des juxtaglomerulären Apparates (S. 478f) aus. Hierauf folgt der dicke *Tubulus contortus distalis* (das distale Konvolut), der über den *Tubulus renalis colligens* (das Verbindungsstück) in das *Sammelrohr* mündet (Terminologie: Tab. 11).

Lage der Nephrone und Sammelrohre im Schnitt. Aus der Anordnung der Nephrone und Sammelrohre erklärt sich die auf S. 465 beschriebene Zeichnung des Nierenschnittes.

Rinde: Im Rindenlabyrinth liegen die Nierenkörperchen, Corpuscula renalia, mit den Gefäßknäueln, Glomeruli, und die Tubuli contorti proximales und distales. Die Markstrahlen der Rinde enthalten je vier bis acht Sammelrohre sowie proximale und distale Tubuli recti (Abb. 222). Die Nierenkörperchen und die zugehörigen Tubuli contorti sind in Etagen angeordnet, man unterscheidet marknahe (juxtamedulläre) und kapselnahe (subkapsuläre) und zwischen diesen mediokortikale Nephrone. Die mediokortikalen Nephrone besitzen kurze Schleifen, die nur eine kurze Strecke in die Außenzone des Marks reichen. Sehr kurze Schleifen von subkapsulären Nephronen können auch ganz in der Rinde verbleiben. Bei kurzen Schleifen weist der dünne intermediäre Tubulus nur eine kurze Pars descendens, keine Pars ascendens auf. Die juxtamedullären Nephrone ziehen mit sehr langen Schleifen in die Innenzone des Marks.

Tabelle 11 **Tubulus renalis, Terminologie.**

Nomina histologica (5. Aufl. 1983)	Bezeichnungen der Physiologie		Mikroskop.-anatom. Bezeichnungen (alte in Klammern)
Tubulus contortus proximalis	proximales Konvolut		proximaler Tubulus (Hauptstück)
Tubulus rectus proximalis		Anfangsteil	
Tubulus attenuatus — Pars descendens	Schleife	Mittelteil	intermediärer Tubulus (Überleitungsstück)
Pars ascendens			
Tubulus rectus distalis		Endteil	distaler Tubulus (Mittelstück)
Tubulus contortus distalis	distales Konvolut		
Tubulus renalis colligens	Verbindungsstück		Verbindungsstück

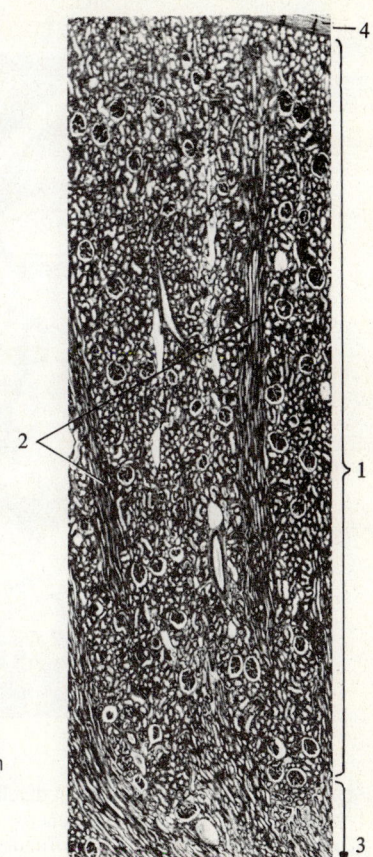

Abb. 222   Gliederung der Nierenrinde
(= 1) durch radiär verlaufende Markstrahlen
(2), zwischen zwei Markstrahlen im Schnitt
jeweils ein Rindenlabyrinth. 3 = Nierenmark, 4 = Nierenkapsel, Mensch. Vergr.
10fach (Lupe).

Mark: In die Außenzone (mit Außenstreifen und Innenstreifen) treten
Sammelrohre und Schleifen ein. Die Innenzone erreichen fast nur noch die
dünnen intermediären Tubuli der Schleifen juxtamedullärer Nephrone und
Sammelrohre.

Gefäße und Nerven

Blutgefäßanteil. Etwa 20% des vom Herzen in die Aorta ausgeworfenen
Blutes erhalten die Nieren. Der Gefäßbau der Niere ist ein wichtiger Teil
des Gesamtaufbaus der Niere, die eine strenge *histotopische Ordnung*
besitzt. Die Gefäßaufteilung soll deshalb zuerst besprochen werden. Der

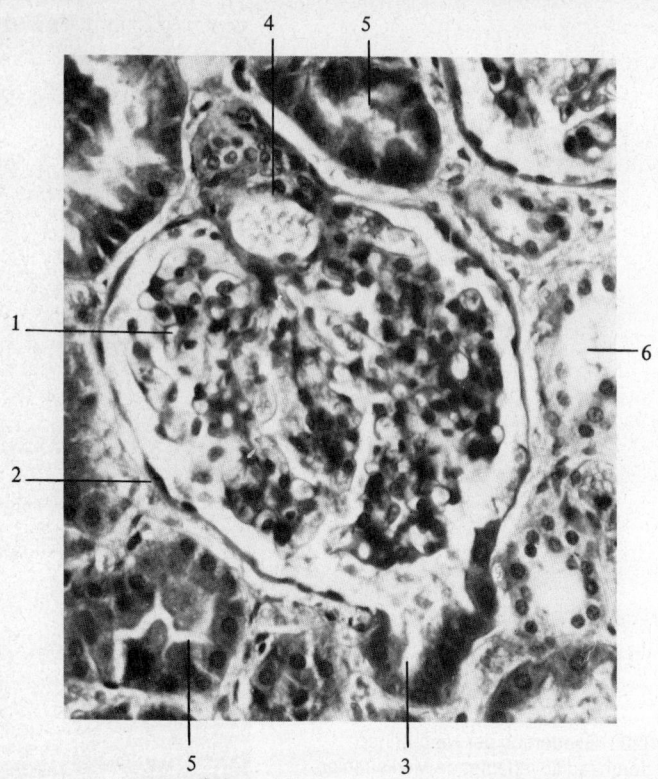

Abb. 223   Niere, Mensch. Schnitt durch einen Glomerulus und anliegende Tubuli.
1 = Glomerulusschlingen, 2 = äußeres Blatt der Bowmanschen Kapsel, 3 = Harnpol, 4 = Gefäßpol, 5 = proximaler Tubulus contortus, 6 = distaler Tubulus contortus.
Färbung: H. E. Vergr. 350fach.

Abb. 224a–d   Nierenkörperchen und Harnfilter. a) Nierenkörperchen. 1 = Vas ▶
afferens, 2 = epitheloide Zellen („Polkissen"), 3 = adrenerge Nervenfaser, 4 =
Macula densa, 5 = Vas efferens, 6 = extraglomeruläres Mesangium (Goormaghtighsche Zellen), 7 = glomeruläre Mesangiumzellen, 8 = Glomeruluskapillare, 9 =
Podozyt, 10 = Raum der Bowmanschen Kapsel, 11 = Bowmansche Kapsel, 12 =
Harnpol. b) Rasterelektronenmikroskopisches Bild eines Podozyten (9) mit Füßchen
auf einer Glomeruluskapillare, 13 = Podozytenfüßchen, zwischen ihnen in der Tiefe
die Schlitzmembran (Präparat und Aufnahme: Frau H. Schöning, Würzburg).
c) **E:** Harnfilter, zwischen den Podozytenfüßchen (13) die Schlitzmembran (14),
15 = Endothel der Glomeruluskapillare, 16 = Endothelfenster, 17 = Basallamina.

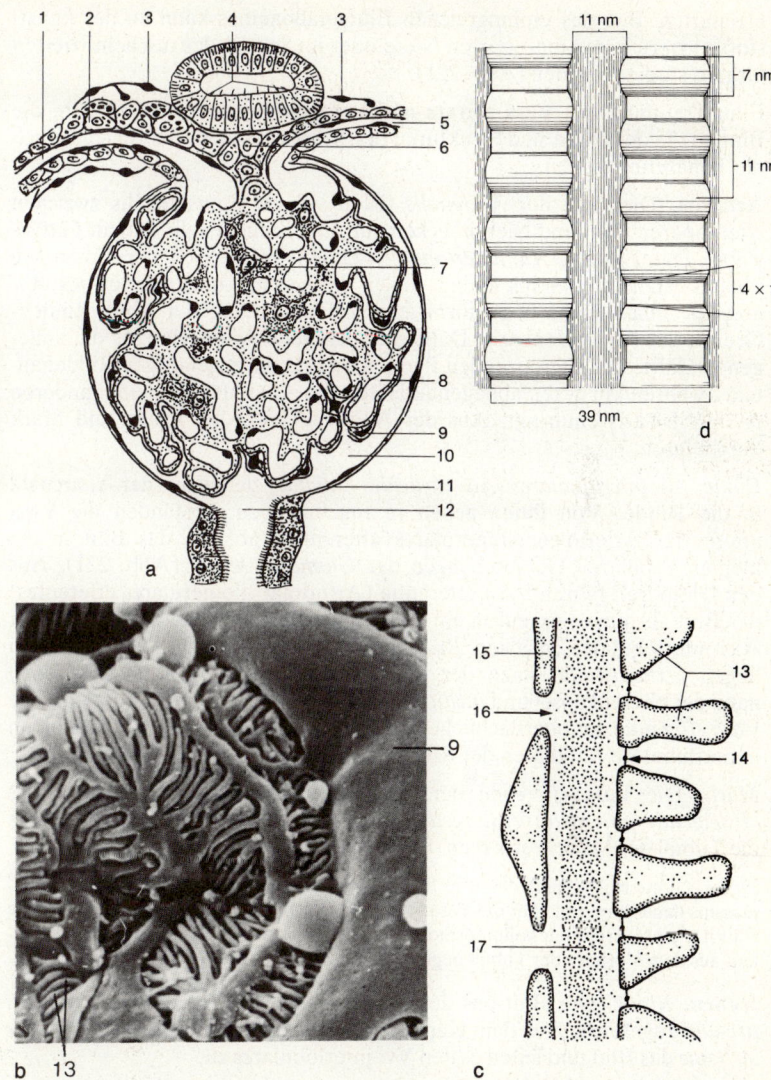

d) Schlitzmembran zwischen zwei interdigitierenden Podozytenfortsätzen, Aufblick; Aufbau und Maße. Der senkrechte 11-nm-Mittelstreifen ist in c) (Schlitzmembran quergeschnitten) bei 14 als Punkt sichtbar (Schema, nach *Rodewald* u. *Karnovsky*). Vergr. a) etwa 250fach, b) 2700fach, c) 35000fach, d) etwa 150000fach.

eigenartige Bau des umfangreichen Blutgefäßbaumes kann an der kunststoffinjizierten und mazerierten Niere oder im Schnitt des tuscheinjizierten Organs studiert werden (Abb. 221).

Eine Trennung von Vasa privata und Vasa publica ist nicht möglich, die Blutgefäße der Niere sind Strukturen der Nierenfunktion, die zugleich auch der Ernährung dienen.

Arterien. Die Äste der *A. renalis* teilen sich im Sinus renalis zwischen Nierenparenchym und Nierenbecken auf. Der Sinus renalis enthält Fettgewebe. Die Zweige, *Aa. interlobares,* ziehen im Bereich der Columnae renales ein kurzes Stück radiär, teilen sich erneut und nehmen als *Aa. arcuatae* einen mehr bogenförmigen Verlauf entlang der Mark-Rinden-Grenze der Pyramidenbasis. Dabei versorgt jede A. interlobaris die anliegende Hälfte der angrenzenden Pyramiden und die zugehörigen Rindenanteile, während in deren abliegende Hälfte die A. arcuata aus einer anderen A. interlobaris eindringt. Aus der A. arcuata werden Rinde und Mark durchblutet.

Rinde. Aa. interlobulares (Aa. corticales radiatae) ziehen aus der A. arcuata in die Rinde. Von ihnen gehen in regelmäßigen Abständen die Vasa afferentia (Arteriolae glomerulares afferentes) ab, die das Blut in die kleinen kapillaren Gefäßschlingen der *Glomeruli* leiten (Abb. 221). Aus den Glomeruli führen Vasa efferentia (Arteriolae glomerulares efferentes) das Blut ab, um es erneut in ein Kapillarnetz fließen zu lassen. Einige der Aa. interlobulares schicken *Rr. capsulares* zur Nierenkapsel. Glomeruli liegen *juxtamedullär* nahe der Markgrenze, *oberflächlich (subkapsulär)* nahe der Nierenkapsel und *mediokortikal* im Rindengebiet dazwischen. Die *Vasa efferentia* der oberflächlichen und mediokortikalen Glomeruli münden in peritubuläre Kapillaren der Rinde.

Mark. Die *Vasa efferentia* der juxtamedullären Glomeruli dringen als *absteigende (arterielle) Vasa recta* ins Mark und speisen die Kapillaren, die die Tubuli des Marks versorgen. Sie verlaufen parallel mit ihnen.

In den Glomeruli verliert das Blut bei der Primärharnbildung ca. 10% Flüssigkeit. Das aus den Glomeruli über die Vasa efferentia den Kapillaren der Tubuli zugeführte Blut hat einen erhöhten kolloidosmotischen Druck, der den Rückstrom von Flüssigkeit aus dem Vorharn der Tubuli begünstigt.

Venen. *Rinde.* Das Blut aus der Rinde wird in *Vv. interlobulares* der *V. arcuata* zugeführt. Aus dem Kapselbereich sammeln sternförmige *Venulae stellatae* das Blut und leiten es den Vv. interlobulares zu.

Mark. Aufsteigende (venöse) Vasa recta führen das venöse Blut zur *V. arcuata* oder zu marknahen Anteilen von *Vv. interlobulares.* Die Vv. arcuatae münden in die *Vv. interlobares,* diese in die *V. renalis.* Die Vv. arcuatae verlaufen an der Basis der Markpyramiden (anders als die Aa. arcuatae) durchgehend von einer V. interlobaris zur anderen.

Lymphgefäße. Lymphkapillaren werden vereinzelt in der Nierenrinde beobachtet. Regelmäßig kommen Lymphgefäße im Bereich der Aa. interlobulares vor, sie begleiten diese und die größeren Arterien. Das Mark besitzt keine Lymphgefäße.

Nerven. Sympathikusnervenfasern aus dem Ganglion coeliacum lassen sich in Begleitung der Arterien bis zum Vas afferens und Vas efferens eines jeden Glomerulus zu verfolgen.

Gegenstromleitungsbündel. Die annähernd parallel angeordneten Schleifen der Nierentubuli, die Sammelrohre, die absteigenden (arteriellen) und die aufsteigenden (venösen) Vasa recta mit ihren – gleichfalls gestreckten – Kapillarstrecken bilden im Nierenmark gemeinsam zahlreiche *Leitungsbündel.* Im Zentrum jedes Leitungsbündels liegt eine Gefäßgruppe. Gegen die Peripherie nehmen die Schleifen und Sammelrohre zu; Sammelrohre und aufsteigende Vasa recta werden häufig von mehreren Schleifen umgeben. Diese Anordnung im Leitungsbündel ist die Grundlage für die Rückresorption von Flüssigkeit aus dem Primärharn und Intermediärharn ins Blut in *Gegenstromsystemen,* die einen Rückstrom von Flüssigkeit bei gleichzeitiger Zunahme der Salzkonzentration in der verbleibenden Flüssigkeitsmenge ermöglichen (s. Physiologielehrbuch!).

Nierenkörperchen (Corpusculum renale)

Nierenkörperchen, *Corpusculum renale (Malpighisches Körperchen)* nennt man einen Kapillarknäuel, *Glomerulus,* gemeinsam mit der ihn einschließenden *Glomeruluskapsel.* Die Nierenkörperchen enthalten den *Harnfilter.*

Der *Glomerulus* besteht aus einem beim Erwachsenen im Mittel 168 µm großen Kapillarknäuel aus ca. 30 Schlingen, in meist fünf Läppchen von anastomosierenden Kapillaren aufgeteilt, die durch einen Basallaminaüberzug blattförmig erscheinen. Der Glomerulus „stülpt" den blindsackartigen Anfang des Tubulussystems derartig „ein", daß ein *doppelwandiger Becher,* die *Bowmansche Kapsel,* zustande kommt (Abb. 223). **L:** Die *innere Wand* des Bechers, das „viszerale Blatt", liegt in Form von *Deckzellen (Epizyten, Podozyten)* der Gcfäßwand der Kapillarschlingen außen dicht an, die *äußere Wand,* das „parietale Blatt", besteht aus *platten Epithelzellen,* sie bilden die *Glomeruluskapsel.* Beide Wände begrenzen gemeinsam den Spalt, in den der Vorharn filtriert wird. Die dem *Gefäßpol* („Einstülpung") gegenüberliegende Seite („Stiel" des „Bechers") ist der *Harnpol,* hier beginnt das Tubulussystem (Abb. 224).

Das *Vas afferens* mißt 20–50 µm im Querschnitt. **L:** Die Gefäßwand enthält (in Fortsetzung der glatten Muskelzellen der Media) nahe am Glomerulus *granulierte juxtaglomeruläre Zellen* (auch „myoepitheliale Zellen" oder „epitheloide Zellen" genannt, weil aus Muskelzellen hervorgegangen und als sezernierende Zellen epithelähnlich), in denen *Sekretgranula (Renin)* auftreten. Eine Membrana elastica ist nicht ausgebildet (s. juxtaglomerulärer Apparat, S. 478f).

Das *Vas efferens* hat einen kleineren Querschnitt als das Vas afferens, besitzt weniger Muskulatur und keine Membrana elastica interna. Es kann gleichfalls granulierte Zellen aufweisen.

Granulierte juxtaglomeruläre Zellen, extraglomeruläre Mesangialzellen und *Macula densa* sind Teile des *juxtaglomerulären Apparates* (S. 478 f).

Der **Harnfilter** (Abb. 224 u. 225), insgesamt etwa 0,2 m² (beim Kind) bis 0,8–1 m² (beim Erwachsenen) groß, wird aus drei Strukturen gestaffelt zusammengesetzt, aus *Endothel, Basallamina* und *Podozyten.* Funktionell beteiligt ist das *Mesangium.*

E: *Endothel.* Die Zellkerne der Endothelzellen der Glomeruluskapillaren liegen dem Mesangium zu. Die von der Basallamina bedeckte Endothelwand ist dünn und besitzt regelmäßig *Poren* mit 70–90 nm Durchmesser. Im Unterschied zu Kapillarfenstern in anderen Organen (ausgenommen die Leber) enthalten diese kein Diaphragma, sie sind offen. Die Endothelfenster hindern große Moleküle am Durchtritt. Lumenwärts ist das Endothel von einer stark negativ geladenen Glycocalyx bedeckt.

Die *Basallamina* ist 0,1–0,15 µm dick. Ihre Lamina densa besteht aus einem Filz von Kollagen Typ IV, eingebettet in Glykoproteine, und wirkt als mechanischer Filter (Größenselektivität). Ihre innere und äußere Lamina rara funktionieren elektrostatisch durch stark negativ geladenes Heparansulfat, sie hindern positiv geladene Teilchen (Plasmaproteine) am Durchtritt (Ladungsselektivität). Bei verlangsamter Passage durch den Filter können zudem Makromoleküle von Mesangiumzellen und Podozyten phagozytiert werden. Die Basallamina hindert große Moleküle (Molekulargewicht über 400 000) am Durchtritt, sie werden im gefäßnahen Teil der Basallamina abgefangen.

Die *Podozyten,* deren Zellkörper ins Lumen der Bowmanschen Kapsel vorragen, sind stark verzweigt und entsenden Primärfortsätze. Von diesen gehen zahlreiche kurze schmale Füßchen (Sekundärfortsätze) zur Basallaminaoberfläche ab, die, mit den Füßchen des Nachbarpodozyten alternierend, 40–45 nm weite *Schlitzporen* bilden. Die Schlitzporen werden jeweils von einem bandförmigen Diaphragma überbrückt, das sich zwischen den benachbarten Füßchen ausbreitet und gitterförmig rechteckige Poren von 4 × 14 nm besitzt. Die *Schlitzporendiaphragmen* bilden eine dichte Filterstruktur, die Substanzen mit einem Molekulargewicht über 70 000 zurückhält. Zur Funktion des Harnfilters ist ein ausreichender Blutdruck (über 50 mmHg = 66,6 mbar) erforderlich (Voraussetzung für den Filtrationsdruck). Die lumenwärtige Oberfläche der Podozyten trägt eine stark negative Ladung.

Das *intraglomeruläre Mesangium,* das sich zwischen Vas afferens und Vas efferens in das extraglomeruläre Mesangium fortsetzt, verbindet und stabilisiert die Kapillaren. Es besteht aus stark verzweigten, filamentreichen,

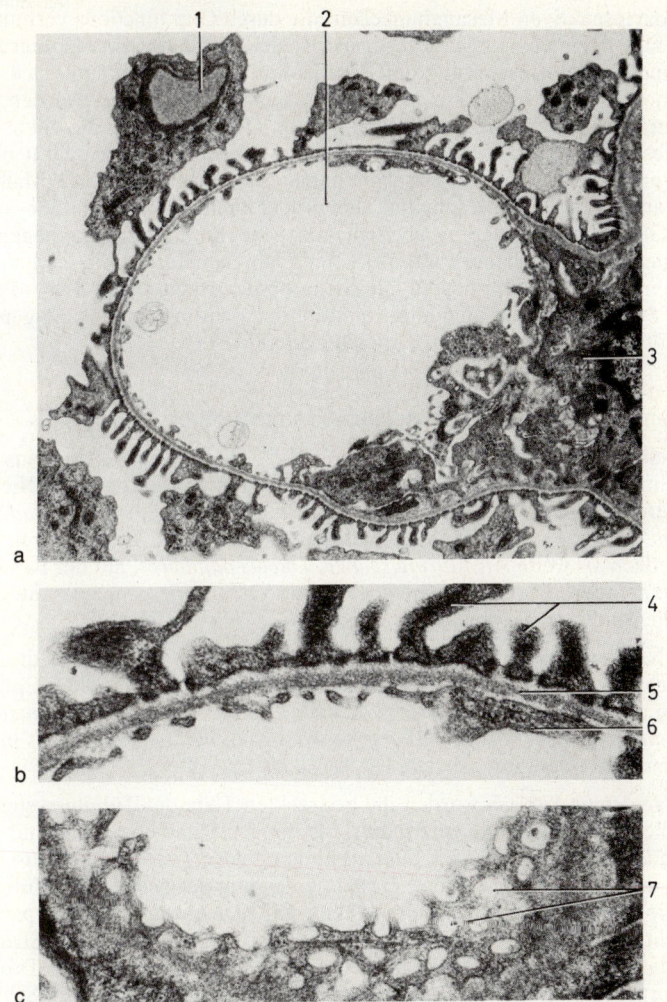

Abb. 225a–c   Harnfilter. **E:** a) Schnitt durch eine Glomeruluskapillare. 1 = Podozyt, 2 = Kapillarlumen, 3 = Mesangium. b) Schnitt durch den „Harnfilter" (Ausschnitt aus a). 4 = Podozytenfüßchen, zwischen ihnen die Schlitzmembran sichtbar, 5 = Basallamina, 6 = Kapillarendothel. c) Tangentialschnitt durch die Wand einer Glomeruluskapillare, 7 = Fenster der Kapillarwand. Vergr. a) 6800fach, b, c) 24000fach (Präparat und Aufnahme: Frau H. *Zuther-Witzsch,* Berlin).

phagozytoseaktiven Mesangiumzellen, die durch Gap junctions verbunden sind und die in einer Matrix liegen. Zugleich soll das intraglomeruläre Mesangium der Erneuerung der Basallamina dienen. Man stellt sich vor, daß hochmolekulare Stoffe in der Basallamina angereichert werden, die mithin einer ständigen *Regeneration* bedarf. Die *Podozyten,* die ein ausgeprägtes granuliertes ER und einen gut entwickelten Golgi-Apparat besitzen, produzieren laufend Basallaminamaterial. Das überalterte Material wird andauernd zum Mesangium, dem interstitiellen Gewebe in der Achse der Glomeruluskapillaren, abgeschoben. Die im Mesangium liegenden *Mesangiumzellen* phagozytieren das Basallaminamaterial; die Zellen, die im übrigen Kapillarperizyten gleichen, besitzen zahlreiche Lysosomen. Eine Störung der Mesangiumzellfunktion hat schwerwiegende Folgen für die Filterfunktion des Nierenkörperchens.

Nierenröhrchen (Tubuli renales) und Sammelrohre

Der **Nierentubulus,** ein wenige Zentimeter langes unverzweigtes, aus einschichtigem Epithel gebildetes Röhrchen beginnt am Harnpol des Nierenkörperchens. Der Tubulus mündet mit anderen gemeinsam in *Sammelrohre,* die nahe der Spitze der Nierenpapille mehrfach konvergieren und schließlich als weite *Ausführungsgänge, Ductus papillares,* auf der Papillenspitze münden. Die Mündungen der 20–80 Ausführungsgänge gestalten die Papillenspitze zur Siebplatte, *Area cribrosa.*

Am Nierentubulus werden vier *Hauptsegmente* hervorgehoben, die sich hinsichtlich der Anordnung (knäuelförmig oder gestreckt) und der Epithelzellen unterscheiden, der dicke *proximale Tubulus,* der dünne *intermediäre Tubulus,* der dicke *distale Tubulus* sowie das *Verbindungsstück,* das in das Sammelrohr überleitet.

Als *Henlesche Schleife* werden die gestreckten Teile des Tubulussystems – der dicke *Tubulus rectus proximalis,* die dünnen Pars descendens und Pars ascendens des *intermediären Tubulus* und der dicke *Tubulus rectus distalis* – gemeinsam bezeichnet. Diese Zusammenfassung der gestreckten Tubulusanteile ist funktionell begründet, sie sind, gemeinsam mit den parallel gerichteten *Sammelrohren* und ab- und aufsteigenden *Vasa recta,* Strukturen der Harnkonzentrierung. So betrachtet ist der knäuelförmige Tubulus contortus proximalis als *proximales Konvolut* der Henleschen Schleife vorgeschaltet, der knäuelförmige Tubulus contortus distalis als *distales Konvolut* nachgeschaltet.

Zur Terminologie: Die auf die einzelnen Tubulusabschnitte angewandten Bezeichnungen sind uneinheitlich. Die Bezeichnungen in Tab. 11 entsprechen einander.

Der **proximale Tubulus,** das *Hauptstück,* am Beispiel des juxtamedullären Nephrons etwa 15 mm lang, beginnt am Nierenkörperchen als knäuelförmiger *Tubulus contortus proximalis.* Der anschließende gestreckte Anteil,

Tubulus rectus proximalis, verläuft markwärts: hohe Mikrovilli, starke Interdigitationen der basolateralen Zellmembran und Zonulae occludentes, die wenig dicht sind, charakterisieren ihren Bau.

Tubulus contortus proximalis. **L:** Den 40–60 µm großen Querschnitt kennzeichnet ein hohes kubisches, körniges, trübes, stark azidophiles Epithel, dessen Zellgrenzen verwaschen oder nicht zu erkennen sind. An der *freien Oberfläche* ist ein Bürstensaum ausgebildet. Er enthält Bürstensaumenzyme (alkalische Phosphatase für die Glucoseresorption, Peptidasen für den Peptidabbau u. a.). **E:** Die Zellen tragen hohe Mikrovilli, zeigen starke Mikropinozytose (Absorption von Albumin aus dem Primärharn), Resorptionsvakuolen, Lysosomen und Peroxisomen sind vorhanden, endozytotisch aufgenommene Makromoleküle werden hier abgebaut. Im Vordergrund stehen außerdem transzelluläre und parazelluläre Absorptions- und Transportvorgänge (Glucose, Aminosäuren und Oligopeptide u. a.). Zudem werden einige Substanzen im proximalen Tubulus ausgeschieden (z. B. die zur Durchblutungsmessung angewandte Paraaminohippursäure, Penicillin, Sulfonamide und andere Pharmaka).

Auch die *seitliche Zellmembran* ist durch starke, die Oberfläche vergrößernde basolaterale, Mitochondrien enthaltende Fortsätze, die mit denen benachbarter Zellen interdigitieren, lichtmikroskopisch unscharf begrenzt. Die benachbarten Zellen sind apikal durch eine – nur aus einer Leiste bestehende und deshalb durchlässige – *Zonula occludens* verbunden. Nur hier sind auch *Gap junctions* ausgebildet. Zu den Interdigitationen kommen basale Membraneinfaltungen.

An der *basolateralen Zellmembran* ist eine hohe Konzentration von Natrium-Kalium-ATPase nachweisbar, Ausdruck aktiver Transportvorgänge. Hier werden Na^+-Ionen aus der Zelle in den Interzellularraum gepumpt, denen Cl^--Ionen und osmotisch gebundenes Wasser aus dem Tubuluslumen folgen. Der Na^+-Ionen-Verlust der Zellen wird durch Na^+-Ionen, die aus dem Tubuluslumen in das Cytoplasma eintreten, aufgefüllt – ein permanenter Na^+-Ionen- und Wasserentzug sowie ein Na^+-Kotransport von Glucose und Aminosäuren aus dem Primärharn sind im Gang.

Am Abtransport dieses Wassers aus dem Interstitium sind die Kapillaren beteiligt, die Blut aus den Arteriolae efferentes der subkapsulären und mediokortikalen Glomeruli führen.

Im Austausch gegen die aus dem Tubuluslumen in das Cytoplasma der Zellen eingetretenen Na^+-Ionen werden H^+-Ionen (aus dem Stoffwechsel) in das Tubuluslumen sezerniert; z. T. gehen sie, vermittelt durch die Carboanhydrase am Bürstensaum der Tubuluszellen in die Resorption von Bicarbonat ein (s. Physiologielehrbuch!).

Im *Tubulus rectus proximalis,* dem dicken Anfangsteil der Henleschen Schleife, gleichen die Epithelien etwa (quantitative Unterschiede der Zellorganellen nicht berücksichtigt) denen des Tubulus contortus proximalis. Die Wasserreabsorption aus dem Primärharn wird hier fortgesetzt. Am

Ende des proximalen Tubulus sind etwa 70% des im Glomerulus filtrierten Wassers sowie Na^+- und Cl^--Ionen in entsprechender Menge resorbiert.

Der anschließende **intermediäre Tubulus** *(Tubulus attenuatus)*, das *Überleitungsstück* (der dünne Teil der Henleschen Schleife), zieht mit den *Partes descendens* und *ascendens* schleifenartig in die Marksubstanz und ist durchweg gestreckt: Starke Wasserdurchlässigkeit charakterisiert den intermediären Tubulus.

Die Länge des dünnen intermediären Tubulus variiert. Bei den langen Schleifen der juxtamedullären Nephrone kann er bis 10 mm lang sein, bei den kurzen Schleifen der subkapsulären und mediokortikalen Nephrone ist er kurz, er kann auch nahezu fehlen.

L: Der dünne intermediäre Tubulus hat wegen seiner niedrigen (0,5–2 μm hohen) Epithelien bei relativ großem Lumen den kleinsten Querschnitt („dünnes Segment"). Die kerntragenden Stellen der Epithelien springen ins Lumen vor (Abb. 221c). (Differentialdiagnose zu Kapillaren: keine Erythrozyten, etwas dickere Zellen.) **E:** Die interzelluläre *Zonula occludens* besteht nur aus einer Leiste und ist durchlässig.

Dem in den dünnen Teil der Henleschen Schleife eintretenden Harn wird Wasser entzogen, er wird – zur Papillenspitze hin zunehmend – *hyper*ton. Ursache für den Wasserentzug ist eine hohe Osmolarität im Interstitium, die auf die Tätigkeit des Tubulus rectus distalis zurückgeht.

Am Abtransport des Wassers aus dem Interstitium sind die Vasa recta beteiligt, die Blut aus den Vasa efferentia der juxtamedullären Glomeruli leiten.

Der **distale Tubulus,** das *Mittelstück,* etwa 12 mm lang, setzt mit dem *Tubulus rectus distalis* den aufsteigenden Schenkel des dünnen intermediären Segmentes fort, kehrt zum Nierenkörperchen zurück, bildet an dessen Gefäßpol die *Macula densa* und geht dann in den *Tubulus contortus distalis* über: Extreme Wasserundurchlässigkeit charakterisiert den Tubulus rectus distalis, nicht aber den Tubulus contortus distalis.

Der *Tubulus rectus distalis,* der dicke Teil des aufsteigenden Schenkels der Schleife, ist, wie der proximale Tubulus, aus prismatischen Epithelien aufgebaut. **L:** Da seine Querschnitte in räumlicher Nähe von denen des proximalen Tubulus contortus liegen, sollen sie mit diesen verglichen werden (Abb. 223). Der Querschnitt des distalen Tubulus contortus ist wenig kleiner, seine Epithelien sind etwas niedriger, heller, lassen Zellgrenzen erkennen. Basale Streifung ist vorhanden. Der apikale Bürstensaum ist kaum entwickelt. Das Lumen des distalen Tubulus rectus ist weiter als das des proximalen. **E:** Die apikalen Mikrovilli sind erheblich kürzer als die im Tubulus rectus proximalis, starke basolaterale Interdigitationen sind ausgebildet. Die interzellulären *Zonulae occludentes* sind hier in mehrfachen Leisten stark und effektiv ausgebildet.

Auch im distalen Tubulus rectus werden Na^+- und Cl^--Ionen aus dem Harn aktiv über die Epithelien in das Interstitium transportiert. Dieser aktive Ionentransport im distalen Tubulus rectus unterscheidet sich aber von dem im proximalen Tubulus rectus dadurch, daß der distale Tubulus rectus (nahezu) wasserundurchlässig ist; Wasser aus dem Harn kann hier *nicht,* den Ionen folgend, in das Interstitium nachfließen. Das heißt, im Interstitium wird die Osmolarität stark erhöht – ein für die Funktion des Tubulussystems entscheidender Vorgang –, während der im dünnen Teil der Schleife durch Wasserverlust stark hyperton gewordenen Harn nach Einströmen in den distalen Tubulus rectus nun *hypo*ton wird. Die in das Interstitium ausgeschiedenen Na^+- und Cl^--Ionen sind es, die – aus dem Interstitium wirkend – den Harn zuvor im wasserdurchlässigen dünnen Teil der Schleife hyperton werden ließen, indem sie ihm Wasser entzogen haben.

Macula densa am Übergang des distalen Tubulus rectus in den distalen Tubulus contortus s. *juxtaglomerulärer Apparat* (S. 478f).

Das Epithel des *Tubulus contortus distalis,* des distalen Konvoluts, gleicht lichtmikroskopisch etwa dem des Tubulus rectus. Die beim distalen Tubulus rectus beschriebenen Unterschiede zum proximalen Tubulus sind zwischen distalem und proximalem Konvolut besonders ausgeprägt, so daß die Zuordnung von nahe beieinanderliegenden Tubulusquerschnitten nicht schwer fällt. **E:** Die interzellulären *Zonulae occludentes* bilden mehrfache Leisten.

Der Tubulus contortus distalis ist, ähnlich dem proximalen Tubulus contortus, wasserdurchlässig. Das basolaterale Plasmalemm besitzt auch hier eine hohe Natrium-Kalium-ATPase-Aktivität; mit der Abgabe von Na^+- und Cl^--Ionen an das Interstitium ist im distalen Konvolut wieder ein Wasserausstrom verbunden. Das in das Interstitium abgegebene Natrium wird auch hier durch K^+- und H^+-Ionen oder andere Kationen ersetzt.

Am Ende des distalen Tubulus sind, außer Na^+- und Cl^--Ionen, etwa 93% des im Glomerulus filtrierten Wassers reabsorbiert.

Der **Tubulus renalis colligens,** das *Verbindungsstück,* ist ein kurzes, mit hellen, kubischen, wenig charakteristischen Epithelien ausgekleidetes Röhrchen, das in das Sammelrohrsystem führt. Die im Verbindungsstück vermutete Produktion von Kallikrein ist zytologisch schwer nachweisbar.

Die **Sammelrohre,** 20–22 mm lang, liegen in den Markstrahlen. In den Verlauf eines Sammelrohrs münden über Verbindungsstücke etwa 10 Nierentubuli. In der Innenzone, nahe der Papillenspitze, konvergieren Sammelrohre und münden in größere Rohre, wobei der Lumendurchmesser zunimmt. Aus fünf bis sechs Konvergenzen gehen die Ausführungsgänge, *Ductus papillares,* hervor (Lumendurchmesser 100–200 µm).

L: Die einschichtigen Epithelzellen sind kubisch, in weiteren Sammelrohren hochprismatisch, hell und gut begrenzt. Etwa 35% der Epithelzellen des Sammelrohrs in der Rinde und im äußeren Mark sind besonders reich an Mitochondrien und werden als *dunkle Zellen* oder *Schaltzellen* von den hellen *Hauptzellen* unterschieden. Von den dunklen Schaltzellen, die markwärts abnehmen, ist jede mindestens zwischen zwei Hauptzellen eingeschaltet, zwischen denen sie sich mehr oder weniger basalwärts zurückziehen oder in das Lumen vorwölben kann. Die Sammelrohre laufen parallel mit den Schenkeln des intermediären Tubulus (Abb. 221).

Das Sammelrohr vermittelt die weitere Wasserreabsorption, die die endgültige Konzentration des Sekundärharns bestimmt. Die Wasserreabsorption des Sammelrohrs wird vom antidiuretischen Hormon *Vasopressin* bestimmt. Vasopressin macht das Sammelrohr (und das Verbindungsstück) „wasserdurchlässig"; unter dem Einfluß von Vasopressin wird Wasser aus dem Harn aktiv in das Interstitium transportiert, der Harn wird hyperton. (Über Osmorezeptoren im Hypothalamus wird die Vasopressinausschüttung im Hypophysenhinterlappen geregelt. Die Funktion dieser Zellen wird im Zusammenhang mit deren Carboanhydraseaktivität gesehen, sie ist vital wichtig für die Sekretion von H^+-Ionen im Harn und für die Resorption von Bicarbonationen (s. Physiologielehrbuch!).

Am Ende der Sammelrohre sind mit den Na^+- und Cl^--Ionen etwa 99,5% des im Glomerulus filtrierten Wassers reabsorbiert.

Das **Interstitium,** der interstitielle Raum, der bei allen Transportvorgängen zwischen Kapillaren und Tubuli eine wichtige Rolle spielt, ist in den einzelnen Regionen unterschiedlich weit. In der Nierenrinde und im Außenstreifen der Außenzone ist er eng, im Innenstreifen ist er weiter und in der Innenzone stark erweitert. Während er in den übrigen Regionen spärliche Fibroblasten aufweist, enthält nur die Innenzone spezielle lipidhaltige *interstitielle Zellen,* die – hintereinander angeordnet – quer zwischen den gestreckten Tubuli und Gefäßen ausgespannt sind. Sie sollen längsgerichtete Diffusionsvorgänge erschweren und hierdurch die zur Papillenspitze hin zunehmend erhöhte osmotische Konzentration unterstützen. Zudem produzieren sie große Mengen *Prostaglandine.* Das Interstitium der Innenzone ist reich an Proteoglykanen und Glykoproteinen.

Hormonelle Steuerungen. In die Funktionen besonders des distalen Tubulus contortus und des Sammelrohrs greifen, außer Vasopressin, noch *Aldosteron, Calcitonin* und *Parathormon* ein.

Anpassung. Eine *kompensatorische Hypertrophie* einer Niere bei Ausfall der anderen Niere entsteht zunächst durch Vergrößerung der Epithelien, dann auch durch Mitosen im Tubulusbereich (Hyperplasie). Neue Nephrone werden nicht gebildet. Eine *Arbeitshypertrophie* kann durch reine Eiweißernährung provoziert werden.

Juxtaglomerulärer Apparat

Die Macula densa, die granulierten juxtaglomerulären Zellen und die extraglomerulären Mesangialzellen (Goormaghtighsche Zellen) werden als *juxtaglomerulärer Apparat* zusammengefaßt. Die *Macula densa,* eine kleine elliptische Scheibe aus hohen hellen, dicht gestellten Epithelzellen wird vom distalen Tubulus rectus beim Übergang in den distalen Tubulus contortus an der Wand des glomerulären Vas afferens gebildet. **E:** Der Golgi-Apparat der Macula-densa-Zellen ist den granulierten Zellen zugewandt. Die *granulierten juxtaglomerulären Zellen,* hervorgegangen aus der Media des Vas afferens, bilden in einem stark entwickelten Golgi-Apparat die Sekretgranula *(Renin)* aus, die häufig auch eine kristalline Innenstruktur besitzen. Die *extraglomerulären Mesangiumzellen (Goormaghtighsche Zellen),* etwa 30 fortsatzreiche, mit Filamenten versehene Zellen, füllen den Winkel zwischen Vas afferens und Vas efferens aus. Das von ihnen zusammengesetzte extraglomeruläre Mesangium wird einerseits von der Macula densa bedeckt, andererseits setzt es sich in das intraglomeruläre Mesangium der glomerulären Kapillarläppchen fort.

Über die funktionellen Beziehungen der drei Hauptbauteile zueinander bestehen unterschiedliche Vorstellungen. Die einen halten die *Macula densa* für ein chemosensitives Feld, das den Kochsalzgehalt des Harns im Tubulus mißt und die Freisetzung von Renin aus den granulierten Zellen veranlaßt und hierdurch eine Kontrollfunktion auf das gesamte Renin-Angiotensin-Aldosteron-System ausübt. Nach einer anderen Vorstellung soll dem *extraglomerulären Mesangium* eine Rezeptorfunktion zukommen, die der Kontrolle eines einzelnen Nephrons dient und durch die Macula densa (transportierendes Epithel!) vermittelt wird. In diesem Zusammenhang erscheint es beachtenswert, daß die extraglomerulären Mesangialzellen durch Gap junctions verbunden sind mit den intraglomerulären Mesangialzellen, den glatten Muskelzellen von Vas afferens und Vas efferens und mit weiteren Effektorzellen. Der generelle Blutdruckabfall soll dagegen von den granulierten Zellen des Vas afferens direkt wahrgenommen und durch Reninausschüttung beantwortet werden; dieser Mechanismus würde die Kontrollfunktion am Einzelnephron überlagern.

Harnwege

Die harnableitenden Wege sind Nierenbecken, Harnleiter, Harnblase und Harnröhre. Ihre *Wand* besteht aus Schleimhaut *(Tunica mucosa)* mit *Übergangsepithel* (S. 101) und Schleimhautbindegewebe, Muskelhaut *(Tunica muscularis)* und einer äußeren Bindegewebsschicht *(Tunica adventitia).* Stellenweise ist eine vom Schleimhautbindegewebe kaum zu trennende, meist venenreiche *Tela submucosa* ausgebildet. Von einer Schleimhaut im eigentlichen Wortsinn kann allerdings frühestens vom Blasenausgang ab gesprochen werden, hier tauchen die ersten Schleimdrüsen auf. Das Übergangsepithel wird durch den Harn vor Austrocknung bewahrt; vor der Harnhypertonie wird das Übergangsepithel durch die Deckzellen geschützt (Abb. 226).

Das **Nierenbecken** *(Pelvis renalis),* ein trichterförmiger Schlauch, liegt im *Sinus renalis.* Die Nierenpapillen ragen in kelchförmige Ausweitungen des Nierenbeckens *(Calices)* hinein, ihr hochprismatisches Epithel geht am Rande des Kelches in das Übergangsepithel des Nierenbeckens über. Die

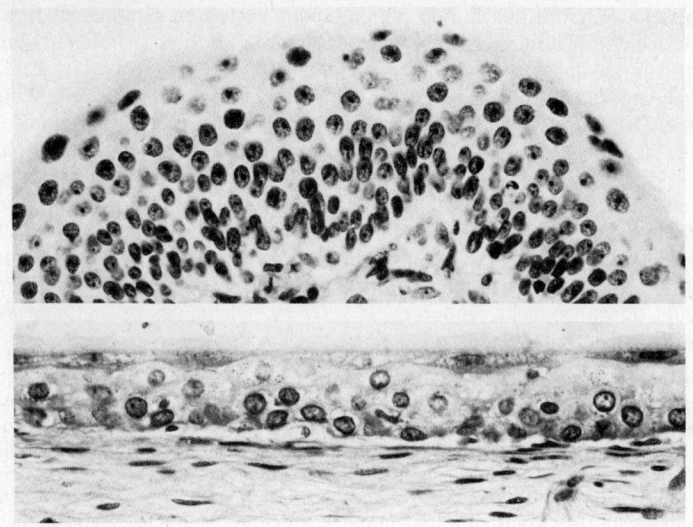

Abb. 226a, b   Übergangsepithel. **L:** a) Bei kontrahierter (entleerter), b) bei gedehnter (gefüllter) Harnblase (vgl. Abb. 45f, g). Vergr. 350fach.

Schleimhaut ist nur im Bereich der Pyramidenspitzen mit dem Nierenparenchym verwachsen; hier fehlt die *Muskelhaut.* Diese bildet in allen übrigen Teilen der Nierenbeckenwand Spiralsysteme glatter Muskelzüge, die im Fornix jedes Nierenkelches, im Bereich der Papillenspitze (Mündung des Kelches) und am Anfang des Harnleiters *sphinkterartige Verstärkungen* bilden.

Der **Harnleiter** *(Ureter)* ist ein abgeplattetes Rohr von 4–7 mm Durchmesser. Bei kontrahierter Wandmuskulatur ist das Lumen sternförmig. Die *Schleimhaut* besitzt ein gut ausgebildetes Schleimhautbindegewebe, das die Ausbildung von Längsfalten sowie die Erweiterung des Harnleiters ermöglicht. Die *Muskelhaut* wird von Bindegewebsfasern durchsetzt. Im oberen Teil des Ureters zeigt der Querschnitt eine dürftige innere Längs- und eine kräftige äußere Ringmuskelschicht, im unteren Teil kommt eine äußere Längsmuskelschicht hinzu. Die mittlere und innere Muskelschicht entstehen durch wechselnden Steigungswinkel spiralförmiger Muskelbündel. Die Adventitia enthält lockeres Bindegewebe (Differentialdiagnose gegen Oesophagus, Vagina, Ductus deferens: Übergangsepithel und Muskelschichtung!) (Abb. 227).

Harnblase *(Vesica urinaria).* Das Übergangsepithel der *Schleimhaut* bedeckt in der Harnblase eine hohe Schleimhautbindegewebsschicht, die

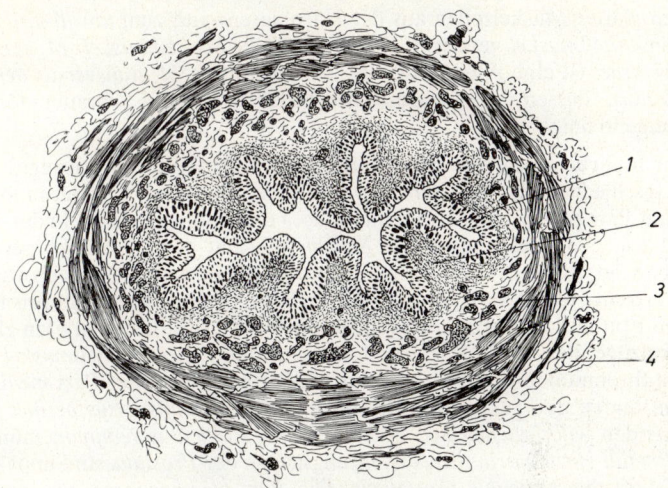

Abb. 227 Ureter, Querschnitt. 1 = Übergangsepithel, 2 = Schleimhautbindegewebe, 3 = Tunica muscularis mit innerer Längs- und äußerer Ringschicht, 4 =
Adventitiagewebe. Vergr. etwa 20fach (Lupe).

neben Kollagenfasern auch elastische Netze enthält; sie sind bei der Rück-
stellung der entspannten Schleimhaut in Falten beteiligt. Bei kontrahierter
Harnblase können epithelnah gelegene Blutkapillaren durch Faltungen der
Basalmembran zwischen Epithelzellen geraten und den Eindruck intraepi-
thelialer Kapillaren hervorrufen. Die starke *Muskelwand* ist aus drei
Schichten netzartiger Muskelzüge aufgebaut, doch ist die Schichtung der
Muskelwand im Präparat selten in Form eindeutiger Längs- und Querschnitte, häufiger von Schrägschnitten zu sehen. Die Schlingenbildungen
der Muskelzüge im Bereich der Mündungen von Harnleiter und Harnröhre
sind in den üblichen histologischen Präparaten nicht ohne weiteres zu
analysieren. In der Harnblasenwand kommen vegetative Nervenzellen vor,
am Blasenausgang liegen muköse, verzweigte Drüsen, *Glandulae vesicales*.

Weibliche Harnröhre. Die 2,5–4 cm lange weibliche Harnröhre hat durch
Längsfalten ein sternförmiges Lumen; die Harnröhre kann bis auf 7–8 mm
Durchmesser gedehnt werden. Die *Schleimhaut* trägt im Anfangsteil Übergangsepithel, dem mehrreihiges hochprismatisches Epithel und schließlich
mehrschichtiges unverhorntes Plattenepithel folgt. Im Schleimhautbindegewebe, das elastische Netze besitzt, liegen starke Venen, die als Verschluß-
polster dienen, sowie muköse Drüsen, *Glandulae urethrales;* sie münden
häufig in Schleimhautbuchten, *Lacunae urethrales.* Die harnröhreneigene,
dünne *Muskelhaut* wird im Bereich der inneren Harnröhrenmündung von

Zügen glatter Muskelzellen aus der Harnblasenwand zum *unwillkürlichen Blasenschließmuskel* verstärkt. Der *willkürliche Schließmuskel, M. sphincter urethrae,* ist eine Abspaltung des quergestreiften *M. transversus perinei profundus,* dessen Muskelfasern die Harnröhrenwand schraubenförmig aufsteigend umgeben.

Die **männliche Harnröhre** wird durch Einmündung des Samenweges und der Geschlechtsdrüse zur *Harn-Samen-Röhre.* Man unterscheidet in ihrem Verlauf Pars prostatica, Pars membranacea und Pars spongiosa. In der *Pars prostatica,* 3–3,5 cm lang, ist die *Schleimhaut* mit dem Drüsenkörper der Prostata verwachsen. Das Übergangsepithel, das noch in die Pars prostatica hineinreicht, wird von mehrreihigem, teilweise mehrschichtigem prismatischem Epithel fortgesetzt. Am Beginn der Pars prostatica umgreifen glatte Muskelzüge der Harnblasenwand als *unwillkürlicher Schließmuskel* die Harnröhrenmündung. Unterhalb der Pars prostatica, in der *Pars membranacea,* bilden quergestreifte Muskelfasern des *M. transversus perinei profundus* den *willkürlichen Schließmuskel.* Am *Colliculus seminalis* münden die *Ductuli ejaculatorii,* die Ausführungsgänge der *Prostata,* und unpaar in der Mitte der *Utriculus prostaticus.* Die *Pars membranacea,* nur wenige Millimeter lang, ist die engste Stelle im Harnröhrenverlauf; sie liegt im Diaphragma urogenitale. Die *Pars spongiosa,* 20–25 cm lang, ist in das *Corpus spongiosum penis* (S. 501) eingebettet. Sie beginnt unterhalb des Diaphragma urogenitale mit einer Erweiterung und endet an der Penisspitze mit einer zweiten Erweiterung, der *Fossa navicularis.* Die *Schleimhaut* bildet Längsfalten. Das mehrreihige prismatische Epithel geht in der Fossa navicularis in mehrschichtiges unverhorntes Plattenepithel über. Kleine Schleimdrüsen, *Glandulae urethrales,* münden häufig in *Lacunae urethrales,* blind endende, zentimeterlange Schleimhautbuchten, deren Öffnungen zur Penisspitze gerichtet sind. Das Schleimhautbindegewebe enthält Venenplexus. Die *Muskelhaut* der Pars spongiosa ist schwach entwickelt.

Geschlechtsorgane

Zu den männlichen und weiblichen Geschlechtsorganen rechnet man 1. die Keimdrüsen, in denen Geschlechtszellen und Geschlechtshormone produziert werden, 2. die Geschlechtswege, 3. die Geschlechtsdrüsen und 4. das äußere Genitale.

Embryologie: Die männlichen wie weiblichen Geschlechtsorgane gehen aus einer gleichen, indifferenten Anlage hervor. Sie lassen sich deshalb nicht nur entwicklungsgeschichtlich vergleichen, homologe Teile des Geschlechtsapparates haben auch vergleichbare histologische Merkmale. Da zwei Gänge in der Genitalanlage bei beiden Geschlechtern verschiedene Umwandlung erfahren, müssen auch verkümmerte Organanlagen als Homologe zum Vergleich herangezogen werden; die beiden *Wolffschen Gänge* mit anhängenden Resten der Urniere werden beim Mann organbildend und verkümmern bei der Frau, die beiden *Müllerschen Gänge* bilden bei der Frau Organe und verkümmern beim Mann. Die in Tab. 12 aufgeführten Organe und Organteile sind einander homolog, die rückgebildeten Reste von Organanlagen stehen in Klammern (vgl. Embryologielehrbuch!).

Zur **Ausbildung der Keimdrüse** treffen im mesenchymalen Stroma der Keimdrüsenanlage des drei Wochen alten Embryo bei beiden Geschlechtern (und bei normaler

Tabelle 12   **Anlage und Ausbildung der Geschlechtsorgane.**

männlich	Indifferente embryonale Anlage	weiblich
Hoden	Genitalfalte der Urniere	Ovar
Ductus epididymidis u. Ductus deferens	Wolffscher Gang und Urnierenreste	(Epoophoron und Gartnerscher Gang)
(Utriculus prostaticus u. Appendix testis)	Müllerscher Gang	Tuba uterina, Uterus, z. T. Vagina
(Gubernaculum testis)	untere Gonadenfalte	Lig. ovarii proprium, Lig. teres uteri
Corpus cavernosum penis	Genitalhöcker	Clitoris, Glans clitoridis
Corpus spongiosum penis, Glans penis	Genitalfalten	Labia minora, Bulbus vestibuli
Pars spongiosa urethrae	Sinus urogenitalis	Vestibulum vaginae
Scrotum	Genitalwülste	Labia majora

Entwicklung) zwei Zellarten zusammen: Aus der Dottersackwand wandern Urgeschlechtszellen, *Gonozyten,* in das Zölomepithel ein, das die Keimdrüsenanlage bedeckt; anschließend wandern mit ihnen gemeinsam *Zölomepithelien* in das unterlagernde Stroma ein. Fortan kooperieren beide Zellarten zeitlebens in engem Verbund, in der *männlichen Gonade* (Hoden) als Zellen der Spermatogenese und als Stützzellen (Sertoli-Zellen), in der *weiblichen Gonade* (Ovar) als Zellen der Oogenese und als Follikelepithelzellen.

Männliche Geschlechtsorgane

Hoden (Testis)

Zur *Ausbildung des Keimepithels* im Hoden wandern in der frühembryonalen Keimdrüsenanlage die Zölomepithelien und mit ihnen die Urgeschlechtszellen der Spermatogenese *in Strängen,* den späteren *Tubuli seminiferi,* in das mesenchymale Stroma des Markes ein und bewahren fortan ihre Kooperation – die Urgeschlechtszellen, Gonozyten, als Zellen der *Spermatogenese* und die Zölomepithelien als *Stützzellen* (Sertoli-Zellen).

Im Hoden werden Spermatozoen und Geschlechtshormone gebildet.

Die Hoden treten am Ende der Fetalentwicklung an der Rückwand einer Bauchfelltasche aus dem Leistenkanal in den Hodensack (Descensus der Hoden); sie werden damit der intraabdominalen Körperkerntemperatur entzogen, die andernfalls die Spermatogenese beeinträchtigt. Als Rest der Bauchfelltasche verbleibt am Hoden die *seröse Hodenhülle, Tunica vaginalis testis,* die mit ihrem viszeralen Blatt den Hoden bedeckt und am *Mediastinum testis* beiderseits in das parietale Blatt übergeht. Beide Blätter begrenzen die seröse Hodenhöhle und sind als Peritonealabkömmlinge vom Serosamesothel bedeckt.

Im *Schnitt* sieht man bei schwacher Vergrößerung folgende Gliederung. **L:** Unter dem Peritonealüberzug liegt als derbe Organkapsel die 0,5–1 mm dicke *Tunica albuginea* (Abb. 228). Sie besteht hauptsächlich aus einem Kollagenfasergeflecht, enthält aber auch elastische Netze und glatte Muskelzellen. Von der Tunica albuginea gehen *Septula testis* aus, die radiär auf das *Mediastinum testis* zulaufen und das Parenchym in über 200–300 *Lobuli testis* unvollständig unterteilen. Ein besonderer parenchymatöser Rindenbezirk (vgl. Ovar!) ist nicht entwickelt, an seiner Stelle bilden im lockeren Bindegewebe Blutgefäße eine *Tunica vasculosa.* Jeder Lobulus besteht aus zwei bis vier stark geschlängelten, offenbar schlaufenförmigen Hodenkanälchen (Samenröhrchen, *Tubuli seminiferi convoluti*), von denen es insgesamt 400–600 gibt.

Samenwege im Hodenbereich (Abb. 228b). Die Tubuli seminiferi münden, am Ende gestreckt *(Tubuli seminiferi recti),* in das *Rete testis* im Mediastinum testis. Aus diesem führen *12–20 Ductuli efferentes* in den Nebenhoden *(Epididymis),* in einen stark gewundenen Gang *(Ductus epididymidis),* den Aufbewahrungsort der Spermatozoen. Er setzt sich in den Samenleiter *(Ductus deferens)* fort.

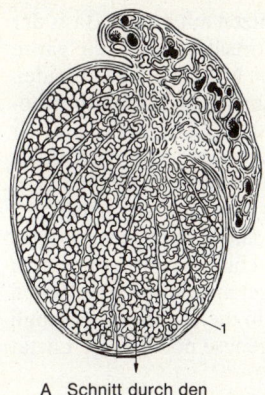

A Schnitt durch den
Hoden u. Nebenhoden

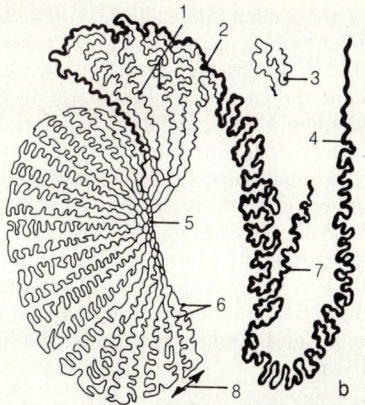

b

Abb. 228a–c   Hoden und Nebenhoden. a) Schnitt
durch das ganze Organ. b) Kanälchensystem, Überblick (nach *Rauber/Kopsch*): 1 = Ductuli efferentes,
2 = Ductus epididymidis, 3 = Paradidymis (Appendix
testis), 4 = Ductus deferens, 5 = Rete testis, 6 =
Tubuli seminiferi contorti, 7 = Ductulus aberrans,
8 = Lage der Tunica albuginea. c) Tubuli seminiferi
contorti, jeder Tubulus umgeben von einer Basalmembran (9). Vergr. etwa 100fach.

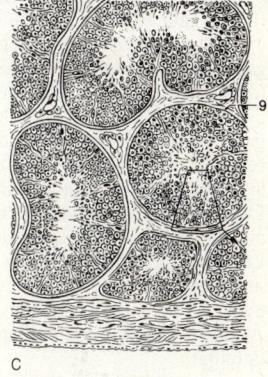

c

Tubuli seminiferi contorti,
Übersicht, Ausschnitt aus A
Pfeil s. Abb. 229

Hodenkanälchen *(Samenröhrchen, Tubuli seminiferi):* **Samenzellbildung.**
Jedes Hodenkanälchen ist im geschlechtsreifen Hoden 130–300 µm dick und
in gestrecktem Zustand 30–60 cm lang, im Hodenläppchen aber stark
gewunden und auf eine Strecke von 2–3 cm zusammengedrängt. **L:** Im
geschlechtsreifen Hoden enthalten die Tubuli seminiferi ein Lumen. Die
Wand des Hodenkanälchens wird von einer dünnen *Lamina limitans* aus
Basalmembran, Kollagenfasern, Fibroblasten und Myofibroblasten umgeben, das 60–80 µm hohe Keimepithel aus zwei Zellarten aufgebaut: 1.
Sertoli-Zellen bilden ein stützendes Grundgewebe. 2. Die Zellen der *Spermatozytogenese* und der *Spermiogenese* sind zwischen die Ausläufer der
Sertoli-Zellen eingebettet. Am isolierten Tubulus seminiferus können Kon-
traktionswellen nachgewiesen werden.

Die **Sertoli-Zellen** *(Stützzellen, „Ammenzellen")* sitzen mit breiter Basis der Basalmembran auf und bilden mit verzweigten Fortsätzen ein – die ganze Wanddicke durchsetzendes – Gitterwerk, in dessen Maschen die Vorstufen der Samenzellen von der Peripherie nach dem Lumen des Tubulus geschoben werden. **L:** Der Zellkern der Sertoli-Zelle ist leicht zu erkennen. Er liegt basal oder im unteren Drittel der Tubuluswand, ist oval, groß, heterochromatinarm („leer"), besitzt eine gut angefärbte Kernmembran und einen großen Nucleolus. Ausdehnung und Grenzen der einzelnen Sertoli-Zellen können im atrophischen Hoden, in dem keine Spermatozytogenese mehr stattfindet, ermessen werden; sie sind bis etwa 50 μm hoch. **E:** Glattes ER, Golgi-Apparat und Lysosomen sind gut entwickelt. Die Zellen sezernieren eine (kaliumreiche) *Samenflüssigkeit* in die Lumina der Tubuli seminiferi und produzieren das für die Spermatogenese notwendige Lactat und Pyruvat.

Die **Hormone** LH und FSH (ICSH) der Adenohypophyse stimulieren die Bildung der Keimdrüsenhormone und der Samenzellen. *LH* veranlaßt die *Leydig-Zellen* (S. 494) zur Bildung der Androgene (Testosteron, Dihydrotestosteron), die – neben ihrer den ganzen Körper betreffenden Wirkungen (Ausbildung der Geschlechtsorgane und der sekundären Geschlechtsmerkmale) – im Hoden die Samenzellbildung fördern. *FSH* stimuliert die *Sertoli-Zellen* und regt über diese die Differenzierung der Spermatiden an. FSH veranlaßt die Sertoli-Zellen auch zur Sekretion eines androgenbindenden Proteins, das die Androgene der Leydig-Zellen aus dem interzellulären Bindegewebsraum in die Samenflüssigkeit der Tubuli seminiferi vermittelt. Diese lokale androgene Kontaktwirkung wird begünstigt durch die diffuse Verteilung der Leydig-Zellgruppen. Aus den Lumina der Tubuli seminiferi wirken die Androgene auf die Keimzelldifferenzierung. FSH steigert zugleich die Wirkung von LH auf die Leydig-Zellen, indem es an diesen eine vermehrte Bildung von LH-Rezeptoren induziert. Eine Gegensteuerung entsteht durch einen weiteren Wirkstoff, den die Sertoli-Zellen bilden, durch Inhibin. *Inhibin* hemmt die FSH-Ausschüttung der Adenohypophyse und ist damit an der Steuerung der Samenzellbildung wesentlich beteiligt.

Die *Sertoli-Zellen bilden das Zentrum der Steuerungen* durch die Ausbildung der *Blut-Hoden-Schranke* und der *Samenflüssigkeit* sowie des *androgenbindenden Proteins,* mit dem sie Testosteron in das von ihnen geschaffene Kompartiment holen, und schließlich in der Bildung von *Inhibin,* das die Vorgänge im rechten Maß hält.

Die **Spermatogenese,** *Samenzellbildung,* läuft in drei Schritten ab: in *Vermehrungsperiode* (Spermatozytogenese), *Reifungsperiode* (Meiose) und *Differenzierungsperiode* (Spermiogenese) (Abb. 229). Mit der Reifung und Differenzierung rücken die Zellen von der Basalmembran des Tubulus seminiferus convolutus aus zunehmend in zentral gelegene Schichten der Tubuluswand (des „Keimepithels") vor, der zeitlichen Folge der Spermatogenesestadien entspricht eine räumliche von außen nach innen. Die Spermatogeneseschritte folgen dabei dem Verlauf des Hodenkanälchens zeitlich versetzt so aufeinander, daß gleichartige Reifestadien in der Wand des

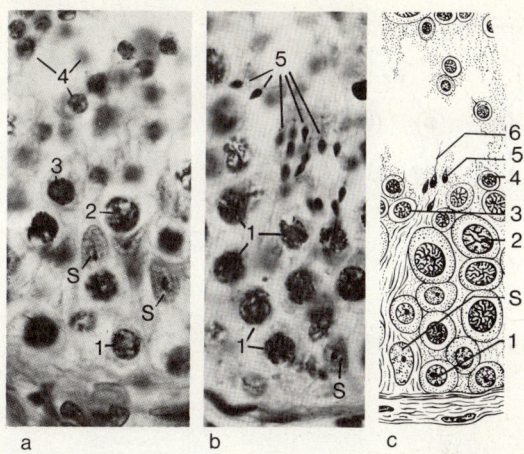

a   b   c

Abb. 229a–c   Ausschnitt aus Abb. 228c. Stadien der Spermatogenese. a, b) Mikro-
photogramme, c) schematische Zusammenfassung. 1 = Spermatogonien, 2 =
Spermatozyten I, 3 = Spermatozyten II, 4 = unreife, rundkernige Spermatiden in
verschiedenen Differenzierungsstadien, 5 = reife Spermatiden. Als Spermatozoen
(6) werden die reifen Spermatiden erst nach Abgabe aus dem Keimepithel bezeichnet; als freie Zellen werden diese rasch abtransportiert und deshalb in Tuibuli
seminiferi nur selten gesehen. S = Sertoli-Zellen. Vergr. 350fach.

Kanälchens in Spiralform angeordnet sind. (Vergleichbare Vorgänge laufen
bei der Oogenese in gänzlich anderer zeitlicher Folge ab. Fetale Spermatogenese: Abb. 230.)

– *Vermehrungsperiode (Spermatozytogenese):* Die *Spermatogonien,* die
Stammzellen der Spermatogenese, liegen als mittelgroße runde Zellen mit
großem rundem Kern der Basalmembran des Tubulus seminiferus an. Man
unterscheidet zwei Typen von Spermatogonien. *Typ-A-Spermatogonien*
sind entweder ruhende Reservestammzellen oder Stammzellen, die mitotisch weitere Stammzellen bilden (beim Menschen drei Generationen;
zahlreiche Pro- und Telophasen!). Von ihnen unterscheidet man *Typ-B-
Spermatogonien,* die weiter entwickelt sind (mehrere Nukleolen!) und sich
weiter mitotisch teilen und *Spermatozyten I* (Primäre Spermatozyten) her-
vorbringen. Diese und alle folgenden Zellen einschließlich des Spermati-
denstadiums bleiben durch Zytoplasmabrücken verbunden (bilden einen
Klon) (vgl. im folgenden Abb. 229, 230).

(In der *Oogenese* dagegen ist die Vermehrungsperiode mit der Geburt abgeschlossen.)

– *Reifungsperiode.* Der *Spermatozyt I* tritt nach Verdoppelung seiner DNS
(= 4n DNS) in die 1. Reifeteilung ein (Meiose, S. 79). Es sind die größten

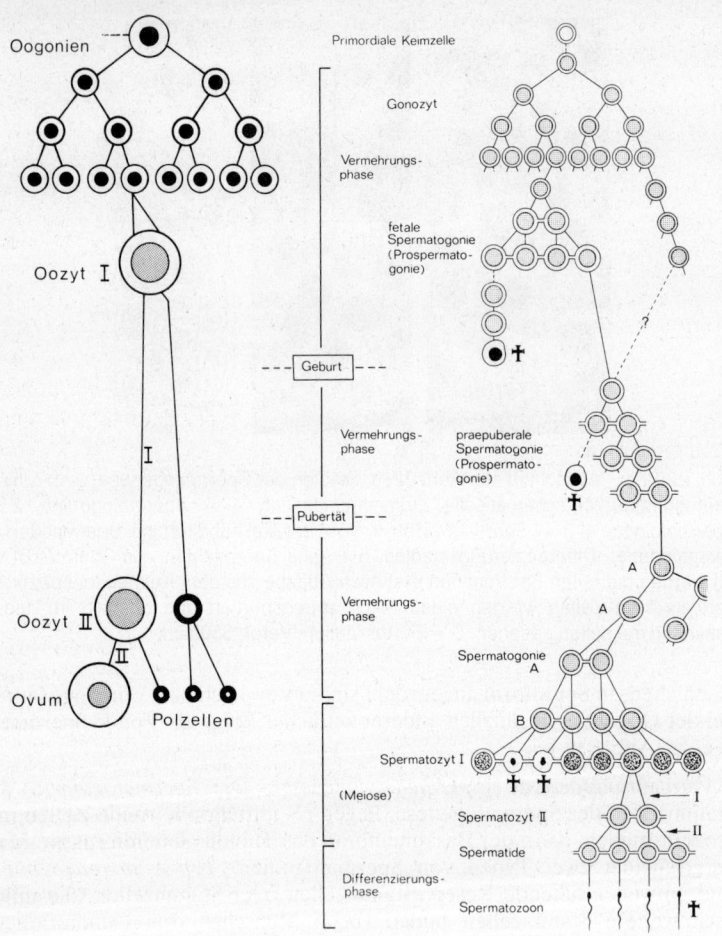

Abb. 230   Schema der *Oogenese* und der *Spermatogenese*. I, II = 1., 2. Reifeteilung. Links: Oogenese. Die zahlreichen Zelluntergänge in allen Entwicklungsstadien
sind nicht eingezeichnet (modifiziert nach *Rolshoven*). Rechts: Übersicht über den
Gesamtablauf der Spermatogenese beim Menschen. Die Zahl der Keimzellgenera-
tionen ist z.T. hypothetisch. In allen Entwicklungstadien gehen Keimzellen zugrunde
(aus *Bustos-Obregon,* E., M. *Courot,* J. E. *Flechon,* M. T. *Hochereau-de-Reviers,*
A. F. *Holstein:* Andrologia 7 [1975] 141–163).

Zellen des Keimepithels mit großen Zellkernen in den verschiedenen Stadien der Prophase der 1. Reifeteilung, die etwa 3 Wochen benötigt. Mit der 1. Reifeteilung entstehen zwei kleinere *Spermatozyten II* (sekundäre Spermatozyten; je 2n DNS). Aus diesen gehen dann rasch durch Mitose ohne vorherige Verdoppelung der DNS am Ende der 2. Reifeteilung vier *Spermatiden* (je 1n DNS, haploider Chromosomensatz) hervor, farbdichte kleine Zellen mit dichtem Zellkern, von denen zwei ein X-Chromosom, zwei ein Y-Chromosom enthalten. Die nun „reifen" Spermatiden liegen in Büscheln nahe dem Lumen des Tubulus seminiferus an den Spitzen der Sertoli-Zellen.

(In der *Oogenese* treten alle Keimzellen vor der Geburt in die 1. Reifeteilung ein; die 2. Reifeteilung wird erst mit dem Eindringen eines Spermatozoon beendet.)

– *Differenzierungsperiode (Spermiogenese):* Die Spermatiden lösen ihre zwischenzelligen Protoplasmabrücken und bilden sich in *Spermatozoen* (Spermien) um – in eine Transportform der Keimzellen, die es ihnen ermöglicht, die Eizelle aufzusuchen und in sie einzudringen. Die Umbauvorgänge betreffen hauptsächlich die *Bildung des Akrosoms* (modifizierter Golgi-Apparat mit Lysosomen), die *Kondensation des Zellkerns* und die *Schwanzbildung*. Die Spermatozoenschwänze ragen in das Lumen des Tubulus seminiferus. Die schließlich freigesetzte Samenzelle gelangt über das Rete testis in den Nebenhoden.

Die *Differenzierungsvorgänge* im einzelnen können lichtmikroskopisch nicht hinreichend analysiert werden. **E:** Die Spermatide streckt sich. Der *kondensierte Zellkern* rückt in das eine Ende der Zelle. Der Golgi-Apparat, der zahlreiche primäre Lysosomen bildet, die miteinander verschmelzen, rückt mit diesen zum vorderen Pol des Zellkerns und bedeckt kappenförmig als *Akrosom* die vordere Hälfte des Kerns. Die beiden *Zentriolen* wandern an den hinteren Kernpol und legen sich diesem, senkrecht zueinander stehend, an. Auch das *Cytoplasma* wird zum hinteren Pol hin verschoben. Es entsteht eine scheibenförmige „Basalplatte" sowie ein „Schlußring"; dieser wird mit weiterer Streckung distalwärts verschoben. Aus dem einen Zentriol wächst der *Schwanzfaden* („9×2+2-Struktur") aus, zwischen „Basalplatte" und „Schlußring" ordnen sich die Mitochondrien spiralig in dichter Packung um den Schwanzfaden an. Cytoplasma, das vom Spermatozoon nicht mehr benötigt wird („Restkörper"), bauen die Sertoli-Zellen ab.

(In der *Oogenese* gibt es keinen der Differenzierungsperiode der Spermatogenese vergleichbaren Vorgang.)

Blut-Hoden-Schranke. **E:** Das Hodenbindegewebe wird vom *Blutmilieu* bestimmt, seine Kapillaren sind, wie in allen endokrinen Organen, fenestriert. Das Blutmilieu reicht im Interzellularraum zwischen die basalen Fortsätze der Sertoli-Zellen. Die *Sertoli-Zellen* sind etwa auf halber Höhe durch *Tight junctions* aneinander geheftet, die ein basales und ein apikales, lumenwärts gerichtetes Kompartiment trennen. Im *basalen Blutmilieu-Kompartiment* liegen zwischen den Sertoli-Zellen Spermatogonien; sie entnehmen die Bausteine für Mitosen *(Vermehrungsperiode)* dem Blutmilieu

des basalen Kompartiments. Die aus den Mitosen hervorgehenden primären Spermatozyten gelangen nach Eintritt in die 1. Reifeteilung in das
apikale Kompartiment. Das zur weiteren Entwicklung benötigte Testosteron vermitteln ihnen die Sertoli-Zellen durch das androgenbindende Protein. Hier durchlaufen sie die *Reifungs-* und *Differenzierungsperiode,* wobei
sie antigene Eigenschaften erwerben, geschützt vor den Abwehrmechanismen des Blutmilieus.

Zeitlicher Ablauf der Spermatogenese. In der *Kindheit* kommt es zur
Vermehrung von Spermatogonien. Die (weitere) Spermatogenese setzt mit
der *Pubertät* ein. **L:** Im *Querschnitt* durch das Keimepithel findet man
Keimzellen gleicher Entwicklung in kleinen Gruppen angeordnet – Ausdruck dafür, daß die Keimzellstadien als Zellgruppe, *Klon,* durch Interzel-
lularbrücken verbunden bleiben. Frühe Entwicklungsstufen liegen mehr
basal, spätere mehr zentral. Doch sind im Querschnitt nicht alle Entwicklungsstufen an jeder Stelle in der lückenlosen Abfolge repräsentiert. Ursache hierfür ist die Ordnung der Samenzellbildung. Sie läuft von basal nach
zentral in Form von Schrauben ab, die zeitlich und örtlich gegeneinander
versetzt sind und einander überlappen. (Sie beginnen jeweils basal im
Abstand von 200–250 µm zur vorhergehenden und sind gegen diese um etwa
140 Grad versetzt.) Der Querschnitt durch das Hodenkanälchen trifft also
mehr als eine, er trifft zwei oder drei Entwicklungschrauben, von denen
jede im Schnitt ein anderes Entwicklungsstadium aufweist. Nach 16 Tagen
sind sechs derartige Schrauben zum Ziel gekommen, ein Zyklus der Spermatogenese ist abgelaufen; erneut beginnen neue Schrauben basal. Schätzungsweise 1 Million Spermatozoen treten auf diese Weise stündlich in den
Nebenhoden ein. Die Dauer eines *spermatogenetischen Zyklus,* d. h. die
Zeit, die zwischen dem Eintritt einer Stammspermatogonie in die weitere
Spermatogenese und der Abgabe des reifen Spermatozoons in den Nebenhoden (Spermiation) vergeht, wurde für den Menschen auf 72 Tage berechnet. Der anschließende Transport durch den Nebenhoden erfordert weitere
8–17 Tage. Die Spermatogenese kann bis ins Greisenalter anhalten. Im
Alter und nach auszehrenden Krankheiten kann sie stellenweise erlöschen,
im histologischen Schnitt kommen dann leere, nur Sertoli-Zellen enthaltende Querschnitte und spermatogenetisch tätige nebeneinander vor.

Spermatozoon *(Spermium).* Am Spermatozoon, insgesamt etwa 60 µm
lang, werden Kopf *(Caput)* und Schwanz *(Flagellum)* unterschieden. **L:** Der
Kopf enthält den haploiden Zellkern, ist 3–5 µm lang, in der Aufsicht oval
und von der Seite betrachtet birnenförmig. Seine zugespitzte vordere Hälfte
trägt kappenartig das Akrosom, angefüllt mit hydrolytischen Enzymen
(u. a. Hyaluronidase und die Protease Akrosin) zur Perforation der Corona
radiata und der Zona pellucida der Eizelle. Der *Schwanz* besteht aus Hals,
Mittelstück, Hauptstück und Endstück. Im *Hals,* der kurzen Verbindung
zwischen Kopf und Mittelstück, sind die folgenden Teile gelenkartig gegen
den Kopf beweglich. Das relativ dicke *Mittelstück,* etwa 6 µm lang, enthält

bereits die Geißel und, um diese gewunden, einen „Spiralfaden". Das folgende *Hauptstück,* der längste Teil des Schwanzfadens, ist dünner als das Mittelstück. Das *Endstück* schließt sich als dünnster Teil des Schwanzfadens an (Abb. 231).

E: Das gesamte Spermatozoon wird vom Plasmalemm umschlossen. Das *Akrosom,* aus verschmolzenen Bläschen (Golgi-Apparat und Lysosomen) entstanden, ist doppelwandig. Der *Hals* schließt mit einer „Basalplatte" an den Zellkern und enthält das *proximale Zentriol,* das für die Bildung der Teilungsspindel nach Eindringen des Spermatozoons in die Eizelle bereitsteht. Die Achse des *Mittelstücks* bildet die aus dem *distalen Zentriol* ausgewachsene *Geißel,* eine „9×2+2-Struktur". Den Tubuli lagern sich außen neun weitere, wesentlich dickere „Außenfibrillen" an. Um diese sind spiralig („Spiralfaden") die *Mitochondrien* dicht gepackt. Im *Hauptstück* wird die Geißel von einer „Faserscheide" umgeben – zwei längsverlaufende „Leisten", die miteinander durch „Ringfasern" verbunden sind. Im *Endstück* findet man nur noch die Geißel.

Zwischenzellen *(Interstitialzellen, Leydigsche Zwischenzellen):* **Hormonbildung.** Im retikulinfaserigen, lockeren Bindegewebe zwischen den Tubuli seminiferi contorti liegen gruppenweise an Blutgefäßen die *Leydigschen*

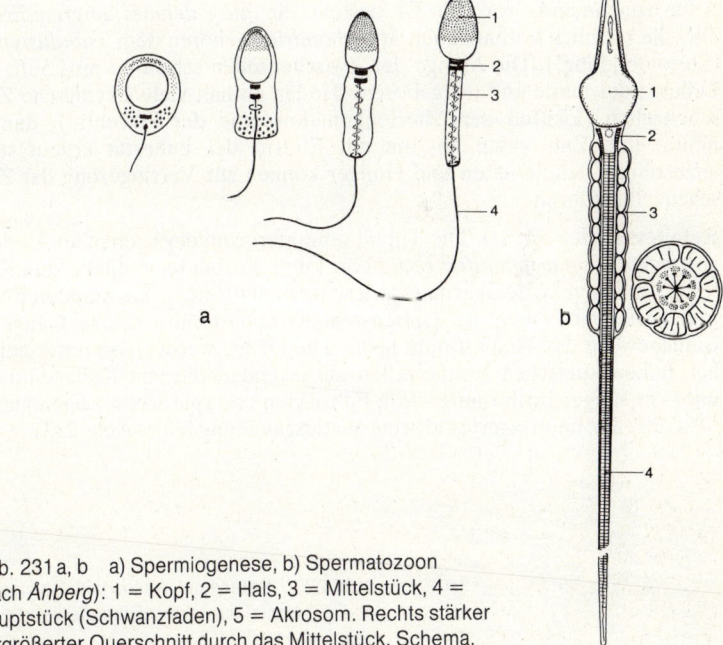

Abb. 231 a, b   a) Spermiogenese, b) Spermatozoon (nach *Ånberg*): 1 = Kopf, 2 = Hals, 3 = Mittelstück, 4 = Hauptstück (Schwanzfaden), 5 = Akrosom. Rechts stärker vergrößerter Querschnitt durch das Mittelstück. Schema.

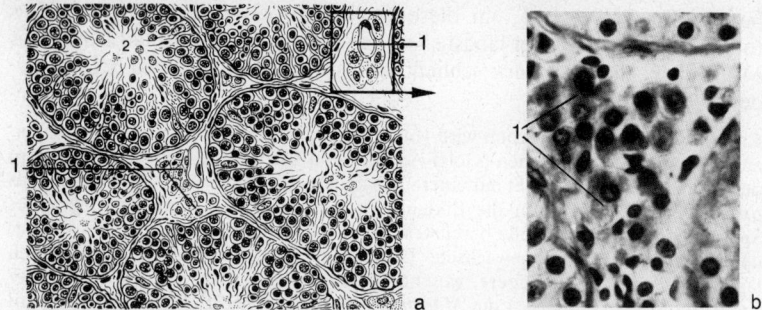

Abb. 232 a, b   Leydigsche Zwischenzellen. a) Schnitt durch Hodenparenchym. 1 = Zwischenzellen in ihrer Lage zwischen den Tubuli contorti seminiferi (2). b) Zwischenzellen. Vergr. a) etwa 150fach, b) 350fach.

Zwischenzellen (Abb. 232). **L:** Sie sind groß und plattenförmig epitheloid, besitzen einen runden Kern mit ausgeprägtem Nucleolus. Ihr Cytoplasma ist azidophil, wabig, bei geeigneter Fixierung lassen sich Lipide in ihm nachweisen. Einzelne stabförmige Eiweißkristalle (Reinke-Kristalle) kommen, im Alter zunehmend, vor. **E:** Es besteht ein *ausgedehntes ungranuliertes ER,* die reichlich vorhandenen *Mitochondrien* gehören dem *Tubulustyp* an (Steroidbildung!). Die Menge der Zwischenzellen schwankt im Laufe des Lebens; der fetale und neugeborene Hoden enthält viele Leydigsche Zwischenzellen (Einfluß der Choriongonadotropine der Placenta!), danach nimmt ihre Zahl rasch ab, um mit Eintritt der Pubertät erneut stark anzusteigen. Krankheiten und Hunger können zur Verringerung der Zwischenzellen führen.

Rete testis *(Hodennetz).* Die Tubuli seminiferi convoluti gehen am Ende in gestreckte *Tubuli seminiferi recti* über, kurze Verbindungsstücke zum Rete testis, in denen keine Spermatogenese mehr stattfindet. Sie münden in das *Rete testis,* ein System meist offenstehender anastomosierender Gänge im Bindegewebe des Mediastinum testis. Die Gänge werden von unterschiedlich hohen kubischen Epithelzellen ausgekleidet, die von Kollagenfasern und – in einiger Entfernung – von Fibrozyten und spärlichen Zügen glatter Muskelzellen unterlagert sind; eine Wandschichtung fehlt (Abb. 233).

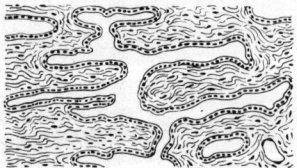

Abb. 233   Rete testis, Ausschnitt. Das niedrige Epithel sitzt direkt dem Bindegewebe auf. Vergr. etwa 100fach.

Fetaler Hoden

Im fetalen und neugeborenen Hoden, häufig in histologischen Kursen untersucht und deshalb besprochen, sind die Hodenkanälchen noch solide, kaum gewundene Epithelstränge, ein Lumen fehlt. Sie enthalten nur *zwei Zellformen:* Aus kleinen, runden, in der Überzahl vorhandenen Zellen gehen die Sertoli-Zellen hervor; einzelne auffallend große, helle, runde Zellen sind Stammzellen der Spermatogonien, die – zunächst in die Wand des „Dottersackes" verlagert – als Urgeschlechtszellen *(Gonozyten)* auf dem Weg der „Keimbahn" in den Hoden geraten sind (vgl. Embryologielehrbuch!). Leydigsche Zwischenzellen sind dagegen vom 4. Embryonalmonat an gut ausgebildet. Fetaler und neugeborener Hoden zeigen außerdem als allgemeine Merkmal aller fetalen Organe, ein faserarmes, zellreiches, *undifferenziertes Bindegewebe,* das dem Mesenchym nahesteht. Während das Bindegewebe in den ersten Lebensjahren ausdifferenziert, verändert sich das Bild der Tubuli deutlich erst mit Eintritt der Pubertät. Sie werden länger, gewunden, dicker, die Sertoli-Zellen treten prozentual zurück. In der Fetalentwicklung (und in der Kindheit) findet lediglich eine Vermehrung der Spermatogonien statt (Abb. 230). Die Reifungsperiode setzt erst mit der Pubertät ein.

Hodenhülle (Tunica vaginalis testis)

Die **Tunica vaginalis testis,** *Hodenhülle,* eine *seröse Haut* (S. 396), entsteht in der Fetalentwicklung als Abfaltung der Peritonealhöhle; sie schließt einen serösen Spalt ein. Die Verbindung mit der Peritonealhöhle, der *Processus vaginalis peritonei,* obliteriert in der Regel. Das viszerale Blatt, *Lamina visceralis* („Epiorchium"), bedeckt den Hoden und Nebenhoden weitgehend. Das viszerale Blatt geht beiderseits am *Mediastinum testis,* einem Bindegewebsbereich, durch den Gefäße und Nerven zum Hoden treten, in das parietale Blatt, *Lamina parietalis* („Periorchium") über. **L:** Die Tunica vaginalis testis ist, wie das Peritoneum, aus spiegelnd glattem einschichtigem Plattenepithel und schwach entwickeltem subserösem Bindegewebe aufgebaut.

Samenwege

Nebenhoden (Epididymis)

Der Nebenhoden dient als Samenspeicher. Er ist 4–5 cm lang und sitzt dem Mediastinum testis schweifartig auf. Er enthält ein Kanälchensystem, das von Bindegewebe umschlossen wird. Im Nebenhodenkopf stellen die *Ductuli efferentes* die Verbindung zwischen *Rete testis* und Nebenhodengang, *Ductus epididymidis,* her. Im Nebenhodenkörper und -schwanz liegt der stark gewundene Nebenhodengang. Er geht in den Samenleiter, *Ductus deferens,* über.

Ductuli efferentes. Aus dem Rete testis gelangen die Spermatozoen über 12–20 *Ductuli efferentes* in den Nebenhoden. Jeder Ductulus, ca. 20 cm lang, bildet einen kleinen 1 cm hohen konischen Knäuel (mehrfache Querschnitte im Präparat!), dessen Spitze aus dem Rete testis hervorgeht und dessen Basis in den Nebenhodengang einmündet. **L:** Im mehrreihigen

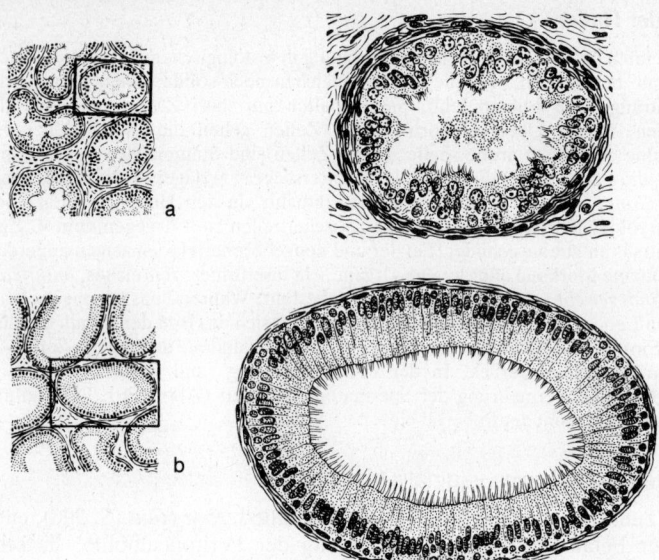

Abb. 234a, b   Ductuli efferentes und Ductus epididymidis, rechts Ausschnitt aus linkem Schnitt. a) Ductuli efferentes: Mehrreihig angeordnete hohe, kinozilientragende Epithelzellen wechseln mit niedrigen Epithelzellen ab, die Epithelzellen sitzen auf einer Lamina propria, die einzelne glatte Muskelzellen enthält. b) Ductus epididymidis: Zweireihiges hochprismatisches Epithel mit Stereozilien wird von einer dünnen Lage glatter Muskelzellen umgeben. Vergr. links etwa 50fach, rechts etwa 200fach.

Epithel des dünnwandigen Ductulus efferens wechseln *Gruppen hoher stereozilientragender Zellen* mit *Gruppen niedriger Zellen* ab, die *Kinozilien* aufweisen (unregelmäßige Ausbuchtungen des Lumens). Die *niedrigen,* mit Kinozilien versehenen Zellen tragen zum Transport der Spermatozoen in den Nebenhoden bei; unter ihnen sind auch sezernierende Zellen. Die *hohen* Zellen sind zu Resorptionsleistungen befähigt. Der größte Teil der Samenflüssigkeit aus dem Hoden wird hier resorbiert. Die Epithelzellen werden von einer *dünnen Wandschicht glatter Muskelzellen* (Myofibroblasten) umgeben (Abb. 234a). Die Spermatozoen gelangen in einem Flüssigkeitsstrom durch die Ductuli efferentes in den Nebenhodengang.

Ductus epididymidis *(Nebenhodengang).* Der Nebenhodengang, etwa 5 m lang, ist ebenfalls stark gewunden. Er reicht vom Nebenhodenkopf bis zum Nebenhodenschwanz und ist von lockerem, gefäßreichem Bindegewebe umsponnen. Seine Lichtung nimmt von ca. 150 μm bis zu 400 μm zu und ist, da der Nebenhoden als Aufbewahrungsort für Spermatozoen dient, in den Präparaten häufig mit Spermatozoen angefüllt. Sein Epithel schafft die Spermatozoen in ein Milieu, das ihre endgültige Ausreifung fördert (immunsuppressive oder antigenmaskierte Oberflächenbindung von im Nebenhoden gebildetem *Uteroglobulin* an Spermatozoen?). Weitere Samenflüssigkeit aus dem Hoden wird hier resorbiert. **L:** Der Nebenhodengang ist im idealen Querschnitt kreisrund (gleichmäßig runde Kontur der Epitheloberfläche), wird von einem zweireihigen, ebenmäßigen, hochprismatischen Epithel, den *Hauptzellen,* ausgekleidet, das *Stereozilien* trägt – „Härchen", die auf jeder Zelloberfläche einen kleinen Schopf bilden. Zwischen den hochprismatischen Epithelien liegen die niedrigen *Basalzellen.* Die Wand des Ductus epididymidis besitzt nur spärliche glatte Muskelzellen (Abb. 234b). **E:** Stereozilien sind mikrovilliartige Ausstülpungen der Zellen. Zwischen den Mikrovilli soll ein leicht saures Nebenhodensekret ausgeschieden werden, das zur „Säurestarre" (Unbeweglichkeit) der Spermatozoen führt. Der Transport der Spermatozoen durch den Nebenhoden erfordert durchschnittlich 12 Tage Zeit. Nicht hinreichend geklärt ist, in welchem funktionellen Zusammenhang die gut ausgebildeten Zellorganellen beider Zellarten und deren Wechsel in Zusammensetzung und Differenzierung im Verlaufe des Ductus epididymidis mit dem Spermatozoentransport stehen.

Samenleiter (Ductus deferens) und Ductus ejaculatorius

Der *Samenleiter, Ductus deferens,* 50–60 cm lang, ist das Transportorgan für die Spermatozoen bei der Ejakulation. Er geht – nach Einmündung des Samenbläschens – in den *Ductus ejaculatorius* über, der durch die Prostata zieht und in die Pars prostatica der Harnröhre mündet. Der Samenleiter wird mit den zum Hoden ziehenden Gefäßen und Nerven durch Bindegewebe zum *Samenstrang (Funiculus spermaticus)* gebündelt. Unter den Leitungsbahnen des Samenstranges ist der Ductus deferens wegen seiner knorpelharten Beschaffenheit (glatte Muskulatur!) leicht zu ertasten. Der Transport der Spermatozoen erfolgt auf dem ganzen Weg hauptsächlich durch Peristaltik. Sie werden erst im Ejakulat aktiv beweglich.

Der **Ductus deferens** *(Samenleiter)* setzt den Ductus epididymidis fort. **L:** Im *Schnitt* durch den Samenstrang kann der – mit starker Muskelwand versehene – *Ductus deferens* von den gleichfalls muskelstarken, zahlreichen Venen *(Plexus pampiniformis)* u. a. durch das *hochprismatische Epithel* leicht erkannt werden. Die *Schleimhaut* bildet einige längs verlaufende Reservefalten, die in das etwa 0,5 mm weite Lumen vorspringen. Das *Epithel* gleicht anfänglich noch dem hochprismatischen zweireihigen Epithel des Nebenhodenganges, es trägt *Stereozilien* und läßt Zeichen einer apikalen Sekretion erkennen. Gegen Ende wird das Epithel niedriger, die Stereozilien fehlen. In der *Ampulla ductus deferentis,* einer spindelförmigen Erweiterung kurz vor Einmündung des Samenbläschens, gleicht das Epithel dem des Samenbläschens. Das spärliche *Schleimhautbindegewebe* ermög-

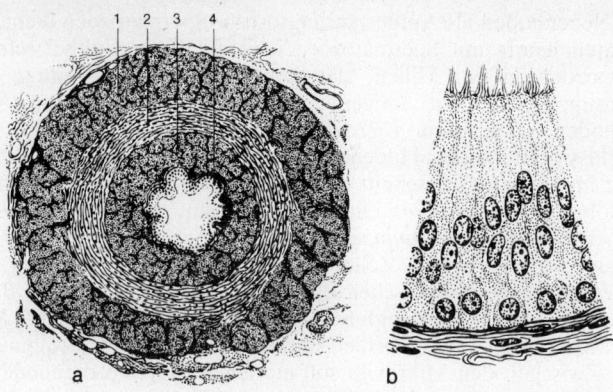

Abb. 235 a, b Ductus deferens. a) Schnitt durch das ganze Organ: 1 = äußere Längsmuskelschicht, 2 = mittlere Ringmuskelschicht, 3 = innere Längsmuskelschicht, 4 = Epithel. b) Ausschnitt: zweireihiges, hochprismatisches Epithel mit Stereozilien. Vergr. a) etwa 15fach (Lupe). b) etwa 500fach.

licht die Ausbildung der Längsfalten. Die 1,5 mm dicke *Tunica muscularis* zeigt im Querschnitt eine Schichtung in *innere Längs-, mittlere Ring-,* und *äußere Längsmuskelschicht.* Dem Schnittbild liegen schraubenförmige Touren von Bündeln glatter Muskelzellen zugrunde, die abwechselnd steil, flach und wieder steil verlaufen. Das *adventitielle Bindegewebe* enthält elastische Netze (Abb. 235).

Der **Ductus ejaculatorius** *(Spritzkanälchen)* besitzt nur eine schwache Muskelwand; die glatten Muskelzüge des Ductus deferens strahlen in die Muskulatur der Prostata ein. Das Epithel ist teils einreihig, teils zweireihig hochprismatisch. Bei günstiger Schnittführung durch die Prostata sieht man zwischen den beiden Mündungen der Ductus ejaculatorii den millimetergroßen *Utriculus prostaticus;* er trägt prismatisches Epithel.

Drüsen

Das **Samenbläschen** *(Vesicula seminalis* oder *Glandula seminalis,* auch *Glandula vesiculosa),* paarig ausgebildet, mündet beiderseits in den Ductus deferens kurz vor dessen Eintritt in die Prostata. Das Samenbläschen, ein ca. 10 cm langer, im Fundus erweiterter Sack, ist S-förmig gefaltet und deshalb im Schnitt häufig mehrfach getroffen. **L:** *Schleimhautleisten* (Primär-, Sekundär- und Tertiärfalten) unterteilen die Schleimhautoberfläche in Kämmerchen und Nischen, die im Schnitt zu brückenförmigen Schleimhautfalten führen können (vgl. Gallenblase, S. 460; Differentialdiagnose: Epithel!) (Abb. 236). Das einschichtige, stellenweise zweireihige iso- bis

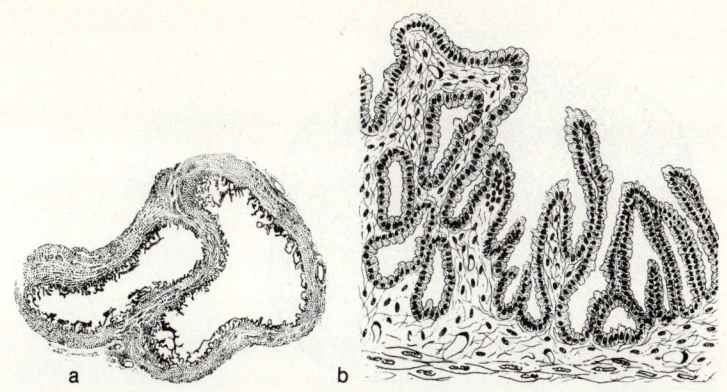

Abb. 236a, b   Vesicula seminalis. a) Schnitt durch das ganze Organ: Das Drüsenlumen ist zweimal angeschnitten. b) Ausschnitt: prismatisches sezernierendes Epithel, „Schleimhautbrücken" angeschnitten, Schleimhautbindegewebe. *Differentialdiagnose* vgl. Gallenblase! Vergr. a) etwa 5fach (Lupe), b) etwa 100fach.

hochprismatische Epithel enthält granuläre Sekretvorstufen. Die dünne *Tunica muscularis* ist ähnlich wie die des Ductus deferens gebaut, zeigt aber selten im Schnitt eine Schichtung. Das alkalische (pH 7,29) proteinhaltige Sekret, das 50–80% des Ejakulates ausmacht, enthält Fructose, Vitamin C, Nährstoffe für Spermatozoen u. a.

Prostata *(Vorsteherdrüse).* Der unpaare kastanienförmige Drüsenkörper liegt zwischen Harnblase und M. transversus perinei profundus. Die Prostata ist als hartes Organ (s. glattes Muskelgewebe im Präparat!) vom Rectum aus zu tasten, sie wird von der *Pars prostatica urethrae* und den beiden *Ductus ejaculatorii* durchbohrt. Der Drüsenkörper umfaßt ca. 40 verzweigte tubuloalveoläre Einzeldrüsen, die mit ihren 15–30 Ausführungsgängen um den Colliculus seminalis im Sinus prostaticus der Urethra münden. Die Prostata wird von einer derben fibromuskulären Kapsel zusammengefaßt, aus der Bindegewebssepten und glatte Muskelzüge ins Innere des Organs ziehen; sie führen vegetative Nervenfasern und Blutgefäße.

L: Unter funktionellem und entwicklungsgeschichtlichem Aspekt werden – unabhängig von der makroskopisch-beschreibenden Lappeneinteilung – drei annähernd konzentrische Zonen beschrieben, die die Urethra umgeben. Dem Urethralumen am nächsten liegt die *periurethrale Mantelzone,* sie ist, bezogen auf die Wand der Urethra, der Mucosa zuzurechnen. Die anschließende *Innenzone* ist Submucosa. Auf diese folgt die *Außenzone* als eigentlicher Drüsenkörper der Prostata. Die periurethrale Mantelzone und

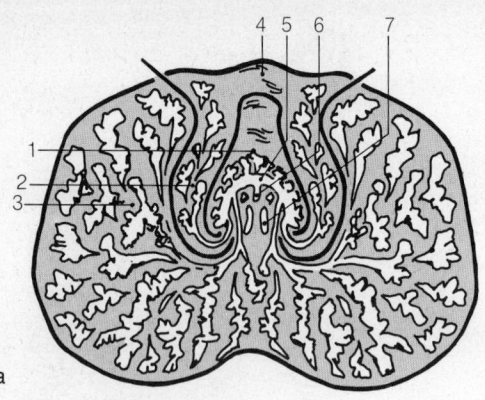

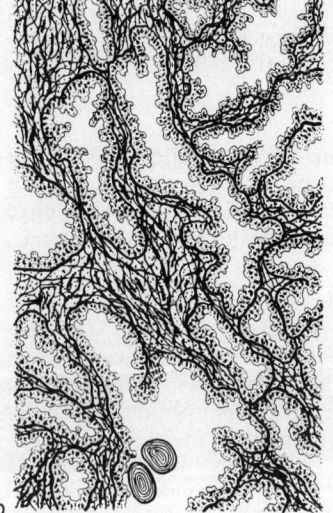

Abb. 237 a, b   Prostata. a) Horizontalschnitt durch das ganze Organ: 1 = periurethrale Mantelzone (Schleimhautdrüsen), 2 = Innenzone (submuköse Drüsen), 3 = Außenzone (Hauptdrüsen der Prostata), 4 = Isthmus prostatae, 5 = Pars prostatica urethrae, 6 = Utriculus prostaticus, 7 = Ductus ejaculatorius. b) Ausschnitt: zahlreiche unterschiedlich weite Einzeldrüsen, dazwischen starke Züge glatter Muskulatur, prismatisches Epithel, im untersten Teil zwei kleine Prostatasteine. Vergr. etwa 100fach.

die Innenzone sind oberhalb des Colliculus seminalis als dorsaler Drüsenkeil gut ausgebildet. Der übrige, größerer Teil der Prostata wird von der Außenzone gebildet.

Die *tubuloalveolären Drüsen* besitzen als sekretorischen Anteil ein zweireihiges hochprismatisches Epithel. Die hohen Zellen enthalten u. a. Sekretvakuolen und geben apikal Sekretgranula ab. Die niedrigen basalen Zellen gelten als Ersatzzellen. Das Sekret enthält u. a. Proteasen (zur Verflüssigung des Ejakulates), Zitronensäure (mit Pufferwirkung), Spermin und Spermidin (beeinflußt die Befruchtungsfähigkeit der Spermatozoen), Prostaglandine (stimulieren den Uterus). In der Prostata kommen weiterhin *chromaffine Zellen* und Zellen anderer Spezialisierung vor. Die Flüssigkeitsmenge des Ejakulates stammt zu etwa einem Viertel aus der Prostata, das Prostatasekret hat einen pH-Wert von 6,45.

Die Höhe des Epithels, die zwischen hochprismatischen, kubischen und flachen Zellformen variieren kann, spiegelt die sekretorische Aktivität wieder, die vom endokrinen Status abhängt. Wachstum und Funktion der Prostata werden von Testosteron (Dihydrotestosteron) stimuliert. Die bisher vertretene Auffassung, daß die periurethrale Mantelzone und die Innenzone östrogenabhängig seien (und deshalb bei altersbedingter Änderung in der Relation Testosteron/Östrogen zur Hypertrophie neigten), hat sich nicht bestätigt. Vielmehr wird die Ursache der Hypertrophie dieser Zonen heute in der nachlassenden Fähigkeit gesucht, überschüssige Androgene abzubauen; sie stimulieren auch ein bevorzugt in der Außenzone entstehendes Prostatakarzinom.

Diagnose: Charakteristisch für die Prostata sind die zwischen den Drüsen liegenden und den Drüsenkörper umfassenden Züge glatter Muskelzellen; sie werden von Bindegewebe (elastische Netze) durchsetzt und machen ca. ein Drittel der Organmasse aus (Abb. 237). Im adventitiellen Bindegewebe kommen kleine vegetative Ganglien vor. In den Drüsenlumina können *Prostatasteine,* konzentrische Massen eingedickten Sekretes, liegen.

Glandulae bulbourethrales *(Cowpersche Drüsen).* Die beiden erbsengroßen Drüsen liegen im *M. transversus perinei profundus* und münden mit je einem zentimeterlangen Gang in den *Anfangsteil der Pars spongiosa urethrae.* Die verzweigten tubuloalveolären mukösen Drüsen bilden ein fadenziehendes, schwach alkalisches Sekret.

Samen (Sperma)

Das Sperma enthält *korpuskuläre Elemente,* die Spermatozoen (Abb. 238), und Flüssigkeiten. An korpuskulären Elementen enthält das Sperma ferner Frühformen der Spermatogenese und Epithelzellen aus den Samenwegen und Drüsen sowie Eiweiß-, Fett- und andere Granula. Die *Flüssigkeiten* (Seminalplasma) entstammen dem Hoden, Nebenhoden, den Samenbläschen und der Prostata (das Sekret der Cowperschen Drüse geht der Ejakulation voraus) und sind insgesamt *schwach alkalisch* (pH 7,2). Sie ermöglichen die Beweglichkeit der Spermatozoen, die in saurer Umgebung bewegungslos bleiben, und bilden einen Schutz gegen das saure Vaginalmilieu (etwa pH 4). Der Zervixschleim ist dagegen alkalisch, er erleichtert die Wanderung der Spermatozoen. Diese sind chemotaktisch und positiv rheotaktisch beweglich (Wanderung gegen Flüssigkeitsstrom), legen in der Minute ca. 3 mm zurück und benötigen mithin 1–3 Stunden für die Wanderung durch den Uterus bis zur Ampulla tubae. Sie sind im weiblichen Genitaltrakt 24–72 Stunden befruchtungsfähig. Die Fructose des Sekrets der Samenbläschen dient den Spermatozoen zur Energiegewinnung. Fla-

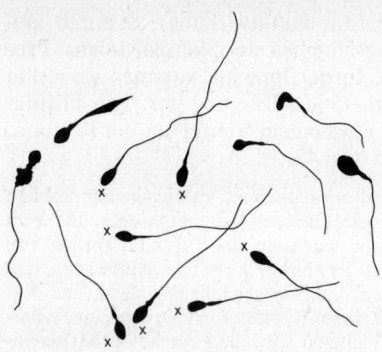

Abb. 238   Menschliche Spermatozoen, darunter einige mißgebildete
Formen. Die angekreuzten können für
normal entwickelt gelten. Vergr. etwa
1000fach.

vine im Samenbläschensekret fluoreszieren im UV-Licht (Nachweis von
Spermaflecken). Sperma kann unter bestimmten Kautelen tiefgefroren
(−196 °C) befruchtungsfähig gehalten werden.

Spermatozoenzahl und Befruchtungsfähigkeit. Als Normwerte gelten folgende Zahlen. Das Sperma hat (nach fünftägiger Karenz) ein Volumen von etwa 5 ml mit einem
Gehalt von etwa 40 Millionen Spermatozoen/ml *(Normospermie).* Eine Verminderung der Spermatozoenzahl *(Oligozoospermie)* besteht bei weniger als 20 Millionen/
ml, ein schwerwiegender Spermatozoenmangel, verbunden mit Unfruchtbarkeit, bei
5 Millionen/ml und weniger. *Azoospermie* heißt der völlige Mangel an Spermatozoen.
Nach wiederholter Ejakulation sinkt die Spermatozoenzahl rasch ab. Unter den
Spermatozoen sind regelmäßig 10–20% nicht voll entwickelt, überaltert oder mißge-
staltet, nicht beweglich 30%.

Äußere männliche Geschlechtsorgane

Am *Penis* unterscheidet man die fest am Beckenboden und Beckenskelett verankerte
Peniswurzel und den frei beweglichen *Penisschaft,* er endigt mit der *Glans penis
(Eichel).* Der Penis ist aus zwei Schwellkörpern aufgebaut, dem *Penisschwellkörper
(Corpus cavernosum penis)* und dem *Harnröhrenschwellkörper (Corpus spongiosum
penis).* Das Corpus cavernosum penis wird vom *Septum penis* unvollständig in zwei
Hälften unterteilt. Jeden Schwellkörper umgibt eine derbe, kollagenfaserige *Tunica
albuginea* (Abb. 239). Die tiefe Penisfaszie, *Fascia penis profunda,* vereinigt die
Schwellkörper zum Penisschaft. Er wird von der oberflächlichen, unter der Haut
liegenden *Fascia penis superficialis* umschlossen und von der dünnen, fettgewebsfreien und verschieblichen *Penishaut* bedeckt. Diese bildet über der Glans penis eine
Hautduplikatur, die *Vorhaut (Praeputium).*

Das **Corpus cavernosum penis** besteht aus einem Schwammwerk, dessen
Bälkchen aus Kollagenfasern, elastischen Netzen und glatten Muskelzellen
zusammengesetzt werden. Die Hohlräume zwischen den Bälkchen, *Caver-
nae,* sind von Endothel ausgekleidet. In leerem Zustand sind die Kavernen
spaltförmig, sie werden durch Blutfüllung auf Durchmesser von mehreren

mm vergrößert. In der Längsachse jeder der beiden Schwellkörperhälften verläuft zentral die *A. profunda penis.* Ihre Äste sind bei erschlafftem Glied rankenartig gewellt (Aa. helicinae). Sie münden in die Kavernen, sind aber am Ende durch Intimapolster (Sperrarterien) verschlossen. (Nur wenige Äste dienen der Ernährung des Balkenbindegewebes und gehen in Kapillaren über.) Aus den oberflächlich gelegenen Kavernen entspringen Venen, die die Tunica albuginea durchbrechen und subfaszial verlaufen. Drosselvenen und arteriovenöse Anastomosen sind ausgebildet.

Das **Corpus spongiosum penis** besteht, im Unterschied zum Corpus cavernosum, hauptsächlich aus einem dichten, verzweigten *Venengeflecht,* das auch die Glans füllt; lediglich im Bulbus penis, der proximalen Anschwellung des Schwellkörpers, kommen Kavernen vor. Das Corpus spongiosum penis umgibt die *Pars spongiosa urethrae.*

Praeputium penis. Die Glans wird von einem festhaftenden, mehrschichtigen unverhornten Plattenepithel bedeckt, das auch das innere Blatt des Praeputium überzieht. Aus degenerierenden, abgestoßenen und zerfallenen Epithelien entsteht das *Smegma praeputii* (Vorhauttalg).

Die *Erektion* des Penis entsteht hauptsächlich durch Erektion des Corpus cavernosum penis, die – nervös gesteuert – nach allgemeiner Vorstellung aus folgendem resultiert. Die Enden der Äste der A. profunda penis öffnen sich, Blut strömt in die Kavernen ein und spannt die nur begrenzt dehnbare Tunica albuginea, wobei die durch die Tunica tretenden Venen komprimiert werden. Gleichzeitig kommt es zum

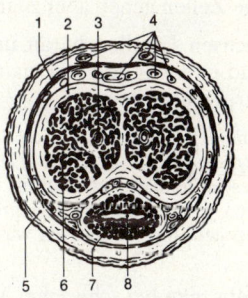

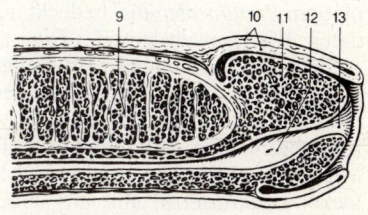

Abb. 239   Quer- und Längsschnitt durch den Penis. Querschnitt: 1 = Fascia penis, 2 = Tunica albuginea, 3 = A. profunda penis, 4 = Aa., Nn. dorsales penis, V. dorsalis penis profunda, Vv. dorsales penis superficiales, 5 = Penishaut, 6 = Kavernen des Corpus cavernosum penis, 7 = Corpus spongiosum penis, 8 = Urethra. Längsschnitt: 9 = Septum penis, 10 = Praeputium penis, 11 = Glans penis, 12 = Fossa navicularis urethrae, 13 = Ostium urethrae externum.

Verschluß von Drosselvenen und arteriovenösen Anastomosen. Es besteht also Blutzufluß bei gedrosseltem Abfluß. Während dessen füllen sich auch die Venengeflechte des Corpus spongiosum penis, doch bleibt diese Füllung weich und kompressibel und erlaubt den Durchtritt von Sperma durch die Urethra. Die Erschlaffung beginnt mit dem Verschluß der Äste der A. profunda penis.

Scrotum *(Hodensack).* An der stark verschieblichen dünnen und fettgewebsfreien Haut des Scrotum ist ein im Corium gelegenes Geflecht glatter Muskelzellen, die Fleischhaut, *Tunica dartos,* bemerkenswert. Die Muskelzellen sind über elastische Sehnen mit dem Papillarkörper der Haut und der Adventitia der Blutgefäße verbunden. Die Tunica dartos kann die Hautoberfläche runzeln oder glätten und trägt zur Temperaturregulierung bei. Das Epithel zeigt geringe Pigmentierung. Das Scrotum besitzt Talgdrüsen und Haare, deren Bälge meist kleine Erhebungen bilden. Auch Schweiß- und Duftdrüsen werden gefunden.

Weibliche Geschlechtsorgane

Eierstock (Ovarium)

Zur *Ausbildung der Eifollikel* im Ovar wandern in der frühembryonalen Keimdrüsenanlage die Zölomepithelien und mit ihnen die Urgeschlechtszellen der Oogenese (in einem zweiten Zellschub) in *Ballen,* den späteren *Folliculi ovarici,* in das mesenchymale Stroma der Rinde ein und bewahren fortan ihre Kooperation – die Urgeschlechtszellen, Gonozyten, als Zellen der *Oogenese,* und die Zölomepithelien als *Follikelepithelzellen.* (Ein erster strangförmiger Zellschub führt, wie beim Hoden, in das Mark der Keimdrüsenanlage, die Zellen gehen aber zugrunde.)

Im Ovar wachsen Eizellen heran und werden Hormone gebildet. Beide Vorgänge sind im Ovar eng miteinander verknüpft und müssen im Zusammenhang betrachtet werden.

Die beiden mandelförmigen, ca. 3 cm langen Ovarien liegen intraperitoneal, an Bändern und Mesovar befestigt, lateral im Eingang zum kleinen Becken. Größe und Oberflächenbeschaffenheit wechseln im Laufe des Lebens. Das kindliche Ovar ist klein und glatt, das geschlechtsreife größer, an vielen Stellen vorgebuckelt, an anderen eingezogen, das senile Ovar wird wieder klein und hat eine narbige Oberfläche.

Im *Schnitt* sieht man bei schwacher Vergrößerung folgende Gliederung. **L:** Das Organ wird (ausgenommen die Mesovaranheftung) von einschichtigem plattem *Peritonealepithel* bedeckt und darunter von einer schwach ausgebildeten Bindegewebskapsel *(Tunica albuginea)* umschlossen. Beim Ovar enthält, im Unterschied zum Hoden, die *Rindenzone die Keimzellen.* Sie beherbergt beim kindlichen und geschlechtsreifen Ovar *Eifollikel* mit den *Eizellen,* beim geschlechtsreifen Ovar außerdem *Gelbkörper.* Die *Rindenzone* besitzt ein auffallend zellreiches, in Wirbeln und fischzugartigen Mustern verlaufendes Bindegewebe („spinozelluläres Bindegewebe"). Die locker strukturierte, unscharf abgegrenzte *Markzone* führt stark gewun-

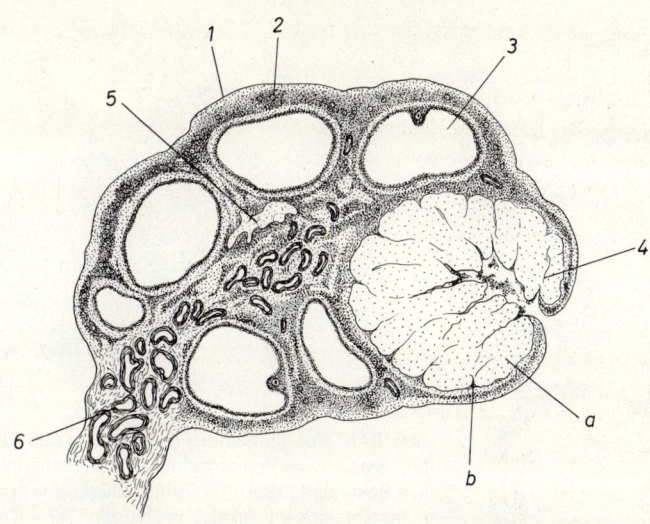

Abb. 240   Ovar, Mensch, Querschnitt. Überblick. 1 = Peritonealepithel (embryonales „Keimepithel"), 2 = Primärfollikel, 3 = Tertiärfollikel, 4 = Corpus luteum mit a = Granulosaluteinzelle, b = Thekazellen, 5 = Corpus albicans, 6 = Hilum ovarii, Mesovar mit Blutgefäßen und Resten des Rete ovarii. Vergr. etwa 3fach (Lupe).

dene Blutgefäße, Nerven, Lymphgefäße (Abb. 240). Ein rudimentär entwickeltes *Rete ovarii* liegt im Hilum ovarii in der Gegend des *Mesovars*.

Oogenese *(Ovogenese)* **und Follikelreifung.** Die Oogenese geht einher mit der Ausbildung von Eifollikeln, an der das – die Eizelle umgebende – Bindegewebe teilhat. *Oogenese* und *Follikelreifung* müssen zwar im Zusammenhang geschen werden, doch sind beide Begriffe nicht identisch. Bei der *Oogenese* lassen sich, wie bei der Spermatogenese, *Vermehrungsperiode* und *Reifungsperiode* unterscheiden; eine Differenzierungsperiode fehlt aber. Während die Vermehrungsperiode ohne erkennbare Beteiligung umgebender Zellen abläuft, ist die *Reifungsperiode mit der Ausbildung eines Eifollikels* verbunden, der seinerseits eine *Follikelreifung* erfährt. Man kann diese in vier Stadien einteilen, in die Stadien des *Primordial-, Primär-, Sekundär-* und *Tertiärfollikels* (Abb. 241).

Oogenese *(Ovogenese).* 1. Die *Vermehrungsperiode* schließt sich an die Besiedlung der Eierstocksanlage durch Urkeimzellen an. Aus ihnen gehen die *Oogonien* hervor (12.–20. Embryonalwoche), die im 5. Fetalmonat eine Gesamtzahl von schätzungsweise 6 Millionen erreichen. Von diesen gehen die meisten während des Fetallebens wieder zugrunde. Etwa 400000 Oogo-

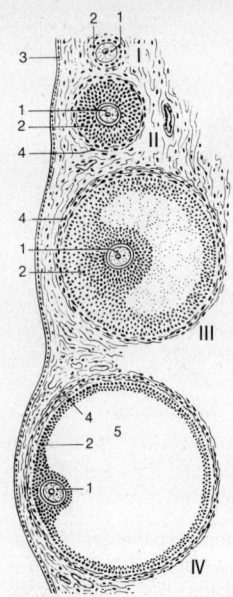

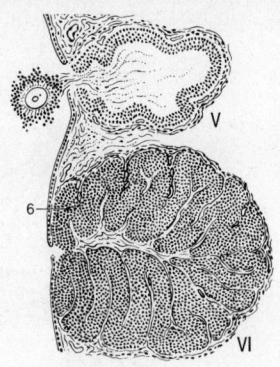

Abb. 241 Follikelreifung, Follikelsprung und Gelbkörper. Stadien: I = Primordialfollikel bzw. Primärfollikel, II = Sekundärfollikel, III = Tertiärfollikel, IV = sprungreifer Graafscher Follikel, V = Ovulation, VI = Corpus luteum, 1 = Eizelle, 2 = Follikelepithel, 3 = Peritonealepithel, 4 = Theca interna, 5 = Liquor folliculi, 6 = Corpus luteum. Schema.

nien treten vor der Geburt in die weitere Oogenese ein. Die Vermehrungsperiode wird vor der Geburt beendet.

2. *Reifungsperiode.* Die in der Rindenzone verbliebenen Oogonien wachsen, soweit sie von Follikelepithel umgeben sind, im Primordialfollikel gegen Ende der Fetalzeit zum primären Oozyten heran, Oogonien ohne Follikelepithel gehen zugrunde. Der primäre Oozyt tritt in die Prophase der 1. Reifeteilung ein (*Meiose,* S. 79). Primäre Oozyten in der 1. Reifeteilung sind große runde Zellen mit großem Zellkern, der ein fädiges Chromatinnetzwerk zeigt. In diesem *Diktyotänstadium* der Prophase verharren die primären Oozyten bis zum Eintritt der Pubertät oder bis zu ihrem Untergang (= 1. Ruhestadium = Ruhestadium im Zygotän). Reift nach Eintritt der Pubertät ein Follikel heran, so beendet der primäre Oozyt kurz vor der Ovulation die 1. Reifeteilung. Von den aus der 1. Reifeteilung hervorgehenden Zellen wird die eine, versehen mit dem gesamten Dottermaterial, zum *sekundären Oozyten,* die andere, dotterarme, zum kleinen „Polkörperchen". Der sekundäre Oozyt tritt während der Ovulation in die *2. Reifeteilung* ein, die er bis zur Metaphase durchläuft. Die 2. Reifeteilung wird nur beendet, wenn ein Spermatozoon eindringt. In diesem Fall teilt sich der sekundäre Oozyt wieder in eine große, dotterreiche Zelle, das Reifei, *Ovum,* und in eine kleine, dotterarme Zelle, ein weiteres „Polkörperchen".

Im anderen Fall geht der sekundäre Oozyt innerhalb 24 Stunden zugrunde (Abb. 230). Die Eireifungsschritte spielen sich im Rahmen der Follikelreifung ab.

Interzelluläre Protoplasmabrücken werden, ähnlich wie bei der Spermatogenese auch bei der frühen Oogenese (10.–20. Schwangerschaftswoche) gefunden, sie treten vermehrt bei degenerierenden Zellen der Oogenese auf.

Follikelreifung. Im **Primordialfollikel** (im ruhenden Follikel) ist der etwa 40 μm große *primäre Oozyt* von einer einzigen Schicht flacher Follikelepithelzellen umgeben und von Bindegewebe eingeschlossen.

Im **Primärfollikel** (Durchmesser ca. 50 μm) hat sich der *primäre Oozyt* vergrößert, er wird nun von einem einschichtigen Kranz kubischer Follikelepithelzellen umgeben und von Bindegewebe eingeschlossen. **E:** Zwischen Oozyt und Follikelepithel sind kommunizierende Gap junctions ausgebildet. Das Ovar des Neugeborenen enthält Primordial- und Primärfollikel, in beiden Ovarien insgesamt etwa 400000. Doch können sich unter dem Einfluß der mütterlichen Gonadotropine schon vor der Geburt einige Sekundärfollikel bilden. Auch später noch besteht die weit überwiegende Anzahl der Follikel aus Primordial- und Primärfollikeln.

Sekundärfollikel *(wachsender Follikel).* Bis zur Pubertät geht eine große Zahl der Primärfollikel zugrunde *(s. Follikelatresie!).* Mit Beginn der Pubertät treten einige der verbleibenden Primärfollikel in die weitere Entwicklung zum *Sekundärfollikel* ein, während andere später (nach Jahren oder Jahrzehnten) folgen. Das Follikelepithel wird prismatisch, dann mehrschichtig. Der Oozyt erreicht einen Durchmesser von 80 μm, der Sekundärfollikel mißt 200 μm. Zwischen Eizelle und Follikelepithel entsteht (wahrscheinlich als Produkt beider) die *Zona pellucida (Oolemma)*, eine homogene Glashaut aus Glykoproteinen. Gleichzeitig entwickelt sich das umgebende Bindegewebe zur *Theca folliculi.* Sie ist gegen das Follikelepithel durch eine Basalmembran abgegrenzt.

Tertiärfollikel *(reifer Follikel, Graafscher Follikel).* In der weiterwachsenden Follikelepithelschicht entstehen Lücken, die eine Flüssigkeit, *Liquor folliculi,* enthalten. Sie vereinigen sich zu einer großen Höhle, *Antrum folliculi,* an deren Wand exzentrisch ein Hügel aus Follikelepithelien haftet (Abb. 242), der die Eizelle trägt *(Cumulus oophorus).* Die Höhle ist im übrigen von einer niedrigen Lage Follikelepithel, *Granulosazellen* genannt, ausgekleidet. Dieser Tertiärfollikel hat einen Durchmesser von 0,5–1 cm, die Eizelle von 0,11–0,14 mm. In den Ovarien jüngerer Frauen liegen immer gleichzeitig mehrere Tertiärfollikel; sie können während Monaten in diesem Stadium verbleiben (= 2. *Ruhestadium*).

L: Die Eizelle besitzt einen großen, heterochromatinarmen Zellkern mit ausgeprägtem Nucleolus. Im Cytoplasma sind Glykogen und Dottergranula nachzuweisen. Die Eizelle wird von der Zona pellucida umgeben. **E:** Gegen

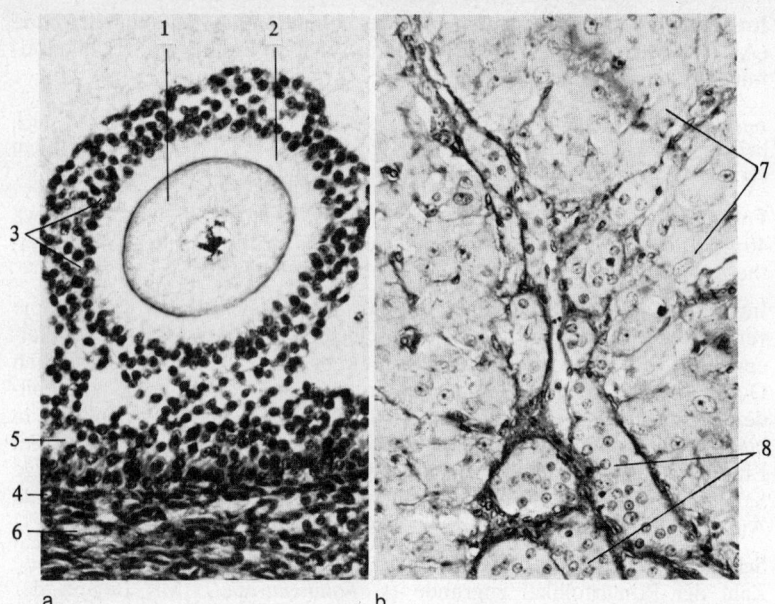

Abb. 242   Tertiärfollikel und Strukturen der Hormonbildung. a) Tertiärfollikel: Eizelle im Cumulus oophorus. 1 = Eizelle, 2 = Zona pellucida, 3 = Corona radiata, 4 = Basalmembran zwischen Granulosazellen (5) und Theca interna (6). b) Corpus luteum. 7 = Granulosaluteinzellen, 8 = Thekaluteinzellen. Vergr. 220fach.

die Zona pellucida sendet die Eizelle zahlreiche *Mikrovilli* aus und zeigt Zeichen von *Pinozytose*. Die Zona pellucida wird von (auch lichtmikroskopisch nachweisbaren) Kanälchen radiär durchbohrt; durch diese stecken außen anliegende Follikelepithelzellen ihre Fortsätze. Die Follikelepithelien besitzen reichlich granuliertes ER, Golgi-Apparat und Mitochondrien. Ihre Aufgabe in bezug auf die Eizelle ist nicht hinreichend klar. Da die nächstgelegenen Follikelepithelien radiär zur Eizelle stehen, werden sie *Corona radiata* genannt.

Schicksal des Tertiärfollikels. Der Tertiärfollikel kann sich in zweierlei Weise weiter verändern. Entweder eine *Ovulation* tritt ein, aus dem Restfollikel entsteht jetzt ein Corpus luteum. Diese Entwicklung nehmen im Laufe der geschlechtsreifen Lebensjahre einer Frau ca. 400 Tertiärfollikel. Oder die Ovulation unterbleibt, der Follikel geht dann zugrunde. Dieser *Atresie* fallen alle anderen Tertiär- sowie Primär- und Sekundärfollikel anheim. Das greise Ovar enthält keine Follikel mehr.

Thekaorgan: Hormonbildung. Mit der Entwicklung zum Sekundär- und Tertiärfollikel ist eine Differenzierung des den Follikel umgebenden Bindegewebes, der *Theca folliculi*, in *Theca interna* und *Theca externa* verbunden. Zwischen Theca interna und dem Follikelepithel entsteht eine *Basalmembran* (Glashaut). Die epithelähnlichen Zellen der Theca interna produzieren weibliche Geschlechtshormone, *Follikelhormone (Östrogene)*, sie bilden insgesamt eine *interstitielle endokrine Drüse, das Thekaorgan* (vgl. Leydigsche Zwischenzellen des Hodens!). Die Zellen enthalten Lipidtropfen und Mitochondrien vom Tubulustyp (Steroidsynthese!). Die nach außen folgende *Theca externa* besteht hauptsächlich aus Bindegewebsfasern und Myofibroblasten, die adrenerg innerviert werden.

Hormone. Die *Östrogene* produzierenden Zellen des Thekaorgans werden durch das LH(ICSH) der Hypophyse stimuliert (vgl. Zwischenzellen des Hodens).

Ovulation *(Follikelsprung).* Jeden Monat tritt innerhalb des Menstruationszyklus, häufig etwa 13 Tage vor der zu erwartenden neuen Menstruation, ein Follikelsprung ein. Von den (5–15) Tertiärfollikeln entwickelt sich einer in wenigen Tagen rasch zum *sprungreifen Tertiärfollikel* (Graafscher Follikel). Durch Mitosen im Follikelepithel, Liquorvermehrung und Druckerhöhung erreicht er einen Durchmesser von 1,5–2 cm. Die mit der Tunica albuginea zusammenhängenden Bindegewebsfasern der Theca externa drängen den Follikel an die Oberfläche des Ovars, die er vorbuckelt. Das oberflächliche ovarielle Gewebe und der Follikel werden (mit Hilfe von Enzymen des Liquor folliculi?) perforiert; die Eizelle mit Corona radiata, die sich vorher schon aus dem Cumulus oophorus abgelöst haben, und der Liquor folliculi gelangen auf die Oberfläche des Ovars, die an dieser Stelle regelmäßig von Fimbrien des Eileiters bedeckt ist. Die Eizelle folgt dem Sog des Eileiters, hervorgerufen durch Flimmerstrom und Peristaltik, durch die abdominale Eileiteröffnung in die Ampulla tubae. Nur ausnahmsweise gelangt eine Eizelle in die freie Bauchhöhle. Die Ovulation dauert 3–5 Minuten (Abb. 241).

Corpus luteum *(Gelbkörper):* **Hormonbildung.** Nach der Ovulation erschlafft der leere Follikel, in seine Höhle dringt Blut ein und gerinnt, seine Wand legt sich in Falten (= *Corpus rubrum [haemorrhagicum]*). *Granulosaluteinzellen:* Innerhalb von drei Tagen wächst die dünne Granulosazellschicht (= randständige Follikelepithelien) zu einem vielschichtigen, gefalteten, im Schnittbild breiten Band heran, das vom Thekabindegewebe kapillarisiert wird (Abb. 240–242). In den Granulosazellen entstehen Lipidtröpfchen, die *Lipochrome* enthalten und makroskopisch Gelbfärbung erzeugen (Granulosaluteinzellen). *Thekazellen:* In den Zellen der Theca interna nehmen die Granula ebenfalls zu (Thekaluteinzellen). Nach lipidlösenden Fixierungen findet man an ihrer Stelle Vakuolen. Wird die Eizelle nicht befruchtet, so heißt der Gelbkörper (Durchmesser ca. 2 cm) *Corpus luteum menstruationis (Corpus luteum cyclicum).* Etwa 10

Tage nach der Ovulation beginnt die Rückbildung, Granulosazellen zerfallen, aus der Theka wächst weiteres Bindegewebe ein, es entsteht eine Narbe, ein *Corpus albicans,* das in weiteren 6–8 Wochen verschwindet. Findet *Befruchtung* statt, so bleibt das Corpus luteum erhalten, das Band der Granulosaluteinzellen wird breiter, Zellwachstum und Vaskularisation nehmen zu *(= Corpus luteum graviditatis).* Ab dem 4. Schwangerschaftsmonat übernimmt die Placenta die Produktion der Gelbkörperhormone weitgehend, das Corpus luteum wird kleiner.

Hormone. Die Granulosaluteinzellen und die Thekaluteinzellen produzieren, stimuliert durch das LH(ICSH) der Hypophyse, beide sowohl *Progesteron* als auch *Östrogene. Inhibin* wird unter dem Einfluß von FSH in den Follikelepithelzellen gebildet. Es inhibiert in der Adenohypophyse (Rückmeldung!) die Synthese von FSH, aber nicht die von LH.

Atresie *(Follikeluntergang).* Die meisten Follikel gelangen nicht zur Ovulation, sie bleiben un-eröffnet (a-tretisch) und gehen zugrunde. Am Beginn des Follikeluntergangs werden Eizellen und Granulosazellen aufgelöst und von phagozytierenden Zellen abgeräumt. Während Primär- und Sekundärfollikel spurlos verschwinden, hinterlassen Tertiärfollikel Spuren, die auf die – hier gut ausgebildete – Basalmembran zurückgehen. Die Basalmembran (Glashaut) wird entspannt, verdickt und gleicht einer Peitschenschnur (Slavjanskische Membran); schließlich vernarben die Follikelreste. Die Zellen der Theca interna dagegen wachsen und vermehren sich während dieser Vorgänge vorübergehend, sie bilden ein funktionstüchtiges endokrines Thekaorgan (Thekakranz). Durch das alternierende „Aufblühen" dieser Thekaorgane entstehen ständig neue „Östrogenquellen". Hierin ist die biologische Bedeutung der Heranbildung von Sekundärfollikeln im Überschuß zu sehen, die dann der Atresie anheimfallen.

Hilumzellen. Im Hilum des Ovars und im angrenzenden Mesovar (Abb. 240) liegen in Gefäßnähe weitere kleine Gruppen großer epitheloider endokriner Zellen. Sie enthalten Lipide und gleichen den Leydig-Zellen des Hodens, auch Reinke-Kristalle kommen vor. Die Zellen treten deutlich hervor in der Gravidität und in der Menopause, und man nimmt an, daß sie *Androgene* produzieren; Tumoren dieser Zellen sind von Maskularisierung begleitet.

Eileiter (Tuba uterina)

Die beiden je bis zu 20 cm langen Tuben dienen der Aufnahme des Eies, seiner Befruchtung, Ernährung und seinem Transport zum Uterus. Ihr weites Ostium abdominale wird von einem Trichter (Infundibulum) fingerförmiger Fransen, *Fimbriae,* die dem Ovar aufliegen, gebildet. Das *Infundibulum* führt in die 4–10 mm weite *Ampulla,* die sich nahe dem Uterus auf 2–3 mm zum *Isthmus* verengt; die *Pars intramuralis* der Tube verläuft in der Uteruswand und mündet im *Ostium uterinum.* Da die Tubenwanderung der befruchteten Eizelle 4–5 Tage dauert, die Eizelle aber nur 6–12(–24) Stunden befruchtungsfähig ist, muß die *Befruchtung im Anfangsteil der Tube,* in der *Ampulla tubae,* stattfinden.

Querschnitt durch die Ampulla. Die Wandschichten der Tube sind *Tunica mucosa, Tunica muscularis* und *Tunica serosa* mit *Tela subserosa.*Längsfalten, die Sekundär- und Tertiärfalten bilden (Gleitschienen für den Eitransport), geben im Schnitt das Bild von Faltenbäumchen, zwischen denen kapilläre, im histologischen Präparat etwas erweiterte Spalten liegen (Abb. 243) (Verwachsungen infolge von Entzündungen machen die Tube unwegsam für Spermatozoen [= Unfruchtbarkeit] oder sperren sie für die befruchtete Eizelle [= Eileiterschwangerschaft]). Lumenweite und Schleimhautfalten nehmen uteruswärts ab, die Muskulatur wird stärker.

Tunica mucosa. Die Schleimhaut besitzt ein einschichtiges prismatisches Epithel, das aus kinozilientragenden Zellen (Flimmerzellen) und Drüsenzellen besteht. Die Flimmerzellen erzeugen einen Flüssigkeitsstrom zum Uterus, gegen den die positiv rheotaktischen Spermatozoen anschwimmen. Die Flüssigkeit stammt teils aus der Peritonealhöhle, teils aus den Drüsenzellen. Die merokrinen Drüsenzellen liegen in Gruppen unregelmäßig zwischen die Flimmerzellen gestreut, sie enthalten Granula, die die Oberfläche vorwölben. Ihr Sekret (Zucker, Aminosäuren, Enzyme u. a.) dient der Ernährung und Reifung des Keimes während der Tubenwanderung (Abb. 243). Zilienbildung und Sekretion unterliegen dem Zyklus (S. 513).

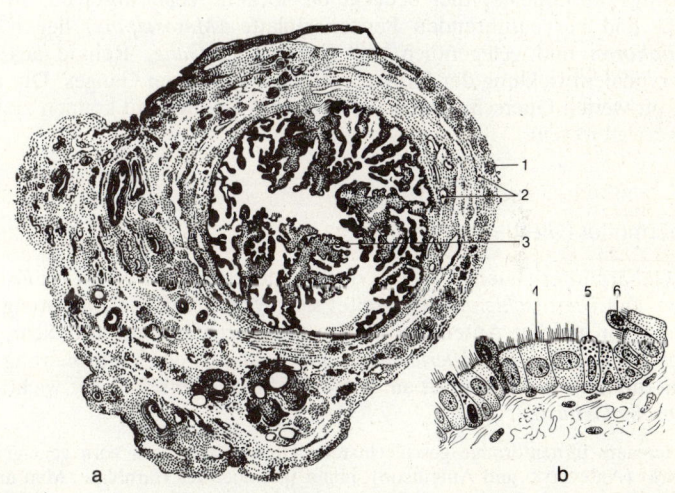

Abb. 243a, b   Tuba uterina, Querschnitt durch die Ampulle. a) Schnitt durch das ganze Organ: 1 = Peritonealepithel, 2 = Muskelschichten, 3 = Schleimhautfalten, linker Bildrand = Schnittrand der Mesosalpinx. b) Ausschnitt aus der Schleimhaut: 4 = kinozilientragende Zelle, 5 = sezernierende Zelle, 6 = „Stiftchenzelle" in Ausstoßung begriffen. Vergr. a) etwa 10fach (Lupe), b) etwa 200fach.

Eine Differenzierung der Flimmerzellen und der Drüsenzellen findet während der ersten Zyklushälfte statt. Ausgereifte Flimmerzellen und Drüsenzellen sowie ein Anstieg der Sekretion kennzeichnen die Zyklusmitte. In der zweiten Zyklushälfte (Anstieg des Progesteronblutspiegels) entdifferenzieren die Zellen. Die Drüsenzellen machen alle einen vollständigen Differenzierungs- und Entdifferenzierungszyklus mit, von den Flimmerzellen werden in jedem Zyklus etwa 10% erneuert. Schmale, kompakte „Stiftchenzellen" treten in der zweiten Zyklushälfte auf – Zellen, die in Ausstoßung begriffen sind. Das Schleimhautbindegewebe enthält kollagene Fasern und freie Zellen.

Tunica muscularis. Drei Muskelschichten lassen sich unscharf trennen. Schleimhautnah liegt eine stärker entwickelte innere Längs- und Ringmuskulatur (tubeneigene Muskulatur, die eigentliche Tunica muscularis), die Peristaltik erzeugt. Im mittleren, gefäßreichen Bezirk treten perivaskuläre Muskelzüge auf, die bei der Durchblutungssteuerung und der Unterkammerung des Tubenlumens wirken. Subperitoneale Muskelzüge der Tela subserosa, in der Oberkante hauptsächlich längs-, sonst schrägverlaufend, dienen der Tuben- und Fimbrienbewegung.

Tunica serosa und **Tela subserosa.** Die Tube liegt intraperitoneal, sie wird größtenteils von Peritoneum überkleidet. Das spiegelnd glatte, platte einschichtige Peritonealepithel bedeckt die lockere Tela subserosa. In der gefäß- und nervenführenden Peritonealplatte *(Mesosalpinx)* liegen das *Epoophoron* und gelegentlich der *Gartnersche Gang,* Relikte aus der Embryonalentwicklung der Urniere und des Wolffschen Ganges. Die runden, oft weiten Querschnitte tragen kubisches Epithel und können zystenartig erweitert sein.

Gebärmutter (Uterus)

Die Gebärmutter (Uterus, Metra) dient in der Schwangerschaft als *Fruchthalter.* Die *Uterusschleimhaut* bereitet sich zyklisch auf die Einnistung des Keimes vor und hat Anteil am Aufbau der Placenta, dient also dazu, den Keim zu *ernähren.* Die *Uterusmuskulatur* paßt sich der Vergrößerung des wachsenden Feten an und ist am Ende der Schwangerschaft der wichtigste *Motor der Geburt.*

Der unpaare birnenförmige geschlechtsreife Uterus liegt, nach vorn geneigt und geknickt (Anteversio und Anteflexio), hinter und über der Harnblase. Man unterscheidet *Corpus* mit *Fundus* und *Canalis isthmi (Isthmus,* die Uterusenge am Übergang zum Halskanal) als den eigentlichen Fruchthalter vom Uterushals *(Cervix uteri),* der Verschluß- und Schutzeinrichtung. Ein Teil der Cervix ragt in die Vagina (= *Portio vaginalis cervicis).* Mit dem *Ostium uteri* („äußerer Muttermund") endet der *Canalis cervicis.* Das frontal gestellte, dreieckige Uteruslumen, *Cavum uteri,* ist spaltförmig und im erwachsenen, nicht graviden Uterus 6–7 cm lang.

Die *Schichten* der Uteruswand sind: *Endometrium (Tunica mucosa,* Schleimhaut*), Myometrium (Tunica muscularis,* Muskulatur*), Perimetrium (Tunica serosa,* Peritonealüberzug*).* Der klinisch wichtige Bindegewebsraum beiderseits des Uterus heißt *Parametrium* („Spatium subperitoneale").

Endometrium. Die Uterusschleimhaut sitzt unmittelbar dem Muskel auf, sie trägt ein einschichtiges, prismatisches, stellenweise und zeitweise Kinozilien tragendes Epithel und enthält tubulöse Drüsen *(Glandulae uterinae).* Das Schleimhautbindegewebe ist zellreich und faserarm. Man unterscheidet in der Uterusschleimhaut zwei Schichten, das etwa 1 mm hohe *Stratum basale endometrii,* das mit dem Myometrium verbunden ist, und darüber das wechselnd, bis 8 mm hohe *Stratum functionale.* Das Endometrium von Corpus und Fundus macht in der geschlechtsreifen Zeit Menstruationszyklen durch. Von ihnen ist hauptsächlich das *Stratum functionale* betroffen.

Die *Schleimhaut des* **Canalis cervicis uteri** bildet mit Eintritt der Geschlechtsreife ein zerklüftetes Drüsenfeld, zusammengesetzt aus einschichtigen hochprismatischen *Drüsenzellen* (merokrine und apokrine Sekretion) und *Flimmerzellen* sowie, zwischen ihnen, basalständigen undifferenzierten *Reservezellen.* Das Drüsenfeld wird in jungen Jahren zumeist auf die Oberfläche der Portio vaginalis verschoben, wobei seine Gesamtausdehnung konstant bleibt (d. h., die Uterusschleimhaut des Isthmus rückt nach). Die Schleimhaut der *Portio vaginalis* in der Umgebung der Mündung des Zervikalkanals („äußerer Muttermund"), die in der Kindheit, mit Plattenepithel bedeckt, weißlich schimmert, wird unter Östrogenstimulierung makroskopisch sichtbar zirkulär gerötet (*Ektropionierung* des Drüsenfeldes), ein Vorgang, der den Eintritt von Spermatozoen in den Zervikalkanal erleichtert. Die *Drüsen des Canalis cervicis* bilden einen alkalischen Schleimpfropf zum Schutz gegen aufsteigende Infektion und zur Erleichterung der Spermatozoenwanderung; die Viskosität ändert sich zyklusabhängig.

In späteren Jahren wird – durch *Metaplasie* aus dem Drüsenfeld und seiner Umgebung – das Drüsenfeld fortschreitend mit Plattenepithel bedeckt, wobei die Drüsenausführungsgänge, die zunächst noch offen bleiben (offene Umwandlungszone), schließlich verschlossen werden (geschlossene Umwandlungszone) (Abb. 244). Die Überwachung schreitet in der Postmenopause bis in den äußeren Muttermund hinein voran. An den Umwandlungsvorgängen haben die basalständigen Reservezellen großen Anteil, die mitotisch aktiv bleiben und aus denen sowohl Drüsenzellen als auch Plattenepithelzellen regenerieren können. Zudem können sich Drüsenzellen in Flimmerzellen umwandeln.

Myometrium. Die Muskelschicht des nichtgraviden Uterus, bis 2 cm dick, fühlt sich hart an (glatte Muskulatur!). Im Myometrium sind Muskelzellbündel, Gefäße und Bindegewebe eng verknüpft. Der Anteil der Muskel-

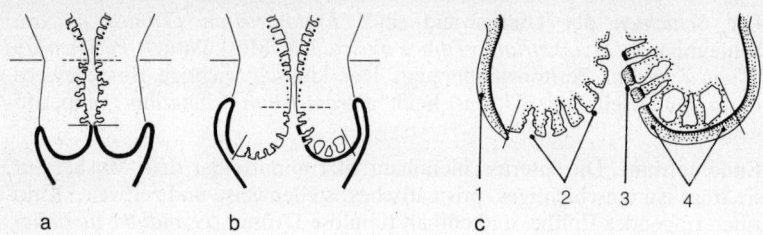

a   b   c

Abb. 244 a–c   Schleimhaut der Portio vaginalis cervicis uteri. a) Portio eines jungen Mädchens mit mehrschichtigem Plattenepithel bedeckt. b) Portio bei der geschlechtsreifen Frau. c) Stärkere Vergrößerung von b). Links in früheren Jahren: 1 = mehrschichtiges Plattenepithel, 2 = Ektropionierung des Drüsenfeldes des Zervikalkanals. Rechts in späteren Jahren (durch Metaplasie): 3 = offene Umwandlungszone, 4 = geschlossene Umwandlungszone. Lage des anatomischen inneren Muttermundes: durchgehende äußere Linien. Innere punktierte und innere durchgehende Linien: Begrenzung des Drüsenfeldes. Schema (nach *Ober, Schneppenheim, Hamperl* und *Kaufmann*).

zellen beträgt im Corpus uteri etwa 28%, in Isthmus und Cervix ist er geringer. Doch sind auch die Bindegewebszellen als Myofibroblasten großenteils zeitweise kontraktil. Sie durchlaufen während des Zyklus einen hormonell gesteuerten Funktionswandel. In der ersten Zyklushälfte sind sie mehr fibroblastisch-sekretorisch tätig, in der zweiten Zyklushälfte (und in der Schwangerschaft) differenzieren sie zu kontraktilen Zellen.

Das Myometrium läßt drei unscharf abgrenzbare Schichten erkennen. Die *mittlere* weitaus stärkste Schicht, *Stratum vasculosum,* ist besonders gefäßreich. Die Muskelzüge bilden im Corpus ein dreidimensionales, vorwiegend parallel zur Oberfläche gerichtetes Netzwerk, das an Blutgefäßen verankert ist. In Isthmus und Cervix überwiegen mehr zirkuläre und flach ansteigende, schraubenförmige Muskelzüge. Die mittlere Schicht des Myometriums ist der hauptsächliche Motor bei der Geburt. Die *innere,* dünne Schicht, *Stratum submucosum (Stratum subvasculosum),* unter der Schleimhaut gelegen, soll nach der Geburt die bei der Plazentalösung eröffneten Gefäße verschließen helfen. Die *äußere,* ebenfalls dünne Schicht, *Stratum supravasculosum,* ist aus mehreren Lamellen von Muskelzügen aufgebaut, die einander kreuzen. Sie stabilisieren die Oberfläche des schwangeren Uterus.

Perimetrium *(Tunica serosa).* Uterusfundus und -korpus sind an Vorder- und Rückseite von Peritoneum überzogen, das als Perimetrium straff dem Muskel aufsitzt. Seitlich und unten stellt adventitielles Bindegewebe die Beziehung zu Nerven und Gefäßen des *Parametrium,* des Beckenbindegewebes zwischen den Peritonealblättern des Lig. latum, her.

Ovarieller und Menstruationszyklus

Der *ovarielle Zyklus*, gesteuert von *Hypothalamus* und *Hypophyse*, löst in den geschlechtsreifen Lebensjahren zyklische Veränderungen der *Uterusschleimhaut* aus, die periodisch zur Abstoßung (Blutung) der Schleimhaut von Fundus und Corpus führen. Dieser *Menstruationszyklus* wird in drei Zyklusphasen eingeteilt, die bei dem (häufigsten) 28-Tage-Zyklus folgende Tage umfassen. *Desquamations-Regenerations-Phase: 1.–4. Tag, Proliferationsphase: 5.–15. Tag, Ovulation: 15. Tag, Sekretionsphase: 15.–28. Tag.* Die Sekretionsphase hat eine weitgehend konstante Länge. Auch bei Zyklen anderer Zeitdauer liegt die Ovulation 13–14 Tage vor dem 1. Tag der folgenden Menstruation (des folgenden Zyklus). Erster Tag des Zyklus bei dieser Berechnung ist der 1. Tag der Menstruationsblutung (vgl. im folgenden Abb. 245 u. 246).

Desquamations-Regenerations-Phase

Hypophyse. Geringer Anstieg von LH und FSH am Ende des vorangegangenen Zyklus hält an mit Wirkung auf das Ovar.

Ovar. Das Corpus luteum des vorangegangenen Zyklus ist zurückgebildet, die Progesteronbildung versiegt. Beginnender Anstieg der Östrogenbildung mit Wirkung auf die Schleimhaut.

Schleimhaut. Die *Desquamation* (Abstoßung) der Schleimhaut wird in den letzten Tagen des vorangegangenen Zyklus vorbereitet, indem eine (intermittierende) Minderdurchblutung der Schleimhaut, eine ischämische Phase, als Folge der Involution des Gelbkörpers zu einer Schädigung der Schleimhaut führt, die an Höhe abnimmt (Abb. 245). Bei der folgenden, wieder stärkeren Durchblutung am Zyklusende (Anstieg der Östrogene) entstehen Blutungen, die zur *Abstoßung* des *Stratum functionale* führen. Enzyme sowie vorübergehende Verringerung der Thrombozytenzahl wirken der Blutgerinnung entgegen. Die Leukozyteninfiltration des Schleimhautbindegewebes erreicht ihren Höhepunkt. Die *Regeneration* der Schleimhaut aus dem verbliebenen *Stratum basale* setzt unmittelbar danach ein, die Schleimhautwunde wird durch Epithel- und Bindegewebszellen geschlossen.

Proliferationsphase (östrogene Phase)

Hypophyse. Gleichbleibende Höhe des LH und zunächst geringer Abfall des FSH. Um den 15. Tag kurzdauernder Gipfel der LH-Produktion und (geringerer) FSH-Gipfel. Die Hormone wirken auf das Ovar.

Ovar. Das FSH stimuliert die Follikelreifung, das LH die Produktion von *Östrogenen*. Unmittelbar im Anschluß an den LH-Gipfel erfolgt die Ovulation. Hormonelle Rückmeldung: Anstieg der Östrogene dämpft die Bildung der Hypophysenhormone. Die Östrogene wirken auf die Schleimhaut.

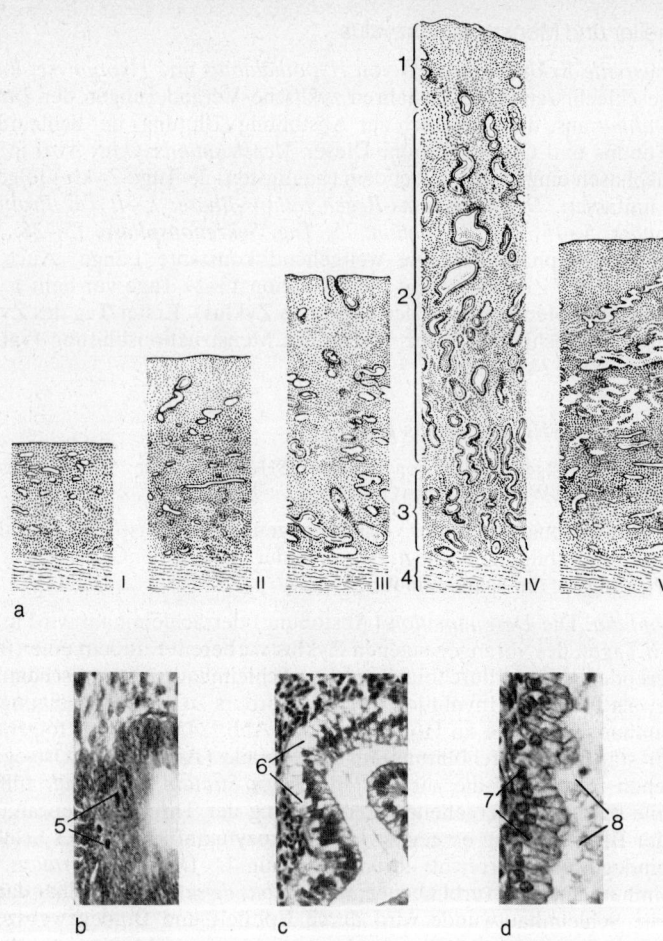

Abb. 245a–d Uterusschleimhaut an verschiedenen Tagen des Zyklus. a) Übersicht. I = 3. Tag, II = 6. Tag, III = 14. Tag, IV = 20. Tag, V = 27. Tag. 1 = Compacta, 2 = Spongiosa, 3 = Lamina basalis, 4 = Myometrium (nach Präparaten: Prof. Dr. *Specht*, Homburg/Saar). b–d) Schleimhautepithel-Ausschnitte bei stärkerer Vergrößerung. b) Frühe Proliferationsphase (5 = Mitosen!), c) frühe Sekretionsphase (6 = retronukleäre Vakuole!), d) späte Sekretionsphase (7 = Zellkerne zurückgesunken, 8 = Sekret im Drüsenlumen). Vergr. a) etwa 10fach, b–d) 220fach.

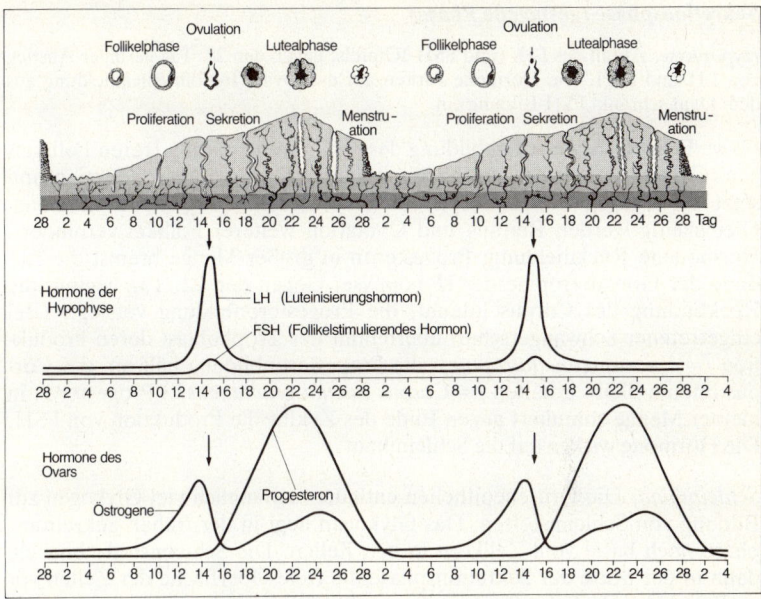

Abb. 246 Ovarialzyklus und Endometrium. Aufbau des Endometriums im Ablauf zweier Zyklen, in Beziehung gesetzt zum Ovarialzyklus (darüber) und (darunter) zum Blutspiegel (nach *Wildt* u. *Leyendecker* 1981) der Hypophysenvorderlappenhormone (FSH, LH, Größenordnung U/ml) und der Ovarialhormone (Östrogene, Größenordnung pg/ml; Progesteron, Größenordnung ng/ml) der entsprechenden Zyklusphase. Schema.

Schleimhaut. Das *Stratum functionale wächst heran* (proliferiert, *Wachstumsphase)*. Die Drüsenepithelien zeigen zunehmend mehr Mitosen. In der frühen Proliferationsphase sind die Drüsen noch gestreckt, in der mittleren Proliferationsphase bereits spiralförmig gewunden (mehrere Anschnitte eines Drüsenschlauchs in Abständen!), in der späteren Proliferationsphase sehr stark gewunden (mehrere Abschnitte eines Drüsenschlauchs dicht gepackt!). In der späten Proliferationsphase wird das Epithel vorübergehend mehrreihig. Die für das Sekret benötigten Proteine werden gebildet (am 15. Tag Höhepunkt des RNS-Gehalts der Drüsenzellen). Spiralarterien wachsen aus dem Myometrium in das Endometrium. Die Bindegewebszellen zeigen anfänglich Mitosen, bilden Fibrillen und Grundsubstanzen. Gegen den 15. Tag beginnender Abbau hochmolekularer Grundsubstanzen in niedrigmolekulare, ihre Viskosität nimmt ab, das Gewebe wird ödematös.

Sekretionsphase (gestagene Phase)

Hypophyse. Abfall des LH- (und FSH-)Gipfels, gegen den 28. Tag geringer Anstieg von LH und FSH. Die Hormone wirken auf das Ovar (Inhibin-Rückmeldung aus dem Ovar schränkt FSH-Bildung ein.

Ovar. Das LH bewirkt Umbildung des nach der Ovulation leeren Follikels zum Corpus luteum bei gleichzeitig anhaltender Östrogenproduktion und setzt die Sekretion des Corpus-luteum-Hormons *Progesteron* in Gang. Gleichzeitig werden Reifung und Ovulation weiterer Follikel verhindert. Hormonelle Rückmeldung: Progesteron in großer Menge bremst die Bildung der Gonadotropine der Hypophyse. Gegen den 22. Tag beginnt die Rückbildung des Corpus luteum, die Progesteronbildung versiegt. (Bei eingetretener Schwangerschaft übernimmt der Trophoblast deren Produktion *[= Choriongonadotropine]*, die Progesteronbildung hält an, das Corpus luteum bleibt erhalten *[= Corpus luteum graviditatis]*.) Progesteron in kleiner Menge stimuliert gegen Ende des Zyklus die Produktion von FSH. Die Hormone wirken auf die Schleimhaut.

Schleimhaut. Die Drüsenepithelien enthalten anfänglich viel Glykogen zur Bildung von Schleimstoffen. Das Glykogen liegt in der frühen Sekretionsphase noch basal vom Zellkern in den Zellen. Die Schleimstoffe buckeln dann in der Mitte der Sekretionsphase die freie Oberfläche der Zellen vor und werden als Sekretkugeln abgestoßen, wobei das Glykogen aufgebraucht wird. *Diagnose:* Für die frühe Sekretionsphase ist eine „retronukleäre Vakuole" in den Drüsenepithelzellen bezeichnend, verursacht durch das – bei der Gewebsbehandlung herausgelöste – Glykogen (Maximum am 3. Tage der Sekretionsphase!). Danach verschwindet die Vakuole wieder, der Zellkern „sinkt zurück" (Abb. 245). Gegen Ende der Sekretionsphase zeigen die stark geschlängelten Drüsenlumina eine gezackte („sägeblattartige") Begrenzung. Im Bindegewebe entsteht eine ödematöse Auflockerung, die der Schleimhaut in mittlerer Höhe ein spongiöses Aussehen verleiht. Gegen Ende des Zyklus wandeln sich die nahe der Schleimhautoberfläche gelegenen Bindegewebszellen in große, plattenförmige, dicht gelegene „Pseudodeziduazellen" um; sie charakterisieren die *Compacta,* die sich dadurch von der tiefer gelegenen, lockeren und drüsenreichen Schicht, der *Spongiosa,* unterscheidet. In der Compacta treten gegen Ende des Zyklus erneut hochmolekulare Mukopolysaccharide und andere Stoffe auf, Retikulinfaserbildung setzt ein. Vom 25. Tag an verliert die Spongiosa Flüssigkeit, die *prämenstruelle Schrumpfung* der Schleimhaut beginnt. Die spiraligen Blutgefäße kontrahieren sich heftig (Folge des Progesteronausfalls) und werden zusätzlich durch die prämenstruelle Schrumpfung der Schleimhaut komprimiert; eine Ischämie der Schleimhaut mit Schädigung aller Gewebsanteile (Freisetzung von proteolytischen Enzymen!) ist die Folge *(= ischämische Phase);* weiße Blutzellen infiltrieren das Schleimhautbindegewebe. Die erneute Erweiterung der Blutgefäße (Anstieg der Östrogene) am 28. Tag führt zur Blutung ins Gewebe und zur *Desquamation des Stratum functionale* (= 1. Tag des neuen Zyklus).

Cervix uteri. Im Laufe des Zyklus verändert sich die *Konsistenz des Zervixschleimes*. In der präovulatorischen Phase tritt eine Verflüssigung ein (Östrogenwirkung), die zur Zeit der Ovulation ihren Höhepunkt erreicht. Der Schleim wird „spinnbar", ein Schleimtröpfchen läßt sich fadenförmig lang ausziehen. In diesem Zustand ist der Zervixschleimpfropf für Spermatozoen durchgängig. Unter dem Einfluß von Progesteron wird der Schleim in der 2. Zyklushälfte wieder zähflüssig.

Menarche bezeichnet den Beginn der Menstruationszyklen im 10.–15. Lebensjahr. Die ersten Zyklen sind häufig zunächst unvollständige, „anovulatorische" Zyklen, die zwar zu einer Menstruation, aber nicht zu einer Ovulation führen.

In der **Menopause,** am Beginn des Klimakteriums um das 50. Lebensjahr, hören die Zyklen auf, Follikelwachstum, -reifung und Follikelsprung finden nicht mehr statt, die Schleimhaut wird dünn und atrophisch, ihr Epithel niedriger. Auch die Uterusmuskulatur ist von der Atrophie betroffen.

Gravidität

Endometrium. Die Zyklusvorgänge führen zu einer für die Einnistung des Keimes optimalen Bereitstellung der Schleimhaut um den 21. Tag. Sie ist hochaufgebaut, gefäßreich, aufgelockert, die Grundsubstanz in niedrigmolekulare Bausteine zerlegt; der Keim kann in die Schleimhaut eindringen und zugleich Nahrung *(Histiotrophe)* finden. Glykogen- und Sekretbildung der Drüsen, ebenfalls der Ernährung des Keimes dienend, haben ihren Höhepunkt erreicht.

Eine *Befruchtung* muß in den ersten Stunden nach der Ovulation stattfinden, da die Eizelle andernfalls nach 6–24 Stunden befruchtungsunfähig wird (S. 511). Die Befruchtung findet deshalb meist in der Pars ampullaris der Tube statt. Der Keim wandert in 3–4 Tagen von hier zum Uterus, kommt also zum optimalen Zeitpunkt im 12–16-Zellenstadium an. Die *humorale Information* der Hypophyse über die stattgehabte *Befruchtung* geht vom frühen Keim noch vor der Implantation aus. Der Keim differenziert sich in zwei prospektiv unterschiedliche Teile, in den *Embryoblasten,* aus dem der *Embryo* entsteht, und in den *Trophoblasten,* der den Embryoblasten umgibt und aus dem die *fetale Placenta* hervorgeht. Eine vorzeitige Implantation des Keimes wird durch die Zona pellucida verhindert, aus der der Keim bei normal ablaufendem Tubentransport erst im Uteruslumen ausschlüpft. Die prägravide „Reife" der Spiralarterien erfaßt um diese Zeit *schrittweise* die einzelnen Schleimhautfelder, sie bestimmt den *Ort* der Implantation, die – abhängig vom Zeitpunkt, an dem der Keim im Uteruslumen ankommt – meist im fundusnahen Abschnitt der Hinterwand der Uterushöhle stattfindet. Vom Oberflächen- und Drüsenepithel der Uterusschleimhaut wird ein Protein, *Uteroglobin,* gebildet, dessen Anwesenheit eine der Voraussetzungen für die Implantation des Keimes ist.

Myometrium. Im schwangeren Uterus kommt es zur *Hypertrophie* der Muskelzellen auf das 7–10fache der ursprünglichen Zellgröße, auch Zellvermehrung *(Hyperplasie)* wird beobachtet. Durch Einlagerung von Flüssigkeit ins Bindegewebe werden Verschiebungen im inneren Gefüge der

Uteruswand während der Vergrößerung möglich. Dabei wird der Isthmus uteri zunehmend Teil des Fruchthalters. Er fühlt sich nun, im Unterschied zur Cervix, weich an (Hegarsches Schwangerschaftszeichen). Beim Uteruswachstum spielen die Einflüsse von Follikel- und Corpus-luteum-Hormon wie auch der Dehnungsreiz der wachsenden Frucht eine Rolle. Der Uterusmuskel nimmt in der Gravidität um mehr als das 10fache seines Gewichtes zu und wiegt zur Zeit der Geburt ca. 1000 g. Der zunächst vom Corpus luteum graviditatis, dann von der Placenta aufrecht erhaltene Progesteronspiegel sowie ein Hormon *Relaxin* verhindern die Kontraktion des Uterusmuskels. Eine Sensibilisierung des Muskels gegen Oxytocin entsteht gegen Ende der Schwangerschaft. Nach der Geburt stellen sich die Gefäße durch auffallende Wandverdickung, „Pseudosklerose", wieder auf den post partum verminderten Sauerstoffbedarf des Uterus ein.

Placenta

Die Uterusschleimhaut (sie heißt jetzt *Decidua* [= „hinfällige Haut"], weil sie nach der Geburt des Kindes abgestoßen wird) verstärkt nach der Implantation des Keimes die Zeichen der Sekretionsphase, die Umwandlung der Bindegewebszellen in große, glykogenreiche Deziduazellen nimmt besonders zu. Der *Trophoblast* des menschlichen Keimes ist zum Zeitpunkt der Implantation im Stroma der Uterusschleimhaut *(intradeziduale Implantation, Nidation)* rundum von Zotten *(Chorionzotten)* umgeben, die zunächst als *Primärzotten* rein epithelialer Zytotrophoblast sind, dann als *Sekundärzotten* einen Mesenchymkern und später als *Tertiärzotten* (um den 20. Tag) fetale Blutgefäße erhalten.

Bau der Placenta (vgl. im folgenden Abb. 247). Die *reife Placenta* entsteht allmählich im 3.–6. Schwangerschaftsmonat. Das Chorion trägt nur noch eine basale, tellerförmige Zottenplatte *(Chorion frondosum),* während die übrige Oberfläche zottenfrei ist. Die reife menschliche Placenta ist scheibenförmig, sie hat die Gestalt eines flachen Topfes. Der Topfboden wird von der *Decidua basalis* (= Uterusschleimhaut) gebildet, der Deckel des Topfes von der Chorionplatte *(Chorion frondosum).* Der gesamte Innenraum des Topfes – Boden, Septen, Deckel und Zotten – werden vom Chorionepithel ausgekleidet. Vom Boden des Topfes ragen *Deziduasepten* gegen die Chorionplatte, die Septen unterteilen den großen Topf in kleinere Töpfe, in *Plazentome.* Da die Septen aber nicht bis zur Chorionplatte reichen, bleibt ein *subchorialer Raum* ungeteilt; er verbindet die kleinen Töpfe über ihren Rand hinweg. Von der Chorionplatte ragen 15–20 Zottenbäume in die kleinen Töpfe hinein, durch Haftzotten sind sie mit den Topfböden verwachsen. Die (fetalen) Plazentazotten flottieren im mütterlichen Blut; die menschliche Placenta ist eine *Placenta haemochorialis.*

Fetaler Teil. Die *Chorionplatte* führt im Chorionmesenchym die mit dem Nabelstrang eintretenden fetalen Blutgefäße. Seitliche und rückläufige Sprosse der Zottenbäume teilen sich in mehrfache Zweige, *Plazentazotten,* auf, die den Raum unter der Chorionplatte ausfüllen und insgesamt eine Oberfläche von 9–14 m^2 haben. Zwischen den Zotten liegt der spaltförmige

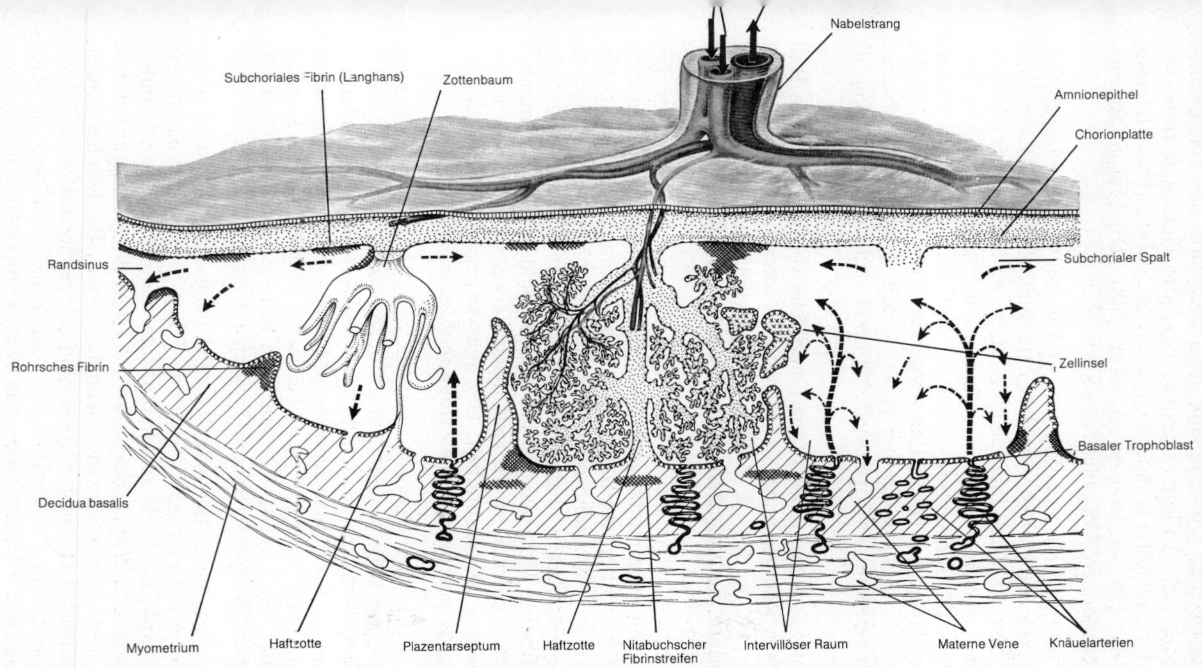
Nabelstrang
Subchoriales Fibrin (Langhans)
Zottenbaum
Amnionepithel
Chorionplatte
Randsinus
Subchorialer Spalt
Rohrsches Fibrin
Zellinsel
Basaler Trophoblast
Decidua basalis
Myometrium
Haftzotte
Plazentarseptum
Haftzotte
Nitabuchscher Fibrinstreifen
Intervillöser Raum
Materne Vene
Knäuelarterien

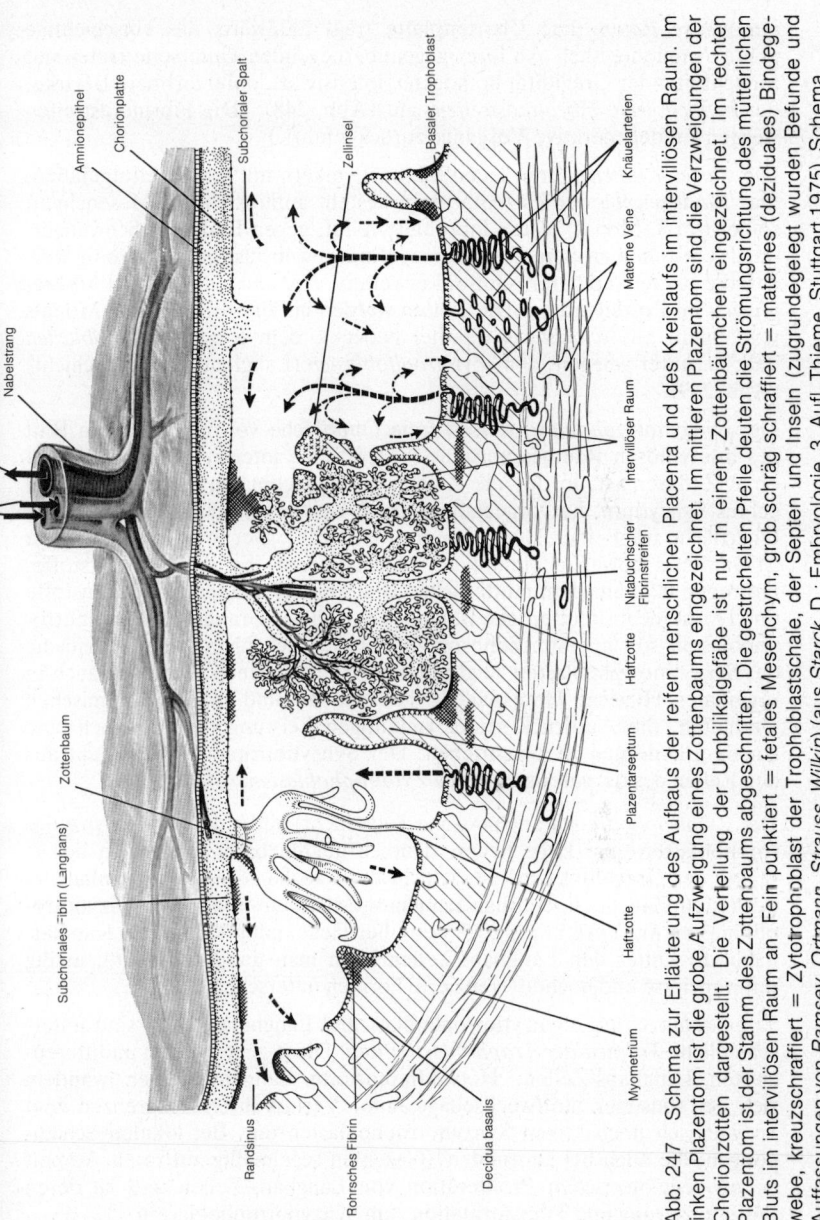

Abb. 247 Schema zur Erläuterung des Aufbaus der reifen menschlichen Placenta und des Kreislaufs im intervillösen Raum. Im linken Plazentom ist die grobe Aufzweigung eines Zottenbaums eingezeichnet. Im mittleren Plazentom sind die Verzweigungen der Chorionzotten dargestellt. Die Verteilung der Umbilikalgefäße ist nur in einem Zottenbäumchen eingezeichnet. Im rechten Plazentom ist der Stamm des Zottenbaums abgeschnitten. Die gestrichelten Pfeile deuten die Strömungsrichtung des mütterlichen Bluts im intervillösen Raum an. Fein punktiert = fetales Mesenchym, grob schräg schraffiert = maternes (deziduales) Bindegewebe, kreuzschraffiert = Zytotrophoblast der Trophoblastschale, der Septen und Inseln (zugrundegelegt wurden Befunde und Auffassungen von *Ramsey, Ortmann, Strauss, Wilkin*) (aus *Starck,* D.: Embryologie, 3. Aufl. Thieme, Stuttgart 1975). Schema.

intervillöse Raum. Die Chorionplatte trägt fetalwärts das einschichtige platte Amnionepithel. An ihrer gegenüberliegenden Unterseite treten mit fortschreitender Gravidität homogene, intensiv azidophil färbbare Bezirke, der *hypochoriale Fibrinoidstreifen,* auf (Abb. 248). (Die Fibrinoidstreifen werden auf degenerative Vorgänge zurückgeführt.)

Die *Plazentazotten* führen einen Mesenchymkern mit fetalen Blutgefäßen. Das *Bindegewebe* der Plazentazotten besteht anfänglich aus Mesenchym, später (im 3. Monat) treten Fibroblasten auf, gegen Ende der Schwangerschaft entstehen größere Mengen von Bindegewebsfasern, gleichzeitig werden die Zottenkapillaren sinusoid erweitert. *Hofbauer-Zellen* sind *Makrophagen* im Zottenstroma. Die Zotten werden bis zum Ende des 4. Monats von einem *zweischichtigen* Epithel bedeckt, dem *Synzytiotrophoblasten* und, darunter gelegen, dem *Zytotrophoblasten* (Langhanssche Zellschicht) (Abb. 249).

Der *Synzytiotrophoblast,* dessen freie Oberfläche von mütterlichem Blut des intervillösen Raumes umspült wird, ist eine intensiv färbbare Schicht ohne Zellgrenzen, in der die Zellkerne ungleichmäßig verteilt sind, ein echtes Syncytium, hervorgegangen durch Zellverschmelzungen. Die freie Oberfläche trägt einen Bürstensaum (Mikrovilli). Der Synzytiotrophoblast ist amöboid beweglich und kann phagozytieren. Er nimmt Nährstoffe, Hormone u. a. aus dem mütterlichen Blut und sondert Schlackenstoffe und Hormone ins mütterliche Blut ab. Ein Teil der Granula im Synzytiotrophoblasten soll auf Steroidhormonbildung zurückgehen. Die Oberfläche des Synzytiotrophoblasten zeigt innerhalb der einzelnen Zotte wie auch in regionaler Hinsicht Unterschiede im Feinbau und im histochemischen Verhalten, die Ausdruck seiner vielfältigen Leistungen sind. Auch eine zonale Gliederung ist beschrieben. Der Synzytiotrophoblast entsteht aus den Zellen des darunter gelegenen *Zytotrophoblasten.*

Der *Zytotrophoblast* (Langhanssche Zellschicht) bildet unter dem Synzytiotrophoblasten eine Lage heller, deutlich abgrenzbarer Zellen. In der 2. Hälfte der Gravidität wird die Schicht der Langhans-Zellen lückenhaft, in der reifen Placenta findet man Langhans-Zellen unterhalb des Synzytiotrophoblasten nur noch in ca. 20 % der Oberfläche, hauptsächlich in Kapillarnähe. **E:** Unter den Langhans-Zellen kann man undifferenzierte, mäßig differenzierte und hochdifferenzierte Formen unterscheiden.

Trophoblastreifung. Synzytiotrophoblast und Langhans-Zellen sind unterschiedliche *Formen der Trophoblastreifung.* Diese geht aus von undifferenzierten Langhans-Zellen. Hochdifferenzierte Langhans-Zellen wandeln sich bei günstiger Stoffwechsellage unter Verlust ihrer Zellgrenzen zum enzymatisch hochaktiven Synzytiotrophoblasten um. Bei lokalen Schädigungen, die auch bei „normalen" Plazenten regelmäßig auftreten, kommt es zur regulatorischen Proliferation von Langhans-Zellen und zu deren Differenzierung und Transformation zum Synzytiotrophoblasten.

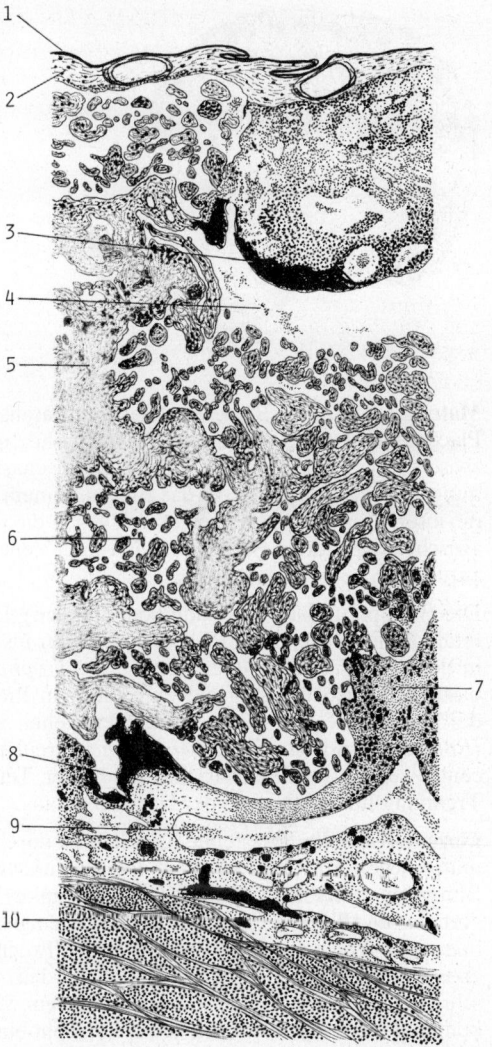

Abb. 248 Menschliche Placenta (Placenta haemochorialis), 2. Hälfte der Schwangerschaft. Das mütterliche Blut ist ausgespült. 1 = Amnion, 2 = Chorionplatte mit fetalen Blutgefäßen, 3 = hypochoriales Fibrinoid (dunkel), 4 = intervillöser Raum, 5 = Zottenbaum, 6 = Chorionzotten, 7 = Plazentaseptum, 8 = Basalplatte mit Fibrinoid, 9 = materne Blutgefäße, 10 = Myometrium. Vergr. etwa 10fach.

Die *örtlich unterschiedliche Enzymausstattung* des *Synzytiotrophoblasten* geht stellenweise einher mit einem besonderen topographischen Verhalten von Synzytiotrophoblast und Langhans-Zellen. Diese können lokal nur von einer dünnen Synzytiotrophoblastmembran bedeckt sein. Das spricht für im einzelnen noch unbekannte Wechselbeziehungen zwischen beiden in funktioneller Hinsicht.

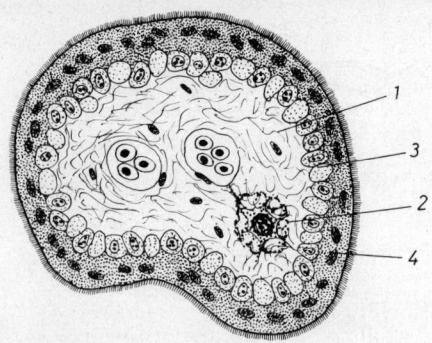

Abb. 249   Menschliche Chorionzotte, 1. Hälfte der Schwangerschaft. 1 = Stroma mit fetalen Blutgefäßen, in diesen kernhaltige Erythrozyten, 2 = Hofbauer-Zelle, 3 = Zytotrophoblast, 4 = Synzytiotrophoblast. Vergr. etwa 300fach.

Materner Teil. Die Reste der Decidua basalis bilden die *Basalplatte* der Placenta und die *Plazentasepten,* halbhohe, unvollständige Trennwände zwischen den Plazentomen. Durch die düsenartigen etwa 200 Arterienöffnungen der Basalplatte tritt das Blut mit einem Druck von 60–80 mmHg in die intervillösen Räume, steigt rasch gegen die Chorionplatte auf und flutet zwischen den Zotten wieder zu den weiten Venenöffnungen der Basalplatte zurück.

Die Basalplatte ist vollständig vom (fetalen) Trophoblasten ausgekleidet, fetale Zellen dringen als *Riesenzellen* weiter ins materne Bindegewebe vor, in dem *Deziduazellen* überwiegen. Die *Trophoblastriesenzellen* sind stark basophil (Ergastoplasma mit unbekanntem Produkt). An der Oberfläche der Basalplatte und in ihrer Tiefe entstehen weitere Fibrinablagerungen *(Rohrscher* und *Nitabuchscher Fibrinoidstreifen).* Bei der Geburt der Placenta werden mütterlicher und kindlicher Teil gemeinsam abgelöst, die Trennungslinie verläuft in der Decidua basalis.

Plazentaschranke. Der fetale Kreislauf ist durch die *Plazentaschranke* vom mütterlichen Kreislauf getrennt (Mutter und Fetus können verschiedene Blutgruppen haben!). Die Plazentaschranke ist Bestandteil des *fetalen* Anteiles der Placenta; alle Nährstoffe, Atemgase, Hormone, Immunglobuline sowie Abbauprodukte des fetalen Stoffwechsels, die zwischen mütterlichem und fetalem Blut ausgetauscht werden, durchqueren die Plazentaschranke. Sie besteht hauptsächlich aus dem *Synzytiotrophoblasten,* hinzu kommen die *Basallamina* des Synzytiotrophoblasten, das *Zottenstroma,* die *Basallamina* der fetalen Kapillare und deren *Endothel.* Unklar ist, ob die Langhanssche Zellschicht und die Hofbauer-Zellen im Rahmen der Plazentaschranke eine Bedeutung haben.

Trotz der grundsätzlichen Trennung des mütterlichen und des fetalen Kreislaufes kann es im letzten Drittel der Schwangerschaft und während der Geburt durch Makro- oder Mikroläsionen der Placenta zum *Übertritt von fetalem Blut ins mütterli-*

che Blut kommen. Bei Rh-negativer Mutter und Rh-positivem Feten entsteht in diesem Zusammenhang eine Sensibilisierung der Mutter, die in folgenden Rh-positiven Schwangerschaften den Feten bedroht. Bei männlichen Feten soll durch fluoreszenzmikroskopischen Nachweis des Y-Chromosoms in den fetalen Lymphozyten, die ins mütterliche Blut gelangen, eine vorgeburtliche Geschlechtsbestimmung möglich sein.

Hormone. Die reife Placenta übernimmt Aufgaben der Hypophyse und des Ovars, indem sie Choriongonadotropine, Östrogene und Progesteron sowie auch Inhibin produziert. Im 4. Schwangerschaftsmonat ist die Placenta in der Lage, die hormonelle Sicherung der Gravidität allein zu übernehmen; diese würde durch die Herausnahme des Ovars mit dem *Corpus luteum graviditatis* nicht gefährdet.

Der Nabelstrang *(Funiculus umbilicalis, Nabelschnur)* verbindet den Keim mit der Placenta. Die „reife Nabelschnur" führt nach Ausbildung des fetalen Allantoiskreislaufes zwei Nabelarterien und eine Nabelvene sowie häufig noch einen Rest des Allantoisganges. Das Nabelbläschen hat sich vom fetalen Darm gelöst, ein Ductus omphaloentericus besteht meist nicht mehr.

Das histologische Bild des nach der Geburt fixierten Nabelstranges gibt nicht die intrauterinen Verhältnisse wieder. Während der Gravidität werden die Nabelgefäße prall gefüllt und erweitert und vom umgebenden Stroma in dünner Lage überzogen. Nach der Geburt kontrahieren sich die Gefäßwände (Blutstillung!), ein Ödem entfaltet das Stroma. **L:** Die Nabel-

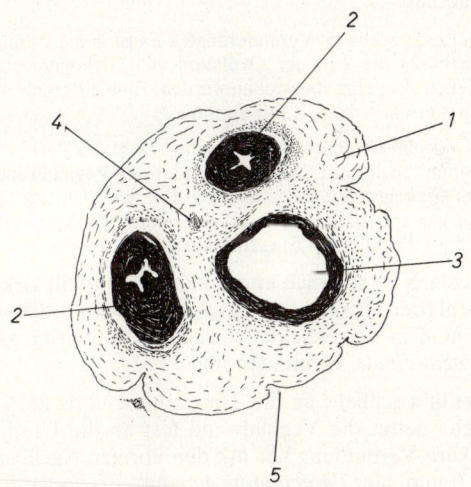

Abb. 250   Nabelstrang, Querschnitt. 1 = gallertartiges Bindegewebe, ödematös aufgequollen, 2 = A. umbilicalis, 3 = V. umbilicalis, 4 = Allantoisrest, 5 = Amnionepithel. Vergr. etwa 4fach.

schnur ist vom einschichtigen platten Amnionepithel überkleidet. Die Bindegewebszellen sind in der Form den Mesenchymzellen ähnlich, es gibt Übergänge zu glatten Muskelzellen, kurze Bindegewebsfäserchen liegen in einer gallertigen Grundsubstanz *(Whartonsche Sulze) = gallertiges Bindegewebe.* Um den Allantoisrest ist das Stroma ringförmig verdichtet. Die beiden kleineren Arterien und die größere Vene haben muskelstarke, nicht weiter differenzierte Wände (Abb. 250).

Scheide (Vagina)

Die Vagina ist ein 8–12 cm langer häutig-muskulärer dünnwandiger Schlauch. Sein blindes Ende umgibt als *Scheidengewölbe* ringförmig die *Portio vaginalis* des Uterushalses. Der hinter der Portio vaginalis liegende Teil, das „hintere Scheidengewölbe", ist tiefer als der vordere Teil und grenzt an den tiefsten Punkt des Peritonealraumes, an die *Excavatio rectouterina* (Douglas-Raum). Die Oberfläche der Vagina bildet Querfalten. Die Vagina mündet in der Ebene des *Hymen* in den *Scheidenvorhof,* der von den kleinen Schamlippen umfaßt wird. Im Querschnitt ist das Scheidenlumen ein quergestellter H-förmiger Spalt. Die *Wand* der Vagina, nur wenige Millimeter dick, ist aus *Tunica mucosa* und *Tunica muscularis* aufgebaut, an die sich die *Tunica adventitia* anschließt.

Die **Tunica mucosa** ist meist völlig drüsenfrei. **L:** Das *Epithel* ist ein mehrschichtiges, hohes, unverhorntes Plattenepithel, das sich durch Glykogenreichtum auszeichnet. Es ist mit den gut ausgebildeten Papillen des lockeren *Schleimhautbindegewebes* verzahnt, das u. a. elastische Netze und Venengeflechte enthält.

Zyklus. Das Epithel zeigt zyklische Veränderungen. Es ist in der Proliferationsphase am höchsten, enthält um die Zeit der Ovulation viel Glykogen, während in der Sekretionsphase Zellen vermehrt abgestoßen werden. Eine differenzierte Diagnostik des Vaginalabstriches macht sich die Klinik zunutze.

Vaginalsekret. Das Vaginalsekret setzt sich aus dem Sekret der Zervixdrüsen und aus Zelldetritus zusammen, auch ein Flüssigkeitsexsudat der Vaginalwand kann hierzu beitragen. Aus dem *Glykogen* von abgeschilferten Epithelzellen erzeugen die Milchsäurebakterien, die zur „physiologischen Scheidenflora" gehören, die Milchsäure, die das *saure Scheidenmilieu* (pH 4–4,5) verursacht.

Die **Tunica muscularis** ist schwach entwickelt. Sie enthält zirkuläre schleifenförmige Züge glatter Muskulatur, *Fasciculi circulares,* die von Bindegewebe durchsetzt und in der Scheidenvorderwand durch längsverlaufende Züge, *Stratum longitudinale,* verbunden sind.

Die **Tunica adventitia** schließt an die Tunica muscularis an. Das adventitielle Bindegewebe heftet die Vaginalwand fest an die Urethra, stellt im übrigen eine lockere Verbindung her mit den übrigen Nachbarorganen im subperitonealen Raum, hier *Paracolpium* genannt.

Äußere weibliche Geschlechtsorgane

Als *äußere weibliche Geschlechtsorgane, Vulva,* bezeichnet man gemeinsam die *Clitoris,* die *großen* und *kleinen Schamlippen* sowie den von ihnen bedeckten *Scheidenvorhof, Vestibulum vaginae,* mit seinen *Drüsen* und den *äußeren Öffnungen von Harnröhre* und *Scheide.* Die Entwicklungsgeschichte (S. 483) macht es verständlich, daß sich die äußeren weiblichen Geschlechtsorgane in ihrem geweblichen und mikroskopisch-anatomischen Aubau weitgehend mit den männlichen vergleichen lassen.

Die **Clitoris** gleicht im Bau des Schwellkörpers dem *Corpus cavernosum penis.*

Die **großen Schamlippen,** *Labia majora pudendi,* sind pigmentierte Hautwülste. Ihre Haut gleicht *außen* der *Skrotalhaut,* im Corium kommen glatte Muskelzellen vor, Talgdrüsen, Schweiß- und Duftdrüsen sind vorhanden. Innen sind die großen Schamlippen von haarloser Haut bedeckt. Im Unterschied zur Skrotalhaut ist subkutanes Fettgewebe entwickelt.

Die **kleinen Schamlippen,** *Labia minora pudendi,* sind fettgewebsfreie Hautfalten, die innen von einem unverhornten mehrschichtigen Plattenepithel bedeckt werden. Haare sind nicht ausgebildet. Eine Besonderheit sind zahlreiche große *Talgdrüsen,* die (ohne Haarbälge) auf der Oberfläche münden. In der fettgewebsfreien Subcutis breitet sich ein Venengeflecht, *Bulbus vestibuli,* aus, das dem *Corpus spongiosum penis* gleicht.

Die **großen Vorhofsdrüsen,** *Glandulae vestibulares majores (Bartholini),* tubuloalveoläre muköse Drüsen, die dem Bulbus vestibuli hinten anliegen und mit einem etwa 1 cm langen Ausführungsgang in das Vestibulum vaginae münden, bilden ein schleimiges Sekret und gleichen in ihrem Aufbau den *Glandulae bulbourethrales* des Mannes.

Kleine Vorhofsdrüsen, tubuloalveoläre *Glandulae vestibulares minores,* sind mehrfach – besonders in der Umgebung der Clitoris und der Harnröhrenöffnung – ausgebildet.

Anhang zur Terminologie

1. *Elektronenmikroskopische Definition lichtmikroskopischer Strukturen.*
Bei der Erstauflage des Taschenbuches vor 22 Jahren schien es geboten,
einige altbekannte lichtmikroskopische Termini – entsprechend den neuen
Kenntnissen aus elektronenmikroskopischen (und histochemischen) Untersuchungen – elektronenmikroskopisch (oder histochemisch) zu definieren.
Inzwischen werden aber in vielen Fällen ältere Termini aus der Lichtmikroskopie, unabhängig von ihrem ursprünglichen Inhalt, auf die Strukturen
angewandt, die nur elektronenmikroskopisch sichtbar zu machen sind. In
vielen Fällen sind deshalb die in der Literatur verwandten Termini nicht
allgemeingültig definiert. Die auf dem 11. Internationalen Anatomenkon-
greß 1980 in Mexico City vorgelegten Nomina histologica (2. Aufl.) helfen
hier (zunächst) nicht weiter, da sie in den Sprachgebrauch (noch) keinen
Eingang gefunden und bereits erneut zahlreiche Änderungen zur Folge
haben. In Zweifelsfällen sollte beachtet werden, ob ein Terminus in licht-
oder elektronenmikroskopischer Vergrößerung oder in beiden Vergröße-
rungsstufen angewandt wird oder anwendbar ist. Die folgenden Beispiele
sollen das verdeutlichen.

Basalmembran:

Als **E** Basalmembran wird häufig nur die glykoproteinhaltige, etwa 60 nm
dicke *Basallamina,* die *Lamina densa* der **L** Basalmembran, verstanden. Sie
ist lichtmikroskopisch nicht sichtbar.

Die **L** Basalmembran (Glashaut) ist das Äquivalent von einer durch Glykoproteine und einen Retikulinfaserfilz, durch die *Lamina fibroreticularis,* verstärkten **E** Basalmembran (Basallamina).

– lemm

Das **E** Plasmalemm ist die 8 nm dicke Zytomembran (S. 31), die die Zelle
umhüllt, sie ist lichtmikroskopisch nicht sichtbar.

Das **L** Neurolemm (Neurilemm) ist das Äquivalent von dem **E** äußeren
zytoplasmareichen Teil der Schwannschen Zelle an ummarkten Nervenfasern, der den Schwannschen Kern und die Zellorganellen einschließt.

Das Axolemm ist das lichtmikroskopisch nicht sichtbare Plasmalemm des
Axons.

Das **L** Sarkolemm ist das Äquivalent von dem **E** Plasmalemm der Muskelzelle, verstärkt durch eine Basalmembran mit Gitterfaserfilz.

Das **E** Sarkolemm ist das Plasmalemm der Muskelzelle (-faser).

Das **L** Oolemm (Zona pellucida) ist das Äquivalent einer Mukopolysaccha-
ridschicht, die dem Plasmalemm der Eizelle aufliegt.

Das **E** Oolemm ist das Plasmalemm der Eizelle.

2. *Allgemeine zytologische Termini werden häufig mit gewebsspezifischer Bezeichnung angewandt.* Ein gewebsspezifischer (chemischer, struktureller, funktioneller) Unterschied wird dabei zwar nicht ohne weiteres postuliert, kann aber im Einzelfall nachweisbar sein. Beispiele:

– plasma

Protoplasma ist zellulär gegliederte („lebendige") Substanz.
Cytoplasma = Protoplasma der Zelle, ausgenommen den Zellkern.
Nucleoplasma = Protoplasma des Zellkerns.
Neuroplasma = Cytoplasma der Nervenzelle.
Glioplasma = Cytoplasma der Gliazelle.
Sarkoplasma = Cytoplasma der Muskelzelle.

Dagegen **L** Ergastoplasma = **E** granuliertes endoplasmatisches Reticulum (oder Polyribosomen) in allen Zellen (in Nervenzellen auch **L** Tigroidsubstanz, Nissl-Substanz).

– fibrillen

Die **L** Neurofibrille ist das Äquivalent von **E** Neurofilamenten und Neurotubuli.
Die **L** Gliafibrille ist das Äquivalent von **E** Gliafilamenten.
Die **L** Tonofibrille ist das Äquivalent von **E** Tonofilamenten.
Die **L** Myofibrille ist das Äquivalent von **E** Myofilamentbündeln.

– tubuli

E Mikrotubuli werden in Nervenzellen auch **E** Neurotubuli genannt.

Tabelle 13 **Anfärbung von Zell- und Gewebsbestandteilen**

Färbemethode	H. E. Hämatoxylin, Eosin	Azan Azokarmin, Orange-G Anilinblau
Kerne	*blau*	*rot*
Cytoplasma	blaßrot (wenn RNS-reich: bläulich)	rot
Retikulinfasern und Basalmembranen	blaßrot oder ungefärbt	*blau*
Kollagene Fasern	*rot*	*blau*
Elastische Fasernetze und elastische Membranen	blaßrosa	blaßrot
Interzellularsubstanz im hyalinen Knorpel	blaßblau bis violett	blaßblau, auch rötlich
Muskelzytoplasma	rot	rot bis orange
Erythrozyten	ziegelrot	karminrot

bei den üblichen histologischen Übersichtsfärbungen

(nach einer Kieler Mikroskopier-Anleitung)

Goldner Eisenhämatoxylin, Säurefuchsin- Ponceau, Orange-G, Lichtgrün	van Gieson Eisenhämatoxylin, Pikrinsäure, Säurefuchsin	Eisenhämatoxylin Beizung mit Eisen- alaun, Bildung eines Hämatoxylinlackes	Elastikafärbung Orcein oder Resorcin- fuchsin
bräunlich schwarz	schwarz- braun	Chromatin und Nukleolen schwarz	∅
ziegelrot	gelbbraun	verschiedene Granula, Mitochondrien, Zentrosomen und Filamente schwarz	∅
blaßgrün	blaßrot oder ungefärbt	graugrün oder gelblich	∅
grün	rot	graugrün oder gelblich	∅
blaßgrün bis blaßrot	blaßgelb	schwach gelblich-grau	Orcein: *braunrot* Resorcinfuchsin: *violett bis* *schwarz*
hellgrün	rot und gelb	verschiedene Grautöne	∅
orangerot bis braun	gelb	*Myofibrillen* *sehr deutlich* *A-Bande schwarz*	∅
orangegelb	gelb	schwarz	∅

Eigennamen in der Histologie, Zytologie und Mikroanatomie

Eigennamen spielen in den anatomischen Bezeichnungen nach wie vor eine große Rolle; fünf Bearbeitungen der Nomina anatomica in den vergangenen nahezu 100 Jahren gelang es nicht, sie völlig zu eliminieren. Sie werden besonders in der Klinik noch verwandt. Die nachfolgende Aufstellungt gibt Lebenszeit und Wirkungsort der Personen wieder, deren Namen zu den geläufigsten Eigennamen in der Histologie, Zytologie und Mikroanatomie Mikroanatomie gerechnet werden können (teilweise zitiert nach Faller 1978), und weist auf die Anwendung des Eigennamens als anatomische Bezeichnung (Seitenzahl) hin. Ausführliche Angaben in Faller, A.: Die Fachwörter der Anatomie, Histologie und Embryologie, Ableitung und Aussprache, 29. Aufl. Bergmann, München 1978.

Aschoff, Ludwig. 1866–1942. Pathologe in Marburg u. Freiburg (S. 218)

Auerbach, Leopold. 1828–1897. Anatom in Breslau (S. 446)

Baillarger, Jules Francois Gabriel. 1806–1890. Arzt in Paris (S. 300)

Bartholin, Casper. 1655–1738. Arzt, Anatom und Physiker in Kopenhagen (S. 527)

Bergmann, Ernst von. 1836–1907. Chirurg in Berlin (S. 597)

Bertin, Exupère Joseph. 1712–1781 (S. 465)

Betz (Bec), Vladimir Alekseevič. 1834–1894. Anatom in Kiev (S. 300)

Bowman, Sir William. 1816–1892. Anatom, Physiologe u. Augenarzt in London (S. 339, 472)

Bruch, Karl Wilhelm Ludwig. 1819–1884. Anatom u. Physiologe in Basel u. Gießen (S. 335)

Brücke, Ernst Wilhelm Ritter von. 1819–1892. Physiologe in Königsberg, Anatom in Wien (S. 337)

Brunner, Johann Konrad. 1653–1727. Anatom in Heidelberg u. Straßburg (S. 447)

Burdach, Karl Friedrich. 1776–1847. Anatom u. Physiologe in Dorpat (S. 283)

Cajal, Ramón y, Santiago. 1852–1934. Anatom in Zaragossa, Valencia, Barcelona u. Madrid (S. 240, 299)

Clara, Max. 1899–1966. Anatom in Leipzig, München und Istambul (S. 408)

Clarke, Jacob Augustus Lockhart. 1817–1880. Neurologe in London (S. 283)

Claudius, Friedrich Matthias. 1822–1869. Anatom in Kiel u. Marburg (S. 325)

Cohnheim, Julius. 1839–1884. Pathologe in Kiel, Breslau u. Leipzig (S. 203)

Corti, Alfonso Marchese. 1822–1888. Anatom in Wien, Würzburg, Utrecht u. Turin (S. 324)

Cowper, William. 1666–1709. Anatom u. Chirurg in London (S. 500)

Del Rio-Hortega, Pio. 1882–1945. Histologe in Madrid, Paris, Oxford u. Buenos Aires (S. 277)

Descemet, Jean. 1732–1810. Anatom u. Chirurg in Paris (S. 339)

Disse, Joseph. 1852–1912. Anatom in Tokio, Göttingen u. Marburg (S. 456)

Ebner, Viktor Ritter von Rosenstein. 1842–1925. Histologe in Innsbruck u. Wien (S. 108, 315)

Eustachio, Bartolomeo. Um 1520–1574. Anatom in Rom (S. 328)

Flack, Martin. 1882–1931. Physiologe in London (S. 218)

Flechsig, Paul Emil. 1847–1929. Psychiater in Leipzig (S. 283)

Fontana, Abbada Felice. 1730–1805. Anatom u. Philosoph in Pisa u. Florenz (S. 339)

Gartner, Hermann Treschow. 1785–1827. Arzt in Kopenhagen (S. 512)

Gennari, Francesco. 1750–?. Anatom in Parma (S. 300)

Gianuzzi, Giuseppe. 1839–1876. Physiologe in Siena (S. 108)

Glisson, Francis. 1597–1677. Anatom in Cambridge (S. 453, 454)

Golgi, Camillo. 1844–1926. Anatom u. Pathologe in Pavia u. Siena (S. 23, 41, 239, 240, 296, 314)

Goll, Friedrich. 1829–1903. Arzt in Zürich (S. 283)

Goormaghtigh, Norbert G. 1890–1960. Pathologe in Gent (S. 481)

Gowers, William Richard Sir. 1845–1915. Neurologe in London (S. 283)

Graaf, Regnier de. 1641–1673. Arzt in Delft u. Paris (S. 508)

Grosser, Otto. 1873–1951. Anatom in Wien u. Prag (S. 226)

Hassall, Arthur Hill. 1817–1894. Arzt in London u. auf der Isle of Wight (S. 186)

Havers, Clopton. Um 1657–1702. Arzt u. Anatom in London (S. 147)

Henle, Friedrich Gustav Jakob. 1809–1885. Anatom in Zürich, Heidelberg u. Göttingen (S. 476)

Hensen, Viktor. 1835–1924. Physiologe in Kiel (S. 325)

Herring, Percy-Theodore. 1872–1967. Physiologe in England (S. 374)

Hertwig, Oscar. 1849–1922. Anatom in Jena und Berlin (S. 421)

His, Wilhelm d. Jüngere. 1863–1934. Internist in Leipzig, Basel, Göttingen u. Berlin (S. 218)

Hortega → Del Rio-Hortega

Howship, John. 1781–1841. Chirurg in London (S. 140)

Hoyer, Heinrich. 1834–1907. Anatom in Warschau (S. 226)

Hunter, John. 1728–1793. Chirurg in London (S. 424)

Ito, Toshio (geb. 1904). Anatom in Gunma (Japan) (S. 457)

Keith, Arthur Sir. 1866–1955. Anatom in London (S. 218)

Kerckring, Theodor. 1640–1693. Arzt in Amsterdam u. Hamburg (S. 440)

Krause, Wilhelm Johann Friedrich. 1833–1910. Anatom in Göttingen u. Berlin (S. 341)

Kupffer, Carl Wilhelm von. 1829–1902. Anatom in Dorpat, Kiel, Königsberg u. München (S. 169)

Langerhans, Paul. 1849–1888. Pathologe in Freiburg i. Br. u. Arzt in Funchal auf Madeira (S. 177, 390)

Langhans, Theodor. 1839–1915. Anatom in Gießen u. Bern (S. 522)

Lanterman, A. J. 1855–1910. Arzt in Cleveland (USA) (S. 244)

Leydig, Franz von. 1821–1908. Physiologe in Würzburg, Zoologe in Tübingen, Anatom in Bonn (S. 494)

Lieberkühn, Johann Nathanael. 1711–1756. Arzt in Berlin (S. 440)

Lissauer, Heinrich. 1861–1891. Arzt in Breslau (S. 283)

Malpighi, Marcello. 1628–1694. Prof. d. Medizin in Bologna, Pisa u. Messina (S. 193, 471)

Meibom, Heinrich. 1638–1700. Prof. d. Medizin, Geschichte u. Dichtkunst in Helmstedt (S. 340)

Meissner, Georg. 1829–1905. Physiologe in Basel, Freiburg i. Br. u. Göttingen (S. 309, 433)

Merkel, Johann-Friedrich. 1845–1919. Anatom in Rostock, Königsberg u. Göttingen (S. 309)

Moll, Jakob Anton. 1832–1914. Augenarzt in Den Haag (S. 341)

Monakow, Constantin von. 1853–1930. Hirnanatom in Zürich (S. 283)

Montgomery, William Fetherstone. 1797–1859. Gynäkologe in Dublin (S. 362)

Müller, Heinrich. 1820–1864. Anatom in Würzburg (S. 337)

Müller, Johannes. 1801–1858. Anatom u. Physiologe in Bonn (S. 485)

Neumann, Ernst. 1834–1918. Pathologe in Königsberg (S. 422)

Nissl, Franz. 1860–1919. Psychiater in Heidelberg u. München (S. 10, 240)

Nuel, Jean-Pierre. 1847–1920. Otologe in Löwen u. Lüttich, Physiologe in Gent (S. 324)

Pacchioni, Antonio. 1665–1726. Arzt in Tivoli und Rom (S. 306)

Pacini, Filippo. 1812–1883. Anatom in Florenz (S. 309)

Paneth, Joseph. 1857–1890. Physiologe in Wien (S. 441)

Petit, Jean-Louis. 1664–1750. Chirurg u. Anatom in Paris (S. 338)

Peyer, Johann Konrad. 1653–1712. Arzt in Schaffhausen (S. 189)

Purkinje (Purkyné), Jan Evangelista. 1787–1869. Physiologe in Breslau u. Prag (S. 218, 294)

Ramón y Cajal → Cajal

Ranvier, Louis Antoine. 1835–1922. Histologe in Paris (S. 244)

Reinke, Friedrich Berthold. 1862–1917. Anatom in Rostock (S. 494)

Reissner, Ernst. 1824–1878. Anatom in Dorpat u. Breslau (S. 323)

Retzius, Gustav Magnus. 1842–1919. Anatom in Stockholm (S. 424)

Robin, Charles Philippe. 1821–1885. Histologe in Paris (S. 302)

Rohr, Karl. 1863–1930. Internist in Bern (S. 524)

Ruffini, Angelo. 1874–1929. Pathologe in Siena u. Bologna (S. 426)

Schlemm, Friedrich. 1795–1858. Anatom in Berlin (S. 339)

Schmidt, Henry. 1823–1888. Pathologe in New Orleans (USA) (S. 244)

Schreger, Christian Heinrich Theodor. 1768–1833. Chemiker und Arzt in Wittenberg u. Halle (S. 424)

Schwann, Theodor. 1810–1882. Anatom in Löwen u. Lüttich (S. 245)

Schweigger-Seidel, Franz. 1834–1871. Physiologe in Leipzig (S. 195)

Sertoli, Enrico. 1842–1910. Physiologe in Mailand (S. 488)

Sharpey, William. 1802–1880. Anatom in Edinburgh u. London (S. 145)

Stilling, Benedikt. 1810–1879. Chirurg in Kassel u. Wien (S. 283)

Tawara, Sunao. 1873–1952. Pathologe in Fukuoka (S. 218)

Tenon, Jacques-René. 1724–1816. Chirurg und Pathologe in Paris (S. 335)

Tomes, Sir John. 1815–1895. Zahnarzt in London (S. 422)

Vater, Abraham. 1684–1751. Anatom in Wittenberg (S. 309)

Virchow, Rudolf. 1821–1902. Pathologe in Würzburg u. Berlin (S. 305)

Volkmann, Alfred Wilhelm. 1800–1877. Anatom u. Physiologe in Leipzig (S. 148)

Waldeyer-Hartz, Heinrich Wilhelm von. 1836–1921. Pathologe in Breslau, Anatom in Straßburg u. Berlin (S. 187)

Waller, Augustus Volney. 1816–1870. Physiologe in Birmingham (S. 279)

Wharton, Thomas. 1616–1673. Arzt in London (S. 526)

Wolff, Kaspar Friedrich. 1733–1794. Anatom u. Physiologe in Petersburg (S. 485)

Zeis, Eduard. 1807–1868. Arzt in Dresden, Chirurg in Marburg (S. 341)

Zinn, Johann Gottfried. 1727–1759. Anatom in Göttingen (S. 338)

Zuckerkandl, Emil. 1849–1910. Anatom in Graz u. Wien (S. 386)

Literatur

Das vorliegende Taschenbuch enthält den Stoff der Zytologie, Histologie und mikroskopischen Anatomie in gedrängter Form. Für den, der tiefer in Histologie und Zytologie, ihre Technik und ihre Teilgebiete eindringen will, stehen größere Lehrbücher zur Verfügung, in denen auch weiterführende Literatur angegeben ist. Soweit im vorliegenden Taschenbuch über Fakten berichtet wird, die in größeren Lehrbüchern eine untergeordnete Rolle spielen, ist spezielle Originalliteratur angegeben. Weiterführende Literatur zur Zytologie enthalten besonders die Lehrbücher der Biologie und Biochemie. In den anatomischen Instituten sind Handbücher und Review-Reihen einzusehen. Aus vielen nützlichen Werken seien die folgenden, zumeist mit weiterführender Literatur versehenen Titel sowie einige Bücher zur Studienhilfe hervorgehoben.

Abramson, D. I., P. B. Dobrin: Blood Vessels and Lymphatics in Organ Systems. Academic Press, London 1984

Alberts, B., D. Bray, J. Lewis, M. Raff, K. Roberts, J. D. Watson: Molekularbiologie der Zelle. VCH Weinheim 1986

Alfert, M., H. Bauer, W. Beermann, W. Sandritter, P. Sitte: Protoplasmatologia. Handbuch der Protoplasmaforschung. Springer, Berlin 1953 ff (seit 1975 fortgesetzt unter dem Titel: Cell Biology Monographs, hrsg. von M. Alfert, W. Beermann, G. Rudkin, W. Sandritter, P. Sitte)

Angermeier, W. F.: Praktische Lerntips. Für Studierende aller Fachrichtungen. Springer, Berlin 1976

Bargmann, W.: Histologie und Mikroskopische Anatomie des Menschen, 7. Aufl. Thieme, Stuttgart 1977

Barker, J. L., T. G. Smith Jr.: The Role of Peptides in Neuronal Function. Dekker, New York 1980

Becker, V., Th. H. Schiebler, F. Kubli: Die Plazenta des Menschen. Thieme, Stuttgart 1981

Benninghoff, A.: Makroskopische und mikroskopische Anatomie des Menschen, 14. Aufl., Bd. I–III. Urban & Schwarzenberg, München 1985

Berkovitz, B. K. B., A. Boyde, R. M. Frank, H. J. Höhling, B. J. Moxham, J. Nalbandian, C. H. Tonge: Teeth. In Oksche, A., L. Vollrath: Handbook of Microscopic Anatomy, vol. V/6. Springer, Berlin 1989

Bielka, H.: Molekularbiologie. Fischer, Stuttgart 1985

Björklund, A., T. Hökfelt und C. Owman (eds.): The peripheral nervous system. In Björklund, A. und T. Hökfelt, Handbook of Chemical Neuroanatomy Vol. 6. Elsevier, Amsterdam, New York, Oxford 1988

Bourne, G. H.: The Structure and Function of Nervous Tissue. Academic Press, New York 1968 ff

Bourne, G. H., J. F. Danielli: International Review of Cytology. Academic Press, New York 1952 ff

Brazier, M. A. B.: International Brain Research Organization Monograph Series. Raven, New York 1975 ff

Bucher, O., H. Wartenberg: Cytologie, Histologie und mikroskopische Anatomie des Menschen, 11. Aufl. Huber, Bern 1989

Burck, H.-Ch.: Histologische Technik, 6. Aufl. Thieme, Stuttgart 1988

Costa, E., M. Trabucchi: Regulatory Peptides from Molecular Biology to Function. Advances in Biochemical Psychopharmacology, vol. 33. Raven, New York 1982

Cowan, W. M., Z. W. Hall, E. R. Kandel: Annual Review of Neuroscience. Annual Reviews, Palo Alto 1979 ff

Drenckhahn, D.: Zytoskelett und Zelldifferenzierung. Verh. dtsch. Ges. Path. 72 (1988) 10–29

Faller, A.: Die Fachwörter der Anatomie, Histologie und Embryologie, Ableitung und Aussprache, 29. Aufl. Bergmann, München 1978

Fawcett, D. W.: Die Zelle. Ein Atlas der Ultrastruktur, 2. Aufl. Urban & Schwarzenberg, München 1981

Fawcett, D. W.: In Bloom, W., D. W. Fawcett: A Textbook of Histology, 11th ed. Saunders, Philadelphia 1986

Feneis, H.: Anatomisches Bildwörterbuch, 6. Aufl. Thieme, Stuttgart 1988

Franke, H.: Manuskript und Vortrag. Stilfibel für Mediziner, 2. Aufl. Thieme, Stuttgart 1969

Frick, H., H. Leonhardt, D. Starck: Allgemeine Anatomie. Spezielle Anatomie I. Taschenlehrbuch der gesamten Anatomie, 3. Aufl., Bd. I. Thieme, Stuttgart 1987a

Frick, H., H. Leonhardt, D. Starck: Spezielle Anatomie II. Taschenlehrbuch der gesamten Anatomie, 3. Aufl., Bd. II. Thieme, Stuttgart 1987b

Fujita, T.: Concept of paraneurons. Arch. Histol. Jpn. 40 (Suppl.) 1–12 (1977)

Fujita, T., T. Kanne, S. Kobayashi: The Paraneuron. Springer, Berlin 1988

Gall, J. G., K. R. Porter, P. Siekewitz: Discovery in cell biology. J. Cell Biol. 91 (3, part 2) (1981) 1–306

von Gaudecker, B.: The development of the human thymus microenvironment. Curr. Top. Pathol. 75 (1986) 1–41

Gerlach, D.: Das Lichtmikroskop. Eine Einführung in Funktion, Handhabung und Spezialverfahren für Mediziner und Biologen, 2. Aufl. Thieme, Stuttgart 1985

Golub, E. S.: Die Immunantwort. Einführung in die Immunbiologie. Heidelberger Taschenbücher Nr. 220. Springer, Berlin 1982

Gottschalk, W.: Allgemeine Genetik, 2. Aufl. Thieme, Stuttgart 1984

Graumann, W., K.-H. Neumann: Handbuch der Histochemie. Fischer, Stuttgart 1958ff

Hall, D. A., D. S. Jackson: International Review of Connective Tissue Research. Academic Press, New York 1963ff

Hartwig, H. G., A. Oksche: Neurobiological aspects of extraretinal and extrapineal photoreceptive systems in vertebrates. Experientia 38 (1982) 991–996

Haug, H.: Leitfaden der mikroskopischen Technik. Thieme, Stuttgart 1959

Hirsch, G. Ch., H. Ruska, P. Sitte: Grundlagen der Cytologie. Fischer, Stuttgart 1973

Hirsch-Kauffmann, M., M. Schweiger: Biologie für Mediziner, Pharmazeuten und Chemiker. Thieme, Stuttgart 1987

Holstein, A. F., E. C. Roosen-Runge: Atlas of Human Spermatogenesis. Grosse, Berlin 1981

Hucho, F.: Neurochemistry. Fundamentals and Concepts. VCH, Weinheim 1986

Junqueira, L. C., J. Carneiro: Lehrbuch der Cytologie, Histologie und mikroskopischen Anatomie des Menschen unter Berücksichtigung der Histophysiologie, übersetzt, überarbeitet und ergänzt von T. H. Schiebler, U. Peiper und F. Schneider, 2. Aufl. Springer, Berlin 1986

Kandel, E. R., J. H. Schwartz: Principles of Neural Science, 2nd ed. Elsevier, Amsterdam 1985

Kliemann, H.: Anleitungen zum wissenschaftlichen Arbeiten. Praktische Ratschläge und erprobte Hilfsmittel, 8. Aufl. Rombach, Freiburg 1973

Koecke, H. U.: Allgemeine Biologie mit Lernzielorientierung für Mediziner und Biologen, 4. Aufl. Schattauer, Stuttgart 1989

Krisch, B.: Ultrastructure of the meninges at the site of penetration of veins through the dura mater, with particular reference to Pacchionian granulations: investigations in the rat and two species of New-World monkeys (Cebus apella, Callitrix jacchus). Cell Tissue Res. 251 (1988) 621–631

Krisch, B., H. Leonhardt, A. Oksche: Compartments and perivascular arrangement of the meninges covering the cerebral cortex of the rat. Cell Tissue Res. 238 (1984) 459–474

Krstić, R. V.: Ultrastruktur der Säugetierzelle. Ein Atlas zum Studium für Mediziner und Biologen. Springer, Berlin 1976

Krstić, R. V.: Illustrated Encyclopedia of Human Histology. Springer, Berlin 1984

Krstić, R. V.: Die Gewebe des Menschen und der Säugetiere. Ein Atlas zum Studium für Mediziner und Biologen, 2. Aufl. Springer, Berlin 1986

Kühnel, W.: Taschenatlas der Zytologie, Histologie und mikroskopischen Anatomie für Studium und Praxis, 7. Aufl. Thieme, Stuttgart 1989

Kurosumi, K., H. Fujita: An Atlas of Electron Micrographs-Functional Morphology of Endocrine Glands. Thieme, Stuttgart 1975

Lange, H., J. Blödorn: Das Elektronenmikroskop TEM + REM. Thieme, Stuttgart 1981

Langman, J.: Medizinische Embryologie. 7. Aufl. Thieme, Stuttgart 1985

Lenz, W.: Medizinische Genetik, 6. Aufl. Thieme, Stuttgart 1983

Lojda, Z., R. Gossrau, T. H. Schiebler: Enzymhistochemische Methoden. Springer, Berlin 1976

Lüllmann-Rauch, R.: Drug-induced lipidosis. Lectures in Toxicology 12. Pergamon, Oxford 1984

Michel, K.: Die Grundzüge der Theorie des Mikroskops in elementarer Darstellung, 3. Aufl. Wissenschaftliche Verlagsgesellschaft, Stuttgart 1981

von Möllendorf, W., W. Bargmann: Handbuch der mikroskopischen Anatomie des Menschen. Springer, Berlin 1927 ff

Netter, F. H.: Farbatlanten der Medizin. The Ciba Collection of Medical Illustrations. Thieme, Stuttgart 1982 ff

Nieuwenhuys, R.: Chemoarchitecture of the Brain. Berlin, Springer 1985

Nomina anatomica, 5th ed., Nomina histologica, 2nd ed., Nomina embryologica, 2nd ed. Williams & Wilkins, Baltimore 1983

Ohnsorge, J., R. Holm: Rasterelektronenmikroskopie, 2. Aufl. Thieme, Stuttgart 1978

Oksche, A., L. Vollrath: Möllendorffs Handbuch der mikroskopischen Anatomie des Menschen. Handbook of Microscopic Anatomy. Springer, Berlin 1979 ff

Orci, L., A. Perrelet: Freeze-Etch Histology. Springer, Berlin 1975

Paul, J.: Zell- und Gewebekulturen. De Gruyter, Berlin 1979

Paul, W. E.: Fundamental Immunology. Raven, New York 1984

Pearse A. G. E. (1969): The cytochemistry and ultrastructure of polypeptide hormone-producing cells of the APUD series and the embryologic, physiologic and pathologic implications of the concept. J. Histochem. Cytochem. 17: 303–313

Pearse, A. G. E.: Histochemistry, Theoretical and Applied, 4th ed., vol. I and II. Churchill Livingstone, Edinburgh 1980, 1985

Pfeiffer, C. C., J. R. Smythies: International Review of Neurobiology. Academic Press, New York 1959 ff

Rauber/Kopsch: Anatomie des Menschen. Lehrbuch und Atlas, Bd. I–III. Thieme, Stuttgart 1987

Reinboth, R.: Vergleichende Endokrinologie. Thieme, Stuttgart 1980

Reinke, P., H. David: Struktur und Funktion der Sinusoidwand der Leber („Die Perisinusoidale Funktionseinheit"). Z. mikrosk.-anat. Forsch. 101, 91–136 (1987)

Rohen, J. W.: Histologische Differentialdiagnose. Anleitung zur Diagnose histologischer Präparate, 4. Aufl. Schattauer, Stuttgart 1983

Rohen, J. W., E. Lütjen-Drecoll: Funktionelle Histologie. Schattauer, Stuttgart 1982

Romeis, B.: Mikroskopische Technik, 16. Aufl. Oldenbourg, München 1968

Scharf, J.-H., H. von Mayersbach: Die Zeit und das Leben (Chronobiologie). Nova Acta Leopoldina, Bd. 46. Deutsche Akademie der Naturforscher Leopoldina, Halle (Saale) 1977

Schliwa, M.: The cytoskeleton: an introductory survey. In: Cell Biology Monographs, vol. 13. Springer, Wien 1986

Schroeder, H. E.: Orale Strukturbiologie. Entwicklungsgeschichte, Struktur und Funktion normaler Hart- und Weichgewebe der Mundhöhle und des Kiefergelenks, 3. Aufl. Thieme, Stuttgart 1987

Schumacher, G. H., H. Schmidt: Anatomie und Biochemie der Zähne, 3. Aufl. Fischer, Stuttgart 1983

Sharma, S. C.: Organizing Principles of Neural Development. Plenum, New York 1984

Sievers, J., F.-W. Pehlemann, M. Berry: Influences of meningeal cells on brain development: findings and hypothesis. Naturwissenschaften 73 (1986) 188–194

Starck, D.: Embryologie. Ein Lehrbuch auf allgemein biologischer Grundlage, 3.Aufl. Thieme, Stuttgart 1975

Staubesand, J.: Grundzüge einer allgemeinen Cytologie. Zur Systematik der Gewebe. In Benninghoff, A.: Makroskopische und mikroskopische Anatomie, 14. Aufl., Bd. I. Urban & Schwarzenberg, München 1985

Sternberger, L. A.: Immunocytochemistry, 3rd ed. Churchill-Livingstone, Edinburgh 1986

Theml, H.: Taschenatlas der Hämatologie. Morphologische Diagnostik für die Praxis, 2. Aufl. Thieme, Stuttgart 1986

Tillmann, B.: Binde- und Stützgewebe des Bewegungsapparates. Skelettsystem. In Rauber/Kopsch: Anatomie des Menschen, Lehrbuch und Atlas, Bd. I. Thieme, Stuttgart 1987

Weiss, L.: Cell and Tissue Biology. A Textbook of Histology. 6th ed. Urban & Schwarzenberg, München 1988

Weissmann, G.: Cell Membranes: Biochemistry, Cell Biology & Pathology. HP Publishing, New York 1975

Welsch, U.: Zellmembranen im Gefrierabdruck. Verh. anat. Ges. 76 (1982) 29–40

Welsch, U., V. Storch: Comparative Animal Cytology and Histology. Sidgwick & Jackson, London 1976

Zetkin-Schaldach: Wörterbuch der Medizin, 7. Aufl. Bd. I–III. Thieme, Stuttgart 1985

Zilles, K., A. Schleicher, F.-W. Pehlemann: How many sections must be measured in order to reconstruct the volume of a structure using serial sections? Micr. Acta 86 (1982a) 339–346

Zilles, K., H. Stephan, A. Schleicher: Quantitative cytoarchitectonics of the cerebral cortices of several prosimian species. In Armstrong, E., D. Falk: Primate Brain Evolution: Methods and Concepts. Plenum, New York 1982b (pp. 177–201)

Sachverzeichnis

Die **halbfetten** Seitenzahlen verweisen auf Abbildungen

la.